# TRAITÉ

## DE

# ATHOLOGIE INTERNE

## ET DE

# THÉRAPEUTIQUE

A L'USAGE DES MÉDECINS ET DES ÉTUDIANTS

PAR

## LE D<sup>R</sup> HERMANN EICHHORST

PROFESSEUR DE PATHOLOGIE INTERNE ET DE THÉRAPEUTIQUE
DIRECTEUR DE LA CLINIQUE MÉDICALE DE L'UNIVERSITÉ DE ZURICH

---

## QUATRIÈME VOLUME

**MALADIES DU SANG, DE LA NUTRITION ET MALADIES INFECTIEUSES**

TRADUIT SUR LA TROISIÈME ÉDITION ALLEMANDE

PAR LES DOCTEURS

**Paul Tissier**, ancien interne des hôpitaux de Paris
**R. Labusquière**, secrétaire de la rédaction des *Annales de Gynécologie et d'Obstétrique*
**Guiraud**, ancien interne des hôpitaux de Paris
**H. Vaquez**, ancien interne des hôpitaux de Paris
**Dubreuilh**, professeur agrégé à la Faculté de médecine de Bordeaux

---

Avec **91** gravures sur bois.

---

## PARIS

### G. STEINHEIL, ÉDITEUR

2, RUE CASIMIR-DELAVIGNE, 2

1889

# TRAITÉ

### DE

# PATHOLOGIE INTERNE

### ET DE

# THÉRAPEUTIQUE

---

## IV

IMPRIMERIE LEMALE ET Cie, HAVRE

# TRAITÉ

DE

# PATHOLOGIE INTERNE

ET DE

## THÉRAPEUTIQUE

A L'USAGE DES MÉDECINS ET DES ÉTUDIANTS

PAR

## LE D<sup>r</sup> HERMANN EICHHORST

PROFESSEUR DE PATHOLOGIE INTERNE ET DE THÉRAPEUTIQUE
DIRECTEUR DE LA CLINIQUE MÉDICALE DE L'UNIVERSITÉ DE ZURICH

———

### QUATRIÈME VOLUME

**MALADIES DU SANG, DE LA NUTRITION ET MALADIES INFECTIEUSES**

TRADUIT SUR LA TROISIÈME ÉDITION ALLEMANDE

PAR LES DOCTEURS

**Paul Tissier**, ancien interne des hôpitaux de Paris
**R. Labusquière**, secrétaire de la rédaction des *Annales de Gynécologie et d'Obstétrique*
**Guiraud**, ancien interne des hôpitaux de Paris
**H. Vaquez**, ancien interne des hôpitaux de Paris
**Dubreuilh**, professeur agrégé à la Faculté de médecine de Bordeaux

———

## PARIS

### G. STEINHEIL, ÉDITEUR

2, RUE CASIMIR-DELAVIGNE, 2

———

1889

Pages.

*Appendice.* — Fibromes. Enchondromes. Kystes dermoïdes. Lymphangiomes. Cavernomes de la rate.................... 98

7. Échinocoques de la rate........................... 98

  *Appendice.* — Pentastome denticulé. Cysticercus cellulosæ........... 98

8. Rupture de la rate................................ 99

9. Rate mobile................................... 100—101

10. Anévrysme de l'artère splénique.................... 102

# LIVRE IX

## Maladies de la Nutrition.

1. Obésité. Polysarcie.................... 103—115

2. Goutte................................... 115—136

3. Glycosurie. Diabète sucré................. 136—168

  *Appendice.* — Melliturie ou glycosurie........... 168—169

4. Polyurie simple. Diabète insipide............. 170—175

5. Oxalurie................................. 176—177

6. Cystinurie................................ 177—179

7. Pyrocatéchinurie........................... 180

8. Maladie anglaise. Rachitisme................. 180—195

9. Ramollissement des os. Ostéomalacie........... 195—200

10. Inflammation articulaire déformante. Arthrite déformante.......... 200—204

# LIVRE X

## Maladies infectieuses.

### A. — MALADIES INFECTIEUSES A DÉTERMINATIONS TYPIQUES

### PREMIÈRE PARTIE

EXANTHÈMES INFECTIEUX AIGUS.................... 205—304

1. Rougeole................................. 205—219

2. Scarlatine................................ 219—236

3. Rubéole.................................. 236—238

4. Typhus exanthématique..................... 238—250

5. Erysipèle................................ 250—261

6. Herpès................................... 261—269

  A. Herpès facial........................... 261—262

  B. Herpès zoster.......................... 263—266

  C. Herpès génital......................... 266—268

  D. Herpès de la gorge. Herpès pharyngé. Angine herpétique......... 268—269

  E. Herpès du larynx. Laryngite phlycténulaire.............. 269

7. Fièvre miliaire............................ 269—271

Pages.
8. Varicelle .................................................... 271—277
9. Variole .................................................... 277—291
10. Inoculation variolique ....................................... 291—304

## DEUXIÈME PARTIE

MALADIES INFECTIEUSES A DÉTERMINATIONS MORBIDES SUR L'APPAREIL DE
LOCOMOTION (ARTICULATIONS ET MUSCLES) ........................ 305—318

1. Rhumatisme articulaire aigu ................................. 305—315
   *Appendice.* — Polysynovite. Polytendinite ................... 315
2. Rhumatisme articulaire chronique ........................... 315—317
3. Rhumatisme musculaire ...................................... 317—318

## TROISIÈME PARTIE

MALADIES INFECTIEUSES AVEC PRÉDOMINANCE DES DÉTERMINATIONS MOR-
BIDES DU COTÉ DU SANG ET DES ORGANES HÉMATOPOIÉTIQUES. ......... 318—350

1. Fièvre récurrente .......................................... 319—331
2. Malaria .................................................. 332—348
3. Peste .................................................... 348—350

## QUATRIÈME PARTIE

MALADIES INFECTIEUSES AVEC PRÉDOMINANCE DES DÉTERMINATIONS MOR-
BIDES SUR LES ORGANES RESPIRATOIRES ........................... 351—369

1. Coqueluche. Toux convulsive ................................ 351—363
2. Grippe ................................................... 363—365
3. Fièvre de foin. Catarrhe estival ............................ 365—369

## CINQUIÈME PARTIE

MALADIES INFECTIEUSES A DÉTERMINATIONS PRINCIPALES SUR LE TUBE
DIGESTIF .................................................... 370—460

1. Parotidite épidémique. Oreillons ........................... 370—376
2. Fièvre herpétique .......................................... 376—377
3. Fièvre typhoïde ........................................... 377—419
4. Dysenterie ............................................... 419—428
5. Choléra asiatique ......................................... 428—453
6. Choléra européen .......................................... 453—455
7. Fièvre jaune ............................................. 455—460

## SIXIÈME PARTIE

MALADIES INFECTIEUSES A DÉTERMINATIONS PRINCIPALES SUR L'APPA-
REIL GÉNITAL ................................................ 461—491

1. Blennorrhagie ............................................. 461—462
   Blennorrhagie aiguë chez l'homme ........................... 463—472
   Blennorrhagie chronique chez l'homme ....................... 472—474
   Blennorrhagie chez la femme ................................ 474—482
2. Chancre mou .............................................. 482—491

## SEPTIÈME PARTIE


Pages.

MALADIES INFECTIEUSES A DÉTERMINATIONS PRINCIPALES SUR LE SYSTÈME
NERVEUX .................................................................. 492—512
   1. Méningite cérébro-spinale épidémique ............................ 492—499
   2. Méningite cérébro-spinale simple ................................ 499—500
   3. Méningite séreuse cérébro-spinale ............................... 501
   4. Tétanos .......................................................... 501—512


## B. — MALADIES INFECTIEUSES A LOCALISATIONS VARIABLES

## PREMIÈRE PARTIE


TUBERCULOSE .............................................................. 513—514
   1. Phtisie pulmonaire .............................................. 514—554
   2. Phtisie laryngée ................................................ 554—558
      *Appendice.* — Tuberculose du nez, de la glande thyroïde, de la
      glande mammaire ............................................... 559
   3. Tuberculose du pharynx .......................................... 559—560
      *Appendice.* — Lésions tuberculeuses de la langue, de la muqueuse des
      joues, de la muqueuse de l'œsophage ........................... 560
   4. Tuberculose intestinale. Phtisie intestinale .................... 561—565
      *Appendice.* — Tuberculose du réctum .......................... 565
   5. Tuberculose ulcéreuse chronique de l'appareil urinaire. Phtisie rénale ... 566—570
      *Appendice.* — Tuberculose de l'appareil génital ............. 571
   6. Tubercules solitaires des viscères .............................. 571—572
      A. Tubercule solitaire du cerveau ............................. 571
      B. Tubercule solitaire de la moelle ........................... 572
      C. Tubercule solitaire de la rate ............................. 572
      D. Tubercule solitaire du foie ................................ 572
      E. Tubercule solitaire du cœur ................................ 572
   7. Tuberculose miliaire aiguë généralisée. Granulée. Phtisie aiguë ........ 572—581
   8. Méningite tuberculeuse .......................................... 581—585
   9. Tuberculose de la plèvre. Pleurésie tuberculeuse. ............... 586—587
  10. Péricardite tuberculeuse ........................................ 587—588
  11. Péritonite tuberculeuse ......................................... 588—589
  12. Scrofulose ...................................................... 589—597


## DEUXIÈME PARTIE


SYPHILIS ................................................................. 598—659
   1. Syphilis acquise et secondaire .................................. 599—622
   2. Syphilis tertiaire de la peau, des muscles, du tissu cellulaire, des
      articulations et des os ....................................... 622—625
   3. Syphilis nasale ................................................. 625—627
   4. Lésions syphilitiques du larynx. Syphilis laryngée .............. 627—631
   5. Syphilis trachéo-bronchique ..................................... 631—632
   6. Syphilis pulmonaire. Phtisie syphilitique ....................... 633—634

Pages.

*Appendice.* — Syphilis du sein .................................. 634—635
7. Syphilis de l'appareil digestif .................................. 635—636
8. Syphilis hépatique .................................. 636—639
*Appendice.* — Syphilis du pancréas .................................. 639
9. Syphilis de la rate .................................. 639—640
10. Syphilis rénale .................................. 640
*Appendice.* — Hémoglobinurie. Albuminurie .................................. 640
11. Syphilis des organes génitaux .................................. 640—641
12. Lésions syphilitiques de l'appareil circulatoire .................................. 641
13. Syphilis cérébrale .................................. 641—651
14. Syphilis de la moelle .................................. 651—652
15. Syphilis des nerfs périphériques .................................. 652—653
16. Syphilis héréditaire .................................. 653—659


TROISIÈME PARTIE

LÈPRE .................................. 660—663


QUATRIÈME PARTIE

DIPHTÉRIE .................................. 664—690
1. Angine diphtérique .................................. 665—667
2. Diphtérie laryngée. Croup .................................. 677—687
3. Diphtérie nasale .................................. 687—688
4. Diphtérie de l'œsophage .................................. 688—689
5. Diphtérie de l'estomac .................................. 689—690
6. Diphtérie de la muqueuse intestinale .................................. 690
7. Diphtérie des voies biliaires .................................. 690
8. Diphtérie des voies urinaires .................................. 690

C. ZOONOSES .................................. 691—713
1. Trichinose .................................. 691—702
2. Pustule maligne. Charbon .................................. 702—705
3. Morve. Farcin .................................. 705—708
4. Actinomycose .................................. 708—709
5. Fièvre aphtheuse .................................. 709—710
6. Rage .................................. 710

# LIVRE VIII

## MALADIES DU SANG ET DES ORGANES HÉMATOPOIÉTIQUES

---

### PREMIÈRE PARTIE

#### MALADIES DU SANG

**Leucémie** (Virchow). **Leucocythémie** (Bennet).

I. **Étiologie.** — La *leucémie* est caractérisée par la présence dans le sang d'un nombre exagéré et constamment croissant de globules blancs en circulation s'accompagnant d'une diminution progressive du nombre des globules rouges. C'est Virchow qui le premier (1845) a compris l'importance de cette maladie, aussi doit-on lui en attribuer la découverte.

On distingue trois variétés de leucémie, que l'on désigne sous les noms de *leucémies splénique*, *lymphatique* et *myélogène*, suivant que la rate, les ganglions lymphatiques ou la moelle des os sont le point de départ de l'affection. La leucémie myélogène, qui n'a été découverte que dans ces derniers temps, par E. Neumann (1869), semble avoir d'après ses recherches fondamentales et consciencieuses une importance étiologique toute particulière. Il est de règle de rencontrer des formes mixtes de leucémie et, en effet, le plus habituellement les trois organes hématopoiétiques sont lésés simultanément, quoique souvent, à la vérité, à des degrés fort différents.

Béhier a distingué en outre une quatrième variété qu'il nomme *leucémie entérique*. Dans ce cas, l'appareil folliculaire de l'intestin représente le point de départ du mal. Il est certain, que dans l'observation de Béhier la rate et les ganglions lymphatiques étaient intacts, tandis qu'on trouva sur l'intestin des modifications hyperplasiques étendues de l'appareil folliculaire, mais il manque l'examen de la moelle des os et il est permis de supposer qu'il s'agissait peut-être dans ce cas, d'une leucémie d'origine myélogène.

Quant à ce qui concerne la *fréquence de ces diverses formes de leucémie*, l'opinion qui prévalut jusque dans ces derniers temps, était que le plus grand nombre des cas, sont d'origine splénique et que les lésions des ganglions lymphatiques viennent souvent s'y ajouter consécutivement. Les cas de leucémie purement splénique et surtout purement lymphatique étaient avec raison tenus pour rares. Mais Neumann a montré que pour le plus grand nombre, peut-être même pour la totalité des cas, la moelle des os devait être regardée comme le point de départ primitif. A la vérité, ce n'est qu'exceptionnellement que la leucémie myélogène (médullaire) reste pure, et Neumann n'a pu, malgré ses recherches, découvrir que trois observations (Litten, Englisch-Brodowski) auxquelles il faut joindre le cas plus récent de Fleischer et Leube, dans lesquels il semble s'être agi d'une leucémie purement myélogène. Le plus souvent il s'y joint des modifications du côté de la rate et des lymphatiques.

On peut objecter aux observations anciennes de leucémie purement splénique ou purement lymphatique, que l'on n'a pas alors examiné la moelle des os.

La leucémie est plus fréquente *dans le sexe masculin*. Birch-Hirschfeld a réuni 200 faits publiés, dont 135 (67,5 pour cent) concernaient des hommes et 65 des femmes (32,5 pour cent).

Le plus souvent l'affection se montre entre *20 et 50 ans*, et le maximum de fréquence paraît être pour les hommes de 30 à 40, pour les femmes de 40 à 50 ans. Elle peut survenir aussi chez les enfants et les vieillards (le sujet le plus âgé avait 73 ans). Dans l'enfance, la maladie se produit plus fréquemment entre 7 et 14 ans qu'à un âge plus jeune. Néanmoins Orth a constaté la leucémie chez un enfant de 8 mois.

La *position sociale* n'est pas sans influence ; en effet il n'est pas douteux que les basses classes laborieuses soient particulièrement souvent frappées.

D'après ma propre expérience il faudrait tenir compte des *influences géographiques*. A Königsberg, mon pays, j'ai observé, la leucémie, avec une fréquence relative, mais presque tous les cas concernaient des Juifs venus de la Pologne russe pour se faire soigner à la clinique de Königsberg. Du reste j'ai eu à traiter la leucémie dans la Prusse orientale, parmi les indigènes, plus souvent qu'à Berlin, à Göttingue et surtout qu'à Iéna. Pendant mon séjour à Zurich, je n'ai vu qu'un cas de leucémie sur plus de 500 malades.

Les causes immédiates sont impossibles à trouver dans la plupart des cas. Quelquefois, la maladie se rattache à une lésion antérieure ayant porté sur la rate ou sur les os. Mursick a même observé chez un soldat le développement aigu de la leucémie cinq jours après une amputation de cuisse.

A côté du *traumatisme*, se range le *surmenage physique*, que l'on a donné dans plus d'un cas pour l'origine de la maladie.

On a encore admis l'influence fâcheuse du *surmenage intellectuel, des chagrins, des soucis, des émotions*.

Il faut chez la femme prendre en considération au point de vue étiologique la *grossesse, l'accouchement, les troubles menstruels*. C'est ainsi que récemment Paterson a insisté sur ce fait qu'on pourrait voir à leur suite les symptômes leucémiques se montrer à l'état aigu. On a vu quelquefois la maladie survenir à la suite d'une *diarrhée chronique*. Elle peut aussi reconnaître comme cause le *rachitisme* chez les enfants.

Dans certains cas la leucémie se rattache *aux maladies infectieuses*. En première ligne il faut citer la malaria, qui, prétend-on, donnerait plus souvent lieu aux formes irrégulières, chroniques, qu'aux cas typiques.

Maintes fois la *syphilis* est l'origine de l'affection ; chez les enfants particulièrement il s'agit de syphilis héréditaire. Immermann a publié une observation de leucémie myélogène, qui s'était développée consécutivement à une fièvre typhoïde. La diphthérie peut aussi jouer un rôle. On prétend avoir vu la leucémie survenir chez les enfants à la suite de la scrofule. Il convient de rester dans le doute, sur ce qui concerne l'anémie pernicieuse progressive; Litten a publié une observation de la clinique de Frerichs dans laquelle cette maladie aboutit à la leucémie; Waldstein a cité un cas semblable.

Beaucoup d'auteurs attribuent une influence défavorable à l'*abus de l'alcool*.

Dans quelques cas isolés, l'*hérédité* est entrée en jeu : Casati observa la leucémie splénique chez une fille de 10 ans dont la grand'-mère et le père souffraient de la même maladie. Biermer trouva cette affection chez deux sœurs de trois et quatre ans et demi, Senator chez deux jumeaux de un an et demi. J'ai été moi-même appelé il y a quelque temps en consultation à Hanovre, pour un enfant de 12 ans, dont le cousin était, comme lui, atteint d'une leucémie très marquée et dernièrement j'ai vu un enfant de 4 ans atteint de leucémie, dont le frère était mort leucémique à l'âge de 12 ans.

La leucémie survient aussi chez les *animaux* et elle a été décrite chez les chiens, les chevaux, les bœufs et les cochons.

**II. Symptômes.** — Parmi les symptômes de la leucémie, les modifications qui surviennent du *côté du sang*, ont surtout attiré l'attention. Ces modifications sont les principales d'abord parce que les autres symptômes se retrouvent dans d'autres circonstances, en particulier dans les états anémiques, et surtout parce que l'état spécifique du sang caractérise la maladie, donne à l'affection l'estampille de la leucémie. La constitution du sang est facile à reconnaître à l'aide du microscope et ne demande pas une grande préparation technique. Il suffit de piquer avec une aiguille la pulpe de l'extrémité d'un doigt préalablement nettoyé, de recueillir une petite portion de la goutte de sang qui sort spontanément sur une lamelle couvre-objet nettoyée soigneusement, et de placer celle-ci, la facette portant la goutte de sang dirigée en bas, sur une lamelle porte-objet. Alors, à la condition que les lamelles soient bien propres, le sang se dispose en une mince couche régulière et on peut l'utiliser directement pour l'examen microscopique, à un grossissement de trois à quatre cents diamètres.

Du reste, à l'examen macroscopique, on peut souvent déjà remarquer certaines particularités. Le sang paraît extraordinairement clair et aqueux, quelquefois brun chocolat ou couleur de levure ; il se coagule lentement et si l'on s'est procuré, à l'aide d'une ventouse scarifiée, une assez grande quantité de sang, on remarque dans le caillot des stries, des points, des îlots blanchâtres, ou bien encore sa surface se recouvre d'une sorte de couenne gris blanchâtre, qui est formée exclusivement de globules blancs agglomérés.

Ce qui est frappant à l'examen microscopique, c'est la richesse excessive en globules blancs. Tandis qu'à l'état normal, ils sont si peu nombreux qu'on ne les rencontre que rarement et isolés (chez les sujets sains on trouve un globule blanc pour 350 à 500 globules rouges), on observe dans la leucémie une augmentation si considérable des globules blancs que leur nombre non seulement peut atteindre, mais surpasser même quelquefois celui des globules rouges. On a plusieurs fois remarqué, et j'ai fait moi-même cette observation, que dans quelques cas très accusés, il fallait appliquer une assez grande attention, pour arriver à voir en général les globules rouges, à tel point qu'il semble que l'on ait affaire à une sérosité lymphatique. Mais dans les cas moins accentués, l'aspect microscopique du sang est encore caractéristique et facile à reconnaître (fig. 1).

Les globules blancs ne sont pas toujours de même aspect. On peut en distinguer trois principales formes. L'une est représentée par des globules plus petits que les globules rouges constitués par un noyau unique, entouré d'une mince couche de protoplasma. Celle-ci est quelquefois si peu épaisse et si difficile à reconnaître qu'il semble qu'on ait affaire à des noyaux libres plutôt qu'à une vraie cellule. Ces globules blancs ressemblent aux cellules parenchymateuses contenues dans les ganglions lymphatiques. Ils se rencontrent particulièrement nombreux dans la leucémie de forme surtout lymphatique et sont considérés, non sans fondement, comme provenant principalement des ganglions lymphatiques.

Dans une deuxième variété les globules blancs se distinguent par leur volume supérieur à celui des hématies. Ils contiennent dans leur intérieur le plus souvent 3 à 4 noyaux, qui sont quelquefois disposés en feuille de trèfle et laissent souvent reconnaître des étranglements. Cet aspect rappelle celui des cellules de la pulpe splénique ; on le rencontre particulièrement dans les cas où la rate est surtout intéressée et on peut admettre que le plus grand nombre de ces éléments provient de la rate.

Harris a observé dans un cas, des cellules animées de mouvements amiboïdes et contenant des globules du sang.

Enfin Mosler a dernièrement appelé l'attention sur les globules blancs, qui contiennent dans leur intérieur des gouttelettes graisseuses. Ils proviendraient de la moelle des os et caractériseraient la leucémie myélogène.

Bien plus typiques pour la leucémie myélogène sont les formes cellulaire de transition de E. Neumann. Ce sont des globules rouges non encore à l'état adulte, contenant dans leur intérieur un gros noyau, tandis que les parties périphériques paraissent homogènes et colorées.

On peut déjà dans le sang normal, ainsi que l'a montré tout d'abord
**M. Schultze**, trouver plusieurs sortes de globules blancs. On doit par
conséquent s'attendre à retrouver cette particularité dans le sang des leucémiques, puisque la plupart du temps la leucémie n'est pas purement lymphatique, splénique ni myélogène. Ce qu'on rencontre d'ordinaire, est une
combinaison de lymphémie, de splenhémie, de myélhémie avec prédominance
de l'une ou l'autre de ces formes. Des recherches toutes récentes ont
montré de plus en plus sûrement que la forme des globules blancs n'est pas

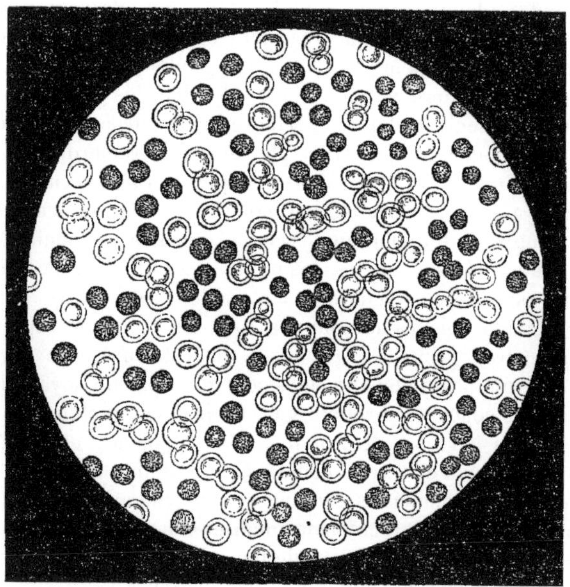

FIG. 1. — *Sang dans un cas de leucémie surtout lymphatique.* Gross. 450 fois. (Obs. personnelle.)

liée d'une façon absolument certaine à leur lieu d'origine et d'un autre côté.
Ehrlich a prouvé, par certaines méthodes de coloration avec les couleurs
d'aniline, que l'on pouvait distinguer un assez grand nombre de variétés de
globules blancs. Erhlich a décrit des leucocytes polynucléés, mononucléés
et éosinophiles, et des *Mastzellen*, et il a remarqué que dans la leucémie
précisément les cellules éosinophiles augmentent. Sur son instigation. Spilling a entrepris des recherches sur le sang leucémique, mais la question ne
nous paraît cependant pas encore assez avancée pour que nous devions y
insister ici en détail.

Les globules rouges se rencontrent dans le sang leucémique quelquefois
notablement diminués de nombre. Cette diminution peut aller jusqu'à
1/2 million par centimètre cube, au lieu de 5 millions comme à l'état normal, mais elle est d'ordinaire notablement moindre. Du reste on trouve
souvent des oscillations, de même qu'en ce qui concerne les globules blancs,

quoique le résultat final soit que les globules rouges deviennent progressivement de moins en moins abondants. On a observé sur les globules rouges une pâleur spéciale et des altérations de forme (en poire, en massue,
en bissac, etc. ; Poikilocytose).

Il est facile de comprendre que l'on ait, de tout temps, apporté une attention particulière à l'examen du sang. Les hémorrhagies qui au cours de la
leucémie surviennent fréquemment d'une façon spontanée fournissent souvent des matériaux abondants pour les recherches. Assez souvent le sang
paraît trouble, ressemblant au lait, au chyle, au pus. Il se décompose facilement et prend une réaction acide, vraisemblablement parce qu'il se forme
de l'acide phospho-glycérique aux dépens de la lécithine qui s'y trouve en
abondance. Le sang leucémique frais possède, par contre, la réaction alcaline normale, ainsi que l'a montré Mosler. Le poids spécifique paraît abaissé
(1036-1049 au lieu de 1055, poids moyen). Il a peu de tendance à se coaguler, ce que Bockendahl et Landwehr expliquent par sa richesse en peptones
(13 gr. 7 précipitation par l'alcool). La peptone provient sans doute des
globules blancs. Si on abandonne le sang dans un vase en verre (méthode
de Welcker) la couche inférieure du dépôt, formée de globules rouges, se
montre plus mince que normalement, tandis que la couche moyenne, formée
de globules blancs, acquiert une épaisseur inaccoutumée. Il se sépare au
repos des cristaux, d'autant plus nombreux, que l'on a conservé le sang plus
longtemps. Ce sont les cristaux de Charcot-Neumann, qui sont en tout analogues aux cristaux de l'asthme de Leyden. Zenker les fait dériver des globules blancs, les ayant rencontrés à la surface et dans l'intérieur de ceux-ci
(fig. 2).

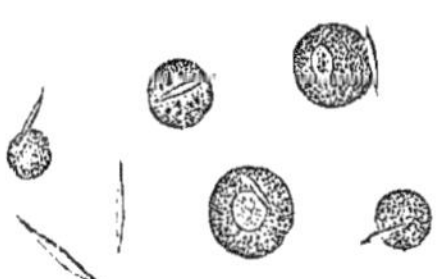

Fig. 2. — Cristaux leucémiques du sang, les uns libres, les autres contenus dans les globules blancs.<br>
D'après Zenker.

On a plusieurs fois fait la remarque que sur les globules blancs du sang
devenus plus nombreux, les mouvements amiboïdes étaient diminués ou
perdus, de sorte que l'on a été conduit à admettre chez eux un processus
régressif. D'après Birk, ils ne donneraient pas de ferment de la fibrine. Jader-
holm a publié une observation dans laquelle beaucoup de globules blancs
étaient remplis de nombreuses granulations graisseuses, se colorant en noir
par l'acide osmique comme la graisse et souvent tellement confluentes qu'il
était impossible d'apercevoir le noyau. Quand il y avait eu fièvre intermittente, les globules blancs contenaient parfois des granulations pigmentaires
(mélanoleucémie). D'un autre côté, Friedreich, dans un cas, a pu démontrer
des mouvements amæboïdes sur les globules rouges. Dans plus d'une observation, on a remarqué l'abondance des granulations protoplasmiques (gra-

nulations élémentaires, nommées aussi maintenant plaquettes de sang ou hématoblastes) souvent serrées les unes contre les autres en amas. On a encore décrit plusieurs fois des microcytes (globules rouges exceptionnellement petits). Les données sur la présence de schizomycètes dans le sang restent isolées ; Klebs spécialement a pensé que la leucémie appartenait aux maladies infectieuses. Gillavry a soutenu la même opinion et proposé la dénomination de leucomycose.

Quincke a trouvé l'hémoglobine du sang diminuée jusqu'au 1/3 de la normale, cependant Laache insiste sur ce qu'elle peut rester normale dans chaque hématie en particulier. Concordant, avec la diminution du nombre des globules rouges et celle de la quantité d'hémoglobine existe une diminution du fer du sang.

Le premier examen chimique du sang fut pratiqué par Scherer dans un cas de Bamberger et Virchow. Il existe dans le sang leucémique des substances, qui semblent provenir en majeure partie des organes hématopoiétiques. Nous citerons parmi elles : l'hypoxanthine, la xanthine, la glutine, la lécithine, l'acide formique, l'acide lactique, l'acide succinique, la peptone, des traces de leucine et un acide organique contenant du phosphore, vraisemblablement l'acide phosphoglycérique (Salkowski). Parmi ces corps, l'hypoxanthine et la glutine doivent être considérées comme caractéristiques de la leucémie. Car si Salomon a trouvé aussi de l'hypoxanthine dans le sang normal, c'était seulement dans les cas où le sang avait été conservé quelque temps et non dans le sang frais de la saignée. Le même auteur a estimé dans un cas le contenu en hypoxanthine du sang leucémique d'un cadavre à 0,116 0/0, tandis que la quantité d'acide lactique s'élevait à 0,064 0/0. L'hypoxanthine provient peut-être en grande partie de la rate, mais cela n'est pas absolu, quoique Mosler prétende avoir constaté son absence dans le sang, dans un cas de leucémie lymphatique. Neumann et Salkowski tendent à admettre une relation entre la présence de la glutine et les altérations de la moelle des os. On ne la constata du reste pas dans l'observation citée plus haut de Salomon.

A côté des modifications du sang, se placent fort près, comme importance clinique, les altérations locales des organes hématopoiétiques.

Parmi les plus constantes se trouvent les modifications de la *rate*. Cet organe est le plus souvent considérablement augmenté de volume (tumeur splénique de la leucémie). Souvent la tuméfaction leucémique de la rate se distingue précisément par son volume considérable. Quelquefois la rate est sensible à la pression ; on a de plus senti à la palpation des froissements péritonéaux à son niveau, et perçu à l'auscultation des souffles vasculaires, coïncidant avec le pouls, et à caractères rappelant le souffle utérin. L'hypermégalie splénique peut devenir si considérable que sans parler du refoulement des organes voisins comprimés, elle peut aboutir à la rupture de la rate, à la péritonite par perforation et à la mort.

Comme les autres manifestations morbides de la leucémie, l'hypermégalie splénique a aussi une tendance à s'accroître toujours de plus en plus. Cependant on voit aussi quelquefois l'hypermégalie diminuer passagèrement. On

a observé le fait entre autres circonstances après une hémorrhagie abondante
et à la suite d'une diarrhée tenace.

Les *ganglions lymphatiques* tuméfiés peuvent atteindre le volume du
poing et même beaucoup plus. Ils apparaissent souvent sous la peau comme
des masses proéminentes, amenant, principalement au cou et à la nuque de
sérieuses déformations, causant une roideur particulière de la nuque et gê-
nant les mouvements de la nuque et de la tête. On trouve fréquemment aussi
de gros paquets ganglionnaires dans le creux de l'aisselle et au pli de l'aine.
Ce sont les ganglions cervicaux et sous-maxillaires qui se prennent les premiers, et ce n'est que plus tard que sont atteints à leur tour les autres ganglions. Ces tumeurs sont, en règle générale, insensibles à la pression. La
peau qui les recouvre, contrairement à ce qui s'observe pour les ganglions
tuberculeux (scrofuleux), n'est ni rouge, ni adhérente. Leur surface est aussi
ordinairement moins convexe, et leur consistance plus molle. Du reste, cette
dernière s'accroît souvent à mesure que la maladie devient plus ancienne.
La régression caséeuse et la suppuration surviennent tout à fait exceptionnellement dans la leucémie.

La rate et les ganglions lymphatiques sont assez souvent tuméfiés longtemps avant que le sang ne trahisse les altérations ordinaires de la leucémie.

Comme ceux de la superficie, les ganglions profonds sont aussi fréquemment atteints de tuméfaction hyperplasique.

On reconnaît dans certains cas la tuméfaction des ganglions trachéaux et
bronchiques, par la proéminence légère du manubrium sternal, par la matité que donne la percussion, ou encore par les signes de la sténose trachéale
ou bronchique survenue par compression (rétraction inspiratoire des espaces intercostaux, bruits dus au rétrécissement, cyanose, dyspnée objective
et subjective). La compression de l'œsophage peut aussi amener la dysphagie. Plusieurs auteurs ont cité des cas de palpitations en rapport avec la
compression du pneumogastrique. La compression du récurrent produit
des troubles paralytiques du côté des cordes vocales. Il est dans certains
cas possible en déprimant fortement avec la main la paroi abdominale de
sentir les ganglions mésentériques et rétropéritonéaux réunis en une masse
présentant de nombreuses bosselures.

On observe chez beaucoup de malades un gonflement des amygdales qui
gêne la déglutition ou la tuméfaction du corps thyroïde et même celle du
thymus persistant, ce qui s'explique puisque ces organes doivent être
comptés au nombre des appareils lympho-folliculaires et hématopoiétiques.
Les follicules lymphatiques de la base de la langue peuvent aussi être atteints d'hyperplasie.

La participation de la *moelle des os* au processus se trahit de temps à
autre, quoique d'une façon non constante, par une douleur au niveau des os,
spécialement du sternum et de la colonne vertébrale, mais pouvant aussi
intéresser les os longs. Parfois on peut sentir en outre une légère dépression
sur certains os et des points souples, plus mous.

Bien moins importantes que les modifications du sang, de la rate, des
ganglions lymphatiques et de la moelle osseuse sont les *altérations de l'u-*

*rine*. Presque tous les auteurs récents sont d'accord pour reconnaître l'augmentation de l'acide urique. Ainsi, Laache trouva jusqu'à 3 gr. 4 d'acide urique par jour, alors que l'excrétion normale d'acide urique est en moyenne de 0 gr. 5. Chez le sujet sain, le rapport entre les quantités excrétées d'acide urique et d'urée est de 1 : 50-80. Chez les leucémiques, au contraire, Salkowski trouva le rapport de 1 à 16.

La quantité d'urine est ordinairement normale ; cependant on a plusieurs fois observé une augmentation, quelquefois aussi une diminution. L'urine est souvent de couleur pâle et à réaction acide. Le poids spécifique reste ordinairement le même. On rencontre parfois dans l'urine des cristaux caractéristiques d'acide urique pur ; assez souvent aussi se déposent des sédiments d'acide urique pur.

La proportion d'urée a été donnée tantôt comme augmentée, tantôt comme diminuée. Il semble d'après les recherches de Fleischer et Penzoldt sur les mutations organiques que cette proportion dépend essentiellement du degré de la cachexie, la quantité d'urée tombant d'autant plus bas que la cachexie est plus avancée.

L'excrétion d'acide phosphorique et d'acide sulfurique est augmentée, d'après Fleischer et Penzoldt, celle de la chaux reste normale. Salkowski, ni Reichardt n'ont pu vérifier les données de Mosler sur la présence dans l'urine d'hypoxanthine (sarcine). Salkowski trouva des traces d'acide formique, ne put déceler d'acide lactique et observa par contre une diminution de l'acide oxalique. L'urine contient quelquefois de petites quantités d'albumine. Gerhardt et Muller y ont décrit une variété particulière d'albumine, qui se caractérise par les réactions suivantes : L'addition d'acide acétique la précipite à chaud et encore mieux à froid. Ce précipité est à peu près complètement insoluble dans un excès d'acide, tandis qu'il se redissout facilement par l'addition d'acide azotique en excès. Il est vrai que cette variété d'albumine se retrouve dans d'autres maladies, dans la pneumonie fibrineuse par exemple. On peut trouver des cylindres rénaux dans l'urine.

Un dépôt abondant de cellules rondes indique, d'après quelques auteurs, la présence dans les reins de néoplasies lymphomateuses?

R. Liebreich a montré le premier qu'il se développe aussi dans la rétine des altérations caractéristiques de la leucémie. On les décrit ordinairement sous le nom de *rétinite leucémique*. La rétine présente souvent une pâleur et une coloration jaune orangé spéciale. Les veines rétiniennes paraissent plus larges, flexueuses et d'un rouge rosé, au lieu de la teinte rouge sombre normale. Par places, elles sont bordées d'une traînée blanchâtre. Les artères sont rétrécies et jaune pâle. Quelquefois la rétine est trouble et les limites de la papille optique confuses, principalement du côté nasal. Il survient des hémorrhagies rétiniennes plus ou moins abondantes.

L'attention doit être particulièrement attirée sur la présence de taches jaunes, proéminentes, assez souvent entourées d'un extravasat sanguin rouge. Leber fait remarquer qu'on les rencontre surtout vers la périphérie de la rétine, entre l'équateur et l'ora serrata et dans les environs de la tache jaune. Il peut n'y avoir aucun trouble de la vue. On s'attendra d'autant plus à la trouver intéressée que la tache jaune sera plus atteinte et il peut arriver dans ces cas que les malades s'adressent plutôt à l'ophtalmologiste qu'au médecin et que le diagnostic soit établi d'après l'état du fond de l'œil.

Les hémorrhagies du corps vitré, celles de la choroïde ou de l'iris, la présence de néoplasies lymphomateuses dans ces dernières sont des éventualités plus rares. Leber a rapporté récemment un cas d'exophthalmie et de dépôts lymphomateux diffus des paupières et à ce sujet rappelé une observation semblable de Chauvel. Birk a observé il y a peu de temps une double exophthalmie produite par des néoplasies lymphomateuses des parties postérieures de l'orbite. Il peut se produire parfois des dépôts diffus de même nature dans les glandes lacrymales. Un certain nombre d'auteurs ont observé la cataracte, consécutivement à la leucémie. Sur 12 cas de leucémie, j'ai eu un cas de cataracte, chez un homme de 37 ans.

Gottstein, Politzer et dernièrement Blau ont décrit les *troubles de l'ouïe* dans la leucémie. Dans un cas, Politzer en trouva l'explication dans des dépôts lymphomateux du labyrinthe, siégeant des deux côtés.

En rapport avec ces lésions on avait noté pendant la vie des vertiges, des sensations auditives subjectives (bruits métalliques, tintements), des vomissements et une démarche spéciale. Grandenigo trouva dans un cas le labyrinthe intact, mais sur la muqueuse de la caisse des néoformations constituées par des extravasats et par du tissu conjonctif.

Nous devons encore mentionner parmi les symptômes plus rares, mais caractéristiques de la leucémie les *tumeurs leucémiques de la peau* qui se montrèrent en grande quantité dans un cas rapporté par Biesiadecki. Kaposi a vu se développer chez une femme de 39 ans, d'abord un eczéma diffus de la peau, auquel vint se joindre la formation d'infiltrations cutanées diffuses, et en nodules. L'ulcération envahit une partie de ces néoformations et alors se montrèrent les signes de la leucémie. Kaposi a donné à l'affection cutanée le nom de *lymphodermia perniciosa*.

On a décrit de même que dans la peau des néoplasies leucémiques dans les *épididymes*.

Nous venons de décrire les signes de la leucémie considérés uniquement au point de vue de leur relation immédiate avec la maladie. Il survient, en outre, toute une autre série de symptômes, qui relèvent plutôt de l'anémie qui l'accompagne que de la leucémie.

Pour ce qui concerne le *début de la maladie*, les circonstances obligent le plus souvent à s'en rapporter aux données fournies par les malades ou par leur entourage. Ils accusent souvent comme symptôme initial une *pâleur* de plus en plus grande et une faiblesse croissante. D'autres malades ressentent de très bonne heure des points douloureux dans la région splénique ou souffrent de temps en temps d'accès fébriles.

Lorsque les malades se présentent au médecin, on est presque toujours frappé de la *pâleur* particulière de leur peau et de leurs muqueuses. Souvent la peau est plutôt gris sale que blanche; on n'a observé que d'une façon isolée, la coloration ictérique des téguments.

Le panicule adipeux sous-cutané est parfois tout à fait bien conservé ; plus tard, à la vérité, il s'atrophiera de même que les muscles. On a souvent noté une tendance inaccoutumée aux sueurs, quelquefois aux sueurs nocturnes hectiques. On a de même décrit à plusieurs reprises la disposition à la furonculose, à la production d'exanthème bulleux ou pustuleux. Birk fait remarquer la faible aptitude de la peau aux réactions inflammatoires, et en effet chez un malade une petite plaie de saignée ne montra pendant un mois, jusqu'au dénouement fatal, pas la moindre tendance à la cicatrisation.

Il est assez commun de rencontrer l'œdème de la peau, au début souvent passager, mais plus tard au contraire permanent et progressif en étendue et en intensité.

La *température* est fréquemment fébrile, mais la fièvre n'affecte aucun type déterminé. Le pouls est ordinairement mou et fréquent.

Beaucoup de malades se plaignent de *gêne de la respiration*, que l'on constate souvent objectivement. On l'a rapportée à la pauvreté du sang en globules rouges, à la gêne des mouvements du diaphragme et du thorax du fait de la tuméfaction splénique, à la faiblesse du cœur et parfois à la compression de la trachée ou des bronches par le corps thyroïde, le thymus ou les ganglions lymphatiques tuméfiés.

Les malades sont sujets aux *catarrhes des voies aériennes* et beaucoup meurent de complications pulmonaires inflammatoires. Dans les dernières périodes de la maladie, il se produit souvent dans les plèvres un épanchement séreux.

V. Pettenkofer et Voit firent des recherches sur les échanges organiques et gazeux chez un leucémique, à l'aide de leur appareil pour la respiration, et ils trouvèrent que malgré la pauvreté du sang en globules rouges, l'absorption d'oxygène et l'exhalation d'acide carbonique étaient restées normales. Seulement à l'encontre de ce qui se passe chez l'homme sain, l'excrétion d'eau et d'urée était plus considérable la nuit que le jour.

On entend fréquemment des souffles systoliques d'anémie au niveau du cœur. Celui-ci est fréquemment dilaté, surtout dans ses cavités droites et refoulé en haut par la tuméfaction de la rate. Chez un grand nombre de malades, surviennent spontanément sous l'influence d'excitations légères des accès de palpitations. Les veines jugulaires sont souvent fortement distendues quelquefois d'un seul côté, par suite de la compression par des ganglions lymphatiques tuméfiés. On y trouve fréquemment le pouls veineux et le plus souvent on perçoit un bruit de diable au niveau du bulbe de la veine jugulaire interne.

L'appétit est ordinairement perdu, tandis que la soif est souvent exagérée. On a trouvé dans quelques cas, une tuméfaction de la parotide ou de la glande sous-maxillaire, comme conséquence de dépôts lymphomateux. Il existe chez un certain nombre de malades une inflammation de la muqueuse de la bouche et de la gorge, *stomatite et pharyngite leucémiques*, qui rend l'alimentation pénible. À cela peut encore s'ajouter la dysphagie mécanique qui résulte de la tuméfaction des amygdales.

La sensation de compression à la région épigastrique, les éructations, les vomissements sont loin d'être rares. La diarrhée tenace est un accident plus sérieux, qui peut amener la mort. Virchow a trouvé dans les matières fécales une grande quantité de leucine et de tyrosine. Le foie est presque toujours augmenté de volume à la suite de dépôts lymphomateux. Il y a parfois de l'ascite.

On a observé plusieurs cas de priapisme chez les leucémiques ; Salzer en a rassemblé récemment 6 cas. Dans un cas personnel, cet état dura sept semaines entières. La cause (irritation des nervi erigentes, thrombose des espaces caverneux) est inconnue.

La tendance des leucémiques aux *hémorrhagies* mérite que nous y insistions tout particulièrement. Cette diathèse hémorrhagique rend toute opération chirurgicale extraordinairement dangereuse chez les leucémiques. On a vu après des opérations tout à fait insignifiantes, même à la suite d'une extraction de dent, d'une piqûre de sangsue la mort survenir par hémorrhagie (Chappelle).

Les hémorrhagies peuvent survenir sous la peau dans les muscles, ou provenir de la bouche, du nez, des conduits aériens, du tractus gastro-intestinal, ou de l'appareil uro-génital. Elles sont parfois si abondantes et si difficiles à arrêter, qu'elles occasionnent la mort par hémorrhagie. Küssner a publié un cas où une hémorrhagie subite dans les muscles abdominaux provoqua des symptômes de péritonite et aboutit ainsi à la mort. Les hémorrhagies cérébrales reproduisent le tableau vulgaire de l'hémorrhagie cérébrale et amènent d'ordinaire une mort rapide.

Eisenlohr a observé dans un cas des symptômes bulbaires. May a décrit une paralysie faciale périphérique à la suite de dépôts lymphomateux dans la gaine du nerf facial.

Pepper a vu une surdité survenue soudainement à la suite d'une hémorrhagie de l'oreille.

L'intelligence peut rester pendant toute l'évolution intacte, par contre, chez un certain nombre de malades survient un délire qui peut dégénérer en vraie manie, et dont la cause est la nutrition défectueuse du cerveau.

La *marche* de la leucémie est le plus souvent chronique. On a décrit des cas où l'affection dura jusqu'à 8 années. La durée moyenne peut être évaluée entre 1 ou 2 ans. Mais on doit savoir qu'il y a des cas de leucémie aiguë. Küssner a publié un cas, de la clinique de Naunyn, dans laquelle la mort survint le 18e jour de la maladie. J'ai vu il y a quelque temps dans une consultation un enfant qui mourut au 25e jour de la maladie.

Schultzen et Steinberg ont remarqué déjà quelques heures avant la mort une odeur cadavérique et après la mort le développement rapide de l'emphysème de la peau et des viscères.

La mort survient soit avec les signes d'une cachexie progressive, soit par une complication, par exemple par pneumonie, hémorrhagie incoercible tumeur splénique, rupture des capsules surrénales (Fleischer et Penzoldt), hémorrhagie cérébrale, etc. Quelquefois au tableau symptomatique de la leucémie vient s'ajouter un complexus morbide en quelque sorte étranger.

Friedländer a observé ainsi un cas où l'on trouva les signes d'une tumeur cérébrale à la suite d'une néoplasie lymphomateuse du cerveau.

### III. Anatomie pathologique.

— De même que pour les symptômes cliniques, ce qui dans les modifications anatomiques attire l'attention en première ligne est l'état du sang et des organes de l'hématopoïèse.

Les néoplasies lymphomateuses se montrent tantôt comme de vraies hyperplasies dans les points où se trouvent normalement des follicules lymphatiques, tantôt elles se développent indépendamment de ces follicules d'une façon hétéroplasique. Leur production reconnaît ainsi un double mode. Dans un cas, il faut en chercher l'origine dans une diapédèse et une extravasation extrêmement abondante des globules blancs hors des vaisseaux ; dans le second cas il s'agit d'un processus de prolifération des cellules migratrices et fixes du tissu cellulaire, de sorte que le sang leucémique paraît avoir en quelque sorte des propriétés infectieuses et irritantes. Bizzozero a directement démontré ce dernier mode de formation, car il a pu mettre en évidence sur des cellules embryonnaires de nombreuses figures de division du noyau (karyokinèse), qui faisaient défaut sur les globules blancs du sang. Les lymphomes présentent dans leur forme deux aspects différents, infiltration diffuse ou néoplasies nodulaires. Ces dernières peuvent présenter des dimensions assez faibles pour qu'une confusion avec les tubercules soit facile, seulement on n'y rencontrera presque jamais de transformation caséeuse et jamais de bacilles tuberculeux. On sera encore exposé dans certains cas à les prendre pour de la carcinose miliaire.

Les ganglions lymphatiques périphériques se montrent souvent sous formes de grosses masses dont la surface de section est d'aspect médullaire ou marbrée, gris rougeâtre. Mous et riches en suc dans les cas récents, ils sont un peu plus durs dans les cas plus anciens. Leur tuméfaction dépend de la prolifération des éléments cellulaires, principalement dans la substance corticale. A cela vient s'ajouter plus tard l'hyperplasie de tissu conjonctif interstitiel, amenant une augmentation de consistance de la tumeur.

La cavité péricardique contient un liquide ordinairement séreux, quelquefois teint en rouge par du sang extravasé et dans lequel on prétend avoir décelé comme dans les autres exsudats, de l'hypoxanthine. On rencontre parfois des lymphomes en nodules ou plutôt diffus sous l'épicarde, siégeant d'ordinaire au voisinage immédiat des vaisseaux.

Le cœur gauche est habituellement vide. A l'ouverture du cœur droit, s'écoule parfois du sang qui rappelle le pus, à tel point qu'un individu non prévenu pourrait penser qu'il a ouvert un abcès. On ne trouve pas dans ce sang les caillots fibrineux ordinaires, il sont, dans la leucémie, troubles et puriformes. Le plus souvent la faible quantité de sang contenue dans les veines caves et les autres organes attire aussi l'attention.

Le myocarde est, en règle générale, pâle, parfois aussi parsemé de petits foyers hémorrhagiques. Le microscope révèle une dégénérescence graisseuse partielle, dans certains cas aussi des productions lymphomateuses.

Les plèvres contiennent ordinairement un exsudat liquide. Parfois on trouve la plèvre épaissie par des néoplasies lymphomateuses qui la matelassent en quelque sorte. J'ai constaté le fait deux fois ; dans un cas il s'agissait d'infiltration diffuse, d'infiltration nodulaire dans l'autre. Des tumeurs lymphomateuses diffuses et nodulaires se montrent aussi sur l'épiglotte, sous la muqueuse du larynx, de la trachée et des bronches, dans le tissu interstitiel du poumon et dans les alvéoles. Elles peuvent acquérir un volume notable. Böttcher a décrit leur ulcération et l'ouverture dans les bronches, amenant ainsi la formation de cavernes. Dans ces circonstances la confusion avec le processus tuberculeux des poumons est facile à l'examen macroscopique.

Les glandes lymphatiques *trachéales et bronchiques* sont fréquemment transformées en masses surpassant le volume du poing. Le corps thyroïde et le thymus peuvent aussi être considérablement augmentés de volume et être remplis de productions lymphomateuses. Ici comme partout les lymphomes se présentent sous un aspect médullaire ou marbrés de sang, et contenant assez souvent dans leur centre un épanchement sanguin.

Le *péritoine* est aussi quelquefois parsemé de lymphomes diffus ou en petites nodules. L'ascite est fréquente.

La *rate* occupe souvent la plus grande partie de la cavité abdominale. Sixer a trouvé comme poids maximum 16 livres 1/2 au lieu de 150 gr. comme à l'état normal. Voici les dimensions dans ce cas : Longueur, 37 cent. ; largeur, 25 cent. (normalement : 13 et 8 cent.). La rate est souvent adhérente aux organes voisins. La capsule est le plus souvent épaissie, par places d'une dureté cartilagineuse, et présentant fréquemment des prolongements villeux. La consistance de la rate varie, molle dans les cas récents, plus ferme dans les cas anciens. Cela dépend essentiellement de l'hyperplasie qui est purement cellulaire ou aussi conjonctive. L'aspect de la coupe n'est pas non plus constamment le même. Dans certains cas, il s'agit d'une hyperplasie portant uniquement sur la pulpe splénique ; dans d'autres, il s'y joint une hyperplasie de ses follicules, qui peuvent atteindre le volume d'une grosse noix et se présentent à la coupe sous une forme arrondie, allongée ou en cœur, ou bien encore, comme nous l'avons déjà mentionné, il se produit une hyperplasie des trabécules. Parfois la rate est marbrée, tachetée, granitée. On a encore rencontré des infarctus hémorrhagiques et dans les cas d'impaludisme, une richesse pigmentaire exceptionnelle. Virchow a décrit comme lésion rare la formation d'abcès.

A l'examen microscopique on ne trouve pas d'éléments anormaux dans la rate. Ehrlich et Spilling rencontrèrent en abondance dans la rate, douze heures après la mort, les bactéries qu'ils avaient cherchées en vain dans le sang. Orth et Osterwald ont fait la même observation. Au repos il se dépose dans la rate de nombreux cristaux de Charcot-Neumann.

Les résultats de l'examen *chimique* de la rate ne sont pas entièrement concordants. Salkowski et Stern ont trouvé dans 250 grammes de tissu splénique une grande quantité de substances analogues à la peptone, 0,368 d'hypoxanthine, 0,134 d'autres corps xanthiques, 0,426 de tyrosine, de l'acide succinique (peut-être), pas d'acide urique. Au contraire Bockendahl et

Landwehr trouvèrent dans un cas malheureux (comme c'est la règle) de splénotomie (examen une heure après l'extirpation), pour 1400 grammes de substance splénique : peptone 15 gr. 5 ; acide lactique 0,168 ; acide succinique 0,029 ; xanthine 0,548. Leucine en abondance, pas d'hypoxanthine ni d'acide urique, ni de tyrosine.

Le *foie* est ordinairement très volumineux. On a vu son poids atteindre 10 kilogr. On trouve le plus souvent une tuméfaction considérable des ganglions lymphatiques péri-portaux. A la coupe, les espaces interlobulaires apparaissent plus ou moins complétement remplis de masses lymphomateuses, ou bien il s'est formé de fins nodules ou des noyaux plus volumineux, qui ont amené l'atrophie par compression des cellules hépatiques voisines, au point que l'on n'aperçoit par places que des restes de pigment. Si l'on abandonne le foie à l'air, la surface de section se recouvre parfois d'une couche de cristaux de tyrosine, analogue à de la gelée blanche. A l'examen microscopique, il n'est pas rare de rencontrer les fins vaisseaux sanguins, bourrés presque uniquement de globules blancs, et fréquemment aussi leur paroi infiltrée de leucocytes. La cirrhose du foie est une complication rare de la leucémie.

L'examen chimique du foie donne d'après Salkowski :

*2,500 grammes de foie.*

| | |
|---|---|
| 32 | Corps analogues à la peptone. |
| 1,718 | Tyrosine. |
| 0,864 | Leucine. |
| 0,2426 | Hypoxanthine. |
| 0,538 | Autres corps xanthiques. |
| 0.0852 | Acide succinique. |
| | Pas d'acide urique. |

Bockedahl et Landwehr ont trouvé les chiffres suivants : 1,400 gr. de foie. Beaucoup de peptone, de leucine et de tyrosine.

| | |
|---|---|
| Xanthine.............. | 0.717 |
| Acide succinique.......... | 0,066 |
| Acide lactique .......... | 0,086 |

Pas d'hypoxanthine ni d'acide urique.

La proportion de fer contenue dans le foie leucémique a été évaluée par Stebel à 0,1, par Remak à 0,055 pour cent de substance sèche. Le dernier auteur a trouvé dans le foie normal 0,12 pour cent de fer.

Il se produit aussi dans l'*estomac* et l'*intestin* des néoplasies lymphomateuses qui forment de volumineuses saillies à la surface de la muqueuse et qui par place peuvent intéresser toute la circonférence de l'intestin. Elles se développent particulièrement nombreuses dans l'iléon. Tantôt elles proviennent des follicules clos préexistants, tantôt il s'agit de lymphomes hétéroplasiques. A la coupe, ils rappellent l'aspect médullaire infiltré des follicules lymphatiques dans la fièvre typhoïde.

Une confusion avec la dothiénentérie est donc alors possible, lorsque, comme dans une observation de Friedreich, il se produit des ulcérations.

Le *pancréas* n'est pas non plus exempt de productions lymphomateuses.

Les *ganglions lymphatiques mésentériques et rétropéritonéaux* présentent fréquemment un haut degré d'hyperplasie. Virchow cite un cas où les ganglions du bassin avaient pris un développement si considérable que les organes du bassin étaient en quelque sorte enclavés au milieu des ganglions.

On trouve fréquemment des masses lymphomateuses dans les *reins*. Leur point d'origine se trouve d'ordinaire à la surface et elles se développent d'une façon particulièrement abondante dans la substance corticale. Il se produit quelquefois dans les reins des concrétions uriques. A l'examen microscopique des reins, on trouve des accumulations de leucocytes particulièrement riches au voisinage des vaisseaux et des glomérules. La dégénérescence amyloïde du rein est une complication rare.

Les *capsules surrénales* sont aussi quelquefois si considérablement augmentées de volume par le développement de lymphomes qu'elles peuvent en arriver à se rompre, comme dans une observation de Fleischer et Penzoldt.

Les *méninges* même et le *cerveau* ne sont pas épargnés par les néoplasies lymphomateuses. Il survient aussi fréquemment des hémorrhagies. Bramwell a récemment démontré que dans ces dernières les globules blancs l'emportaient en nombre. Les vaisseaux du cerveau et leur tunique adventive ne contiennent presque exclusivement que des globules blancs.

Dans la *rétine* on a trouvé la dilatation des gros vaisseaux, leurs flexuosités, et l'infiltration de l'adventice par des cellules rondes, et d'un autre côté la dégénérescence graisseuse, la dilatation variqueuse des petits vaisseaux bourrés de cellules rondes. Les taches blanches décrites plus haut sont constituées en petite partie par des fibres nerveuses sclérosées et hypertrophiées par l'infiltration des couches extérieures de la rétine, par des cellules granulo-graisseuses. Le plus grand nombre sont constituées par des amas de leucocytes mélangés avec des globules rouges extravasés. Des modifications analogues surviennent aussi au niveau de la choroïde et même de l'iris.

La *moelle des* os présente régulièrement des altérations aussi bien dans les os spongieux que dans les os longs. Neumann les a désignées d'après leur aspect extérieur sous les noms de lymphoïdes et de pyoïdes. Dans le premier cas la moelle osseuse paraît gélatineuse, rougeâtre, ressemblant à de la gelée de framboise, contenant parfois des extravasations sanguines ; dans le second cas les leucocytes sont plus nombreux, et la moelle semble opaque, grisâtre, analogue au pus. Dans les deux circonstances, les cellules graisseuses disparaissent et sont remplacées par des éléments arrondis. Waldstein a pu retrouver sur les grandes cellules uninuclées de la moelle osseuse les figures kariokynétiques de la division du noyau. Neumann indique l'infiltration par les cellules embryonnaires des petites artères,

de même que dans beaucoup d'autres organes. Par le repos à l'air, il se
sépare de la moelle osseuse de très nombreux cristaux de Charcot-Neumann.

La substance osseuse est le plus souvent raréfiée, quoique Heuck ait
observé dans un cas une ostéosclérose prononcée.

Bockedahl et Landwehr ont évalué à 0,131 la quantité de peptone contenue dans 20 gr. de substance osseuse.

Les cas de leucémie, dans lesquels les organes hématopoiétiques demeu-
rant indemnes, l'on serait amené à considérer (Kottmann et Biesiadecki)
la maladie comme une affection purement sanguine, (leucémie hématogène)
ne sont pas connus. Bizzozero a même démontré que les figures kario-
kinétiques ne se produisent pas sur les globules blancs dans le sang lui-
même. D'un autre côté, Fleischer et Leube ont dernièrement publié un
cas où la rate et les ganglions lymphatiques étaient intacts, mais la moelle
des os présentait une constitution lymphoïde.

**IV. Diagnostic.** — Il est facile de reconnaître la leucémie à l'aide du
microscope. On la distingue aisément de l'augmentation passagère des
globules blancs du sang, de la leucocytose, qui survient après le repas, et
chez les personnes qui souffrent de la faim, chez les cachectiques, chez les
femmes enceintes et dans le cours des maladies infectieuses, car l'augmentation des globules blancs dans le sang n'atteint pas dans la leucocytose un degré aussi élevé et n'est pas aussi durable que dans la leucémie;
les modifications locales des organes hématopoiétiques font aussi défaut.
Tout récemment Litten a trouvé des globules blancs en abondance dans le
sang pendant l'agonie. Quant à ce qui concerne les formes de la leucémie
et leur étiologie, il en a été suffisamment question plus haut.

**V. Pronostic.** — Le pronostic de la leucémie n'est pas favorable. Les observations d'amélioration réelle ou même de guérison sont très rares, peut-être
même n'en existe-t-il pas d'absolument certaines, tandis que longue est la
série des cas malheureux.

**VI. Traitement.** — Comme moyen prophylactique, on doit traiter soigneusement l'impaludisme, la syphilis, les lésions de la rate ou des os, la scrofule, le rachitisme et les maladies de l'intestin, car l'entrée en scène de la
leucémie est d'autant plus à craindre que la négligence est plus grande et
le traitement plus mal approprié.

Quand la leucémie existe, on prescrira une régime léger et nourrissant,
un séjour convenable à la campagne, ou au besoin dans les montagnes.
V. Niemeyer a obtenu des résultats passagers par l'hydrothérapie. On emploiera concurremment le fer, la quinine, l'huile de foie de morue; un certain nombre de médecins prétendent avoir eu de bons résultats par l'arsenic
et le phosphore.

On a obtenu aussi plusieurs fois une amélioration par la transfusion.
Kirnberger prétend avoir guéri un jeune homme de 16 ans 1/2 par les inha-

lations d'oxygène. Riegel et Sticker ont aussi vu consécutivement à leur emploi une amélioration passagère.

Beaucoup d'auteurs usent surtout d'une thérapeutique dirigée contre les lésions locales, la tuméfaction splénique en particulier. Mosler a administré de larges doses longtemps continuées de quinine, en alternant avec l'huile d'eucalyptus et le piperin. D'autres ont conseillé les injections sous-cutanées d'ergotine dans la région de la rate, ou celles d'arsenic. On a aussi injecté directement ces substances dans la rate. Récemment Mosler a donné les indications des injections dans la substance splénique à savoir, que la cachexie ne soit pas trop avancée, qu'il n'y ait pas de tendance aux hémorrhagies, que l'on ait administré au préalable, pendant plusieurs semaines une médication splénique (quinine, piperin, eucalyptus) que la tuméfaction splénique ne soit pas de consistance trop molle, et que la rate soit placée immédiatement sous la paroi abdominale, et qu'après chaque injection on applique sur la région splénique une vessie de glace (1).

On a encore essayé les douches froides, les applications froides sur la région de la rate, la faradisation et la galvanisation de la rate. Dans un cas de la Clinique de Leyden, rapporté par Salkowski, on employa sans succès la galvano-puncture de la rate.

On doit considérer d'après les faits connus l'extirpation de la rate, comme une faute scientifique, car tous les malades, à l'exception d'un seul de Franzolini, moururent de l'opération. Collier a rassemblé récemment 29 cas d'extirpation de la rate ; 16 pratiqués chez des leucémiques amenèrent tous la mort immédiatement après l'opération. Sur le reste, il y eut 8 guérisons (50 0/0). Biziel a réuni 18 observations de splénotomie dans la leucémie, terminées par la mort, causée 16 fois par des hémorrhagies immédiates et deux fois par le choc opératoire.

<h3 align="center">2. — Pseudo-leucémie (COHNHEIM).</h3>

*Maladie de Hodgkin. Adénie* (TROUSSEAU). *Anémie, cachexie lymphatique et splénique* (WILKS). — *Lymphome malin* (BILLROTH). — *Lymphosarcome* (VIRCHOW). — *Lymphadénome malin non leucémique* (ORTH).

**I. Étiologie.** — La pseudo-leucémie est en tout exactement semblable, au double point de vue clinique et anatomique à la leucémie, à l'exception cependant de cette particularité importante, qu'il n'y a pas d'augmentation du

______

(1) Pharmacopée allemande :

Rp.

| | |
|---|---:|
| Piperin . . . . . . . . . . . . . . . . . . . . . . . . . . | 5 gr. |
| Essence de feuilles d'eucalyptus . . . . . . . . . . . . . . . . | 10 |
| Chlorhydrate de quinine . . . . . . . . . . . . . . . . . | 2 |
| Cire blanche . . . . . . . . . . . . . . . . . . . . . . | 6 |
| Carbonate de magnésie . . . . . . . . . . . . . . . . . . | q. s. |

Pour pilules n° 200. Prendre cinq pilules, 2-3 fois par jour.

nombre des globules blancs dans le sang et qu'en outre, au moins d'après mes observations, on ne retrouve pas dans l'urine d'augmentation de l'acide urique.

On est encore moins édifié sur les causes de cette maladie, que sur celles de la leucémie. Les fièvres intermittentes, la syphilis acquise et héréditaire, la scrofule, le rachitisme, la diarrhée chronique et l'abus des spiritueux ont été invoqués. On voit quelquefois la maladie se développer à la suite d'une otorrhée, d'un coryza chronique ou d'une dacryocystite ; dans ces cas les ganglions correspondant à la région enflammée sont tout d'abord seuls atteints, et consécutivement l'hyperplasie de l'appareil lymphatique ganglionnaire se généralise. Les causes restent souvent impossibles à découvrir.

La pseudo-leucémie est plus fréquente encore chez les hommes que la leucémie. Elle peut se développer à tout âge, mais son maximum de fréquence est de 20 à 30 ans ou de 50 à 60 ans (Gowers). Les basses classes sont plus souvent atteintes.

Comme dans la leucémie, on a distingué dans la pseudo-leucémie des formes lymphatique, splénique et myélogène. La première est la plus fréquente et on ne sait que fort peu de choses sur la dernière (cas de Wood). On trouve le plus souvent des formes mixtes.

J'ai rencontré avec une fréquence relative la leucémie, rarement la pseudo-leucémie dans la Prusse orientale, tandis que les rapports étaient inverses à Göttingue et à Zurich.

On en connaît aussi des cas chez les animaux, chez les chevaux par exemple (Lustig).

**II. Lésions anatomiques.** — Les altérations anatomiques, le sang mis à part, sont absolument celles de la leucémie. C'est ainsi que dans la pseudo-leucémie il se développe des modifications hyperplasiques dans les ganglions lymphatiques, la rate et tous les appareils lymphatiques, en même temps que des productions lymphomateuses hétéroplasiques dans les différents organes. Chez un de mes malades, un homme de 22 ans, il s'était développé, entre autres, un lymphome dans la mamelle droite.

On a distingué dans les tuméfactions des ganglions lymphatiques : deux formes molle et dure, qui ne sont du reste pour beaucoup d'auteurs que des stades différents de développement. Dans les tumeurs molles, on trouve une hyperplasie pure des cellules arrondies ; dans les dures il y a en outre accroissement du tissu conjonctif. La transformation caséeuse et la suppuration sont rares, on rencontre parfois la dégénérescence amyloïde. Cette même lésion se développe quelquefois aussi dans les autres organes.

Majocci et Peccini ont décrit récemment des cocci et des bacilles dans les vaisseaux des organes malades et prétendent avoir retrouvé ces mêmes micro-organismes dans un autre cas sur le vivant, à l'aide de la seringue de Pravaz. De telle sorte que de même qu'on l'a soutenu pour la leucémie, la pseudo-leucémie appartiendrait aux maladies parasitaires.

Plusieurs auteurs tendent à identifier la pseudo-leucémie avec la leucémie ; la tuméfaction rapide des ganglions lymphatiques dans la pseudo-

leucémie amènerait l'oblitération des vaisseaux lymphatiques et empêche-
rait ainsi l'irruption dans le sang des globules blancs. Il est certain que les
injections artificielles des ganglions lymphatiques ne réussissent pas. A
l'opinion de Cohnheim, que la pseudo-leucémie serait une leucémie à marche rapide amenant la mort de bonne heure, avant que les globules blancs
provenant des ganglions tuméfiés n'aient commencé à pénétrer en quantité
trop considérable dans le sang, on peut objecter que de nombreux cas, même
quand la durée se comptait par année, sont demeurés jusqu'à la mort seulement à l'état de pseudo-leucémie. D'après mes propres recherches, je crois
pouvoir en général admettre, qu'il n'y a le plus souvent pas de relations
entre la pseudo-leucémie et la leucémie en m'appuyant principalement sur
ce fait, que dans mes recherches sur l'urine, j'ai jusqu'ici trouvé sans
exception la quantité d'acide urique abaissée.

**III. Symptômes.** — Les altérations morbides débutent dans la pseudo-
leucémie lymphatique, par la tuméfaction des ganglions lymphatiques du
cou, qui donne souvent à cette région un aspect difforme (fig. 3).

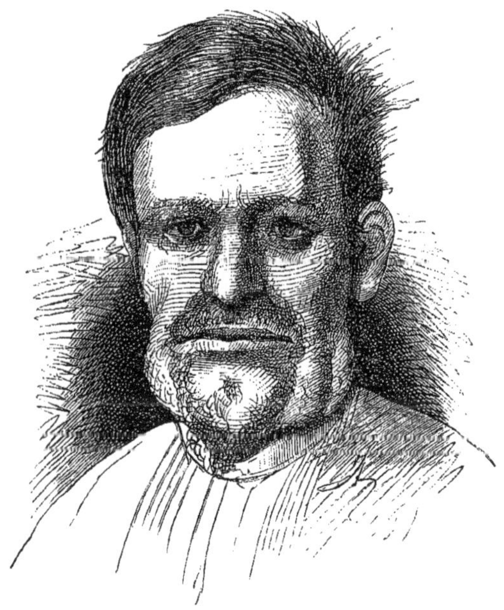

Fig. 3. — *Déformation du cou, par la tuméfaction des ganglions lymphatiques dans la pseudo-leucémie chez un homme de 47 ans.* (Obs. personnelle. Clinique de Zurich.)

Successivement se prennent les autres ganglions lymphatiques tantôt
les plus voisins, de sorte que le long du cou jusqu'à la clavicule se développent des paquets ganglionnaires rangés en chaînes les uns à la suite
des autres, et tantôt dans des points éloignés, dans l'aisselle par exemple ou

au pli de l'aine. Le processus morbide débute parfois par des douleurs de
gorge, et la dégénérescence lymphomateuse des amygdales. Ou bien encore
les ganglions lymphatiques profonds se tuméfient d'abord, quelquefois
même sans participation des ganglions extérieurs ce qui peut donner lieu à
des difficultés très sérieuses de diagnostic.

Lorsque l'hypertrophie porte sur les ganglions lymphatiques extérieurs,
et que ceux-ci ont une consistance molle, il est souvent remarquable de
voir combien rapidement ils s'accroissent et décroissent. Le même fait survient aussi pour les ganglions intérieurs, comme j'ai eu précisément l'occasion de m'en convaincre dans un cas où les ganglions du médiastin considérablement tuméfiés changèrent de volume à plusieurs reprises, d'une
façon certaine.

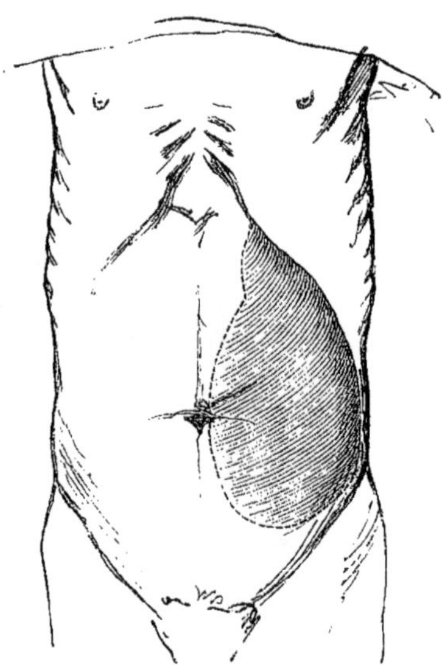

FIG. 4 — *Limites de la rate fortement augmentée de volume, dans un cas de pseudo-leucémie splénique, chez un
homme de 22 ans.* (Obs. personnelle. Clinique de Zurich.)

Dans la *forme splénique* de la pseudo-leucémie, la rate se tuméfie d'abord ;
plus tard il peut venir s'y joindre l'augmentation de volume des ganglions
lymphatiques superficiels et profonds. La fig. 4 reproduit la configuration
d'une rate considérablement hypertrophiée, chez un homme de 22 ans dont
la pseudo-leucémie splénique se conserva dans sa forme pure jusqu'à la mort.
La rate mesurée à l'autopsie donna 24, 14 et 8 centimètres dans ses diverses
dimensions ; elle pesait 1625 gr. (poids normal 150 gr). Du reste, il survient
souvent dans le cours de la maladie des oscillations répétées dans le volume
de la rate, s'accompagnant fréquemment dans les périodes d'accroissement
de la tumeur de douleurs dans la région splénique.

Très rapidement se manifeste une anémie progressive dont la conséquence
peut être la série des troubles signalés à propos de la leucémie.

On a trouvé dans le sang une diminution plus ou moins considérable des globules rouges, et en outre de la poïkilocytose, de la microcythémie et de nombreuses granulations élémentaires. J'ai évalué la richesse du sang en hémoglobine au moyen de l'hémomètre de V. Fleischl, chez une femme de 35 ans atteinte de pseudo-leucémie splénique, en pleine évolution, à 45 pour cent de la teneur normale et chez le sujet de 22 ans, mentionné déjà à 50,5 pour cent de la quantité normale.

Je n'ai pu découvrir dans deux cas tout à fait typiques de pseudo-leucémie splénique, que j'ai traités, aucune augmentation de l'acide urique dans l'urine.

Voici les résultats de l'analyse :

a) Femme de 35 ans avec pseudo-leucémie splénique très prononcée :

| DATES | QUANTITÉ D'URINE EN CENT. CUBES | POIDS SPÉCIFIQUE | QUANTITÉ D'URÉE | | QUANTITÉ D'ACIDE URIQUE | |
|---|---|---|---|---|---|---|
| | | | Pour 100 | En grammes | Pour 100 | En grammes |
| 9 juin 1886.... | 1500 | 1017 | 1.9 | 18.5 | 0.02 | 0.3 |
| 10 — — .... | 1400 | 1016 | 2.27 | 31.78 | 0.01 | 0.14 |
| 11 — — .... | 1600 | 1013 | 1.73 | 27.64 | 0.003 | 0.05 |
| 12 — — .... | 1300 | 1015 | 1.77 | 22.91 | 0.002 | 0.03 |
| 13 — — .... | 1600 | 1015 | 1.51 | 24.16 | Traces. | |
| 14 — — .... | 1500 | 1015 | 1.65 | 24.75 | Traces. | |

b) Homme de 22 ans atteint de pseudo-leucémie splénique très prononcée :

| DATES | QUANTITÉ D'URINE EN CENT. CUBES | POIDS SPÉCIFIQUE | QUANTITÉ D'URÉE | | QUANTITÉ D'ACIDE URIQUE | |
|---|---|---|---|---|---|---|
| | | | Pour 100 | En grammes | Pour 100 | En grammes |
| 4 juin 1886.... | 1700 | 1014 | 1.46 | 24.82 | 0.082 | 1.38 |
| 5 — — .... | 1800 | 1016 | 1.48 | 26.64 | 0.061 | 1.10 |
| 6 — — .... | 1000 | 1015 | 1.71 | 17. | 0.047 | 0.47 |
| 7 — — .... | 800 | 1015 | 1.61 | 12.88 | 0.040 | 0.32 |
| 8 — — .... | 800 | 1013 | 1.67 | 13.36 | 0.034 | 0.27 |
| 9 — — .... | 800 | 1015 | 1.32 | 10.56 | 0.006 | 0.05 |
| 10 — — .... | 1600 | 1012 | 1.30 | 20.80 | 0.005 | 0.08 |
| 11 — — .... | 1900 | 1012 | 1.49 | 28.31 | 0.015 | 0.29 |
| 12 — — .... | 1300 | 1014 | 1.58 | 29.54 | 0.019 | 0.25 |
| 13 — — .... | 1600 | 1012 | 1.72 | 27.62 | 0.018 | 0.29 |
| 14 — — .... | 1400 | 1012 | 1.20 | 16.80 | 0.016 | 0.22 |

La *marche* de la maladie est le plus souvent plus rapide que celle de la leucémie, bien que l'on connaisse des cas qui ont duré plusieurs années. Il n'est pas rare de voir survenir des manifestations fébriles, principalement lorsque de nouveaux groupes ganglionnaires commencent à grossir. La fièvre peut être si continue et si élevée, qu'on s'est laissé plusieurs fois amener au diagnostic erroné de fièvre typhoïde. Cette méprise est d'autant plus facile, qu'il s'agit d'une pseudo-leucémie purement splénique, ou d'une forme lymphatique, dans laquelle les ganglions intérieurs ou surtout quelques-uns seulement d'entre eux, inaccessibles à la recherche pendant la vie, sont seuls pris.

Les intumescences ganglionnaires peuvent amener des complications diverses par compression des organes voisins. Nous citerons parmi celles qui ont été décrites : l'œdème, la paralysie du récurrent, les sténoses de la trachée et des bronches, l'ictère, l'ascite, etc. Une autre variété de complications qui se rencontre quelquefois est la dégénérescence amyloïde des reins, du foie et de l'intestin, amenant alors l'albuminurie, l'œdème et une diarrhée rebelle.

On a décrit plusieurs fois des lésions cutanées, l'érythème, le purpura, les ecchymoses, le furoncle, le pemphigus et le prurigo. Marvin en outre dans un cas a vu une pigmentation de la peau qu'il explique par la compression du plexus solaire par les ganglions lymphatiques mésentériques et rétropéritonéaux tuméfiés.

Dans certains cas la maladie se transforme peu à peu en leucémie.

**IV. Diagnostic et Pronostic.** — Le diagnostic de la pseudo-leucémie et sa différenciation d'avec la leucémie est facile à l'aide du microscope. Son pronostic est aussi défavorable que celui de la leucémie.

**V. Traitement.** — On cherchera tout d'abord à tenir compte des circonstances étiologiques (impaludisme, syphilis, scrofule, rachitisme). Contre la maladie elle-même, en dehors d'un régime réconfortant, du séjour dans un endroit où l'air est pur, on a employé l'huile de foie de morue, l'iodure de potassium, le fer et l'iodure de fer. Les expériences de Billroth et de Czerny engagent à essayer l'arsenic à l'intérieur et en injections parenchymateuses. J'ai vu moi-même une femme guérie d'une pseudo-leucémie splénique d'une façon durable et complète par l'emploi de l'arsenic.

L'étendue et la diffusion des tumeurs ganglionnaires permettront à peine de songer à l'extirpation des ganglions tuméfiés. Les onctions récemment employées de nouveau, avec le savon vert, sont à essayer. Pour cela on dissout une demie, à une cuiller et demie à bouche de savon gras dans de l'eau tiède et on frictionne avec cela deux fois par semaine pendant 20 minutes le dos et les extrémités ; on lave ensuite à l'eau. M. Meyer réussit à amener la diminution et l'atrophie des ganglions lymphatiques tuméfiés à l'aide d'un courant faradique. Contre la tumeur splénique on emploiera les mêmes moyens que dans la leucémie. Comme bains, nous citerons les bains iodurés, ferrugineux et sulfureux.


**Anémie pernicieuse progressive (BIERMER).**

*Anémie pernicieuse essentielle* (LEBERT). — *Anémie idiopathique* (ADDISON).
*Anæmatosis* (PEPPER).


**I. Étiologie.** — Ce n'est que dans ces derniers temps que l'anémie pernicieuse a attiré l'attention d'une façon particulière. Ce sont les communications de Biermer (1868 et 1872) qui ont donné l'impulsion à ce sujet. Il faut dire cependant que l'on avait antérieurement déjà des données, dues, parmi les Allemands, notamment à Lebert (1853).

La maladie est caractérisée par un appauvrissement croissant du sang, qui conduit presque toujours fatalement à la mort.

Dans une série de cas (les moins fréquents), l'affection survient sans qu'on puisse lui trouver de cause, forme *idiopathique* (primitive), tandis que dans une autre catégorie de faits on peut découvrir des influences nuisibles antérieures forme *secondaire* (deutéropathique, symptomatique). Mais pour ce qui concerne cette seconde forme, nous serions portés à ne faire rentrer dans le cadre obscur et jusqu'ici encore mal délimité de l'anémie pernicieuse que les faits où il existe entre les causes et leur effet une disproportion manifeste, s'il s'agit par exemple de lésions que la plupart des individus supportent avec une facilité relative et qu'ils surmontent aisément, tandis que dans le cas qui nous occupe, une toute petite lésion est impuissante à se réparer et entraîne des troubles progressifs. Mais il faut alors une sorte de prédisposition, pour que sous ces influences se développe l'anémie progressive pernicieuse.

L'anémie pernicieuse progressive *secondaire* peut être la conséquence d'un simple surmenage intellectuel ou de vives excitations psychiques. C'est ainsi, par exemple, que l'on cite l'observation d'un savant qui, au cours de la préparation d'un travail scientifique, à la suite de fatigues intellectuelles, présenta les manifestations de l'anémie pernicieuse progressive qui le conduisit à la mort. Les fatigues corporelles peuvent aussi agir dans le même sens. On incrimine dans beaucoup de cas comme cause, les conditions défectueuses de l'habitation, le séjour dans des ateliers peu aérés et encombrés, un régime insuffisant (pommes de terre, café). La maladie se développe parfois pendant la grossesse ou à la suite de l'accouchement sans qu'il se soit produit de complication particulière. Dans d'autres cas, la diarrhée, les vomissements, les épistaxis répétés, les pertes d'humeurs quelle qu'en soit l'origine, par exemple les ulcères chroniques de jambe, donnent lieu à l'affection. On a vu encore quelques cas isolés se déclarer à la suite de la fièvre typhoïde.

L'affection survient le plus souvent entre 20 et 60 ans. Très rarement, elle se montre dans l'enfance (un cas de Biermer et Muller chez une fille de 8 ans et un autre de Kjellberg chez un garçon de 5 ans). Si l'on met de côté les faits où la maladie a pour point de départ la grossesse ou l'accouchement les hommes et les femmes sont presque également atteints.

Le *domaine géographique* de l'anémie pernicieuse progressive paraît distribué d'une façon extraordinairement inégale. On l'a observée avec une fréquence particulière en Suisse, où Zurich et ses environs représentent son foyer principal. Mais, de plus, mes collègues de Zurich m'ont déclaré que de temps en temps la maladie y est exceptionnellement fréquente, en quelque sorte épidémique, pour diminuer ensuite et ne se présenter alors qu'à l'état de cas isolés. Comme période, j'ai une mauvaise période en ce qui touche l'anémie pernicieuse progressive. Depuis trois ans, je n'ai pas eu plus de cinq cas à la Clinique de Zurich. De nombreuses observations ont été produites en Angleterre, en France et en Suède, tandis que l'Italie, la péninsule espagnole et la Russie sont presque complètement épargnées. Mader fait remarquer la rareté de l'affection à Vienne. La même remarque s'applique à Munich, d'après Schollenbusch, tandis que l'on rencontre assez souvent cette affection dans plus d'un canton de l'Allemagne du nord (Berlin, Hambourg, Holstein).

**II. Symptômes.** — Le tableau symptomatique ne dépend que du degré d'appauvrissement du sang ; il survient à peine de symptômes spécifiques et indépendants de la pauvreté du sang.

Le plus souvent le début du mal est insidieux. Les malades se fatiguent et suent facilement pour un léger effort corporel. Ils deviennent courts d'haleine, souvent sujets aux palpitations, se plaignent d'étourdissements et palissent davantage de jour en jour. Les forces se perdent de plus en plus et finalement les malades ne sont plus en état de quitter le lit. Ces manifestations se développent dans les cas protopathiques pour ainsi dire, d'elles-mêmes, tandis que dans les cas deutéropathiques, elles dépendent des lésions antérieures.

Parmi les signes manifestes, la *pâleur inaccoutumée de la peau et des muqueuses* attire le plus souvent l'attention ; ordinairement les malades ont une pâleur de cire ou de cadavre et c'est à peine si les muqueuses visibles laissent deviner leur coloration rouge.

Dans certains cas isolés la peau montra une teinte grisâtre ou brunâtre, qu'Immermann vit dans un cas s'éclaircir avec les progrès de la guérison.

Les sclérotiques sont assez souvent colorées en jaune. L'ictère des téguments est une éventualité rare.

Les *sécrétions cutanées* sont généralement diminuées ; la peau paraît sèche et a de la tendance à desquamer.

Dans certains cas, la *nutrition des cheveux* est atteinte. Ceux-ci deviennent ternes, cassants et tombent, et il peut se produire en peu de temps une calvitie étendue. J'ai observé aussi dans un cas des modifications de la nutrition des ongles. Ils étaient épaissis, fendillés et très friables à leur bord libre.

On a souvent affaire à des *hémorrhagies cutanées*. Celles-ci se produisent surtout de bonne heure et en grand nombre aux extrémités inférieures et ont généralement les dimensions d'une tête d'épingle ou un peu plus (pétéchies). Plus rarement on observe des hémorrhagies plus abondantes, en surface (ecchymoses) ou encore saillantes (ecchymomata). D'autres fois il se produit des hémorrhagies cutanées en raies (vibices) causées d'ordinaire par la pression des vêtements ou du siège. De même que sur la peau, il survient souvent sur les muqueuses des hémorrhagies punctiformes ; on les rencontre sur la conjonctive scléroticale et sur la muqueuse buccale.

L'*œdème* est fréquent, on ne le trouve pas toujours d'abord aux extrémités inférieures, il débute quelquefois au visage. En outre à une époque plus avancée, la face peut se boursoufler, se déformer, tandis qu'on ne rencontre qu'un œdème léger aux extrémités ; on a fréquemment observé l'œdème de la conjonctive, le chémosis. Il n'est pas rare qu'au début les œdèmes soient d'une nature très passagère. Ils ne deviennent permanents que plus tard et ils s'accompagnent d'épanchements hydropiques, les plus souvent en faible quantité, dans les cavités séreuses. L'origine de l'œdème se trouve certainement dans les modifications nutritives de la paroi des vaisseaux à la suite de l'altération du sang et la perméabilité excessive de cette paroi.

Le *pannicule adipeux sous-cutané* présente souvent un remarquable développement ; dans d'autres cas, à la vérité, il est plus ou moins atrophié.

Il en est de même pour les *muscles ;* ils sont ordinairement affaissés et mous, souvent au contraire de volume notable. Parfois ils sont douloureux.

La *charpente osseuse* paraît quelquefois délicate et légère, mais l'affection peut atteindre aussi des sujets robustes et bien taillés. Certains os présentent quelquefois une sensibilité à la pression. Muller l'a constaté pour le sternum et Finny, d'autre part, a trouvé les tibias douloureux dans trois cas.

La *température* du corps peut rester normale pendant toute l'évolution de la maladie. Dans d'autres cas elle s'élève (jusqu'à 40° C. et au-dessus) affectant un type tantôt continu, tantôt rémittent, tantôt tout à fait irrégulier. (Fièvre anémique.)

Le *pouls* est le plus souvent mou et accéléré, de temps à autre rapide.

Les *sensations subjectives* des malheureux malades consistent particulièrement dans un profond sentiment de faiblesse. Beaucoup se plaignent d'insomnie rebelle, d'angoisse, d'une sensation de constriction dans la poitrine, etc. Avec les progrès de la maladie, le sentiment de faiblesse devient, tel que les patients sont à peine en état de se redresser. Des palpitations, l'obscurcissement de la vue, la sensation de vertige, les envies de vomir et les menaces de syncope se manifestent souvent d'une façon brusque dès que les malades se hasardent à tenter de passer de la position horizontale à la position assise. Chez beaucoup, le sentiment de faiblesse est si prononcé qu'ils conservent des heures entières la même position, même alors qu'elle est incommode.

L'*intelligence* reste quelquefois intacte presque jusqu'au dernier moment. D'autres malades sont plongés dans la somnolence, constamment dans un demi-sommeil, se parlant de temps en temps à eux-mêmes, restant longtemps sans répondre quand on les interroge, comme s'ils ne comprenaient que peu à peu le sens de la question et ne trouvant aussi que lentement les mots pour répliquer. Chez d'autres encore, il survient du délire et des accès de manie. Les malades chantent, crient, crachent, frappent et grattent autour d'eux, sautent hors de leur lit, ont des idées de persécution et doivent être soigneusement surveillés, si l'on veut les préserver d'accidents, ainsi que leur entourage.

Fréquemment se montre une *insomnie persistante.* Assez souvent les malades s'assoupissent le jour, et pendant la nuit se remuent, poussent des gémissements, parlent seuls, et par leur agitation perpétuelle empêchent leurs voisins de dormir et leur deviennent insupportables.

Les *organes de la respiration* restent indemnes, s'il ne s'ajoute pas de complication accidentelle. Les accès de dyspnée, qui surviennent spontanément, ou bien à la suite d'efforts dépendent de l'appauvrissement du sang. On doit encore noter ici la tendance aux épistaxis, qui se répètent quelquefois continuellement, augmentent l'anémie qui existe déjà et peuvent par leur abondance et la difficulté de les arrêter devenir un danger pour l'existence.

Si les *organes de la circulation* ne sont presque jamais épargnés, il s'agit presque toujours de troubles fonctionnels et non organiques, et qui sont sous la dépendance exclusive de l'appauvrissement du sang. Chez beaucoup, se montrent des accès de palpitations soit spontanément soit à l'occasion de la moindre excitation. En rapport avec ces palpitations, les mouvements du cœur sont extraordinairement violents, mais il peut se faire qu'aucune accélération du rythme cardiaque ne corresponde à cette sensation subjective. Il n'est pas rare d'observer une légère dilatation du cœur, souvent limitée au cœur droit, quelquefois aussi s'étendant au cœur gauche. Le premier bruit cardiaque (systolique) est souvent remplacé par un souffle systolique qui s'entend tantôt seulement au niveau d'un orifice, tantôt s'étend à tous les orifices. Dans certains cas rares, on perçoit aussi un souffle diastolique, de nature purement accidentelle et non expliquée par l'autopsie.

Les souffles systoliques valvulaires sont anémiques ou accidentels. Muller a pensé qu'ils pouvaient se rattacher à une dégénérescence graisseuse du myocarde, mais ce point n'est pas encore bien sûrement établi.

Les carotides sont animées de pulsations et de palpitations marquées. On peut souvent y entendre un souffle systolique et quelquefois y sentir un frémissement cataire.

Il se produit aussi assez fréquemment un court souffle artériel (Arterien ton) dans les artères périphériques (brachiale, cubitale, radiale).

Au niveau du bulbe de la veine jugulaire interne on perçoit d'une façon très constante, le bruit de diable. Il n'est pas rare de trouver sur la veine jugulaire externe le pouls veineux vrai ou faux. Il existe aussi assez souvent au niveau du bulbe de la veine crurale un souffle veineux qui, à l'opposé de celui des veines du cou, faiblit à l'inspiration et se renforce à l'expiration.

Si l'on pique, pour *examiner le sang*, l'extrémité du doigt avec une aiguille ou une lancette, le sang sort le plus souvent en abondance de la petite plaie. Il se distingue ordinairement par sa couleur claire, qui dans plus d'un cas est plutôt jaune ambré que rouge sang. Il faut parfois un temps exceptionnellement long pour qu'il se prenne en caillot. A l'examen microscopique, on trouve le plus souvent les globules blancs très rares. De même les granulations protoplasmiques (granulations élémentaires, plaquettes du sang, hématoblastes) sont en très petit nombre. La quantité des globules rouges paraît déjà diminuée à un examen superficiel. Il y a un grand nombre de numérations récentes, où l'on a trouvé un chiffre étonnamment bas. Quincke a rapporté le chiffre le plus bas certainement; dans un cas où il n'y avait que 143,000 globules rouges dans un centimètre cube au lieu de 4 à 5 millions. Les globules rouges se font remarquer par leur pâleur, leur forme irrégulière et leur volume variable.

Ils sont tantôt elliptiques, tantôt munis de prolongements et en massue, tantôt froissés ou tordus sur eux-mêmes en 8, etc. (voy. fig. 5).

Quincke a donné le nom de poikilocytose à cette diversité de forme. Le volume des divers globules rouges est en général augmenté, au lieu d'environ 6-7 μ ils mesurent le plus souvent 8-9 μ (1 μ = 0,001 millim.) Il n'est pas rare de rencontrer de plus gros globules rouges, atteignant jusqu'à 15 μ, pour lesquels Hayem a proposé le nom bien approprié de globules géants du sang. Par contre, il existe aussi des globules rouges d'une petitesse inaccoutumée, nommés microcytes. Ceux-ci affectent deux formes différentes : microcytes biconcaves et sphériques. Les derniers présentent une couleur rouge intense remarquable et un éclat particulier, ils sont plutôt rares que fréquents et ils étaient, dans plusieurs cas personnels d'anémie pernicieuse progressive primitive, exceptionnellement nombreux. Leur diamètre atteint le plus souvent 3-4 μ. On trouve quelquefois de fines gouttelettes isolées colorées par l'hémoglobine. Le plus souvent les globules rouges restent isolés et ne se rassemblent que rarement en piles. Il ne prennent qu'exceptionnellement une forme étoilée ; on observe plus souvent des crénelures ondulées.

Il existe encore d'autres particularités notées isolément dans le sang ou les globules dont nous allons mentionner quelques-unes. Gusserow a observé dans un cas que le sang était d'une coloration rouge brunâtre, de café, tandis qu'il était extraordinairement foncé dans un autre cas. Stricker décrit les globules sanguins brunâtres. Davy et Makan, et West ensuite ont constaté la séparation de l'hémoglobine du stroma des globules rouges, la matière colorante s'étant rassemblée en gouttelettes en certains endroits. Pilz mentionne des mouvements amiboïdes des globules rouges. On a vu quelques globules rouges, isolés, munis d'un noyau dans le sang vivant (Bramwell, Mackenzie), Hoffmann fut frappé de la petitesse des globules blancs tandis que Leube dans un cas trouva de grosses accumulations de granulations protoplasmiques.

Les modifications du sang que nous avons mentionnées n'ont rien de caractéristique ni isolément ni dans leur ensemble pour l'anémie pernicieuse progressive, car elles surviennent aussi dans d'autres anémies seulement moins prononcées d'ordinaire, répondant au moindre développement de l'anémie.

Frankenhäuser a décrit récemment dans le sang de femmes gravides qui étaient atteintes d'anémie pernicieuse progressive des corps sphériques, mobiles, munis d'un flagellum animé d'ondulations, provenant du foie et qui doivent représenter une forme de développement de leptothrix (?). Cette découverte paraît apporter une base à l'opinion souvent émise, d'après laquelle la maladie serait d'origine parasitaire. Dans trois cas que j'ai observés à la Clinique de Zurich, j'ai trouvé ces corps toutes les fois, sans avoir pu déterminer plus exactement leur valeur et leur nature.

Quincke a cherché dans deux cas à évaluer la quantité totale du sang. Dans l'un, il la trouva égale à 5, dans l'autre à 4,34 pour cent du poids du corps, au lieu du chiffre normal 8 pour 100.

On a évalué plusieurs fois la quantité d'hémoglobine, Ferrand et Hayem ont trouvé le contenu en hémoglobine diminué en masse jusqu'à un 1/10 de l'état normal, et par contre une augmentation dans chaque globule rouge pris à part. Laacher est arrivé aux mêmes résultats et est porté à voir dans ce fait quelque chose de presque caractéristique pour l'anémie pernicieuse progressive.

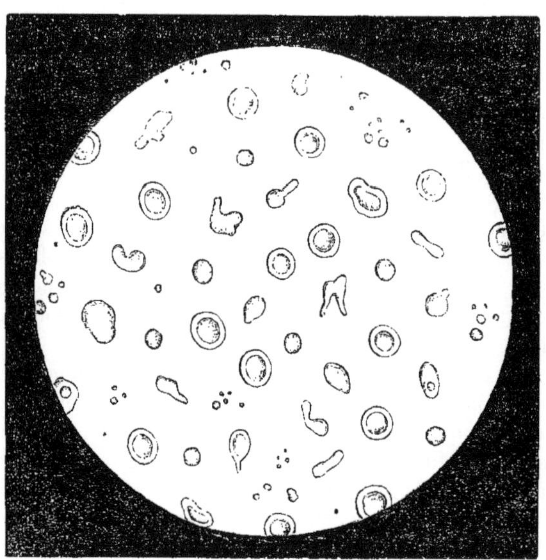

Fig. 5. — *Poikilocytose et microcytes sphériques isolés.* Sang dans l'anémie pernicieuse progressive. Gross. 600 fois. (Obs. personnelle.)

A. Fränkel a pratiqué l'examen chimique du sang. Dans un cas, il trouva 4 jours avant la mort, dans 100 parties de sang 11,57 éléments solides, dont 1,81 d'azote (quantité d'azote dans le sang desséché 15,66 pour cent, quantité de cendres dans le sang humide 0,746 pour cent). Le sang du cadavre du même malade donna les chiffres suivants : pour 100 parties du sang 10,47 de matériaux solides, 1,68 pour cent d'azote. Quantité d'azote du sang desséché : 16,03 pour cent. Dans un autre cas, Fränkel obtient les chiffres suivants : pour 100 parties de sang 12,11 de matériaux solides, 1,83 pour cent d'azote. Contenu en azote du sang desséché : 15,10. Il résulte de ces évaluations qu'il y a une forte diminution des matériaux solides et de l'azote du sang, puisqu'à l'état normal le sang contient : pour 100 parties 20,24 de matériaux solides, 3,27 pour cent d'azote, et contenu en azote du sang desséché 16,17 pour cent. Dans deux cas de diabète sucré il y avait : pour cent parties 20,82 de matériaux solides, azote 18-14. V. Rokitansky a trouvé le sang pauvre en fer, 0,02 au lieu de 0,05 pour cent.

Il y a presque toujours des troubles *des organes digestifs.* On a plusieurs fois observé des hémorrhagies gingivales. Il survient aussi quelquefois de petites ulcérations de la muqueuse buccale. La plupart des malades se plaignent d'avoir perdu l'appétit et ont l'haleine fétide. Chez d'autres, on observe une faim exagérée, qu'on ne peut rassasier. La soif est aussi quelquefois exagérée. Les malades se plaignent souvent d'une sensation de constriction, de douleurs à la région épigastrique, d'un sentiment de brûlure, de renvois acides et de météorisme. Il se produit fréquemment des vomissements : on a cité quelques cas isolés de vomissements sanguins. Ceux-ci peuvent se prolonger et porter rapidement atteinte aux forces des malades. La diarrhée est fréquente, quelquefois les selles sont sanglantes. Huguenin prétend avoir trouvé plusieurs fois dans les selles diarrhéiques de la leucine, et une fois de la tyrosine en aiguilles, mais la preuve chimique fait défaut et du reste le fait serait sans importance puisqu'on les a observées nombre de fois dans d'autres circonstances.

Le foie et la rate sont, en règle générale, de volume normal. On a cité seulement quelques cas isolés où il y avait une légère augmentation de volume. Le foie est parfois très sensible à la pression.

L'*urine* est émise le plus souvent en abondance cependant il n'est pas rare d'observer dans une série consécutive de jours des oscillations remarquables qui ne peuvent que difficilement s'expliquer par l'alimentation. Dans un grand nombre de cas, l'urine est très fortement colorée. Le poids spécifique se maintient d'ordinaire dans les limites normales. Il peut cependant être plus élevé. L'urine est régulièrement de réaction acide.

L'examen chimique de l'urine ne donne pas toujours les mêmes résultats, évidemment parce que tous les cas ne sont pas comparables : on a trouvé, de différents côtés, une augmentation de l'urée, tandis que d'autres auteurs dignes de foi ont signalé une diminution. La quantité de chlorure de sodium est presque toujours abaissée tandis que les opinions sont contradictoires pour ce qui concerne la quantité d'acide phosphorique. Müller a décrit une augmentation de l'indican et Senator a confirmé le fait ainsi que V. Rokitansky (0,0883 par jour).

L'albuminurie est rare et ordinairement transitoire. Laacher a observé la peptonurie. Hoffmann trouva dans un cas de l'acide lactique, et une augmentation de la créatinine, tandis que Laacher a extrait de la leucine et de la tyrosine.

On a trouvé d'une manière tout à fait isolée des cylindres rénaux hyalins dans l'urine.

On a observé quelquefois de l'hématurie.

Le *système nerveux* est souvent atteint. Les convulsions, les paralysies ou les parésies, les paresthésies ne sont pas du tout exceptionnelles, mais disparaissent le plus souvent rapidement. On les a observées aux extrémités et à la face. Litten mentionne la chorée nerveuse dans le cours de l'anémie pernicieuse progressive.

Il n'est pas rare que l'on observe des troubles des *nerfs sensoriels*. Les malades deviennent subitement durs d'oreille ou sourds, ils perdent l'odorat ou le goût ou se plaignent de sensations anormales dans le domaine de quelques nerfs sensoriels. Quelquefois tous les nerfs sensoriels ont été touchés en même temps. Il survient encore parfois une cécité subite, cependant celle-ci n'est pas toujours purement fonctionnelle, mais dépend dans certains cas d'hémorrhagies de la rétine siégeant au voisinage de la tache jaune.

Fréquemment la vue reste intacte, quoiqu'il existe presque constamment des altérations du côté de la rétine. On a, dans la grande majorité des cas affaire à des hémorrhagies rétiniennes. Celles-ci sont parfois d'une abondance tellement étonnante que l'on en a compté sur le cadavre plus de 120 sur un quart de la rétine (voy. fig. 6).

Leurs dimensions sont très variables, elles atteignent quelquefois presque l'étendue de la papille optique. Elles sont d'ordinaire réunies en plus grand nombre au voisinage de la papille. Elles sont de plus souvent de forme allongée et rayonnent dans beaucoup de cas autour de la papille. Les plus récentes sont rouge rubis, les anciennes rouge brunâtre. Dans ce dernier cas, il n'est pas rare que le centre soit jaune clair. Elle se produisent quelquefois d'une façon soudaine, dans l'espace d'une journée, en grand nombre, mais d'autre part peuvent disparaître complètement avec une rapidité relative (en 2-3 semaines).

Dans plusieurs cas, on a observé des taches jaunes sur la rétine rangées en étoile autour de la macula lutea, comme dans le mal de Bright.

Bien moins souvent que les hémorrhagies se produisent du côté de la rétine et de la papille optique de l'œdème et des phénomènes de stase (Stauung). La rétine prend un teinte grise rougeâtre, voilée, les limites périphériques de la papille optique sont confuses. La papille proémine et les veines rétiniennes sont fortement distendues et tortueuses, tandis que les artères sont extraordinairement rétrécies. Souvent le trajet des vaisseaux paraît interrompu par places.

La *durée* de la maladie n'est quelquefois que de peu de semaines, pendant lesquelles la marche est malgré tout constamment progressive. Dans d'autres cas, elle dure plusieurs mois. Il y a même des observations, dans lesquelles l'affection se prolonge des années. Dans les cas subaigus et chroniques il survient fréquemment des rémissions et des exacerbations. Les rémissions peuvent aller presque jusqu'à la guérison complète, cependant celle-ci n'est pas le plus souvent durable, à telle enseigne que beaucoup d'auteurs pensent que la terminaison fatale à bref ou à long délai est inévitable.

Tantôt la mort semble être l'anéantissement successif de toutes les fonctions, tantôt il se produit chez les malades jusqu'alors apyrétiques, quelques heures ou quelques jours avant la mort une élévation de température. Il peut aussi se montrer un phénomène opposé. La température s'abaisse à tel point qu'on a noté au moment de la mort 25°,8 C. seulement (Müller).

Dans un certain nombre de cas à l'approche de la mort la perspiration cutanée se modifie et prend déjà dans les dernières heures de la vie une odeur cadavérique.

D'après quelques observations, l'anémie pernicieuse progressive pourrait se *transformer en d'autres maladies*. Ainsi Litten a publié un cas de la clinique de V. Frerichs dans laquelle les signes d'une leucémie myélogène vinrent se joindre à ceux de l'anémie pernicieuse progressive;

Waldstein a rapporté une observation semblable, tandis que Grawitz relate
la transformation en sarcomatose des os. Chez une femme, que j'ai traitée il y
a des années pour une anémie pernicieuse progressive, il se développa au
cours de la maladie une dégénérescence lymphosarcomateuse des ganglions
mésentériques et rétropéritonéaux. Chez un homme que j'ai perdu récem-

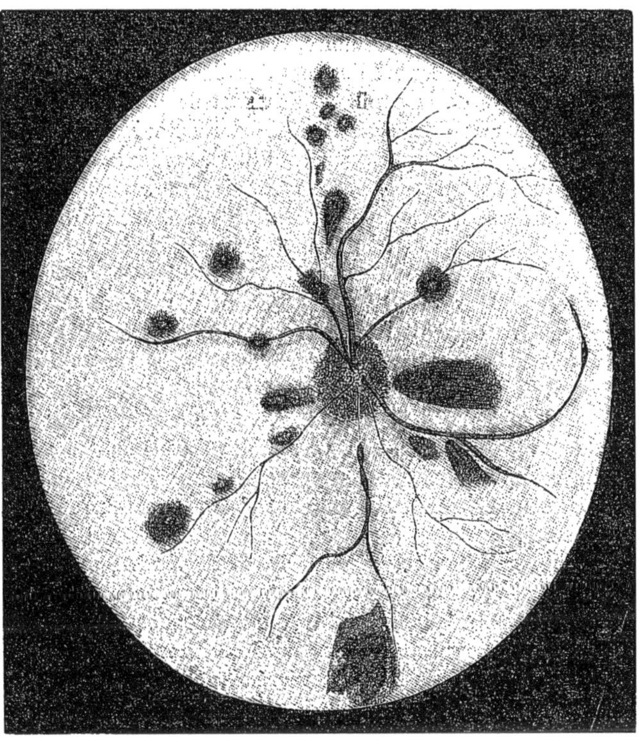

Fig. 6. — *Lésions rétiniennes dans l'anémie pernicieuse progressive. Centre des hémorrhagies clair*.
D'après QUINCKE.

ment à la Clinique de Zurich, on trouva un carcinome du pylore au début.
Comme l'anémie datait d'une année et que le carcinome était tout à fait à son
début, regarder l'anémie comme secondaire au cancer eut été forcer la
conclusion. Le même fait a été observé plusieurs fois par mon collègue
Klebs, ainsi qu'il m'en a fait part.

**III. Anatomie pathologique.** — La grande pâleur de la peau se conserve
d'ordinaire frappante sur le cadavre. Le panicule adipeux paraît assez souvent extraordinairement développé et on retrouve le même développement
dans les viscères, particulièrement sous l'épicarde et dans le mésentère.
Il est de règle de trouver les muscles pâles et parfois remarquablement secs.

A l'examen microscopique les muscles paraissent le plus souvent intacts. Berger y a vu la dégénérescence colloïde, tandis que Müller a décrit la dégénérescence graisseuse du diaphragme et des intercostaux. E. Fränkel a observé dans les muscles des yeux une richesse remarquable en pigment jaune et brun. Le contenu des fibres musculaires paraissait le plus souvent trouble et granuleux. Quelques fibres étaient rétrécies et d'aspect cireux.

Les *cavités séreuses* contiennent en général une certaine quantité de liquide. Celui-ci est habituellement jaune, quelquefois sanguinolent, dans un certain nombre de cas ictérique sans que l'ictère généralisé ait existé durant la vie.

La présence d'*hémorrhagies* en grande quantité doit être mentionnée comme une particularité anatomique toute spéciale, on les observe à la peau, sur les muqueuses des différents organes, sur les membranes séreuses, et dans le tissu interstitiel de beaucoup d'organes. Tous les viscères peuvent être le siège d'hémorrhagies. Celles-ci sont le plus souvent de faible étendue, seulement punctiformes dans beaucoup de cas, plus rarement on rencontre des hémorrhagies étendues et en nappe. Elles peuvent même atteindre de telles proportions que pendant la vie elles aient donné lieu à une hémoptysie, à une hématurie, ou une hématémèse, tandis qu'à l'autopsie il est impossible de découvrir un vaisseau qui saigne.

Les viscères se montrent pâles presque sans exception, les cavités du cœur sont à peu près vides, elles contiennent en tout cas seulement de petites quantités de sang clair, aqueux, qui est resté liquide ou s'est pris en minces et rares masses cruoriques. Celles-ci sont quelquefois d'aspect ictérique. Wasastjana a rencontré dans un cas une réaction acide du sang cadavérique. Quincke a trouvé pour poids spécifique 1028,2 au lieu du poids normal 1055.

En employant la méthode de Welcker (on laisse reposer le sang recueilli dans un vase de verre, il se dépose au fond une couche de globules rouges, au milieu une autre de globules blancs, et au-dessus se rassemble le plasma), Quincke a observé une forte diminution dans l'épaisseur de la couche inférieure, preuve de la diminution du nombre des globules rouges.

Le *cœur*, dans un certain nombre de cas, paraît extraordinairement petit, dans d'autres il est dilaté, surtout dans ses cavités droites et il peut même se montrer hypertrophié. La coloration est généralement pâle, sa consistance molle et friable. L'épicarde est mince et contient peu de graisse, on y rencontre quelquefois des taches et des stries jaunâtres, par transparence on les voit bien plus souvent au-dessous de l'endocarde ordinairement mince. Elles se trouvent en plus grand nombre dans le cœur gauche et particulièrement au niveau des piliers de la valvule mitrale. Elles sont souvent si nombreuses que le myocarde est tacheté de jaune (jaune beurre) marbré, tigré. A l'examen microscopique on reconnaît aisément que ces plaques jaunes répondent à une dégénérescence graisseuse avancée de la fibre musculaire. Les masses graisseuses sont le plus souvent rassemblées sous la forme de grosses granulations plus ou moins confluentes, n'occupant quelquefois que quelques points d'une fibre musculaire, tandis que les parties adjacentes sont intactes. On ne trouve pas d'ordinaire de modifications irritatives (prolifération des noyaux), mais il se produit souvent de petites hémorrhagies interstitielles. Le cœur graisseux (anémique) se trouve presque constamment dans l'anémie pernicieuse. Il ne manque qu'exceptionnellement. L'endocarde est le plus souvent mince, délicat et transparent. On y observe quelquefois des hémorrhagies, une légère dégénérescence graisseuse et des lésions athéromateuses. L'appareil valvulaire est constamment intact et les souffles cardiaques perçus pendant la vie n'ont point de substratum organique.

Grohé a trouvé dans un cas une coloration ardoisée de l'endocarde due à la présence du sulfure de fer.

L'*aorte* est normale dans la majorité des cas. On a noté dans quelques faits isolés, l'étroitesse de l'aorte, comme dans la chlorose on a décrit assez souvent l'athérome et la dégénérescence graisseuse.

Les *organes* de la respiration ne présentent que des lésions proportionnellement minimes, en tout cas le plus souvent sans importance. Nous mentionnons les hémorrhagies, qui dans un cas rapporté par Schumann, atteignaient dans les poumons le volume d'un pois. On avait observé pendant la vie l'expectoration de masses sanguinolentes et de fins caillots bronchiques. On a noté dans quelques faits isolés l'œdème de la glotte.

La *rate* a le plus souvent un volume normal, cependant une légère augmentation de volume n'est pas rare. Dans ce dernier cas, il s'agit toujours d'une tuméfaction chronique, c'est-à-dire que le parenchyme se montre compact et dur. Il faut encore citer les hémorrhagies et les infarctus.

Lebert a trouvé dans un cas beaucoup de leucine et de tyrosine dans la rate, les deux substances étant aussi abondantes dans le foie, les poumons et le pancréas. Dans le cas déjà mentionné de Grohé la rate était colorée en brun noirâtre par du sulfure de fer ; on a aussi noté plusieurs fois récemment la teneur élevée de la rate en fer.

Le *foie* a conservé ordinairement un volume normal. L'hypertrophie est rare et peu prononcée. Il est souvent d'une pâleur générale, quelquefois au contraire les veines centrales sont fortement remplies de sang. Les hémorrhagies sont assez fréquentes.

La vésicule biliaire est souvent remplie de bile, celle-ci de coloration foncée. Pepper a aussi trouvé des ecchymoses sur sa muqueuse.

À l'*examen histologique du foie*, on trouve souvent mais non régulièrement, les cellules hépatiques graisseuses. Worm-Müller et Wingc y ont observé dans un cas la formation du tissu adénoïde.

L'examen chimique du foie a montré à Lebert dans un cas beaucoup de leucine et de tyrosine. Grohé, dans le fait déjà cité plusieurs fois nota une coloration gris noirâtre due à la présence de sulfure de fer en abondance Les auteurs plus récents ont trouvé aussi une augmentation de la quantité de fer du foie (2,1 pour cent et 0,6 de fer pour cent parties de substances sèches (Quincke) et 0,52 0/0 (Rosenstein).

On a décrit nombre de fois une tuméfaction œdémateuse et des extravasations sanguines sur la muqueuse *gastro-intestinale*. La tuméfaction des follicules lymphatiques de l'intestin a été aussi notée plusieurs fois. L'examen microscopique révèle fréquemment la dégénérescence graisseuse des épithéliums glandulaires.

Jurgens et Sasaki ont décrit la dégénérescence graisseuse et l'atrophie des plexus nerveux de l'intestin et prétendent y trouver l'origine de plus d'un cas d'anémie pernicieuse progressive? mais il s'agit peut-être bien plutôt de lésions atrophiques, deutéropathiques consécutives à l'anémie et au marasme prolongé.

Les *ganglions lymphatiques du mésentère* sont souvent tuméfiés, par place hyperhémiés et marbrés de rouge.

Weigert a observé dans un cas la tuméfaction et la rougeur de presque tous les ganglions lymphatiques. Les vaisseaux lymphatiques étaient en outre dilatés et contenaient de la lymphe colorée en rouge.

Le *pancréas* est quelquefois particulièrement volumineux et congestionné, on y trouve des hémorrhagies interstitielles et la dégénérescence graisseuse de l'épithélium glandulaire.

Les *reins* paraissent le plus souvent très pâles et à l'examen microscopique montrent assez souvent l'épithélium des canalicules urinaires graisseux. Dans quelques cas isolés on a noté une légère hyperplasie du tissu conjonctif interstitiel avec dépôt de cellules arrondies. Il peut encore exister des épaississements de la capsule des glomérules de Malpighi et de la dégénérescence graisseuse des vaisseaux sanguins. On a observé plusieurs fois des hémorrhagies sur la muqueuse des voies urinaires, de même aussi sur celle des organes génitaux.

Sur les *méninges*, particulièrement à la face interne de la dure-mère cérébrale, on trouve assez souvent des extravasations sanguines. Il n'es, pas rare qu'elles aient déterminé la formation de minces néomembranest ou bien qu'elles aient pris une teinte ictérique due aux modifications de la matière colorante du sang.

De même il se fait presque toujours dans le *cerveau* de nombreuses hémorrhagies capillaires, occupant le plus souvent la substance blanche. Elles sont parfois tellement confluentes qu'elles ressemblent presqu'à une grosse lésion en foyer. On trouve dans certains cas quelques vaisseaux graisseux. Dans un fait, Schumann a vu sur eux des ectasies fusiformes et ampullaires. La substance du cerveau et de la moelle est particulièrement pâle, mais ne présente autrement aucune lésion spécifique.

On a prétendu dans ces derniers temps avoir trouvé plusieurs fois des lésions du *grand sympathique*, à tel point que les auteurs anglais appellent déjà la maladie *anémie ganglionnaire*. Brigidi, par exemple, trouva une hyperplasie du tissu conjonctif avec prolifération des noyaux dans les ganglions cœliaques, l'atrophie graisseuse des fibres nerveuses et l'atrophie des cellules ganglionnaires consécutive à la prolifération des cellules endothéliales. On doit, d'après les recherches de Lubimoff, être très circonspect dans l'appréciation de ces lésions et en particulier il n'est pas démontré, en ce qui concerne l'anémie pernicieuse progressive, qu'il s'agisse là d'une lésion spécifique.

Dans mes observations personnelles, j'ai trouvé les *nerfs périphériques* intacts.

Nous devons encore mentionner les altérations de la rétine et de la moelle des os.

Sur la *rétine* on remarque des hémorrhagies, des taches jaunes et quelquefois aussi l'œdème et le gonflement de la papille optique.

Dans les cas récents les hémorrhagies sont constituées seulement par des globules rouges, qui occupent quelquefois toutes les couches de la rétine. Plus tard survient au centre une désintégration granuleuse, qui s'étend de plus en plus vers la périphérie. Le centre qui paraît à l'ophtalmoscope et à l'œil nu jaune clair est constitué par un amas de granulations moléculaires. Mais il peut aussi exister des taches blanchâtres, qui, dans certains cas rares, sont dues comme l'a montré Manz à la présence au centre de globules blancs. Krukenberg a vu en outre dans un cas les fibres nerveuses variqueuses.

Les hémorrhagies sont le plus souvent libres. Dans certains cas isolés, la tunique propre du vaisseau est perforée et le sang pénètre dans l'espace lymphatique péri-vasculaire, ce qui fait bomber à l'extérieur la tunique lymphatique adventice. Förster a pu reconnaître cet état dans un cas pendant la vie à l'ophtalmoscope.

Il n'est pas rare de trouver sur les vaisseaux sanguins de la rétine des ectasies fusiformes et ampullaires, correspondant aux anévrysmes miliaires du cerveau.

La *moelle des os* paraît souvent de tout point normale. Le fait qu'il s'y dépose au contact de l'air des cristaux de Charcot-Neumann (identiques avec les cristaux de l'asthme de Leyden) n'a rien d'anormal. D'autres fois, on y trouve des hémorrhagies. Bien plus intéressante est l'observation souvent faite de la disparition de la moelle graisseuse et son remplacement par une moelle lymphoïde rouge.

On doit à Cohnheim les premiers *examens microscopiques* sérieux de la moelle osseuse dans l'anémie progressive pernicieuse. Il faut y noter principalement, en dehors d'une grande quantité de globules rouges sanguins sphériques et de cellules pigmentaires, la richesse en globules rouges nucléés, formes de passage. La moelle osseuse montre aussi fréquemment de nombreuses cellules contenant des globules sanguins.

On n'a guère que des hypothèses sur la *nature* de l'anémie pernicieuse progressive. La plupart des auteurs acceptent qu'il s'agit d'une affection de l'appareil hématopoiétique qui entraîne une insuffisance du processus de sanguinification. Il est possible que dans un certain nombre de cas les globules rouges insuffisamment nombreux et mal formés subissent une destruction extraordinairement puissante et active, ce qui expliquerait la coloration foncée de l'urine et de la bile, la haute teneur en fer des viscères abdominaux et l'excrétion plus grande d'urée. Cet état fait comprendre la gravité de la maladie. On ne sait si les globules rouges sphériques souvent notés représentent des globules mal développés, ou déjà au contraire des formes de déchéance.

Silbermann a cherché récemment à élucider la nature de l'anémie pernicieuse progressive par l'expérimentation et il prétend avoir trouvé la cause de la maladie dans une richesse anormale du sang en ferment de la fibrine.

Tout le reste dépend de la pauvreté du sang, aussi bien en clinique qu'en anatomie pathologique. La dégénérescence graisseuse du cœur et des épithéliums glandulaires, le riche développement du pannicule adipeux pourraient peut-être dépendre de ce que, sous l'influence de la pauvreté du sang en éléments chargés d'oxygène, les corps albuminoïdes des tissus non seulement se détruisent en abondance, et se décomposent en matériaux formant l'urée et la graisse, mais en outre que cette dernière se dépose et s'immobilise sur place, et ne se dédoublent pas en eau et en acide carbonique.

Il est possible que les hémorrhagies dépendent plutôt directement de l'appauvrissement du sang que de la dégénérescence graisseuse et de la rupture des parois vasculaires. Il semble que la nutrition des vaisseaux s'est modifiée ainsi de telle façon qu'ils laissent par place les globules rouges sortir en abondance par diapédèse.

Les lésions de la moelle des os sont aussi deutéropathiques et de nature anémique. Déjà de ce fait qu'elles ne sont nullement constantes, on ne saurait les considérer comme primitives. En outre, E. Neumann, qui est l'auteur le plus autorisé en fait de pathologie de la moelle des os, a montré que ces lésions sont précisément une conséquence des états anémiques et cachectiques. De même l'augmentation de volume qui peut survenir pour la rate, le foie et les ganglions lymphatiques semble être secondaire à l'anémie.

La fièvre et les symptômes nerveux peuvent se rattacher à la même origine, la première causée par irritation ou peut-être aussi par paralysie des centres modérateurs de la chaleur, les seconds par un mécanisme analogue et plus rarement par d'abondantes hémorrhagies capillaires.

**IV. Diagnostic.** — Le diagnostic de l'anémie pernicieuse progressive n'est pas du tout facile, principalement au début de la maladie. Le *cancer latent*, peut, entre autres, être confondu avec elle. Il est facile de distinguer l'anémie pernicieuse progressive de la *chlorose*, car celle-ci survient presque toujours chez les femmes, se développe au moment de la puberté, évolue sans fièvre et cède rapidement d'ordinaire à l'emploi du fer. On doit se garder de la confondre avec l'anémie causée par l'*ankylostome duodénal*, l'anémie dite des tropiques, celle des ouvriers des tunnels, des mineurs et des briquetiers. La recherche dans les selles des œufs et des parasites tranche ici la question (voyez vol. II). Reyher et après lui Runeberg et Lichtheim ont fait récemment remarquer qu'il se développe quelquefois sous l'influence du *Botriocephalus latus* une anémie profonde, qui disparaît après l'évacuation du ver rubané, cependant il est difficile d'être d'accord avec ces auteurs, quand ils assimilent cette anémie à l'anémie pernicieuse progressive et admettent que le botriocephalus latus est souvent la cause de l'anémie pernicieuse progressive. Quand il y a de la fièvre, on peut être conduit à prendre la maladie pour *une fièvre typhoïde, une endocardite ou une méningite*, mais l'évolution ultérieure éclaircira le plus souvent la question. Enfin l'*atrophie des glandes de l'estomac* peut revêtir l'aspect clinique de l'anémie pernicieuse progressive, mais cette affection est rare, et son individualité nous semble encore bien fragile. Le catarrhe *intestinal chronique*, principalement celui du rectum, amène aussi assez souvent un haut degré d'anémie.

**V. Pronostic.** — Le pronostic est défavorable et la plupart des malades sont irrémédiablement perdus. Certains auteurs nient même absolument la guérison ; il peut survenir de longues rémissions durant des mois et des années, qui ressemblent presque à une guérison, mais finalement il se produit des récidives fatales.

**VI. Traitement.** — Quand on reconnaît suffisamment de bonne heure la maladie, on doit surtout s'attacher pour le traitement au régime alimentaire. On prescrira le séjour dans les montagnes, à la campagne, ou encore sur les bords de la mer et une nourriture légère et fortifiante, principalement le régime lacté. Les malades doivent éviter tous les efforts intellectuels et physiques et ne vivre surtout qu'en vue de leur bien-être matériel.

On doit être réservé dans l'administration des préparations ferrugineuses. Certains sujets ne les supportent pas. En tout cas, il ne faut pas compter obtenir ainsi une prompte amélioration. Nous préférons à toutes les préparations les pilules de Bland. Ne sont-elles pas supportées, on utilisera les teintures éthérées ferrugineuses (1). Plusieurs auteurs emploient le phosphore et surtout l'arsenic. J'ai pour ma part obtenu dernièrement, chez une femme atteinte d'anémie pernicieuse progressive, une amélioration remarquable et rapide par l'emploi combiné du fer et de l'arsenic. J'ai expérimenté par contre sans succès les préparations de potasse.

Si l'anémie se prononce, l'emploi de la transfusion du sang humain a quelquefois donné de bons résultats et même durables. D'après les faits récents on devra peut-être accorder la préférence à la transfusion d'une solution de chlorure de sodium. Lépine prétend avoir guéri de la sorte un de ses malades. On a aussi employé récemment avec succès, à la clinique de von Ziemmsen, les injections sous-cutanées de 25 à 50 centim. cubes de sang humain défibriné, étudiées par Benczür.

### 2. Chlorose. Pâles couleurs.

*Chloroaémie, chloroanémie.*

**I. Étiologie.** — La chlorose est une maladie exceptionnellement fréquente chez les femmes, d'où l'ancienne dénomination de *morbus virgineus*.

(1) « *Pharmacopée allemande*. — Tinctura ferri chlorati ætherea, ou
                    — acetici ætherea,
3 fois par jour, 30 gouttes après le repas (Eichhorst).
β Teinture éthérée de perchlorure de fer (teinture de Bestuchet ou du D<sup>r</sup> Kloproth).
    Perchlorure de fer sec...................... 4 gr.
    Éther sulfurique à 56°.....................
    Alcool à 85° contés....................... } ãã liqueur d'Hoffmann, 28 gr.
6 à 20 gouttes dans un verre d'eau sucrée (in Bouchardat).

Elle survient très rarement chez l'homme, au point que certains auteurs la nient même complètement dans le sexe masculin, opinion qui, il faut le dire, n'est pas justifiée. Il s'agit le plus souvent alors d'individus délicats de constitution féminine et dont fréquemment les occupations sont celles des femmes, par exemple des tailleurs.

L'affection se montre ordinairement à l'époque de la puberté (14-24 ans). Elle survient aussi chez les enfants moins rarement que beaucoup semblent l'admettre, mais par contre, c'est en tout cas exceptionnellement qu'une femme est atteinte des premiers signes de la chlorose entre 30 et 40 ans ou plus tard encore. On doit en pareille circonstance se tenir sur ses gardes et chercher si cette prétendue chlorose ne reconnaît pas pour cause une affection organique plus sérieuse, principalement la phtisie pulmonaire ou un cancer latent.

Niemeyer admet que la chlorose atteint fatalement les jeunes filles qui sont déjà réglées vers 12 ou 13 ans, avant que les seins et les poils du pubis se soient développés.

Le domaine de la chlorose s'étend à tous les pays et s'accroît de plus en plus dans les temps modernes, ainsi que l'a particulièrement montré *Huss* pour la Suède. Ce résultat tient en particulier à la civilisation moderne, principalement au surmenage et à la mauvaise éducation physique et intellectuelle. Dans certains milieux, la chlorose est extraordinairement fréquente, notamment dans les agglomérations de fabriques, où s'occupe une population pauvre et débauchée.

Ma propre expérience ne concorde guère avec l'opinion qui admet une plus grande fréquence des pâles couleurs dans les villes qu'à la campagne.

La chlorose appartient aux maladies surtout *héréditaires et congénitales* et, du reste, Virchow, le premier, en a montré le substratum anatomique en faisant voir qu'il s'agit alors d'un développement insuffisant (hypoplasie) de l'appareil vasculaire, auquel peut venir se joindre, mais pas dans tous les cas, une faiblesse générale de la constitution et une hypoplasie de l'appareil génital.

Souvent la chlorose est héréditaire dans certaines familles, où se transmettent aussi de la même façon la phtisie pulmonaire, les maladies cancéreuses ou nerveuses.

Ces causes sont quelquefois suffisantes pour amener par elles-mêmes la chlorose et expliquent les cas « spontanés ». Mais il s'y ajoute souvent des causes adjuvantes, qui contribuent à faire apparaître la maladie restée en puissance. Il peut en outre arriver que ces facteurs suffisent à eux seuls à provoquer l'affection sans prédisposition héréditaire ou congénitale, aussi doit-on les compter parmi les causes des formes acquises de la chlorose.

Parmi ces causes il faut comprendre au *point de vue psychique* le surmenage à l'école, les chagrins, la nostalgie, les peines d'amour, etc. Il n'est pas rare que de mauvaises lectures entraînent les idées dans une voie fâcheuse. D'un autre côté, il faut faire entrer en compte les *influences physiques* suivantes : la vie sédentaire, le séjour dans des locaux étroits et mal aérés, le travail dans les fabriques, etc. Une nourriture insuffisante (consistant comme dans la classe ouvrière surtout en pommes de terre, en café) peut engendrer la chlorose. Elle se rattache quelquefois à des pertes d'humeur qui n'ont pas besoin d'être très considérables comme celles qui résultent des couches, de la lactation, ou de la masturbation. Dans beaucoup de cas, plusieurs facteurs étiologiques agissent simultanément.

La *constitution* en elle-même ne joue pas un rôle étiologique aussi important qu'on semble le croire souvent, car ce ne sont pas toujours les jeunes filles délicates et faibles qui sont atteintes de chlorose. Ma propre expérience n'est pas d'accord avec l'opinion de Wunderlich, qui admet que la chlorose frappe principalement les blondes pâles.

**II. Symptômes.** — Les manifestations de la chlorose se développent généralement d'une façon progressive. Elles se rattachent quelquefois directement à la première menstruation.

Ce sont le plus souvent les troubles subjectifs qui conduisent les malades vers le médecin, la fatigue rapide au travail et surtout en montant les escaliers, une langueur générale, la paresse au travail, la somnolence, des douleurs rhumatoïdes, la dyspnée, des palpitations, des douleurs d'estomac, etc. D'autres malades s'adressent au médecin parce que leurs règles sont devenues irrégulières, peu abondantes, pâles et douloureuses, ou bien se sont supprimées complètement. Il arrive plus rarement, que les malades se sentant relativement bien, soient amenées à présumer qu'elles sont atteintes de chlorose soit par leur entourage, soit par leur miroir, en raison de leur teinte pâle et chétive.

En effet la *pâleur* de la peau est un des symptômes les plus constants et les plus précoces. Celle-ci est le plus prononcée et des plus précoces au pavillon de l'oreille, qui dans les cas les plus accentués est couleur d'albâtre. Les joues aussi perdent leur teinte rouge, mais c'est surtout au niveau des conjonctives et des caroncules qu'on remarque une coloration rose pâle, aux gencives et sur les autres parties de la muqueuse buccale. La coloration rouge s'efface souvent de plus en plus et fait place à un teint rose pâle ou rose jaunâtre. Chez beaucoup de malades tout le visage est blême ou jaune verdâtre ; chez les brunes on rencontre quelquefois une teinte gris sale pâle.

Les sclérotiques paraissent fréquemment blanc bleuâtres ; mais lorsque le tissu adipeux sous-conjonctival est jaune pâle, on peut à un examen insuffisant être exposé à une confusion avec l'ictère des sclérotiques.

Parfois il se produit une disparition du pigment cutané et les téguments présentent une teinte claire. Le même fait peut se produire pour les cheveux soit par places soit sur une grande étendue. Les ongles paraissent aussi très souvent en raison de la faible coloration de leur matrice, d'une pâleur cadavérique.

Il est ordinaire que la peau soit sèche, suant difficilement, souvent aussi rude et desquamante.

On doit du reste savoir que chez un certain nombre de chlorotiques le visage a un teint rouge, congestionné ou sanguin, au point que l'on a décrit une chlorose rouge. La raison en est la dilatation des vaisseaux sous-cutanés du visage.

D'autres, sous l'influence d'une excitation psychique ou corporelle, deviennent d'un rouge écarlate, preuve de l'excitabilité de leurs vaso-moteurs.

Le *panniculo adipeux* est chez un certain nombre de chlorotiques extraordinairement développé. Lorsqu'il se produit une rapide atrophie du tissu adipeux sous-cutané, on doit toujours penser à la possibilité d'une maladie consomptive se dissimulant derrière la chlorose, le plus souvent à la phtisie pulmonaire.

Il se montre quelquefois de l'*œdème*. Celui-ci est le plus souvent peu important, il atteint ordinairement les malléoles ou les paupières et se produit pendant la journée pour disparaître dans le repos horizontal pendant la nuit. Il s'agit plus rarement d'un œdème permanent s'étendant aux deux jambes. L'œdème est la suite de modifications nutritives des parois vasculaires, consécutives à l'altération du sang qui leur donnent une perméabilité anormale.

Le *sang* s'écoule le plus souvent abondamment de la petite plaie, lorsque l'on a piqué avec une pointe d'aiguille la pulpe d'un doigt pour se procurer du sang. Il semble ressortir de ce fait qu'il ne s'agit pas dans la chlorose d'une diminution de la masse sanguine. Le sang se fait ordinairement remarquer par sa coloration claire, séreuse et aqueuse. A l'examen microscopique, le nombre des globules rouges se montre, mais pas toujours, légèrement diminué. Les globules rouges sont fréquemment d'un aspect rouge pâle remarquable et sans grande tendance en général, à se réunir en piles. Leurs dimensions présentent des variations souvent inusitées. Les globules rouges volumineux, alternent avec d'autres extraordinairement petits. Leur forme présente aussi souvent des modifications. Ils sont étranglés, pyriformes ou tout à fait irréguliers. C'est ce qu'on désigne sous le nom de poïkilocytose. Le nombre des globules blancs n'est pas augmenté. Il n'est pas rare au contraire de les rencontrer en très petit nombre. Dans plus d'un cas, on trouve de nombreuses granulations protoplasmiques, parfois même en gros amas.

Des *numérations* sérieuses des globules rouges du sang ont montré que tantôt leur nombre reste normal et tantôt est diminué, de sorte que certains auteurs ont distingué deux formes de chlorose. Ils sont arrivés à cette opinion, qu'il ne s'agit pas de deux degrés, ou de stades différents d'évolution de la même maladie, car il n'est pas rare de trouver un nombre de globules rouges normal dans des cas datant de longue date. Laache, qui a pratiqué récemment avec soin des numérations, a vu que la diminution des globules rouges pouvait descendre jusqu'à 2,440,000 par centimètre cube, au lieu de 4,430,000, c'est-à-dire une diminution de 54 pour cent.

Le contenu en hémoglobine des globules rouges peut rester lui-même normal. Il est néanmoins de règle qu'il soit diminué, et Laache a trouvé que cette diminution dans 24 cas atteignait en moyenne 67 pour cent.

Duncan, qui a fait les premières recherches sérieuses à ce sujet a observé en outre, que lorsqu'il plaçait dans une solution de chlorure de sodium les globules rouges de chlorotiques, ceux-ci abandonnaient plus rapidement au liquide leur matière colorante que ceux des personnes saines.

L'examen chimique du sang a prouvé que la teneur en fer était diminuée (Fœdisch l'avait déjà démontré en 1832). Le sérum sanguin a été plusieurs fois noté normal, mais dans plus d'un cas il a été trouvé pauvre en matériaux albuminoïdes (hypoalbuminose, hydrémie), quelquefois aussi énormément riche en albumine.

Parmi les *signes subjectifs* accusés par les malades revient souvent un sentiment de froid désagréable. Les sujets frissonnent facilement, restent volontiers enfermés et s'habillent de préférence très chaudement.

Il est de règle que les malades accusent de la paresse pour tout travail physique et intellectuel. Leurs muscles se fatiguent facilement, parce qu'ils ont une nutrition insuffisante. Leur lassitude, leur laisser-aller, peuvent se lire souvent sur les traits de leur visage. Le besoin de sommeil est le plus souvent exagéré ; beaucoup de malades dorment principalement le jour et, la nuit s'agitent, se tournent et se retournent continuellement dans leur lit.

Leur *humeur* est sombre, morose, fantasque et larmoyante.

La *température* est le plus souvent normale. Il peut survenir quelquefois de légères élévations thermiques ; à ce sujet Mollière a récemment démontré, que les élévations de température rectale (jusqu'à 39°,6) sont particulièrement assez fréquentes. Il était alors possible de calmer ce mouvement fébrile par la quinine. Leclerc pense que la fièvre revêt quelquefois le type inverse (inversus). De plus les anciens auteurs enseignaient qu'il existe une chlorose fébrile, même avec issue fatale, aussi la maladie porte-t-elle souvent chez eux le nom de febris flava, ou virginea, ou amatoria ; tandis qu'au contraire les auteurs modernes rapportent les observations analogues à l'anémie pernicieuse progressive.

Le *pouls* est le plus souvent mou, peu ample, accéléré et présentant souvent à la suite d'excitations psychiques ou corporelles des variations de fréquence considérables.

Les modifications qui surviennent du côté des *voies respiratoires* sont en règle générale d'importance très secondaire. Les malades se plaignent assez souvent d'être courts d'haleine, surtout à l'occasion des mouvements. Ils sont quelquefois ainsi rendus incapables d'efforts. Il n'est pas rare de voir survenir de l'enrouement dont le substratum, constatable au laryngoscope est une pâleur remarquable et la sécheresse de la muqueuse du larynx. Le catarrhe des voies aériennes profondes n'est pas exceptionnel et trouve naturellement dans la diminution de la résistance de l'organisme un appel à sa production et une cause de durée.

Les *mamelles* sont le plus souvent remarquablement flasques et petites ; il n'est pas rare qu'il survienne des indurations qu'on sent quelquefois étendues à toute la glande.

L'*appareil circulatoire* présente des troubles fréquents. La plupart des sujets se plaignent de palpitations survenant spontanément ou à la suite d'efforts psychiques ou corporels. Les mouvements du cœur sont très accélérés et violents et souvent visibles sur plusieurs espaces intercostaux. La dilatation du cœur droit est très ordinaire, celle du cœur gauche rare, — dilatation anémique. A l'auscultation du cœur on entend souvent un souffle systolique, qui siège tantôt au niveau d'un seul orifice et tantôt s'étend à plusieurs, ou même à tous lorsque les contractions du cœur sont très violentes. Le deuxième bruit pulmonaire peut être renforcé passagèrement, et on peut alors se demander si l'on n'a pas affaire à un souffle cardiaque organique lié à une insuffisance mitrale. D'ordinaire la suite de l'observation d'abord et souvent la disparition des symptômes par l'emploi du fer tranchent la question.

La dilatation du ventricule droit pourrait se rapporter à un trouble de la nutrition du myocarde, sous l'influence duquel se laisserait le plus facilement dilater le cœur droit à parois minces.

Les souffles systoliques désignés sous le nom d'accidentels ou d'anémiques doivent aussi être rapportés à une cause de même ordre, le cœur à nutrition viciée n'étant plus capable lorsqu'il se contracte de donner une vibration régulière. Certains auteurs ont attribué ces phénomènes à une insuffisance relative passagère de la valvule mitrale, mais on peut objecter à cette opinion que les conséquences d'une semblable insuffisance et en particulier l'hypertrophie du cœur, font défaut. On entend toujours à côté du souffle le bruit systolique ; celui-là a rarement un son musical (sifflement), il ne s'accompagne pas d'ordinaire de frémissement cataire. Le souffle s'entend le plus souvent au niveau de l'orifice pulmonaire, puis au niveau de la mitrale ou de la tricuspide, très rarement au foyer aortique.

Les souffles accidentels diastoliques s'observent mais exceptionnellement.

On remarque souvent à la région latérale du cou de vives pulsations carotidiennes. Le bruit systolique y est souvent transformé en souffle. Il n'est pas rare de retrouver aussi sur les artères moins volumineuses (brachiale, cubitale) un bruit court, sourd, répondant à la systole cardiaque, se changeant en souffle de compression par la pression et si l'on exagère celle-ci redevenant de nouveau un bruit de compression. Tous ces signes ne sont autres que ceux de l'anémie.

Au niveau du bulbe de la veine jugulaire interne dans l'espace compris entre les deux chefs sternal et claviculaire du muscle sterno-cléido-mastoïdien, immédiatement au-dessus de l'articulation sterno-claviculaire, existe le plus souvent un bruit de diable, mais qui n'est pas spécial à la chlorose, puisqu'il peut se retrouver à l'état de santé. Il est quelquefois possible de le suivre sur le manubrium sternal le long du bord sternal droit.

Le caractère acoustique du bruit de nonnes (1) est variable. Il est tantôt soufflant, tantôt ressemble à un frémissement, à un bourdonnement ou au bruit de scie, tantôt enfin il rappelle le sifflement. Il n'est pas rare de rencontrer un bruit musical. Il est quelquefois si intense que les malades le per-

---

(1) Le bruit de nonnes des auteurs allemands est le bruit de diable des auteurs français, le jouet qui lui a donné son nom se nommant nonne en Allemagne et diable en France. (Note du traducteur.)

çoivent dans leur tête comme un frémissement qui les importune. Il se renforce dans la position assise, dans l'inspiration profonde, et la rotation légère de la tête vers le côté opposé; il est ordinairement plus marqué à droite qu'à gauche, où il peut manquer. Cela résulte de ce que la veine jugulaire interne droite se continue plus directement avec le cœur, de sorte que les vibrations du courant sanguin qui se produisent dans son bulbe, et donnent naissance au bruit veineux, y sont plus intenses qu'à gauche. La compression de la portion périphérique de la veine jugulaire avec le doigt fait disparaître le souffle, par suite de l'interruption du courant sanguin; de même aussi la rotation suffisamment forte de la tête. Ce bruit tire son nom, de sa ressemblance avec le bruit d'une toupie, jouet que l'on nomme en plusieurs endroits nonne.

On perçoit quelquefois des bruits semblables, sur la veine crurale, immédiatement au-dessous du ligament de Poupart; ils ont ceci de particulier qu'ils s'exagèrent pendant l'expiration.

On retrouve mais plus rarement le bruit de nonnes dans les veines sous-clavières et même dans les veines faciales (Weil).

Les veines du cou sont ordinairement peu distendues par le sang; cependant nous avons observé plusieurs fois à leur niveau des pulsations veineuses, jamais le pouls veineux vrai ou positif produit par une onde rétrograde venue du cœur droit, mais le pouls veineux négatif (Riegel) dû à l'influence exercée par les diverses périodes du cycle cardiaque sur l'écoulement du sang des veines jugulaires.

Très fréquemment les chlorotiques présentent un gonflement du corps thyroïde, au niveau duquel je n'ai jamais réussi, jusqu'ici, à trouver des souffles vasculaires. A mesure que la maladie primitive disparaît, s'efface la tuméfaction du corps thyroïde, de sorte que celle-ci semble ne pouvoir s'expliquer que par un afflux anormal de sang.

On a plusieurs fois montré qu'il pouvait survenir de l'exophtalmie dans la chlorose, de sorte que s'il y a en outre des palpitations cardiaques, on trouve réunis les symptômes de la maladie de Basedow.

Il n'est pas rare d'observer chez les chlorotiques une fétidité d'haleine repoussante et tenace. L'appétit et la soif sont quelquefois à peu près nuls, chez beaucoup d'autres malades au contraire la faim et la soif sont exagérées, ou bien il se manifeste un désir violent pour des substances difficiles à supporter ou même non comestibles, par exemple pour le vinaigre, l'encre, la craie, les crayons, etc. On nomme *pica* ces perversions du goût. Beaucoup de sujets se plaignent de météorisme à l'épigastre, de vives douleurs gastriques, de renvois, de vomissements. Presque toujours les mouvements péristaltiques de l'intestin sont paresseux et il y a constipation.

L'*urine* est d'ordinaire claire, aqueuse, de faible poids spécifique. L'urée et l'acide urique sont assez souvent diminués. L'urine contient quelquefois des traces d'albumine, mais le plus souvent pas de cylindres rénaux.

La *menstruation* est très habituellement troublée. Le plus souvent les règles se suppriment d'une manière absolue, et alors à l'époque où les règles devraient se produire les malades ne présentent aucune manifestation spéciale, ni de sensibilité anormale dans le ventre, ce qui semble indiquer que l'ovulation est complètement suspendue ; chez d'autres, les règles surviennent à la vérité régulièrement, mais elles s'accompagnent de vives douleurs, ne durent que quelques heures, sont constituées par un liquide plutôt muqueux que sanguin, de sorte que c'est à peine si le linge est souillé de taches rouges sanguines. D'autres encore sont réglées d'une façon absolument irrégulière, mais la menstruation s'accompagne des symptômes dont nous avons parlé. Enfin il y a aussi des cas de menstruation trop abondante ; pertes sanguines exagérées, durée prolongée des règles, ou bien encore pertes extraordinairement fréquentes.

La maladie ne se borne que rarement aux troubles élémentaires que nous avons décrit jusqu'ici et s'accompagne avec une fréquence notable de *complications*. Celles-ci sont tantôt fonctionnelles et tantôt organiques. Parmi les premières, il faut citer avant tout les troubles nerveux. Nous mentionnerons l'irritation spinale, la neurasthénie, la céphalalgie, les névralgies de tout ordre, et comme phénomènes plus rares, les contractures et les paralysies. Ces dernières sont à craindre lorsque la chlorose s'associe, ce qui n'est pas rare à l'hystérie.

Parmi les différentes variétés de *névralgies*, la *gastralgie* mérite avant tout considération, parce que la chlorose crée une forte prédisposition pour l'ulcère simple de l'estomac, et l'on devra chercher chaque fois à mettre au clair la question de savoir si la gastralgie est d'ordre purement fonctionnel ou symptomatique d'un ulcère rond.

Virchow a insisté sur la tendance des chlorotiques aux *lésions endocardiques*. Tuckwell, Hanot et Mathieu ont rapporté aussi des observations de thromboses veineuses, peut-être consécutives à la dégénérescence graisseuse de l'endothélium de l'endoveine. Je traite moi-même en ce moment à la clinique de Zurich, une femme de 18 ans, fortement atteinte de chlorose, qui souffrait à son entrée d'une thrombose de la veine crurale gauche, à laquelle vint s'adjoindre environ quinze jours après une thrombose de la veine crurale droite. Il y eut au début de la formation de la thrombose un léger mouvement fébrile.

Les chlorotiques ont fréquemment des *épistaxis* revenant souvent, ce qui est de nature à rendre plus intenses les signes de la maladie.

En outre la chlorose prédispose certainement à la *tuberculose pulmonaire*; il est bien prouvé qu'il ne s'agit pas toujours alors de diagnostics erronés, dans lesquels on avait pris pour de la chlorose une tuberculose pulmonaire latente.

Les chlorotiques ont souvent de la *leucorrhée*, des flueurs blanches qui accentuent et prolongent la maladie. Le spéculum fait assez souvent découvrir des érosions et des ulcérations sur la muqueuse vaginale, et celle du col utérin. Il survient aussi fréquemment, en raison de l'atonie des ligaments et de la musculature de l'utérus, des flexions et des positions vicieuses de la matrice.

Gowers a observé dans trois cas de la névrite optique et de la neuro-rétinite avec perte de la vue. Amélioration par l'emploi du fer. La pâleur du fond de l'œil est un symptôme courant.

La *durée* et la *marche* de la chlorose dépendent principalement de ses
causes. Celles-ci sont-elles accidentelles, ou faciles à éloigner, la chlorose
se guérit souvent en quelques semaines et pour toujours. S'il y a en jeu une
influence héréditaire ou congénitale, on a à compter avec de nombreuses
récidives et même certains symptômes de la chlorose deviennent assez souvent permanents. On a donc affaire d'après cela soit à une chlorose passagère, en quelque sorte aiguë ou bien à une chlorose récidivante, ou enfin à
une chlorose permanente.

**III. Anatomie pathologique.** — La mort ne survient guère chez les chlorotiques que du fait de maladies intercurrentes, aussi n'a-t-on que rarement
l'occasion d'en pratiquer l'autopsie. Il y a aussi beaucoup de vides à com-
bler dans son histoire, des recherches portant sur la constitution des organes
de l'hématopoièse, la moelle des os, les ganglions lymphatiques et la rate
seraient particulièrement à souhaiter.

Sur le cadavre, on remarque souvent l'abondant développement du tissu
adipeux, non seulement pour le panicule adipeux, mais aussi pour la graisse
sous-épicardique et mésentérique.

Les viscères sont de couleur pâle.

On rencontre principalement sur le cœur et l'appareil vasculaire souvent
un état hypoplasique et d'autres malformations. Le cœur pâle, souvent mou
est extraordinairement petit ; seulement le ventricule droit présente fréquemment comparé aux autres cavités un état de dilatation. Dans d'autres cas
tout le cœur est hypoplasié. L'endocarde est très mince, transparent, blanc
bleuâtre. Par places on observe aussi sur lui des taches jaune clair légèrement saillantes, correspondant à des îlots graisseux. Du reste des taches
jaunes et de petites stries se rencontrent quelquefois dans le myocarde et à
leur niveau le microscope montre la dégénérescence graisseuse des fibres
musculaires.

De même que le cœur et peut-être à un degré encore plus élevé, l'aorte
semble étroite et de structure délicate. Parfois elle n'atteint qu'à peine un
diamètre supérieur à celui de l'artère crurale d'un sujet sain de même âge.
Les parois sont souvent si minces et si extensibles que l'on peut étirer le
vaisseau enlevé comme un tube de caoutchouc. La tunique interne est d'un
bleu transparent. A sa surface font saillie des élevures jaunes en forme de
taches ou de réticulum, de sorte qu'elle paraît par places comme criblée ou
plus souvent creusée de fossettes. A l'examen microscopique on découvre
la dégénérescence graisseuse non seulement au niveau de la tunique interne,
mais aussi dans la tunique moyenne. Les points d'origine des artères intercostales présentent fréquemment une grande irrégularité.

De pareilles modifications se retrouvent aussi sur les autres artères. On
peut aussi trouver un développement insuffisant des *organes génitaux*,
mais ce n'est pas de règle.

La dégénérescence graisseuse peut se rencontrer dans le foie, les reins,
le pancréas, et sur les cellules glandulaires du tractus gastro-intestinal.

On ne connaît rien de certain sur la nature de la maladie. Nous tenons la chlorose pour une affection primitive des organes hématopoïétiques qui amène la production d'un nombre restreint de globules rouges, moins riches en hémoglobine. Cependant nous devons reconnaître franchement, qu'il nous reste à fournir pour établir cette opinion une preuve convaincante. La coloration claire de l'urine, pauvre en pigment, la diminution de l'urée semblent en désaccord avec une destruction plus active des globules rouges considérée comme la cause de chlorose.

**IV. Diagnostic.** — Le diagnostic de la chlorose est facile en raison de ses symptômes caractéristiques, surtout si l'on se rappelle qu'elle se développe quelquefois chez des personnes d'apparence congestive et à joues rouges. Il ne faut jamais négliger de s'enquérir aussi des circonstances étiologiques, afin de trouver un élément important au point de vue du traitement.

On distinguera cette maladie des *anémies secondaires*, par ce fait que dans la chlorose il s'agit d'une affection primitive. Cependant on doit remarquer, que dans certains états, principalement dans la phtisie pulmonaire latente et le cancer latent, l'anémie secondaire en impose facilement pour une chlorose essentielle. On doit toujours se tenir sur ses gardes, lorsque la chlorose se montre chez des femmes de souche tuberculeuse, lorsque l'amaigrissement est rapide, et s'accompagne de sueurs nocturnes, et aussi lorsque la maladie se montre pour la première fois passé trente ans.

La chlorose se distingue de l'*anémie progressive pernicieuse* parce qu'elle cède presque toujours facilement au traitement, parce qu'elle n'aboutit pas à une terminaison fâcheuse, parce qu'on n'y observe pour ainsi dire jamais d'état fébrile prolongé et enfin par l'absence des hémorrhagies rétiniennes.

Quand il survient de l'œdème et une légère albuminurie on pourrait penser à une *néphrite chronique*, mais il n'y a pas de cylindres rénaux dans l'urine des chlorotiques.

Nous avons déjà montré qu'il était difficile d'éloigner sûrement le diagnostic d'*insuffisance mitrale* par un seul examen de chlorotique.

**V. Pronostic.** — Le pronostic est favorable en ce qui touche la conservation de la vie. Il est presque toujours possible de faire disparaître promptement les symptômes de la chlorose, mais souvent sans pouvoir empêcher leur réapparition comme nous l'avons déjà montré. Le pronostic favorable est légèrement assombri, à cause de la tendance des chlorotiques à devenir phtisiques et à présenter des lésions de l'endocarde.

**VI. Traitement.** — On peut empêcher dans beaucoup de cas l'éclosion de la chlorose par une prophylaxie judicieuse. Celle-ci devra surtout être employée dans les familles où la maladie est héréditaire. Elle peut se résumer en quelques mots aussi peu nombreux qu'importants : assurer le bon développement du corps et de l'intelligence par un régime approprié.

Ces préceptes sont aussi le fondement de la thérapeutique de la maladie une fois déclarée. A ce sujet nous devons prévenir contre une erreur thérapeutique souvent commise. Autant le grand air est profitable aux chlorotiques, autant on doit se garder de leur conseiller au début de longues promenades. On nuit ainsi souvent plus qu'on ne sert, et en tout cas l'exercice physique au grand air ne doit jamais être porté jusqu'à la sensation de fatigue ; on fera bien d'ordonner des lotions froides, elles rafraîchissent le corps et lui donnent de la résistance. Le changement de séjour est le plus souvent excellent : on conseillera la campagne, les montagnes ou les bords de la mer. On doit être réservé dans l'emploi des bains de mer froids et en faire d'abord l'expérience : on emploiera par contre les lotions froides avec l'eau de mer. Les influences nocives, causes de la maladie, une fois écartées on peut en suivant ces indications espérer guérir la chlorose sans médicaments.

Parmi les agents médicamenteux, les préparations de fer occupent le premier rang. Nous sommes de l'avis des auteurs qui emploient le fer à doses élevées et surtout longtemps continuées, Laache a montré de nouveau dans ces derniers temps l'augmentation du nombre des globules rouges et de leur hémoglobine par l'emploi du fer.

Quant à ce qui concerne la facilité avec laquelle sont supportées les diverses préparations de fer, nous pouvons dresser la liste suivante : fer réduit, lactate de fer, fer porphyrisé (0,1, trois heures après le repas). Teinture de malate de fer. Teinture d'acétate de fer, etc.

Presque tous les médecins ont une préparation favorite qu'ils ordonnent. Nous nous bornerons à citer quelques préparations dont nous avons été satisfaits. En première ligne les pilules de Blaud (1), puis celles de Vallet (2). Quand il y a tendance à la constipation nous donnons les pilules officinales de fer et d'aloès (3) (4 pilules par jour).

Chez un certain nombre de personnes les préparations de fer même les plus légères amènent des troubles gastriques de sorte qu'on doit y renoncer, on a essayé dans ces cas les injections sous-cutanées en particulier d'oxyde de fer dialysé, de pyrophosphate de fer citro-ammoniacal (1 pour 5) de pyrophosphate de fer citro-sodique (1 pour 6) à la dose d'une 1/2 à une injection, chaque seringue contenant 0,03 de fer.

Les préparations doivent être fraîches, car il s'y développe facilement des moisissures, et l'injection amène souvent la formation d'abcès.

La résorption des préparations de fer dans le canal gastro-intestinal est très minime, au point que certains auteurs ont pensé que le fer ne guérit

---

(1) *Pilules de Blaud.*

    *Ph. allem.* Rp.    Ferri sulfurici puri.......................... ⎱
                    Kali carbonici puri.............. .......... ⎰ ââ 15,0
                    Tragacanth q. s. u. 21. pil. nᵒ 100...........

3 fois par jour, 3 pilules après le repas, renouveler l'ordonnance 4-6 fois.

*Ph. française.* Pilules de Blaud. Codex, 1-15 pilules par jour.

(2) *Pilules de Vallet.* 4 fois par jour 1 pilule après le repas (Codex).

(3) *Pilules de fer aloétiques* (Bouchardat) Limaille de fer porphyrisée..... 20 gr.
                                      Cannelle en poudre........... 10 gr.
                                        Aloès socotrin en poudre....... 5 gr.
                                        Sirop d'armoise............... q. s.

Pour faire des pilules de 2 décigr. 2 à 10 par jour.

pas la chlorose surtout en tant que fer, mais en produisant l'hyperhémie de la muqueuse gastro-intestinale et favorisant la résorption des aliments. En tout cas, l'expérience démontre que la médication ferrugineuse est la mieux appropriée contre la chlorose.

On emploie beaucoup les sources ferrugineuses et les bains ferrugineux. Nous relevons ici une série de sources par ordre alphabétique: Alexandersbad, Haute-Franconie; Alexisbad, Anhalt-Bernbourg; Antogast, Forêt-Noire badoise; Berka, Saxe-Weimar; Bocklet, Basse-Franconie; Buchenau, Bavière; Charlottenbrunn et Cudowa, Silésie; Dissentis, Pays des Grisons; Dribourg, Westphalie; Elster, Saxe; Fideris, Suisse; Flinsberg, Silésie; Franzensbad, Bohême; Hofgeismar, Hesse; Hombourg, Nassau; Imnau, Hohenzollern; Kissingen, Bavière; Langenau, Silésie; Liebenstein, Saxe-Meiningen; Lobenstein, Reuss; Saint-Moritz, Pays des Grisons; Marienbad, Bohême; Petersthal, Bade; Pyrmont, Waldeck; Reiboldsgrün, Saxe; Reinerz, Silésie; Rippoldsau, Bade; Ruhla, Saxe-Weimar; Schandau, Saxe; Schwalbach, Nassau; Spa, Belgique; Steben, Haute-Franconie; Tarasp, Pays de Grisons; Tatzmannsdorf, Hongrie, etc.

Nous ne pouvons nous arrêter ici sur les autres modes d'administration du fer, par exemple sous forme de chocolat ferrugineux, de solution de pyrophosphate de fer, etc. Récemment à la clinique de Ziemssen on a obtenu de bons résultats avec les pastilles d'hémoglobine de Pfeuffer.

S'il existe en outre des signes de scrofule, on associera les préparations d'iode au fer sous forme de saccharure de fer iodé (1), de sirop d'iodure de fer (2), ou encore de pilules iodo-ferrugineuses (3). On prescrira aussi l'huile de foie de morue (4).

J'ai vu plusieurs fois un résultat tout à fait favorable à la suite de l'emploi des eaux de Kissingen combiné avec les bains.

Quand il existe déjà des troubles gastriques, il faut être prudent dans l'emploi du fer; on fera bien de favoriser la digestion en ajoutant au suc gastrique, pauvre en acide chlorhydrique, de l'acide chlorhydrique officinal (10 gouttes dans un verre à boire d'eau tiède, une demi-heure après les repas du matin et du soir).

Contre la paresse des contractions péristaltiques de l'estomac et de l'intestin, on ordonnera des amers, par exemple le vin ou l'extrait de quinquina (5), le vin à base d'écorces d'oranges amères (6), le vin de gentiane, le menyanthe (7), l'azotate de strychnine, etc.

(1) 0,1 toutes les deux heures une pincée.
(2)    Sirop d'iodure de fer........    ââ 25 gr.
       Sirop simple...............
Trois fois par jour une cuiller à thé. *Ph. all.*
(3) *Phar. all.* Rp. Lactate de fer... ...........  } ââ 10 gr.
       Iodure de potassium .........  }
       Poudre de guimauve.........    q. s. pour pil. n° 110.
Trois fois par jour 2-3 pilules après le repas.
(4) Une cuillerée à bouche matin et soir.
(5) Tinctura chinæ composita. (Pharmacopée all.) 3 fois par jour une cuiller à café.
(6) Elixir Aurantii compositum. (Pharmacopée all). 3 fois par jour une cuillerée à café.
(7) Décoction de feuilles de menyanthe dans du vin rouge et de l'eau distillée (parties

On a abandonné avec raison l'emploi des autres métaux, du manganèse en particulier et aussi du cuivre, du zinc, du bismuth, de l'arsenic. Par contre Schulz et Strübing dans les cas où l'emploi du fer restait sans effet ont récemment recommandé le soufre (1).

On ne pourra le prescrire que si l'estomac et l'intestin sont indemnes d'inflammation.

Il est quelquefois indiqué de faire suivre la cure ferrugineuse d'un traitement à base de soufre.

Les médecins qui rapportent la chlorose à une non-satisfaction de désirs lascifs et à la passion non assouvie, conseillent un mariage rapide. Il est certain que dans les unions heureuses, tous les symptômes de la chlorose disparaissent souvent rapidement, mais il est vrai que d'autres femmes voient leur chlorose s'aggraver précisément après le mariage, de telle façon qu'on ne peut faire rentrer tous les faits dans le même cadre.

### 5. — Mélanémie.

I. Étiologie. — La mélanémie est du nombre des maladies du sang qui ne peuvent être reconnues facilement et sûrement pendant la vie qu'au moyen de l'examen microscopique du sang. On rencontre en particulier dans cette affection des granulations pigmentaires noires ou noirâtres dans le sang.

L'on ne connaît parmi ses causes que les fièvres intermittentes. Lorsque la mélanémie doit en résulter, les accidents paludéens sont particulièrement graves. Elle se rencontre le plus souvent dans les formes pernicieuses des tropiques. V. Frerichs, a montré que l'anémie pouvait se développer à la suite des fièvres intermittentes de notre latitude, à l'occasion de l'épidémie célèbre de fièvres intermittentes qui se déclara en Silésie en 1854 et qui lui fournit les matériaux pour ses recherches bien connues sur la mélanémie. Le développement de la mélanémie à la suite des fièvres intermittentes dépend bien moins de la durée de la fièvre que de la gravité de l'infection. Dans les fièvres intermittentes des tropiques on a vu la mélanémie suivre très rapidement le début de la maladie primitive.

Il est prouvé en outre que certaines épidémies déterminées paraissent plus spécialement amener la mélanémie. Les signes de la mélanémie et des fièvres intermittentes existent le plus souvent les uns à côté des autres, d'où il suit qu'il est difficile, à l'époque actuelle, de séparer complètement avec certitude le tableau symptomatique des deux affections.

égales) sucrée avec du sirop d'écorces d'oranges amères (20 pour 180) par cuillerées à bouche. Ph. allem.

 Azotate de strychnine ........................ 0 gr. 05
 Poudre de guimauve ........................ 9 gr. 5 pour faire pil. n° 15.
Trois fois par jour une pilule (Ph. all.). Gouttes amères, 1-5 gouttes dans un verre d'eau (Ph. fr.).

 (1) Rp. Soufre purifié ........................ 10
  Sucre de lait ........................ 20
Trois fois par jour une pincée.

II. **Symptômes**. — Le symptôme capital de la mélanémie est la présence dans le sang de granulations pigmentaires foncées. Celles-ci sont tantôt libres dans le plasma, tantôt contenues dans des cellules arrondies, ou bien encore on rencontre des cellules fusiformes ressemblant à l'endothélium des veines spléniques et contenant des granulations pigmentaires. Ces granulations peuvent enfin être renfermées dans des caillots allongés, hyalins, ou formant des corps cylindriques allongés paraissant quelquefois rompus à une de leurs extrémités ou aux deux (voy. fig. 7).

Les granulations sont tantôt noir foncé (mélanine proprement dite), tantôt de couleur rouge brunâtre ou jaunâtre, les premières de date ancienne, les dernières de formation plus récente. Les plus vieilles particules noires présentent une longue résistance aux acides minéraux et aux alcalis caustiques, tandis que les plus jeunes pâlissent plus ou moins.

Les granulations libres ont été trouvées absolument absentes par certains auteurs, tandis que d'autres (Arnstein) les ont observées seulement immédiatement après les accès de fièvre. Quoi qu'il en soit le plus grand nombre

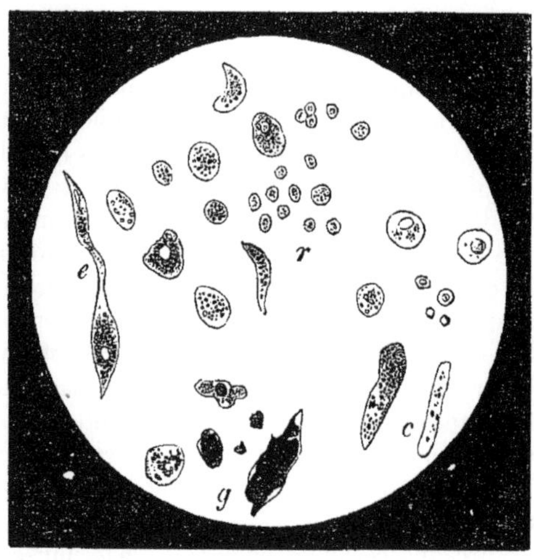

FIG. 7. — *Éléments du sang mélanémique.* — r. *Cellules arrondies contenant du pigment.* — e. *Cellules allongées avec pigment, peut-être formées par l'endothélium des veines spléniques.* — g. *Caillots avec du pigment.* — c. *Corps cylindrique, renfermant du pigment.* D'après V. FRERICHS.

des masses pigmentaires est ordinairement dans les cellules arrondies, sur lesquelles Mackenzie a récemment constaté directement des mouvements amiboïdes. Certains caillots sont formés par une substance albumineuse qui se dissout dans les alcalis et met en liberté les molécules pigmentaires. C'est un point en litige que de savoir si les caillots sont dus à la précipitation de la fibrine du sang ou sont des corps albuminoïdes provenant de la destruction des globules rouges. On a observé aussi des caillots hyalins sans granulations pigmentaires. On a considéré les masses pigmentaires réunies en forme de caillots comme des embolies pigmentaires mises en liberté.

La forme des granulations pigmentaires est tantôt ronde, tantôt irrégulièrement anguleuse. Leur grosseur est variable. Elles dépassent parfois le
volume d'un globule rouge, ou même d'un globule blanc, on les nomme alors
souvent masses pigmentaires. Leur périphérie est de coloration claire et
formée de couches concentriques.

Dans beaucoup de cas le pigment disparaît très rapidement du sang après
la fin de l'accès fébrile, pour y reparaître de nouveau au prochain accès.
Dans d'autres cas, il reste dans la circulation pendant des semaines, des mois.

La mélanémie est quelquefois le seul symptôme. On ne peut par suite
reconnaître cet état, qu'en examinant au microscope le sang, après se l'être
procuré en piquant avec une aiguille la pulpe d'un doigt. Du reste, il survient régulièrement dans la mélanémie une diminution du nombre des globules rouges (oligocythémie) et assez souvent une augmentation passagère
des globules blancs (leucocytose). Dans certains cas, existent d'autres symptômes. Ceux-ci sont, autant qu'on les connaît, en très grande partie la suite
du transport par le sang du pigment dans les districts capillaires des différents tissus où il se fixe.

Le rapport entre la mélanémie et la coloration anormale de la peau est
des plus nets. La peau ne paraît pas seulement pâle comme chez beaucoup
de malades atteints de fièvre intermittente, mais gris cendré ou gris jaunâtre.

On a encore signalé des troubles dans les fonctions du cerveau, de l'intestin et des reins, mais il n'est pas encore établi quelle part revient à ce
sujet à la fièvre intermittente et quelle part se rapporte à la mélanémie. On
hésitera notamment, lorsque les symptômes sont intermittents et cèdent rapidement à l'emploi de la quinine. Il est, en outre, certain que les mêmes
symptômes peuvent être l'expression d'une fièvre intermittente pernicieuse
simple, sans qu'il y ait mélanémie.

Du côté du cerveau, on note le plus souvent le mal de tête ou des étourdissements, puis le coma ou le délire, très rarement des convulsions ou des
paralysies. L'oblitération des capillaires cérébraux par des masses pigmentaires, avec extravasation sanguine consécutive seraient l'origine de ces
troubles.

Ces mêmes obstructions survenant dans le domaine de la veine porte,
amèneraient l'entérorrhagie, des manifestations péritonitiques et de l'ascite.

L'embolie pigmentaire des fins vaisseaux du rein doit provoquer l'anurie,
l'albuminurie ou l'hématurie. Basch a décrit en outre un cas dans lequel on
trouva des amas pigmentaires dans l'urine, amas existant aussi dans le sang.

III. **Anatomie pathologique.** — Les altérations caractéristiques se retrouvent sur le cadavre. Le sang de la veine porte est ordinairement d'une
richesse particulière en pigment.

Parmi les parenchymes, l'organe qui contient le plus de pigment, est la
rate. Il est rare que, comme dans un cas de Frerichs, la rate soit relativement saine, le foie étant par contre très pigmenté. Parmi les autres organes, on retrouve du pigment en abondance dans la moelle osseuse, les
ganglions lymphatiques, le cerveau, les reins et la peau, mais il y a encore

un léger dépôt pigmentaire dans les autres organes, la paroi gastro-intestinale, le pancréas, les poumons, les muscles, par exemple.

La rate est le plus souvent tuméfiée, consécutivement à la fièvre intermittente et, selon l'ancienneté de cette dernière maladie, de consistance tantôt molle, tantôt dure ; quelquefois encore en dégénérescence amyloïde. Son aspect varie suivant la quantité de pigment qu'elle contient. Ici marbrée, ou brun foncé, là noire ou ardoisée d'une façon diffuse.

A l'examen microscopique, on trouve les granulations pigmentaires contenues dans des cellules arrondies. On rencontre aussi des cellules fusiformes, en caillots avec des molécules pigmentaires et du pigment libre. Ce dernier se montre surtout dans les lacs sanguins de la rate, d'où il s'étend à la pulpe avoisinante, envahissant notamment les cellules arrondies ; les corpuscules de Malpighi restent indemnes.

Dans le *foie*, on trouve assez souvent les ganglions lymphatiques périportaux chargés de pigment. Le riche contenu en pigment du sang porte provient vraisemblablement de la rate. Le foie est aussi fréquemment tuméfié et assez souvent induré. A la coupe il paraît gris d'acier, par places.

A l'examen microscopique on retrouve les branches portes interlobulaires bourrées de pigment. De là, la matière pigmentaire peut s'avancer dans les vaisseaux intralobulaires, jusqu'à la veine centrale du lobule et vraisemblablement une portion du pigment passe de là dans la veine cave inférieure, le cœur droit, les poumons et la circulation artérielle générale. De cette façon peut même survenir le remplissage des branches de l'artère hépatique par des masses pigmentaires. Une portion du pigment est sans doute transportée hors des vaisseaux par l'intermédiaire de ces cellules rondes à mouvements amiboïdes, et déposée dans le tissu conjonctif environnant, où elle se fixe. Peut-être l'oblitération des vaisseaux sanguins par le pigment et l'extravasation consécutive a-t-elle aussi le même résultat. Les cellules hépatiques restent le plus souvent indemnes. Virchow y a trouvé du pigment.

Les *reins* présentent à la coupe de petits points et des stries noires, les points répondant aux anses glomérulaires remplies de pigment, les stries aux vaisseaux afférents. V. Frerichs a observé dans les canalicules urinaires des masses pigmentaires libres et adhérentes.

Dans le *cerveau*, la substance corticale est presque exclusivement intéressée et présente par suite de la présence du pigment dans les capillaires un aspect tantôt brun chocolat, tantôt couleur de graphite. Par contre la substance médullaire paraît d'un blanc éblouissant ; cependant, on peut y reconnaître çà et là des stries noirâtres, répondant à des vaisseaux chargés de pigment. Il survient aussi de temps en temps à la suite des embolies pigmentaires de petites extravasations sanguines.

La *moelle des os* paraît de coloration brune, grise ou noirâtre, et est ordinairement pauvre en graisse. Le pigment se trouve ici surtout dans les vaisseaux sanguins ; il existe aussi dans les cellules rondes et exceptionnellement dans les cellules du réticulum. Il en est de même dans les ganglions lymphatiques.

L'origine du pigment dans la mélanémie est sans doute une destruction anormalement abondante des globules rouges. Mais comme on n'observe pas la mélanémie dans les autres maladies infectieuses, on doit attribuer au *poison malarien* une influence nocive spéciale, à la vérité complètement inconnue. Le lieu où s'opère la destruction des globules rouges est douteux. Virchow et V. Frerichs le placent dans la rate, V. Frerichs croit aussi que le foie en est le siège dans certains cas et que de là le pigment pénètre dans le système vasculaire et par lui dans les autres organes. Par contre Arnstein et Welsch ont pensé dernièrement que la destruction des globules rouges s'effectuait dans les vaisseaux sanguins eux-mêmes et que le dépôt du pigment dans la rate, le foie et les autres organes était secondaire. Celli et Marchiafava admettent la même opinion et ils enseignent qu'il se forme d'abord dans l'intérieur des globules rouges des granulations foncées, qui, au début donnent encore la réaction du fer et qui plus tard sont mises en liberté. D'après cela on aurait d'abord affaire à une véritable mélanémie et plus tard seulement à une mélanose des différents organes. En parfait accord avec cette dernière opinion est le fait que le pigment s'accumule principalement dans les organes dans lesquels on a observé expérimentalement une accumulation de granulations de matière colorante, chez les animaux dans les vaisseaux sanguins desquels on a injecté du vermillon ou d'autres substances pulvérulentes.

**IV. Diagnostic. Pronostic. Traitement.** — Le microscope permet de poser avec autant de facilité que de sûreté le diagnostic de mélanémie. Le pronostic est le plus souvent sérieux à cause de la gravité de la maladie première causale. On combattra la mélanémie au point de vue prophylactique et causal par de fortes doses de quinine (2-4 gr. par jour) que l'on continuera longtemps ; le traitement de la mélanémie établie sera purement symptomatique.

**6. — Purpura simplex.**

**I. Symptômes.** — On désigne sous le nom de purpura simplex le développement d'hémorrhagies cutanées, le plus souvent de forme arrondie et en moyenne de la grosseur d'une tête d'épingle, au début isolées, plus tard en partie confluentes et se montrant particulièrement nombreuses aux jambes et sur le dos des mains. Quelquefois les hémorrhagies cutanées ne représentent pas de simples taches : purpura maculosa, mais de petites élevures papuleuses : purpura papulosa. Il se produit aussi des poussées de papules ortiées au milieu de ces taches, qui, contrairement à l'urticaire ordinaire, ne sont pas le siège de démangeaisons et deviennent le plus souvent plus tard hémorrhagiques : purpura urticans. Contrairement aux hyperhémies cutanées les taches purpuriques ne pâlissent pas à la pression ; au début elles sont rouge sang frais, plus tard rouge brun, ensuite verdâtres et jaunâtres, par suite des métamorphoses de la matière colorante dans le sang extravasé.

Souvent les malades ont remarqué par hasard leur éruption, dans d'autres cas, par contre, il s'est produit un léger mouvement fébrile, des troubles gastriques et une sensation de faiblesse considérable. Il survient fréquemment des poussées ultérieures de purpura, notamment lorsque les malades restent longtemps debout. La durée de la maladie est en moyenne de 10 à 14 jours.

**II. Étiologie.** — On ne découvre souvent pas la cause de la maladie. Il s'agit quelquefois de sujets anémiques, tuberculeux ou scrofuleux. Le purpura se voit aussi à la suite des maladies de longue durée ou bien quelque temps avant l'arrivée des règles. Exanthème menstruel.

**III. Pronostic et traitement.** — Le pronostic est toujours favorable. Le traitement est très simple : repos prolongé avec nourriture bonne et reconstituante. Les médicaments sont le plus souvent inutiles, avant tout le fer chez les anémiques ou le traitement de la maladie qui a donné lieu au purpura.

## 7. — Purpura rhumatismal.

*Péliose rhumatismale* (Schoenlein).

**I. Symptômes et diagnostic.** — La maladie nommée péliose rhumatismale par Schoenlein consiste dans du purpura cutané et des tuméfactions douloureuses des articulations.

Fréquemment, quoique d'une façon non régulière, on constate des prodromes. Les malades se sentent abattus, sans appétit, de mauvaise humeur et sujets à de légers mouvements fébriles. Il s'y ajoute après quelques jours des douleurs musculaires et surtout des douleurs dans quelques jointures, ces dernières constituant déjà la première manifestation de la maladie. Les articulations le plus souvent prises sont les tibio-tarsiennes et les genoux ; quelquefois d'autres articulations sont atteintes, particulièrement les coudes. Il y a souvent aussi une légère tuméfaction de la jointure.

Bientôt après, parfois en même temps que les douleurs articulaires, se montrent sur la peau des taches purpuriques de la grosseur d'une pétéchie ou plus étendues. Les jambes sont prises les premières et le plus fort ; plus tard le purpura peut atteindre le tronc et les membres supérieurs. Le côté de l'extension est le côté pris de préférence. Quelques auteurs insistent sur l'apparition d'hémorrhagie cutanée particulièrement abondante au voisinage des articles malades. Schoenlein attachait de l'importance, à ce que les taches ne se réunissent pas, ce qui n'existe pas dans tous les cas. Suivant leur âge elles sont rouge foncé, presque noir, rouge brun, vertes ou jaunes. Elles ne pâlissent pas à la pression, présentant ainsi les caractères des hémorrhagies et forment quelquefois de petites papules saillantes. On a parfois observé de l'urticaire entre les hémorrhagies cutanées, urticaire qui s'efface ou fait place à une tache sanguine. Souvent les jambes, le plus souvent atteintes, paraissent œdématiées. On remarque en outre assez souvent de l'œdème des paupières.

Les douleurs articulaires cessent le plus souvent à l'apparition du purpura. Les taches se résorbent peu à peu en 5 à 10 jours. Il n'y a pas le plus souvent de desquamation de la peau. Rarement le purpura est le premier symptôme, les douleurs articulaires apparaissant plus tard.

La fièvre est inconstante. Kaltenbach trouva le matin l'absence de fièvre, une élévation de la température du corps dans les premières heures de l'après-midi et la chute progressive de la fièvre vers le soir. Bohn a décrit de la fièvre à type tierce. On a observé plusieurs fois une tuméfaction de la rate.

La maladie peut évoluer en 1 à 2 semaines; il y a souvent des rechutes; nouvelles douleurs articulaires, nouvelle éruption de purpura et l'on connait des cas dans lesquels la maladie s'est prolongée des mois et des années.

Quand la maladie traîne en longueur, apparaissent les signes de l'anémie et en particulier des souffles cardiaques anémiques.

Les hémorrhagies des muqueuses manquent d'ordinaire, cependant Kaposi a trouvé dans un cas de l'hématurie et dans un autre, formation d'ecchymoses et gangrène consécutive sur la muqueuse palatine avec terminaison fatale; Duhring a décrit un écoulement sanguinolent des organes génitaux. Ces faits forment la transition avec la maladie de Werlhof (voy. le chapitre suivant).

On a proposé récemment de laisser de côté la péliose rhumatismale comme maladie particulière et de la rattacher à la maladie de Werlhof. Seulement, si, comme nous venons de le mentionner, il y a des formes de transition, avec hémorrhagies des muqueuses et écoulement sanguin, celles-ci sont extraordinairement rares. Il semble tout à fait faux, de regarder cette affection comme une variété hémorrhagique du rhumatisme articulaire aigu.

Bohn et Möller expliquent les hémorrhagies cutanées par le fait d'embolies cutanées, mais on peut objecter à cette hypothèse qu'il n'y a pas de lésions cardiaques pour expliquer l'embolie; à la vérité, il peut arriver que l'on confonde la péliose rhumatismale avec l'endocardite septique aiguë.


**II. Étiologie.** — La maladie survient surtout chez les hommes entre 15 et 30 ans. On ne l'a pas observée chez les nourrissons et en général rarement chez les enfants. J'ai vu à Berlin beaucoup de cas, plus fréquents dans les mois froids de l'automne et de l'hiver, parfois très nombreux, au point de sembler épidémique. Chez les femmes, les manifestations morbides apparaissent souvent peu avant l'époque où les règles sont attendues. Plusieurs médecins admettent que les personnes délicates et anémiques sont prédisposées, et en outre celles qui ont été atteintes de rhumatisme articulaire, ou bien souffrent de fièvre intermittente, de pthisie pulmonaire ou de lésions cardiaques valvulaires. J'ai soigné dernièrement à la Clinique de Zurich un sujet chez lequel la péliose rhumatismale s'était développée à la suite d'une blennorrhagie.


**III. Anatomie pathologique.** — On ne connaît les lésions anatomiques que d'après un cas décrit par Leuthold et Traube, qui se termina par la mort du fait d'un pyopneumo thorax tuberculeux qui le compliquait. Les articulations contenaient une abondante synovie claire. La membrane synoviale parut vivement injectée et présentait d'anciennes hémorrhagies; il y avait aussi un épanchement sanguin dans les extenseurs du genou.

**IV. Pronostic et traitement.** — Le pronostic est presque toujours favorable, sauf quand il survient des hémorrhagies des muqueuses.

Traitement semblable à celui de la maladie maculeuse de Werlhof (voy. le paragraphe suivant).

### 8. — Maladie tachetée. Maladie maculeuse de Werlhof.

#### *Purpura hemorrhagica.*

**I. Étiologie.** — La maladie se manifeste par des hémorrhagies spontanées, qui n'atteignent pas seulement la peau comme le purpura simplex, qui ne se limitent pas seulement à la peau et aux articulations comme dans la péliose rhumatismale, mais qui s'étendent en plus aux muqueuses et aux viscères.

Le sexe *féminin* paraît quelque peu plus prédisposé. On a le plus souvent affaire à de *jeunes sujets* (15-20 ans). Chez les nourrissons, on ne rencontre presque jamais cette maladie, on ne connaît qu'un cas observé par Drechsler sur un enfant de cinq mois et un autre par Dohrn chez un nouveau-né; mais Barthez et Rilliet ont raison d'établir en règle générale qu'elle ne se développe qu'après cinq ans. Les sujets délicats, faibles, *mal nourris* sont atteints de préférence, mais cependant les individus robustes, bien constitués n'en sont pas complètement indemnes.

Cette affection est relativement fréquente dans les pays *septentrionaux* et sur les *bords de la mer*; on la rencontre aussi plus souvent dans les mois d'hiver que dans ceux d'été.

Les causes immédiates restent le plus ordinairement inconnues. La maladie survient souvent spontanément et se montre en pareille circonstance dans son type le plus pur.

Dans d'autres cas, on invoque les *refroidissements*, l'*exposition à la pluie*, l'*habitation humide*, une *nourriture insuffisante*, ce qui explique que l'on ait observé des épidémies de casernes, d'orphelinats et de pensions.

Ce sont précisément ces cas qui ont conduit à cette opinion, que le scorbut, qui se développe sous des influences analogues et la maladie tachetée sont une même affection, de sorte que l'on a décrit cette dernière affection comme une forme très atténuée et très aiguë du scorbut. Cette opinion est fausse.

Les lésions scorbutiques des gencives entre autres manquent toujours dans la maladie de Werlhof. L'hypothèse d'après laquelle le purpura simplex, le purpura rhumatismal et le purpura hemorrhagica sont différents stades de développement d'une même affection est plus défendable.

Parfois les symptômes du purpura hemorrhagica apparaissent dans la *convalescence* des maladies infectieuses graves, notamment après la fièvre typhoïde, la scarlatine et la fièvre intermittente. On l'a vu aussi survenir pendant la *grossesse* ou à la suite *des couches*.

Dohrn a publié une observation dans laquelle une femme gravide atteinte de purpura hemorrhagica donna naissance à un enfant, présentant également les symptômes de cette affection. Il s'agissait évidemment ici non pas d'une sorte de transmission héréditaire de la maladie elle-même, mais les mêmes influences avaient lésé à la fois,le sang et les vaisseaux de la mère et du fœtus.

Il existe quelques données isolées sur les *formes toxiques* de la maladie tachetée. On l'a observée après l'emploi de l'iodure de potassium et des préparations mercurielles. Stillwell a vu l'apparition d'un purpura hemorrhagica chez un enfant de 8 ans à la suite de la respiration des émanations d'une fosse à fumier, Bossart chez un homme qui avait été renfermé 96 heures dans un puits. A. Wolf l'a rencontré comme conséquence de l'usage de la viande de porc.

Cette maladie a été bien décrite par Werlhof pour la première fois (1775) et porte son nom.

**II. Symptômes.** — Les manifestations morbides apparaissent quelquefois brusquement, ou bien sont précédées dans d'autres cas de *prodromes.* Ces derniers consistent en perte d'appétit, fatigue générale, vomissements, pesanteur d'estomac, étourdissements et fièvre légère. Ils durent tantôt seulement quelques heures, tantôt quelques jours, mais ne se prolongent qu'exceptionnellement au delà d'une semaine.

Les premiers symptômes manifestes sont d'ordinaire les hémorrhagies cutanées. Le plus souvent elles surviennent d'abord aux extrémités inférieurieures, principalement aux jambes, plus tard le tronc et les extrémités supérieures se prennent à leur tour. Le visage reste indemne dans beaucoup de cas. On trouve régulièrement le côté de l'extension plus atteint que le côté de la flexion.

La forme et l'étendue des hémorrhagies cutanées sont d'ordinaire celles des pétéchies, atteignant ainsi le volume d'une pointe d'aiguille à une tête d'épingle. Entre elles, quoique moins nombreuses, apparaissent des hémorrhagies du volume d'un pois, jusqu'à celui d'un haricot. On trouve rarement des tumeurs sanguines (ecchymomata) ou des hémorrhagies en stries (vibices) ces dernières causées d'ordinaire par la pression du siège ou des pièces d'habillement.

Souvent l'éruption de taches est si confluente que la peau semble fortement tachetée et par places revêt une coloration sanguine presque diffuse. En vieillissant, les taches changent d'aspect et deviennent successivement rouges, brunes, bleues, vertes et jaunes. De cette façon la peau peut présenter toutes les couleurs de l'arc-en-ciel.

Parmi les complications rares des hémorrhagies cutanées nous devons signaler le soulèvement de l'épiderme en forme de bulles qui résulte, naturellement, de l'épanchement de sang libre collecté entre l'épiderme et le réseau de Malpighi. On a quelquefois observé concurremment de l'urticaire. La suppuration des tumeurs sanguines, la gangrène des placards cutanés sont rares. On a vu plus rarement encore la transsudation de sang à travers l'épiderme sous forme de très fines gouttelettes, improprement appelées sueurs de sang. Il est souvent possible de provoquer à volonté des taches hémorrhagiques par la pression ou le froissement de la peau.

En même temps que les hémorrhagies cutanées ou peu après apparaissent les hémorrhagies sur les *muqueuses*. Parmi les plus fréquentes sont celles de la muqueuse nasale, plus ou moins abondantes et souvent difficiles à arrêter. Ensuite viennent comme fréquence celles de la muqueuse des lèvres, des joues, du voile du palais ou même des gencives et dans ce dernier cas, il se produit assez souvent de sérieux écoulements sanguins, sans que cependant il se développe une augmentation de volume et un décollement analogues à ceux du scorbut. On a observé quelques cas isolés de bulles sanguines sur la muqueuse buccale. Les vomissements ou les selles contenant du sang indiquent des hémorrhagies de la muqueuse gastro-intestinale. Parfois ces manifestations acquièrent un haut degré de violence. Les malades se plaignent de coliques, ou de douleurs péritonitiques, et même il peut se montrer, comme dans une observation de Zimmermann, des signes de péritonite par perforation. Ces derniers s'expliquent par des infarctus sanguins volumineux de la muqueuse, leur nécrose et leur rupture possible dans la cavité péritonéale. On a encore observé des hématuries, des métrorrhagies, des hémoptysies abondantes. Les hémorrhagies sous-conjonctivales, rétiniennes et choroïdiennes, et même intra-scléroticales ont été décrites à plusieurs reprises. Roux a pu pendant la vie reconnaître sur un certain nombre de taches hémorrhagiques rétiniennes une rougeur plus vive par moments. Sur les taches plus anciennes le centre, par suite de la résorption, devenait jaune clair. La disparition complète des hémorrhagies peut s'effectuer en quelques semaines. Du reste, il se produit assez souvent des hémorrhagies rétiniennes abondantes sans troubles visuels. Dans quelques cas, on a vu survenir à la suite d'hémorrhagies méningées et cérébrales des attaques épileptiformes et des paralysies.

On a souvent pratiqué l'*examen du sang*, sans arriver cependant jusqu'aujourd'hui à aucun résultat concordant. La coloration du sang était normale, tout au plus, après des hémorrhagies étendues, plus claire et plus séreuse. On a trouvé, en pareille circonstance, une diminution des globules rouges (jusqu'à 900,000 au lieu de 5,000,000 par centimètre cube, d'après Bouchut) et une augmentation des globules blancs. Penzoldt a trouvé dans deux cas des microcytes, qu'il considère comme les globules rouges non complètement formés, à la suite d'une suractivité de l'hématopoïèse. De nombreux auteurs ont noté la diminution ou la disparition du pouvoir de coagulation du sang, mais d'autres observateurs n'ont pu vérifier le fait.

*L'état général* est, dans beaucoup de cas, très peu atteint, l'appétit, le sommeil, les forces, la température restent à la normale. Dans d'autres cas, se montre de la fièvre (jusqu'à 40° C. et au-dessus). Les malades sont pâles, fatigués, ils se plaignent d'une faiblesse générale, ils dépérissent et s'anémient de plus en plus ; ils présentent de l'albuminurie, des palpitations, des étourdissements et des défaillances. La mort peut même survenir, quoique rarement, par anémie à la suite de saignements répétés ou impossibles à arrêter. Il y a aussi des cas, dans lesquels l'état général est sérieusement pris, les malades hébétés et délirants, ne tardent pas à perdre avec une rapidité croissante leurs forces et à succomber par exemple à la suite d'attaques épileptiformes.

Il se produit parfois une légère tuméfaction et de la douleur dans les articulations. Canstatt signale la tendance de l'urine à la fermentation ammoniacale.

La durée de la maladie est variable. Elle évolue en moyenne en 2 à 6 semaines. Il y a des cas suraigus, dans lesquels la mort suit l'apparition des premières hémorrhagies dans l'espace de quelques heures ou de quelques jours et d'autres dans lesquels la maladie se prolonge plusieurs mois, Dahleroup l'a vue durer 2 ans 1/2 chez une fillette de 7 ans.

On observe souvent des récidives, Rohlfs, par exemple a décrit un cas dans lequel il se produisit douze récidives en 12 ans.

Comme suite de la maladie on a vu une paralysie consécutive à une hémorrhagie cérébrale et une fois le diabète sucré (O. Seyfert) peut-être par suite d'hémorrhagie dans la moelle allongée. Fagge a soutenu récemment que l'apparition de sarcome dans différents organes était une manifestation assez fréquente et il en a vu six exemples.

**III. Lésions anatomiques.** — On ne connaît pas de lésions spécifiques. Le plus souvent les sujets ont succombé à l'anémie, et les viscères sont d'une pâleur spéciale. Les hémorrhagies cutanées se retrouvent sur le cadavre. Le tissu conjonctif inter-musculaire, les fascias, les tendons, et le périoste ne présentent ordinairement pas d'hémorrhagies. Par contre, on en rencontre souvent dans les tissus sous-séreux et viscéraux, des extravasations punctiformes, et assez souvent d'une certaine étendue. C'est ainsi qu'on a trouvé quelquefois les capsules surrénales complètement farcies de sang, et décrit sur la muqueuse intestinale de larges infiltrations sanguines. Les épanchements des cavités séreuses, quand ils existent, sont assez fréquemment hémorrhagiques. On a décrit aussi des épanchements sanguins dans la moelle des os, l'endocarde, la tunique interne des vaisseaux et le névrilème. On a plusieurs fois vu la rate tuméfiée et dans quelque cas des infarctus spléniques. Hindclang a décrit l'infiltration pigmentaire des ganglions lymphatiques, le pigment provenant de la destruction des globules rouges extravasés.

L'examen *microscopique* des différents organes a donné jusqu'ici des résultats plus intéressants que concluants.

Wilson (1856) a trouvé au voisinage des pétéchies, les capillaires en dégénérescence amyloïde. Cette donnée n'a été ni confirmée ni combattue jusqu'ici; cependant Grainger-Stewart a aussi considéré la dégénérescence amyloïde des vaisseaux, comme la source la plus fréquente et la plus souvent méconnue jusqu'ici des hémorrhagies.

Variot a cherché à donner la preuve microscopique que les hémorrhagies se font par diapédèse et non par rupture vasculaire. Cette démonstration a des parties très incertaines et en tout cas, il ne s'agit pas ici d'une règle admissible dans tous les cas, c'est ainsi qu'Hayem a publié une observation dans laquelle les globules blancs étaient augmentés et les hémorrhagies cutanées cérébrales et hépatiques étaient dues à la formation dans les fines artérioles de thromboses constituées par des globules blancs agglutinés. Rappelons en même temps que Legg a observé dans un cas des dépôts de cellules rondes dans les reins et Wagner dans le foie et les poumons. Stroganow a découvert dans l'aorte, les veines caves et hépatiques, l'infiltration de la tunique interne par des globules rouges, qui paraissaient avoir pénétré directement par diapédèse de l'intérieur du vaisseau dans la tunique interne. Enfin, Hindelang a décrit, comme nous l'avons déjà dit, l'infiltration pigmentaire des ganglions lymphatiques. Le pigment se présentait sous forme de masses qu'on retrouvait aussi dans le tissu conjonctif interstitiel du foie, et dues naturellement aux modifications du pigment sanguin et formées, ainsi que le montra l'analyse chimique de Kunkel, exclusivement d'hydrate d'oxyde de fer. L'analyse quantitative donna dans un ganglion 12 0/0 de la substance humide, 30,8 0/0 de la substance sèche, en hydrate d'oxyde de fer.

On ne sait rien de la nature de la maladie de Werlhof. Comme on a trouvé souvent des altérations du sang, particulièrement une diminution du pouvoir de coagulation, il nous semble le plus vraisemblable d'en faire une maladie primitive du sang avec lésion consécutive de la paroi des vaisseaux. L'opinion de Petrone, qui fait de la maladie de Werlhof une maladie infectieuse, s'appuyant sur ce qu'on peut déceler dans le sang des micrococci ovales, et des bacilles, dont l'inoculation dans le sang de chiens, détermine chez ces animaux les symptômes de l'affection, repose sur des bases peu solides. Il est vrai que Beber a aussi rencontré dans un cas des cocci dans les vaisseaux sanguins des viscères et en a fait des cultures pures, sans réussir à rien provoquer en les inoculant à des souris. Du reste Hryntschak a directement contredit les assertions de Petrone.

**IV. Diagnostic.** — Il est facile de reconnaître la maladie de Werlhof.

Le *purpura simple* reste limité à la peau, en tout cas il n'y a point alors d'hémorrhagies libres.

Dans la *péliose rhumatismale* les lésions articulaires dominent la scène ; il n'y a pas non plus d'hémorrhagies libres.

Les lésions spécifiques des gencives caractérisent le *scorbut*.

L'*hémophilie* se distingue du purpura hémorrhagique en ce sens, qu'elle est héréditaire ou congénitale et permanente.

Dans les *exanthèmes aigus* à caractère hémorrhagique on a une fièvre intense et les autres lésions cutanées spécifiques de l'exanthème.

**V. Pronostic.** — Il est de règle que l'affection évolue favorablement. Il faut tenir le début soudain, la fièvre intense et les hémorrhagies profuses pour des présages sérieux.

La mort est relativement fréquente chez les femmes enceintes et les parturientes parce que l'accouchement et l'hémorrhagie utérine impossible à arrêter leur sont funestes.

**VI. Traitement.** — Les sujets atteints de maladie de Werlhof doivent garder longtemps le repos au lit, car lorsqu'ils se promènent ou se lèvent trop tôt au début de la convalescence, on voit souvent les hémorrhagies cutanées s'accroître beaucoup ou réapparaître. Le régime doit être nutritif et léger ; les aliments excitants, comme le café, le thé, les alcooliques doivent être écartés. Il faut en outre veiller à ce qu'il y ait une selle par jour. S'il se montre des symptômes de faiblesse on donnera, suivant le conseil de Werlhof, une décoction de quinquina avec de l'acide sulfurique (1). Outre cela médication purement symptomatique. On a pratiqué plusieurs fois en cas d'hémorrhagie mortelle la transfusion sans résultat réel.

Des auteurs récents ont employé l'ergotine, l'acétate de plomb, et le perchlorure de fer, l'essence de térébenthine, etc., sans en avoir obtenu de résultats sérieux. Schaud a dernièrement, dans un cas tenace, obtenu la guérison par la faradisation de toute la peau.

### 9. — Hémophilie. Hœmophilia (Schönlein).

*Bluterkrankeit. Blutsucht. Hematophilia. Hæmorrhophilia.*

I. **Étiologie.** — Les individus atteints d'hémophilie, ou comme on dit encore hémophiliques, présentent ceci de particulier qu'ils sont sujets à des hémorrhagies spontanées ou dues à une cause minime, abondantes, et difficiles à arrêter, amenant fréquemment la mort par perte de sang.

Dans la majorité des cas il s'agit d'une affection héréditaire. On connaît un grand nombre de familles hémophiliques, dans la généalogie desquelles on peut souvent remonter fort loin. On voit alors qu'il y a une prédisposition spéciale pour les hommes, tandis que les femmes sont très rarement atteintes d'hémophilie.

Quant à ce qui touche spécialement le *mode* d'hérédité, celle-ci peut être directe ou indirecte (transgressive). Dans l'hérédité directe on retrouve l'hémophilie à chaque génération, c'est-à-dire que les parents transmettent chaque fois la maladie à leurs enfants. Par contre dans l'hérédité indirecte plusieurs générations restent indemnes, de sorte que, par exemple, les grands parents sont hémophiliques, les enfants sains et les petits-fils redeviennent hémophiliques.

Il faut insister tout particulièrement, sur ce que les femmes, quoiqu'elles restent en général indemnes d'hémophilie, sont cependant la voie principale de transmission. En effet lorsqu'un hémophilique se marie avec une femme de famille saine, ses descendants sont généralement indemnes d'hémophilie. Il en est tout autrement lorsqu'un homme sain se marie avec une femme, elle-même non hémophilique, mais d'une famille où l'hémophilie est héréditaire. Dans ce cas, on peut être presque assuré que les enfants seront hémophiliques. Le langage populaire a donné pour cette raison aux femmes le nom de conductrices c'est-à-dire d'agents de transmission.

(1) Rp. Décoction d'écorce de quinquina, 10 pour 180. Acide sulfurique *dilué*, 5 *gr.*, sirop simple 15 (Eichhorst).

Quinquina calisaya, 80 ; acide sulfurique dilué au 1/3, 10 ; sucre blanc 440 ; poudre de cannelle 8 ; mucilage de gomme adragante q. s. (Bouchardat).

Nous devons encore ajouter que, en dehors des femmes qui restent le plus souvent indemnes d'hémophilie, il arrive en outre fréquemment que tous les descendants mâles ne soient pas atteints, et qu'il en reste quelques-uns sains. Quant à savoir ci ceux-ci en se mariant avec une femme indemne auraient des rejetons hémophiles, c'est très peu vraisemblable. Les familles hémophiliques se distinguent le plus souvent, ainsi que le montra d'abord Wachsmuth, par le nombre élevé de leurs enfants. En effet tandis que le nombre d'enfants d'une famille saine est en moyenne de cinq le chiffre chez les hémophiliques est de neuf.

La forme héréditaire de l'hémophilie est de beaucoup la plus fréquente, mais non la seule. A côté, il faut placer la forme congénitale. Il s'agit alors d'enfants hémophiliques dont les parents sont d'une famille saine, à cet égard. On comprend que ces enfants puissent devenir à leur tour le point de départ d'hémophilie héréditaire. Les causes qui provoquent l'hémophilie congénitale sont encore obscures. On a invoqué les mariages consanguins, la tuberculose pulmonaire, la scrofule, le rhumatisme et la goutte chez les parents, et même les terreurs pendant la grossesse.

Quelques auteurs ont en outre admis le *développement spontané* de l'hémophilie à un âge plus avancé, on classe sous ce nom les cas où des sujets non hémophiliques dans leur jeunesse, le deviennent plus tard. Ces cas ne sont pas certains, car on pourrait arguer en pareille occurrence que pendant la jeunesse de ces sujets c'étaient les causes occasionnelles d'hémorrhagies qui avaient manqué.

Cette affection était à peu près inconnue avant la fin du siècle dernier. C'est avec peine qu'on a retrouvé quelques cas isolés au moyen âge. L'attention ne s'est fixée sur elle, tout particulièrement que dans notre siècle, où il faut citer entre autres les travaux de quelques médecins de l'Amérique du Nord, et surtout ceux de l'école de Schoenlein.

Quant à ce qui concerne la *répartition géographique* de l'hémophilie, il est remarquable que ce soit l'Allemagne qui fournisse le plus fort contingent : Ensuite viennent l'Angleterre, la France, et l'Amérique du Nord. Sur 210 familles hémophiliques, citées par Dunn tout récemment, 94 (43 0/0) étaient d'Allemagne 52 (24 0/0) de la Grande-Bretagne, et 23 (10 0/0) de l'Amérique du Nord. Sur 780 cas, il y avait 717 hommes (92 0/0) et 63 femmes (8 0/0). Parmi les provinces allemandes, c'est dans celles du Mein et du Rhin moyen, qu'on a trouvé le plus d'hémophiliques et peut-être, parce que justement on les y a mieux cherchés. Les péninsules de l'Europe méridionale semblent jusqu'ici indemnes. On a attribué une prédisposition pour l'hémophilie principalement à la race anglo-saxonne et à la race caucasique, cependant Heymann a publié un fait où il s'agissait d'une famille mahométane hémophilique de Java.


II. **Symptômes.** — Les signes de l'hémophilie sont dans beaucoup de cas trouvés par hasard, les malades présentant spontanément, ou pour une cause négligeable une hémorrhagie abondante et difficile à arrêter. Ces faits peuvent être importants au point de vue médico-légal. Wunderlich, par exemple, a

observé un enfant, qui à la suite d'une légère correction corporelle à l'école,
eut le corps couvert de nombreuses ecchymoses sous-cutanées. On aurait fait
une mauvaise affaire au maître, pour avoir transgressé son droit de punir,
s'il l'on n'avait pas reconnu devant le tribunal qu'il s'agissait d'un enfant
hémophilique.

Quelquefois aussi les chirurgiens éprouvent la désagréable surprise de se
trouver devant un hémophilique en ne réussissant pas à arrêter l'hémorrhagie de la plaie et quelquefois en ayant un cas de mort par hémorrhagie.

Chez les femmes, l'hémophilie se manifeste quelquefois par des règles
énormément profuses et prolongées. Kehrer a en outre insisté sur la mort par
hémorrhagie après l'accouchement, de sorte que l'on a quelquefois proposé
d'abréger la grossesse chez les hémophiliques par un accouchement prénia-
turé.

Lorsqu'on a affaire à des enfants de souche hémophilique les douleurs musculaires rhumatoïdes, les accidents névralgiques, principalement du côté des
dents, la tuméfaction et les douleurs des jointures feront soupçonner que le
sujet est aussi un hémophilique, ce soupçon deviendra une certitude, s'il y a
en même temps des épistaxis fréquentes et abondantes.

On a vu dans quelques cas isolés la contracture et l'atrophie musculaire
succéder aux phénomènes douloureux du côté des muscles.

Les enfants hémophiliques succombent quelquefois immédiatement après
la naissance. Il se produit des hémorrhagies incoercibles du cordon. Mais
il faut faire remarquer que d'un côté cette éventualité est particulièrement
rare et d'autre part que toutes les hémorrhagies du cordon ombilical ne
dépendent pas de l'hémophilie, puisqu'elles peuvent dépendre, d'après les
recherches d'Eppinger et Klebs et de Weigert, d'une infection bactérienne
du sang.

Le plus souvent les premiers symptômes de l'hémophilie se montrent avec
la première dentition. Il arrive rarement que l'hémophilique reste indemne
pendant toute l'enfance et ne présente les manifestations hémophiliques
qu'après la puberté. Cependant Steiner a publié la double observation d'un
père et d'un fils, chez lequel les premiers symptômes apparurent à 22 ans. Ils
ne se montrèrent même qu'à 25 ans dans un cas de Salono. Beaucoup d'hémophiliques meurent avant la fin de la dixième année. Ce n'est que rarement
qu'ils atteignent un âge avancé : cependant on connaît des hémophiliques de
70 et 90 ans. Quelquefois la maladie s'atténue de plus en plus avec les progrès
de l'âge, mais ne disparaît guère avant 25 ans.

Les hémorrhagies spontanées sont quelquefois précédées de prodromes,
plus spécialement d'un *molimen prodromique* qui se trahit par des palpitations, la congestion de la tête, des éblouissements, des bourdonnements
d'oreille, de l'angoisse, etc. L'apparition et la fin de l'hémorrhagie, apporte
à un certain nombre de sujets un sentiment de délivrance, de soulagement.

Le plus souvent les *hémorrhagies spontanées* sont des épistaxis. Ensuite
viennent les hémorrhagies sous-cutanées. Celles des reins, des voies aériennes, de l'intestin, des organes génitaux sont plus rares. L'hémarthrose est
assez fréquente ; l'articulation paraît très tendue, fluctuante, elle est très dou-

loureuse. Il peut en résulter la carie des extrémités articulaires, l'ankylose ou la suppuration.

De même, dans les épanchements sanguins sous-cutanés qui atteignent quelquefois un volume énorme, on a observé la suppuration, la gangrène de la peau et l'évacuation à l'extérieur. La masse qui sort est souvent couleur de chocolat, contenant des débris gangrenés. On ne doit pas oublier du reste que le sang reste longtemps liquide dans les hématomes sous-cutanés, de sorte qu'une ouverture malencontreuse peut amener une hémorrhagie incoercible et mortelle. Il est vrai qu'on a vu le même accident suivre l'ouverture spontanée.

On ne connaît pas jusqu'ici d'hémorrhagies spontanées dans la plèvre ni le péricarde. Il y a quelques cas isolés d'hémorrhagies péritonéales, méningées et cérébrales.

Les hémorrhagies traumatiques sont souvent causées par un accident. On connaît des faits où une blessure des gencives par le cure-dent, la chute d'une dent, une morsure à la langue ont causé une hémorrhagie mortelle. Wachsmuth cite le cas d'une juive, dont la défloration, dans sa nuit de noces, occasionna une hémorrhagie mortelle provenant de l'hymen déchiré, de sorte qu'au matin qui suivit son mariage on ne trouva plus qu'un cadavre. On a vu survenir avec une fréquence toute particulière des hémorrhagies rebelles après l'extraction des dents. Il faut aussi faire remarquer que l'on a observé 10 cas de mort par hémorrhagies à la suite de la circoncision chez les enfants juifs. L'expérience a par contre démontré l'innocuité relative de la vaccination. Il en est tout autrement des piqûres de sangsues et des scarifications de ventouses. On a noté que les petites plaies étaient quelquefois plus dangereuses que les grandes et Fordyce a même arrêté une hémorrhagie en agrandissant la plaie au bistouri.

On a observé aussi plusieurs fois que les plaies, par exemple les piqûres de sangsues, provoquaient des hémorrhagies d'abondance très variable suivant le moment chez un seul et même individu ; dans ces cas on n'oubliera pas les prodromes que nous avons énumérés. Il s'agit presque toujours d'hémorrhagies capillaires. Le sang sort de la plaie comme d'une éponge imbibée de sang et l'on ne découvre pas de vaisseaux saignants, pas de jet artériel.

Dans les hémorrhagies spontanées, aussi bien que traumatiques, le sang a au début son aspect normal. Mais lorsque l'hémorrhagie se prolonge plus d'un jour, il devient séreux, aqueux.

Les hémorrhagies sont quelquefois si abondantes que la mort survient en quelques heures. D'autres fois elles se prolongent des jours, des semaines. La facilité avec laquelle les hémophiliques supportent les pertes de sang est étonnante, de même aussi que la rapidité avec laquelle ils se remettent ensuite. Quelquefois une syncope, suite d'anémie centrale, arrête le sang, par suite de l'abaissement de la pression sanguine et la diminution de l'activité cardiaque.

L'*examen microscopique* et *chimique* du sang n'a rien donné de bien différent de l'état normal. Plusieurs auteurs ont indiqué l'augmentation des

globules rouges. Assmann a observé une diminution des globules blancs.
On a appelé plusieurs fois l'attention sur la conservation du pouvoir de coagulation du sang, cependant Lossen a fait remarquer le peu de consistance
des caillots. Hérard a signalé dernièrement que la quantité des éléments
organiques dans la masse des coagula sanguins était diminuée et les sels
augmentés. Certains auteurs admettent l'augmentation de la masse du sang,
en s'appuyant sur certains états congestifs qui peuvent exister.

On a quelquefois, au moment d'une hémorrhagie, observé de l'albuminurie.
On ne connaît pas d'autres modifications constantes de l'urine. Grandidier et
Schliemann indiquent une diminution de l'urée tandis que Legg l'a trouvée
légèrement augmentée. Hérard décrit la richesse de l'urine en phosphates.
Si l'anémie est prononcée, il peut se développer des œdèmes et des altérations anémiques du cœur (dilatation, souffle systolique). Il y a quelquefois
des mouvement fébriles.

On a décrit souvent une constitution spéciale aux hémophiliques : taille
délicate, cheveux blonds, yeux bleus, dents transparentes, vaisseaux sanguins superficiels, disposition prononcée aux rougeurs. Cette règle souffre
de nombreuses exceptions. Kunze prétend avoir observé la calvitie précoce. Legg et Sedwigk ont vu des nœvi chez les hémophiliques.

III. **Lésions anatomiques.**— Les recherches anatomiques n'ont pas encore
montré de lésions constantes et caractéristiques de l'hémophilie. Lorsque les
sujets succombent à l'hémorrhagie, leurs viscères sont d'une pâleur remarquable. Le cœur est graisseux.

Virchow a observé comme dans la chlorose la petitesse du cœur, l'étroitesse des vaisseaux, et la minceur de leurs parois. Parfois le ventricule gauche paraît hypertrophié, ou encore il y a des plaques graisseuses dans la
tunique interne des vaisseaux. On a trouvé quelquefois une tuméfaction
récente de la rate.

Les altérations des vaisseaux sanguins cutanés, constatées dans quelques faits, ne sont pas simplement accidentelles. C'est ainsi que Buhl a
trouvé dans un cas l'augmentation des anses vasculaires dans les capillaires de la peau et leur dégénérescence amyloïde, mais le sujet avait eu en
outre une éruption cutanée. Birch-Hirschfeld dans un cas cité par Forster,
a vu sur les capillaires et les vaisseaux de transition, la tuméfaction de
l'endothélium vasculaire, l'accroissement des noyaux avec des dépôts granuleux dans le protoplasma. Sur les préparations traitées par l'argent, on
remarquait une irrégularité frappante des dessins épithéliaux. Enfin Kidd a
décrit sur les fins vaisseaux du tissu conjonctif sous-cutané et des muscles, le
gonflement des cellules endothéliales, la tuméfaction séreuse de la musculeuse, et la multiplication de ses noyaux. Cependant Legg ne put rien
retrouver de semblable dans un autre cas.

En l'absence de substratum anatomique spécifique, on ne peut s'étonner
qu'on n'ait aucune donnée certaine sur la *nature de l'affection.*

L'hypothèse de troubles nerveux et vaso-moteurs n'explique rien. Immermann attache une importance capitale à l'étroitesse et à la minceur de paroi

des vaisseaux et à l'augmentation de la masse sanguine, qui cherche de temps à autre une issue. Cohnheim admet en outre de la minceur des parois vasculaires, la pauvreté du sang en globules rouges actifs (non démontrée) avec tendance consécutive à l'hémorrhagie. Voici l'hypothèse qui me semble, à l'heure actuelle, la plus pausible : pauvreté du sang en globules blancs (Assmann), par suite, lenteur de formation et peu de résistance des caillots (Lossen), influence nocive du sang altéré sur la paroi vasculaire et augmentation de la tendance à la diapédèse et à la rupture, rupture favorisée encore par la minceur des parois vasculaires ; l'hémorrhagie déclarée est entretenue par la coagulation lente et faible. Quant à l'explication de la diminution du nombre des globules blancs, elle reste toujours obscure.

**IV. Diagnostic.** — Il n'est le plus souvent pas très difficile de reconnaître l'hémophilie lorsqu'on a affaire à des symptômes nets. Parfois le diagnostic ne se fait que rétrospectivement ; il arrive en particulier, encore assez fréquemment aux chirurgiens, de perdre un malade par hémorrhagie à la suite d'une opération, parce qu'ils avaient affaire, à leur insu, à un hémophilique. Le même fait peut se produire chez la femme à la suite d'un accouchement.

L'hémophilie se distingue du *scorbut*, parce qu'il n'y a pas de lésions inflammatoires, ni de tuméfaction des gencives, et qu'il s'agit d'une maladie permanente. Cette dernière considération sert aussi comme diagnostic différentiel entre l'hémophilie et d'autre part la maladie tachetée de Werlhof et les autres variétés de *purpura*.

Pour distinguer l'hémorrhagie hémophilique du cordon chez les nouveaunés de celle due à des bactéries, on pratiquera la recherche des germes dans le sang.

**V. Pronostic.** — Le pronostic de l'hémophilie est sous tous les rapports sérieux et d'autant plus que le métier des malades les expose plus souvent aux traumatismes.

**VI. Traitement.** — La *prophylaxie* doit surtout s'efforcer d'empêcher l'accroissement de l'hémophilie héréditaire. Le moyen le plus actif serait d'interdire le mariage aux individus de famille héréditairement hémophilique. Ceci devant surtout porter sur les femmes, les hommes transmettant beaucoup moins souvent la maladie à leurs descendants.

Du reste, c'est une règle qu'on observe assez bien. Mais le mal ne serait pas complètement éliminé par ce moyen puisqu'il se développe une forme primitive (congénitale) d'hémophilie dont on ignore les causes. Dans ces circonstances, comme l'expérience a montré que le plus souvent la plupart des autres enfants sont hémophiliques congénitaux, on devra chercher à obtenir des parents par la persuasion, de ne pas augmenter leur famille autant que possible.

En dehors de ces mesures prophylactiques générales de grande importance, il y a encore pour chaque hémophilique un certain nombre de règles à observer. Les hémophiliques doivent éviter autant que possible les traumatismes et choisir, d'après cette considération, leur profession. Ils doivent être exempts du service militaire, leur régime sera léger et nourrissant, avec exclusion des excitants (alcool, café ou thé). S'il survient une hémorrhagie on la traitera d'après les règles de la chirurgie (repos au lit, élévation du membre saignant, compression prolongée longtemps, cautère actuel ou suture). Il ne faut guère compter sur les hémostatiques internes. Hérard arrêta dans un cas l'hémorrhagie consécutive à l'avulsion d'une dent par la ligature de la carotide.

Il faut éviter les opérations chirurgicales chez les hémophiliques ; la piqûre d'une sangsue pouvant à elle seule amener une hémorrhagie mortelle. La vaccination est sans danger, l'expérience l'a démontré. Chez les hémophiliques de religion mosaïque, il ne faut pas pratiquer la circoncision.

On ne connaît pas de médicaments guérissant l'hémophilie, on emploie surtout, à ce titre, les préparations de fer, l'ergotine, l'acétate de plomb, le sulfate de soude, le sulfate de magnésie, et les laxatifs. Ces derniers sont indiqués lorsqu'il y a état congestif.

Lorsque l'anémie consécutive aux hémorrhagies prend des proportions notables, on a essayé la transfusion, quoique l'on produise ainsi une nouvelle plaie. Dans ces derniers temps on s'est adressé de préférence en ce cas à la transfusion d'eau salée, qui a donné un bon résultat à Pur. Le plus souvent les hémophiliques guérissent avec une rapidité remarquable de cette anémie, sans que l'on ait besoin du reste d'employer la médication habituelle en ce cas.

Traitement symptomatique contre les douleurs rhumatoïdes et névralgiques, de même que contre le gonflement non hémorrhagique des articulations.

## 10. — Hémoglobinurie récidivante.
### Hémoglobinurie paroxystique ou périodique. Hématurie d'hiver.

I. Étiologie. — Ce n'est que dans ces dernières années que l'attention s'est portée sur l'hémoglobinurie paroxystique, quoique cette maladie ait été décrite dès 1794 par Charles Stewart, au dire de Wickham Legg. Le plus grand nombre des observations provient de l'Angleterre. Cette affection est plus commune encore aux Indes, mais du reste, pendant ces dernières années, il a été publié de nombreuses observations en Allemagne, tandis qu'il n'y a eu en France que quelques faits rares, et en Russie une communication de Stolnikow.

Cette maladie atteint exclusivement les hommes. Le sujet le plus jeune est un enfant de 7 mois (Wiltshire).

Les causes restent inconnues, ou bien on note l'existence antérieure de fièvres intermittentes, d'ictère, de rhumatismes, sans réussir à trouver avec ces maladies un lien bien démontré. On a plusieurs fois incriminé la syphilis

et même on prétend avoir guéri la maladie par un traitement antisyphilitique. Dans une observation de Neale la maladie se rattachait directement
à un traumatisme de la région rénale. Pas plus que sur les causes, on n'est
fixé sur la nature de cette affection.

**II. Symptômes et Diagnostic.** — La maladie se manifeste par l'excrétion
d'urine contenant de l'hémoglobine, excrétion qui se fait par crises qui
durent quelques heures, plus rarement quelques jours, ou même des semaines.
On a vu dans quelques cas plusieurs crises dans une même journée. Il est
de règle que cette crise suive un refroidissement. Déjà Pavy a fait remarquer,
avec raison, que le froid aux mains et aux pieds est particulièrement dangereux. Murri, et de même Boas et Weber purent provoquer à volonté les
crises chez leurs malades, en leur donnant un bain de pieds ou de mains
froid. Rosenbach a fait une constatation analogue et Lichtheim a remarqué
chez un jeune garçon que l'hémoglobinurie était particulièrement provoquée par un bain à basse température. D'accord avec ces données, les
crises des malades sont surtout fréquentes en automne, en hiver et au printemps, tandis qu'elles manquent souvent absolument en été, et qu'elles
cessent lorsque les sujets séjournent au lit, évitant ainsi les refroidissements
cutanés. On s'explique ainsi que Hassal ait donné à la maladie le nom
d'hématurie d'hiver.

Dans certains cas, à la vérité, on ne peut découvrir une cause quelconque
à la crise. Les observations de Leube et Fleischer, de Kast et de Bollinger,
dans lesquelles il survenait toujours une crise après une longue marche,
sont remarquables, ainsi que le cas de Lépine, qui coïncidait avec un mal de
Bright et dans lequel les excès de boisson et génitaux amenaient toujours
une crise. Les excitations psychiques, la faim et la menstruation ont aussi
de l'influence sur la production des crises.

Dans la plupart des cas chaque crise d'hémoglobinurie est précédée de
manifestations également intermittentes. Les malades ressentent subitement des picotements, des fourmillements dans la peau; ils éprouvent des
tiraillements, de la lourdeur dans les membres; ils bâillent souvent, ils
sont pris de nausées et même de vomissements; ils ont une sensation de pesanteur dans les régions du foie et des reins et ils sont agités finalement
par un grand frisson. Celui-ci est suivi par une fièvre de plusieurs heures (jusqu'au delà de 40°) qui se termine par des sueurs et retombe peu à peu
à la normale. Il se développe souvent sur la peau de l'urticaire.

Il se produit à la vérité des modifications dans ce tableau. Quelques
symptômes s'atténuent ou même disparaissent : Murri a publié une observation, où il y avait pendant la crise un abaissement thermique (35°,8. C.).

L'*urine* qui auparavant était normale, prend pendant la crise l'aspect
déjà décrit d'urine hémoglobinurique (voy. vol. II). Mais après quelques
heures elle s'éclaircit déjà et redevient très rapidement normale.

Murri évalua la quantité d'urine pendant la durée de la crise et trouva
dans deux cas une importante diminution. Rosenbach a noté l'albuminurie
avant la crise. On a observé plus souvent une albuminurie transitoire liée à

l'hémoglobinurie. Vraisemblablement, l'albuminurie prodromique de la crise dépend de ce que déjà une certaine quantité de globules rouges s'est détruite dans la circulation, mais encore en proportion assez considérable pour que la rate et le foie ne suffisent pas à emmagasiner l'hémoglobine mise en liberté. Ce n'est que si la destruction de globules rouges s'accroît davantage que survient l'hémoglobinurie. Neale a rencontré une substance albuminoïde particulière qui se coagulait par la chaleur, se redissolvait par l'addition d'acide nitrique et alors se reprécipitait par le refroidissement. Les données sur l'excrétion de l'urée ne sont pas concordantes, les uns ayant trouvé une diminution, les autres une augmentation. Il en est de même pour le poids spécifique de l'urine.

Chaque crise dure parfois seulement quelques heures. Les malades se sentent comme meurtris et sont en outre d'une pâleur inaccoutumée, atteignant la peau et les muqueuses. Parfois la peau et les conjonctives prennent une teinte ictérique.

On a décrit souvent pendant la crise de la sensibilité à la pression et de la tuméfaction du foie et de la rate.

Il n'est venu sérieusement à l'esprit de personne de considérer l'affection comme une maladie locale des reins. Car s'il y a de la sensibilité à la région lombaire celle-ci peut très bien s'expliquer par une obstruction partielle des canaux excréteurs de l'urine par l'hémoglobine. On pensera d'autant moins à une lésion uniquement rénale, que l'on a trouvé des altérations du sang. Kussner a trouvé d'abord que le sang d'une ventouse, qu'il appliquait pendant une crise, avait son sérum rouge rubis, preuve qu'il y avait eu dans la circulation générale dissolution de nombreux globules rouges.

Murri, Stolnikow, et Boas ont vérifié ce fait. Ehrlich a examiné chez un malade le sang d'un doigt, serré par une ligature élastique et plongé dans l'eau froide. Tandis que, avec ce procédé, on ne remarque chez les sujets sains aucune modification du sang, Ehrlich trouva chez son malade de l'hémoglobine dans le sérum, les globules rouges en dissolution ou décolorés, à l'état d' « ombres », présentant en même temps une grande variété de forme et une remarquable petitesse (microcythémie, poikilocytose. Boas a confirmé ces données. Murri et Vitali ont démontré que les globules rouges des syphilitiques, même sans hémoglobinurie, résistent moins au froid que ceux des personnes saines, on est ainsi conduit à chercher l'origine de l'hémoglobinurie paroxystique dans une affection des organes hématopoiétiques qui amène la production de globules rouges moins résistants. Mais il s'y ajoute vraisemblablement des troubles de l'innervation vaso-motrice, dont le résultat est la production de stase dans les vaisseaux cutanés sous l'influence d'une température basse, stase qui favorise la destruction thermique de nombreux globules rouges. Il faut encore citer à ce propos l'urticaire.

On a en outre observé dans quelques faits isolés la diminution des globules rouges et l'augmentation des globules blancs.


III. **Anatomie pathologique.** — Au point de vue anatomo-pathologique on a

jusqu'ici bien peu d'éclaircissements sur cette maladie. Nous ne connaissons
que les autopsies de Murri et d'Orsi. Il y avait tuméfaction et hyperhémie des
reins avec intégrité de l'épithélium et du tissu conjonctif. Dans un cas de Murri,
il y avait en outre dépôt de pigment dans les cellules épithéliales du rein.

**IV. Pronostic.** — Les auteurs anglais notamment ont rapporté de nombreuses guérisons d'hémoglobinurie récidivante. On a aussi en Allemagne
observé la guérison, quand la syphilis était l'origine de l'affection, sous l'influence d'une médication antisyphilitique. Dans les autres éventualités, on
doit être très réservé sur le pronostic. Il s'écoule parfois des années jusqu'au
jour où de nouvelles crises d'hémoglobinurie se montrent tout à coup.

**V. Traitement.** — Dans l'hémoglobinurie paroxystique il faut préserver
les malades des refroidissements et si les crises surviennent fréquemment
les obliger à un séjour prolongé au lit. On a administré la quinine le plus
souvent sans résultat. S'il y a eu antérieurement syphilis, on prescrira un traitement mercuriel ou ioduré. Contre l'anémie qui résulte de l'affection on
utilisera les préparations de fer, et en été, la cure de petit lait et le séjour
dans les montagnes.

**11. — Scorbut.**
*Scharbock.*

**I. Étiologie.** — Le scorbut présente beaucoup d'affinités, dans ses manifestations cliniques, avec le purpura hemorrhagica et le purpura rhumatismal.
Il s'agit alors aussi d'hémorrhagies des téguments cutanés et des muqueuses,
s'associant du reste à une tendance marquée aux inflammations, parmi lesquelles les modifications qui surviennent du côté des gencives sont les plus
constantes et les plus connues.

On peut définir, en un mot, le scorbut une maladie d'inanition, inanition
qui peut être la conséquence de causes très diverses et assez souvent diamé-
tralement opposées d'un cas à l'autre.

Il faut citer avant tout *l'alimentation défectueuse.* Dans beaucoup de cas,
le scorbut est produit par un régime trop pauvre ; celui-ci peut être d'une
insuffisance relative ou absolue, et dans le premier cas être tout à fait dispro-
portionné avec ce qu'exige la satisfaction des besoins physiques. Il n'est donc
pas étonnant que l'on ait vu survenir le scorbut dans les prisons, dans les maisons de correction, en temps de disette, à la suite de mauvaises récoltes,
dans les villes assiégées, dans les longs voyages sur mer et dans d'autres
circonstances analogues.

Dans plus d'un cas, on a attribué à l'emploi d'aliments altérés le développement du scorbut. Il faut aussi prendre le plus souvent en considération, en
pareil cas, les autres circonstances extérieures que nous venons de mentionner. Il est facile à concevoir que dans ces circonstances il y a souvent en
même temps insuffisance de nourriture et altération des aliments, de sorte

que l'on doit être en général convaincu que l'on se trouvera dans la grande
majorité des cas de scorbut en présence de plusieurs facteurs. On doit aussi
insister sur l'importance d'une bonne eau potable ; plus d'un voyage d'exploration échoua, parce que la provision d'eau potable était insuffisante, ce qui
amena parmi les audacieux explorateurs le développement du scorbut.

Dans un troisième groupe de faits, la quantité des aliments, leur qualité
même restent par elles-mêmes suffisantes, mais leur nature est mal appropriée
et défectueuse. Il faut citer ici en première ligne la privation de légumes frais,
privation forcée dans les voyages sur mer, dans les voyages d'exploration et
à la suite des mauvaises récoltes. La privation de pommes de terre fraîches
joue un rôle particulièrement important. On a en effet vu plusieurs épidémies
de scorbut se développer, récemment encore en Irlande et en Angleterre, à
la suite d'une mauvaise récolte de pommes de terre. D'un autre côté, il est à
peine un moyen plus rapide et plus sûr de faire disparaître le scorbut que de
fournir aux malades des légumes frais. De même la privation prolongée de
viandes fraîches peut produire le scorbut. On a cité comme tout à fait fâcheux
le régime trop riche en viande salée ou saumurée, auquel étaient autrefois
tout particulièrement condamnés les marins. Il a été aussi décrit plusieurs
épidémies de scorbut qui devaient leur origine à la pauvreté de l'alimentation
en graisse et qui disparaissaient lorsque pour remède on fournissait de la
graisse en quantité suffisante. Ingerslev et Cheadle ont observé le développement du scorbut chez les nouveau-nés à la suite de l'administration trop
uniforme et insuffisante d'une bouillie farineuse.

En outre de l'alimentation défectueuse, il faut aussi tenir compte dans
l'étiologie du scorbut des habitations humides, mal aérées, encombrées et
de l'exposition prolongée à l'humidité. Plus d'une épidémie de caserne,
de prison, d'orphelinats, ou de milieux analogues s'expliquent par ces influences. Bien plus, on a observé plusieurs fois que des groupes d'individus,
à nourriture mauvaise, mais séjournant dans un bon milieu, restaient
indemnes de scorbut, tandis que d'autres dans une situation précisément
inverse en étaient atteints.

De même le scorbut s'est déclaré parmi des marins, ou des explorateurs
des régions polaires, pourvus de vivres appropriés et en abondance, dans des
conditions sanitaires d'ailleurs satisfaisantes, parce qu'ils étaient continuellement mouillés et ne pouvaient changer assez souvent de vêtements.

D'après ce que nous venons de dire, il est clair que la *situation géographique*, de même que le *climat et la température* ont une influence sur le
développement du scorbut : on le rencontre fréquemment dans les pays du
Nord ; les climats pluvieux et froids favorisent sa production. Les épidémies
de scorbut sont plus fréquentes en hiver et surtout au printemps qu'en été et
en automne.

Le *surmenage physique et intellectuel* doivent aussi être rangés parmi
les causes du scorbut. Chez les marins et les assiégés on a maintes fois
observé le scorbut, lorsqu'on leur demande un surcroît de travail physique,
peut-être parce que la nourriture strictement mesurée ne suffisait plus dans
ces conditions. Il est vrai qu'il peut arriver que justement les gens occupés

soient épargnés, tandis que les désœuvrés sont atteints. On a remarqué souvent aussi en pareille circonstance que le courage, l'humeur gaie, l'espérance préservaient du scorbut, tandis que les hommes abattus, sans ardeur, étaient la proie de la maladie. On attribuera encore une certaine importance au mal du pays, à la nostalgie.

L'observation a montré que le scorbut était plus fréquent chez l'homme que chez la femme ; cela résulte, on le comprend aisément, de ce que les hommes sont précisément exposés avec une fréquence particulière aux circonstances qui lui donnent naissance.

C'est ce qui explique aussi, que la maladie atteigne surtout les personnes *d'âge moyen* ; cependant aucun âge n'est épargné puisqu'on l'a observé chez les vieillards et à l'état d'épidémie dans des maisons d'enfants trouvés mal organisées.

Il se rencontre moins souvent dans les classes élevées de la société que *dans les basses*, parce que celles-ci sont les premières à ressentir le contrecoup des malheurs publics et en souffrent le plus.

Il existe parfois une *prédisposition* acquise ou héréditaire pour le scorbut. Dans les mêmes circonstances les personnes faibles sont plutôt atteintes et plus sérieusement que les sujets robustes et forts. Les alcooliques sont particulièrement exposés au point que l'on a vu plusieurs fois des cas sporadiques de scorbut chez ces buveurs qui ne vivent pour ainsi dire que d'alcool. Les sujets qui ont été atteints de malaria, de dysenterie, de fièvre typhoïde ou de syphilis sont spécialement aptes à contracter le scorbut.

Le plus souvent le scorbut apparaît d'une façon *épidémique*. Les voyages en mer, les expéditions d'exploration, la guerre, les mauvaises récoltes en sont, comme nous l'avons déjà indiqué, les causes extérieures les plus fréquentes. Les pertes en hommes du fait du scorbut ont été autrefois considérables, à tel point que dans beaucoup de sièges plus d'hommes succombèrent par le scorbut que par les armes ennemies. Tout récemment encore, il survint pendant la guerre franco-allemande une épidémie de scorbut dans Paris assiégé. Grâce à des mesures appropriées, les épidémies de scorbut ont de plus en plus perdu, il faut le dire, à l'époque actuelle, de leur fréquence, de leur intensité et de leur extension.

Il y a cependant encore aujourd'hui des régions ou le scorbut sévit *endémiquement*, certains districts de la Russie et de la Roumanie. On doit imputer cet état de choses à l'ignorance, au manque d'énergie, ou à la culture rudimentaire de ces pays.

Par contre dans les pays civilisés, les cas *sporadiques* deviennent de moins en moins communs, et ils résultent toujours d'influences nocives que nous avons énumérées.

On ne peut arriver à retrouver dans les ouvrages des médecins anciens des descriptions certaines de scorbut. Les premières observations dignes de foi, remontent au temps des croisades. Jacques de Vitry décrit une épidémie qui sévit sur les croisés devant Damiette (1218), et Joinville dans l'armée de Louis IX devant le Caire (1250). Le scorbut attira vivement l'attention, lorsqu'au seizième siècle, la navigation vers les parties du monde lointaines prit

un prodigieux essor. Vasco de Gama, par exemple, vit en doublant le cap de
Bonne-Espérance, dans son voyage vers les Indes orientales, sur 160 personnes, 100 succomber au scorbut. La conséquence de ces faits fut que les
médecins attribuèrent à peu près tout au scorbut. Ce ne fut qu'au milieu du
siècle dernier qu'une juste appréciation s'établit.

On a jusque dans ces derniers temps distingué le scorbut qui se développe
sur le continent de celui qui se manifeste sur mer. Tous les deux sont identiques dans leur nature et dans leurs causes.

**II. Symptômes.** — Ce n'est que rarement qu'on voit le scorbut se déclarer
brusquement et sans prodromes. Ces cas se distinguent le plus souvent par
leur marche aiguë et souvent aussi pernicieuse. En règle générale, il survient
des prodromes, qui tantôt durent seulement quelques jours, mais plus souvent se prolongent pendant une ou deux semaines, et même davantage. Ils
arrivent à produire chez les malades le tableau spécial de l'anémie scorbutique.

Les patients perdent progressivement la teinte normale de leur peau. Elle
devient sèche, fendillée, écailleuse. Le visage est gris, terreux ; les lèvres
sont livides, les yeux ternes, s'enfoncent dans leurs orbites. Il se produit des
anneaux de bistre sur les paupières. On a aussi observé plusieurs fois l'apparition de taches sombres, brunâtres sur le visage. En temps d'épidémie de
scorbut, on peut souvent uniquement d'après l'altération de la couleur de la
peau soupçonner le mal encore latent.

D'ordinaire, une profonde dépression s'empare des malades. Ils perdent
le plus souvent l'appétit, plus rarement au contraire se manifeste une faim
dévorante, l'envie d'aliments acides, piquants et les forces déclinent de plus
en plus. Le moindre effort provoque de la dyspnée, des palpitations ; en
même temps, apparaissent encore assez souvent de la pesanteur de tête,
de la céphalalgie, ou des défaillances.

Parmi les symptômes qui se produisent les premiers il faut citer les modifications inflammatoires des gencives, cependant celles-ci peuvent absolument manquer, ou bien elles sont précédées d'hémorrhagies cutanées ou rarement d'autres manifestations scorbutiques. Les lésions des gencives débutent le plus souvent sur la surface antérieure des incisives et s'étendent alors
vers l'intérieur et sur les côtés vers les dents molaires. Si les dents manquent, les lésions sont absentes en ces points, cependant elles se continuent
sur les chicots (voy. fig. 8).

Chez les vieillards qui ont perdu leurs dents et chez les enfants on ne trouve
pas d'inflammation des gencives.

On remarque d'abord sur le bord libre des gencives une forte distension
des vaisseaux veineux. La gencive se tuméfie de plus en plus, ses tissus
deviennent plus lâches, la rougeur fait place à une coloration bleuâtre et le
plus léger attouchement de la gencive provoque de la douleur et surtout une
hémorrhagie plus ou moins violente. Les angles des gencives, qui se trouvent
entre deux dents se font remarquer par une tuméfaction et un volume considérable, de sorte qu'ils représentent souvent de petits lobules charnus.

Les gencives se détachent des dents et peuvent devenir proéminentes à tel point que les portions intérieures et extérieures tuméfiées arrivent à se réunir au-dessus de la dent. Il advient encore que les dents deviennent mobiles dans leurs alvéoles et tombent, saines ou cariées. Il n'est pas rare que le gonflement des gencives arrive à être si considérable que les vaisseaux sont comprimés et le cours du sang interrompu ; les tissus se nécrosent et forment une pulpe friable, mortifiée, bleuâtre ou noirâtre, lésions que l'on désigne souvent sous le nom de diphtéritique.

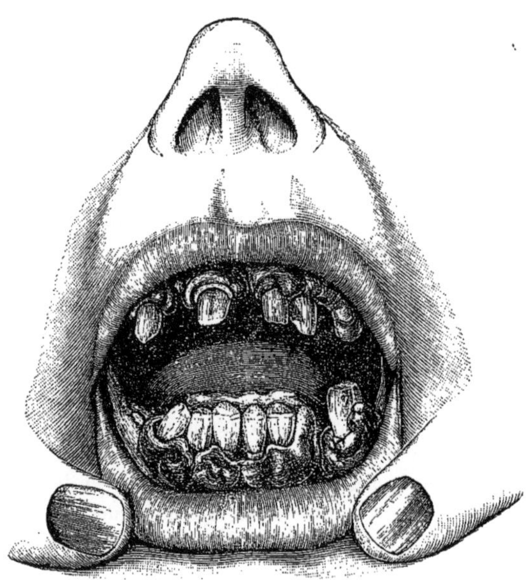

FIG. 8. — *Lésions scorbutiques des gencives chez une femme de 43 ans.* (Obs. personnelle. Clinique de Zurich.)

L'inflammation des gencives diminue à mesure qu'on s'éloigne du bord libre de la dent et cesse complètement à la base. La muqueuse des lèvres, celle des joues sont presque toujours épargnées. On n'a vu qu'exceptionnellement s'y développer une rougeur inflammatoire, du ramollissement et des ulcérations saignantes.

On a observé quelquefois des manifestations inflammatoires dans le pharynx, et Pinder particulièrement a trouvé des excroissances et des ulcérations sur la paroi postérieure du pharynx.

On a invoqué pour expliquer l'inflammation presque constante des gencives une raison mécanique. Le scorbut amène dans les différents tissus une tendance aux inflammations, qui se produisent avec une facilité particulière sous l'influence du traumatisme ; comme les gencives sont constamment exposées à des irritations mécaniques pendant l'acte de la mastication, on comprend aisément la fréquence de leurs lésions dans le scorbut.

En même temps que se développe l'inflammation des gencives, les malades se plaignent d'ordinaire de souffrir, toutes les fois qu'ils prennent de la nourriture. En dehors de cela, ils n'éprouvent souvent aucune autre gêne, même lorsque les lésions inflammatoires sont très accentuées. La bouche exhale souvent une odeur pestilentielle. La sécrétion salivaire paraît aussi augmentée chez un certain nombre de malades, vraisemblablement par le fait d'une excitation réflexe partie des points enflammés, de sorte qu'il s'échappe presque continuellement de la bouche un liquide fétide, sanguinolent, dans lequel Scherer a trouvé de nombreux infusoires et des champignons inférieurs.

Lorsque le scorbut marche vers la guérison, les gencives peuvent recouvrer complètement leur état normal. Dans beaucoup de cas, au contraire, il se produit un tissu dur, comme cicatriciel qui persiste toute la vie.

En même temps, ou peu après, rarement avant les manifestations gingivales, se développent sous la peau et le tissu cellulaire sous-cutané des hémorrhagies.

Les *hémorrhagies cutanées* se présentent le plus souvent sous la forme de pétéchies, dont les dimensions varient entre la grosseur d'une piqûre de puce et celle d'une troisième phalange.

Elles se montrent d'abord et en plus grand nombre aux jambes, et particulièrement du côté de l'extension. Le tronc et les extrémités sont souvent atteints plus tard, le visage reste le plus souvent indemne. Les traumatismes, la pression, les chocs, la constriction des jarretières, la marche prolongée les font souvent apparaître et leur donnent une configuration diverse, en stries par exemple (vibices). On les voit aussi fréquemment se grouper nombreuses autour d'anciennes cicatrices. Assez souvent une extrémité est parsemée d'un semis serré de points hémorrhagiques. Suivant leur âge elles sont rouge foncé, rouge brun, verdâtres ou jaunes.

Les premières lésions se produisent souvent autour d'un follicule pileux, de sorte que le vaisseau qui l'entoure est manifestement le point de départ de l'hémorrhagie. Le poil est assez souvent sec, il s'effrite et tombe. Parfois, les hémorrhagies sont si nombreuses que la peau est semée de petites papules saillantes, planes ou acuminées. (Lichen et acné scorbutiques.)

Le sang se répand parfois entre le réseau de Malpighi et l'épiderme qu'il soulève sous forme de vésicules petites ou de bulles plus volumineuses : herpès et pemphigus scorbutiques. Dans le cas de pemphigus, il peut arriver que la paroi de la bulle se rompe et laisse derrière elle une surface ulcérée, qui se recouvre d'une croûte sanguine.

Celle-ci enlevée, on a le plus souvent une ulcération, saignant facilement, recouverte de granulations très bourgeonnantes, plus disposée à s'étendre qu'à guérir, sécrétant parfois un pus fétide de mauvais aspect. Lorsque les croûtes sanguines sont formées de plusieurs couches non superposées, elles prennent un aspect spécial qu'on a désigné sous le nom de rupia scorbutique. On a dans plusieurs faits isolés observé des suintements sanguins libres sur la peau, c'est ce qu'on a nommé à tort hématidrose.

Les hémorrhagies du *tissu conjonctif sous-cutané* peuvent atteindre de

grandes proportions, au point d'occuper dans quelques cas toute la circonférence d'un membre. Elles se développent tantôt rapidement, tantôt lentement. Dans les premiers cas elles s'accompagnent d'ordinaire de phénomènes
douloureux et d'élévation thermique. La peau qui les recouvre est, en règle
générale, peu ou pas soulevée, elle présente de l'empâtement, de la douleur à
la pression et même parfois une élévation de température locale.

Les régions du tendon d'Achille et poplitée sont, avec une fréquence toute
particulière, le siège de semblables hémorrhagies, qui doivent souvent leur
origine à des causes traumatiques ou mécaniques.

Elles peuvent disparaître complètement et sans laisser de traces, ou bien
amener un épaississement scléreux consécutif de la peau, ou bien encore
produire des adhérences avec les couches sous-jacentes et troubler ainsi le
jeu des articulations. De cette façon se développent quelquefois des attitudes
vicieuses des pieds, le plus souvent en varus-équin, plus rarement en d'autres
variétés de pied-bot, ou encore une pseudo-ankylose du genou. Il peut aussi
se manifester une atrophie par compression des muscles sous-jacents, qui
cause l'impotence des extrémités et ne disparaît que tardivement.

Parfois il s'y produit de l'inflammation et de la suppuration; la peau
rompue laisse s'écouler une masse couleur de chocolat, ou quelquefois fétide contenant des débris de tissus, et il en résulte des ulcères
semblables à ceux que nous avons décrits consécutivement aux hémorrhagies cutanées.

Il se fait quelquefois des hémorrhagies autour ou sous les ongles, amenant des inflammations et, dans certaines circonstances, la chute de l'ongle
(onychia et paronychia scorbutica).

Les *hémorrhagies musculaires* se rencontrent le plus souvent dans les
péroniers, les extenseurs de la jambe, les fessiers et les muscles de la paroi
abdominale. Elles sont habituellement d'autant plus douloureuses que leur
développement est plus rapide. Il y a aussi dans ces cas aigus élévation de
température. Il peut se produire des suppurations avec perforation de la
peau, ou bien un épaississement scléreux consécutif avec contractures et
positions vicieuses des extrémités, ou enfin de l'atrophie et de l'inertie musculaires.

Les *hémorrhagies des muqueuses* sont déjà bien moins communes,
elles peuvent cependant donner la mort par perte de sang ou la hâter par
inanition. Nous citerons les épistaxis, l'hématémèse, l'entérorrhagie, l'hématurie, et comme plus rares les métrorrhagies, les hémoptysies.

Dans beaucoup de cas se montre un gonflement douloureux *des articulations*. Le liquide collecté dans les jointures peut être purement séreux,
ou bien hémorrhagique. Il se développe quelquefois alors des arthrites
purulentes, de la carie, des déformations des extrémités articulaires et de
l'ankylose vraie.

Nommons enfin comme manifestations exceptionnelles du scorbut les
hémorrhagies *sous-périostées* et *épiphysaires*. Les hémorrhagies sous-
périostées se montrent surtout à la face antérieure du tibia, elles peuvent
aussi atteindre les autres os, l'omoplate, le maxillaire inférieur, le palais

osseux, par exemple. Le sang épanché sous le périoste forme une tuméfaction douloureuse, qui se résorbe le plus souvent. Les hémorrhagies épiphysaires se remarquent avec la plus grande fréquence relative sur les cartilages costaux, où elles amènent parfois la séparation de la côte du cartilage costal, de sorte que l'extrémité libre de la côte s'enfonce vers l'intérieur. Il s'ensuit naturellement, en raison de la douleur, des troubles respiratoires.

On rencontre aussi dans le scorbut des hémorrhagies et des inflammations des autres *cavités séreuses*. Le plus souvent ces inflammations sont hémorrhagiques et atteignent de préférence la plèvre, le péricarde, plus rarement le péritoine. Elles se développent fréquemment avec une rapidité extraordinaire et anémient profondément les malades ou peuvent amener la suffocation par compression du poumon, ou paralysie du cœur. Plusieurs auteurs prétendent avoir constaté la résorption rapide de ces épanchements.

On a encore observé des hémorrhagies méningées, provoquant de la douleur, des paresthésies, des convulsions, des contractures, des paralysies et des attaques apoplectiformes. Il n'est pas bien établi qu'il y ait une hémorrhagie cérébrale spéciale au scorbut.

Les *yeux* sont assez souvent lésés dans le scorbut. Il se forme des inflammations et des hémorrhagies dans la conjonctive. Il peut aussi se produire une hémorrhagie dans la chambre antérieure ou une choroïdite hémorrhagique. On a aussi observé plusieurs fois cette forme particulière, le plus souvent double de kératite qui s'accompagne de panophtalmie analogue à celle qui se développe à la suite des lésions du trijumeau (voy. vol. III) et qu'on a nommée ophtalmie neuro-paralytique. Il y a assez souvent relativement de l'héméralopie, tantôt comme signe prodromique, tantôt pendant le développement des manifestations extérieures, tantôt enfin après la maladie. On n'en connaît point la cause.

En même temps que les manifestations du scorbut se multiplient de plus en plus et augmentent, l'*état général* s'aggrave. L'aspect des malades est caractéristique, le panniculé graisseux et les muscles s'atrophient de plus en plus. On a, il est vrai, observé dans plusieurs cas un état satisfaisant remarquablement persistant de la nutrition générale. La fièvre manque ou est peu élevée et à type irrégulier. Les fortes élévations de température sont le plus souvent causées par la formation d'abcès.

Du côté du *cœur*, on trouve des lésions anémiques; augmentation de la matité et souffles systoliques. Il y a parfois hypertrophie splénique. Il se produit aussi quelquefois de la diarrhée qui peut revêtir le caractère dysentériforme. On a vu plusieurs fois la combinaison du scorbut avec la dysenterie vraie.

L'urine varie dans sa quantité, acide le plus souvent, elle devient facilement alcaline, son poids spécifique est ordinairement abaissé. Pair a vu dans un cas de la polyurie. L'urine contient souvent de l'albumine, cependant il ne faut pas toujours en conclure à une néphrite, complication rare.

Les données sur les *modifications chimiques* de l'urine varient. L'urée est habituellement diminuée. Simon prétend avoir trouvé une augmentation de l'acide urique. On a rencontré plusieurs fois une augmentation de l'excrétion de potasse, augmentation tantôt absolue, tantôt relative par rapport à la soude. Grocco mentionne la peptonurie.

Les *examens du sang* n'ont pas jusqu'aujourd'hui conduit à des résultats concordants. Beaucoup ont insisté sur la diminution, sur la perte du pouvoir de coagulation du sang. Plusieurs auteurs admettent l'augmentation de l'alcalinité, la diminution du contenu en potasse et en fer, l'augmentation du chlorure de sodium. Les données sur le contenu en albumine sont contradictoires, les uns admettant une diminution, les autres une augmentation. On ne doit pas être très surpris qu'après les hémorrhagies le nombre des globules rouges diminue et celui des globules blancs augmente. Chez la femme, à laquelle se rapporte la figure 8, j'ai vu la quantité d'hémoglobine du sang descendre à 30 0/0 de la normale, quoiqu'il ne soit jamais survenu d'hémorrhagies libres abondantes.

La *marche de* l'affection est le plus souvent chronique ou subaiguë, rarement aiguë. Les cas subaigus durent quatre à huit semaines. Les cas chroniques quatre à huit mois au plus.

La *terminaison* par la mort n'est pas rare. Elle résulte tantôt de la perte croissante des forces, tantôt d'épanchements considérables des plèvres ou du péricarde, tantôt de pneumonie ou d'hémorrhagies profuses, tantôt enfin de l'apparition des signes d'un état septique.

Si l'affection marche vers la guérison, la convalescence se prolonge quelquefois très longtemps. Il persiste toujours, du reste, une grande tendance aux récidives.

La pneumonie fibrineuse est la *complication* la plus fréquente du scorbut. Elle reconnaît assez souvent pour origine un infarctus hémorrhagique du poumon. Elle peut aboutir à la gangrène. Les scorbutiques sont atteints parfois d'autres maladies infectieuses. Nous avons déjà parlé de la dysenterie, mais il faut encore ajouter la variole, la fièvre typhoïde, le typhus récurrent. Il se développe aussi parfois une endocardite septique.

**III. Anatomie pathologique.** — Les cadavres se font remarquer d'ordinaire par le faible développement de la rigidité cadavérique et la formation de nombreuses sugillations. Remarquable aussi est la tendance aux promptes altérations cadavériques.

Les *hémorrhagies cutanées* restent reconnaissables après la mort. Dans les foyers hémorrhagiques *sous-cutanés* et *intra-musculaires* on trouve assez souvent des coagulations, ou bien la métamorphose conjonctive au début ou accomplie, ayant amené un épaississement et une prolifération, ici surtout gélatiniforme, là, épaisse, scléreuse. Dans les hémorrhagies sous-périostées, les couches osseuses superficielles se montrent parfois rouges et même nécrosées. On prétend avoir trouvé dans plusieurs cas, le ramollissement d'un cal antérieur ou le défaut de consolidation dans les fractures récentes. Uskow a décrit une transformation lymphoïde de la moelle osseuse. On trouve fréquemment des épanchements séreux ou sanguinolents dans les *jointures*, des hémorrhagies dans les cartilages articulaires ou la synoviale,

l'usure des cartilages articulaires et quelquefois aussi une collection purulente dans l'articulation.

Les cavités *séreuses* contiennent souvent du sang absolument liquide, ou
des caillots fibrineux, mêlés avec des produits inflammatoires. On rencontre
aussi fréquemment dans le tissu conjonctif sous-séreux des hémorrhagies
plus ou moins étendues.

Le *sang* est ordinairement rouge cerise et fluide ; sa quantité est souvent
très minime, au point que les organes internes sont remarquables par leur
pauvreté en sang ; assez fréquemment ils sont frappés de dégénérescence graisseuse. Il y a néanmoins des hémorrhagies dans beaucoup de
viscères.

Le *cœur* est d'ordinaire ratatiné, friable, de couleur brun pâle, et par places
graisseux. Les hémorrhagies sous-épicardiques sont fréquentes, plus rares les
sous-endocardiques. Il y a quelquefois des lésions endocardiques. Il peut
aussi s'être produit, particulièrement dans le cœur droit, des thromboses
cardiaques marastiques.

Il se développe assez souvent dans les *bronches* des hémorrhagies sous-
épithéliales. Dans les *poumons*, on trouve fréquemment de l'œdème, parfois
de nature hémorrhagique, ou bien on remarque des lésions fibrino-inflam-
matoires ou gangréneuses, dans d'autres cas des infarctus hémorrhagiques,
produits par extravasation sanguine ou par embolie, embolie provenant
du morcellement d'un thrombus du cœur.

La *rate* est fréquemment tuméfiée et de consistance très molle ; les infarctus hémorrhagiques n'y sont pas rares.

On doit mentionner du côté du *foie* les hémorrhagies et la dégénérescence
graisseuse.

Les *reins* sont le plus souvent intacts ; leur inflammation est exceptionnelle. Il y a par contre souvent des suffusions sanguines sur les muqueuses des
canaux excréteurs de l'urine, de même que sur celles des organes génitaux.

Leven a pratiqué l'examen microscopique des organes, surtout en ce qui
concerne la dégénérescence graisseuse, qu'il a trouvée dans les muscles, et
surtout dans les muscles les plus actifs, le myocarde, les muscle spinaux, ceux
des cuisses, du bras, etc. ; le foie et les reins étaient aussi atteints. Uskow et
plus tard Swiderski ont décrit sur les capillaires et les petites artéres des
gencives et de la muqueuse intestinale la tuméfaction de l'endothélium dont
les cellules amènent, par le contact avec les cellules endothéliales situées en
face, l'occlusion du vaisseau et font bomber la paroi vers l'extérieur. Vers le
centre de ces points Swiderski a observé la disjonction des cellules endothéliales, la formation de lacunes et la sortie des globules rouges, à travers ces
pertuis, dans les tissus environnants.

Le défaut d'altérations caractéristiques dans la structure et la composition
chimique du sang et d'autres organes, montre que la nature du scorbut est
inconnue. En le définissant une maladie du sang, qui prédispose les vaisseaux à la rupture et à la diapédèse et les tissus aux modifications inflammatoires, on donne à peine une explication, plutôt une paraphrase des symptômes.

On a plusieurs fois émis dans ces derniers temps l'opinion que le scorbut est une maladie infectieuse qui serait miasmatique et contagieuse à la fois. De cette opinion, il reste un seul point bien établi, c'est que le scorbut se développe souvent dans de mauvaises circonstances hygiéniques, qui amènent aussi d'autres maladies infectieuses. La contagion d'homme à homme n'est en tout cas nullement démontrée et les essais de transmission sur les chiens par le sang, que Murri, Cantù, Pari et Pétrone ont pratiqués avec un prétendu succès, n'ont pas réussi jusqu'ici à modifier en quoi que ce soit les opinions anciennes.

Plusieurs auteurs ont donné comme cause du scorbut la richesse exagérée du sang en chlorure de sodium ; la pathologie expérimentale a réussi à produire les manifestations du scorbut par l'injection de solutions de chlorure de sodium dans les vaisseaux sanguins de grenouilles. Si Prussak et Stricker ont obtenu des résultats positifs, ceux de Cohnheim furent négatifs.

En outre cette opinion a été inspirée par ce fait admis que chez les marins c'est particulièrement l'usage des viandes salées et saumurées qui cause facilement le scorbut, donnée qui a, du reste, été combattue et qui en tous cas n'est applicable qu'à certains cas de scorbut.

Il en est de même d'une autre opinion, mieux établie, d'ordre chimique, la théorie de la potasse dont Garrod en particulier s'est fait l'ardent défenseur. Garrod insiste sur ce fait que ce qui différencie la viande fraîche, les légumes frais, des aliments dont l'emploi prolongé a pour conséquence le scorbut, c'est que les premiers ont une richesse beaucoup plus considérable en carbonate de potasse et en sels de potasse à acides organiques d'origine végétale. On sait que les sels organiques de potassium se transforment dans le sang en carbonates. De plus le carbonate de potasse est la combinaison potassique qui est la mieux tolérée et utilisée dans le sang et les tissus. Sa quantité vient-elle à n'être plus suffisamment abondante dans l'alimentation, il en résulte un appauvrissement du sang et des tissus en sels de potasse et le scorbut en est la conséquence. Mais il y a aussi des circonstances, où les tissus s'appauvrissent en potasse, quoique la nourriture contienne en quantité suffisante et en proportion convenable des combinaisons potassiques. C'est ce qui arrive, par exemple, lorsqu'il y a de la diarrhée, et aussi lorsqu'à la suite de fatigues physiques, d'émotions, la nutrition de l'organisme se pervertit, se dévie, de sorte que cette théorie est capable de donner l'explication d'un grand nombre de cas de scorbut.

**IV. Diagnostic.** — Les symptômes du scorbut sont assez caractéristiques pour que le diagnostic soit facile. Il faut attacher une importance particulière aux lésions des gencives, parce qu'il s'agit d'une manifestation fréquente et à peu près constante.

**V. Pronostic.** — Il n'est pas toujours favorable, parce qu'il est fréquemment impossible de mettre rapidement les malades dans d'autres conditions hygiéniques et alimentaires. Si l'on y parvient, il est assez ordinaire d'obtenir promptement un heureux résultat.

**VI. Traitement.** — La *prophylaxie* a donné ici les plus brillants résultats. Cette maladie, autrefois fléau des marins, des explorateurs, des armées, est aujourd'hui en partie disparue. On comprend, en se reportant à l'étiologie, de quelles précautions dépend cette disparition. Les vaisseaux, les villes assiégées doivent être abondamment pourvus de bonne eau, de viande fraîche et de légumes frais, et principalement de pommes de terre et aussi de choux aigres. L'emploi de fruits frais est aussi très recommandable, particulièrement d'oranges douces, de mandarines et de citrons. On a plusieurs fois donné aux marins, pour l'usage journalier, du jus de citron, mélangé avec de l'alcool. Il faut éviter l'encombrement des habitations et veiller à leur aération quotidienne. Les explorateurs doivent être pourvus de vêtements chauds et en assez grand nombre pour qu'ils puissent être changés toutes les fois qu'ils sont traversés par la pluie, etc.

Le scorbut est-il déclaré, il faut s'enquérir avec précision de ses causes et chercher à établir un traitement conforme aux indications étiologiques. Il est avantageux d'éloigner, quand cela est possible, les malades de leur milieu et de les envoyer habiter des endroits sains et bien aérés.

On s'est surtout servi comme médicaments des sels potassiques à base organique végétale, dont l'emploi semble rationnel d'après la théorie de Garrod. Citons le citrate de potasse, le bitartrate de potasse, l'acétate de potasse, le bioxalate de potasse, et aussi le nitrate de potasse.

L'emploi d'acides organiques végétaux purs ou de sels minéraux est moins approprié.

Si les signes de l'anémie dominent le tableau pathologique, on ordonne les préparations de fer, le quinquina, les amers.

Giommi rapporte un cas heureux à la suite de la transfusion. Mair insiste sur l'hydrothérapie.

Il faut aussi employer un traitement dirigé contre les symptômes prédominants. Dans les lésions des gencives on fera rincer à chaque repas la bouche avec du chlorate de potasse (5 pour 200) ou avec de l'acétate d'alumine. On touchera au crayon de nitrate d'argent les ulcérations gingivales et les végétations exubérantes. L'expérience a montré les inconvénients des drastiques dans le scorbut, car ils provoquent facilement des entérorrhagies pleines de dangers. Il faut éviter aussi le mercure et les saignées générales, qui hâtent la cachexie.

DEUXIÈME PARTIE

MALADIES DE LA RATE

## 1. — Tuméfaction aiguë de la rate.

**I. Étiologie.** — L'augmentation du volume de la rate, se développant en peu de temps et ne se maintenant que pendant une courte durée, constitue ce qu'on nomme en clinique tuméfaction aiguë de la rate (acuter milz tumor). Les causes en sont de nature très variable, de sorte que la tuméfaction splénique aiguë n'est qu'un pur symptôme de certaines affections primitives.

Au point de vue de l'étiologie, on en distingue quatre formes : tuméfaction splénique aiguë traumatique, tuméfaction aiguë embolique, tuméfaction aiguë par stase et tuméfaction aiguë d'origine infectieuse.

La *tuméfaction splénique traumatique* ne s'observe pas très souvent. Elle se montre dans les cas de chute, de coups, de contusions, etc., atteignant la rate. Elle est constituée anatomiquement par un afflux sanguin plus considérable, souvent aussi par des extravasations sanguines, la tuméfaction et la prolifération des cellules de la pulpe splénique.

La tuméfaction *splénique aiguë embolique* est due à l'obstruction des vaisseaux sanguins artériels de la rate par des embolies. Cette obstruction se produit presque exclusivement dans l'endocardite du cœur gauche, lorsque les débris de substance et les dépôts fibrineux détachés pénètrent dans l'aorte et de là dans les différentes branches de l'artère splénique.

La tuméfaction *aiguë par stase* survient assez fréquemment lorsqu'à la suite d'affection des organes respiratoires ou circulatoires il se développe des conditions favorables à la stase veineuse générale.

Naturellement les ramifications intrahépatiques de la veine porte empêchent le plus souvent la stase du tronc porte et de ses racines périphériques. D'ordinaire, la tuméfaction splénique par stase est la conséquence d'une gêne de la circulation porte elle-même, gêne pouvant être due à des lésions du foie, le plus souvent à la cirrhose, ou encore à la pyléphlébite ou à la compression de la veine porte par des tumeurs abdominales, par la rétraction de fausses membranes conjonctives péritonitiques et autres causes semblables.

Nous ne devons pas omettre d'indiquer que journellement il se développe physiologiquement chez les sujets sains une tuméfaction passagère par stase de la rate, qui cause une augmentation de volume quelques heures après le repas, résultant, comme on sait, de ce que la résorption abondante des aliments digérés, au niveau du canal intestinal, apporte une entrave à la sortie du sang de la rate.

Plusieurs auteurs admettent encore qu'il peut se produire une tuméfaction de la rate à la place des règles absentes. Il ne s'agirait pas ici de stase, mais d'une augmentation de volume par hyperhémie artérielle.

La forme la plus fréquente et la plus importante de tuméfaction splénique est la *tuméfaction d'origine infectieuse*. On la retrouve dans les maladies infectieuses au tableau desquelles elle ajoute pour ainsi dire sa signature caractéristique. On sait qu'elle ne manque que d'une façon exceptionnelle dans la fièvre intermittente et la fièvre typhoïde. Elle se rencontre encore dans le typhus exanthématique, la fièvre récurrente, le choléra, la fièvre jaune, la dysenterie, le catarrhe aigu gastro-intestinal (Fischl), l'endocardite ulcéreuse, le rhumatisme articulaire aigu, la pneumonie, la tuberculose miliaire aiguë, la pleurésie, la péricardite, la péritonite, la méningite cérébro-spinale, la diphtérie, l'angine, le coryza, la variole, la scarlatine, la rougeole, l'érysipèle, la pyohémie, la septicémie, la fièvre puerpérale, le scorbut, la pustule maligne, la morve, la syphilis récente. Il survient quelquefois une tuméfaction splénique aiguë congénitale, chez les nouveau-nés dont la mère a souffert pendant sa grossesse de fièvre intermittente ou de syphilis.

C'est un point qui mérite qu'on y insiste, que dans l'évolution de ces maladies infectieuses, la tuméfaction splénique n'est pas constante, ou du moins que sa démonstration clinique n'est pas toujours possible. Il n'y a non plus aucun rapport entre la gravité de la maladie infectieuse et le développement de la tuméfaction splénique. Assez souvent le gonflement de la rate précède les autres symptômes de la maladie infectieuse : Birch-Hirschfeld, par exemple, observa sur lui-même le développement d'une tuméfaction splénique trois semaines avant que les premiers signes de dothiénentérie apparussent. De même, la tuméfaction persiste fréquemment plus ou moins longtemps après les autres manifestations de l'infection, parce qu'il ne s'agit pas uniquement ici de troubles circulatoires, mais encore d'un processus hyperplasique des cellules propres de la rate, qui met, on le conçoit, plus longtemps à s'effacer. Friedreich a constaté que la menace de la rechute restait permanente dans la dothiénentérie, aussi longtemps qu'on pouvait constater une tuméfaction de la rate.

Les relations entre la tuméfaction de la rate et les maladies infectieuses se rattachent étroitement aux opinions reçues aujourd'hui sur la nature de l'infection. On sait que de fines particules colorées injectées dans le sang des animaux, se déposent principalement dans la rate et y sont absorbées en partie par les cellules spléniques. Le pouvoir absorbant de ses cellules, les conditions de sa circulation mettent la rate dans des conditions particulièrement favorables à ce point de vue. Comme on est aujourd'hui fondé à considérer les germes comme les facteurs propres de l'infection, on doit vraisemblablement de même admettre comme explication que ces germes trouvent précisément dans la rate un milieu très approprié pour leur emmagasinement. D'autre part les cellules spléniques réagissent très facilement à l'irritation provoquée par les germes, car ces cellules se montrent dans des états intermédiaires d'évolution, en même temps que la transformation en éléments supérieurs (globules rouges du sang) ne s'opère plus. Birch-Hirschfeld a cherché à donner une base expérimentale à cette opinion, mais il faut ajouter que ses résultats ont été combattus (Socoloff).

**II. Lésions anatomiques.**— Les lésions anatomiques se caractérisent dans les diverses variétés de tumeur splénique, par le même caractère d'augmentation de volume, mais il y a, comme il est facile de le concevoir, de grandes différences d'une variété à l'autre. Le volume de la rate peut être jusqu'ici six fois plus considérable qu'à l'état normal.

Dans la tuméfaction de la rate d'origine *traumatique*, il persiste le plus souvent des signes du traumatisme dans la région splénique.

La forme *embolique* se caractérise par la présence d'infarctus en forme de coin.

La tuméfaction *par stase* se manifeste par une hyperhémie considérable, et à laquelle s'ajoutent en outre des lésions dans le système porte.

La tuméfaction *infectieuse* est très spéciale et facile à reconnaître. D'ordinaire la capsule splénique est transparente et très tendue, plissée au contraire quand le processus est dans son décours. La pulpe splénique est molle, en bouillie, diffluente ; cependant il faut alors faire la part des altérations d'origine cadavérique, puisqu'on retrouve ce même état, lorsque pendant la vie la palpation de la rate tuméfiée l'avait montrée nettement ferme. Souvent la rate forme une masse tellement ramollie, qu'on ne réussit plus à retrouver de différenciation dans sa structure. On y rencontre parfois des zones cunéiformes, dont on ne connaît pas encore la signification réelle.

A l'examen microscopique d'une pareille rate : on voit de l'hyperhémie, les cellules spléniques tuméfiées, l'accroissement de leurs noyaux, en quelques points de la dégénérescence graisseuse, dans certaines circonstances l'augmentation des cellules contenant des globules sanguins, l'infiltration des parois vasculaires par des éléments arrondis et des extravasations sanguines, toutes lésions qui nous occuperont en détail à propos des différentes maladies infectieuses.

Pour ce qui concerne l'appréciation du volume de la rate, nous donnons les mesures et le poids indiqués par Birch-Hirschfeld. 68 cadavres de sujets morts subitement ou suicidés donnèrent comme poids moyen de la rate 150 grammes, soit 0.26 pour cent du poids du corps. Les dimensions étaient 13, 8 et 3 centimètres.

**III. Symptômes.** — Dans la majorité des cas, l'augmentation du volume de la rate n'est reconnue que si on porte spécialement son attention sur ce point. Les signes subjectifs peuvent faire totalement défaut; quelquefois, au contraire, les sujets se plaignent de tension, de poids, et même de points douloureux dans la région splénique; quelquefois même les douleurs s'irradient dans le bras gauche et la jambe gauche. Ces symptômes s'accroissent parfois dans le décubitus gauche; mais le décubitus latéral droit peut aussi les exagérer, parce que la rate devenue plus lourde tiraille ses ligaments. La toux et la pression peuvent amener une sensation douloureuse dans l'hypochondre gauche.

Ce n'est que rarement que la tuméfaction aiguë de la rate acquiert un tel degré qu'on puisse la reconnaître déjà à l'inspection. Dans ce cas la région splénique se montre saillante. Peut-être même pourrait-on reconnaître, quand la paroi abdominale est mince et relâchée, une tumeur proéminente sous l'hypochondre gauche, de forme allongée et suivant les mouvements respiratoires.

La *palpation* donne les meilleures indications. Le fait qu'on sent la rate indique déjà presque toujours à lui seul qu'il y a tuméfaction ; on peut encore apprécier par la palpation l'augmentation de volume. Lorsque la tuméfaction s'avance jusque vers la ligne blanche, on peut alors dans certains cas sentir sur son bord antérieur les encoches, appelées crenæ lienis, qui, comme on le sait, appartiennent en propre à la rate normale. La palpation est quelquefois douloureuse.

Pour la palpation de la rate, on fera prendre au malade le décubitus postéro-latéral droit (diagonal) (c'est-à-dire le décubitus sur l'omoplate dans une position intermédiaire au décubitus latéral et au décubitus dorsal). On se placera vers le côté gauche du malade, du côté de la tête et on enfoncera doucement la pulpe des deuxième, troisième et quatrième doigts dans l'intervalle aisé à sentir du dernier cartilage costal et l'extrémité saillante de la onzième côte. Par contre, si l'on presse trop fort avec les doigts, ce qui arrive souvent, la rate se trouve fréquemment refoulée en haut et en arrière, et une tuméfaction molle, échappe à l'investigation.

Il faut éviter de faire une confusion avec la sensation, au moment de l'inspiration, des piliers du diaphragme, ou avec le muscle droit gauche.

Du reste la rate est quelquefois accessible à la palpation, sans être tuméfiée, par le fait du refoulement dans les cas de pleurésie, de pneumothorax, d'emphysème pulmonaire, de déviation de la colonne vertébrale ou de péricardite.

En outre de la palpation, la *percussion* peut démontrer l'augmentation de volume de la rate, cependant ses données sont moins certaines et peuvent donner lieu à des erreurs. La présence dans l'estomac et le côlon de matières solides constitue la source d'erreurs la plus fréquente, et d'autre part la matité splénique peut manquer, malgré l'existence d'une tuméfaction, dans le cas de fort météorisme. Il faut en tout cas être très prudent dans le diagnostic, lorsque la rate n'est pas perçue à la palpation, et qu'on constate seulement à la région splénique une augmentation de la matité. On devra toujours chercher, lorsque la matité augmentée diffère notamment de la forme normale de la rate, si elle varie d'un jour à l'autre et surtout si elle se modifie après la défécation ou encore s'il se produit des changements notables en faisant prendre diverses positions.

L'*auscultation* de la rate est sans grande valeur. Dans la tuméfaction due à une embolie il est possible d'entendre et même de sentir des frottements péritonéaux, lorsque l'infarctus lèse l'enveloppe péritonéale de la rate et en amène l'inflammation. Dans la tuméfaction consécutive aux fièvres intermittentes, Griesinger a déjà décrit au moment des accès de fièvre des souffles vasculaires intermittents ou continus, qu'il a comparés au souffle placentaire. Mosler décrit les souffles spléniques dans la fièvre intermittente comme à peu près constants au moment du frisson : ils deviennent plus faibles au stade de chaleur et cessent totalement dans l'apyrexie. Tandis que Griesinger les rapporte aux grosses veines abdominales, Mosler veut les attribuer à la contraction des artères spléniques, admettant que les artères spléniques de même que les artères périphériques se contractent pendant le stade de froid. Mosler a aussi entendu une fois un souffle splénique dans la fièvre récurrente.

La *durée* de la tuméfaction aiguë de la rate dépend de l'évolution de la maladie qui lui a donné naissance. Dans certaines circonstances, la tuméfaction splénique peut faire craindre la rupture de la rate ramollie, amenant la péritonite et le plus souvent une mort rapide.

Dans plusieurs cas, la tuméfaction persiste, alors que la maladie primitive a disparu, de sorte que d'aiguë la tuméfaction peut devenir chronique.

**IV. Diagnostic et pronostic.** — Reconnaître une tuméfaction aiguë de la rate n'est pas toujours facile ; les tuméfactions légères sont fréquemment méconnues. Du reste, le diagnostic n'est complet que si l'on y ajoute celui de la nature de la tuméfaction, ce qui du reste est le plus souvent facile en se rapportant aux autres symptômes concomitants.

Le *pronostic* dépend de l'affection primitive. La rupture de la rate est si rare que cette éventualité n'assombrit pas réellement le pronostic.

**V. Traitement.** — Le traitement de la tuméfaction splénique aiguë est presque toujours celui de l'affection primitive. Quand les douleurs sont très accentuées, une injection sous-cutanée de morphine peut devenir nécessaire. Si l'affection menace de devenir chronique, on s'adressera alors aux agents qui influent sur l'augmentation de la rate, et dont nous parlerons au chapitre suivant.

**2. — Tuméfaction chronique de la rate.**

*Chronische Milztumor.*

**I. Étiologie.** — On désigne sous le nom de tuméfaction splénique chronique, les cas où se montre une augmentation de volume de la rate, persistant longtemps. Tantôt elle succède à une tuméfaction aiguë, et tantôt elle se montre primitivement comme tuméfaction chronique. Dans le premier cas, sont à considérer tous les facteurs étiologiques que nous avons énumérés au chapitre précédent : seulement il faut remarquer qu'une partie des causes mentionnées favorise plutôt le développement d'une tuméfaction aiguë, tandis que l'autre partie provoque d'une façon plus spéciale la tuméfaction chronique. Dans les maladies infectieuses, par exemple, la

tuméfaction aiguë est la règle, la transformation à l'état chronique de cette
tuméfaction est exceptionnelle.

Il en est tout autrement, par contre, pour les causes qui provoquent la
stase, pour les maladies infectieuses chroniques, comme la syphilis, pour
les embolies de l'artère splénique qui occasionnent surtout le développement d'une tuméfaction chronique. Nous devons encore faire remarquer que
dans les pays à fièvres intermittentes, il se montre des tuméfactions chroniques alors même qu'aucune manifestation intermittente ne s'est produite.
Bien plus, dans plusieurs pays tropicaux, les sujets à rate normale sont
l'exception.

Parmi les causes qui amènent une tuméfaction chronique d'emblée il
faut citer la leucémie, la pseudo-leucémie, la dégénérescence amyloïde,
les néoplasmes (cancer), les tubercules, les tumeurs gommeuses, et les
parasites de la rate. On a aussi signalé une augmentation de volume de
la rate dans le rachitisme et la scrofule. On voit que l'on a affaire à des
causes très variées et très diverses.

La tuméfaction chronique de la rate est rare chez les enfants et les vieillards. Elle peut cependant être congénitale ; on s'est souvent servi de la
tuméfaction congénitale de la rate pour diagnostiquer la syphilis héréditaire.

**II. Lésions anatomiques.** — Le volume de la rate peut atteindre des
dimensions plus grandes que dans la tuméfaction aiguë. On a rencontré la
rate 10-20 fois plus grosse qu'à l'état normal et, si l'on en croit des chiffres
anciens, incertains du reste, elle pourrait atteindre 40 fois son volume
ordinaire. Le poids de la rate s'élève jusqu'à 5 à 10 kilogr. Monro prétend
avoir trouvé une rate de 25 kilog.

L'organe tuméfié occupe parfois la plus grande partie du ventre, il comprime et repousse les viscères voisins, il s'étend jusqu'au petit bassin et
semble solidement enclavé entre l'hypochondre gauche et le bassin. La
capsule est fréquemment épaissie et on y trouve des plaques allongées fibro-
cartilagineuses ; sur le bord antérieur on remarque souvent des scissures
extrêmement profondes, et assez fréquemment plus nombreuses qu'à l'état
normal. La capsule est souvent unie par des adhérences péritonéales (périsplénite) avec les parties voisines, et ainsi fixée en partie. Si l'on a affaire à
un néoplasme ou à des parasites de la rate, il est assez fréquent que ceux-ci
fassent au-dessus de sa surface une saillie arrondie. Dans le cas d'embolies,
on reconnaît les anciens infarctus cunéiformes à une légère dépression de la
surface et à leur coloration jaune caséeuse.

La coupe de la rate diffère suivant les circonstances étiologiques. Il y a
des cas où il existe une pure hyperplasie du tissu propre de la rate, comme
dans la leucémie. Dans la tuméfaction par stase, il y a augmentation surtout
du stroma conjonctif. Dans d'autres cas, on trouve ces deux sortes de lésions associées. L'abondance du sang et du pigment varie beaucoup. Le pigment noir est d'une abondance spéciale dans la tuméfaction des fièvres intermittentes. Quand il y a des néoplasmes ou des parasites, la rate est plus
grosse, bien que le tissu propre de la rate soit assez souvent moins abon-

dant. Nous devons nous abstenir ici de détails sur ces points, devant y revenir longuement par la suite à propos de chaque affection.

**III. Symptômes et Diagnostic.** — Tout ce que nous avons dit à propos de la tuméfaction aiguë, comme symptomatologie et diagnostic, se retrouve dans la tuméfaction chronique de la rate, les symptômes subjectifs peuvent complètement manquer. A la palpation, les tuméfactions chroniques de la rate se distinguent d'ordinaire par leur grande dureté. Comme elles atteignent par-

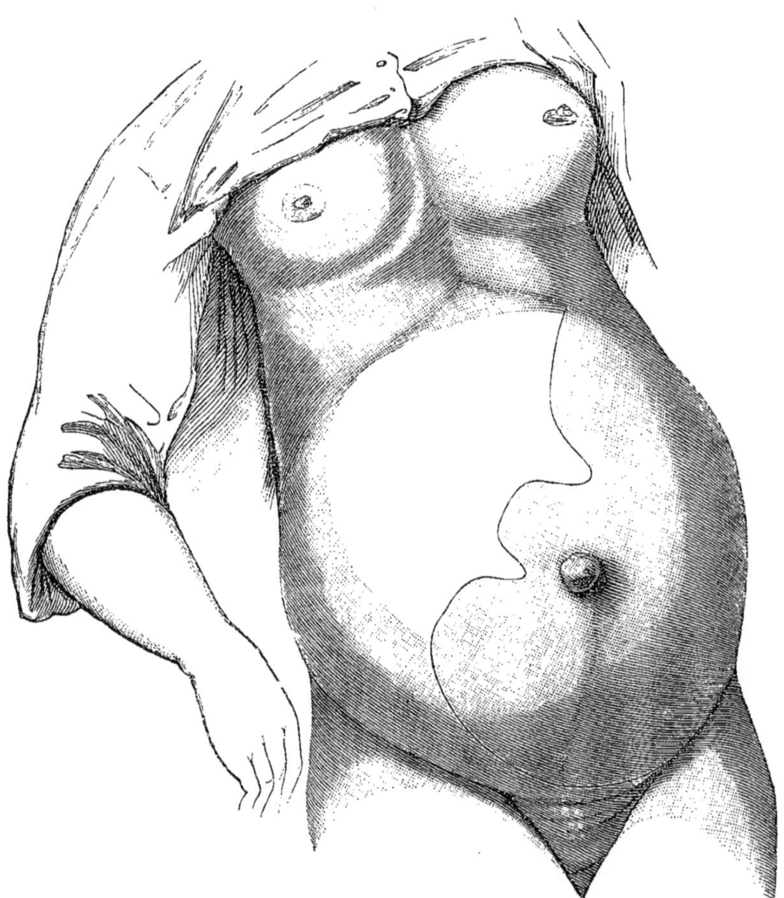

FIG. 9. — *Tuméfaction chronique de la rate chez une femme de 29 ans, atteinte de pseudo-leucémie splénique.*
(Obs. personnelle. Clinique de Zurich.)

fois des dimensions très considérables (voy. fig. 9), elles provoquent facilement des symptômes de compression qui se manifestent du côté du cœur et des poumons par de la dyspnée, ou bien encore portent sur les viscères abdominaux. Plusieurs auteurs ont décrit des ulcères chroniques de jambe, à la suite de tuméfaction splénique chronique, dont la raison se trouve dans la compression des veines caves inférieures.

D'après Piorry la pression de la rate peut quelquefois provoquer du frisson et des tremblements. Naunyn a observé que la percussion ou la pression de la rate amenait la toux (toux splénique). Cette sensibilité provoquant la toux disparaît après plusieurs explorations, pour reparaître après un certain temps. Twining prétend avoir trouvé une augmentation de température de la région splénique. Gerhardt a décrit récemment chez un malade atteint d'insuffisance aortique une tuméfaction splénique pulsatile. Il perçut aussi, sur la rate tuméfiée à la suite de fièvre intermittente, un double battement sourd. De même, chez deux malades présentant une tuméfaction aiguë, il trouva des pulsations de la rate; les deux malades avaient en même temps de l'insuffisance aortique.

Comme la rate a une grande importance dans l'hématopoïèse, il est facile de comprendre qu'il découle de sa lésion des modifications de l'état général. Les sujets sont ordinairement pâles, à teint terreux, quelquefois verdâtre ou noir foncé. Il se plaignent de palpitations, d'haleine courte, ils présentent des souffles artériels anémiques, des murmures veineux ; les hémorrhagies cutanées ou des muqueuses sont fréquentes, l'œdème survient et finalement ils meurent cachectiques. Mais il ne faut pas oublier qu'une partie de ces symptômes reviennent à la maladie primitive.

La maladie se prolonge parfois pendant des années.


**IV. Pronostic.** — Le pronostic dépend de la maladie primitive. Dans beaucoup de cas la tuméfaction chronique de la rate est par conséquent incurable. Dans certaines circonstances particulièrement fâcheuses, la tuméfaction chronique de la rate peut amener la mort par elle-même, lorsque les signes de compression deviennent prédominants.


**V. Traitement.** — De même que le pronostic, le traitement se base sur celui de la maladie primitive. Si c'est un néoplasme qui provoque la tuméfaction chronique, on ne devra guère chercher autre chose que soutenir autant que possible les forces du malade par un bon régime et des reconstituants. Il faut classer à part les gommes de la rate que l'iodure de potassium guérit souvent avec une rapidité étonnante. Dans le cas de kyste à échinocoques, le traitement chirurgical peut seul prétendre à un résultat. Dans les autres cas on emploie un traitement interne et externe.

Parmi les médicaments internes, la quinine tient le premier rang. On l'administre par la voie stomacale et aussi parfois en injections sous-cutanées (avec parties égales de glycérine et d'eau) ; si la quinine n'est pas supportée on emploiera l'arsenic (1).


(1) *Pharmacopée allemande.* Rp. Liqueur d'arsénite de potasse.....  ââ 5 gr.
         Eau d'amandes amères..........
M. D. S. 3 fois par jour prendre 5 à 10 gouttes après le repas.

Si l'anémie est très prononcée on utilisera le fer et les préparations iodo-ferrugineuses (1), que l'on associera à la quinine.

On peut aussi recommander les sources ferrugineuses et les bains ferrugineux.

En outre les personnes qui habitent des pays à malaria ou à marais doivent quitter leur pays pour un temps et séjourner dans un milieu exempt de fièvres.

Comme médicaments faisant diminuer le volume de la rate, on a encore employé les différents alcaloïdes de l'écorce de quinquina, le pipérin, la salicine, l'ergotine, le bromure de potassium et la pilocarpine, etc.

L'action des médicaments internes peut être favorisée par la médication externe. Nous recommandons de préférence, d'après notre propre expérience, l'application de glace sur la région splénique.

On recommande encore les douches froides sur la région de la rate, le courant faradique au même endroit, le badigeonnage avec de la teinture d'iode, les cautères, le séton, les vésicants, le massage. Récemment Mosler a employé spécialement les injections intra-spléniques de liqueur d'arsénite de potasse et d'acide phénique. Dans un certain nombre de cas on a observé la résolution spontanée de la tuméfaction splénique après la grossesse (Gostanelli, Henoch).

On sera conduit à *l'extirpation* de la rate, splénotomie, lorsque la compression exagérée du cœur et des poumons menacera de tuer par asphyxie. On consultera les ouvrages de chirurgie pour ce qui concerne *l'opération*.

### 3. — Inflammation de la capsule de la rate. Périsplénite.

**I. Étiologie.** — Ce n'est que rarement que l'inflammation d'origine traumatique de la capsule de la rate, se développe comme maladie primitive. D'ordinaire, il s'agit de suites d'une péritonite ou d'un processus inflammatoire primitif de l'intimité de la rate, qui s'est propagé vers la périphérie ; le plus souvent, on a affaire à un infarctus embolique de la rate, mais le même fait se rencontre aussi dans toutes les tuméfactions aiguës et chroniques de cet organe.

**II. Lésions anatomiques.** — Dans les cas aigus la capsule de la rate est recouverte de dépôts fibrineux, qui unissent en partie la rate aux organes

(1) *Pharm. all.* Rp. Chlorhydrate de quinine.. ........ | 1      pour faire pilules n° 30
         Masse pilulaire de Vallet........... .. | 5
         Poudre aromatiq].... .... ........... q. s.
A prendre 3 fois par jour. 4 pilules.
*Ph. française.* Protoiodure de fer.... .... ........... 5 gr.
         Sulfate de quinine...................... 1 gr.
         Miel................. .......... .. ....... 1 gr.
         Poudre de réglisse...................... q. s.
F. s. a, 50 pilules. 2-6 par jour et élever progressivement les doses. (Bouchardat.)

voisins, et qui d'autres fois forment des poches remplies de pus. Dans les cas chroniques on a affaire à des épaississements conjonctifs. Ceux-ci ont tantôt une coloration blanche, tendineuse, de plaques laiteuses, tantôt ils sont d'une grande épaisseur et d'une dureté cartilagineuse. Ils sont quelquefois si solides et enserrent la rate si étroitement qu'ils amènent son atrophie. Il peut aussi se produire des inégalités sur la surface de la rate par suite de rétractions partielles. On trouve en outre fort souvent des adhérences conjonctives avec les parties voisines.

III. **Symptômes et diagnostic.** — Les symptômes consistent en douleurs de la région splénique, quelquefois en froissements perceptibles à la palpation et à l'auscultation, et dans certains cas, dans la sensation au palper d'inégalités de la surface. L'affection est souvent méconnue surtout quand il s'agit de périsplénite aiguë. On doit supposer un épaississement solide de la capsule splénique lorsque dans une maladie infectieuse ou dans les stases du domaine de la veine porte, il ne se montre pas de tuméfaction splénique, sans qu'il y ait eu de motifs pour cela, par exemple de fortes hémorrhagies. On peut admettre des adhérences conjonctives, lorsqu'une rate que l'on peut sentir, et qui n'est pas d'une grosseur exceptionnelle, ne suit par les mouvements respiratoires, ou encore lorsque, dans une péritonite par perforation, la matité splénique persiste, la rate dans ces circonstances ne pouvant plus être éloignée, par suite du développement des gaz, des parois thoraciques et abdominales.

IV. **Traitement.** — Vessies de glace, injections sous-cutanées de morphine, dans le cas de fortes douleurs, cataplasmes chauds, ventouses, sinapismes, vésicatoires, badigeonnages de teinture d'iode sur la région splénique.

**4. — Infarctus hémorrhagique de la rate. Inflammation de la rate. Splénite.**

*Abcès de la rate. Splenitis apostomatosa. Abcessus lienis.*

I. **Étiologie.** — L'inflammation de la rate est rare comme affection primitive. On l'observe à la suite de traumatismes, quoiqu'on trouve plus souvent alors la rupture de la rate que son inflammation, et d'après quelques auteurs à la suite *d'efforts physiques*. C'est ainsi que Berlyn a cité le cas d'un jeune soldat qui eut une inflammation de la rate à la suite d'une journée de marche pénible, et même Silberstein a rapporté récemment avoir vu se développer un abcès de la rate à la suite d'un éternûment violent. Dans certains cas on ne peut trouver aucune cause.

L'inflammation de la rate est d'ordinaire de nature secondaire. Le plus souvent elle se montre à la suite d'une *embolie de l'artère splénique,* qui cause au début un infarctus cunéiforme et se termine le plus habituellement par des signes d'inflammation. Le plus souvent on doit rapporter les embolies à des lésions valvulaires du cœur gauche, plus rarement l'embolus obstruant provient d'un anévrysme ou d'un foyer artério-scléreux de l'aorte, et moins souvent encore d'un foyer pulmonaire.

Dans les *maladies infectieuses*, par exemple, la pyohémie, la septicémie, la fièvre typhoïde, la fièvre récurrente, le choléra, en outre, après les longues maladies débilitantes, comme le mal de Bright, surviennent dans la rate des lésions qui ressemblent parfaitement à un infarctus cunéiforme, et dans lesquelles on ne peut retrouver aucune embolie dans les artères.

Dans certains cas l'inflammation de la rate est propagée *par voisinage*. C'est ainsi que l'ulcère rond de l'estomac, la gastrite toxique, la péritonite et la périnéphrite peuvent atteindre la rate et y développer une inflammation secondaire. De même, dans la gangrène pulmonaire on a observé l'envahissement par l'inflammation du diaphragme et de la rate.

**II. Anatomie pathologique.** — Parmi les lésions anatomiques, les mieux connues sont celles qui se développent consécutivement à une embolie de l'artère splénique. Elles sont du reste très fréquentes ; en effet Sperling trouva sur 84 cas d'embolies dans les affections valvulaires du cœur, 39 fois l'embolie dans l'artère splénique (46,5 0/0). On ne rencontre d'embolies plus communes que dans le territoire des artères rénales (57 fois, 68 0/0). Le volume relativement extraordinaire de l'artère splénique, la lenteur du courant sanguin, présentent des conditions très favorables à l'arrêt en ce point des embolies.

Dans certains cas, il n'existe qu'une seule embolie, dans d'autres il y en a plusieurs et même elles farcissent parfois si complètement la rate qu'il ne reste que peu de tissu sain.

L'*infarctus cunéiforme de la rate*, produit par une embolie, est déjà reconnaissable à sa forme spéciale. Répondant au territoire vasculaire des ramifications de l'artère oblitérée, il a la forme d'une pyramide cunéiforme, dont la base est à la surface de la rate et le sommet au hile, point d'entrée de l'artère. Dans la plupart des cas l'infarctus s'étend jusqu'à la surface de la rate et on peut souvent le reconnaître, même avant de pratiquer de coupe, sur la capsule. Celle-ci peut elle-même participer au processus en s'enflammant ou en se recouvrant d'un dépôt fibrineux.

Dans les cas récents, la portion cunéiforme est rouge noir, granuleuse, en quelque sorte hépatisée. Plus tard se montre une décoloration progressive, commençant au centre et au sommet et s'étendant ensuite vers la surface, la couche corticale. La coloration passe par le rouge brun, le rouge gris, pour arriver au jaune. En même temps la région malade devient sèche, granuleuse et friable.

Dans les circonstances les plus favorables, l'infarctus peut se résorber presque complètement ; il ne reste comme trace qu'une cicatrice rétractée, souvent pigmentée, de tissu conjonctif. Dans d'autres cas, se montre la caséification et même la transformation calcaire. L'infarctus devient jaune clair et on ne reconnaît plus que les corps de Malpighi relativement bien conservés sous forme de points gris perle. Il s'y produit aussi des rétractions et même, il n'est pas rare de trouver alors la rate irrégulière, presque lobée. Enfin l'infarctus peut aboutir à la formation d'un abcès.

L'*abcès de la rate* est d'une grosseur qui varie entre celle d'un petit pois et celle d'un œuf de poule ; elle dépend on le conçoit de l'infarctus antérieur. Mais il se peut que l'abcès né au niveau de l'infarctus, entraîne la lésion du tissu splénique, jusque-là épargné. On connaît des cas dans lesquels la rate représentait un sac rempli de pus dont la capsule séreuse formait seule les parois, et dans lequel il était à peine possible de retrouver une trace de tissu splénique. On a vu jusqu'à 30 livres de pus s'écouler d'un abcès de la rate. Parfois la rate est atteinte de plusieurs abcès répondant à la suppuration de plusieurs infarctus. Le pus est tantôt crémeux verdâtre, tantôt séreux rouge brun clair, et contient à l'examen microscopique des globules de pus, des cellules granulo-graisseuses, des granulations graisseuses isolées, et des cristaux d'hématoïdine. La paroi de l'abcès est tantôt inégale, tomenteuse, tantôt lisse et entourée d'une capsule conjonctive.

Le principal danger de l'abcès de la rate est sa tendance à la perforation, qui peut s'effectuer dans le péritoine, l'estomac, le côlon transverse, le bassinet, les gros vaisseaux sanguins, la plèvre, le péricarde ou les poumons, ou à l'extérieur à travers la paroi abdominale. Ce n'est que rarement que le pus de l'abcès splénique s'épaissit, et qu'il se forme une masse caséeuse, qui peut plus tard subir l'infiltration calcaire.

Dans la fièvre récurrente, surviennent des abcès dans la rate qui se limitent précisément aux corps de Malpighi.

On en a vu aussi de semblables dans le typhus exanthématique. Nous y reviendrons à propos de ces affections.

**III. Symptômes et diagnostic.** — Le diagnostic d'une embolie de l'artère splénique, ou ce qui revient au même d'un infarctus cunéiforme de la rate, n'est pas toujours possible, mais peut cependant être posé dans certaines conditions favorables. Il faut tout d'abord noter la connaissance préalable d'une affection valvulaire du cœur, ou d'autres lésions, dans lesquelles l'expérience a montré la fréquence des embolies. Lorsqu'il survient dans ces conditions un frisson subit, souvent aussi des vomissements, qu'il se produit de la douleur dans l'hypochondre gauche, que la matité splénique s'accroît en peu de temps, on peut admettre comme certain le diagnostic d'infarctus cunéiforme de la rate.

Bien plus difficile est la reconnaissance d'un abcès de la rate. Les cliniciens les plus expérimentés ne craignent pas de déclarer le diagnostic impossible dans la plupart des cas. Dans beaucoup, c'est une pure trouvaille d'autopsie, les symptômes saillants ayant manqué pendant la vie. Chez d'autres malades, il se montre des phénomènes d'hecticité : frissons, perte d'appétit, amaigrissement, diarrhée, mort par affaiblissement, sans qu'on ait pu préciser avec exactitude s'il s'agissait d'une suppuration de la rate. On désigne aussi ce tableau symptomatique sous le nom de phtisie splénique.

Le diagnostic d'abcès de la rate ne sera certain que lorsque sur une rate, le plus souvent augmentée de volume, on sent des places fluctuantes, et qu'il s'est produit des circonstances capables d'expliquer la suppuration de la rate, car autrement il faut prendre en considération les kystes à échinocoques et les néoplasmes à consistance molle. De même on songera à un abcès de la rate, lorsqu'il y aura subitement issue de pus à l'extérieur en même temps qu'une tuméfaction antérieure de la rate diminuera. C'est ce qui peut se produire soit par vomissements, soit par l'expectoration, soit avec l'urine ou par les garde-robes, soit enfin à travers la peau rouge, œdématiée et amincie. Dans ce dernier cas on a parfois observé, avant que le pus ne se fasse jour au dehors, des décollements de la peau, allant jusqu'à la clavicule ou le creux de l'aisselle. La perforation dans le péritoine d'un abcès de la rate entraîne le plus souvent une mort rapide, avec les signes de péritonite par perforation, cependant il peut se produire un enkystement du pus par des adhérences préalablement formées, et empêchant par suite la perforation directe dans le péritoine. Dans plus d'un cas, les symptômes de pyohémie amènent la mort des malades, par suite de pénétration dans la circulation par les veines spléniques de pus et de principes infectieux.

**IV. Pronostic et traitement**. — L'infarctus cunéiforme n'est pas toujours fatal ; par contre le pronostic devient sérieux quand il se forme un abcès de la rate et seule une intervention chirurgicale appropriée peut prétendre à un résultat.

Le traitement est purement symptomatique. Les abcès de la rate seront ouverts d'après les règles chirurgicales.


**5. — Rate amyloïde. Rate lardacée. Dégénérescence colloïde de la rate.**


**I. Étiologie**. — Nous pouvons être bref sur ce qui concerne l'étiologie de la dégénérescence amyloïde de la rate, car toutes les causes que nous avons énumérées à propos du foie amyloïde (vol. II) se retrouvent entièrement ici : ordinairement, la rate commence la série des organes atteints de dégénérescence amyloïde, et si la mort survient de très bonne heure, la rate peut être le seul viscère dégénéré. Les cas dans lesquels la rate est indemne de dégénérescence amyloïde, tandis que d'autres organes en sont atteints sont beaucoup plus rares. Cohnheim trouva chez un blessé de la guerre franco-allemande, la dégénérescence amyloïde, déjà au bout de 4 mois.

Hoffmann, dans une statistique de l'institut de Virchow, rencontra dans 80 cas de dégénérescence amyloïde de différents organes, les proportions suivantes :

| | | | |
|---|---|---|---|
| Rate. . . . . . . . . . . . . . . . . . . . . | 74 fois | 92,5 0/0 | |
| Reins . . . . . . . . . . . . . . . . . | 67 — | 84, | — |
| Intestin . . . . . . . . . . . . . . . . | 52 — | 65, | — |
| Foie. . . . . . . . . . . . . . . . . . | 50 — | 62,5 | — |

**II. Lésions anatomiques.** — Les degrés légers de dégénérescence amyloïde de la rate ne peuvent être reconnus qu'au microscope et à l'aide de certaines réactions (voy. vol. II) que nous avons indiquées comme caractéristiques de la substance amyloïde. La dégénérescence avancée se trahit déjà par l'aspect macroscopique de la rate ; on en distingue deux formes, la rate à grains de sagou et la rate amyloïde diffuse.

Dans la rate *à grains de sagou*, la dégénérescence amyloïde se limite de préférence et presque exclusivement sur les corps de Malpighi. Ceux-ci apparaissent sur une surface de section comme des grains gris perle, d'un volume qui va jusqu'au delà d'une tête d'épingle, d'aspect gris transparent, et ressemblant assez, en somme, à des grains de sagou gonflé. A un examen plus minutieux, on remarque au centre de ces grains des points d'un gris mat. Ceux-ci sont formés par le vaisseau auquel est suspendu le corpuscule de Malpighi. La périphérie du grain grisâtre est bordée d'une zone rouge, correspondant à des vaisseaux dilatés. Au contact de l'iode, les follicules dégénérés prennent une coloration brun acajou, intense, qui tranche tout particulièrement lorsque, ce qui n'est pas rare, les follicules en dégénérescence amyloïde se trouvent contenus dans un infarctus cunéiforme.

Dans la dégénérescence amyloïde diffuse, l'organe affecté est augmenté de volume. Dans certains cas, la rate est tellement hypertrophiée qu'elle remplit la plus grande partie de la cavité abdominale. Les bords de la rate sont arrondis et émoussés. La consistance est plus grande. Au toucher elle est lisse, ferme, cassante, pour ainsi dire congelée. Elle se laisse facilement couper. On remarque alors aussi l'augmentation de la consistance. Tandis que la surface de section d'une rate normale donne au raclage une bouillie sanguine, dans le cas de dégénérescence amyloïde il se détache de gros morceaux, se tenant ensemble et on arrive facilement à découper l'organe en minces tranches. Ces dernières paraissent transparentes à la lumière transmise. Il est aussi aisé de trouver de la transparence au niveau des bords ; l'organe paraît le plus souvent rouge viande, à peu près de la teinte de jambon fumé, d'où le nom choisi par Virchow de rate lardacée (jambonnée). Sous l'action de l'iode se montre une coloration diffuse brun sombre.

Certains auteurs admettent que la rate à grains de sagou est le premier stade de la rate amyloïde diffuse, et en effet on trouve des intermédiaires entre les deux formes. Mais nous devons insister sur ce que, dans des cas même fort anciens de dégénérescence amyloïde, nous n'avons trouvé que la forme en grains de sagou, de sorte qu'en tout cas, la transformation en dégénérescence amyloïde diffuse n'est nullement une conséquence forcée.

A l'examen microscopique de la rate amyloïde, on trouve que la dégénérescence débute sur les capillaires et s'étend ensuite à la trame conjonctive. D'après Sechtem et Eberth, la dégénérescence amyloïde ne doit pas atteindre généralement les cellules propres de la rate, mais celles-ci disparaissent atrophiées par pression, les cavités du réticulum devenant de plus en plus étroites, par suite de l'augmentation de volume des travées conjonctives. Kyber, Cornil et d'autres auteurs décrivent cependant la dégénérescence amyloïde des cellules de la rate. D'après ma propre expérience il m'a semblé que cette dernière lésion a été regardée antérieurement comme trop importante et trop fréquente, cependant nous avons rencontré des éléments qu'on ne pouvait guère considérer que comme des cellules spléniques dégénérées.

Quant à la nature de la substance amyloïde, au mode d'invasion du processus (dégénérescence sur place des éléments, ou infiltration par de la substance amyloïde apportée par les vaisseaux) on se reportera au chapitre du foie amyloïde.

**III. Symptômes et diagnostic.** — Il est facile de comprendre que le début de la dégénérescence amyloïde de la rate ne soit pas reconnu. Un diagnostic, en la circonstance, ne sera possible que si, dans les conditions où l'expérience a montré que se développait ordinairement la dégénérescence amyloïde, l'on peut sentir une tuméfaction dure de la rate, à bords arrondis et s'il existe en même temps une tuméfaction du foie d'une dureté ligneuse, de l'albuminurie et aussi dans certains cas de la diarrhée, preuves de la dégénérescence amyloïde du foie, des reins, et de l'intestin. On trouve fréquemment un état cachectique à propos duquel il est par contre impossible de savoir la part qui revient à la dégénérescence amyloïde de la rate et à la maladie primitive.

**IV. Pronostic et traitement.** — Le pronostic de la dégénérescence amyloïde de la rate est défavorable, quoique au début la rétrocession du processus ne paraisse pas impossible. Le plus souvent le pronostic est déjà fâcheux du fait de la maladie primitive.

Traitement symptomatique. Les préparations iodées, ferrugineuses, iodoferrugineuses sont les plus recommandées. On emploie aussi les eaux minérales iodées et ferrugineuses en boisson.

**6. — Cancer de la rate.**

*Carcinoma lienis.*

**I. Étiologie.** — Le cancer de la rate est le plus souvent secondaire à un cancer du foie, de l'estomac ou des ganglions lymphatiques rétro-péritonéaux. On ne rencontre que rarement le cancer primitif, dont Grasset a pu rassembler 5 observations auxquelles s'ajoute un cas publié par Mosler; on a trouvé le cancer de la rate, à la vérité, chez de très jeunes sujets, chez un enfant de 12 ans par exemple, néanmoins l'époque de son apparition est le plus souvent au delà de 40 ans. Le sexe masculin y semble plus prédisposé.

**II. Anatomie pathologique.** — Il s'agit presque toujours de cancer encéphaloïde. Le cancer mélanique est aussi relativement fréquent : 13 fois (26 0/0) sur 50 cas (Eiselt). Tantôt il se développe des nodosités isolées dans la rate le plus souvent augmentée de volume, tantôt la rate est presque entièrement transformée en tissu néoplasique. Alors elle peut acquérir un volume considérable et occuper la plus grande partie du ventre.

**III. Symptômes et diagnostic.** — Le diagnostic de cancer splénique n'est possible que, lorsque étant donnée l'existence d'un cancer dans d'autres organes, on constate une augmentation de volume de la rate ou des inégalités à sa surface. Le cancer mélanique peut acquérir en peu de jours un volume considérable.

**IV. Pronostic et traitement.** — Le pronostic est défavorable et le traitement sans action.

*Appendice.* — En dehors du cancer, il survient encore avec une fréquence relative des sarcomes de la rate, qu'on ne peut qu'à peine différencier du cancer pendant la vie. Les fibromes, les enchondromes, les kystes dermoïdes, les lymphangiomes, les « cavernomes » de la rate présentent un intérêt exclusivement anatomique et sont des raretés.

### 7. — Échinocoques de la rate.

#### *Echinococcus lienis.*

Les échinocoques se montrent soit dans la rate seule, soit plus souvent en même temps que dans d'autres organes, le foie le plus fréquemment. Il s'agit de poches tantôt simples, tantôt renfermant des vésicules filles. L'organe peut acquérir des dimensions considérables et alors causer des accidents de compression dans les organes voisins : poumon, cœur, estomac, intestin ou vessie, qui se manifestent par la dyspnée, des vomissements, de la constipation, de la dysurie.

Comme symptômes objectifs on trouve une tumeur splénique, suivant les mouvements respiratoires et quelquefois, comme dans un cas de Skoda, des froissements péritonitiques et des saillies à la surface. On reconnaît qu'il s'agit sûrement alors de kystes à échinocoques, lorsqu'on y trouve de la fluctuation, cependant il n'est pas rare de rencontrer de ces tumeurs dures et tendues. Il reste alors l'épreuve de la ponction exploratrice qui ne donne pas toutefois un résultat certain parce que d'une part le liquide peut contenir de l'albumine et, en outre, être dépourvu de crochets d'échinocoques.

Fréquemment les sujets se plaignent de douleur dans l'hypochondre gauche. Lorsque survient la suppuration du kyste hydatique, apparaissent les symptômes d'hecticité. La durée de la maladie peut dépasser 16 ans (Kuhn).

La guérison ne peut s'obtenir que par des moyens chirurgicaux, analogues à ceux qu'on emploie pour les kystes hydatiques du foie. Sinon la mort peut survenir dans le marasme ou par suffocation.

*Appendice.* — En outre des échinocoques, on a trouvé dans la rate le pentastome denticulé et le cysticercus cellulosæ, qui tous les deux n'offrent qu'un intérêt anatomique.

### 8. — Rupture de la rate.

*Ruptura lienis.*

**I. Étiologie.** — La rupture de la rate se montre, dans l'organe sain, lorsque des traumatismes violents portent sur la région splénique (chute, coups, choc, froissement, etc.). Si l'on a affaire, par contre, à une tuméfaction aiguë de la rate, il peut se produire une rupture spontanée, la capsule splénique ne résistant pas à l'augmentation progressive du volume de la rate, ou bien survenant sous l'influence de causes fort peu importantes (action de se lever, efforts de vomissements, toux, pression, palpation de la région de la rate, etc.). On trouve ces faits le plus souvent dans la tuméfaction aiguë de la rate, de la fièvre typhoïde ou de la fièvre intermittente, et aussi dans le typhus exanthématique, le choléra, et même la tuberculose miliaire. Les médecins qui vivent dans les pays tropicaux ont l'occasion relativement fréquente d'observer la rupture spontanée de la rate dans la tuméfaction splénique de la fièvre intermittente. On a vu plusieurs fois la mort subite survenir par ce mécanisme chez les femmes enceintes.

**II. Symptômes et anatomie pathologique.** — Cet état se manifeste le plus souvent sous le tableau d'une hémorrhagie interne abondante. Beaucoup de malades accusent la sensation de rupture intérieure. Il se plaignent de douleurs de ventre, localisées au début à la région splénique. La peau devient pâle, froide. Le visage s'altère. Défaillances. Vomissements. Pouls imperceptible. Matité croissante dans la région de la rate. Spasmes musculaires.

La mort est de règle, quoique récemment Kernig et Muller aient rapporté un cas de guérison. En général, on ne peut attendre une cicatrisation que lorsqu'il s'agit d'une déchirure légère de la capsule. Parfois la mort survient de suite; dans d'autres cas, la vie persiste 24-48 heures, rarement davantage (jusqu'à 6 jours).

Cohnheim a rapporté une remarquable observation de rupture de la rate. Il s'agissait de dilatations variqueuses des vaisseaux spléniques, qui s'étaient rompus.

**III. Diagnostic. Pronostic. Traitement.** — Le diagnostic repose sur l'apparition soudaine dans le cas de tuméfaction splénique aiguë de signes d'une hémorrhagie interne, avec douleurs dans la région de la rate et matité croissante. Le pronostic est défavorable. Traitement : vessies de glace, injections sous-cutanées d'ergotine pour arrêter l'hémorrhagie; opium contre les douleurs violentes, injections de camphre et vin contre les menaces de collapsus.

### 9. — Rate mobile.

I. **Symptômes et diagnostic.** — Parfois la rate s'abaisse considérablement dans la cavité abdominale, de sorte qu'on peut la sentir et même la voir sous l'épigastre, le plus souvent dans la fosse iliaque gauche, ou encore dans le petit bassin, ou la fosse iliaque droite. Alors sa mobilité peut être assez grande pour que sa situation varie avec les diverses positions du corps, qu'elle puisse être amenée dans chaque partie de l'abdomen et même qu'elle se torde autour de son axe longitudinal. On désigne cet état sous le nom de rate mobile, lien mobile, ou ]rate voyageuse (Wandermilz). Dans d'autres cas, la rate est unie aux organes voisins, et par suite sa mobilité gênée. Habituellement, elle est tellement placée que son hile regarde en haut, tandis que son bord antéro-supérieur, qui présente des encoches, se trouve accolé à la paroi antérieure de l'abdomen.

Les erreurs de diagnostic peuvent se faire avec les tumeurs du rein et de l'épiploon, avec les tumeurs de l'ovaire et la grossesse. Cette dernière méprise fut faite chez une femme qui se plaignait de douleurs de parturition.

II. **Étiologie et anatomie pathologique.** — Cette affection est favorisée dans son développement par la laxité et la longueur du ligament gastro-splénique. Un coup, un choc sur la région splénique, l'action de soulever de lourds fardeaux, les affections qui provoquent la toux amènent peu à peu son développement. Les tuméfactions de la rate et avant tout celles de la fièvre intermittente sont une source particulièrement fréquente de rate mobile, par suite du tiraillement, par la rate augmentée de poids, de ses ligaments de soutien, tiraillement qui en amène le déplacement. Le ligament gastro-splénique en même temps que les artères et les veines de la rate et, avec elles, le pancréas sont tiraillés et représentent une longue corde, souvent tordue autour de son grand axe.

Le pancéas peut devenir peu à peu libre. Il arrive aussi que les vaisseaux spléniques soient oblitérés ou que la rate soit complètement détachée de ses ligaments, et dans ces cas il en résulte la dégénérescence graisseuse et l'atrophie.

Les symptômes objectifs consistent dans la constatation d'une tumeur de la forme de la rate, sur laquelle on a pu notamment retrouver dans certains cas, les encoches de son bord antérieur.

Dans un fait qui m'est personnel, on pouvait voir, chez une femme maigre, la tumeur dans sa forme caractéristique à travers les parois abdominales. Il était en outre possible dans ce cas de sentir les battements de l'artère splénique au niveau du hile de la rate. La matité splénique fait défaut à son siège normal, elle reparaît lorsque la rate a été replacée dans l'hypochondre gauche.

Beaucoup de malades ne présentent aucun trouble subjectif, de telle sorte que la rate mobile est découverte chez eux par hasard.

D'autres se plaignent d'une sensation de tiraillement, de douleur, de ténesme à la défécation et à la miction par suite de l'adhérence de la rate au rectum ou à la vessie, quelquefois aussi de paralysies dans les extrémités inférieures et de fourmillements, à la suite de la pression de la rate sur les origines des nerfs.

Dans une observation de Kiepert des douleurs se produisaient dans l'épaule gauche dès que la rate était comprimée. Vassiljew trouva des alternatives de diminution et d'augmentation dans le volume de l'organe déplacé, la diminution notamment en été dans les mouvements physiques violents. Coïncidant avec cette diminution existait une humeur gaie ou au contraire, dans d'autres cas la tristesse.

Covmans et de Cnaep ont publié un cas dans lequel la rate déplacée jusque dans la fosse iliaque droite avait comprimé l'iléon à tel point que la mort survint par occlusion intestinale. Les choses se passèrent autrement dans une observation communiquée par Babesin.

Dans ce fait, les anses de l'iléon s'étaient étranglées dans un orifice anormal du ligament gastrosplénique allongé. Klob et Rokitansky ont observé la gangrène de la grosse tubérosité de l'estomac et dans un autre cas la dilatation de cet organe.

La gangrène était due au tiraillement exagéré et à l'oblitération des artères de la grosse tubérosité, la dilatation à la pression exercée sur le duodénum par le pancréas tiraillé. Barbarotto a décrit la rate mobile et le foie mobile sur une même personne.

**III. Traitement.** — Si la rate déplacée est augmentée de volume on emploiera pour obtenir sa diminution les moyens thérapeutiques spécifiés plus haut (vol. IV, p. 90). Pour maintenir la rate on utilisera des bandages analogues aux bandages herniaires. La dernière ressource est la splénotomie.

*Appendice.* — En dehors de la rate mobile existent encore d'autres anomalies de position de la rate, congénitales ou acquises, passagères ou permanentes. Parmi les déplacements congénitaux de la rate, nous mentionnerons l'inversion des viscères, où l'on trouve la rate à droite, le foie à gauche. L'inversion peut être limitée à la rate et au foie (Mosler, Salamane-Marino) ou atteindre aussi les autres viscères thoraciques et abdominaux.

Dans la pleurésie, le pneumothorax, les déviations pathologiques de la colonne vertébrale, il n'est pas rare que la rate soit déplacée en bas ; inversement, la rate est souvent refoulée vers le haut par le météorisme, les tumeurs abdominales ou d'autres causes semblables.

## 10. — Anévrysme de l'artère splénique.

*Aneurysma arteriæ lienalis.*

Les anévrysmes de l'artère splénique se rencontrent rarement. Dans un cas rapporté par Heppner on pouvait sentir à l'épigastre les pulsations d'une tumeur de la grosseur d'une pomme ; une femme de 56 ans observée par West avait présenté des hématémèses, des douleurs de ventre, de la flatulence, de la diarrhée et mourut à la suite de vomissements sanguins. A l'autopsie on trouva d'anciennes adhérences entre l'anévrysme et le pancréas et l'estomac, avec ouverture de l'anévrysme dans ce dernier organe.

Paul Tissier

Interne des Hôpitaux de Paris.

# LIVRE IX

## MALADIES DE LA NUTRITION

### 1. — Obésité. Polysarcie.

*Embonpoint. — Corpulence. — Adipositas universalis. — Lipomasitas universalis. — Obesitas. — Pimelosis nimia.*

On entend par obésité une accumulation excessive de graisse que l'on constate avant tout dans le tissu cellulaire sous-cutané et dans ces régions internes (médiastin, péricarde, épiploon, mésentère, appendices épiploïques du gros intestin, capsule rénale, etc.), qui, même chez les sujets en bonne santé, se distinguent par leur richesse en tissu adipeux. Le passage de l'état physiologique à l'état pathologique s'effectue d'une manière presque insensible ; et, cependant, c'est à peine si l'on aura, dans la pratique, à se demander si les phénomènes existants constituent une indication à une intervention médicale.

Car la maladie est extrèmement généralisée, et, non seulement elle cause au sujet qui en est atteint de grosses souffrances, mais elle va jusqu'à mettre son existence en péril. Déjà, dans l'antiquité, Hippocrate enseignait que les personnes obèses n'arrivent pas d'ordinaire à un âge avancé.

Les causes de l'obésité se divisent en indirectes (prédisposantes) et directes. Mais, le plus souvent, un certain nombre d'entre elles agissent simultanément.

Parmi les causes indirectes, il faut, avant tout, citer la prédisposition héréditaire. Il est, en effet, de notoriété commune, que l'obésité est héréditaire dans beaucoup de familles. Parfois, cependant, il arrive que, seuls, certains membres d'une famille en sont atteints. Et l'on peut ainsi, de plusieurs individus vivant pourtant dans des conditions d'existence identiques, voir les uns rester maigres tandis que les autres deviennent obèses. Selon toute vraisemblance, il s'agit, dans ces phénomènes de transmissibilité, d'un vice héréditaire du pouvoir oxydant des cellules.

On observe souvent l'obésité chez les nourrissons et chez les personnes qui ont dépassé la quarantaine. Par contre, elle est rare chez l'enfant et l'homme adulte.

Selon beaucoup d'auteurs, l'homme offre des dispositions marquées à l'obésité de 40 à 50 ans, et la femme à partir de cinquante.

Le développement de l'obésité est soumis à l'influence du sexe, car il n'est pas douteux que les femmes y sont plus sujettes que les hommes.

D'autre part, on risque d'autant plus de devenir obèse que l'on mène une vie plus tranquille et plus sédentaire. De là cette observation que les personnes qui décident de terminer dans le repos la fin de leur vie, ou bien celles qui, du fait de telle autre circonstance fortuite, sont privées de l'usage de leurs jambes, ont souvent l'occasion de *se réjouir* d'un tour de taille qui, de jour en jour, va en s'élargissant.

Il ne faut pas non plus perdre de vue les différences de races. Ainsi, les Valaques, les Orientaux, les insulaires de l'Océan Pacifique et les Hottentots se distinguent par une disposition marquée à l'obésité. Cette tendance à l'embonpoint est d'ailleurs favorisée de la manière la plus efficace par un genre de vie, basé sur une perversion du goût du beau et du sentiment des formes.

Les climats humides, brumeux, et chauds, assure-t-on, favorisent aussi le développement de l'obésité ; cette remarque expliquerait la disposition qu'ont les Hollandais à devenir très gras.

Mais toutes les causes que nous venons d'énumérer resteraient la plupart du temps sans effet si, dans bien des cas, un régime alimentaire défectueux n'intervenait pour engendrer, à titre de cause directe, la polysarcie.

Or, les fautes que l'on peut commettre sous le rapport de l'alimentation sont de deux sortes : ou bien les aliments sont trop abondants, ou bien ils sont mal appropriés. Mais il est impossible de bien saisir le jeu de ces influences, si l'on n'a pas une conception très nette des principes qui règlent les phénomènes de la nutrition dans l'espèce humaine.

Nos aliments, c'est là une notion vulgaire, se composent non seulement d'eau et de sels, mais encore de matières albuminoïdes, de graisses, et de substances hydrocarbonées.

La graisse de nos tissus provient essentiellement des substances albuminoïdes de l'organisme. Ces substances se dédoublent, par leur combustion, en corps azotés et non azotés ou générateurs des corps gras. Mais, on n'est pas entièrement fixé sur la question de savoir si les matières grasses, qui entrent dans nos aliments, contribuent directement à la formation de la graisse de l'organisme. En tout cas, sous le rapport de la quantité, ce deuxième mode ne saurait être mis en comparaison avec le premier. Enfin, et avant tout, il ressort de nouvelles recherches sur la nutrition que, contrairement à l'opinion ancienne, soutenue en particulier par Liebig, les substances hydrocarbonées ne produisent pas de graisses ou, seulement, quand elles entrent pour une forte proportion dans les aliments.

La graisse fournie par les matières albuminoïdes est destinée à se transformer, sous l'influence d'une oxydation progressive, en corps chimiques plus simples : acide carbonique et eau.

En conséquence, il est aisé de concevoir que, si l'apport des albuminoïdes et de la formation corrélative de graisse sont excessifs, il peut arriver que les forces oxydantes ne suffisent plus à brûler toute la graisse et que, par suite, l'excédent s'accumule en quantité anormale dans les tissus.

Mais, dans la pratique, cette éventualité est en réalité d'observation plus rare que celle de la polysarcie qui a pour origine une alimentation mal appropriée, et dont le caractère essentiel réside dans une association peu judicieuse des principes albuminoïdes et hydrocarbonés.

Si, outre les matières albuminoïdes, on absorbe une forte quantité de principes hydrocarbonés, ceux-ci, en leur qualité de corps plus facilement oxydables que les graisses de provenance albuminoïde, épuisent les forces oxydantes de l'organisme, et il s'ensuit que les graisses ne sont pas brûlées et qu'elles s'accumulent dans le corps.

Il n'y a donc rien d'étonnant si les personnes qui s'adonnent aux plaisirs de la table, mangent beaucoup, et qui, à une grande quantité de matières albuminoïdes ajoutent encore des féculents, des compotes sucrées, de la bière, du vin, du champagne et autres liqueurs, si ces personnes montrent des dispositions à l'obésité. Il est bien évident que les alcooliques s'exposent à devenir obèses et que pareille éventualité attend ces jeunes femmes qui, le jour et souvent même la nuit, se régalent de gâteaux et de sucreries.

Des considérations qui précèdent cette notion, que du reste l'expérience de chaque jour avait apprise de tout temps, se dégage nettement : l'alimentation doit être réglée sur l'assimilation.

Un homme, actif jusque-là, se met-il au repos et ne réduit-il pas la quantité de ses aliments, il risque fort de devenir obèse. Car, l'inactivité a pour conséquence un ralentissement des phénomènes d'oxydation en raison duquel les graisses formées dans l'organisme ne sont pas complètement brûlées. Si les nourrissons témoignent d'une tendance particulière à l'adiposité, c'est qu'en outre du défaut d'exercice corporel, ils ont une alimentation — le lait — très riche en principes hydrocarbonés. Il faut, eu égard à la polysarcie héréditaire, accorder une certaine importance à une diminution des combustions internes, d'autant plus que les sujets qui en sont affectés ont souvent une constitution faible, un tempérament phlegmatique, conditions auxquelles on a coutume d'associer un ralentissement des phénomènes d'oxydation.

Les hémorrhagies représentent une des causes directes de l'obésité, car, en spoliant le sang d'une certaine quantité de globules rouges, elles diminuent les forces oxydantes de l'organisme.

Mêmes modifications se produisent dans les divers états d'anémie. Ainsi, au cours de la chlorose, dans l'anémie pernicieuse progressive, la phtisie pulmonaire, dans la tuberculose des glandes lymphatiques (scrofule), la maladie d'Addison, et même dans les premières périodes du cancer, il n'est pas rare de voir survenir l'obésité.

Elle peut également se montrer, et pour les mêmes raisons, dans la convalescence de maladies graves, par exemple, à la suite d'une fièvre typhoïde longue. Je l'ai également observée maintes fois, même après guérison de néphrites scarlatineuses, au cours d'une violente épidémie de scarlatine qui eut lieu à Gœttingen.

Souvent, on a signalé une connexion entre l'obésité et les troubles des organes génitaux et des fonctions sexuelles. Déjà, on admettait que l'abus

des plaisirs vénériens produit l'amaigrissement, l'abstinence, au contraire,
l'embonpoint. A plusieurs reprises, on a constaté la polysarcie chez des
sujets dont les organes génitaux étaient imparfaitement développés. On dit
aussi qu'elle se développe habituellement chez l'homme et la femme à la
suite de la castration, chez la femme, comme conséquence de l'aménorrhée
et de la stérilité. Sans doute, on a dû souvent exagérer les causes et les effets ;
et, dans la plupart des cas, c'est l'anémie consécutive aux états que nous
venons d'indiquer, qui a dû être l'occasion de la polysarcie. Il arrive parfois
que des femmes, à l'occasion de leur première grossesse, deviennent remarquablement obèses, surtout celles qui n'allaitent pas.

La polysarcie est presque toujours une maladie acquise et qui, le plus
souvent, ne se manifeste qu'après la puberté.

Il existe, toutefois, quelques cas d'adiposité congénitale. Ainsi Wulf
relate l'observation d'un nouveau-né, qui avait succombé pendant le travail,
qui mesurait 62,5 c.m. et pesait 8,250 gr., alors que les chiffres normaux
correspondants sont 50 c.m. et 3,330 gr. Dans un cas cité par Wright, le
nouveau-né pesait 6,123 gr.

**II. Anatomie pathologique.** — De toutes les modifications anatomiques, la
plus importante est assurément le développement considérable du tissu
adipeux. En beaucoup de points, et en particulier au niveau de la paroi
abdominale, il constitue des couches de graisse de la largeur de la main.
Les muscles offrent fréquemment une coloration blafarde, brun ou gris
jaunâtre. Dans les cas d'adiposité très accusée, il s'accumule beaucoup de
graisse dans le tissu connectif intermusculaire. Les faisceaux musculaires
eux-mêmes peuvent subir une atrophie mécanique et devenir le siège d'un
processus de dégénérescence graisseuse, partielle. Souvent, la moelle
osseuse se distingue aussi par sa richesse en graisse.

Le tissu cellulaire du médiastin participe en général à cette accumulation
excessive de graisse. Et, habituellement, le péricarde donne naissance à
des prolongements graisseux, ainsi que nous l'avons indiqué en traitant de
la stéatose du cœur. Parfois, l'atrophie mécanique et la dégénérescence
graisseuse des faisceaux musculaires du cœur sont des conséquences de ce
processus. Et, dans beaucoup de cas, le ventricule gauche est hypertrophié.

Il n'est pas rare de constater des lésions intéressant la tunique interne
des gros vaisseaux. Le sérum sanguin offre souvent un aspect laiteux, ayant
les caractères d'une émulsion, ce qui tient à la présence de matières graisseuses qui se présentent sous forme de fines gouttelettes, état que l'on a
désigné sous le nom de *lypœmie*.

D'ordinaire, le grand épiploon est particulièrement riche en graisse.
Dans un cas, Boërhave a vu son poids atteindre jusqu'à dix livres. De
même, il n'est pas rare de voir les appendices épiploïques du gros intestin
transformés en amas considérables de graisse. Parfois, il s'en accumule tellement dans la capsule rénale, qu'il est besoin de pratiquer une incision profonde pour arriver sur la substance propre du rein.

Et, dans le rein lui-même, on peut, dans certains cas, constater l'infiltration par de fines granulations graisseuses des éléments épithéliaux des canalicules urinifères. Plus fréquemment encore que le rein, la glande hépatique présente les lésions du foie gras. Or, il est clair que les masses graisseuses accumulées dans l'abdomen, auxquelles vient s'ajouter l'augmentation de volume du foie, ne trouvent à s'y loger qu'à la condition de refouler en haut le diaphragme. De ce refoulement résultent des compressions pulmonaires, circonstance qui explique la mention faite par beaucoup d'auteurs de poumons anormalement petits.

**III. Symptômes.** — Les symptômes de l'obésité se déroulent presque toujours peu à peu. Il est fort rare que la maladie affecte une allure aiguë au point de voir des sujets prendre, en quelques semaines, un embonpoint marqué. Les manifestations extérieures saisissables sont l'augmentation en volume et en poids du corps. Et, c'est précisément dans les mêmes régions qui, chez le sujet sain, sont pourvues d'un riche panicule adipeux, que débute et que s'accomplit le plus rapidement le dépôt excessif de graisse, telles sont les joues, le menton, les seins, la nuque, les épaules, les côtés de l'extension des extrémités, les surfaces dorsales des mains et des pieds, la paroi abdominale, le mont de Vénus, les grandes lèvres et les fesses. Il est clair que ces phénomènes ne vont pas sans s'accompagner de grossières déformations physiques.

La forme générale du corps se rapproche de plus en plus de celle d'une sphère. Les joues sont flasques et pendantes.

L'ouverture palpébrale, en raison du refoulement en haut de la paupière inférieure, paraît diminuée. Le menton semble repoussé en arrière, impression qui est due à la proéminence au-dessous de lui d'un ou deux coussinets de graisse, d'où l'expression vulgaire de *double menton*. Les traits du visage sont sans caractère, sans expression, c'est presque le masque de l'hébètement, de la stupidité. On observe aux yeux le développement prématuré d'un arc sénile, *gerontoxon*.

Le cou semble raccourci dans une certaine mesure, comme enfoncé dans le tronc. Au niveau de la nuque, la peau forme souvent des replis épais, très saillants. La poitrine se distingue tout particulièrement par des amas considérables de graisse ; il en est de même de la peau du ventre dont la surcharge est telle parfois qu'elle retombe sur les cuisses et frotte contre elles. Tantôt l'ombilic est à une profondeur anormale, tantôt au contraire il proémine fortement en avant ; il n'est pas rare de rencontrer une hernie ombilicale. Souvent les organes génitaux externes sont comme enfoncés et enfouis dans les masses graisseuses environnantes. Le varicocèle constitue aussi une complication assez fréquente de la polysarcie ; il faut le considérer comme une conséquence de la gêne circulatoire.

Le siège prend souvent un développement monstrueux et l'on dirait d'un énorme coussin. A l'anus, il se produit dans beaucoup de cas un développement de veines hémorrhoïdales. Le développement considérable à la face dorsale des mains, du panicule adipeux, les déforme et leur donne un caractère spongieux et désagréable.

Souvent, la démarche des sujets obèses est vacillante, ils vont les jambes écartées. Le déplacement du centre de gravité les force à rejeter la tête et le haut du corps fortement en arrière, ils ont l'air de se rengorger. Si l'on ajoute à cela de la maladresse et de la lenteur dans les mouvements, on ne s'étonnera nullement qu'ils soient assez souvent exposés aux moqueries.

Les mensurations métriques des diverses régions du corps fournissent souvent des chiffres surprenants. Il en est de même des évaluations en poids. Ainsi, l'on a cité le cas d'un Anglais du nom de Bright, qui pesait 609 livres, poids énorme qui aurait été pourtant dépassé par celui d'un Américain obèse, qui atteignait 1100 livres (? Wadd).

On observe aussi chez les enfants, quand, contrairement à la règle générale, ils sont atteints d'obésité, des chiffres également fort élevés. Citons les exemples suivants :

| | | | | |
|---|---|---|---|---|
| Barkhausen............... | garçon | 1 an 1/2 | 53 | livres. |
| Kästner. ................. | fillette | 4 ans | 82 | — |
| Benzenberg............... | — | 4 ans | 137 | — |
| Weinberger .............. | garçon | 5 ans | 189 | — |
| Bartolinus............... | — | 11 ans | 200 | — |
| Regnella ................ | fillette | 11 ans | 450 | — |

A mesure que l'obésité augmente, le poids spécifique du corps diminue, aussi les personnes grasses se maintiennent-elles facilement sur l'eau, surtout sur l'eau de mer, qui tient du sel en dissolution et qui, par cela même, est d'une densité supérieure.

D'autre part, d'après la coloration de la peau, on a distingué deux sortes d'obésité, *obésité de pléthore, o. d'anémie*. Les obèses pléthoriques ont un visage toujours rouge, congestionné, ils se plaignent d'éblouissements, de tintements d'oreilles ; au contraire, les anémiques sont pâles et pauvres de sang.

La peau de ces sujets est la plupart du temps comme veloutée et tendre. Elle montre une disposition spéciale aux inflammations, qui, le plus souvent, se manifestent sous la forme d'eczémas intertrigineux dont les localisations les plus ordinaires sont dans les plis inférieurs de la poitrine, à l'ombilic, au niveau des sillons interfessiers. De même, l'acné vulgaire et l'acné rosée sont des complications fréquentes.

Presque toujours, il existe une hypersécrétion de la sueur et de la matière sébacée. Cette dernière, le plus souvent, s'accumule dans les replis cutanés et finit, à la suite d'une décomposition avancée, par dégager une odeur rance repoussante. Les sueurs de graisse qu'on a décrites maintes fois ne sont en réalité qu'un mélange de matière sébacée et de sueur.

Le tempérament des personnes obèses est en général phlegmatique. Bien plus ! on leur a contesté souvent toute énergie, toute persévérance, toute aptitude aux travaux physiques et intellectuels, défauts qui s'accentuent à mesure que la polysarcie se développe. Qu'il y ait là de l'exagération, la chose est possible. Mais, il n'est pas douteux que les sujets obèses évitent souvent, à dessein, les mouvements du corps pour s'épargner les malaises et les douleurs qu'ils en éprouvent. Beaucoup parmi eux montrent une tendance exagérée au sommeil. Il en est aussi un grand nombre qui se plaignent de douleurs rhumatoïdes, musculaires, effets sans doute de la disposition marquée aux refroidissements causée par l'abondance des sueurs.

Le pouls se distingue souvent par sa grande fréquence, et il n'est pas rare qu'il atteigne le chiffre de 100 pulsations par minute. Souvent aussi, il est arythmique.

Les personnes obèses sont fréquemment sujettes à des troubles dyspnéiques, qui sont en rapport avec l'affaiblissement de l'activité cardiaque et la limitation des expansions pulmonaires, due au refoulement en haut du diaphragme. La pauvreté du sang en hémoglobine intervient pour une certaine part dans la production de ces phénomènes. Souvent encore, il se produit de l'anasarque, lequel est sous la dépendance de la gêne circulatoire. Et, sous l'influence des mêmes causes, les jambes deviennent le siège de varices.

La percussion de la poitrine donne en général un son peu sonore, ce qui tient à l'épaisseur anormale du tégument. De même, le bruit respiratoire paraît plus faible, parce qu'il est amorti par le riche panicule graisseux interposé, et aussi parce que les mouvements d'expansion du poumon se trouvent limités. Les troubles de la circulation et la tendance aux refroidissements liée à l'abondance des sueurs créent une prédisposition particulière aux affections catarrhales des voies de la respiration. Lorsque la matité au niveau du thorax est extrêmement marquée, il est rationnel de la rapporter à une accumulation excessive de graisse dans le tissu cellulaire du médiastin.

La zone de la matité cardiaque paraît parfois s'être élargie, et le choc de la pointe du cœur se produit un peu plus en dehors.

En général, les bruits du cœur sont faibles ; parfois, on perçoit un souffle systolique ; quand il y a hypertrophie du ventricule gauche, le second bruit aortique est plus fort et, dans le cas d'artério-sclérose, il prend même le caractère d'un tintement métallique. (Vid. aussi tome I, p. 178.) Leichtenstern a constaté une diminution de l'hémoglobine du sang (connexe de la dégénérescence de la moelle osseuse?). Au contraire, Kisch a signalé l'augmentation, particulièrement chez les hommes, de la proportion de l'hémoglobine ; d'après son observation, les femmes paraissent plus sujettes à la forme anémique de l'obésité, et les hommes à la forme pléthorique.

Quand il y a dégénérescence hépatique, il est, dans la majorité des cas, plus aisé de la supposer que de la constater physiquement. Car la paroi abdominale, si épaisse parfois qu'il est impossible de la soulever en plis, rend le foie inaccessible à nos moyens d'exploration. (Pour des renseignements plus précis sur les symptômes du foie gras et du cœur stéatosé vid. tomes I et II).

Les accidents du côté des organes génitaux ne sont pas rares dans l'obésité. Chez les femmes on observe des anomalies de la menstruation, la cessation prématurée des règles, la stérilité, le catarrhe de la muqueuse génitale, des déviations de la matrice, et des maladies des ovaires. Ces accidents reconnaissent pour cause des troubles de la circulation et les compressions des organes génitaux exercées par les masses de graisse accumulées dans l'abdomen. Il est même assez commun d'observer chez les femmes et chez les hommes un goût moins vif pour les plaisirs sexuels et même une véritable répugnance pour le coït. Fréquemment, Kisch a constaté dans la semence du mâle une rareté des spermatozoïdes qui peut aller jusqu'à une azoospermie absolue. Cependant, la stérilité chez des conjoints obèses peut relever de causes diverses ; ainsi, elle peut être de nature purement mécanique. Car, l'accumulation excessive de graisse, précisément autour des organes génitaux, suffit à rendre la copulation très difficile.

Parmi les modifications de l'urine, la plus importante consiste dans la production de sédiments d'acide urique et d'urates, plus rarement d'oxalates de chaux. Elles sont en rapport avec la forte proportion des substances albuminoïdes qui entrent dans l'alimentation et leur oxydation insuffisante. Parfois, aussi, les urines renferment une certaine quantité de sucre, et tantôt ce symptôme est sans importance, tantôt au contraire il prend une signification grave, car il est alors l'avant-coureur du diabète sucré. Des auteurs anciens ont également signalé l'apparition de gouttelettes graisseuses dans les urines, phénomène désigné sous le nom de *Lipurie*.

Le catarrhe gastro-intestinal se rencontre fréquemment chez les personnes obèses. Il peut être rapporté en partie à une alimentation excessive, et en partie à la gêne apportée aux mouvements intestinaux par la présence dans l'abdomen de masses considérables de graisse, et aussi aux engorgements vasculaires. Ces troubles de la circulation se révèlent par le développement très fréquent d'hémorrhoïdes. Dans la plupart des cas, il existe une constipation habituelle.

C'est avec raison, qu'on s'accorde à n'attribuer aux obèses qu'un faible pouvoir de résistance. Ils ne sont en effet, la plupart du temps, capables que d'un travail physique extrêmement modéré, et cela parce que, déjà, leurs muscles, par suite de l'accumulation graisseuse intermusculaire, sont frappés d'atrophie et d'impuissance.

Ils montrent fréquemment une tendance marquée aux lipothymies, aux douleurs nerveuses et hystériformes. Ces accidents se produisent dans toutes les affections fébriles, aussi ces dernières sont-elles, dans la polysarcie, particulièrement graves. La mort est souvent dans ces cas la conséquence de la paralysie du cœur. D'après les recherches de Liebermeister il serait plus difficile d'obtenir, au moyen de bains, un abaissement de la température chez les personnes grasses que chez les maigres. D'autre part, les sujets obèses montrent à l'égard des saignées générales une sensibilité toute particulière, aussi ne faut-il en user chez eux qu'avec une extrême circonspection, si l'on ne veut pas risquer de les voir mourir par suite d'une paralysie du cœur.

L'expérience enseigne que la polysarcie crée une prédisposition à d'autres maladies. Ainsi, il n'est pas rare que les obèses souffrent de la goutte. Souvent aussi, ils sont sujets aux productions calculeuses des voies urinaires et biliaires. Dans beaucoup de cas, on observe encore les symptômes du diabète sucré. En outre, de divers côtés, on a signalé, comme complications de la polysarcie, le cancer, les furonculoses multiples. Les hémorrhagies du pancréas, aboutissant à une terminaison funeste, sont aussi de fréquente occurrence chez les sujets obèses.

La mort, reconnaissant comme cause première la polysarcie, peut se produire dans des conditions bien différentes. Tantôt elle survient brusquement par paralysie du cœur, tantôt elle arrive lentement comme conséquence de phénomènes d'asystolie, qui vont en s'accusant de plus en plus. Les hémorrhagies cérébrales sont fréquentes, et elles sont indirectement causées par l'obésité, mais en rapport direct avec les altérations d'artério-sclérose des vaisseaux, ayant elles-mêmes pour origine la polysarcie.

La vieille légende des combustions spontanées des gens obèses mérite à peine d'être ici l'objet d'une simple mention.

**IV. Diagnostic et pronostic.** — Les symptômes de l'obésité sont si précis, si facilement reconnaissables, que, la plupart du temps, il suffit d'un simple coup d'œil pour faire, à coup sûr, le diagnostic.

Le pronostic est grave. Les dangers sont en effet considérables, et si l'obèse n'est pas capable de se dominer et de renoncer à une foule des jouissances de la vie, il est sûrement voué à une mort rapide et douloureuse.

**V. Traitement.** — Certaines formes de la polysarcie comportent une guérison spontanée. Ainsi, celle des nourrissons qui diminue peu à peu, à mesure que les enfants se servent de leurs muscles, quand ils commencent à marcher, et que, de plus, ils ont une nourriture moins riche que le lait en principes hydrocarbonés.

De même l'obésité qui se développe après des pertes de sang, sous l'influence de l'anémie et durant les convalescences de maladies graves, peut rétrocéder peu à peu, à mesure que ces conditions fâcheuses disparaissent elles-mêmes.

Dans la plupart des cas, la polysarcie, ainsi que nous l'avons dit précédemment, est la conséquence d'une alimentation défectueuse, soit que celle-ci agisse isolément ou qu'elle combine son action avec celle d'autres circonstances adjuvantes. Nous avons également vu que, en ce qui concerne l'alimentation, on peut commettre deux fautes, savoir : *nourriture trop abondante*, ou *proportion excessive des substances hydrocarbonées*.

Les méthodes de traitement, ayant pour but de débarrasser l'organisme de la graisse en excès, sont multiples, mais, ici, comme d'ailleurs dans beaucoup d'autres circonstances, il faut s'appliquer à tenir compte des conditions individuelles.

C'est à Ebstein que revient le mérite d'avoir, dans ces derniers temps, montré que l'ingestion relativement considérable de corps gras ne favorise pas, contrairement à l'opinion accréditée jadis, le développement ultérieur de l'obésité, qu'au contraire elle l'entrave et la fait disparaître. Il est vrai que, déjà, Hippocrate recommandait un régime gras et que Wunderlich déclare avoir efficacement combattu la polysarcie au moyen de l'huile de foie de morue. Les corps gras ont la propriété de diminuer les exigences de l'appétit et de la soif. Aussi, l'usage habituel d'une forte proportion de ces substances s'accompagne-t-il naturellement d'une diminution dans la quantité des *ingesta*. Mais, il est bien évident qu'un semblable régime ne saurait amener en quelques semaines aucun résultat durable ; et, si les malades revenaient prématurément à l'alimentation défectueuse de jadis, ils risqueraient, non seulement de redevenir très vite à leur embonpoint primitif, mais souvent encore de le dépasser. En somme, il est indispensable d'observer, longtemps, la diététique prescrite.

Ebstein indique en détail le régime qui convient à un adulte à peu près ainsi :

Par jour, ne faire que 3 repas.

1° *Déjeuner*. — Une grande tasse de thé noir (environ 250 cent. cubes , sans lait ni sucre. 50 gr. de pain blanc ou de pain de ménage, grillé, et beaucoup de beurre. Ce déjeuner se fera, en été, entre 6 heures et 6 heures 1/2, en hiver vers 7 heures 1/2.

2° *Dîner*. — Entre 2 heures et 2 heures 1/2 : une soupe (contenant souvent de la moelle osseuse) ; de 120-180 gr. de viande grasse soit rôtie ou bouillie. et préparée avec une sauce grasse. Légumes en proportion modérée, donner surtout la préférence aux légumineuses, mais user aussi des diverses espèces de choux ; par contre, s'abstenir des pommes de terre et des navets en raison du sucre que contiennent ces substances alimentaires. Salade ou fruits secs, sans sucre. Pour le dessert, des fruits frais ; comme boisson, de 2-3 verres d'un vin léger. Aussitôt après ce repas, une grande tasse de thé noir sans lait ni sucre,

3° *Souper*. — Entre 7 heures 1/2 et 8 heures : En hiver, régulièrement, en été, de temps à autre, une grande tasse de thé noir sans lait ni sucre, un œuf, et, en variant, du rôti gras, du jambon, du cervelas, du poisson fumé ou frais, 30 gr. de pain blanc avec beaucoup de beurre, parfois un peu de fromage ou des fruits frais.

Il est bien entendu que les sujets obèses doivent, non seulement introduire dans leurs aliments des substances grasses, mais en ingérer une quantité relativement considérable ; aussi, convient-il de leur recommander le bon beurre, la viande grasse, la sauce grasse, les jambons gras, les poissons gras, les pâtés de foie gras, etc. Par contre, on proscrira les hydrocarbures et les substances qui en contiennent : pommes de terre, farineux, gâteaux. sucre, lait, bière, eau-de-vie, champagne, etc.

En dehors de ces prescriptions précises, relatives à la quantité et à la nature des aliments, il est encore certaines règles auxquelles le sujet obèse doit se soumettre : éviter, par exemple, de se vêtir chaudement ; se tenir dans des appartements où la température est modérée ; user de bains froids ; dormir peu et se livrer à des exercices physiques fréquents. Dans ce dernier ordre d'idées, il est bon de conseiller vivement la gymnastique, l'équitation, les promenades et les excursions dans la montagne.

S'agit-il d'une obésité à forme anémique, on prescrira les préparations ferrugineuses ou bien, en été, le traitement par les eaux de Kissingen, de Hombourg ou de Marienbad.

D'après de nombreuses observations personnelles, je puis affirmer que les malades soumis au régime précité, d'Ebstein, voient leur embonpoint diminuer promptement, et, en particulier, dès le début de la cure. Ils se sentent plus alertes de corps et d'esprit et, volontiers, ils renoncent à maintes jouissances de la vie dont, peut-être, ils avaient auparavant usé avec passion. Toutefois, on rencontre des personnes chez lesquelles le régime gras, alors même qu'il ne comporte qu'une proportion de matières grasses inférieure à celle qu'ingèrent les sujets en bonne santé, cause un tel dégoût, une si vive répugnance pour toute espèce de nourriture, qu'il est impossible de persister dans cette méthode de traitement. J'ai souvent vu des malades, qui avaient été soumis au régime d'Ebstein, présenter une telle sensibilité de l'estomac que l'usage d'aliments solides, même le plus circonspect, leur occasionnait de la cardialgie, des vomissements, de la diarrhée. Deux fois, dans ma pratique personnelle, j'ai pu constater chez un homme et une femme, devenus maigres à la suite du traitement, la présence, sous la peau, de tumeurs nombreuses, rondes, plus grosses parfois que des prunes, dures et non douloureuses, qui faisaient l'effet de lipomes, riches en tissu cellulaire.

Dans ces derniers temps, Oertel a suivi, avec les plus heureux résultats, une voie différente pour le traitement de l'obésité. Toutefois, il est clair qu'Ebstein et lui, s'accordent à réduire *au minimum* la quantité des *ingesta*. Mais, tandis qu'Ebstein recommande beaucoup de graisse et le moins possible d'hydrocarbures, Oertel, au contraire, ordonne peu de substances grasses et, relativement, beaucoup d'hydrocarbures. D'autre part, et avant tout, Oertel attache une importance capitale à la diminution de la quantité des boissons. Bien plus ! Il cherche à débarrasser l'organisme des liquides en excès. Et, dans ce but, il recommande les ascensions quotidiennes de plusieurs heures, les bains irlandais et romains, les bains de vapeur et beaucoup d'exercices musculaires. Enfin, il tente, au moyen des injections sous-cutanées de pilocarpine, de faire éliminer par la peau et par les poumons une grande quantité d'eau. Il faut, d'après les mêmes considérations, renoncer aux boissons, aux soupes, ou, en tout cas, ne boire qu'une heure à 1 heure 1/2 après les repas, qu'Oertel règle, à peu près, comme il suit : Le matin et dans l'après-midi, une petite tasse de café avec du lait et du sucre ; en plus, le matin, 75 gr. de pain blanc avec du beurre. A midi : 200 gr. de viande bouillie, 50 gr. de salades vertes, 100 gr. de fruits frais, mais pas de soupe. Le soir : 2 œufs, 150 gr. de viande, un peu de caviar, et 150-200 gr. de vin blanc, léger. Plus tard, quand l'obésité et les troubles circulatoires qui en dérivent ont diminué, il sera permis de prendre, à midi : 100 gr. de poisson et 100 gr. de farineux, plus tard on pourra même y joindre 200 gr. de vin blanc. Alors aussi, on pourra prendre le soir du fromage et du pain, et même, si les troubles circulatoires font absolument défaut, se départir un peu de la rigueur du régime sous le rapport de la diminution des boissons.

C'est à juste titre, qu'une troisième méthode de traitement de l'obésité a attiré l'attention. Il s'agit de celle connue sous la dénomination de *Bantingcur* (cure de Banting), imaginée par un médecin anglais du nom d'Harvey. Banling en a donné la description et l'a expérimentée sur lui-même. En voici les règles, en tenant compte des modifications que lui a fait subir Vogel pour le mieux approprier aux usages allemands :

Premier déjeuner : du café sans lait ni sucre ; du pain grillé ou du biscuit sans beurre.

Second déjeuner : 2 œufs à la coque, du jambon cru et maigre ou un peu de viande maigre, une tasse de thé ou un verre de vin aigrelet.

Dîner : une assiettée de soupe légère, de la viande maigre soit bouillie, soit rôtie ; quelques pommes de terre, un peu de pain, des légumes verts ou de la compote. Pour l'après-midi, du café noir. Le soir : du bouillon ou du thé, de la viande froide, du jambon maigre, des œufs à la coque, de la salade et un peu de pain.

Comme on le voit, la cure, qui dans un certain degré est en opposition avec les deux autres méthodes de traitement, tend à fournir à l'organisme le plus d'albumine possible, et, par un faible apport de substances grasses et hydrocarbonées, à obliger l'organisme à utiliser la graisse en excès. Bien que ce traitement permette d'arriver au but, l'expérience enseigne qu'il est impossible de le continuer longtemps. Car il provoque, non rarement, du catarrhe gastro-intestinal, des phénomènes d'anxiété, des palpitations du cœur, des étourdissements, des menaces de syncope, de l'insomnie et d'autres troubles sérieux, jusqu'à même des maladies de l'encéphale. Kisch a observé maintes fois, à la suite, le développement de la phtisie pulmonaire. Il est vrai que, dans ces derniers temps, Voit a fait la remarque qu'on peut écarter les inconvénients et les dangers de la « Cure de Banting » à condition de ne restreindre que graduellement, au début, la quantité des substances grasses et hydrocarbonées et, une fois le but atteint, de ne les augmenter de nouveau que peu à peu.

Voit a comparé les quantités de nourriture que l'on absorbe, chaque jour, dans l'état de santé ou dans les divers traitements de l'obésité. Il a obtenu les chiffres suivants :

|  | Albumine. | Graisse. | Hydrocarbures. |
|---|---|---|---|
| Ouvrier robuste | 118 | 56 | 500 |
| Médecin aisé | 107 | 89 | 362 |
| Ebstein | 102 | 85 | 47 |
| Oertel | 155 | 25 | 70 |
| Banting | 172 | 8 | 81 |

Nous n'avons pas encore épuisé la liste des traitements de l'obésité.

Tarnier recommande un régime lacté sévère (3-4 litres de lait par jour).

Les cures thermales, surtout à Marienbad et Tarasp, sont fort en honneur. Mais il ne faut conseiller les eaux chaudes de Carlsbad qu'avec la plus grande circonspection. Dans les cas d'obésité, de forme anémique, on peut conseiller l'usage des eaux de Kissingen, Hombourg, Wiesbaden, Franzensbad, Elster, Ems, Sodew, etc.

Citons encore, parmi les méthodes de traitement dirigées contre l'obésité, les cures de raisin, le massage, les inhalations d'oxygène, d'air comprimé, le traitement ioduré, les eaux iodiques, les saignées répétées (!), le traitement par les salivations, les sueurs abondantes, enfin par la diète rigoureuse.

## 2. — Goutte. Arthritis urica.

*Arthritis. A. urica. A. vera. Urarthritis.*

**I. Étiologie.** — La goutte dérive d'un trouble de la nutrition, circonstance qui a également valu à la maladie la dénomination de *diathèse urique*. Elle prédispose l'organisme, dans ses différents organes et dans ses tissus, aux actes inflammatoires et à la production de dépôts d'urates. Le plus souvent, mais non pas d'une façon constante, les articulations sont intéressées. Et, entre toutes, c'est la première jointure du gros orteil qui est prise le plus communément et le plus vite, Podagre ou Chiragre.

Dans la plupart des cas, l'hérédité crée une prédisposition à la goutte. Et, il est des familles dans lesquelles la maladie frappe successivement de génération en génération, tandis que dans d'autres elle en épargne une ou plusieurs.

Hutchinson déclare que, des enfants issus de générateurs goutteux, les plus jeunes sont, plus souvent que les aînés, atteints par la maladie. Il dit aussi que la transmission par voie héréditaire est plus probable si les conjoints sont tous les deux goutteux, mais que la goutte du père agit plus efficacement dans cette transmission que celle de la mère.

Certes, la prédisposition héréditaire peut suffire à produire la goutte : néanmoins, le plus souvent, la maladie reçoit une vive impulsion de circonstances adjuvantes diverses, et elle se manifeste bruyamment à leur occasion.

Parmi ces causes adjuvantes, il faut placer en première ligne les écarts de régime. C'est à bon droit, que, de tout temps, on a vu un lien étiologique entre les repas plantureux, l'ingestion excessive de substances albuminoïdes, les excès en vin, bière et autres boissons alcooliques et la goutte. Bien plus, ces circonstances sont elles-mêmes capables, en dehors de toute prédisposition héréditaire, de produire la goutte, en sorte qu'elles n'ont pas seulement le caractère de causes adjuvantes, mais celui de facteurs directs, immédiats, protopathiques.

Cette notion permet de s'expliquer pourquoi la goutte est une maladie, sinon exclusive, du moins particulière aux personnes de la classe aisée, comment aussi elle est plus ou moins commune dans une nation, suivant qu'elle s'adonne librement au luxe ou qu'elle le refrène.

Tandis que dans l'ancienne Rome, où la vie était simple et les mœurs austères, la goutte était une maladie rare, au contraire, sous l'Empire, époque d'ivrognerie et de libertinage, elle devint beaucoup plus fréquente. Les femmes elles-mêmes en furent atteintes dans la même proportion que les hommes, ce qui s'explique par le fait qu'elles s'associaient, aussi largement qu'eux, à ces excès. On a rapporté la rareté relative de la goutte, à l'époque actuelle, à une sobriété de plus en plus marquée et qui paraît être la conséquence directe des exigences plus grandes pour chacun sous le rapport de la production de travail. On a pu voir aussi, à maintes reprises, des accidents de goutte se supprimer quand, par exemple, un viveur, à la suite de pertes d'argent ou de telle autre circonstance contraire, avait dû se résoudre à adopter une vie simple.

D'autre part, le danger de devenir goutteux se trouve singulièrement augmenté quand, à une vie opulente, se surajoute la fâcheuse influence de l'inactivité physique.

La question de savoir si le surmenage intellectuel favorise le développement de la goutte, ne nous semble pas formellement résolue. Car, si, à vrai dire, l'expérience nous enseigne que fréquemment les hommes d'État et les savants sont atteints par la maladie, on sait aussi que, dans ces cas, des facteurs pathogéniques, autres et bien plus importants, interviennent toujours.

La considération de ces circonstances pathogéniques permet de concevoir aisément pourquoi l'obésité et la goutte sont fréquemment associées et comment la première est en quelque sorte l'avant-coureur de cette dernière. Elle explique également cette opinion des anciens auteurs qu'il existe un « habitus arthritique ». Pour eux, les sujets à stature massive, paraissant bouffis, au visage rouge et comme enflammé, à la poitrine et aux épaules larges, etc., sont menacés de devenir goutteux.

Le *dicton*, si souvent vérifié, *les extrêmes se touchent*, trouve aussi son application quand il s'agit de la goutte. Car, s'il est vrai que, dans le plus grand nombre des cas, la maladie est la conséquence d'une vie de débauche et d'oisiveté, il est avéré qu'elle peut aussi se développer à la suite de privations et sous l'influence de conditions d'existence pénibles. Beaucoup d'auteurs ont même fondé là-dessus une distinction entre une goutte des pauvres et une goutte des riches, goutte des viveurs, goutte des prolétaires.

Il faut signaler, comme une variété spéciale, la goutte toxique. On a, en effet, fait la remarque, en particulier les auteurs français, que chez les ouvriers qui manient le plomb, la goutte et surtout la néphrite goutteuse n'étaient pas rares. Et il ne peut, à l'heure actuelle, subsister le moindre doute que l'absorption du plomb produit une telle altération des échanges nutritifs qu'il en résulte une véritable diathèse urique : *goutte saturnine, goutte plombique.*

Beaucoup d'auteurs signalent comme une forme particulière de la goutte toxique, une goutte qui succéderait à un catarrhe gastro-intestinal, et qui reconnaîtrait comme condition pathogénique la formation et la résorption exagérées de produits excrémentitiels (acide urique et acide lactique).

D'autre part, d'autres auteurs repoussent cette étiologie et ne veulent voir dans le catarrhe gastro-intestinal qu'un des effets des causes directes de la goutte. Or, nous avons pu, à maintes reprises, dans nos observations personnelles, acquérir la conviction que ces derniers étaient dans l'erreur.

Au point de vue, en quelque sorte, de sa topographie, de sa répartition géographique, la goutte offre de grandes différences. Ainsi, l'Angleterre représente la terre classique de la goutte ; cependant, même là, à l'heure actuelle, elle est en décroissance. Puis viennent la France et la Hollande, tandis qu'en Allemagne, en Espagne et en Italie les goutteux sont plus rares. Selon Charcot, en Suède, en Norwège et en Russie la goutte ne sévirait que d'une manière tout à fait isolée, bien que les populations de ces contrées soient fortement adonnées aux boissons alcooliques. En Syrie, en Perse, en Arabie où elle fut jadis fort commune et où on l'a décrite, elle ne se montre plus que d'une manière tout à fait exceptionnelle.

D'autre part on constate, dans un même pays, des différences très accusées, si l'on compare les diverses régions de son territoire. C'est ainsi que l'Écosse et l'Irlande sont absolument indemnes de la goutte alors qu'elle est si commune en Angleterre. Charcot a fait la remarque qu'en France, elle se rencontre surtout en Normandie et en Lorraine, où le bien-être est plus grand. Canstatt dit qu'elle est plus rare dans la Vieille-Bavière que sur les bords du Rhin ou en Franconie, différence qui, selon lui, tient à ce que l'usage de la bière est moins préjudiciable que celui du vin. Encore, récemment, Cantani a déclaré, au sujet de l'Italie, que la goutte n'est pas rare dans les provinces du Sud, particulièrement dans les environs de Naples, et, qu'en tous cas, elle y est plus fréquente que dans les autres districts de la Péninsule. Ces différences, ainsi qu'on a déjà pu le prévoir, tiennent plutôt à des conditions d'hygiène qu'à des influences climatériques.

L'âge possède sur l'installation de la goutte une grande influence. Presque toujours la maladie apparaît de 30 à 40 ans. Elle est rare surtout dans l'enfance. Cependant Trousseau l'a observée chez un garçon de 6 ans et Gairdner chez une fillette de 11 ans. En outre, Delaut, dans ces derniers temps, a dit l'avoir rencontrée chez des enfants de 10-15 ans.

Le sexe mâle est le plus particulièrement atteint par la goutte, parce que les femmes s'exposent moins souvent aux causes qui la font se développer. Mais qu'il n'y ait pas immunité en faveur des femmes, l'expérience de tous les jours le démontre.

Dans la plupart des cas, les phénomènes pathologiques produits par la goutte se manifestent sous forme de crises. Aussi, a-t-on distingué, en ce qui touche à l'étiologie, entre les causes de la diathèse goutteuse et les causes des accès de goutte. Pour ce qui a trait à ce dernier point, il convient de faire les remarques suivantes.

Les attaques de goutte coïncident souvent avec de violents écarts de régime, avec de grands excès bachiques ou vénériens, ou bien la crise éclate à la suite de fatigues intellectuelles inaccoutumées. L'influence rhumatismale paraît posséder une certaine action pathogénique ; en tout cas, les attaques ne sont jamais plus fréquentes qu'en automne et au printemps, et plus rares que pendant l'été. On a constaté, maintes fois, que non seulement les personnes qui avaient souffert de rhumatismes articulaires étaient souvent atteintes de goutte, mais qu'en outre les articulations, devenues le siège des manifestations goutteuses, étaient précisément celles qui avaient été auparavant frappées par les poussés inflammatoires du rhumatisme. Il

n'est pas rare que les blessures jouent un rôle important dans l'apparition
de la goutte et qu'elles en soient la cause directe.

**II. Symptômes.** — Les symptômes de la goutte n'apparaissent pas, en
général, d'une manière imprévue. Presque toujours il s'agit de personnes
qui offraient une prédisposition héréditaire ou qui, déjà depuis longtemps,
étaient sous l'influence d'une obésité progressive, sujettes à de certaines
souffrances. Elles se plaignent d'un embonpoint croissant de plus en plus,
de maladresse, d'asthme, de battements de cœur, de cardialgie, de vomissements, de pyrosis, de flatulence, de constipation, d'étourdissements, de
congestions à la tête, de tintements d'oreille, etc. ; les malades se font remarquer par une vive coloration de la face, ils sont souvent atteints d'acné
rosée, d'hémorrhoïdes, de varicocèle, de varices... Assez fréquemment, le
médecin expérimenté a fait, mais en vain, entendre sa voix, il les a prévenus
des dangers qui les menacent, et condamné les excès de table et tous les
autres écarts pathogéniques.

L'attaque de goutte est, en général, précédée immédiatement d'un certain
nombre de phénomènes prémonitoires ; il est extrêmement rare qu'elle
éclate d'une manière soudaine. Presque toujours, il se produit une exacerbation des troubles gastriques (langue chargée d'un enduit épais, éructations
fréquentes, nausées, pyrosis, pesanteurs d'estomac, phénomènes de cardialgie), constipation opiniâtre, parfois sensibilité douloureuse ou même
écoulements sanguins au niveau d'hémorrhoïdes existantes ; le plus souvent, l'urine est rare et elle laisse déposer au fond du vase un sédiment
semblable à de la brique pilée (sedimentum lateritium) ; plus rarement, elle
est remarquablement abondante et pâle, semblable à *l'urina spastica*. En
beaucoup de cas, il existe une vive excitation des désirs sexuels. Les malades accusent des phénomènes d'oppression au niveau de la poitrine, des
douleurs au niveau du cœur, des palpitations cardiaques ; les étourdissements, les tintements d'oreille, les afflux de sang à la tête, sont plus forts
qu'auparavant. Ces sujets sont de mauvaise humeur, taciturnes, impatients,
irritables ; ils se plaignent assez souvent d'insomnie et d'agitation. Ils ont
une sorte d'impotence des membres, et ils éprouvent, particulièrement
dans les mollets, des sensations de douleur et de tiraillement ; parfois, il se
développe, au niveau de quelques articulations, des douleurs vagues et passagères. Dans certains cas, ils ont des paresthésies, des sensations de froid,
des fourmillements, des accidents de surdité, ou bien ils présentent des
phénomènes de parésie, des tremblements et des crampes dans les mollets.

Plus ces phénomènes prodromiques se prolongent, et plus sévère est,
habituellement, l'attaque de goutte.

Les symptômes manifestes de la goutte se traduisent, le plus souvent,
sous la forme d'une arthrite goutteuse, aiguë. Mais, ce serait s'exposer aux
plus grossières erreurs de pratique si l'on ne voulait voir *d'accidents goutteux* que ceux qui se combinent avec des poussées articulaires ou qui leur
succèdent. Car, il est des goutteux, et non pas en nombre négligeable, qui,
toute leur vie durant, restent entièrement indemnes d'accidents articulaires.

Toutefois, il est certain que l'on peut ranger les cas d'arthrites goutteuses aiguës parmi les formes typiques de la maladie ; d'où la dénomination de goutte aiguë, régulière ou tonique.

Pour la goutte articulaire, ce qui la caractérise, c'est que, dans la plupart des cas, c'est la première jointure métatarso-phalangienne d'un des gros orteils (le plus souvent le gauche) qui est atteinte ; aussi la goutte aiguë se montre-t-elle le plus souvent en tant que podagre. Plus rarement, il s'agit de la seconde articulation métatarso-phalangienne ou de l'articulation tibio-tarsienne. D'une manière générale, les autres articulations ne se prennent qu'à la suite d'attaques répétées. Par ordre de fréquence, ce sont alors les articulations des doigts (chiragra), des genoux (gonagra), de la hanche (ischiagra), de l'épaule (omogra), des vertèbres (rachisagra), du maxillaire et des articulations des cartilages costaux (costagra).

Le plus souvent, dans la première attaque, l'articulation du gros orteil seule est atteinte. Et, il peut arriver que, dans les attaques qui suivent, ce soit précisément la même articulation qui soit constamment frappée. Il est rare que l'acte inflammatoire frappe simultanément plusieurs articulations (*urarthritis multiplex*), mais il est déjà d'observation plus fréquente. qu'au cours d'une attaque de goutte, une articulation se prenne après une autre (*urarthritis vaga*).

La fluxion articulaire, goutteuse, se localisant ainsi presque toujours dans l'articulation du gros orteil, se fait la plupart du temps, subitement, pendant la nuit et, en général, de minuit à trois heures. Le malade qui, la veille, s'était couché, ne ressentant à peu près aucune douleur, et s'était tranquillement endormi, est réveillé en sursaut par une douleur intolérable, au niveau de l'articulation métatarso-phalangienne. C'est une sensation térébrante, de broiement, de brûlure, parfois même de froid douloureux. Les malades disent qu'ils souffrent comme si leur gros orteil était puissamment serré dans un étau, comme si on leur enfonçait lentement un fer acéré dans l'articulation. Ils poussent de grands gémissements, s'agitent, se déplacent tantôt d'un côté, tantôt de l'autre ; le plus simple contact leur est intolérable et ils ne peuvent supporter le poids de la couverture la plus légère. La peau du malade est brûlante et sèche ; la température générale du corps élevée, et le pouls la plupart du temps est dur et rapide. Ces douleurs, habituellement, s'amendent souvent vers le matin. La fièvre diminue, et il s'établit une transpiration qui, assez souvent, dégage une odeur fortement acide. En même temps, il se produit dans la région de la jointure douloureuse des modifications anatomiques de plus en plus remarquables. La peau qui la recouvre est tendre et d'une rougeur presque érysipélateuse ; elle est chaude. le siège d'un œdème mou, et il n'est pas rare d'apercevoir dans le voisinage de l'articulation atteinte des vaisseaux cutanés variqueux. Mais l'œdème peut s'étendre à une plus grande distance, occuper toute la surface dorsale du pied et gagner jusqu'à la cheville.

Pendant la journée, le malade, à condition que le pied et la jambe soient au repos, ne ressent d'ordinaire que peu de souffrances ; mais, la nuit suivante, la même scène se répète. Et les mêmes phénomènes se déroulent pendant 5-10 jours ; il est rare que cette période d'état soit plus courte ou plus longue. Enfin, au bout de ce temps, les douleurs s'en vont, le malade retrouve le repos, après avoir heureusement traversé et laissé en arrière l'attaque de goutte. Au niveau de la jointure malade, la rougeur et la tuméfaction diminuent ; le malade y éprouve une sensation de picotements et de démangeaisons ; il s'y produit le plus souvent une desquamation cutanée ; l'articulation conserve encore quelque temps un peu de raideur, mais elle retrouve bientôt sa forme et sa souplesse primitives. Ce que l'on a dit relativement à la suppuration des articulations enflammées a besoin d'être confirmé. Beaucoup de malades accusent, à la suite d'une attaque de goutte, une sensation de mieux-être, de comfort, ils se sentent plus alertes, plus dispos, plus vigoureux ; et ces sensations seraient d'autant plus vives que l'attaque de goutte aurait été elle-même plus sévère. De plus, la durée de l'attaque serait d'autant plus courte, et l'intervalle entre deux attaques successives d'autant plus long que les douleurs de la première seraient plus violentes.

Mais le tableau de la goutte articulaire aiguë ne tient pas tout entier dans la description précédente. Il nous faut encore faire connaître les phénomènes qui témoignent d'une accumulation de sels uriques dans le sang, phénomènes qui se produisent tantôt dans le sang lui-même, tantôt dans la sueur, dans l'urine ou même dans des produits inflammatoires, artificiellement obtenus. C'est Garrod, de tous les médecins modernes celui assurément qui connaît le mieux la goutte, qui s'est acquis le plus de mérite dans l'étude de ces phénomènes.

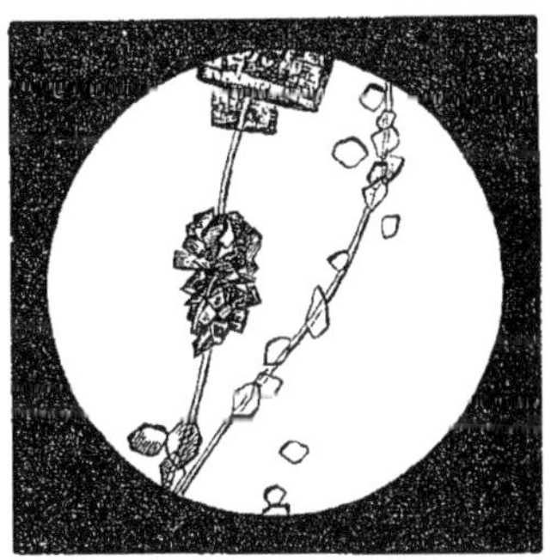

Fig. 10. — *Procédé de Garrod dit expérience du fil.* Cristaux d'acide urique déposés sur un fil de coton. Gross. 90 fois.

Dans le sang, cette accumulation de sels uriques se laisse directement constater un peu avant ou pendant l'attaque. Tandis que, chez le sujet sain, le sang ne contient pas d'acide urique ou n'en contient que des traces, au contraire, dans le cours de la goutte aiguë, il en renferme de grandes quantités, d'après Garrod de 0,25 — 1,75 0/0.

Il est fort probable que d'autres produits de la nutrition pénètrent dans le sang soit en proportion inaccoutumée, soit en tant que produits anormaux, mais il n'existe rien de précis à ce sujet. Garrod lui-même a pu démontrer la présence de l'acide oxalique. Beaucoup d'auteurs expriment l'opinion que l'alcalinité du sang est plus grande, mais c'est là plutôt une vue théorique qu'un fait réellement démontré. Enfin, d'après Garrod, la quantité de fibrine du sang augmenterait au moment de l'attaque de goutte.

En certains cas, les urates contenus dans le sang cherchent en quelque sorte une issue à travers la peau. Les sueurs, après évaporation, laissent sur le tégument une couche blanchâtre, dont l'analyse montre bien la nature. Les résultats fournis par la réaction de la murexide, sa solubilité dans les alcalis, et la formation de cristaux d'acides uriques après addition d'acides faibles, prouvent nettement qu'elle est composée d'urates.

Applique-t-on sur la peau un vésicatoire et soumet-on à l'analyse la sérosité de la vésicule produite, on y constate fréquemment une grande quantité d'acide urique.

Atkinson déclare en avoir également trouvé beaucoup dans le tartre dentaire.

Le moyen de démontrer la présence de l'acide urique dans le sang, les exsudats et les transsudations est fort simple, c'est le procédé de Garrod dit *l'expérience du fil*. Supposons, pour la bien faire comprendre, qu'il s'agisse d'une analyse du sang. On laisse d'abord le sang se coaguler. Puis on verse de 4-8 centim. cubes de sérum dans un verre de montre et l'on ajoute de 6-12 gouttes en moyenne d'acide acétique ordinaire (30 0/0), ou d'acide acétique dilué. Dans ce mélange, on immerge un fil de coton, qu'on a soin de ne pas prendre tout à fait lisse, et pour le garer des impuretés de l'atmosphère, on recouvre avec un plateau en verre. Après quoi, on abandonne le vase dans un endroit dont la température ne soit pas trop élevée, de 16°-20° pendant 24-48 heures. Au bout de ce temps, s'il y avait une forte proportion d'acide urique dans le sang, le fil est comme recouvert de sucre candi. La proportion la plus faible, d'après les expériences de Garrod, serait de 0,025 0/0, et dans ces cas il ne se déposerait le plus souvent sur le fil que de 2-3 cristaux d'acide urique. L'examen microscopique permet de reconnaître facilement à leur mode de cristallisation les cristaux d'acide urique (vid. fig. 10); on peut d'ailleurs encore traiter les cristaux d'acide urique par le réactif de la murexide.

Pour la sérosité des vésicatoires, on peut faire directement l'expérience de Garrod.

Presque toujours, au moment d'une attaque, l'urine est émise en petite quantité; habituellement, elle est très concentrée, acide et contient souvent de la poussière rouge, sedimentum lateritium. Son poids spécifique est en général très élevé. Garrod a constaté, le premier, qu'un peu avant l'accès, le chiffre de l'acide urique tombe très bas et que parfois il n'en reste plus que des traces dans l'urine. Même dans les premiers moments de l'attaque, il est encore en faible proportion; plus tard, il devient plus abondant et va même jusqu'à dépasser le chiffre normal (0,5 par jour).

Dans ces derniers temps, Stokvis a trouvé que la quantité d'urée éliminée pendant une attaque pouvait être réduite au 1/3 de la proportion normale.

Il a également constaté une diminution de la proportion d'acide phosphorique, portant moins sur ces combinaisons avec les éléments alcalins qu'avec les alcalino-terreux. D'ailleurs, durant les jours consécutifs, il se produit des variations notables dans la quantité de l'urée et de l'acide phosphorique éliminés.

La goutte aiguë peut, en certains cas, se borner à une atteinte articulaire unique. Le fait s'observe en particulier chez les personnes qui, ayant conservé de la première attaque une forte impression, renoncent résolûment aux plaisirs de la bonne chère, aux excès de jadis, et s'appliquent, dès ce moment, à éviter tout écart de régime. Cependant, en dépit de toutes ces précautions, on peut voir éclater une attaque nouvelle qui aura eu pour cause déterminante un traumatisme, une luxation, une fracture ou quelque autre blessure. Mais, il faut dire que les sujets qui restent sobres appartiennent au plus petit nombre. La plupart en effet s'écartent de plus en plus avec le temps des saines règles d'hygiène qu'ils avaient adoptées, et, de cette façon, ils s'exposent inévitablement aux dangers d'une nouvelle attaque. Malgré ces écarts, il peut se faire néanmoins que cette attaque mette deux, trois, cinq, et même un plus grand nombre d'années, avant de se produire. Aussi, quand la première atteinte n'a pas été d'une grande violence, les malades en ont-ils déjà presque complètement perdu le souvenir et souvent ils ne se la rappellent que difficilement. Chez d'autres sujets, à vrai dire, les rechutes ont lieu au bout d'une année, et même, dans certains cas, exactement une année après la première attaque; ou bien, elles surviennent, d'une manière à peu près périodique, au printemps et à l'automne, Mais, en général, elles se répètent avec une fréquence d'autant plus grande qu'il s'agit d'un individu plus dégénéré, d'un organisme plus usé.

D'autre part, plus les manifestations articulaires goutteuses, aiguës, se répètent, et plus elles perdent leur caractère et leur évolution typiques. Elles sont moins aiguës, plus prolongées et laissent à leur suite, sous forme de concrétions goutteuses, tophus ou nodosités goutteuses, des empreintes permanentes ; en un mot, ce qui se dessine, de plus en plus nettement, c'est la physionomie clinique de la goutte chronique, souvent désignée sous la dénomination impropre de goutte irrégulière.

La goutte chronique est à la vérité fréquente, mais elle ne succède pas nécessairement à des attaques de goutte aiguë ; en quelques cas, en effet, la maladie affecte dès le début une marche torpide et prend le caractère de la chronicité. Presque toujours, plusieurs articulations sont atteintes, mais ce sont encore les jointures des mains et des pieds qui sont le plus souvent et le plus fortement affectées.

En général, les désordres articulaires offrent des périodes d'exacerbation et de rémission. Quand les jointures deviennent le siège de phénomènes douloureux, ces phénomènes sont le plus souvent moins intenses que dans les accès de goutte aiguë. Les articulations malades sont souvent à la vérité plus tuméfiées que dans la goutte aiguë, mais la rougeur de la peau est beaucoup moins vive ; souvent même, elle fait complètement défaut. Le fait intéressant, digne de remarque, c'est que, les douleurs une fois disparues, le gonflement ne diminue que lentement et qu'il est rare de voir les articulations récupérer intégralement leur forme et leur souplesse anciennes. A mesure que la tuméfaction œdémateuse s'efface, on voit se constituer dans le voisinage de l'articulation des nodosités dures, qui prennent d'autant plus de volume que la jointure est plus souvent le siège de désordres inflammatoires. Quand elles sont suffisamment développées, elles proéminent fortement sous la peau sous la forme de tubérosités, elles ont en outre la dureté de la pierre et entraînent à leur suite des déformations remarquables. Souvent la peau qui les recouvre est pâle dans la région moyenne, tandis qu'elle présente vers la périphérie une vive rougeur et des dilatations vasculaires. Ces noyaux durs, concrétions goutteuses, tophus ou nodules arthritiques, sont en majeure partie composés d'urates, qui se sont déposés sur la surface externe de l'articulation. Leur grosseur varie. Parfois ils atteignent le volume d'une cerise et dans certains cas le dépassent même de beaucoup. Il arrive que le tégument qui les recouvre s'enflamme, se sphacèle et s'ulcère et l'on peut voir sortir du fond de l'ulcération des masses ayant l'aspect de la craie ou du mortier, masses qui sont essentiellement formées d'urates et qui témoignent aussi de la nature des concrétions goutteuses. Quand on les soumet à l'examen microscopique, on aperçoit des touffes de fines aiguilles qui, à l'analyse chimique, fournissent la réaction caractéristique de l'acide urique, la *murexide*, et de plus se dissolvent dans les alcalis, et, par l'addition d'un acide, laissent déposer des cristaux d'acide urique. On a donné à ces lésions de la peau le nom générique d'ulcères goutteux. Ils n'ont qu'une tendance très faible à la cicatrisation et se distinguent souvent par la formation de granulations nombreuses et qui saignent facilement. On voit parfois se former au fond de leur cratère des tophus blancs, ayant l'aspect de fines pointes et même de stalactites.

Les concrétions goutteuses périarticulaires s'accompagnent de déformations telles que l'illustre médecin anglais Sydenham, qui était lui-même atteint de la goutte et qui en a fait une description très exacte, comparait justement l'aspect de la main à celui de la racine de tanais (vid. fig. 11). En outre, il survient dans un grand nombre de cas de la diminution de la mobilité articulaire, gêne qui peut aller jusqu'à l'ankylose. Souvent les surfaces articulaires font entendre dans leur jeu des bruits de frottement et de craquement. Il se produit des subluxations par suite desquelles les doigts, au niveau de la première phalange, s'infléchissent vers le cubitus, et, au niveau de la troisième phalange, vers la face palmaire. Toutes les extrémités sont en état de contracture ; les malades peuvent à peine se mouvoir eux-mêmes et ils deviennent de véritables invalides.

Mais la goutte chronique ne borne pas son action à la production des lésions articulaires et périarticulaires ; elle intéresse aussi les synoviales, les fascias, les tendons, les os et la peau.

Les synoviales, surtout celles des articulations du coude et du genou, se tuméfient et deviennent douloureuses comme la jointure ; au-dessus d'elles, la peau est œdématiée et rouge ; au bout d'un certain temps, l'enflure et la sensibilité disparaissent, mais on reconnaît la présence de dépôts solides.

qui augmentent d'autant plus que les poussées inflammatoires se répètent,

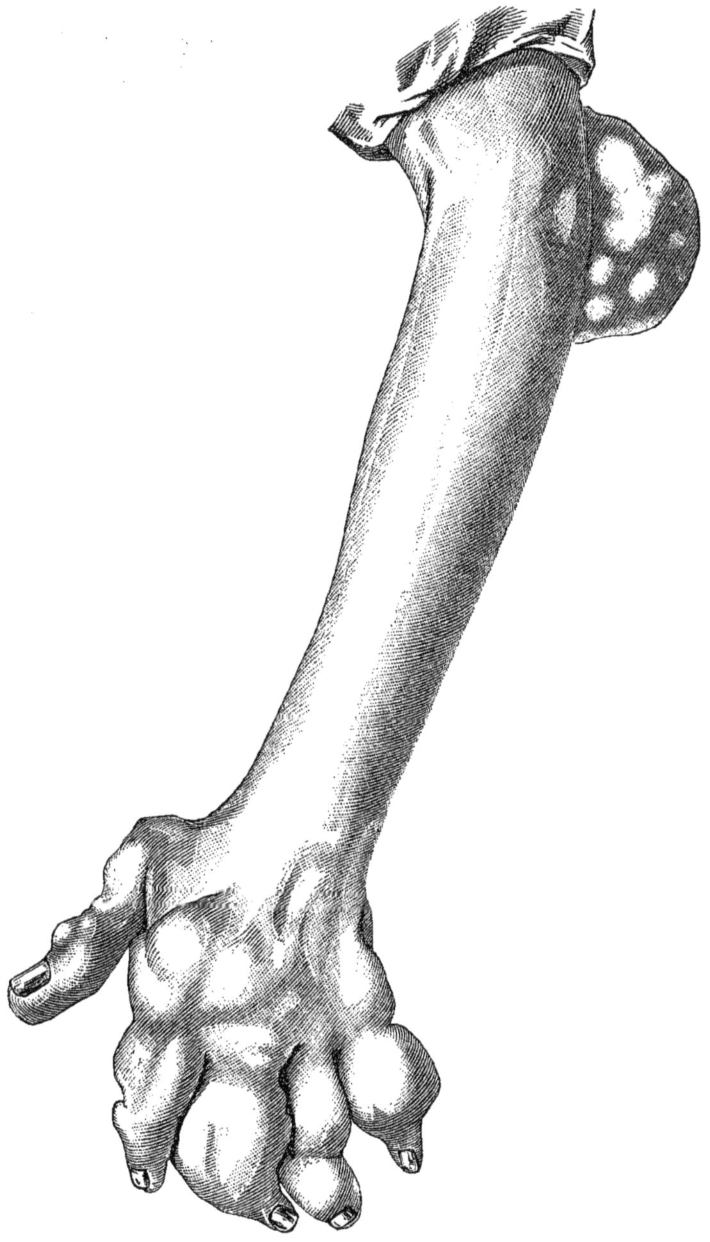

FIG. 11. — *Dépôts goutteux aux doigts et à la synoviale du coude, d'après* GARROD.

et qui finissent par constituer des masses volumineuses ; ils sont surtout
composés d'urate de soude (vid. fig. 11).

En ce qui concerne les tendons, ce sont surtout les extenseurs des doigts
qui sont touchés, ils sont le siège d'excroissances et de dépôts dont la
dureté est en rapport avec leur ancienneté.

Au point de vue diagnostique, la goutte des cartilages a une grande importance. Elle se rencontre le plus fréquemment au niveau du cartilage de
l'oreille. On peut voir dans cette région des nodules atteignant jusqu'à la
grosseur d'un pois, saillants, durs, blancs au centre et entourés de vaisseaux dilatés à la périphérie ; leur nombre peut aller à 12 et au delà (vid.
fig. 12). Si on les ouvre avec une aiguille, on fait sourdre à la pression

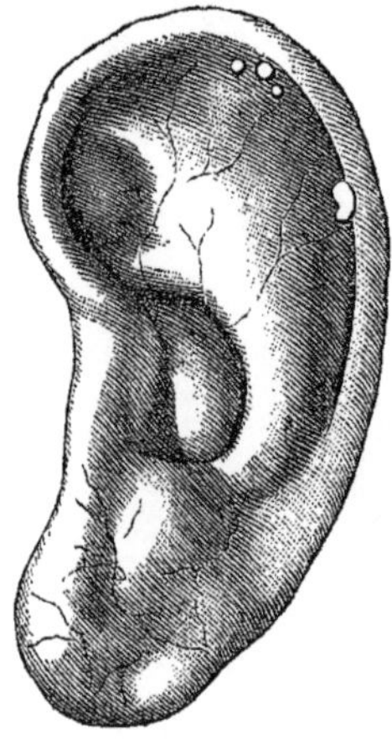

FIG. 12. — *Dépôts goutteux au pavillon de l'oreille.*
Grandeur naturelle. D'après GARROD.

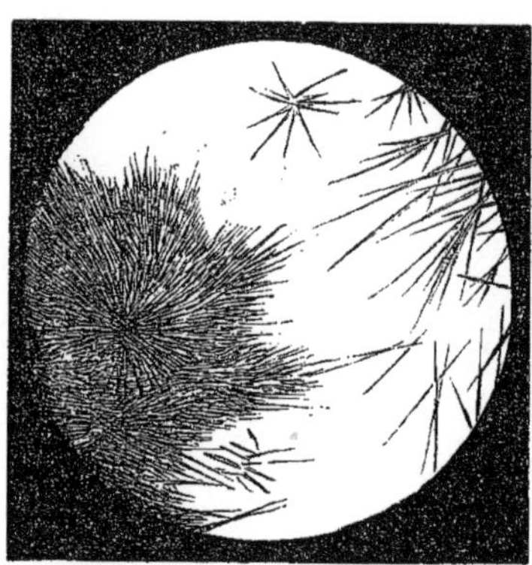

FIG. 13. — *Cristaux d'urate de soude provenant de
tophus du pavillon de l'oreille.* Gross. 450 fois. (Obs.
personnelle.)

une matière blanche, semblable à de la bouillie, ou une masse dure comme
la pierre. Quand on la porte sous le microscope, après avoir eu soin de la
diviser en particules assez fines, on constate qu'elle est composée de
fines et innombrables aiguilles d'urate de soude (vid. fig. 13). Ces concrétions, localisées au pavillon de l'oreille, sont en certains cas les seuls signes
certains et appréciables de la goutte, elles constituent alors, par rapport au
diagnostic, un élément précieux. Elles se développent très rapidement ; ainsi,
dans une observation citée par Garrod, elles se montrèrent au bout de dix
jours. Parfois la peau s'ulcère au-dessus d'elles et alors elles tombent pour
ainsi dire du cartilage de l'oreille. Assez souvent elles deviennent, un peu
avant le début d'une attaque de goutte articulaire, aiguë, le siège de sensations douloureuses et de tiraillements.

Les concrétions goutteuses sont plus rares au niveau des cartilages du
nez et des paupières que sur celui de l'oreille. On a vu également des ulcérations se produire dans ces régions. Virchow a signalé encore la pro-

duction de dépôts goutteux au-dessous du périchondre des cartilages aryténoïdes, et il déclare que leur constatation à l'aide du laryngoscope permet, dans des cas douteux, d'établir le diagnostic de goutte.

Les concrétions tophacées de la peau sont rares ; cependant, on en a observé au visage. Elles sont plus fréquentes au-dessous du périoste.

Le sang est aussi, dans la goutte chronique, chargé de sels uriques. On a également observé la diminution de la proportion des urates dans les urines, différence que l'on doit évidemment relier aux modifications survenues dans l'excrétion de l'acide urique. En outre, Stokvis a constaté la diminution des phosphates et particulièrement des phosphates alcalino-terreux.

Stokvis a de plus attiré l'attention sur une différence remarquable dans les échanges nutritifs chez les goutteux et chez les sujets sains. L'usage interne d'acides inorganiques (acide phosphorique et chlorhydrique) s'accompagne chez les deux catégories de sujets d'une augmentation de la quantité des phosphates de l'urine, mais, chez les goutteux, elle porte principalement sur les phosphates alcalino-terreux, et, chez les autres, sur les phosphates alcalins. L'absorption d'acides organiques (acide citrique, par exemple) ne produit une augmentation de phosphates que chez les sujets sains.

Les malades atteints de goutte chronique peuvent malgré tout arriver à un âge avancé. Mais, en certains cas, un marasme précoce survient, la maladie revêt de plus en plus les caractères de la goutte atonique ou asthénique, et les malades finissent par succomber à une cachexie progressive. Cependant, il n'est pas rare que la mort succède à l'apparition et à la prédominance des symptômes de cette troisième et importante forme de la goutte, la *goutte interne ou viscérale*, appelée aussi *goutte anormale, larvée ou latente*.

Le domaine de la goutte interne ou viscérale est extrêmement étendu. Il existe à peine un organe qui, à l'occasion, ne devienne pas le siège d'altérations organiques et fonctionnelles, d'origine goutteuse. Or, ces désordres peuvent se produire d'emblée ou bien succéder à des manifestations articulaires de la goutte aiguë ou chronique. Dans le premier cas, il est souvent très difficile de reconnaître leur véritable nature, car rien de pathognomonique ne les différencie de phénomènes semblables reconnaissant une origine différente. En beaucoup de circonstances, il faut, pour saisir la vérité, faire preuve d'un véritable talent de divination qui ne s'acquiert que peu à peu par la pratique. On peut arriver à un résultat positif en soumettant le sang au procédé de Garrod, l'*expérience du fil*. Mais le diagnostic se trouve singulièrement facilité et confirmé si l'on constate des dépôts tophacés aux articulations, sur les cartilages ou dans les autres points de prédilection. Dans ces dernières conditions, on a encore, maintes fois, à distinguer entre une goutte primitive ou *remontée* (métastatique). Dans la seconde éventualité, on supposait que la goutte rétrocédait des articulations pour se répercuter en quelque sorte sur les organes internes. Cette théorie repose sur cette observation, en elle-même exacte, d'alternance immédiate de manifestations articulaires et de troubles viscéraux. Mais ces faits comportent une interprétation différente et, à l'heure actuelle, on n'accorde plus un grand crédit à la doctrine ancienne des métastases.

Parmi les localisations diverses de la goutte viscérale, la goutte du rein tient le premier rang. Elle détermine les phénomènes du rein contracté, atrophique, et se dissimule en partie derrière les altérations anatomiques de l'affection rénale. Mais elle est facile à reconnaître aux caractères suivants : l'urine est abondante, claire, d'un poids spécifique faible, abandonne peu de sédiment et contient une quantité médiocre d'albumine; le ventricule gauche du cœur est hypertrophié. La néphrite goutteuse peut constituer la seule manifestation de la maladie et elle peut entraîner la mort.

Il convient de faire la remarque que toute albuminurie qui survient au cours de la goutte n'implique pas nécessairement l'existence de la goutte rénale. Ainsi, en conséquence des progrès faits par le marasme, l'albuminurie apparaît, mais seulement comme un signe de l'état cachectique existant : on peut également voir survenir, comme un des effets de la goutte, une dégénérescence amyloïde du rein.

Si l'on passe en revue les différents organes, on constate que, par rapport au cerveau, on peut observer des céphalalgies, de l'hémicrânie, des pertes de connaissance, ou de l'épilepsie. On voit également se produire des paralysies, consécutives à des hémorrhagies cérébrales, ayant elles-mêmes leur origine dans les altérations athéromateuses, d'origine goutteuse, des vaisseaux encéphaliques. Il est même juste de rapporter, dans certains cas, à la goutte l'éclosion d'affections psychiques.

En ce qui concerne la moelle épinière, on observe des symptômes de méningite et de myélite, en même temps qu'il se produit des phénomènes de névralgie, de parésie et de paralysie, qu'on doit rapporter à des altérations, de nature goutteuse, des nerfs périphériques.

Aux yeux, on a décrit des conjonctivites avec formation de dépôts goutteux dans le tissu de la cornée (Galezowski), des kératites, des iritis, et des maladies du corps vitré (Leber). On remarque en outre que les goutteux ont une disposition spéciale à la formation de cataractes. Mais les inflammations de la choroïde et de la rétine sont rares.

A maintes reprises, on a constaté une diminution de l'acuité auditive, qu'on a rattachée à la production de dépôts goutteux dans la caisse du tympan et dans les sinus mastoïdiens.

Souvent, on a relevé des désordres des organes de la circulation : battements de cœur, hypertrophie du cœur, accidents de myocardite, dilatation du cœur, parfois des phénomènes de stase, et des affections valvulaires. Il survient aussi des accidents de péricardite qui sont en connexion directe avec la goutte. Enfin, la diathèse goutteuse favorise le développement de l'artério-sclérose et, par contre-coup, la production de dilatations anévrysmatiques, vasculaires.

Vérité a décrit récemment une rhinite de nature goutteuse, qui se distingue par la formation sur la muqueuse de dépôts goutteux. Il existe également des observations de catarrhes des voies respiratoires et d'inflammations de la plèvre et du poumon, qui sont en rapport étiologique avec la diathèse goutteuse. Parfois, chez les goutteux, les inflammations du poumon aboutissent à la gangrène. Huchard déclare l'hémoptysie arthritique fréquente, et survenant principalement la nuit.

Dans ces derniers temps, Debous d'Estrées a observé une parotidite goutteuse, tandis que Niemeyer a signalé une angine et Garrod un œsophagisme de même nature. Il se produit souvent des crises de dyspepsie et de cardialgie, des vomissements et des hématémèses ; Ebstein a relaté un cas où il y avait intolérance du pylore, sous la dépendance, probablement, de troubles survenus dans l'innervation de l'appareil musculaire de cet organe. On a également décrit des désordres organiques et fonctionnels de l'intestin.

Peut-être la goutte est-elle capable, par elle-même, de déterminer de l'hyperplasie du tissu interstitiel du foie et de produire des phénomènes de cirrhose hépatique.

En certains cas, on voit apparaître des phénomènes de pyélite, de cystite, ou du ténesme vésical. Il peut même s'établir un écoulement uréthral muco-purulent, ce qui explique qu'on ait parlé d'une blennorrhée goutteuse. On a également décrit des inflammations des testicules, de la prostate, signalé l'apparition d'hydrocèles, la formation d'indurations au niveau du pénis.

D'autre part, la peau présente une tendance manifeste aux inflammations. Ainsi l'eczéma, les diverses variétés d'acné, et d'autres processus inflammatoires du tégument sont loin de constituer des complications rares. Ces déterminations cutanées se distinguent par leur grande disposition aux récidives et leur grande ténacité. C'est dans le même ordre de faits que rentre la disposition aux ectasies veineuses que nous avons déjà signalée. Il n'est pas rare que les blessures, survenues chez des individus goutteux, entraînent à leur suite des conséquences d'une gravité exceptionnelle, des processus inflammatoires s'accompagnant d'une fièvre élevée, pouvant même aboutir à la gangrène de la peau.

Il n'est pas rare non plus que la goutte présente des connexions avec certaines autres maladies. Nous avons déjà signalé que souvent elle se développe concurremment avec l'obésité, particularité qui n'a rien de surprenant, puisque les deux affections naissent sous l'influence des mêmes conditions étiologiques. On a déclaré, à maintes reprises, qu'il pouvait se produire au cours de la goutte une glycosurie passagère, mais cette opinion a besoin d'être confirmée d'une manière encore plus précise. En tous cas, il n'est pas douteux que l'on voit souvent le diabète sucré se déclarer chez des sujets qui, auparavant, avaient subi des attaques de goutte, et, par contre, des diabétiques avérés présenter plus tard des symptômes de nature goutteuse. Les personnes en puissance de goutte offrent encore une prédisposition marquée aux productions calculeuses dans les voies urinaires, un peu moins grande dans les voies biliaires.

De temps à autre, on a prétendu qu'il y avait antagonisme entre la goutte et la phtisie pulmonaire ; suivant une autre interprétation, il n'y aurait pas en réalité antagonisme, mais, sous l'influence de la diathèse goutteuse, l'évolution de la maladie pulmonaire serait plus lente et plus favorable.

Relativement à la durée de la goutte, il est impossible d'indiquer rien de précis. En beaucoup de cas, il n'y a qu'une seule attaque de goutte articulaire, à la suite de laquelle le sujet, grâce à l'observation rigoureuse d'une hygiène et d'une diététique sévères, jouit d'un état de bien-être prolongé et parfait ; chez d'autres, les attaques se répètent à intervalles de plusieurs années. Il est aussi des malades qui succombent aux effets de la goutte chronique à la suite d'un long marasme ; ou bien la mort se produit au milieu des symptômes de la goutte viscérale, laquelle éclate parfois soudainement, prend le sujet au milieu d'une santé, en apparence, parfaite, et le tue en peu de temps.

**III. Anatomie pathologique.** — Les lésions anatomiques de la goutte, pour ce qui concerne tout au moins le fait typique, consistent dans les dépôts de sels uriques. Certes, elles ne sont point toutes là ; mais, comme en dehors de cette lésion caractéristique, les autres altérations relèvent de simples processus inflammatoires, elles se distinguent à peine de modifications analogues n'ayant aucune origine goutteuse. Et, pour la raison que la goutte atteint les personnes appartenant à la classe riche, ce n'est qu'exceptionnellement que des goutteux se rencontrent parmi les malades d'hôpital ; aussi, les occasions de faire des autopsies de ces malades sont-elles loin d'être fréquentes.

Dans les articulations frappées par la goutte, on constate souvent, au-dessous de la face superficielle du cartilage articulaire, des dépôts d'urates. Ce sont au début des formations punctiformes qui peu à peu gagnent en hauteur et en profondeur. Mais, tout à fait dès leur principe, elles ne sont peut-être appréciables que par l'examen microscopique du cartilage articulaire. Les plus anciennes, par suite aussi les plus volumineuses, se rencontrent au centre du cartilage ; la portion périphérique reste en général longtemps indemne, mais il est fréquent de constater une forte distension de ses vaisseaux. A mesure que le volume des dépôts tophacés augmente, la surface extérieure du cartilage cède et la substance cartilagineuse elle-même se détruit et se nécrose. Parfois même, les productions crétacées dépassent le cartilage et pénètrent le tissu osseux qui lui est immédiatement contigu. Sur les membranes synoviales on trouve, quand il s'agit d'accidents récents, de l'hyperhémie, du relâchement des éléments constitutifs du tissu, et, dans les cas anciens, on y constate des excroissances en forme de villosités et des dépôts tophacés.

La surface extérieure de la capsule articulaire constitue un lieu de prédilection pour les productions goutteuses, foyers uratiques, tophus ou nodules arthritiques. Garrod a extirpé de la main un tophus dont le poids dépassait 60 gr.

Les concrétions goutteuses s'observent encore sur les bourses muqueuses, tendons, fascias et au-dessous du périoste.

Virchow a décrit dans ces derniers temps la production de foyers uratiques, isolés, dans le tissu spongieux des phalanges, ainsi que le fait avait été déjà indiqué par Cruveilhier et Fauconneau-Dufresne.

Garrod a signalé la dégénérescence graisseuse des os, c'est-à-dire, la tendance qu'ils ont à devenir fragiles en conséquence de la formation de cavités remplies de masses graisseuses. On a également, à maintes reprises, attiré l'attention sur la formation de dépôts uratiques dans la moelle des os.

En certains cas, les muscles paraissent atrophiés, principalement lorsque les membres étaient depuis longtemps frappés d'impotence.

Souvent, on constate des lésions d'hypertrophie et de dilatation du cœur, de sténose et de stéatose cardiaques. Il n'est pas rare non plus de trouver que l'endocarde est le siège d'un processus inflammatoire, chronique. On a pu, par la réaction propre à la *murexide*, déceler dans les foyers inflammatoires, la présence de dépôts uratiques. Il est encore des altérations du péricarde qui sont en connexion immédiate avec la goutte.

Garrod a démontré la présence d'acide urique dans les exsudats.

Sur l'aorte, on constate souvent des lésions d'artério-sclérose. Bramson a trouvé à leur niveau des éléments uratiques. Il peut également exister des dilatations et des anévrysmes aortiques.

Schröder v. der Kolk a découvert des urates dans les parois des veines.

Nous avons déjà fait allusion à la formation de concrétions goutteuses au niveau des cartilages aryténoïdes. Les voies respiratoires, les poumons, le cœur peuvent devenir le siège de processus inflammatoires qui, aux poumons, aboutissent en certains cas à la suppuration et à la gangrène. La donnée qu'il se produit dans le tissu pulmonaire des foyers uratiques a besoin d'être confirmée. Bence Jones en aurait rencontré dans les bronches.

La muqueuse gastro-intestinale est, le cas échéant, congestionnée ou atteinte par un processus phlegmasique et même ulcéreux.

Le foie est, dans beaucoup de cas, augmenté de volume et en voie de dégénérescence graisseuse ou d'hyperplasie connective, interstitielle. Dans cette dernière éventualité, il peut exister de l'hypermégalie splénique.

Les reins offrent des états très différents les uns des autres. Tantôt, il s'agit d'une atrophie rénale simple (diminution du volume de l'organe, surface irrégulière, le plus souvent adhérences multiples de cette surface avec la capsule rénale. sclérose de la substance corticale, épaississement des parois artérielles et béance de ces parois après section transversale) ; tantôt, de productions cristallines, sous forme d'infarctus, de foyers uratiques dans les canaux urinifères du rein contracté. En certains cas, ce sont des concrétions goutteuses interstitielles ; d'autres fois, des combinaisons de concrétions interstitielles et intra-canaliculaires. Les premières sont en général plus nombreuses dans le tissu médullaire et des pyramides, plus rares dans la couche corticale. Elles ont l'aspect, le long des tubes droits et des canaux collecteurs, de stries blanc grisâtre et, à l'extrémité des pyramides, celui de points blanc grisâtre également.

On trouve encore, dans les bassinets et dans la vessie, des dépôts uratiques, ainsi que des lésions inflammatoires.

Garrod a, dans un cas, constaté les mêmes lésions sur le pénis.

Sur les méninges crâniennes, il se forme des foyers uratiques isolés, et,

dans ces derniers temps, Ollivier en a décrit à la dure-mère rachidienne.
On a aussi démontré leur présence dans le névrilème. Enfin, il faut mentionner que les vaisseaux encéphaliques subissent, sous l'influence de la goutte, des lésions d'artério-sclérose qui aboutissent parfois à des hémorrhagies cérébrales.

Les changements anatomiques qui se produisent dans les tissus parallèlement à la formation des foyers uratiques ont été, dans ces derniers temps, minutieusement étudiés par Ebstein. Il a même eu recours à la voie expérimentale. A l'origine, ces changements sont identiques dans tous les organes. Et, d'après Ebstein, contrairement à l'opinion accréditée jusqu'ici, ils sont, dans toutes les régions où ils se développent, interstitiels. On peut reconnaître à leur évolution plusieurs stades. Dès le principe, il se fait dans le tissu cellulaire un foyer nécrotique, circonscrit. Ce foyer se distingue, sur des préparations colorées, par sa coloration claire et la dégénérescence plus ou moins avancée des éléments cellulaires. Lorsqu'il est frappé de nécrose complète, il devient le siège d'une formation de cristaux, en aiguilles, d'urate de soude acide. Ces cristaux pénètrent, en bien des cas, le foyer nécrotique si complètement qu'il n'est possible de le reconnaître qu'à la condition qu'ils soient préalablement dissous; par contre, il peut se faire que les masses cristallines soient elles-mêmes entourées par une sorte d'aréole claire. Mais il existe une troisième condition, digne de remarque, dans l'évolution des concrétions goutteuses. Sous l'influence de phénomènes inflammatoires réactionnels, le foyer nécrotique, y compris ses éléments cristallins, s'entoure d'une zone constituée par des cellules rondes.

Que les concrétions goutteuses soient en majeure partie composées de sels uriques, le fait a trouvé dans l'analyse chimique une démonstration aisée, car elle fournit la réaction propre à la *murexide*. Elles se dissolvent en outre dans les alcalis et, par l'addition d'un acide, laissent déposer les cristaux si caractéristiques, si facilement reconnaissables de l'acide urique. Ce qui y domine, ce sont les urates de soude acides. Wollaston, le premier, en 1787, a reconnu la véritable nature urique des concrétions. Marchand et Lehmann en ont fait l'analyse et en ont obtenu les résultats suivants :

|  | MARCHAND Concrétions goutteuses de la cuisse. | LEHMANN Concrétions goutteuses du métacarpe. |
|---|---|---|
| Urate de soude. | 34.20 | 52.12 |
| Urate de chaux. | 2.12 | 1.25 |
| Carbonate d'ammoniaque. | 7.86 | — |
| Phosphate de chaux. | — | 4.32 |
| Chlorure de sodium. | 14.12 | 9.84 |
| Matières animales. | 32.53 | 28.49 |
| Eau. | 6.80 | 3.98 |
| Pertes. | 2.275 | |
| Total. | 100 00 | 100 00 |

Budd dit avoir trouvé de l'acide hippurique.

Les deux auteurs que nous avons cités avant lui, ont également soumis le tissu osseux à l'analyse chimique. Or, ils n'ont pu découvrir de l'acide urique; par contre, les os des sujets goutteux se distinguaient des os normaux par leur pauvreté en principes minéraux et leur richesse en graisse. Voici les résultats fournis par l'analyse :

|  | MARCHAND | | LEHMANN | | |
|---|---|---|---|---|---|
|  | Cubitus. | Fémur. | 1 cas. | 2 cas. | 3 cas. |
| Phosphate de chaux. . . | 43.18 | 42.12 | 35.16 | 35.83 | 37.22 |
| Carbonate de chaux. . . | 8.50 | 8.24 | 8.41 | 9.82 | 8.99 |
| Phosphate de magnésie. . | 0.99 | 1.01 | 1.31 | 1.05 | 1.13 |
| Cartilage. . . . . . . . | 45.96 | 46.32 | 38.14 | 38.28 | 40.03 |
| Graisse. . . . . . . . . | | | 12.11 | 13.37 | 9.15 |
| Sels solubles. . . . . . | 1.37 | 2.27 | 2.93 | 2.03 | 1.82 |

En ce qui concerne la nature de la goutte, les auteurs vont jusqu'à reconnaître que le complexus symptomatique de la maladie se relie à une adultération du sang par des sels uriques en excès. Mais, il y a déjà désaccord marqué, quand il s'agit de préciser en quel point se produit cette accumulation des urates dans la circulation. L'hypothèse qu'il faut faire intervenir un trouble spécial de l'innervation, satisfait médiocrement. D'ailleurs, le fait même qu'on sait si peu de chose sur le lieu de formation de l'acide urique chez les sujets en bonne santé, crée déjà une difficulté sérieuse. Les uns le placent dans la rate, les autres dans le foie, et, récemment, Charcot a mis en cause des désordres fonctionnels de l'organe hépatique. De tout temps, il y a eu des médecins qui n'ont pas assigné cette fabrication de l'acide urique à un organe spécial, mais qui l'ont mise sous la dépendance du fonctionnement, de tissus et d'organes divers. Tout récemment, Ebstein a déclaré que, pour expliquer la goutte articulaire, il était indispensable d'accepter une formation d'acide urique dans les muscles et dans la moelle des os; malheureusement, il n'a pu faire la preuve de son hypothèse, laquelle présente des côtés très sérieux. Cependant, on doit dire qu'il s'agit, en dernière analyse, d'une formation d'acide urique en des points anormaux, puisqu'en somme, dans les conditions normales, il n'existe pas d'acide urique dans le tissu musculaire.

Il va de soi que l'adultération du sang par l'acide urique a une part d'action plus grande lorsque la formation de l'acide urique augmente du fait d'une alimentation excessive, ou bien quand, sous l'influence du plomb ou des privations, les phénomènes d'oxydation s'affaiblissent et qu'en conséquence une partie des éléments albuminoïdes n'arrivent pas à être transformés en urée, mais seulement en acide urique.

Pour expliquer l'évolution, sous forme d'accès, de la goutte, Garrod avait émis l'opinion que de temps à autre le filtre rénal devenait insuffisant à éliminer l'acide urique contenu dans le sang; il en résultait une surcharge, momentanée, du sang par l'acide urique, qui déterminait l'attaque de goutte. Malheureusement, cette théorie présente des côtés faibles, puisqu'on observe des accès goutteux même dans le cas de perméabilité parfaite des reins. Aussi, est-on plus près de la vérité quand, au lieu de prétendus troubles dans les phénomènes d'excrétion, on fait intervenir l'influence d'une formation temporaire, exagérée de l'acide urique. Et c'est, à juste titre, qu'Ebstein fait la remarque qu'on observe des faits analogues dans d'autres anomalies de la nutrition, et que, dans la cystinurie, par exemple, il se produit de semblables périodes de paroxysmes et d'accalmie.

Souvent les voies d'excrétion de l'acide urique du sein des tissus dans la circulation lymphatique ou sanguine suffiraient même au cas d'une formation exagérée ; mais, il n'en est plus ainsi quand sous l'influence d'un processus phlegmasique, d'une blessure ou de n'importe quelle autre circonstance, il se produit des troubles circulatoires qui ont comme conséquence des congestions locales. Ainsi Charcot a rapporté un cas de goutte au cours d'une hémiplégie dont l'intérêt résidait dans cette particularité que, seules, les articulations du côté paralysé furent malades. Si les articulations sont frappées avec une fréquence aussi marquée, cela, semble-t-il, est dû à ce que, d'une part, les muscles et la moelle osseuse participent peut-être d'une manière très active à la formation de l'acide urique et que les conduits des humeurs le charrient en partie jusqu'au cartilage articulaire et que, d'autre part, dans le tissu osseux la circulation est par elle-même lente et que les conditions de stase y sont fréquemment réalisées.

Le fait que l'articulation du gros orteil est si souvent frappée trouve sans doute son explication dans la considération des conditions suivantes : d'abord, le gros orteil est situé tout à fait à la périphérie, et puis, il a à supporter tout le poids du corps et il est spécialement exposé aux excitations d'ordre mécanique.

Se produit-il en un point quelconque de l'organisme une accumulation d'acides uriques neutres, à l'état de dissolution, il peut alors se développer à ce niveau ce processus de nécrose du tissu cellulaire que nous avons déjà signalé. Mais alors le tissu cellulaire, mortifié et à réaction acide, précipite l'urate neutre de soude sous forme de cristaux, en aiguilles, d'urate acide de soude (Ebstein). La théorie ancienne expliquait la production des foyers uratiques par une diminution de l'alcalinité du sang et en général des humeurs.

Seulement, les manifestations de la goutte ne se réduisent pas aux désordres articulaires et aux tophus, elles se distinguent aussi par une tendance aux processus phlegmasiques des organes les plus divers. Et il n'y a rien là qui puisse étonner, car, un sang adultéré par des produits excrémentitiels doit nécessairement être considéré comme un agent essentiellement phlogogène.


**IV. Diagnostic.** — Le diagnostic de la goutte aiguë est la plupart du temps facile ; son siège de prédilection et son évolution caractéristiques s'associant à des influences constitutionnelles et d'hérédité, ne laissent aucun doute en ce qui concerne le diagnostic.

De même la goutte chronique est en général aisément reconnue. Le plus souvent, en effet, elle aura été précédée d'accès de goutte aiguë, typiques ; il existera déjà des concrétions goutteuses au niveau des articulations ; souvent, il y en aura aussi sur les synoviales, sur les tendons, aux cartilages de l'oreille et du nez, et même sur les cartilages aryténoïdes (examen laryngoscopique). L'erreur la plus facile à commettre est de la confondre avec l'arthrite déformante ; et, en certains cas, il faut, pour assurer le diagnostic, faire l'examen du sang et rechercher les propriétés chimiques de la sérosité formée par un vésicatoire.

Par contre, il peut être extrêmement difficile de reconnaître dans un ensemble symptomatique, les effets de la goutte viscérale, aussi longtemps que les régions périphériques du corps et les tissus articulaires restent indemnes de foyers uratiques. Il n'est pas douteux qu'on a commis sous ce rapport plusieurs erreurs de diagnostic. Et, cependant, eu égard au traitement, l'exactitude du diagnostic est d'une importance capitale. Aussi faut-il avec soin rechercher tous les détails anamnestiques, étudier la constitution des sujets et soumettre à l'*expérience du fil* le sang et la sérosité des vésicatoires.

**V. Pronostic.** — Le pronostic de la goutte est, en toutes circonstances, sérieux ; ce qui est en opposition avec la manière de voir des gens du monde et même de beaucoup de médecins qui, en général, n'ont pour les goutteux qu'un regard railleur ou à peine compatissant. Il est douteux qu'on puisse, définitivement, guérir une prédisposition à la goutte, bien que beaucoup de malades, à la faveur d'une vie sagement réglée, puissent en être quittes avec un seul accès.

Assurément, quand on a affaire à un malade qui n'a subi qu'une seule attaque de goutte, on ne tarde pas, et cela presque sans exception, à le voir revenir rapidement à la santé. Mais, déjà, la situation devient beaucoup plus fâcheuse si, sous l'influence de la goutte chronique, il s'est produit des déformations articulaires et de l'impuissance pour le malade à se servir de ses jointures. Enfin, la goutte viscérale crée pour le malade des dangers considérables, qui peuvent être l'occasion d'une mort rapide. Et le médecin doit avoir constamment à l'esprit que, chez tout sujet atteint de la goutte, cette forme particulièrement grave de la maladie peut apparaître tôt ou tard.

**VI. Traitement.** — Les moyens prophylactiques sont en état de fournir des résultats excellents. Et ils restent les mêmes qu'il s'agisse de combattre une disposition héréditaire ou acquise à la goutte, ou bien qu'on se propose de prévenir, après une première attaque, le retour de nouveaux accès. Cette prophylaxie repose essentiellement sur des règles de diététique, et ici nous nous trouvons dans les mêmes conditions que pour l'obésité. Ainsi, aux malades qui se livrent peu aux exercices physiques, il faut prescrire les promenades, la gymnastique, l'équitation, la chasse, les excursions, etc.

Dans le traitement de l'attaque articulaire aiguë, il faut ordonner de maintenir l'articulation atteinte dans une position élevée pour favoriser l'écoulement du sang, et de l'envelopper avec de la ouate salicylée. Le malade sera soumis à une diète liquide et on lui permettra, comme boisson, la limonade au citron. Je crois qu'il est possible, en certains cas, d'abréger la durée de l'accès par l'administration de l'acide salicylique (0,50 cent. d'heure en heure jusqu'à production de bourdonnements d'oreille) ; jamais, cependant, la médication ne montrera l'efficacité remarquable qu'elle possède dans le rhumatisme articulaire aigu. On donnera la préférence au salicylate de lithine (administré suivant les mêmes proportions).

Les douleurs une fois disparues, on peut souvent, à l'aide d'un massage précoce et la sollicitation méthodique des mouvements articulaires, faire récupérer en peu de temps à l'articulation sa souplesse primitive.

En général, on se garde de recourir à des traitements trop hardis et trop énergiques, parce qu'on a vu souvent, à leur suite, des accidents graves, ayant même pu déterminer la mort. Aussi, faut-il prescrire les applications de glace sur l'articulation douloureuse, l'emploi des sangsues, les vésicatoires, les saignées, de même qu'il est dangereux de tenter de prévenir un accès imminent par des vomitifs, des drastiques, de fortes doses de colchique, etc.

De même, nous ne saurions en aucune manière, conseiller de recourir à la cure, par l'eau chaude, de Cadet de Vaux (chaque quart d'heure, boire 200 à 250 c. c. d'eau aussi chaude qu'on peut la supporter, jusqu'à concurrence de 48 doses) ; car, elle a été, dans plusieurs cas, suivie de mort subite.

Quand la goutte chronique est constituée, il convient, aux périodes d'exacerbations, de recourir au traitement de la goutte aiguë. Le régime et le genre de vie à suivre sont ceux qui ont été indiqués pour la prophylaxie. Il ne faut pas attendre beaucoup de l'administration des médicaments internes ; parmi eux, on conseille, outre la teinture de colchique ou le vin de colchique (de 10-12 gouttes 3 fois par jour) et l'aconit, le carbonate de lithine (4, 10, cent. 3 fois par jour), l'iodure de potassium (10 : 200 ; 3 fois par jour une cuillerée à bouche) et l'acide salicylique. Il faut avoir soin d'entretenir l'activité de la peau par les bains tièdes et les frictions, et de favoriser la souplesse des articulations par le massage.

Les cures thermales, sous forme de bains ou de boissons, sont en grand honneur. Dans ces derniers temps, on a surtout recommandé l'emploi des eaux lithinées (Obersalzbrunn, Elster, Baden-Baden, Salzschlirf, Dürkheim, Hombourg, Kissingen, Asmannshausen, etc.). Ewich et Soltmann et Strune ont conseillé les eaux lithinées artificielles. Il est des composés lithineux (chlorure de lithine, carbonate de lithine) qui constituent de très bons moyens pour dissoudre les concrétions uriques.

Aux goutteux obèses, on recommande les eaux thermales de Marienbad ou de Karlsbad ; s'il existe une tendance aux productions calculeuses urinaires, ce sont Vichy, Neuenahr ou Ems qui sont préférées.

A-t-on affaire à des individus affaiblis, en état de déchéance, on recommande des eaux stimulantes (Gastein, Wildbad, Ragaz, Pfäffers, Teplitz) ;

s'il s'agit d'ulcérations goutteuses ou de déterminations cutanées, les bains sulfureux (Nenndorf, Eilsen, Meinberg, Weilbach, Aix-la-Chapelle, Baden près de Vienne, Baden dans l'Aargau, Schinznach dans l'Aargau) réalisent les indications.

Les manifestations de la goutte viscérale réclament la plupart du temps l'emploi de moyens excitants, le même traitement qu'on applique habituellement aux accidents analogues, qui ne relèvent pas d'une origine goutteuse. Il est également indiqué de tâcher, par l'application de vésicatoires, de sinapismes sur les régions articulaires, de rappeler la goutte des organes internes aux articulations.

Enfin, il n'est pas douteux, étant donnés la nature et le mécanisme complexe de la goutte, qu'en beaucoup de circonstances, l'intervention devra s'inspirer d'un certain nombre d'indications d'ordre purement symptomatique.

### 3. — Glycosurie. Diabète sucré.

**I. Étiologie.** — Le diabète sucré est la conséquence d'une perturbation survenue dans les échanges nutritifs, perturbation qui se traduit par l'excrétion constante du sucre dans l'urine. Il représente une maladie spéciale, *sui generis*, qu'il faut savoir distinguer de l'excrétion du sucre passagère et toujours symptomatique, glycosurie, melliturie.

C'est à peine si l'on peut considérer la maladie comme étant particulièrement rare. Et l'on a fait, avec raison, maintes fois la remarque que, de nos jours, on la rencontre de plus en plus fréquemment. Peut-être cela tient-il, en partie du moins, à ce que le médecin analyse aujourd'hui, plus souvent et plus soigneusement, les urines. Néanmoins, il est extrêmement vraisemblable que les fatigues intellectuelles et physiques de notre vie moderne ne sont pas sans exercer quelque influence sur cette progression croissante de la maladie.

Dans l'étiologie du diabète, l'hérédité tient le premier rang. Tantôt on constate que, dans une famille, la maladie a frappé toutes les générations qui se sont succédé, tantôt au contraire qu'elle n'a atteint que des générations isolées. Parfois, ce sont seulement tous ou plusieurs enfants d'une famille qui deviennent diabétiques alors qu'il est impossible de retrouver un cas de diabète parmi les ascendants, c'est là la forme familiale du diabète.

Les conditions héréditaires sont parfois plus éloignées. Ainsi l'on a, maintes fois, vu le diabète se développer chez des sujets appartenant à des familles où les névropathies et les psychoses sont communes. De même, l'obésité et la goutte héréditaires créent une prédisposition incontestable à la glycosurie. Il se peut que, dans les circonstances que nous venons d'indiquer, le facteur héréditaire suffise à déterminer l'apparition du diabète ; toutefois, il est bien évident que cette éventualité est d'autant plus à craindre quand, à ces causes pathogéniques, se surajoute une des conditions fâcheuses suivantes :

En beaucoup de cas le diabète sucré est la conséquence directe d'une maladie nerveuse. Ainsi, on l'a vu se développer à la suite d'hémorrhagies, de foyers de ramollissement et de tumeurs du 4° ventricule. Et l'on sait, depuis l'expérience fameuse de Claude Bernard, que la lésion d'un point spécial du 4e ventricule, voisin de l'origine du nerf vague, est suivie de l'apparition du sucre dans les urines. Dans ces derniers temps, Weichselbaum a vu se produire la glycosurie au cours de la sclérose cérébro-spinale disséminée, et, à l'autopsie des sujets, il a constaté, dans ce point spécial, la présence de plaques grises de sclérose. On a également observé le diabète sucré dans le *tabes dorsalis*.

Toutefois, ce ne sont pas seulement les maladies nerveuses, à substratum anatomique, mais encore les affections purement fonctionnelles du système nerveux qui peuvent être l'occasion du développement du diabète, ainsi : la chorée, l'épilepsie et les psychopathies.

Il n'est pas douteux que le surmenage intellectuel puisse causer le diabète. Et, entre autres exemples, je signalerai, en m'appuyant sur la riche expérience de Frerichs, qu'à plusieurs reprises des opérations malheureuses de Bourse ont pu être la cause immédiate de la maladie.

Parfois aussi elle apparaît à la suite de blessures, de celles surtout qui s'accompagnent d'une commotion générale du système nerveux. De même, les traumatismes agissant sur les régions de l'estomac, du foie et des reins peuvent la déterminer.

Il est clair qu'il est impossible de refuser à certaines circonstances purement accidentelles, — le fait qu'on s'est refroidi, qu'on s'est mouillé, — toute influence étiologique, quand immédiatement avant leur intervention on a examiné les urines, constaté l'absence du sucre, et qu'immédiatement après on y reconnaît au contraire sa présence. Néanmoins, il ne faut user qu'avec la plus grande circonspection de ce mot : *refroidissement*, si équivoque, et souvent si improprement employé.

En beaucoup de cas, c'est un genre de vie défectueux qui est le point de départ du diabète. Ainsi, Cantani a, non sans raison, rapporté la grande fréquence du diabète sucré chez les Italiens, à la prédilection marquée qu'ont ses compatriotes pour les aliments dans lesquels il rentre du miel et du sucre.

L'ingestion abondante de sucre et de substances hydrocarbonées combinée au défaut d'exercices corporels, favorise le développement du diabète ; il n'est donc pas surprenant que les obèses, les calculeux et les goutteux deviennent assez souvent diabétiques. L'abus des fruits, de la bière nouvelle et du vin doux possède aussi une action fâcheuse.

Les excès vénériens seraient souvent en connexion avec le diabète sucré.

Parfois la maladie se développe à la suite d'un processus infectieux. On l'a observée, avec une fréquence relativement grande, après la malaria et plus rarement après la fièvre typhoïde, la rougeole, la scarlatine (Zinn), le choléra, la dysenterie et l'herpès Zoster. Il faut, en particulier, indiquer que parfois la syphilis, avec ou sans lésions de dégénérescences spécifiques du système nerveux, donne naissance à la glycosurie.

En certains cas, on a pu la voir se produire en conséquence de la maladie de Werlhof. Morbus maculosus Werlhofii et consécutivement à des af-

fections du foie, cirrhose, abcès, thrombose de la veine porte. On accorde
également un rôle pathogénique aux catarrhes gastro-intestinaux ; et on a
vu la maladie se produire à la suite de processus pathologiques aigus ou
chroniques du pancréas.

Mais il se rencontre des cas dans lesquels on ne distingue aucune cause
précise du diabète.

Dans l'ensemble, la maladie est plus fréquente chez l'homme ; cependant,
cette proposition n'est pas applicable à tous les âges ; car, dans l'enfance,
ce sont les filles qui sont le plus souvent atteintes.

La plus grande fréquence est de 20 à 60 ans ; et, en moyenne, elle se
montre plutôt chez la femme. Les cas où son apparition a été le plus précoce est celui de Rossbach (fille âgée de 7 mois), car la déclaration faite par
Kitselle que son propre enfant, âgée de 14 jours, était atteint de diabète,
n'est pas absolument authentique. Le cas de son apparition la plus tardive,
est celui d'un vieillard âgé de 81 ans.

Budde donne la classification suivante, basée sur la considération de l'âge,
de 265 cas qu'il a observés lui-même.

| AGE | FORME GRAVE | FORME LÉGÈRE | TOTAL |
|---|---|---|---|
| 1 — 5 ans | 1 | » | 1 |
| 5 — 7 | 2 | 5 | 7 |
| 10 — 15 | 6 | 3 | 9 |
| 15 — 20 | 6 | 2 | 8 |
| 20 — 30 | 24 | 15 | 39 |
| 30 — 40 | 22 | 24 | 46 |
| 40 — 50 | 12 | 33 | 45 |
| 50 — 60 | 12 | 53 | 65 |
| 60 — 70 | 8 | 34 | 42 |
| 70 — 80 | 0 | 3 | 3 |
| | 93 | 172 | 265 |

Les mêmes rapports existent dans la statistique de Pavy qui porte sur
1,360 cas.

| AGE | HOMMES | FEMMES | TOTAL |
|---|---|---|---|
| 0 — 10 ans | 3 | 5 | 8 |
| 10 — 20 | 35 | 22 | 57 |
| 20 — 30 | 69 | 28 | 97 |
| 30 — 40 | 154 | 70 | 224 |
| 40 — 50 | 260 | 79 | 339 |
| 50 — 60 | 281 | 137 | 418 |
| 60 — 70 | 138 | 44 | 182 |
| 70 — 80 | 25 | 9 | 34 |
| Au-dessus de 80 ans | 1 | » | 1 |
| | 966 | 394 | 1360 |

C'est une opinion générale que le diabète s'observe plus fréquemment dans les classes aisées. Mais si j'en crois mon expérience personnelle, cette croyance ne se vérifie pas toujours. Ainsi à Göttingen, je trouve la même proportion de diabétiques dans les conditions sociales les plus fortunées et dans la clientèle de la policlinique.

Relativement à la répartition géographique du diabète, on sait fort peu de chose. Dans certaines régions, à Thuringe, par exemple, il est de fréquente occurrence, circonstance que Gerhardt et Ruickholdt rapportent à un usage excessif de substances amylacées et hydrocarbonées. Il serait également très commun à Ceylan, dans certaines contrées de l'Inde, particulièrement sur la côte de Coromandel, et au Bengale (A. Hirsch).

Déjà, dans le sanscrit, il est fait mention du diabète. Postérieurement, Thom. Willis, en 1674, a retrouvé, il serait plus exact de dire a découvert que beaucoup d'urines avaient un goût sucré. Mais la démonstration formelle de la présence du sucre dans l'urine a été faite par Pool et Dobson (1775) et complétée par Cowley (1778) et P. Frank (1791) par la réaction de fermentation. Le premier, Chevreul, en 1815, reconnut la présence de la glucose dans l'urine et Ambrosiani, le premier, démontra en 1835, sa présence dans le sang.

**II. Symptômes.** — Il n'est pas rare que les manifestations cliniques du diabète soient précédées, pendant une longue période de temps, par des prodromes qui consistent en troubles gastriques divers : troubles de l'appétit et altérations du goût, éructations, vomissements acides, sensation de plénitude, flatulence, irrégularité des garde-robes ; accidents auxquels se surajoutent de la paresse intellectuelle, des idées hypochondriaques, des étourdissements, des congestions cérébrales actives, des bourdonnements d'oreille, etc.

En certains cas, ces accidents prodromiques font défaut, mais l'on voit apparaître des symptômes très significatifs. Ainsi, une soif impérieuse et une faim exagérée qui coexistent avec un amaigrissement de plus en plus accusé, circonstance qui souvent éveille déjà chez les malades eux-mêmes, l'idée qu'ils peuvent bien être atteints de diabète. De même, la constatation d'un amaigrissement progressif, contre lequel on ne peut lutter et qui pourtant ne paraît lié à aucune altération organique, doit suffire à décider le médecin à rechercher la présence du sucre dans l'urine.

Fréquemment, il se développe des névralgies rebelles et des douleurs musculaires, qui résistent au traitement et qui sont sous la dépendance du diabète. A ce point de vue, il faut tenir les névralgies bilatérales pour fort suspectes.

L'examen des urines est également indiqué lorsqu'on a affaire à des sujets atteints d'un prurit rebelle, d'eczémas tenaces, de furonculose chronique, quand on est en présence de femmes qui se plaignent d'un prurit vaginal insupportable.

Le diabète s'associe parfois à une diminution des forces. L'incontinence nocturne de l'urine, chez les enfants, doit éveiller l'idée de la maladie. On doit également y songer quand des personnes accusent une certaine sécheresse de la bouche et de l'arrière-gorge.

En certains cas, l'idée du diabète naît de la perception de certains signes extérieurs ; tantôt c'est l'impression d'une odeur aigrelette, rappelant celle de la pomme ou du chloroforme, tantôt la constatation de taches blanchâtres en des points du vêtement sur lesquels sont tombées des gouttes d'urine (sucre cristallisé), ou de masses cristallines dans le vase de nuit et sur le linge de corps, là où l'urine s'est évaporée.

Il est des diabétiques qui recourent plutôt à des oculistes qu'à des médecins ordinaires, tourmentés qu'ils sont par des troubles de la vue sous la dépendance de cataracte, rétinite, névro-rétinite, paralysie des muscles des yeux, désordres de la réfraction ou de l'accommodation, etc.

Dans deux cas, j'ai vu la mort survenir en pleine santé apparente. Les malades qui, jamais auparavant, n'avaient accusé de souffrances, perdirent subitement connaissance, leur respiration devint stertoreuse, et ils succombèrent dans le coma. Dans les deux cas, je constatai une réplétion de la vessie (dans le premier, l'organe vésical atteignait à l'ombilic, dans le second, il s'élevait un peu au-dessus). Les deux fois, il existait dans les urines retirées avec le cathéter une très forte proportion de sucre, et l'étude rétrospective des antécédents fournit des preuves suffisantes de l'existence du diabète. Les deux malades étaient des femmes de 20-24 ans.

L'obésité, la goutte et la gravelle coïncident souvent avec la glycosurie; aussi constituent-elles une indication à la recherche du sucre dans l'urine.

Mais le médecin qui a pris l'habitude d'analyser, *systématiquement*, aussi bien sous le rapport du sucre que de l'albumine, l'urine de tous ses malades, sait parfaitement combien il est fréquent de constater la présence du sucre, même en l'absence de tout symptôme caractéristique du diabète.

Tous les signes manifestes du diabète sucré viennent en quelque sorte pivoter autour de la composition chimique de l'urine, car *diabète sucré équivaut à présence constante du sucre dans l'urine*. En général, l'urine acquiert encore certaines propriétés accidentelles, qui toujours lui confèrent la qualité *d'urine diabétique*.

La quantité de l'urine est presque toujours augmentée. Au lieu du chiffre normal de 1,500-2,000 centim. cubes pour les 24 heures, on observe les chiffres de 3,000, 5,000, 10,000 et au delà. Biermer cite une observation où cette quantité quotidienne s'était élevée à 16 litres, Harnack une autre où elle avait atteint 18 litres 1/2. Les anciens auteurs ont consigné des chiffres encore plus extraordinaires, mais il doit y avoir dans ces données beaucoup d'exagération. Comme exemple, nous citerons un fait rapporté par Fonseca, celui d'une jeune nonne qui, par 24 heures, excrétait, rapporte-t-on, 100 litres d'urine. En beaucoup de cas, il s'établit une polyurie abondante sans que, dès le début, il existe du sucre dans l'urine ; en sorte que, dans ces conditions, une polyurie simple, diabète insipide, précède les symptômes du diabète sucré. Mais, la réciproque est possible. Ainsi, le sucre qui existait dans l'urine peut disparaître et il peut ne subsister qu'une excrétion urinaire d'une abondance anormale. Il est clair que les besoins d'uriner deviennent très fréquents, et que le sommeil des malades est souvent troublé par le besoin où ils sont d'y satisfaire. C'est pour cette raison qu'on a eu à chercher l'explication de cette croyance des malades, que la quantité des urines de la nuit serait supérieure à celle du jour. En réalité, c'est le contraire qui advient la plupart du temps. Pour Lécorché, c'est la quantité des urines de la nuit qui, au début, l'emporterait, plus tard au contraire ce serait celle du jour.

Il faut savoir qu'il est des cas de diabète dans lesquels la quantité des urines ne dépasse jamais le chiffre normal. P. Frank les a désignés sous le nom de *diabètes decipiens*.

La coloration de l'urine se fait remarquer par son extrême pâleur ; en certains cas, elle diffère à peine de celle de l'eau. Et elle est d'autant plus faible que la quantité des urines est plus grande. Le plus souvent, l'urine est transparente et claire, mousseuse, mais faiblement, aussi les bulles de cette écume persistent-elles longtemps. Elle ne contient que des sédiments.

On a, à maintes reprises, signalé l'élimination par les urines, au cours du diabète sucré, d'éléments graisseux, *lipurie*. Dans un cas, rapporté récemment par Kobert et Rassmann, il y avait d'une façon intermittente excrétion de sucre et de graisse, phénomènes qui cessèrent de se produire quand le malade eut été soumis à une alimentation restreinte.

L'odeur de l'urine est presque toujours remarquablement fade ; elle rappelle celle des fruits et du chloroforme. Quand on ajoute à ces urines une solution étendue de perchlorure de fer, elles se colorent en rouge cerise. Fréquemment, elles contiennent de l'acétone.

Le goût de l'urine est plus ou moins sucré. Et, d'après mon expérience, beaucoup de malades, en particulier des femmes, goûtent leurs urines et tâchent, derrière le dos du médecin, de juger par ce moyen des effets du traitement.

On a vu, à plusieurs reprises, des enfants boire de leurs urines, non point dans le même but que précédemment, mais pour apaiser une soif ardente.

La réaction de l'urine est presque toujours acide. Bien plus, l'urine, même après être restée longtemps exposée à l'air, conserve cette acidité. Cette particularité s'explique par le fait que lorsque le sucre se décompose et fermente, il donne naissance à de l'acide lactique, lequel favorise la réaction acide de l'urine.

Le poids spécifique de l'urine est, à peu près dans tous les cas, augmenté. Au lieu du chiffre normal, variant de 1015-1020, on constate les chiffres de 1030-1040-1050 et au delà (jusqu'à 1074). Mais il faut bien se pénétrer de cette notion importante de pratique, que la quantité considérable des urines, que leur poids spécifique soit normal ou extrêmement élevé, parle toujours dans le sens de l'existence du diabète.

Dans ces derniers temps, on a maintes fois déclaré que, dans des cas plus rares de glycosurie, ce poids spécifique s'abaissait d'une manière remarquable, jusqu'à 1008 et 1002.

Mais, de tous les caractères cliniques de l'urine, le plus important consiste dans la présence de sucre de raisin, appelé aussi glycose, dextrose, sucre dextrogyre ou sucre de l'urine. On a, à la vérité, pensé que même l'urine normale contenait du sucre, et cette supposition a été combattue jusque dans ces tout derniers temps. Cependant l'hypothèse paraît très vraisemblable puisque le sang, à l'état normal, renferme de petites quantités de sucre. Mais, en tout état cause, c'est là une notion qui, au point de vue pratique, ne peut modifier d'aucune sorte l'état du diabète. Car, s'il est possible de constater, dans des conditions tout à fait normales, du sucre dans l'urine, ce n'est jamais que dans la proportion de très faibles traces. Or, le diabète n'est en réalité définitivement constitué que lorsque les méthodes usuelles d'analyse établissent, d'une façon formelle, la présence du sucre.

La proportion du sucre éliminé peut s'élever à des chiffres considérables, jusqu'à 1 et 2 kilogr. et même au delà ; en moyenne, elle varie de 200-300 gr. La proportion centésimale oscille de 10 à 15 0/0. Et, d'une manière générale, il y a rapport direct entre cette proportion du sucre et la gravité de la maladie.

Il peut exister des différences très notables dans les quantités du sucre contenu dans l'urine émise à différents moments. Aussi, est-il préférable, pour l'évaluation quantitative de la glycose, d'opérer sur la totalité des urines de la journée. Cette quantité du sucre dépend essentiellement du genre de nourriture, elle s'élève d'autant plus qu'il rentre dans celle-ci une plus forte proportion de substances amylacées et de sucre. Par contre, si l'on soumet les malades à une alimentation exclusivement animale, le sucre peut disparaître complètement des urines, ou n'y être plus qu'en petite quantité. Dans la première éventualité, il s'agit de diabètes légers, à pronostic favorable ; dans la deuxième, de diabètes graves. Mais, la plupart du temps, ceux-ci ne sont que l'aboutissant de ceux-là, de telle façon qu'on est autorisé à reconnaître à la maladie une première période, légère, et une deuxième période grave ; il est moins exact de faire la distinction d'une variété bénigne et d'une variété grave du diabète sucré. Il existe du reste, suivant les observations de Külz, un type intermédiaire, c'est-à-dire, qu'un même sujet peut tour à tour présenter les symptômes de la première période, puis ceux de la seconde et *vice versâ*. La diète forcée amène dans beaucoup de cas la cessation de la glycosurie, mais le fait n'est pas constant (v. Frerichs et v. Mering).

D'une manière générale, les exercices corporels s'accompagnent d'une diminution de la quantité du sucre ; il est beaucoup plus rare que cette proportion soit augmentée à la suite. On a également observé que l'apparition de processus à évolution fébrile (fièvre typhoïde, choléra et fièvre récurrente), est suivie de la diminution, parfois même de la disparition du sucre, bien que, dans d'autres cas, la glycosurie ne soit pas modifiée d'une manière notable ; par contre, les fatigues intellectuelles excessives déterminent une augmentation extrêmement marquée de la quantité du sucre excrété.

Dans les commencements du diabète, il peut se faire qu'une grande portion des urines ne contienne du tout de sucre, *diabète sucré intermittent*. Dans la suite, ce type de la maladie se transforme en *diabète sucré continu*.

Néanmoins, la proportion du sucre de l'urine est sujette à de grandes oscillations, suivant que l'urine est émise le jour ou la nuit ; dans ce dernier cas, cette proportion peut se réduire à de simples traces. Si l'on conserve quelques doutes sur l'existence du diabète sucré, il convient de se conformer aux conseils de Külz : permettre au malade de prendre une nourriture riche en sucre et en principes amylacés, des aliments féculents et sucrés, puis rechercher le sucre dans les urines excrétées de 2-4 heures après. En général, cette glycosurie directement liée à l'alimentation est terminée au bout de 6 heures.

La présence du sucre dans l'urine se trahit encore par un certain nombre de signes accidentels, que nous avons du reste déjà mentionnés. Les chaussures, les habits ont-ils été touchés par l'urine, il reste en ces points, après l'évaporation des gouttes d'urine, des taches blanchâtres, constituées par du sucre de raisin. On trouve encore parfois des dépôts brillants là où de l'urine s'est évaporée, dans le vase de nuit, sur le linge de corps.

Il nous est impossible d'exposer, par le détail, les méthodes diverses qui permettent de démontrer la présence du sucre dans les urines ; et nous ne pouvons que renvoyer le lecteur aux traités qui s'occupent spécialement de l'analyse chimique de l'urine. Il nous suffit de résumer ici brièvement quelques règles importantes pour la pratique.

Avant d'analyser une urine, il faut s'être bien rendu compte de ses propriétés physiques (quantité, couleur, réaction, densité, odeur, et éventuellement goût). Puis, on cherche si elle contient ou non de l'albumine. Dans le premier cas, on met de l'urine dans un tube à expérience, on la fait bouillir et on la débarrasse de son albumine grâce à l'addition d'au moins quelques gouttes d'une solution très étendue d'acide acétique. C'est sur l'urine filtrée, débarrassée de l'albumine et claire, qu'on fait agir les réactifs du sucre.

L'urine, remise pour être analysée, est-elle dépourvue d'albumine et claire, on peut procéder immédiatement à l'analyse. A défaut de la seconde condition, il faudrait la filtrer, car ce n'est absolument que sur des urines claires qu'on doit faire agir les réactifs du sucre.

Dans la pratique, les réactifs les plus commodes, en particulier pour fournir une orientation aux recherches ultérieures, sont ceux de Heller et de Moore. On remplit environ le 1/5 d'un tube à expérience avec de l'urine, on ajoute 1/3 d'une solution de potasse caustique et on chauffe les couches superficielles au gaz ou à la flamme d'une lampe à alcool. A mesure que l'on chauffe, les parties chauffées deviennent successivement jaunes, rouges, brun rouge, et couleur acajou. Beaucoup d'urines normales donnent une légère coloration jaune, et la coloration acajou seule est en quelque sorte caractéristique. Si l'on ajoute une goutte d'acide nitrique, l'urine entre en effervescence, et il se répand une odeur de sucre brûlé, odeur de caramel ou de mélasse.

Quand, par l'usage du réactif de Moore, on a obtenu un résultat positif, il est bon de chercher à confirmer la démonstration à l'aide d'un réactif différent ; celui de Trommer par exemple, qui est le plus communément employé. En tenant compte d'une modification utile que lui a fait subir Salkowski, voici comment on procède : On remplit un tube à expérience jusqu'au 1/5 environ d'urine, et on ajoute un tiers de lessive de soude officinale. On laisse ensuite tomber goutte à goutte dans ce mélange une solution à 10 % de sulfate de cuivre. A chaque goutte qui tombe, il se produit un précipité jaune clair d'hydrate d'oxyde de cuivre, lequel se dissout complètement quand on agite le tube, et le liquide prend une magnifique coloration bleu foncé, couleur de bluet. On continue à laisser tomber goutte à goutte la solution de sulfate de cuivre jusqu'à ce que la première réaction devienne persistante, jusqu'à ce que par conséquent l'hydrate cuivreux ne se dissolve plus complètement. On porte alors les couches supérieures du mélange à l'ébullition. Dans ces conditions, on concluera à la présence du sucre dans l'urine, si elle prend sous l'influence de la précipitation de l'oxyde de cuivre, une coloration jaune rougeâtre, qui continue à s'accuser de plus en plus, même après que l'on a éloigné le tube de l'action de la chaleur. Par contre, si ce précipité d'oxyde de cuivre ne se fait qu'après une ébullition prolongée ou bien après refroidissement de l'urine, ce résultat de l'expérience ne prouvera pas d'une manière décisive en faveur de la présence du sucre.

Quand on n'est pas bien sûr de son fait, il est bon de filtrer l'urine sur du noir animal, on l'étend ensuite de 2-4 fois d'eau et on soumet le mélange au réactif de Trommer ; il convient également de laver le filtre, et de soumettre l'eau de lavage au même réactif.

On peut recourir à d'autres moyens d'analyse, celui de Böttger par exemple. On mélange dans le tube d'essai, à parties égales, de l'urine et d'une solution fraîche de carbonate de soude (1 : 3) et on ajoute un peu de sous-nitrate de bismuth basique *(Magisterium Bismuti)*. On soumet alors le mélange à une ébullition prolongée et, si l'urine contient du sucre, il se fait, par réduction de l'oxyde de bismuth, un précipité gris, puis noir de bismuth métallique.

Le réactif de Muller est moins délicat. On ajoute à l'urine 1/3 environ d'une solution de carbonate de soude et une goutte d'indigo, et on agite. On chauffe ensuite le mélange. Or, sous l'influence de la chaleur, il se produit une transformation de l'indigo bleu en indigo blanc, et la solution se décolore. Les couches supérieures chauffées se colorent successivement en vert, rouge, et jaune clair. Si l'on agite le mélange, ou bien si on le transvase lentement dans une éprouvette de telle façon qu'il puisse soustraire à l'air une certaine quantité d'oxygène, il redevient successivement rouge, vert, et finalement récupère sa couleur bleue primitive. On peut à volonté, en agitant ou en chauffant le mélange, produire la décoloration ou la recoloration du liquide.

Pour tous les cas douteux, il est utile d'interroger la réaction de fermentation. C'est une notion connue que le sucre de raisin, en présence de la levûre de bière, subit la fermentation alcoolique et se dédouble en acide carbonique et en alcool, et fournit, comme produits secondaires, de la glycérine et de l'acide succinique. Cette fermentation est indiquée par la formule :

$$C^6H^6O^6 \;=\; 2C^2H^6O^4 \;+\; 2CO^2$$
(sucre de raisin) (alcool éthylique) (acide carbonique)

On place dans un tube à fermentation (voir la fig. 14) autant d'urine qu'il est nécessaire pour que la longue branche verticale, la plus longue de l'appareil (dans la fig. ci-contre, elle est à gauche) soit remplie en totalité. Le remplissage s'effectue aisément si, après avoir rempli d'urine la partie renflée, et fermé l'orifice correspondant avec le pouce, on facilite, en renversant lentement l'appareil en bas, le passage de l'urine dans la longue branche. Il faut soigneusement éviter les secousses et la formation d'écume, car il est nécessaire, une fois le remplissage effectué, que le liquide atteigne, sans qu'il y ait aucune bulle, la concavité supérieure de la longue branche.

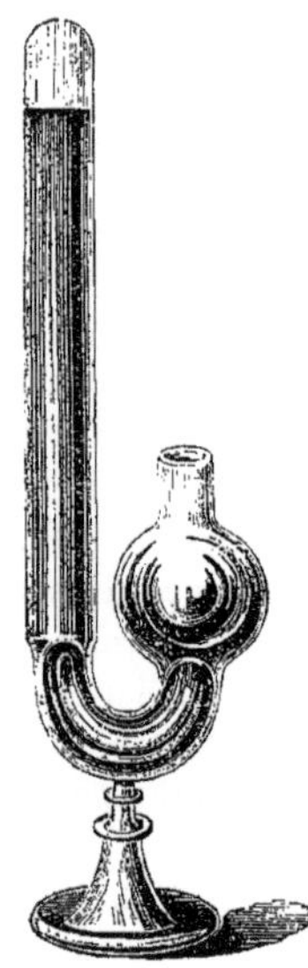

FIG. 14.— *Appareil à fermentation.* Gross. 1,4 du vol. normal.

On ajoute ensuite, gros comme une lentille de levûre de bière, qu'on dissout dans l'urine en agitant à plusieurs reprises. Puis, on sépare les deux branches en introduisant du mercure dans l'appareil. Cela fait, on le place dans un endroit dont la température n'est pas très élevée (pas au-dessus de 30°). Au bout de quelques heures, il se fait un dégagement de petites bulles d'acide carbonique, qui s'accumulent de plus en plus à la partie supérieure de l'urine, immédiatement au-dessous de la concavité de la longue branche. Il se produit à ce niveau une aire de plus en plus étendue qui est occupée par le gaz. Si l'on veut s'assurer que c'est bien de l'acide carbonique, on introduit dans l'appareil par sa branche renflée une solution de potasse, on applique ensuite étroitement le doigt sur l'orifice, et l'on opère le mélange des substances contenues dans l'appareil. La potasse s'empare de l'acide carbonique et, à mesure que cette combinaison s'effectue, le doigt est comme attiré. Il est clair que le résultat de la réaction de fermentation, n'a de valeur qu'à la condition qu'on se sera assuré que la levûre de bière employée ne contient pas de sucre. Il suffit pour cela d'en placer dans une autre éprouvette-étalon une certaine quantité avec de l'eau pure, et de voir s'il se développe ou non du gaz acide carbonique. D'autre part, il est également nécessaire de contrôler l'activité de la levûre de bière. A cet effet, on en mélange dans une 3ᵉ éprouvette avec une solution de sucre de raisin ; si elle est de bonne qualité, elle doit donner lieu à un dégagement d'acide carbonique.

On voit, dans la fig. 15, un dispositif plus compliqué, pour rechercher, par la fermentation, la présence du sucre. Dans le ballon B, on met 30-50 centim. cubes d'urine, additionnée d'une certaine quantité de bonne levûre de bière. Dans le ballon B', de la solution de chaux ou de baryte. Si l'urine contient du sucre, il s'opère dans le ballon B un dégagement d'acide carbonique qui, arrivant par le tube de communication t' dans le ballon B', produit, par la formation de sels de chaux ou de baryte, un trouble de plus en plus accusé de la solution alcaline.

Il devrait être exigé, à l'heure actuelle, de tous les médecins praticiens

qu'il possédassent une parfaite connaissance du maniement des réactifs de
l'urine, ce à quoi suffirait un peu d'usage. Car, c'est une détestable habitude
que de s'en remettre de ce soin au pharmacien et de lui abandonner le soin
d'analyser les urines. Personnellement, j'ai pu me convaincre, non pas pour
un, mais pour beaucoup de malades, que des pharmaciens avaient déclaré

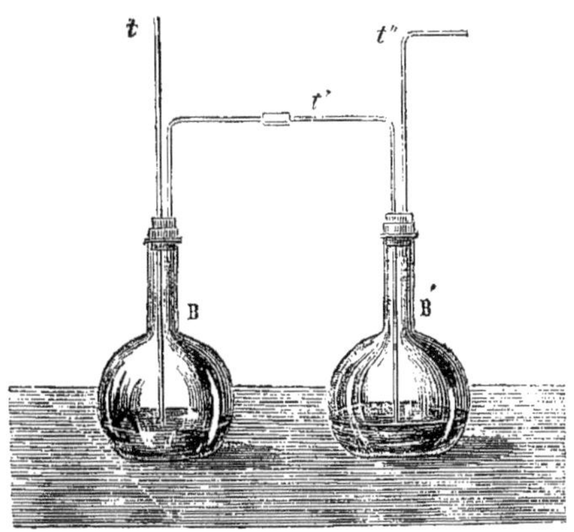


Fig. 15. — *Appareil pour la réaction de la fermentation du sucre.*

que leurs urines étaient vierges de sucre alors que mes propres recherches
me faisaient voir qu'elles en contenaient une quantité très notable, et inversement, que ces mêmes pharmaciens avaient déclaré diabétiques des sujets
qui ne l'étaient nullement.

Pour l'analyse quantitative de l'urine, on peut recourir à la méthode dite
titrée, à l'aide de la liqueur de Fehling, dans laquelle entrent, en proportions définies, du sulfate de cuivre, du tartrate double de potasse et de
soude, et de la lessive de soude. On peut également utiliser le procédé de
fermentation. Il suffit, une fois que tout le sucre est décomposé, d'évaluer
l'acide carbonique formé et de déduire, de cette évaluation, la proportion
correspondante de la glycose. Les appareils polarisateurs peuvent servir au
même but; ils sont fort commodes mais moins exacts; parmi les plus usités
nous citerons celui de Soleil-Ventske et l'appareil à pénombre de Laurent.
Bien qu'il soit également nécessaire que le médecin praticien sache déterminer la quantité de sucre contenu dans les urines de ses malades, nous ne
pouvons cependant entrer ici dans des détails plus précis et nous renvoyons le lecteur aux traités spéciaux d'analyse chimique.

On s'est souvent demandé, dans ces derniers temps, si l'urine ne peut
pas contenir d'autres espèces de sucre que la glycose ou sucre de raisin, et
l'on s'est de plus en plus convaincu qu'il peut en être ainsi. Souvent, on a
trouvé dans l'urine des diabétiques de la lévulose qui, contrairement à la
glycose, dévie à gauche le plan de polarisation. Par contre, elle réduit,
comme elle, les solutions alcalines de sulfate de cuivre et la liqueur de Feh-

ling. La découverte de la lévulose est due à la remarque que les résultats
de l'analyse quantitative offrent parfois entre eux de grands écarts suivant
que l'on emploie la méthode titrée ou qu'on se sert du polarimètre; dans le
premier cas, par exemple, on obtient des chiffres fort élevés (action combinée de la lévulose et de la glycose); dans le second, ils sont très notablement inférieurs, et cela par suite de l'action contraire de ces deux espèces
de sucre.

Leo déclare qu'il est certaines urines diabétiques qui réduisent fortement
les solutions cupro-alcalines, et qui, comme la lévulose, sont lévogyres;
mais, contrairement à celle-ci, elles n'entrent pas en fermentation, même au
cas où on les fait bouillir avec des acides étendus. Il a cherché à déterminer d'une manière précise la composition chimique de la substance en cause,
et il croit qu'elle répond à la formule $C^6H^{12}O^6$; ce serait donc un hydrate de
carbone, analogue au sucre de raisin.

Mais c'est à bon droit que Worm-Müller a fait observer qu'il se rencontre
dans les urines des diabétiques des principes qui sont lévogyres et qui ne
sont pourtant pas du sucre; c'est ainsi que l'acide oxybutyrique que, dans ces
derniers temps et simultanément, Külz et Minkowski et Naunyn ont retiré des
urines diabétiques, possède une action lévogyre très marquée. Aussi, ne faut-
il conclure qu'il s'agit réellement de lévulose que si la substance lévogyre
est en outre absolument fermentescible, comme le fait s'est produit dans une
observation de Böhmann. Dans quelques cas, on a trouvé de l'inosite (sucre des
muscles), qui, contrairement à la glycose, est sans action sur la lumière
polarisée, ne fermente pas et ne réduit pas la liqueur cupro-potassique.
Wohl cite un cas, où l'on aurait vu la proportion de la glycose contenue dans
l'urine diminuer peu à peu et l'inosite augmenter parallèlement; en sorte
que le diabète sucré se serait peu à peu transformé en une inositurie pure.

Disons, incidemment, que Reichardt a, dans un cas, démontré la présence
de la dextrine dans l'urine diabétique.

On a dans ces derniers temps, voulu accorder de l'importance à la réaction dite réaction du perchlorure de fer et à la démonstration de la présence
de l'acétone. Bien mieux! On a été enclin à exagérer l'importance de ces
deux conditions.

Si l'on étend une solution de perchlorure de fer au point qu'elle prenne la
couleur du vin du Rhin et qu'on la fasse ensuite arriver, goutte à goutte,
dans un tube à expérience rempli, à moitié à peu près, d'urine, il n'est pas
rare, dans le cas d'urine diabétique, que cette urine, abstraction faite du
trouble floconneux dû à la précipitation des phosphates, prenne une coloration rouge cerise sombre ou analogue à celle du vin de Bourgogne, *réaction dite du perchlorure de fer*. Mais, il faut se garder de la confondre avec
la coloration que produit l'addition du perchlorure de fer à des urines qui
viennent de sujets qui ont absorbé de l'acide salicylique. D'ailleurs, dans ce
dernier cas, le ton de la couleur se rapproche plus du bleu violet; la coloration est louche et opaque, et s'il y avait incertitude, la recherche des anamnestiques suffirait à la dissiper.

On observe que la plupart des urines diabétiques qui fournissent la réac-

tion du perchlorure de fer, dégagent une odeur aigrelette, aromatique, qui
rappelle celle des pommes, du chloroforme. Et l'on est arrivé (v. Frerichs
et Rupstein les premiers) à démontrer la présence de l'acétone dans ces
urines. Il est naturel, par là, que l'on ait cherché à établir une relation entre
cette réaction du perchlorure de fer et la présence de l'acétone. Cette relation semble démontrée par une observation de Gerhardt et Geuther d'après
laquelle la réaction du perchlorure de fer aurait lieu en présence de l'acide
éthyl-diacétique, qui, en présence des alcalis et par addition de l'eau, se
décompose en acétone, alcool, et acide carbonique.

$$C^6H^{10}O^3 \quad + \quad H^2O = C^3H^6O \quad + \quad C^2H^6O \quad + \quad CO^2$$
(éthyl-diacétique) (eau) (acétone) (alcool éthylique) (acide carbonique)

Ainsi, il faudrait expliquer la réaction du perchlorure de fer par la présence de l'acide éthyl-diacétique dans l'urine, et rapporter l'odeur de
pomme, à un produit de décomposition de ce corps : l'acétone. Or, comme
l'haleine de ces diabétiques, dont les urines fournissent la réaction précédente parce qu'elles contiennent de l'acétone, dégage aussi parfois cette
odeur spéciale, aromatique, on fut enclin à accepter que les états comateux
et les désordres profonds du systême nerveux (coma diabétique) auxquels
ces sujets succombent fréquemment, d'une façon plus ou moins subite,
étaient dus à une sorte de dyscrasie sanguine par l'acétone, l'acétonémie.
Mais, c'est à bon droit que, dans ces derniers temps, l'ensemble de cette
théorie a été l'objet de nombreuses attaques.

D'abord, Fleischer a prouvé que la réaction du perchlorure de fer et la
présence de l'acétone dans l'urine ne sont pas deux faits nécessairement
connexes, et que la réaction est parfois fournie par des urines diabétiques
qui ne dégagent pas d'odeur appréciable d'acétone. De plus, il est des urines
qui donnent cette réaction du perchlorure de fer et desquelles il est cependant impossible de retirer de l'éthyl-diacétique, circonstance qui paraît
démontrer formellement que, dans la plupart des cas peut-être, cette réaction n'a aucun rapport avec l'éthyl-diacétique. Nobel a récemment montré
qu'il se rencontre dans l'urine diabétique de l'acide formique, lequel fournit
aussi la réaction du perchlorure de fer. D'autre part, Deichmüller et Tollens
ont pu, dans un cas, retirer de l'urine de l'acétone, mais pas d'alcool, expérience qui contredirait à l'opinion que l'acétone aurait été produite par la
décomposition de l'éthyl-diacétique. De ces considérations, il paraît ressortir que, comme la réaction du perchlorure de fer, en beaucoup de cas,
n'est pas due à l'éthyl-diacétique, de même l'acétone de l'urine ne serait
pas toujours un produit de décomposition de l'éthyl-diacétique, et qu'elle
pourrait prendre son origine dans une fermentation spéciale du sucre. Aussi,
Markofnikoff et Fleischer admettent-ils un ferment acétique particulier qui,
d'après Kaulich, exercerait déjà dans l'estomac son action sur le sucre des
aliments, mais qui peut-être produirait seulement une fermentation anormale du sucre de l'urine. Dans ces derniers temps, il est vrai, une nouvelle
opinion a pris place, c'est que l'acétone provient des substances albuminoïdes et que sa présence témoigne d'une décomposition active de ces prin-

cipes (v. Jaksch, Rosenfeld). Honigmann déclare que l'acétone n'apparaît dans l'urine que lorsque la proportion de l'azote éliminé surpasse celle de l'azote reçu ; lorsque, par suite, l'organisme emploie ses réserves en albuminoïdes. En conséquence, l'acétonurie prendrait une signification pronostique grave.

Pour ce qui est de la théorie qui indique une connexion intime entre le coma diabétique et l'acétonémie, il est bon de faire remarquer que l'homme supporte sans danger de fortes proportions d'acétone ; et que, de plus en plus, on arrive à se convaincre que des circonstances très diverses peuvent aboutir au coma diabétique ; mais, sur ce sujet, nous nous prononcerons bientôt d'une manière plus explicite.

La réaction du perchlorure de fer et la présence de l'acétone ne sont pas des signes caractéristiques de l'urine sucrée ; en dehors même du fait que ces deux phénomènes ne sont pas constants dans le diabète sucré, on les a également observés dans les maladies infectieuses, dans les processus fébriles, ou dans le cancer, l'inanition, et les psychoses à périodes d'exacerbations (Deichmüller, V. Jaksch).

Il n'est pas rare que la réaction du perchlorure de fer présente dans le diabète sucré de nombreuses variations. On l'a vue se produire, ou s'exagérer quand la glycosurie dépendait d'une alimentation fortement animalisée. Ebstein l'a également vue s'accuser lors de l'invasion de la fièvre typhoïde. Parfois, elle persiste plusieurs jours dans l'urine et ne pâlit que peu à peu. Si on laisse l'urine reposer, la réaction devient de plus en plus faible.

Outre l'éthyl-diacétique, on a découvert dans les urines diabétiques d'autres acides gras volatils ; nous placerons en première ligne l'acide oxybutyrique et l'acide formique (Le Nobel).

Il semble encore, d'après les recherches de V. Jaksch, qu'il se rencontre dans les urines des diabétiques d'autres acides organiques volatils qui se rapprochent, de très près, des acides gras volatiles. Bien plus ! Naunyn et son école se rallient à l'opinion que l'intoxication acide joue le premier rôle, dans l'expression symptomatique du diabète, et dans le syndrome clinique complexe désigné encore sous la rubrique de coma diabétique.

Selon toute vraisemblance, l'acide oxybutyrique est un produit de décomposition des substances albuminoïdes, car, maintes fois, Naunyn et Wolpe ne l'ont vu apparaître à la suite d'une alimentation exclusivement animale. Il se produit seulement dans le cas de diabètes graves, et la proportion dans laquelle il se produit est indépendante de la quantité des substances hydrocarbonées ingérées, et de celle de l'acétone ou de l'acide diacétique contenu dans l'urine. Naunyn et Wolpe ont même observé qu'il peut exister un antagonisme entre les deux substances.

Outre le sucre, l'acétone, les acides gras et l'alcool, l'urine diabétique contient parfois de l'albumine. Une albuminurie légère, souvent transitoire, ne constitue pas une éventualité rare. Elle peut être sous la dépendance d'un état cachectique, de la formation de calculs dans les voies urinaires, être associée à une cystite et, dans certains cas, peut-être à l'intervention de ce point du 4e ventricule, voisin du foyer de production de la glycosurie, dont la piqûre, d'après Cl. Bernard, détermine l'albuminurie. Parfois l'albumine et le sucre alternent dans l'urine. Par contre, on ne voit que rarement s'installer une néphrite vraie. Frerichs, si expert dans la matière, n'a constaté l'albuminurie que 16 fois sur 116 diabétiques. Chez un trésorier, que j'avais envoyé à Carlsbad parce qu'il était atteint de diabète sucré, et qui était rentré chez lui après que le sucre eût disparu de l'urine, je vis quatre semaines plus tard survenir une néphrite parenchymateuse, chronique, grave. En trois semaines, elle amena la mort. Aucun accident particulier n'avait précédé l'albuminurie, pendant toute la durée de laquelle l'urine ne contint jamais de sucre. Encore récemment, j'ai envoyé à Carlsbad une personne d'Aargau, diabétique. En 14 jours, à la vérité, le sucre disparut des urines, mais elle revint de la station thermale ayant de l'albuminurie, tandis qu'elle n'en avait jamais présenté auparavant.

Plus fréquemment, après la guérison du diabète, les reins subissent un processus d'atrophie, reins contractés (Schrumpfnieren).

Chez une malade de ma clinique, quelques semaines avant la mort apparurent les signes d'une néphrite hémorrhagique qui persista jusqu'à la fin.

Les éléments constitutifs normaux de l'urine subissent dans leur excrétion, au cours du diabète sucré, des modifications plus ou moins importantes. La quantité de l'urée éliminée chaque jour est augmentée, sans exception. Cette augmentation est, du moins en partie, en rapport avec une alimentation fortement azotée. Mais, les recherches sur les échanges et les métamorphoses de la matière chez les sujets sains et diabétiques, placés d'ailleurs dans les mêmes conditions et soumis à une alimentation identique, montrent que le diabétique, en tout état de cause, excrète plus d'urée, et en conséquence transforme plus de substances albuminoïdes. Parfois, la quantité éliminée dans les 24 heures s'élève à un chiffre surprenant, ainsi les chiffres quotidiens de 150 gr., Leube ; de 163 gr., Fürbringer ; de 70 gr., chez un enfant, Senator ; ceux de 50-60 gr. ne sont pas rares. Il ne faut pas, dans l'appréciation de la quantité quotidienne d'urée, se laisser induire en erreur par la *proportion centésimale*, éventuellement faible, de ce produit excrémentitiel ; car, dans le cas de polyurie très accusée, il est naturel de s'attendre à ce que le chiffre qui exprime ce *rapport centésimal* soit au-dessous du chiffre normal. Il n'existe entre la proportion de l'urée et la quantité du sucre éliminées aucun rapport immédiat, et, bien qu'en général ces deux principes augmentent ou diminuent parallèlement, les exceptions à cette règle son fréquentes.

La proportion de l'acide urique est plutôt diminuée, mais l'ancienne opinion touchant l'absence de ce principe est erronée. Parfois, les urines renferment des dépôts d'urates. Budd déclare que chez les sujets atteints de gravelle ou prédisposés aux concrétions calculeuses dans les voies urinaires, les douleurs s'atténuent quand le diabète sucré augmente.

La créatinine reste à peu près dans la proportion normale ; on a cependant indiqué une augmentation et même une diminution légère de cet élément. S'il survient de la fièvre, l'urée, l'acide urique et la créatinine augmentent comme chez les personnes non diabétiques, tout au moins l'acide urique (Gähtgens).

D'après Wicke et plusieurs autres auteurs, la proportion de l'acide hippurique serait plus grande.

Hallervorden et Leube ont observé une augmentation de l'ammoniaque excrétée, jusqu'à 5,94 par jour d'après le premier.

Tandis que la proportion des chlorures diffère à peine de la normale (v. Frerichs), l'excrétion des phosphates et des sulfates augmente. Le rapport entre les phosphates et l'urée est variable. Teissier a publié une observation dans laquelle tous les symptômes du diabète (soif vive, boulimie, polyurie, furonculose) existaient, sauf la glycosurie ; par contre, les phosphates étaient augmentés d'une manière remarquable, ou bien la présence du sucre alternait avec l'élimination excessive d'acide phosphorique, *diabète phosphaturique*. L'élimination de la chaux, des alcalis par l'urine semble augmentée chez les diabétiques.

Les sédiments urinaires manquent le plus souvent. Parfois, cependant, on trouve des urates et même des dépôts d'oxalate de chaux (Fürbringer et Senator). Dans certains cas, compliqués de néphrite, on constate des cylindres rénaux ; l'urine peut encore contenir des germes. Hallier et Küssner ont constaté le leptothrix dans de l'urine fraîchement émise, ou recueillie dans la vessie avec le cathéter. Les masses de germes constituaient dans le cas de Küssner des granulations brunâtres. Huber les a également décrits sous la forme de plaques blanchâtres. Ils proviennent de colonies de germes qui se sont accumulés sous le prépuce. Si on laisse l'urine exposée à l'air et si elle fermente, on y constate la formation d'un dépôt nuageux qui, à l'examen microscopique, se montre composé de corpuscules de levûre.

Outre ces modifications survenues dans la composition des urines, il faut signaler, parmi les symptômes les plus communs du diabète, une soif insupportable et un appétit vorace. Petters a estimé chez trois malades la quantité de boisson, prise dans les 24 heures, de 5 à 8 litres, la quantité minimum à 1/2 litre, et Dupuytren a cité le cas d'un de ses malades qui, dans le même temps, mangeait une masse de viande presque équivalente au 1/3 du poids de son corps. Le plus souvent, la soif s'exagère immédiatement après les repas. L'absorption de sucre et de substances amylacées l'augmente aussi. D'autre part, la quantité du sucre éliminé dans les urines est d'autant plus grande que les aliments et les boissons ingérées sont plus abondants. D'ailleurs, Vogel a déjà fait la remarque, que si l'on fait prendre à un diabétique et à un sujet sain la même quantité de boisson, l'eau filtre plus lentement à travers les reins du diabétique.

Il faut chercher l'explication de la soif et de l'appétit, non pas seulement dans les perversions des modifications profondes de la nutrition, mais on doit surtout tenir en considération les troubles survenus dans l'innervation. On sait, d'ailleurs, qu'il est des diabètes sans soif et sans appétit exagérés.

En dépit de l'alimentation excessive, il survient de l'amaigrissement et d'autant plus accusé que la glycosurie se prolonge plus longtemps. Le fait est d'autant plus remarquable que beaucoup de diabétiques jouissent auparavant d'un bel embonpoint, parfois même présentent une obésité confirmée. Le pannicule graisseux se raréfie, les muscles deviennent flasques, sans tonicité, incapables d'effort, à tel point que les malades se fatiguent facilement et doivent s'accorder beaucoup de repos. Parfois, l'affaiblissement augmentant de plus en plus, ils sont obligés de garder le lit pendant des semaines, des mois. Quelques-uns parmi eux, comme on le dit en langage ordinaire, paraissent *n'avoir plus que la peau et les os*. Pourtant la coloration de la face est souvent chez eux, remarquablement rouge.

La peau donne le plus souvent une sensation de rugosité, de grande sécheresse ; elle est fréquemment recouverte de lamelles blanc grisâtre, minces, *pityriasis tabescentium*. On a parfois constaté des décolorations circonscrites, des plaques d'anesthésie particlle (spasmes vasculaires localisés ?) et des paresthésies. Les diabétiques n'ont qu'une tendance remarquablement faible aux transpirations ; c'est, seulement lorsqu'ils sont atteints de processus phtisiques avancés des poumons, qu'on voit se produire chez eux des sueurs hectiques. Tantôt la sueur contient du sucre, tantôt elle en est complètement dépourvue. Récemment Wiktor a réussi, avec le jaborandi, à provoquer la transpiration, mais il n'a pu révéler la présence du sucre dans les sueurs.

Il existe souvent chez les diabétiques une prédisposition à des inflammations rebelles de la peau : furonculose, eczéma. Beaucoup d'entre eux se plaignent de démangeaisons cutanées fort pénibles, *prurit cutané*. Ce prurit, qui va jusqu'à empêcher le sommeil, constitue parfois un des premiers symptômes d'un diabète sucré latent. Les traumatismes entraînent souvent à leur suite le sphacèle de la peau ; je l'ai vu, à plusieurs reprises, se produire consécutivement à l'application de ventouses. Les chirurgiens ont maintes fois insisté sur ce fait que, chez les diabétiques, les plaies chirurgicales se cicatrisent difficilement, qu'elles se sphacèlent même, à tel point que ces circonstances ont pu trahir une glycosurie qu'on n'avait pas soupçonnée. L'expérience enseigne aussi que les inflammations du tissus cellulaire et les eschares de la peau sont plus communes chez les hommes que chez les femmes, et qu'elles se rencontrent surtout chez les sujets avancés en âge. On peut voir la gangrène se développer spontanément. Kirmisson a cité 7 cas qui se sont compliqués de mal perforant du pied. Plus fréquemment, il se produit une chute très abondante des cheveux, *effluvium capillorum*, et isolément la chute des ongles. Parfois, la gangrène spontanée frappe certaines régions des extrémités. Il faut chercher la cause de ces troubles trophiques dans l'adultération du sang, non seulement par le sucre, mais aussi par d'autres produits excrémentitiels.

Beaucoup d'auteurs ont dit qu'il y avait entre le xanthelasma et le diabète sucré une relation de causalité. Hanot et Schachmann ont décrit une coloration brunâtre de la peau chez des sujets, à l'autopsie desquels ils ont constaté une cirrhose du foie et des dépôts pigmentaires dans cet organe ainsi que dans tous les autres viscères.

Koch a également signalé, comme symptôme constant du diabète sucré, la tuméfaction des ganglions périphériques consécutive à l'irritation du tissu ganglionnaire par la lymphe chargée de sucre ; mais cette observation ne concorde pas avec mon expérience personnelle.

Il semblait, d'après d'anciennes observations, qu'on dût accorder une importance spéciale à la perspiration insensible chez les diabétiques, parce qu'on avait cru voir que ces sujets excrétaient une quantité d'urine supérieure à la proportion de liquide que pouvaient fournir les aliments et la boisson ingérés. Et l'on avait voulu expliquer ce fait d'observation par l'hypothèse qu'ils puisaient dans l'atmosphère ambiant, par la peau et par la muqueuse pulmonaire, une certaine quantité de liquide. Cette hypothèse n'est pas fondée. Sans doute, il peut arriver que, dans des cas isolés, la quantité de l'urine soit supérieure à celle de la boisson ingérée, mais cette disposition tient à une décomposition très active des tissus et à l'excès d'eau qui en provient.

V. Pettenkofer et Voit ont étudié, avec leur appareil pour la respiration, les échanges nutritifs chez les diabétiques, et ils ont constaté que l'absorption de l'oxygène était diminuée chez ces sujets.

La température du corps est fréquemment au-dessous de la normale, aussi les diabétiques frissonnent-ils facilement.

Le pouls, le plus souvent, est accéléré et, suivant la période de la maladie, d'une ampleur variable. Il survient de temps à autre des accès de dyspnée, liés tantôt à la dégénérescence du muscle cardiaque, tantôt à des troubles symptomatiques du coma diabétique. Il faut, en outre, prévoir des œdèmes, quand l'état cachectique s'accuse de plus en plus.

Très fréquemment, on voit survenir des troubles psychiques. Les malades sont souvent tristes, abattus, toujours prêts à pleurer, hypochondriaques, apathiques. Cependant, dans certains cas, ils sont pris de délire et sujets à des accès de manie.

Les douleurs musculaires, à caractère rhumatoïde, ne sont pas une éventualité rare ; il se déclare encore des névralgies occupant de préférence la sphère du sciatique ; les douleurs articulaires, s'accompagnant d'un léger gonflement de la jointure, sont moins communes. Ces névralgies, selon Ziemssen, devraient être rapportées à de la névrite causée par les qualités irritantes des principes excrémentitiels contenus dans le sang ; elles seraient identiques aux altérations nerveuses produites par l'usage irrationnel de l'alcool. Il a vu maintes fois la douleur s'accroître ou diminuer parallèlement à la proportion du sucre contenu dans l'urine.

De plusieurs côtés, on a signalé l'apparition fréquente d'une paralysie faciale d'origine centrale.

Rosenstein et Maschka ont observé souvent l'abolition du réflexe patellaire. Dans un cas, Rosenstein a constaté l'intégrité de la moelle, constatation qui l'a conduit à accepter qu'il s'agit peut-être de troubles fonctionnels. Guinon et Marie ont vu le réflexe patellaire reparaître après qu'ils étaient parvenus à diminuer la proportion du sucre excrété dans l'urine, pour disparaître de nouveau quand la glycosurie augmentait. Parfois, l'occlusion des yeux rend la station verticale chancelante, enfin la marche peut même prendre le caractère ataxique.

Parmi les organes des sens, les yeux sont très fréquemment affectés. Ils peuvent être atteints d'affections diverses. La plus connue est la cataracte qui, d'ordinaire, est bilatérale bien que fréquemment, plus accusée d'un côté. On a décrit aussi des paralysies intéressant certains muscles de l'œil. Parfois, il survient un affaiblissement de la puissance d'accommodation, qui a pour conséquence immédiate des variations dans la longueur de l'axe bulbaire, d'où résultent des troubles de la réfraction (souvent une hypermétropie augmentant avec rapidité et connexe du raccourcissement de l'axe bulbaire (Horner). Dans certains cas, l'activité réflexe de la pupille est singulièrement ralentie. Galezowski a récemment observé chez 3 sujets des inflammations de la cornée, kératites, dont l'évolution s'accompagnait de vives douleurs tandis que la sensibilité de la cornée elle-même était affaiblie. Leber et Wiesinger ont à plusieurs reprises décrit une iritis qui de temps à autre se complique d'hypopion. Souvent, l'humeur vitrée se trouble et devient le siège d'hémorrhagies. Parfois aussi la rétine et le nerf optique sont lésés.

Il se fait au niveau de la rétine des hémorrhagies, des foyers blancs de dégénérescence, comme au cours des maladies du cœur et du rein, et quelquefois des infarctus hémorrhagiques. A ces accidents peut encore s'ajouter l'atrophie de la papille. Parmi les complications plus rares, nous signalerons la mydriase; l'amblyopie sans substratum anatomique appréciable à l'ophtalmoscope est plus fréquente; il en est de même de l'hémianopsie. Il convient également de mentionner que les diabétiques sont sujets à des eczémas tenaces, à de la furonculose des paupières. On n'a jamais décelé la présence du sucre dans le liquide lacrymal.

Le fait que les lésions de l'œil peuvent rétrocéder, sous l'influence d'une thérapeutique judicieuse, mérite d'être noté ; même, dans les cas de cataractes, on a pu voir les opacités disparaître et le cristallin recouvrer sa transparence. Comme causes de ces lésions oculaires, on a incriminé des troubles de la nutrition liés à la présence du sucre dans le sang et dans certaines sécrétions et excrétions. Ils peuvent agir soit directement, soit plus indirectement par des hémorrhagies déterminant des désordres fonctionnels. Pour expliquer la formation de la cataracte, on a fait intervenir l'état de marasme engendré par la glycosurie, et la soustraction d'eau opérée par le milieu ambiant, liquide et sucré, d'où la dessiccation pathogène du cristallin. Mais l'on peut objecter à ces théories que la cataracte survient chez des diabétiques qui se nourrissent très bien et qu'en outre, les opacités débutent dans la portion centrale du cristallin, précisément dans les couches de cet organe les plus éloignées du liquide incriminé.

Les autres organes des sens sont beaucoup plus rarement affectés que les yeux. Mais il faut signaler la surdité, les tintements d'oreille, l'otite moyenne suppurée, la diminution de la finesse de l'odorat et du goût. On a constaté la présence du sucre dans le cerumen.

Très fréquemment, les diabétiques sont sujets à des affections pulmonaires. Le plus souvent, il s'agit de processus phtisiogènes ; plus rarement, on assiste à la formation d'abcès. Mais, on peut voir survenir la gangrène du poumon qui d'ordinaire se distingue ici par la fétidité très faible, parfois même tout à fait nulle des crachats. Beaucoup de diabétiques succombent au milieu des symptômes de plus en plus accusés de la phtisie. On a, à plusieurs reprises, constaté la présence du sucre dans les crachats.

Pour expliquer les liens qui existent entre le diabète sucré et les modifications inflammatoires du poumon, on a bien, comme pour les lésions de l'œil, incriminé les propriétés irritantes du sang adultéré par le sucre et d'autres produits excrémentitiels, mais on n'a pas mis en cause une dessication du tissu pulmonaire par le sang chargé de sucre. D'une manière générale, l'expectoration dans la phtisie consécutive au diabète ne se distingue en rien de celle qui accompagne une phtisie ordinaire. Il est vrai que, dans ces derniers temps, Riegel et Dreschfeld n'ont pu parvenir à démontrer la présence constante des bacilles dans les crachats des phtisiques diabétiques, de là l'hypothèse que peut-être beaucoup de ces phtisies, associées au diabète, ne sont pas de nature bacillaire (?)

Fürbringer a décrit, dans un cas, de l'oxaloptysie coïncidant avec de l'oxalurie, plus tard il se fit dans les foyers tuberculeux un développement d'aspergillus, *pneumonomycosis aspergillina.*

Il n'est pas rare que l'haleine des malades exhale une odeur acide, de pomme de reinette, rappelant celle du chloroforme et qui est due à l'acétone que Kaulich a pu directement isoler de l'air expiré. D'ordinaire, l'urine prend simultanément une odeur semblable et donne avec le perchlorure de fer la réaction caractéristique. Parfois, cette odeur est tellement forte qu'elle se répand dans tout l'appartement.

Souvent, les organes de la circulation restent sans présenter aucun trouble. Dans ces derniers temps, toutefois, Leyden a signalé la possibilité de l'apparition de l'asthme cardiaque, tandis que Lécorché admet une endocardite de nature diabétique. Jadis, au contraire, l'intégrité du cœur était considérée comme caractéristique de la glycosurie, mais on avait cependant indiqué l'existence fréquente de l'artério-sclérose.

Dans deux cas d'observation personnelle, le sang se distinguait par une coloration rouge, si vive que, dans les premiers instants, l'idée vint que l'artère avait dû être ouverte pendant la saignée. Parfois, le sérum offre un aspect laiteux dû à la présence de fines granulations graisseuses, *lypæmie.* Les données sur la proportion de l'eau dans le sang varient; tantôt le sang est singulièrement épais, tantôt au contraire il est très diffluent. Conformément aux résultats indiqués par d'autres auteurs, Bock et Hoffmann ont trouvé que la proportion du sucre contenu dans le sang était augmentée, 0,3-0,35 au lieu de 0,04-0,1. Cependant, il peut arriver, dans certains cas de glycosurie légère, que la proportion du sucre dans le sang soit diminuée. V. Mering n'a pu confirmer l'opinion émise par Cantani que le sucre du sang des diabétiques ne dévie pas la lumière polarisée.

Petters et Burseri ont démontré la présence de l'acétone dans le sang.

Les phénomènes subjectifs qu'éprouvent les diabétiques sont une grande sécheresse de la bouche, une viscosité spéciale de la langue, et la sensation constrictive d'un corps étranger sec, situé dans le pharynx. On voit souvent ces malades passer la langue sur les lèvres, particularité qui se rencontre aussi dans d'autres états pathologiques, qui s'accompagnent également d'une grande sécheresse de la bouche. Au toucher, la sécheresse et la viscosité de la langue paraissent dans certains cas surprenantes. Souvent, les malades disent avoir dans la bouche un goût pâteux, acide, ou sucré.

La réaction du liquide buccal est fréquemment acide, et l'on a mis ce fait sur le compte de la fermentation du sucre qu'il contient (formation d'acide lactique). Il faut sans doute expliquer de la même manière la carie rapide des dents, leur ébranlement habituel, et leur chute spontanée. On a aussi décrit le ramollissement et les hémorrhagies des gencives. D'ailleurs, l'examen de la salive parotidienne, obtenue pure au moyen d'une fine canule introduite dans le canal de Sténon, n'a pas démontré la présence constante du sucre dans cette sécrétion. Souvent, dans les dernières périodes de la maladie, le muguet se développe dans la cavité buccale avec facilité. Cela tient en partie aux progrès, de plus en plus accusés, faits par le marasme ; en partie aussi, à ce que le liquide buccal, renfermant du sucre, constitue un milieu favorable au développement des germes. Très fréquemment, on est frappé de la rougeur insolite de la bouche et de la muqueuse pharyngée.

Il est fort remarquable qu'en dépit de la masse énorme des aliments ingérés, l'estomac ne présente que rarement des troubles physiques ou fonctionnels. D'après certains auteurs, le suc gastrique contiendrait du sucre, mais cette opinion est contredite par d'autres. Parfois, le foie paraît augmenté de volume et sensible à la pression. Les matières des garde-robes sont habituellement dures, sèches ; on a pu y démontrer l'existence du sucre. J'ai vu une fois des garde-robes graisseuses.

Beaucoup de malades se plaignent d'envies impérieuses d'uriner, de dysurie. Parfois, ils éprouvent des sensations douloureuses dans la région des reins. Certains disent qu'ils souffrent comme si on leur passait des aiguilles chauffées dans la vessie. Chez les enfants, l'incontinence nocturne de l'urine est fréquente. Dans la région qui avoisine le méat urinaire, il se produit assez souvent des ulcérations, des excroissances papillomateuses. Les hommes sont fréquemment atteints de phimosis inflammatoire.

Parfois des masses de mucédinées , leptothrix-convoluten , s'accumulent dans le cul-de-sac préputial. Très souvent, l'appareil génital est le siège de modifications notables. Il m'est arrivé de constater chez des hommes, dans les débuts de la maladie, une exagération insolite des facultés génésiques. J'ai à ma connaissance le fait d'un professeur, atteint de diabète, chez lequel, dans son jeune âge, le pouvoir génésique était pour ainsi dire illimité et qui abusait dans le même temps de plusieurs jeunes filles dont l'éducation lui était confiée ; l'une d'elles avait 15 ans et elle subit les conséquences naturelles de ces relations. Mais bientôt la virilité va en diminuant, les testicules deviennent flasques, s'atrophient, et une impuissance absolue s'établit.

Bussard a cité le cas d'un médecin qui, comme conséquence d'un diabète sucré, vit sa puissance virile s'affaiblir, et dont le sperme ne contenait que des spermatozoïdes rares, dépourvus en outre de mouvements.

Chez les femmes, les grandes lèvres sont fréquemment le siège d'un certain nombre de modifications dont Winckel a fait, à plusieurs reprises, le sujet de ses études. Dans un certain nombre de cas, on a constaté de la rougeur et de la tuméfaction des grandes lèvres, en même temps que des plaques blanchâtres que les recherches microscopiques ont montré être constituées par des amas de germes filiformes. Ces lésions des grandes lèvres sont vraisemblablement en relation avec l'irritation de ces régions causée par le contact de l'urine sucrée. Chez d'autres femmes, on observe de la furonculose des grandes lèvres. Mais les processus phlegmoneux ont une gravité toute spéciale, parce qu'ils ont une grande tendance à gagner vers la périphérie et en profondeur. On les voit s'étendre du mont de Vénus au sacrum, et aux fesses. Les deux derniers états que nous venons de signaler sont évidemment en rapport avec des troubles de la nutrition. Beaucoup de femmes sont en outre tourmentées par un prurit vulvaire insupportable, lequel, d'après mon expérience, est presque sans exception lié à un développement de germes.

Israël a décrit, comme constituant une éventualité rare, la nécrose spontanée de l'ovaire ; mais, dans un cas, il vit la nécrose affecter le pancréas. Hofmeier déclare que l'atrophie des ovaires chez les femmes diabétiques ne paraît pas être une cause rare de stérilité. Enfin, d'après Duncan, quand la grossesse survient, la glycosurie favorise l'accouchement prématuré et cause la mort du fœtus.

Tandis que l'obésité, la goutte, les affections calculeuses sont fréquentes chez les diabétiques, au contraire, le cancer, le rhumatisme articulaire, et même, d'après certains auteurs, les insuffisances valvulaires du cœur seraient rares.

La durée de la maladie est très variable ; on peut, cependant, l'évaluer de une à deux années. Mais, il est des cas dans lesquels la mort survient en quelques semaines, évolution qui a pu faire naître l'idée d'un diabète aigu. D'autre part, on connaît des observations où la maladie a pu se prolonger près de vingt années. Dans le jeune âge, le diabète montre une tendance spéciale à évoluer d'une manière rapide et fatale. En tout état de cause, il est aisé de concevoir que la durée de la maladie sera d'autant plus courte que les malades seront moins aptes à observer rigoureusement toutes les règles de diététique qu'exige leur état. Quand un processus fébrile se surajoute à une glycosurie, il peut arriver que le sucre disparaisse de l'urine, ainsi que Semon et Traube l'ont constaté dans le cas de fièvre récurrente, et d'autres auteurs après des attaques de choléra et de fièvre typhoïde. Mais, le processus surajouté ayant pris fin, habituellement la glycosurie reparaît.

La mort, dans beaucoup de cas souhaitée depuis longtemps, survient au milieu des symptômes d'un marasme croissant. Il n'est pas rare alors de voir la quantité du sucre des urines diminuer jusqu'à disparaître tout à fait. En de semblables conditions, la terminaison est, parfois, plutôt moins la conséquence du diabète que de la phtisie pulmonaire concomitante. Dans quelques circonstances, l'état marastique reçoit une accélération du fait de l'apparition d'une gangrène de la peau, qui succède à des lésions accidentelles du tégument. Dans certains cas, la mort est causée par une hémorrhagie cérébrale, complication qui, de l'avis de certains auteurs, ne serait pas rare chez les diabétiques. Souvent, ce sont des accidents de néphrite et des phénomènes d'urémie qui mettent fin à la scène.

Mais on évitera de confondre l'urémie avec les symptômes complexes, très analogues souvent, qu'on a désignés récemment sous le nom de coma diabétique, et que V. Frerichs a donnés comme étant les signes d'une intoxication diabétique. Ce sont là des états qui donnent lieu à des phénomènes variés et qui peuvent reconnaître des causes multiples. Ils s'établissent, en certains cas, spontanément, parfois à la suite de grandes fatigues physiques ou intellectuelles, après de longs voyages, et comme conséquence d'une alimentation azotée, forte et brusque. Très souvent, on observe une perte subite de connaissance, de la défaillance du pouls, un collapsus rapidement progressif et la mort. En d'autres circonstances, les malades présentent un affaiblissement toujours croissant ; on voit survenir de la céphalalgie, de l'agitation, du délire, des accès de manie, de l'angoisse, de la dyspnée, une cyanose progressive, de la petitesse du pouls, de l'hypothermie, le coma et la mort. Fréquemment, l'air qu'expirent les malades dégage une forte odeur d'acétone. Et leur état peut se prolonger de un à cinq jours avant que la mort ne mette fin à la scène. Il est enfin des malades qui accusent des douleurs de tête de plus en plus violentes, leur démarche devient mal assurée, ils sont de plus en plus somnolents et ils succombent aux progrès d'un état comateux. Chez eux aussi, habituellement, il s'exhale de l'air expiré et des urines une odeur d'acétone, et, de plus, l'urine offre la réaction caractéristique du perchlorure de fer. Ces phénomènes de coma diabétique apparaissent de temps à autre chez des malades dont le diabète était resté jusque-là ignoré. D'ailleurs, ces accidents n'entraînent pas fatalement la mort, ils peuvent rétrocéder, mais les rechutes mortelles sont fréquentes.

Dans ces derniers temps, on a été enclin à penser que cet ensemble de symptômes était dû à l'acétonémie, sous la dépendance elle-même de l'adultération du sang par l'acétone. Mais, s'il est vrai que l'on peut, par des injections d'acétone, déterminer chez des animaux en expérimentation des états analogues à celui du coma diabétique, il n'en est pas moins avéré que l'homme peut, sans inconvénient aucun, supporter des doses considérables d'acétone ; aussi, la théorie de l'acétonémie est-elle remise en question. Il est possible que d'autres déchets de la nutrition, contenus dans le sang, soient la cause des accidents observés. Dans ces derniers temps, une hypothèse nouvelle a essayé de se faire jour, hypothèse d'après laquelle l'acide butyrique et d'autres acides gras volatils seraient les véritables agents pathogènes. En tout cas, Binz a réussi, avec des injections de butyrate de soude, à produire chez des animaux des symptômes semblables à ceux du coma diabétique ; Naunyn et ses élèves ont soutenu l'opinion que le coma diabétique correspond à une intoxication acide. Enfin, encore dans ces derniers temps, on a tâché d'accréditer une théorie plus mécanique en mettant en cause la *lypœmie*, laquelle favoriserait les embolies dans les vaisseaux des poumons et du cerveau. V. Frerichs déclare qu'un certain nombre de ces cas sont sous la dépendance d'un affaiblissement de la tonicité du muscle cardiaque.

**III. Anatomie pathologique.** — On ne connaît pas de lésions qui soient constantes dans le diabète et qui donnent la clef des phénomènes cliniques de cette maladie; la plus grande partie de l'état anatomique qui a été décrit est de nature accidentelle et secondaire. Alors seulement que l'on constate des tumeurs, des hémorrhagies, des ramollissements, des scléroses du corps du quatrième ventricule, il faut, sans restrictions, considérer ces diverses conditions comme causes du diabète. Car, l'on peut, expérimentalement, par la lésion du corps du quatrième ventricule, provoquer chez les animaux le phénomène de la glycosurie.

Les cadavres des diabétiques présentent une tendance très marquée à une décomposition rapide. Souvent, on trouve sur le tégument des furoncles, des ulcérations, et des points de sphacèle.

Les muscles sont tantôt pâles, flasques, flétris, tantôt ils ont une coloration brunâtre remarquable; dans tous les cas, ils sont atrophiés.

Le cœur et les vaisseaux n'offrent rien de caractéristique. Les poumons sont, dans la plupart des cas, devenus le siège de processus tuberculeux, suppurés ou gangréneux.

V. Frerichs, dans ces derniers temps, a démontré la présence dans le cœur de dépôts de glycogène, dépôts qui, à l'examen macroscopique, se présentaient parfois sous la forme de noyaux blanchâtres.

Par ses recherches sur les lésions pulmonaires, Leyden a démontré la propagation très remarquable du processus d'endartérite aux parties du poumon affectées.

Il n'est pas rare de constater de la dilatation de l'estomac, de l'épaississement de ses parois et de l'hyperhémie de sa muqueuse. Cantani a décrit l'atrophie des glandes à pepsine. Enfin, les substances contenues dans l'estomac exhalent fréquemment l'odeur d'acétone.

Les ganglions mésentériques sont assez souvent hyperhémiés et augmentés de volume.

V. Buhl a constaté dans un cas, dans le tube digestif, les mêmes altérations que lorsqu'il s'agit du choléra asiatique : la réplétion de l'intestin par une matière vert foncé, la tuméfaction, la dégénérescence muqueuse et la chute active de l'épithélium, et une injection légère. Il est disposé à admettre une corrélation entre ces modifications intestinales et les symptômes du coma diabétique.

Les altérations du pancréas ne sont pas rares. Aussi, l'idée est-elle venue plusieurs fois que la glycosurie était liée à une maladie de cet organe. On a décrit l'atrophie, la dégénérescence adipeuse, la nécrobiose graisseuse, la prolifération conjonctive et la production de concrétions aboutissant à la dégénérescence kystique du conduit excréteur.

La rate n'est le siège d'aucune altération spéciale. Par contre, le foie présente souvent un certain nombre de lésions : augmentation de volume, hyperhémie, prolifération du tissu conjonctif interstitiel, hémorrhagies interstitielles, plus rarement des abcès, production de calculs, dégénérescence amyloïde, atrophie, et thrombose de la veine porte.

Parfois, on constate encore, plusieurs heures après la mort, du glycogène dans les cellules hépatiques (vive coloration grise par l'addition d'une certaine quantité de solution iodo-iodurée). Ce sont surtout des cellules, situées à la périphérie des acini du foie, qui sont chargées de glycogène. Dans quelques observations, toute la cellule hépatique avait pris une coloration brunâtre; toutefois, Rindfleisch ne l'aurait vue que limitée au noyau. Parfois, le contenu graisseux du foie est très faible.

On a souvent décrit les reins comme hypertrophiés. On les a également trouvés le siège de kystes, de processus amyloïdes, de tubercules, et d'abcès. Et, on a constaté que parfois la muqueuse des conduits excréteurs de l'urine était le siège d'un état catarrhal.

En ce qui concerne le système nerveux central, on a décrit les épaississements, les adhérences, les hémorrhagies méningées. On a également maintes fois signalé les épaississements de l'épendyme ventriculaire. Dickinson tenait pour caractéristiques de la glycosurie les dilatations lymphatiques, périvasculaires. Mais cette opinion a été, à juste titre, combattue. On a également signalé la dilatation des vaisseaux sanguins, l'atrophie et la dégénérescence pigmentaire des cellules ganglionnaires, la prolifération du tissu conjonctif interstitiel, état en partie fortuit, en partie douteux.

Souvent les recherches ont porté sur le nerf grand sympathique; tantôt il avait conservé son intégrité, tantôt il présentait dans ses ganglions, en particulier dans le plexus solaire, de la prolifération du tissu conjonctif interstitiel, de l'atrophie, de la dégénérescence pigmentaire des cellules ganglionnaires et de l'ectasie des espaces vasculaires. Le nerf vague lui-même était, en certains cas, le siège d'épaississements, de concrétions.

L'humeur vitrée de l'œil, le cristallin et le corps vitré ont été, relativement au sucre, l'objet de recherches qui ont fourni des résultats variables.

La démonstration chimique de la présence du sucre et du glycogène dans les différents organes ne possède vis-à-vis du diabète sucré aucune valeur spécifique (Kühne, Jaffé).

Zaleski a recherché la quantité de fer contenu dans les différents organes et il a trouvé les proportions suivantes :

| | |
|---|---|
| Sang | 0,3708 |
| Foie | 0,0685 |
| Rate | 0,2240 |
| Moelle des os | 0,0171 |
| Pancréas | 0,0440 |
| Cerveau | 0,0166 |

Quelque zèle que la pathologie expérimentale moderne ait déployé à expliquer le diabète sucré, on est toujours aussi éloigné de connaître la véritable nature de cette maladie mystérieuse. Et même, les questions principales attendent encore leur explication. Pour nous, c'est principalement sur les faits cliniques que nous nous baserons.

Pour toute une série de cas, il est absolument impossible de mettre en doute que le diabète sucré ne soit une conséquence de troubles de l'innervation centrale. Les altérations du quatrième ventricule en sont l'origine, conformément à la glycosurie expérimentale produite chez les animaux par la piqûre de cette région. Il faut également tenir pour indiscutable, relativement au lieu de fabrication du sucre, le rôle du foie, car on voit chez les animaux la glycosurie faire défaut, si, avant de piquer le quatrième ventricule, on enlève le foie, si on détruit les cellules hépatiques au moyen d'une intoxication arsenicale, ou bien si, par la ligature des voies biliaires, on supprime leur activité fonctionnelle. De même, il est rationnel d'accepter comme un fait démontré, que les faisceaux nerveux du sympathique représentent les voies de communication entre la moelle allongée et le foie. Cela admis, on conçoit que des altérations du système nerveux central se traduisent au niveau du foie par des troubles vaso-moteurs, lesquels entraînent à leur suite le diabète sucré. Mais comment ces modifications successives conduisent-elles à l'adultération du sang par le sucre, et secondairement à la glycosurie, ce sont là des points qui ne sont pas encore résolus d'une manière précise. Les cellules hépatiques sont-elles si profondément intéressées dans leur activité fonctionnelle qu'elles deviennent incapables de transformer complètement en glycogène tout le sucre apporté dans le foie par la veine porte; l'excès de ce sucre passe-t-il d'abord dans la circulation hépatique, pour de là entrer dans la circulation générale? Les cellules hépatiques transforment-elles complètement ce sucre de l'alimentation en glycogène, mais fabriquent-elles une proportion excessive de glycogène, d'où la présence du sucre dans le sang? Ou bien ces deux processus se combinent-ils?

Il est parfaitement admissible que semblable processus, quand le système nerveux central n'est pas atteint, pour ainsi dire dans son foyer central, la moelle allongée, peut se rencontrer, si les faisceaux du sympathique ont subi des altérations; et, c'est précisément en raison de cette conception, que, dans les autopsies négatives, on recherche toujours avec soin l'état du sympathique; d'ailleurs, nous devons de nouveau déclarer que jusqu'à présent on n'a constaté aucune modification caractéristique.

Il n'est pas non plus impossible que, dans beaucoup de cas, le diabète soit de nature purement réflexe, qu'il soit par exemple la conséquence de névralgies siégeant dans les nerfs périphériques.

Bien plus! Il n'est pas absolument inadmissible que le diabète sucré succède à des troubles nerveux purement fonctionnels, bien qu'ici l'on risque peut-être de s'aventurer un peu trop dans le domaine de l'hypothèse.

A la forme nerveuse du diabète, on peut en opposer une deuxième, la forme gastro-hépatique, dans laquelle la maladie succéderait à des troubles de la digestion. De fait, l'expérience clinique enseigne qu'un usage excessif de sucre ou de substances amylacées est capable d'amener le diabète sucré, soit qu'en raison même de la forte quantité de sucre apportée dans le foie, les cellules hépatiques soient impuissantes à le transformer en glycogène, ou bien que, saturées de glycogène, elles en déversent une trop grande proportion dans la circulation sanguine de l'organe hépatique. D'ailleurs, il n'est pas rare de voir des symptômes de catarrhe gastro-intestinal précéder la glycosurie, de sorte que l'on a été enclin à faire rentrer dans l'étiologie de la maladie un processus anormal de transformation et de résorption dans le conduit gastro-intestinal et dans le système porte. Si le diabète sucré semble venir s'ajouter aux maladies du système porte ou du tissu hépatique, il n'y a, là, rien qui doive surprendre, car les modifications dans la circulation aussi bien que dans l'activité fonctionnelle des cellules hépatiques en sont les conséquences fatales. Mais, sur ce sujet, on ne sait rien de plus précis.

On a aussi, dans ces derniers temps, parlé souvent d'un diabète sucré d'origine musculaire. Ici, il faudrait rechercher la source de la glycosurie dans les muscles. Or, il est avéré qu'il y a dans les muscles du sucre et du glycogène et que, dans un certain nombre de cas, rares il est vrai, les exercices musculaires ont paru augmenter la proportion du sucre contenu dans l'urine.

Il est extrêmement douteux, à peine vraisemblable même, qu'il existe une forme de diabète ayant son origine dans le sang. Les promoteurs de cette idée rattachaient la production du diabète à l'absence dans le sang d'un ferment, hypothétique, qui, dans les conditions normales, aurait pour mission d'oxyder le sucre.

Il n'est peut-être personne, à l'heure actuelle, qui soit disposé à soutenir l'origine rénale du diabète.

**IV. Diagnostic.** — Le diagnostic de la glycosurie est facile pour le médecin qui a recours aux réactifs du sucre, non seulement à coup sûr, mais qui s'en sert d'une façon systématique chez ses malades. Souvent, les symptômes actuels ont déjà fait naître l'idée qu'il s'agit du diabète sucré. Comme lorsqu'on emploie le réatif de Trommer, la réduction de la liqueur cuprique risque de se produire en présence de l'acide urique, de la créatinine et de la pyrocatéchine, il faut adopter comme règle de conduite, dans les cas douteux, d'utiliser plusieurs réactifs et, en particulier, de ne pas se priver du secours de la méthode par fermentation.

Il ne faut pas oublier que dans la glycosurie intermittente certaines portions de l'urine seulement renferment de la glycose. Aussi, le sucre faisant défaut alors que d'ailleurs on constate des symptômes indiquant l'existence du diabète, il est utile de faire prendre aux malades beaucoup de sucre et de féculents (mets farineux sucrés) pour rechercher ensuite, dans l'urine émise de 2-4 heures après cette alimentation spéciale, la présence du sucre.

La question de savoir si l'on se trouve en présence d'une forme légère ou grave de la glycosurie est décidée par l'influence qu'exerce sur l'excrétion du sucre une alimentation exclusivement animale; s'agit-il d'une forme légère, le sucre disparaît de l'urine ; d'une forme grave, il ne fait que diminuer.

L'étude des circonstances existantes fixe sur la forme étiologique du diabète sucré, mais souvent cette distinction échappe.

Il est ici intéressant de rappeler l'observation de cette hystérique traitée par Abeles et Hoffmann, qui ajoutait du sucre à son urine, puis se l'injectait dans la vessie, dans le but d'induire les médecins en erreur et de se rendre intéressante.

On court parfois le risque, si on néglige la recherche du sucre, de confondre le diabète sucré et le *tabes dorsalis*, parce que dans les deux maladies on observe des névralgies, l'abolition du réflexe patellaire, etc. etc. Nous nous sommes du reste déjà expliqués sur ce point (vol. III).

**V. Pronostic.** — En toutes circonstances, le pronostic est grave. Un grand nombre d'auteurs sont d'avis qu'en général il ne survient pas de guérison définitive. Et, de plus, le diabétique est entouré de tous côtés de dangers sérieux qui, comme le coma diabétique, peuvent fondre sur lui tout d'un coup et le conduire à une mort rapide.

En général, le pronostic du diabète est encore plus grave chez les enfants que chez les adultes, car l'expérience montre que chez les premiers la maladie a une évolution plus rapide, continue et fatale.

D'autre part, il est clair que les sujets affectés de la forme grave courent à un dénouement plus rapide et plus sûrement mortel que ceux qui sont atteints de la forme légère.

Les progrès de l'amaigrissement, ceux des processus phtisiogènes des poumons contribuent de leur côté à rendre la maladie extrèmement grave.

La condition sociale des malades n'est pas elle-même sans exercer une certaine influence sur l'évolution de la maladie, car la possibilité d'observer un régime exactement approprié ne va pas sans de grands sacrifices d'argent.

Enfin, il faut savoir que les cas qui rentrent dans la catégorie des diabètes d'origine héréditaire, sont plus graves que ceux qui s'établissent plutôt d'une façon fortuite, diabètes acquis.

**VI. Traitement.** — Le traitement préventif s'impose aux personnes issues de familles où l'obésité, la goutte, la glycosurie sont héréditaires. Ces sujets doivent soigneusement écarter de leur alimentation le sucre, les féculents, et adopter le régime diététique que nous avons tracé en traitant de l'obésité.

Le diabète sucré a-t-il fait son apparition ? En telle occurrence, tout traitement doit débuter par des prescriptions diététiques rigoureuses. On obtient avec celles-ci beaucoup plus qu'avec les médicaments ; en tout cas, sans le concours d'un régime approprié, les médicaments sont à peu près inutiles. Il suffit pour s'en convaincre de se reporter au tableau qui se trouve à la fin de ce chapitre. L'excrétion du sucre chez une de mes malades, soumise à l'influence d'un régime rigoureux et de quelques médicaments, met ce point en pleine lumière. L'expérience enseignant que chez un diabétique qui absorbe du sucre et des substances amylacées, non seulement la glycosurie augmente, mais qu'en outre son état empire de toutes manières, de cette notion se dégage qu'il faut fournir à ces malades une alimentation essentiellement animale, et surtout de la viande. Mais, dans beaucoup de cas, la prescription ne se heurte pas seulement aux difficultés pécuniaires, mais encore aux répugnances du malade pour le régime rigoureux, répugnances qui vont jusqu'au dégout. On apporte déjà une grande variété dans ce régime en permettant aux diabétiques l'usage de la graisse sous toutes ses formes. Cette substance n'est pas à la vérité sans influence sur l'excrétion du sucre, mais en tout cas cette influence n'est toujours que très faible. On permettra aussi les légumes, mais à la condition, bien entendu, de n'user que de ceux qui contiennent le moins de sucre et d'hydrocarbures. Comme boisson, il est bon de recommander les eaux alcalines ou chargées d'acide carbonique (eau de Seltz, eaux acidules de Harzer, Appollinaris, Vichy) et la limonade d'acide lactique dont Cantani surtout proclame l'action bienfaisante (eau distillée 200, acide lactique 0,5, bicarbonate de soude 0,5 ; 3 doses semblables par jour après avoir mangé). Il faut défendre la bière, l'alcool, les vins sucrés et, entre les vins, donner la préférence au bon vin rouge. Mais, où l'on se heurte à une difficulté sérieuse, c'est dans la nécessité pour le diabétique de s'abstenir de l'usage du pain ordinaire. Pour y parer, on a imaginé toute une variété de pains spéciaux (pain de son, pain d'amandes de Pavy, de gluten de Bouchardat, pain de lichen ou de mousse de Küls), et toujours on leur accorde de nouveaux mérites ; en réalité, on n'a pas encore fabriqué un pain médicamenteux qui soit en même temps agréable et utile au malade.

En raison de la remarque que des accès de coma diabétique éclatent parfois, soudainement, à la suite d'une alimentation exclusivement animale, il est bon de procéder avec tact, d'instituer le régime d'une manière prudente et progressive. Il faut aussi, en s'appliquant à apporter dans la préparation, dans l'assaisonnement des mets le plus de variété qu'il est possible, chercher à rendre le régime, à base à peu près uniforme, plus supportable.

Nous indiquons ci-dessous les substances alimentaires permises et défendues.

1° *Aliments permis.* —Les viandes de toute nature à l'état frais, jambon, saucisses, viandes salées, viandes fumées, langues, volaille et gibier de toutes sortes. Tous les poissons frais ou salés, moules, huîtres, homards. En outre les œufs, jus et gélatine non sucrés, fromage, beurre, lard, huile de foie de morue, huile d'olives.

Les légumes verts bouillis mais non sucrés, choux-fleurs, épinards, choux de Bruxelles, choux-raves, les extrémités vertes des asperges, haricots verts, choux-blancs, laitues pommées, endives, radis, cresson de fontaine, champignons, amandes, noix, pain de son, d'amandes, de gluten. Eaux minérales acides, alcalines, vins rouges, vins blancs, limonades non sucrées de citron et d'acide lactique, thé, café.

Il semble que dans ces derniers temps il se soit produit une amélioration importante dans l'alimentation des diabétiques, en ce sens qu'on a trouvé dans la saccharine, laquelle est un sulfoné de l'acide benzoïque, une subtance ayant un goût très sucré et pouvant remplacer le sucre. La saccharine qui d'après Aducco et Mosso est 280 fois plus sucrée que le sucre, se présente sous la forme d'une poudre blanche. Elle se dissout facilement dans l'eau chaude ou froide, mais seulement quand on y ajoute un carbonate alcalin. Elle paraît n'avoir aucune action fâcheuse sur l'organisme, car Stutzer a pu l'administrer durant 6 mois à un diabétique sans qu'il en soit résulté le moindre inconvénient.

2° *Aliments défendus.* — Sucre, miel, farine, pain ordinaire, mets farineux, riz, sagou, arrow-root, pommes de terre, pâtes d'Italie, macaroni, farine d'avoine ou d'orge, lait, petit lait, chocolat, bière, vin sucré, champagne, alcool, liqueurs, tous les fruits sucrés et confits, carottes, oignons, radis, céleri, rhubarbe, pois, concombres, cornichons, châtaignes.

Lorsque, depuis longtemps, le sucre a disparu de l'urine ou bien lorsqu'il ne s'y trouve qu'en petite quantité on peut, à titre d'essai, permettre au malade tel ou tel aliment qui rentre dans la catégorie des aliments défendus. Mais l'expérience ne doit être prolongée que si le degré de la glycosurie ne s'élève pas en conséquence de cette modification de régime. Encore est-il sage de commencer toujours par les substances qui contiennent le moins de sucre et de fécule.

Les diabétiques doivent savoir de quelle grande importance sont les soins de la peau. Dans ce but, ils prendront plusieurs bains tièdes par semaine. Et, comme l'expérience enseigne qu'ils sont très sujets aux refroidissements, il convient qu'ils portent de la flanelle. L'exercice au grand air et chaque jour est utile ; de même, la gymnastique, l'équitation, les excursions dans la montagne, mais à condition d'éviter le surmenage. Pendant l'été le séjour à la montagne, durant l'hiver, sous un climat jouissant d'une température régulière, égale, rend de réels services. Bien plus, on peut consécutivement voir la quantité du sucre excrété diminuer considérablement et même la glycosurie disparaître entièrement.

Bien qu'en l'absence d'une diététique appropriée ils soient parfaitement inutiles, nous citerons quatre médicaments : l'opium, l'arsenic, l'acide salicylique, l'acide phénique.

L'action heureuse de l'opium dans la glycosurie est connue depuis longtemps. C'est aussi une particularité propre aux diabétiques de supporter, sans aucun phénomène d'intoxication, des doses considérables d'opium. On a pu leur en administrer jusqu'à 2 gr. par jour. La morphine agit d'une manière aussi favorable, tandis qu'il ne faut compter sur aucun effet certain de l'emploi des autres narcotiques : narcéine, narcotine, bromure de potassium, strychnine, belladone, chloral, ou chanvre indien.

En ce qui concerne l'action de l'arsenic, les avis ne sont pas aussi unanimes que touchant l'influence de l'opium.

Ebstein et Muller sont les premiers qui ont expérimenté et conseillé les acides phénique et salicylique. L'acide phénique est donné dans une solution de menthe poivrée (1,0) ! : 150, une cuillerée à bouche toutes les deux heures). L'acide salicylique, sous forme de poudre, à la dose de 0, 5 d'heure en heure ou de deux heures en deux heures jusqu'à production de tintements d'oreille. D'ailleurs, les malades réagissent de façon diverse vis-à-vis de ces médicaments, aussi est-on obligé de les essayer.

Le nombre des médicaments qu'on a préconisés est considérable, mais il suffit d'en nommer quelques uns : a) alcalins (notamment le carbonate et le bicarbonate de soude) n'ont, en général, qu'une action très faible ; b) les

préparations ammoniacales : carbonate, chlorhydrate, acétate d'ammoniaque. Dans ces derniers temps, Adamkiewicz a célébré et préconisé ce dernier avec beaucoup d'emphase ; d'autre part, Guttmann n'a retiré aucun bé-
néfice du traitement par le sel ammoniac. Chez deux malades qu'à la clinique de Zurich, je traitais avec le carbonate d'ammoniaque la proportion du
sucre excrété s'abaissa, il est vrai, très rapidement, mais cette modification
fut immédiatement suivie d'accidents pulmonaires qui évoluèrent avec une
telle violence que les deux malades furent rapidement emportés ; c) iode, fer,
quinine ; d) créosote, thymol, acide benzoïque, iodoforme ; e) glycérine ;
f) pilocarpine ; g) noix de galle et acide gallique ; h) levûre de bière, diastase,
présure ; i) diurétiques, drastiques, astringents, ergotine ; k) galvanisation
du sympathique cervical et de la moelle allongée ; l) massage (Finkler).

L'importance des cures thermales, notamment à Vichy, Carlsbad, Neuenahr, si fort célébrées, est aujourd'hui de nouveau contestée. Certes, il est
impossible de révoquer en doute qu'un diabétique puisse, à Carlsbad, voir
le sucre disparaître de ses urines, et cela très promptement, mais il faut chercher la principale cause de cette disparition dans l'observation même du
régime. La plupart du temps, dès qu'il rentre chez lui, la glycosurie réapparaît sous l'influence d'une vie plus relâchée.

Donkin conseille une cure lactée énergique tandis que V. Dühring prétend
avoir obtenu par le régime suivant un grand nombre de guérisons (!) :
3-4 repas par jour, composés, chacun, comme il suit : 80-120 grammes de riz,
de gruau, bouillie d'orge, ou de blé noir, 250 gr. de viande fumée ou grillée,
compote de pommes, prunes ou cerises, café et lait avec du pain ordinaire
à volonté et vin rouge coupé d'eau après le repas.

En dehors du traitement symptomatique, on peut instituer une thérapeutique basée sur la notion étiologique. Par exemple, dans les diabètes d'origine syphilitique, j'ai vu moi-même, dans des conditions semblables, la
guérison s'effectuer sous la seule influence du traitement mercuriel.

Au cours de la glycosurie, il peut surgir un certain nombre de complications qui exigent un traitement approprié ; ainsi, le coma diabétique doit
être combattu par les excitants et par les injections intra-veineuses d'une solution de carbonate de soude (3-5 0/0) destinée à prévenir l'intoxication
acide. Enfin, il faut, avant tout, se garder de toute intervention chirurgicale
chez les diabétiques.

En terminant, nous présentons en détail, sous forme de tableau, une observation personnelle qui met bien en relief l'influence du régime et des
médicaments sur l'excrétion du sucre.

*Observation personnelle.* — Couturière âgée de 26 ans. Début de la maladie, huit mois auparavant. Période grave, car, malgré une alimentation exclusivement animale, la quantité du sucre contenu dans l'urine, s'abaissa seulement à 81 gram.

| DATE | QUANTITÉ D'URINE en cent. cub | DENSITÉ | PROPORTION DU SUCRE | | Moyenne quotidienne du sucre exprimée en grammes. | REMARQUES |
|---|---|---|---|---|---|---|
| | | | p. 0/0 | Grammes | | |
| 11/11 1886 | 4900 | 1039 | 8.4 | 412 | — | La malade prend |
| 12/11 » | 6100 | 1043 | 8.5 | 519 | — | sa nourriture |
| 13/11 » | 7400 | 1040 | 9.8 | 725 | — | habituelle. |
| 14/11 » | 4700 | 1040 | 9.8 | 461 | — | |
| 15/11 » | 9700 | 1035 | 8.5 | 825 | 588 | |
| 16/11 » | 7800 | 1031 | 8.4 | 655 | — | Régime non ri- |
| 17/11 » | 8400 | 1039 | 8.2 | 773 | — | goureux, mais |
| 18/11 » | 8700 | 1034 | 6.6 | 574 | — | chaque jour, |
| 19/11 » | 7300 | 1034 | 8.7 | 635 | — | acide salicyli- |
| 20/11 » | 4300 | 1035 | 8.2 | 353 | — | que 6 gr. |
| 21/11 » | 5100 | 1034 | 7.8 | 398 | — | |
| 22/11 » | 7000 | 1033 | 8.3 | 581 | — | |
| 23/11 » | 6900 | 1033 | 7.0 | 483 | 556 | |
| 24/11 » | 2900 | 1027 | 6.0 | 174 | — | Pas de médication, mais |
| 25/11 » | 3300 | 1020 | 4.8 | 158 | — | régime rigoureux. |
| 26/11 » | 4500 | 1020 | 3.8 | 171 | — | Légume.Comme pain |
| 27/11 » | 3200 | 1025 | 3.5 | 112 | — | il n'est permis que |
| 28/11 » | 4600 | 1015 | 1.9 | 87 | — | 2 biscuits. |
| 29/11 » | 5200 | 1021 | 2.0 | 104 | 134 | |
| 30/11 » | 3400 | 1022 | 2.2 | 75 | — | Régime rigou- |
| 1/12 » | 5200 | 1027 | 4.0 | 208 | — | reux, en outre, |
| 2/12 » | 4800 | 1028 | 4.0 | 192 | — | chaque jour, |
| 3/12 » | 4300 | 1030 | 5.0 | 215 | — | salol 6 gr. |
| 4/12 » | 6000 | 1029 | 5.5 | 330 | — | |
| 5/12 » | 5600 | 1014 | 3.0 | 168 | — | |
| 6/12 » | 5300 | 1033 | 7.0 | 371 | 223 | |
| 7/12 » | 5700 | 1029 | 4.5 | 257 | — | Régime rigoureux, com- |
| 8/12 » | 4600 | 1028 | 5.0 | 230 | — | me antérieurement, |
| 9/12 » | 4000 | 1029 | 4.5 | 180 | — | mais en outre, cha- |
| 10/12 » | 4100 | 1031 | 4.5 | 185 | — | que jour, acide sali- |
| 11/12 » | 3300 | 1027 | 3.5 | 116 | — | cylique 6 gr. |
| 12/12 » | 3200 | 1030 | 3.7 | 118 | 181 | |
| 13/12 » | 4300 | 1026 | 3.5 | 151 | — | Régime rigou- |
| 14/12 » | 4100 | 1035 | 5.0 | 205 | — | reux, plus 3 fois |
| 15/12 » | 4000 | 1021 | 3.0 | 120 | — | par jour 7 gout- |
| 16/12 » | 3800 | 1032 | 5.0 | 190 | — | tes de liqueur |
| 17/12 » | 3600 | 1026 | 3.0 | 108 | — | arsenico-potas- |
| 18/12 » | 3200 | 1030 | 3.8 | 122 | — | sique. |
| 19/12 » | 2800 | 1030 | 3.8 | 106 | — | |
| 20/12 » | 3400 | 1030 | 3.6 | 122 | 111 | |
| 21/12 » | 3000 | 1023 | 2.5 | 75 | — | Régime rigou- |
| 22/12 » | 3200 | 1027 | 3.8 | 122 | — | reux, pas de |
| 23/12 » | 3400 | 1030 | 4.5 | 153 | — | médication. |
| 24/12 » | 3000 | 1031 | 4.5 | 135 | — | |
| 25/12 » | 4200 | 1031 | 4.0 | 168 | — | |
| 26/12 » | 4500 | 1036 | 6.5 | 293 | — | |
| 27/12 » | 4000 | 1033 | 6.6 | 264 | 173 | |

| DATE | QUANTITÉ D'URINE en cent. cub. | DENSITÉ | PROPORTION DU SUCRE | | Moyenne quotidienne du sucre exprimée en grammes. | REMARQUES |
|---|---|---|---|---|---|---|
| | | | p. 0/0 | Grammes | | |
| 28/12 » | 4000 | 1039 | 7.0 | 250 | — | Régime rigoureux ; de nouveau, 3 fois par jour, 7 gouttes de solution arsenico-potassique |
| 29/12 » | 4000 | 1037 | 5.5 | 220 | — | |
| 30/12 » | 3600 | 1039 | 6.8 | 245 | — | |
| 31/12 » | 3500 | 1036 | 6.5 | 228 | — | |
| 1/1 1887 | 2500 | 1039 | 7.0 | 175 | — | |
| 2/1 » | 4200 | 1037 | 6.0 | 252 | — | |
| 3/1 » | 4300 | 1032 | 5.8 | 249 | 235 | |
| 4/1 » | 3000 | 1032 | 4.0 | 120 | — | Régime encore plus rigoureux, suppression absolue du lait, des légumes, en outre, arsenic comme précédemment. |
| 5/1 » | 2500 | 1034 | 5.0 | 125 | — | |
| 6/1 » | 2200 | 1037 | 5.5 | 121 | — | |
| 7/1 » | 2000 | 1031 | 4.6 | 92 | — | |
| 8/1 » | 2000 | 1035 | 4.0 | 50 | — | |
| 9/1 » | 2300 | 1029 | 3.0 | 69 | — | |
| 10/1 » | 2400 | 1036 | 4.4 | 106 | 102 | |
| 11/1 » | 2600 | 1031 | 4.5 | 117 | — | Même régime rigoureux, en outre, chaque jour, acide salicylique 5 gr. |
| 12/1 » | 3500 | 1030 | 4.0 | 140 | — | |
| 13/1 » | 3000 | 1031 | 3.5 | 105 | — | |
| 14/1 » | 2200 | 1033 | 4.2 | 92 | — | |
| 15/1 » | 3600 | 1027 | 3.0 | 108 | — | |
| 16/1 » | 3000 | 1036 | 4.0 | 120 | — | |
| 17/1 » | 4000 | 1033 | 5.6 | 224 | — | |
| 18/1 » | 2500 | 1035 | 4.5 | 113 | — | |
| 19/1 » | 3500 | 1032 | 4.5 | 158 | — | |
| 20/1 » | 4300 | 1032 | 5.3 | 228 | — | |
| 21/1 » | 3500 | 1033 | 4.7 | 165 | — | |
| 22/1 » | 3300 | 1030 | 4.2 | 139 | — | |
| 23/1 » | 3600 | 1030 | 4.0 | 144 | — | |
| 24/1 » | 4000 | 1027 | 3.0 | 120 | 141 | |
| 25/1 » | 3900 | 1029 | 3.3 | 129 | — | Diète un peu rigoureuse ; en outre, opium 0,1 par jour. |
| 26/1 » | 3400 | 1030 | 3.5 | 119 | — | |
| 27/1 » | 4200 | 1026 | 3.3 | 139 | — | |
| 28/1 » | 3700 | 1026 | 3.0 | 111 | — | |
| 29/1 » | 3700 | 1029 | 3.5 | 130 | — | |
| 30/1 » | 3000 | 1029 | 3.5 | 105 | — | |
| 31/1 » | 3800 | 1030 | 3.0 | 114 | — | |
| 1/2 » | 2500 | 1027 | 3.5 | 88 | — | |
| 2.2 » | 2500 | 1032 | 4.0 | 100 | — | |
| 3/2 » | 3000 | 1025 | 3.0 | 90 | — | |
| 4/2 » | 3700 | 1021 | 3.0 | 111 | — | |
| 5/2 » | 4000 | 1037 | 3.5 | 140 | — | |
| 6/2 » | 2900 | 1020 | 2.0 | 58 | — | |
| 7/2 » | 3600 | 1023 | 2.0 | 72 | — | |
| 8/2 » | 4400 | 1025 | 2.5 | 110 | — | |
| 9/2 » | 4800 | 1020 | 2.0 | 96 | — | |
| 10/2 » | 3400 | 1021 | 2.0 | 68 | — | |
| 11/2 » | 3200 | 1027 | 3.0 | 96 | — | |
| 12/2 » | 3100 | 1026 | 3.0 | 93 | — | |
| 13/2 » | 3000 | 1024 | 2.0 | 60 | — | |
| 14/2 » | 3000 | 1028 | 3.0 | 90 | 101 | |

APPENDICE. *Melliturie ou glycosurie.* — Melliturie signifie excrétion de sucre par les urines. Il n'y a pas là une maladie idiopathique, *sui generis*, mais seulement un symptôme qui appartient à des états pathologiques divers et qui, par conséquent, sous le rapport étiologique, n'a pas toujours même nature. Il réclame à peine un traitement spécial, car sa destinée est étroitement liée à celle de la maladie fondamentale. On peut dans l'espèce humaine rencontrer la melliturie dans les conditions suivantes :

a) Usage excessif de sucre et de substances amylacées ; le fait a été démontré par Mosler. Kratschmer a constaté, chez beaucoup d'hommes qui avaient ingéré de grosses quantités de bière, la présence du sucre dans l'urine.

b) Observations semblables consécutivement à des affections fonctionnelles ou à substratum anatomique du système nerveux. Ollivier a signalé la melliturie en tant que conséquence immédiate de l'hémorrhagie cérébrale. Lallier l'a observée dans l'épilepsie, le délire aigu, la folie mélancolique, et la paralysie générale. Elle apparaît souvent dans la sciatique ou à la suite d'autres névralgies. Parfois, on la rencontre après de violentes excitations psychiques, par exemple, après de grandes colères. De même, à la suite de commotions cérébrales et consécutivement à des poussées de méningite.

c) Les troubles survenus dans les échanges gazeux au niveau des poumons doivent de temps à autre déterminer la glycosurie (?).

d) La cirrhose du foie et l'obstruction de la veine porte donnent, dans certains cas, lieu à la glycosurie. Elle se produit facilement surtout après l'ingestion de sucre et de féculents, sans doute parce que le sucre fourni par l'intestin n'est pas transformé en glycogène par les cellules hépatiques et qu'il passe dans la circulation générale.

e) On a maintes fois observé la glycosurie dans la convalescence des maladies infectieuses ; et même, d'après certaines auteurs, ce ne serait là qu'un phénomène absolument habituel dans ces conditions. Nous citerons parmi ces maladies infectieuses, le choléra, la variole, la pneumonie, la malaria, l'érysipèle, les inflammations phlegmoneuses, etc.

Le sucre apparaît dans l'urine des accouchées et des enfants à la mamelle.

Chez les accouchées, principalement quand elles cessent d'allaiter. Hoffmeister et Kaltenbach ont démontré qu'il s'agissait du sucre de lait (lactosurie).

g) Selon Liveing la glycosurie ne serait pas rare dans les cas d'eczémas chroniques.

h) A la suite de l'empoisonnement par l'oxyde de carbone et le gaz d'éclairage, il n'est pas rare d'observer une glycosurie de quelques heures. observation conforme aux résultats fournis par l'expérimentation sur les animaux.

L'empoisonnement par l'arsenic détermine même une glycosurie vraie, avec augmentation de la soif et hypersécrétion de l'urine. Le même fait s'observe comme conséquence de l'empoisonnement par l'acide prussique. La question de savoir si la substance réductrice qui existe dans l'urine après l'intoxication par l'opium, le chloral ou la morphine est le sucre, exige, ce nous semble, une démonstration plus rigoureuse. En tout cas, il est certain que la substance réductrice rencontrée dans l'urine après l'empoisonnement par la nitrobenzine, n'est pas le sucre.

### 4. — Polyurie simple. Diabète insipide.

I. **Étiologie.** — Le diabète insipide représente une affection idiopathique dont les deux traits essentiels sont l'augmentation de la sécrétion urinaire (polyurie) et l'exagération de la soif (polydipsie) ; de ces deux symptômes, le premier est un phénomène initial, le second un phénomène consécutif.

Souvent on trouve comme synonymes de diabète insipide, les dénominations de polyurie ou de polydipsie ; mais ces expressions sont impropres et discutables.

La maladie est plus rare que la glycosurie avec laquelle elle a beaucoup d'affinité ; elle frappe deux fois et jusqu'à trois fois plus souvent les hommes que les femmes. Contrairement à ce que l'on observe pour le diabète, sa fréquence reste la même dans le jeune âge ; mais, peut-être, la différence, par rapport au sexe, n'est-elle alors pas aussi grande que dans les autres périodes de l'existence.

La période moyenne (de 15-45 ans) est la plus éprouvée. Cependant, Külz a dans ces derniers temps rassemblé 35 observations recueillies chez des enfants ; dans le nombre, il y en a deux où la maladie avait débuté pendant la première année de la vie.

On a maintes fois constaté que dans le diabète insipide, comme dans la glycosurie, l'hérédité joue un rôle pathogénique. Tantôt ce sont plusieurs enfants d'une même famille qui sont atteints, forme familiale, tantôt ce sont plusieurs générations qui sont successivement frappées. On a également reconnu que le diabète sucré et le diabète insipide pouvaient frapper alternativement les membres d'une même famille. D'autre part, on a vu la maladie se montrer dans des familles où il y avait pertinemment des psychopathies et des maladies nerveuses.

Sous le rapport de l'étiologie, le diabète sucré et le diabète insipide ont cela de commun que les maladies du système nerveux, peuvent également les occasionner. Parmi ces désordres occasionnels, sont : les commotions du système nerveux, les plaies pénétrantes du crâne, les phlegmasies des méninges, les hémorrhagies, les inflammations, les foyers de ramollissement, les néoplasmes du système nerveux central, l'hydrocéphalie. On a vu aussi le diabète insipide se développer à la suite des maladies chroniques de la moelle et après les névroses, par exemple l'hystérie, la maladie de Basedow, la chorée et l'épilepsie. Mais le développement de la maladie est d'autant plus probable que le plancher du quatrième ventricule est plus directement intéressé.

Les faits expérimentaux s'accordent avec les observations cliniques. Cl. Bernard a montré que la piqûre d'un point du 4e ventricule, situé au-dessus du foyer d'origine de la glycosurie, détermine une augmentation de la sécrétion urinaire. Des expérimentateurs venus après lui, ajoutent que l'excitation de zones voisines de ce point, aboutit au même résultat. Chez les lapins, l'excitation du vermis du cervelet provoque la polyurie, et chez les chiens on la voit se produire à la suite de la section du splanchnique. Enfin, la section de la moelle au-dessous de la douzième vertèbre dorsale s'accompagne d'une augmentation prolongée de l'excrétion urinaire.

En beaucoup de cas, on a donné comme facteurs étiologiques du diabète insipide les surmenages intellectuels et physiques, la frayeur, les insolations, les refroidissements, le fait de s'être mouillé, d'avoir ingéré des boissons froides le corps étant en sueur ; mais on a signalé ces circonstances sans qu'on fût toujours en mesure de vérifier l'exactitude de ces données.

Parfois, la maladie se surajoute à des processus infectieux préexistants, tels que la fièvre intermittente, la diphtérie, la pneumonie ou la scarlatine. Ses connexions avec la syphilis dépendent la plupart du temps de la production de foyers de ramollissement et de gommes dans le système nerveux central.

Il semble parfois se développer une forme toxique du diabète insipide, et l'on peut, sans doute, rattacher à cette variété celui qui survient comme conséquence de l'alcoolisme ou du saturnisme.

## II. Symptômes.

— Les symptômes du diabète insipide apparaissent, maintes fois, très peu d'heures après l'intervention d'une des circonstances étiologiques précédemment énumérées. En d'autres cas, au contraire, la maladie se développe peu à peu et si lentement qu'il devient fort difficile de déterminer, d'une manière précise, le moment de son début. Parfois, pendant une période de temps plus ou moins longue, et sous l'influence des causes morbides fondamentales, il préexiste des phénomènes pathologiques du côté du système nerveux.

Le symptôme constant, c'est l'exagération de la sécrétion urinaire. Il n'est pas rare que le chiffre normal, qui oscille entre 1500 et 2000 c. m. cubes, soit 2 fois et jusqu'à 5 fois dépassé. Bien plus ! Trousseau a rapporté un cas dans lequel la quantité de l'urine émise pendant les 24 heures, était de 43 litres. Les malades sont de ce fait forcés d'uriner souvent, et leur sommeil en est troublé. Il est clair que les mictions doivent être d'autant plus fréquentes que la capacité de la vessie est moindre, et qu'en outre la quantité d'urine émise chaque fois est d'autant plus petite. Il est pourtant des malades qui n'urinent pas plus souvent que les sujets sains, mais qui, à chaque miction, émettent de 500 à 1000 c. m. cubes d'urine. Celle-ci a une coloration jaune clair, parfois, elle est transparente comme de l'eau, son odeur est fade, sa réaction acide et elle se distingue par la faiblesse de son poids spécifique. Il varie en moyenne de 1005-1008, mais parfois il tombe à 1001 et même à 1000, 5.

L'analyse démontre qu'au point de vue de la proportion centésimale, les matières solides de l'urine sont diminuées, tandis qu'elles sont au contraire augmentées d'une manière absolue, c'est-à-dire si l'on prend en considération la quantité totale de l'urine. Quand il y a diminution de la quantité des matières solides, cette diminution n'est jamais qu'accidentelle et transitoire. Il semble qu'il n'y ait rien de certain dans l'idée qu'avaient eue les anciens auteurs de baser la distinction entre l'hydrurie et le diabète insipide sur l'augmentation ou la diminution de la proportion de ces matières solides.

Pour une détermination exacte des matières solides de l'urine, les méthodes chimiques connues sont indispensables. Le procédé prôné par Trapp et Häser, de multiplier les deux derniers chiffres du poids spécifique par 2,0 ou 2,33, afin d'avoir en grammes la quantité des matières solides qui sont contenues dans 1000 c. m. cubes de l'urine, donne lieu, dans le cas d'urines fortement diluées, à de grosses erreurs.

La proportion de l'urée est souvent augmentée. Senator a trouvé pour les 24 heures jusqu'à 72 grammes. Si l'on a cru à l'absence ou à la diminution de l'acide urique, cela tient à ce que l'on a eu recours à des méthodes d'analyse insuffisantes pour des urines très diluées. Dans un cas, douteux il est vrai, Hoffmann avait trouvé l'acide urique remplacé par l'acide hippurique, et Bouchardat a pu, dans un autre cas, retirer de l'urine de l'acide hippurique. Senator n'a pu arriver à découvrir de modifications notables dans l'excrétion de la créatinine. Dans la plupart des cas, les phosphates, les chlorures et les sulfates sont augmentés.

Il faut chercher l'explication de ce fait surtout dans le lavage des tissus par la grande quantité d'eau absorbée en raison de la polydipsie. La même circonstance serait cause qu'on trouve maintes fois de l'inosite dans l'urine. Straus a fait voir qu'on peut, même chez les sujets sains, au moyen de boissons aqueuses, abondantes, retirer cette substance des tissus et la faire passer dans les urines, tandis qu'à l'ordinaire elle subit dans l'organisme un degré d'oxydation peu élevé. Chez une malade actuellement à la clinique de Zurich, que je soigne pour un diabète insipide, et qui, en moyenne, chaque jour urine 13,700 c. m. cubes, l'assistant, chargé des recherches chimiques, a constaté une excrétion quotidienne d'inosite s'élevant un peu au-dessus de 0,20 centigr.

Parfois, il se développe une glycosurie passagère, mais l'albuminurie constitue une éventualité plus rare. Les données anciennes, très différentes, ont dû avoir pour point de départ des confusions commises entre le diabète insipide et la sclérose rénale chronique.

Outre la polyurie, l'exagération de la soif est un des symptômes habituels et caractéristiques du diabète insipide. Plus cette soif est vive, plus souvent on l'apaise, et plus la quantité de l'urine est considérable ; cependant, il est des cas dans lesquels la polyurie et la polydipsie ne marchent pas d'une manière parallèle.

Que la proportion de l'urine excrétée soit supérieure à celle du liquide apporté par l'alimentation, c'est là une condition qui ne peut se réaliser que pour un temps très court et grâce à une forte soustraction d'eau opérée aux dépens des tissus. Car, pas plus dans le diabète insipide que dans le diabète sucré, il ne se fait par les téguments ou par les muqueuses une absorption du liquide contenu dans l'atmosphère ambiant. Des sujets sains et diabétiques ingèrent-ils des boissons abondantes, l'excrétion urinaire augmente plus rapidement chez ceux-là, mais la suractivité rénale persiste plus longtemps chez ceux-ci, parce que, dans le second cas, le processus s'accomplit plus régulièrement.

On a maintes fois fait la remarque que des doses d'alcool tout à fait considérables étaient parfaitement tolérées par des sujets atteints de diabète insipide.

Cette soif morbide s'accompagne d'une sensation de sécheresse, de viscosité dans la bouche, dans l'arrière-gorge, parfois même, d'un sentimen de constriction au niveau du pharynx. En certains cas, les enfants lèchent leur urine, ou bien boivent tous les liquides qui se trouvent à leur portée : cognac, huile, etc.

La perspiration cutanée est très affaiblie. Aussi la peau se distingue-t-elle par une sécheresse, une rugosité remarquables. Mais, contrairement à ce qui advient dans le diabète sucré, la furonculose est exceptionnelle.

Que la polydipsie soit un phénomène consécutif à la polyurie, cela ressort de ce fait que la polyurie persiste si l'on retire le liquide de l'alimentation des malades, et que, d'autre part, on a pu démontrer, par des méthodes de comparaison, qu'avec la même quantité de liquide, les diabétiques émettent pourtant plus d'urine que les sujets sains.

Dans des cas très rares, il semble qu'il se développe une polydipsie primitive et une polyurie secondaire. Récemment encore, Nothnagel a rapporté une observation de ce genre : tailleur de pierres âgé de 35 ans ; chute sur l'occiput ; 1/2 heure après soif impérieuse ; 2 1/2-3 heures plus tard augmentation prolongée de l'excrétion urinaire. Dans le cas d'anamnèse obscure, on risque fort de confondre la maladie avec le diabète insipide vulgaire ; il est vrai, toutefois, que s'il s'agit de polydipsie primitive la quantité des urines devra rapidement s'abaisser, au-dessous même du chiffre normal, si l'on prive les malades de boissons. Il semble aussi que dans la polydipsie cette quantité des urines soit inférieure à celle du liquide absorbé. Enfin, on ne constate pas un affaiblissement de la perspiration cutanée.

Il se rencontre donc des cas soit de polyurie primitive ou de polydipsie primitive, mais il existe aussi des formes mixtes.

Il n'est pas rare que la température du corps soit au-dessous de la normale, aussi les malades frissonnent-ils et se refroidissent-ils facilement. Et cela s'explique très naturellement par la raison que l'organisme dépense une grande quantité de chaleur pour échauffer la quantité considérable d'eau absorbée.

Si la maladie se développe dans l'enfance, il arrive parfois que le développement du corps subit un arrêt marqué. En d'autres cas, il est vrai, la nutrition générale n'est aucunement troublée bien que la maladie soit ancienne et très accusée. Parfois, on observe des envies bizarres, *pica* ; et il n'est pas rare d'observer des accidents de cardialgie, de la flatulence, des éructations et des troubles intestinaux.

Dans certains cas, il se développe des troubles nerveux : céphalalgie, vertige, dépression psychique. Enfin il se produit des paralysies de certains nerfs crâniens, et en particulier de la 6ᵉ paire (en raison de ses rapports avec la moelle allongée). Beaucoup de malades accusent des paresthésies, du prurit. Et l'on a observé, isolément, des accidents d'hyperhydrose et de ptyalisme.

Il se produit aussi des désordres du côté des yeux, parmi lesquels : les

hémorrhagies de la rétine, les accidents de névro-rétinite compliqués de
dégénérescence graisseuse ainsi que dans le mal de Bright, l'atrophie du
nerf optique, l'hémiopie et l'amblyopie. Par contre, on ne constate pas
la formation de cataractes et cette constatation doit suffire à démontrer que
cet accident, au cours du diabète, n'est pas la conséquence de la soustraction
d'eau faite aux dépens du cristallin.

La durée de la maladie peut s'étendre au delà de plusieurs années. Willis
l'a vue se prolonger pendant 50 années. Il est assez commun d'observer des
périodes d'accalmie et d'exacerbation, celles-ci surviennent surtout à la
suite de vives excitations psychiques. Parfois les symptômes existants s'effacent lors de l'invasion d'un processus intercurrent, mais ils reparaissent
presque toujours quand celui-ci a terminé son évolution. La mort succède
soit à une maladie intercurrente, soit aux progrès d'un marasme de plus en
plus accusé, ou bien à la maladie fontamentale, en particulier aux altérations anatomiques qui se font dans le système nerveux central.


**III. Anatomie pathologique.** — Les lésions anatomiques, spéciales, manquent ; toutefois, on a récemment signalé une prolifération des éléments du
tissu conjonctif et des lésions de dégénérescence au niveau du plexus solaire
(Dickinson et Schapiro). Les reins se font parfois remarquer par une augmentation de volume et une hyperhémie accusée ; Neuffer a décrit la dilatation des tubes urinifères et la dégénérescence graisseuse de l'épithélium.
lésions que Kaurin a aussi indiquées.

La nature même de la maladie reste inconnue ; mais on risque fort peu
de se tromper, si l'on rapporte les symptômes à des troubles vaso-moteurs
survenus dans la circulation rénale, et dans la production desquels le
plexus sympathique rénal joue le premier rôle.


**IV. Diagnostic.** — Le diagnostic du diabète insipide est facile, il est presque entièrement lié à ces deux symptômes : excrétion exagérée d'une urine
remarquable par la faiblesse de son poids spécifique, et exagération de la
soif. Mais il importe de s'appliquer à dégager le diagnostic étiologique, car
souvent le traitement à instituer en dérive directement.

En ce qui concerne le diagnostic différentiel, il faut prendre en considération les particularités suivantes :

a) Le diabète sucré est caractérisé par l'exagération de l'excrétion urinaire,
mais d'une urine qui a une densité très élevée ; et par les résultats positifs
fournis par l'emploi des réactifs du sucre.

b) L'atrophie rénale chronique s'accompagne, il est vrai, d'une exagération de la soif et de la sécrétion urinaire ; l'urine est même d'un faible poids
spécifique. Mais elle entraîne de l'albuminurie et de l'hypertrophie du ventricule gauche.

c) Dans le cas de polydipsie primitive, la distinction se fait d'après l'influence qu'exerce sur la quantité des urines émises la privation des boissons
imposée aux malades.

d) La polyurie transitoire (symptomatique) se reconnaît à ce caractère qu'il ne s'agit que d'un phénomène de courte durée.

On peut constater une polyurie transitoire dans les circonstances suivantes : apoplexie cérébrale (Ollivier), surmenage intellectuel, chez les hystériques, au cours de la convalescence de maladies infectieuses graves, et en particulier après la fièvre typhoïde. Je l'ai également observée deux fois après l'usage de la digitale, une fois après celui de l'acide salicylique. Chez beaucoup de personnes, et principalement chez les femmes, elle survient après chaque coït. On l'observe souvent aussi au cours des affections des voies urinaires, rétrécissement de l'urèthre, hypertrophie de la prostate, production de calculs, cystite, pyélite, paranéphrite, gonorrhée, etc.

**V. Pronostic.** — Les cas de guérison définitive du diabète insipide sont plutôt l'exception que la règle, et, à ce point de vue, le pronostic n'est aucunement favorable. Il est vrai que la maladie peut se prolonger des années. Mais, plus l'amaigrissement est rapide et profond, plus aussi les causes premières du mal sont graves et difficiles à combattre, et, partant, le pronostic sera d'autant plus réservé.

**VI. Traitement.** — Avant tout, le traitement doit répondre aux indications étiologiques. Ainsi Demme a pu guérir, au moyen des onctions mercurielles, un enfant de 6 ans chez lequel la maladie était liée à la syphilis ; et V. Hösslin a, dans des conditions analogues, obtenu un résultat aussi heureux. J'ai retiré, dans les cas d'anémie profonde, de grands avantages de l'emploi des préparations martiales, parmi lesquelles je donne la préférence à la teinture d'acétate de fer de Rademacher et à la teinture éthérée de perchlorure de fer (3-4 fois par jour, une cuillerée à café).

A défaut d'indications étiologiques, l'expérience m'a appris qu'il était avantageux de prescrire une association d'opium et de plomb, et que la première de ces substances était, comme dans le diabète sucré, supportée même à de très fortes doses (acét. de. plomb 0,05, opium, 0,03, sucre 0,5, toutes les 3 heures). On recommandera une alimentation tonique, on tâchera de calmer la soif par des boissons acidules, et on conseillera aux malades de porter une flanelle légère pour se garer des refroidissements.

Parmi les autres médicaments qu'on a essayés nous citerons : a) la valériane, en particulier l'ext. de valériane (20 gr. par jour), le bromure de potassium, l'ergotine, l'arsenic, la belladone, la digitale, le castoreum, l'asa fœtida ; b) le jaborandi et la pilocarpine ; c) la créosote, l'acide phénique, le salicylate de soude ; d) le tannin, l'huile de térébenthine, le baume de copahu, l'iodure de potassium, le calomel, l'acide nitrique ; e) Seidel et après lui Weitz ont constaté des résultats positifs par l'application de courants constants au niveau de la moelle et dans la région des reins. On a également dirigé l'action des courants constants sur la moelle allongée, la moelle cervicale, le nerf vague au niveau du cou et le sympathique.

### 5. — Oxalurie.

**I. Symptômes.** — Les auteurs anglais et après eux, dans ces derniers temps, Cantani et Primariva, ont proclamé l'existence d'une maladie de la nutrition caractérisée par une élimination exagérée de l'acide oxalique par les urines. Onl'a désignée sous le nom d'oxalurie et on l'a rattachée tantôt à la goutte, tantôt au diabète sucré. Elle évolue au milieu de symptômes graves développés du côté de l'intestin, de l'appareil génital et du système nerveux. Mais les auteurs allemands ont toujours nié l'existence de l'oxalurie, et les plus modernes ne reconnaissent pas cette maladie de la nutrition. De fait, on ne trouve pas que ceux qui l'admettent aient fait, par rapport à l'acide oxalique, des analyses quantitatives précises. En général, ils se sont bornés à constater dans les sédiments de l'urine l'existence de cristaux d'oxalate de chaux, bien que l'on sache pertinemment qu'il n'existe aucun rapport nécessaire entre cette existence et la proportion de l'acide oxalique contenu dans les urines.

Les cristaux d'oxalate de chaux sont facilement reconnaissables au microscope. Ceux qu'on rencontre le plus communément représentent soit des octaèdres à base carrée ou bien ils sont en forme d'enveloppes de lettres ; plus rarement, il s'agit de prismes à 4 pans terminés par deux pyramides ; plus rarement encore on a affaire à des cristaux discoïdes, en sablier. Parfois ces cristaux constituent des tablettes quadrangulaires à angles tronqués.

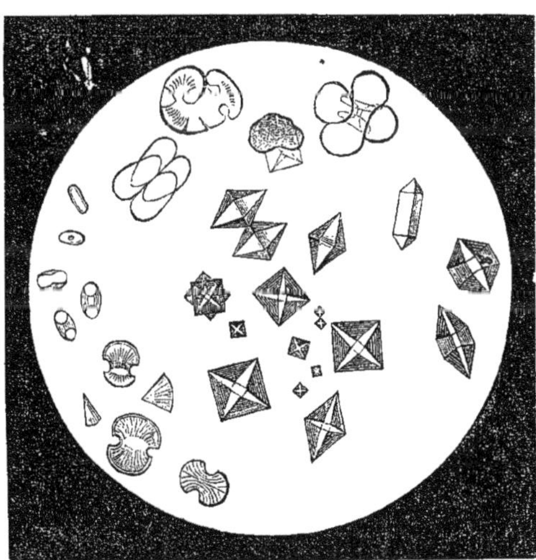

FIG. 16. — *Diverses formes des cristaux d'acide oxalique* (octaédriques, discoïdes, en sablier). Gross. 275 fois le vol. normal.

Chimiquement, ils se reconnaissent à leur insolubilité dans l'eau, et à ce que, contrairement à certaines formes analogues de cristaux de phosphate ammoniaco-magnésien, ils ne se dissolvent pas non plus dans l'acide acétique, tandis qu'ils disparaissent par l'action d'un acide minéral.

**II. Étiologie.** — On trouve, d'une manière transitoire, des cristaux d'oxalate de chaux en abondance dans les urines, à la suite d'une alimentation riche en acide oxalique, oseille, petite oseille, raisin, épinards, persil, céleri, panais, etc.

La proportion de l'acide oxalique augmente aussi après l'absorption de certains médicaments, rhubarbe, scille, valériane, etc. On a vu le même phénomène se produire au cours de l'ictère (dans ce cas particulier, les cristaux sont assez souvent colorés en jaune), et dans beaucoup de cas de diabète sucré.

Suivant des données anciennes, l'usage des boissons riches en acide carbonique (eaux de Seltz, champagne), des eaux bicarbonatées, de l'eau de chaux, l'abus du sucre provoqueraient encore l'oxalurie, mais dans ces derniers temps cette opinion a été combattue (Fürbringer).

Enfin, mais d'une manière tout à fait inconstante, il se produit une augmentation de l'acide oxalique excrété par les urines, au cours des processus fébriles et des affections des organes respiratoires.

### 6. — Cystinurie.

**I. Symptômes et diagnostic.** — La cystinurie consiste dans ce fait que, contrairement à ce qui a lieu à l'état normal, l'urine contient de la cystine. Cette substance se dépose en partie dans les sédiments de l'urine sous forme de lamelles hexagonales, facilement reconnaissables, tandis que l'autre portion reste dissoute dans l'urine. Mais la partie en dissolution se précipite à son tour et passe à l'état de cristallisation, quand on ajoute à l'urine de l'acide acétique, dans lequel elle est insoluble. Il est impossible de confondre ces cristaux avec ceux de l'acide urique, parce que la cystine ne donne pas lieu à la réaction de la murexide.

Comme, outre l'azote qui entre dans sa composition, elle contient aussi beaucoup de soufre, on obtient un précipité abondant de sulfure de plomb, quand on fait bouillir une urine qui contient de la cystine avec de la lessive de potasse, et qu'au préalable on a eu soin d'ajouter de l'oxyde de plomb. On peut également mettre en évidence la richesse en soufre de la cystine par un procédé indiqué par Jul. Müller. Si l'on dissout, par l'ébullition avec de la lessive de potasse, les cristaux de potasse, et qu'après avoir étendu le mélange, on ajoute une solution de nitro-prussiate de soude, la coloration violette, caractéristique du soufre, se produit.

La quantité d'urine est, au cours de la cystinurie, soit augmentée, soit diminuée, ou bien normale ; sa couleur est le plus souvent jaune ou jaune verdâtre, sa réaction légèrement acide ou neutre, son odeur normale ; d'après Prout, cependant, elle rappellerait celle des choux pourris. En se décomposant, elle dégage l'odeur de l'hydrogène sulfuré, phénomène

qu'on peut déterminer dans une urine récente par l'addition de zinc et
d'acide chlorhydrique. En beaucoup de cas, on constate une diminution de
l'urée et de l'acide urique, mais on n'est pas arrivé à établir une relation
directe entre cette modification et la cystinurie. Par contre, il existe souvent
une augmentation de la proportion de l'acide sulfurique ; et, dans un cas
rapporté par Ebstein et Niemann, les quantités de l'acide sulfurique et de
la cystine augmentaient toujours simultanément. Dans le fait de Niemann,
la proportion quotidienne variait de 0,42-0,59 gr., et dans un cas de Loebisch
son chiffre moyen, pour les 24 heures, était de 0,39 gram. Dans cette dernière observation, le chiffre moyen de l'urée était 33,28 ; celui de l'acide
urique 0,55 ; celui de l'acide sulfurique 2,44 ; la quantité moyenne de l'urine
des 24 heures 1296 gr.

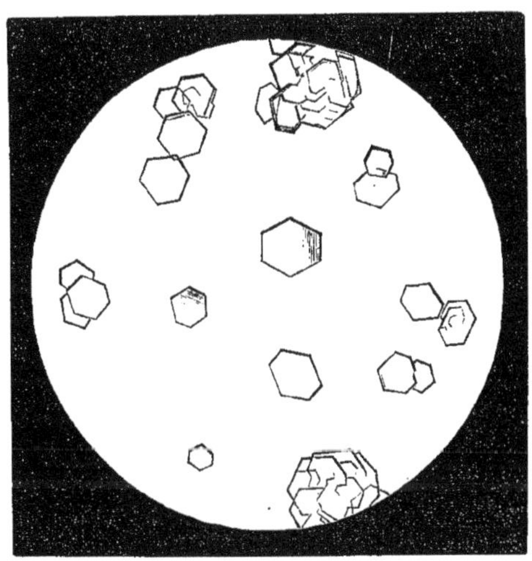



Beale et Bartels ont constaté, dans leurs observations, que l'urine de la
nuit contenait plus d'urée que celle du jour, mais Ebstein a pu dans un cas
trouver un rapport absolument inverse. D'autre part, tandis que Bartels
notait que la nature des aliments et des boissons n'influait en aucune manière sur l'excrétion de la cystine, Ebstein la voyait au contraire devenir
3 fois plus considérable après l'ingestion d'un plat de lentilles.

En beaucoup de cas, en pleine cystinurie, les malades se sentent parfaitement bien. Et c'est plutôt accidentellement, en examinant les sédiments
urinaires, qu'on constate la présence de la cystine ; mais il faut la soupçonner
toutes les fois que l'urine contient une forte proportion de soufre, ou lorsque
l'urine alcaline dégage en se décomposant l'odeur de l'hydrogène sulfuré.
Cette dernière circonstance doit être tenue pour particulièrement significa-
tive, lorsque l'urine ne contient pas d'albumine; cependant, il n'est pas rare
de voir l'albuminurie et la cystinurie se succéder. Il est d'autres malades,

atteints de cystinurie, qui souffrent de calculs du rein ou de la vessie. Le malade dont Loebisch rapporte l'histoire accusait de légers troubles de la digestion.

**II. Étiologie.** — La cystinurie se montre, avec le plus de fréquence, chez les malades qui sont sujets aux calculs de cystine ; mais, il faut bien savoir qu'il peut exister de ces calculs sans qu'il y ait nécessairement des cristaux de cystine dans les sédiments urinaires. En d'autres cas, la cystinurie existe par elle-même, sans qu'il y ait formation de calculs. La maladie peut être définitive ou seulement transitoire. Salisbury et Ebstein l'ont observée au cours d'une attaque de rhumatisme articulaire aigu ; Ebstein l'a également vue en connexion avec la syphilis et, dans ce cas, elle disparut entièrement, à la suite d'un traitement mercuriel. Dans une observation rapportée par Marowski, elle s'établit au cours d'une affection hépatique.

Les hommes sont plus souvent atteints que les femmes, puisque sur 60 cas (dans l'un, le sexe n'est pas noté) il y eut 45 hommes de malades, soit 75 p. cent, et seulement 15 femmes, soit 25 p. cent. La cystinurie se développe à tous les âges de la vie, mais le plus souvent de 20-30 ans. La cystinurie héréditaire, à vrai dire, est inconnue ; mais il n'est pas rare de constater la maladie chez des frères et sœurs. Parfois, on l'a vue s'installer au cours du rhumatisme articulaire aigu. On ne sait également rien sur sa cause première. Beaucoup d'auteurs ont voulu la mettre sous la dépendance d'altérations du foie, d'autres invoquent la diminution de l'acide urique dans les urines et la formation de la cystine aux dépens de cette substance. En tout état de cause, il semble parfaitement assuré que la cystine est un produit anormal de décomposition des principes albuminoïdes. Ce qui contribue à rendre singulièrement difficile l'interprétation de la maladie, c'est qu'on n'est pas arrivé à démontrer l'existence d'autres modifications constantes de l'urine.

La cystinurie est loin d'être une affection fréquente. Ebstein a pu, jusqu'au mois d'avril 1882, en rassembler 61 cas qui, suivant les pays, se répartissent comme il suit :

| | |
|---|---:|
| Angleterre | 19 |
| Allemagne | 18 |
| France | 14 |
| Autriche | 8 |
| Russie | 1 |
| Italie | 1 |
| Total. | 61 |

**III. Pronostic et thérapeutique.** — Le pronostic est sérieux, parce que la maladie aboutit souvent à la formation de calculs.

Quant au traitement, on a conseillé l'acide nitrique et l'eau régale. Cantani accorde une importance de premier ordre à une diète essentiellement animale (viande, œufs, poissons, soupes de viandes), et à l'usage des légumes verts.

### 7. — Pyrocatéchinurie.

La première observation minutieuse de pyrocatéchinurie est de Ebstein et Müller. Elle a trait à un enfant de quatre mois, qui émettait de l'urine extrêmement claire ; mais cette urine, par son exposition à l'air, devenait de plus en plus brune et, finalement, prenait la couleur du vin de Bourgogne. De même, les langes souillés par l'urine, prenaient cette coloration brune et pourrissaient. Par l'addition de lessive de potasse, l'urine brunissait immédiatement, et, agitée, elle prenait une coloration brun noir. En même temps, il se produisait une vive absorption d'oxygène. Cette absorption était démontrée par ce fait que si, après avoir ajouté de la lessive de potasse, on fermait l'orifice du tube d'expérience avec le pouce, et si l'on agitait ensuite ce tube de côté et d'autres, le pouce était, après absorption de l'oxygène, vivement attiré dans le tube. L'urine réduisait les solutions alcalines de cuivre, et les solutions ammoniacales d'argent à froid.

Baumann a plus tard montré que la pyrocatéchine apparaît fréquemment, mais non régulièrement, dans l'urine humaine saine. L'urine du cheval a une richesse particulière en cette substance, aussi brunit-elle souvent par son exposition à l'air.

Il est probable que les faits décrits par Bödecker et Fürbringer comme *alkaptonurie* (dénomination allemande), n'étaient que des cas de pyrocatéchinurie. Il doit en être de même pour une observation de Fleischer, dans laquelle ce phénomène de la coloration se produisit après l'emploi de l'acide salicylique.

### 8. — Maladie anglaise. Rachitisme.

I. **Étiologie.** — Les troubles nutritifs qui donnent lieu au développement du rachitisme se manifestent par des anomalies dans le développement des os. Les phénomènes de prolifération des portions cartilagineuses et périostiques des os, avec le concours d'une ossification incomplète et irrégulière, s'accompagnent de déformations osseuses tellement remarquables, qu'on a été à peu près conduit à voir dans le rachitis, une maladie locale du squelette.

Le rachitis est une maladie de l'enfance. Elle apparaît, le plus souvent, à la sortie des premières dents (du 7e au 30e mois de la vie). Au delà de la 3e année, elle devient rare, et elle est tout à fait exceptionnelle chez les enfants âgés de plus de 5 ans.

A maintes reprises, on a décrit le rachitisme fœtal, sous l'influence duquel les lésions osseuses caractéristiques se seraient déjà installées *in utero*. Mais la question demande à être beaucoup éclaircie ; car, il n'est pas suffisamment certain que ces lésions, en dépit de leur très grande analogie apparente avec celles du rachitisme, soient, histologiquement, identiques.

On entend par rachitisme congénital celui qui se manifeste peu de temps après la naissance.

Beaucoup d'auteurs admettent un rachitisme tardif. Dans ce cas, les déformations caractéristiques ne se manifestent pas après la naissance, mais seulement lorsque la puberté est déjà un fait accompli. Mais, tant que les recherches histologiques feront défaut, cette manière de voir restera sans démonstration.

Le rachitis se range parmi les affections extrêmement fréquentes de l'enfance. Ritter v. Rittershain qui, en 1863, a écrit une très bonne monographie sur la « pathologie et le traitement du rachitis », a constaté que 30 0/0 environ des enfants amenés à la policlinique de Prague, présentaient des signes de la maladie. Cette évaluation a depuis été confirmée maintes fois, quoiqu'on ait observé, sous l'influence de conditions locales, de légères différences.

Le sexe n'a pas sur le développement du rachitisme une influence notable. La maladie se rencontre surtout chez les enfants appartenant aux classes pauvres et laborieuses.

Mais il faut bien se faire à l'idée que la maladie n'est pas exclusivement subordonnée à l'influence pathogénique d'un facteur unique, qu'au contraire plusieurs circonstances diverses concourent à son éclosion. Il s'agit souvent d'un vice héréditaire, transmis par les parents. Ainsi, des conjoints issus de parents qui ont été sujets à des maladies de poitrine, à des accidents de syphilis tardive, à des affections cachectisantes, engendrent assez souvent des enfants qui subissent les atteintes du rachitisme, sans qu'il soit possible de découvrir l'intervention de n'importe quelle autre circonstance morbigène. Il en advient de même chez les enfants dont les générateurs étaient déjà, au moment de la procréation, avancés en âge. Les grossesses se suivant à bref délai, la continuation de l'allaitement par une mère redevenue enceinte, la prolongation de l'allaitement au delà du neuvième et même du douzième mois de la vie, sont autant de circonstances qui favorisent le développement du rachitisme. Que le rachitisme, sous ce rapport, soit héréditaire, ce point n'est pas définitivement acquis. En beaucoup d'occasions, on a attribué à l'anémie de la mère une influence positive sur sa production.

Souvent, il semble que la disposition au rachitisme ne soit pas congénitale mais acquise. Une alimentation mal appropriée et les écarts de régime la favorisent. Les enfants qui ne sont pas allaités par la mère ou par une nourrice au sein, mais qui sont alimentés avec du lait de vache, et particulièrement avec du lait de chèvre, du lait concentré, ou des succédanés du lait (farine lactée), ceux qui sont soumis à l'usage des bouillies au lait, à une alimentation trop riche en substances végétales, ou mal appropriée avec leur âge, ces enfants fournissent un contingent très élevé au rachitisme. Fréquemment, l'apparition de la maladie est précédée, pendant une période de temps plus ou moins longue, par une diarrhée rebelle. Mais elle s'installe d'autant plus brusquement qu'il s'agit d'individus vivant dans des logements encombrés, privés de lumière, bas, humides ; et qui séjournent peu au grand air. En certains cas, c'est l'invasion d'une maladie infectieuse intercurrente, qui joue le rôle de cause occasionnelle, alors que déjà d'autres circonstances protopathiques avaient préparé le terrain au rachitisme.

Le rachitisme est extrêmement répandu en Angleterre, en Hollande, en France et en Allemagne, tandis qu'il fait à peu près absolument défaut dans les régions tropicales. Les climats humides et froids semblent être favorables à son développement. Au-dessus d'une altitude de 1,000 mètres, il ne doit plus se montrer.

C'est par les victimes nombreuses qu'il fit dans certaines provinces anglaises, que le rachitisme dans la première moitié du XVII<sup>e</sup> siècle, attira sur lui l'attention. Il trouva dans Glisson un observateur et un descripteur fidèle. Mais il y a certainement erreur, quand Glisson déclare qu'il s'agit d'une maladie nouvelle, bien qu'on n'en trouve dans les ouvrages des auteurs anciens aucune indication certaine. Comme on avait déjà désigné, en langage populaire, en raison de la déformation de la colonne vertébrale, le rachitisme par le mot de *rickets*, Glisson proposa la dénomination, généralement acceptée, de rachitis, de ἡ ῥάχις : colonne vertébrale. Enfin, comme les premières descriptions exactes de la maladie étaient venues d'Angleterre, on adopta également comme synonyme le nom de maladie anglaise, *morbus anglicus*.

**II. Symptômes.** — En beaucoup de cas, le rachitisme s'installe sans prodromes et c'est presque d'une manière fortuite que l'entourage du malade le remarque. Ce sont tantôt des enfants qui déjà marchaient seuls, et qui, tout d'un coup, se fatiguent de suite, cessent complètement de marcher et laissent apercevoir des courbures anormales au niveau des extrémités. Ou bien, ce sont des accidents qui se produisent au moment de la sortie des dents. Parfois, les enfants atteignent leur deuxième année sans qu'ils aient poussé une seule dent, tantôt c'est une dentition qui se fait d'une manière irrégulière ou qui s'arrête alors qu'elle était déjà commencée. En d'autres cas, il s'agit d'enfants qu'on conduit au médecin parce qu'ils ont des sueurs abondantes de la tête, et qu'à l'examen, on reconnaît être rachitiques. Enfin, c'est aussi pour des déformations du crâne ou des déviations de la colonne vertébrale qu'on consulte l'homme de l'art.

En d'autres cas, on constate, en quelque sorte comme prodromes, des désordres de l'appareil gastro-intestinal, et l'on est pour ainsi dire préparé à l'apparition du rachitisme. Les enfants présentent des troubles de l'appétit (le plus souvent de l'anorexie, plus rarement une voracité insolite) : Ils ont presque toujours la langue chargée, une haleine acide ; ils sont souvent sujets à des éructations et à des vomissements ; il existe du météorisme abdominal et il survient une diarrhée rebelle et souvent fétide. Ces accidents se compliquent de désordres de la nutrition générale. Le visage devient pâle, les muscles flasques, le pannicule adipeux disparaît, et au-dessous du tégument aminci apparaissent des veines sinueuses. C'est lorsque ces différents phénomènes ont duré un temps plus ou moins long, que les altérations osseuses, de nature rachitique et caractéristiques, se montrent.

Le plus souvent, la totalité du squelette participe à ces altérations ; mais

souvent, la maladie débute par le crâne, d'où elle s'étend ensuite au tronc
et aux extrémités. Il est rare que le processus suive une marche inverse,
c'est-à-dire qu'il affecte en premier lieu les extrémités inférieures, pour
ensuite se développer de plus en plus par en haut. Dans ce cas, le crâne

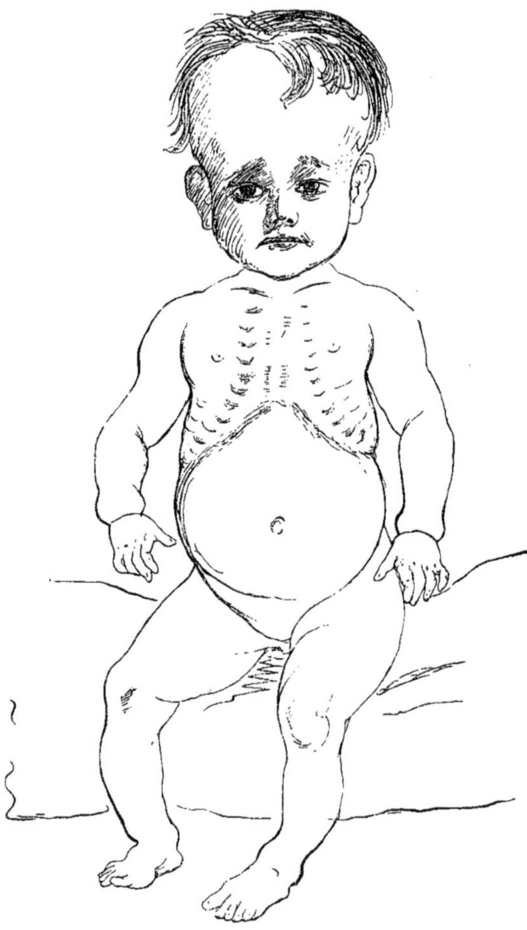

FIG. 18. — *Enfant rachitique âgé de deux ans, présentant un crâne rachitique et des gonflements rachitiques des cartilages costaux et des épiphyses.* (Obs. personnelle.)

reste relativement épargné. On doit s'attendre surtout au développement
du rachitisme crânien quand la maladie débute du 15e-18e mois de la vie.
Le plus souvent, les lésions rachitiques se produisent en des points symétriques du corps et avec une uniformité remarquable, il est beaucoup plus
rare qu'elles présentent des différences marquées.

Le rachitisme crânien se distingue d'abord par une conformation particulière du crâne. Tandis que la boîte crânienne proprement dite semble considérablement augmentée en circonférence, la partie inférieure de la tête paraît diminuée, et donne comme l'impression d'un appendice. La tête est fréquemment allongée suivant son diamètre antéro-postérieur, *dolicocéphalie*. L'occiput paraît aplati, tandis que le frontal et les bosses frontales par suite des phénomènes de prolifération sous-périostiques, proéminent d'une manière anormale. Le frontal se dirige brusquement en haut, tandis que l'écaille temporale est fortement repoussée en dehors. Sur une coupe transversale, le crâne n'affecte pas une courbe sphérique, mais quadrangulaire, tête carrée : *caput quadratum*. Il faut d'ailleurs faire remarquer que cette augmentation en circonférence de la tête, n'est qu'apparente et qu'elle n'existe que par la comparaison de la boîte crânienne et du reste de la tête. Car les mensurations prises, comparativement, sur des enfants sains, montrent que la circonférence crânienne reste chez les premiers au-dessous du chiffre normal.

Un autre symptôme important du rachitisme crânien, c'est la persistance des fontanelles, fréquemment aussi celle, à l'état membraneux, des sutures des os et du crâne et le gonflement des bords des os. La grande fontanelle qui, en conditions normales, devrait être fermée vers le douzième mois, reste molle et dépressible. Parfois, elle augmente en étendue de telle sorte qu'elle se prolonge en avant, jusque vers le milieu du frontal ; en arrière, jusque vers le milieu du vertex ; et, latéralement, dans le voisinage des bosses frontales. En outre, elle a perdu sa configuration rectiligne et elle est limitée par les rebords osseux qui proéminent sous forme d'arcs convexes. Il est possible parfois de suivre, de cette fontanelle, toutes les sutures crâniennes qui paraissent comme élargies, et qui, en tout cas, ne sont fermées que par des ponts membraneux. Les bords osseux sont relevés à la manière d'un talus.

Quand le rachitisme crânien est fortement accusé, il s'accompagne de ce qu'on a appelé l'occiput mou, *craniotabes*. L'occiput, particulièrement dans le voisinage de la suture lambdoïde, est mince comme du parchemin et craque à la pression ; ou bien on constate, çà et là, des points où l'amincissement va jusqu'à l'absence complète de la substance osseuse, et où la dure-mère (*endocranium*) et le péricrâne sont étroitement accolés. Parfois, on rencontre sur l'occiput plusieurs solutions de continuité semblables, on a même pu en compter jusqu'à 30 ! Les causes de ces pertes de substance sont multiples, pression exercée sur l'occiput par la masse encéphalique, contre-pression exercée par les objets de literie sur lesquels repose la tête, décubitus prolongé au lit, et processus irrégulier de résorption associé à une néoformation vicieuse du tissu osseux. Quand le médecin ne dirige pas avec soin ses recherches, il peut survenir, comme conséquence d'une compression exagérée du cerveau, des syncopes, des convulsions générales ou des accidents de spasme de la glotte (Spengler). On rencontre parfois de semblables lésions, points osseux ramollis ou pertes de substance, au vertex, aux temporaux, et même aux os du front. On doit même les rencontrer, mais moins marqués, chez des enfants non rachitiques.

Parmi les symptômes de moindre importance, nous signalerons la chute des cheveux, qui se fait principalement au niveau de l'occiput. Les sueurs profuses et la pression prolongée sur l'occiput en sont les causes. Les cheveux deviennent durs, friables, et ils se cassent ; de plus, les racines tombent à leur tour, et à la suite, l'occiput paraît plus ou moins dégarni, plus ou moins glabre.

On a signalé autrefois, comme étant d'une grande importance pour le diagnostic du rachitisme, l'existence de ce que l'on a désigné sous le nom de *souffle céphalique*, *systolique*, phénomène qu'à tort on supposait exclusivement spécial au rachitis. C'est un bruit de souffle vasculaire, qui se produit coïncidemment avec la systole cardiaque. C'est, en général, au niveau de la grande fontanelle qu'on le perçoit, le plus nettement ; parfois, cependant, au vertex ou dans la région de la petite fontanelle. Relativement à son lieu de production, on était en désaccord pour savoir s'il fallait le placer soit dans les sinus crâniens ou bien dans les artères de la base du cerveau. Dans ces derniers temps, Juracz a fait de ce phénomène l'objet de recherches minutieuses, et il a reconnu qu'on pouvait le constater chez les enfants du 3e mois jusqu'à la sixième année environ. On ne le perçoit que quand il existe un bruit de souffle semblable dans la carotide interne, car c'est en réalité dans ce vaisseau qu'il prend naissance, tandis qu'au crâne il n'est que propagé. D'après Juracz, il s'agit d'un bruit de souffle, développé par sténose dans la carotide, et dû à ce que le canal carotidien s'arrête momentanément dans son développement et offre à la lumière de la carotide interne un espace insuffisant.

Le rachitisme des maxillaires a, dans la physionomie de l'affection, une grande importance. Il se traduit extérieurement par les déformations des mâchoires et les altérations des dents.

Le maxillaire inférieur perd sa courbure en fer à cheval et se rapproche de la disposition angulaire de l'hexagone en ce sens que la portion antérieure, celle qui correspond aux dents incisives, s'aplatit, tandis que les deux branches latérales, en arrière des dents canines, s'infléchissent angulairement en arrière. Simultanément, les tubérosités alvéolaires subissent un mouvement de rotation, en vertu duquel leur face supérieure se porte en arrière et en dedans tandis que leur partie basilaire se dirige en dehors. Fleischmann qui, le premier, a soigneusement étudié ces phénomènes, les rapporte aux tractions musculaires exercées par les muscles qui s'insèrent sur le maxillaire inférieur et à la flexibilité pathologique de cet os.

C'est à des influences identiques qu'il faut, selon Fleischmann, attribuer les déformations du maxillaire supérieur. Elles consistent en ce que cet os, dans la région zygomatique, est diminué suivant le diamètre transversal, diminution qui a comme conséquence une augmentation du diamètre longitudinal, qui donne à l'os une apparence de bec.

Lorsque le rachitisme apparaît avant le septième mois de la vie, il manifeste souvent son influence sur l'évolution dentaire au point que le travail de la dentition s'arrête complètement, et qu'il n'est pas rare de voir, dans ces conditions, des enfants atteindre leur 3e année sans qu'ils aient poussé une seule dent. En d'autres cas, il est vrai, les dents sortent, mais elles viennent en retard et d'une manière irrégulière, au point qu'en certain cas elles perforent la paroi antérieure de l'alvéole. Souvent aussi elles se carient prématurément et demeurent branlantes. Nicati fait remarquer qu'il se produit sur les dents permanentes des plateaux, qui en partie sont dépourvus d'émail.

En ce qui concerne la dentition normale, nous ferons les remarques suivantes : les premières dents sortent vers le 7e mois. Dans la suite, jusque vers la fin de la 2e année, il en sort vingt (dents de lait), soit à chaque maxillaire : 4 dents incisives, deux canines, et 4 molaires.

Vers la fin de la 4e année, il sort à chaque mâchoire deux molaires permanentes, ce qui fait, en tout, 24 dents. A la fin de la 7e année, éruption, en haut et en bas, de deux nouvelles molaires ; soit en tout 28 dents. De la 18e à la 30e année, nouvelle et dernière éruption dentaire, les 4 dents de sagesse : le chiffre normal des dents, 32, est alors atteint.

Au cours de la 7e année et dans la suite, les dents de lait tombent et sont remplacées peu à peu par les dents permanentes. En général, elles tombent dans le même ordre de succession, qu'elles sont sorties, savoir : a) les deux incisives médianes inférieures, qui étaient sorties vers le 7e mois ; b) les deux incisives médianes supérieures, 8-9e mois ; c) les deux incisives latérales inférieures, 9-10e mois ; d) les deux incisives latérales supérieures, 12e mois : e) les quatre premières molaires supérieures et inférieures, 12-14e mois : f) les 4 canines, 18-20e mois ; g) les dernières molaires supérieures et inférieures.

Dans le rachitisme thoracique, ce qui attire d'abord l'attention, ce sont des tubérosités sous forme de massue, qui existent à la limite des côtes et des cartilages costaux. Quand le tégument est pauvre en tissu adipeux ces tubérosités qui se constatent alors à la vue semblent faire saillie ; dans le cas contraire, on les reconnaît aisément en promenant le doigt sur les points dont il s'agit (voy. fig. 18). Elles décrivent, dans leur ensemble, une courbe dirigée de haut en bas et de dedans en dehors, qu'on a désignée sous le nom de chapelet rachitique. Ces nodosités sont les effets de la prolifération des cellules cartilagineuses et elles sont l'analogue des gonflements épiphysaires des membres D'autre part, en raison de la mollesse anormale des côtes, il se produit des courbures anormales qui ont pour résultat de modifier la forme de la cage thoracique. Il se fait d'abord un aplatissement, puis une excavation au niveau des régions latérales du thorax, excavation qui allant d'abord de la 5e à la 7e côte, s'étend ensuite au-dessus et au-dessous de ces limites. Le passage de la portion postérieure à la portion antérieure ne se fait plus peu à peu et suivant une courbe convexe, mais d'une manière brusque et angulairement. Le bord inférieur de l'arc costal paraît déjeté en dehors et repoussé en haut, en sorte que le diamètre longitudinal de la poitrine est raccourci. Le sternum fait souvent une saillie très accusée en avant qui l'a fait comparer à la carène d'un vaisseau (*instar carinæ navis*) ou à la poitrine d'un dindon (*aut pectoris gallinæ*). Sur une coupe transversale, le thorax n'affecte pas une forme sphérique, mais celle d'une poire, dont l'extrémité amincie est en avant, et la grosse extrémité en arrière (voy. fig. 19).

Pour expliquer la forme rachitique du thorax, on a invoqué une foule de circonstances fort différentes les unes des autres. D'une part, les côtes, ayant une mollesse anormale, cèdent aux tractions en dedans exercées par les mouvements inspiratoires des poumons, et d'autant plus qu'il existe des catarrhes bronchiques rebelles et étendus, qui sont des complications ordinaires du rachitisme. A cela vient s'ajouter cette circonstance, qu'en raison des troubles survenus dans leur développement, les côtes dépassent en quelque sorte en avant les cartilages costaux et favorisent ainsi la production d'une encoche dirigée en dedans. Mais il ne faut pas oublier, ce à quoi on paraît trop enclin aujourd'hui, que le fait seul de porter les enfants en appliquant les mains sur les régions latérales de leur poitrine, n'est pas sans influence sur la production de ces déformations.

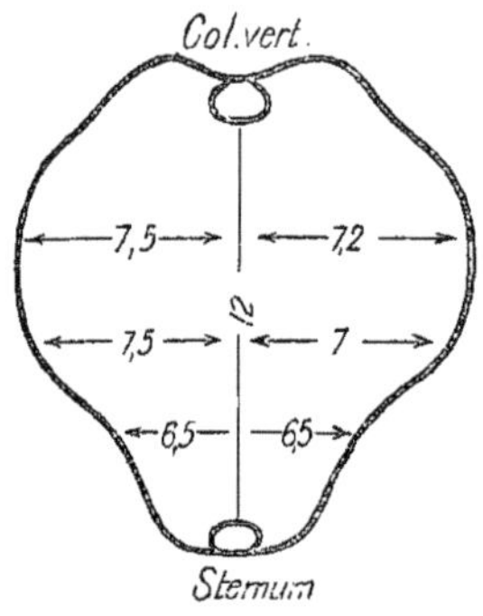


Fig. 19. — *Coupe transversale d'un thorax rachitique. Les chiffres expriment les centimètres.* 1/4 de grandeur naturelle. (Obs. personnelle.)

Il se fait parfois au niveau des côtes des fractures incomplètes ou des gonflements sous-périostiques. Il peut également arriver qu'il se produise entre le sternum et le manubrium une saillie à angle très aigu, et que le sternum présente une gouttière plus ou moins profonde.

On observe souvent des lésions rachitiques aux clavicules. Les deux extrémités de l'os présentent un gonflement irrégulier ; leur courbure normale douce a fait place à des courbures angulaires, et elles sont souvent le siège d'éraillures, de fractures incomplètes et même de fractures, qui presque toujours succèdent à de fortes pressions des bras. Les omoplates sont aussi le siège de lésions analogues : épaississement du bord libre, parfois aussi fractures incomplètes dans la moitié inférieure de l'omoplate, lesquelles sont le plus souvent dues aux étreintes que font subir aux enfants les personnes auxquelles ils sont confiés.

Ces déformations thoraciques ne sont jamais plus accusées que lorsqu'elles coïncident avec des incurvations anormales de la colonne vertébrale. La plus fréquente, parmi ces dernières, est la déviation en arrière (cyphose) ; la lordose et la scoliose sont plus rares. Dans la majorité des cas, la déviation est à la hauteur de la première vertèbre lombaire ; mais, fréquemment, elle englobe les dernières vertèbres dorsales et les vertèbres lombaires voisines. Enfin, il y a souvent combinaison de la cyphose, de la lordose et de la scoliose.

Du côté du bassin, il n'est pas rare que le rachitisme se traduise par la production d'un bassin rachitique plat, dans lequel le sacrum est, par le poids du corps, comme poussé dans le bassin. La distance entre le promontoire et la symphyse (diam. conjugué) est très raccourcie, et cette condition réserve aux femmes pour l'avenir des accouchements laborieux. En certains cas, les régions cotyloïdiennes sont repoussées en dedans, d'où il résulte

que, sur une section transversale, le bassin affecte la forme d'un cœur
de carte à jouer. Ce n'est pas seulement le poids du corps qui préside à
la production de ces déformations ; l'action des muscles qui prennent
insertion sur le bassin, y concourt également. Et la preuve qu'il en est
ainsi, c'est que parfois le fœtus a subi déjà *in utero* de semblables altérations.

Ce qui frappe surtout aux extrémités des os, ce sont les gonflements épiphysaires ; ils sont particulièrement accusés aux extrémités inférieures du
cubitus et du radius, du tibia et du péroné (voir fig. 18). Il existe souvent
au-dessous de ces renflements épiphysaires un sillon profond qui semble les
séparer des articulations de la main et du pied, d'où le nom vulgaire *d'articulations nouées*, employé comme synonyme de rachitis. A ces altérations,

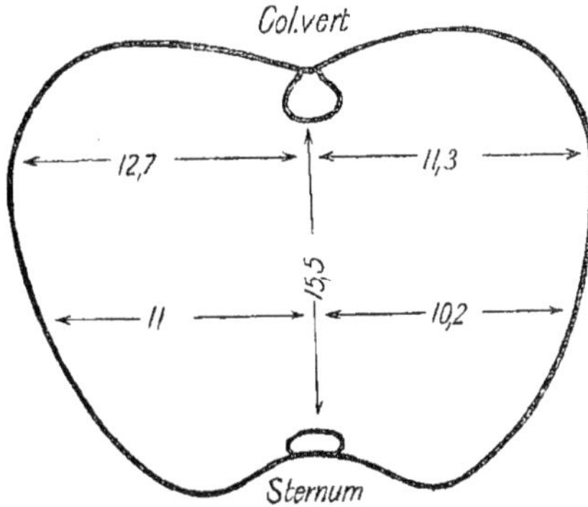


Fig. 20. — *Coupe transversale d'un thorax rachitique.*

s'ajoutent des courbures des membres qui modifient d'une manière pathologique leur incurvation normale. Aux jambes, cette courbure, en général
convexe en dehors, réalise la déformation si commune des jambes arquées.
L'incurvation en avant, en arrière, ou en dedans, est plus rare. Celle que
l'on rencontre le plus souvent aux avant-bras, consiste dans une convexité
dirigée du côté de l'extension. On constate des courbures analogues à l'humérus et au fémur, mais elles sont moins frappantes. Souvent les épiphyses
sont, par rapport à la diaphyse de l'os, déjetées latéralement. Le poids du
corps et l'action combinée des muscles sont les facteurs de cette déformation. Parfois, il se produit des fractures incomplètes, qui siègent habituellement du côté de la convexité où elles sont favorisées par l'incurvation anormale de l'os ; mais les fractures, en raison de l'épaississement du périoste,
sont plus rares.

Tandis que les fractures incomplètes des jambes et des avant-bras sont
extrêmement fréquentes, les fractures de l'humérus et du fémur sont assez
communes. Dans tous les cas, la démarche est incertaine et mal assurée :
mais c'est là une circonstance dans l'étiologie de laquelle Kassowitz fait

intervenir le relâchement des ligaments articulaires, qui d'ordinaire complique le rachitis.

Que le rachitisme infantile se fasse remarquer chez les enfants atteints par la pâleur du visage, la pauvreté en graisse du tégument et le développement insolite du ventre, ce sont là des particularités que nous avons déjà signalées. Beaucoup de ces enfants se distinguent par un développement plus hâtif des facultés psychiques ; cela est moins en rapport avec un développement plus considérable du cerveau qu'avec cette circonstance, qu'en raison de la limite apportée par la maladie à leurs exercices corporels, on s'applique de bonne heure à leur trouver des occupations intellectuelles. Parfois, ils accusent des douleurs au niveau des extrémités, douleurs qui se développent soit spontanément ou qui sont provoquées par des pressions s'exerçant sur les os malades. Souvent, il survient des catarrhes bronchiques opiniâtres qui ne cèdent qu'à la seule condition que l'on s'efforce de guérir le rachitis. Ces catarrhes peuvent dégénérer en broncho-pneumonies. Le cœur, par suite des déformations du thorax et de la colonne vertébrale, est souvent fortement déplacé et se trouve en rapport, par une surface plus large, avec la paroi thoracique. Les analyses du sang ont fait constater de la leucocytose, un appauvrissement en globules rouges, et des globules rouges pourvus d'un noyau (Rehn). Il n'est pas rare de constater une hypertrophie de la rate. J'ai plusieurs fois trouvé que l'organe splénique dépassait à gauche de plus de 6 centim. le rebord des côtes. Il y a quelque temps un de mes collègues me conduisait ses deux enfants dans l'appréhension qu'ils étaient atteints de leucémie ou de pseudo-leucémie, tandis qu'en réalité il s'agissait de rachitisme. Un grand nombre de médecins déclarent avoir aussi reconnu une augmentation du foie.

Presque toujours l'appétit est troublé ; quand des symptômes de *tabes mesaraica* se sont montrés, alors seulement il survient une voracité insatiable. Les désordres de la digestion sont à peu près la règle. L'analyse chimique des fèces a démontré que la quantité de la substance calcaire est augmentée, mais non la proportion de l'acide phosphorique (Baginsky).

L'urine ne présente pas de modifications caractéristiques ; sa couleur est habituellement jaune clair, et son poids spécifique offre de grandes variations.

Les résultats fournis par l'analyse chimique sont fort contradictoires. Il n'existe pas de modification constante dans l'excrétion de l'urée. Baginsky a constaté, par rapport aux matières azotées, une diminution des chlorures. Seemann a trouvé que la proportion de l'acide phosphorique — augmentée de plus de 4 fois d'après les anciens auteurs — n'est pas modifiée, tandis que Baginsky a noté une rétention de cet élément. Il en est de même pour les matières calcaires au sujet desquelles il y a divergence entre les données anciennes et modernes ; les uns disent qu'il y a augmentation de la quantité de chaux contenue dans l'urine, les autres sont pour une diminution, d'autres enfin, affirment que cette quantité n'est aucunement modifiée. Les données anciennes sur la prétendue présence dans l'urine de l'acide lactique sont tout aussi contestables ; en tout cas, Neubauer n'a pu isoler ce principe d'une

manière formelle, tandis que Langendorff et Mommsen l'ont trouvé même
dans les urines d'individus sains. L'apparition de l'albumine ou du sang
dans l'urine, constitue un phénomène rare ; dans un cas, V. Gorup-Besanez
y a constaté de la graisse.

Sous l'influence du rachitis, le développement général du corps s'arrête.
Les enfants présentent des sueurs profuses au niveau de la tête et de la
nuque. Ils ressentent souvent au-dessous des couvertures une sensation de
chaleur exagérée, aussi dorment-ils volontiers entièrement découverts.

La marche de la maladie est chronique et s'étend à un espace de temps
de plusieurs mois. On a, à la vérité, signalé une variété de rachitisme aigu
(début brusque et évolution en quelques semaines). Mais l'expression clinique de ce processus diffère tellement de la physionomie habituelle du rachitisme, par la localisation des gonflements et des douleurs aux diaphyses,
par la participation des articulations, l'existence d'hémorrhagies gingivales, qu'il ne faut se prononcer sur ces faits qu'avec beaucoup de réserve,
d'autant plus que les examens histologiques des os manquent complètement.

Souvent, il survient, au cours du rachitisme, des complications. Le rachitis s'associe souvent à la scrofule, à laquelle nous rattachons le *tabes mesaraica*. Mais nous tenons pour inexacte l'opinion d'après laquelle le rachitisme
aboutirait par lui-même à l'engorgement des ganglions périphériques. Il peut
également se produire des désordres pulmonaires et des accidents de tuberculose miliaire. Souvent, le rachitisme se complique de spasme de la glotte
(voy. Bd. I, p. 301). Il peut encore entraîner l'hydrocéphalie chronique et
donner lieu à des convulsions éclamptiques. Il se fait, en certains cas, des
dégénérescences amyloïdes ; et, d'après Rehn, il pourrait y avoir combinaison du rachitisme et de l'ostéomalacie. Enfin, Horner et dans ces derniers
temps Nicati ont signalé la production de cataractes lamellaires chez les
enfants rachitiques.

Sous l'influence d'un traitement bien approprié, le plus grand nombre
des malades guérissent. Il est même remarquable que parfois des déformations très accusées des extrémités se corrigent et s'effacent en fort peu de
temps. En certains cas, les malades restent à l'état de nains. L'ossification
des sutures du crâne s'opère assez souvent grâce à la formation d'os inter-
calaires ; les fontanelles et les sutures paraissent très enfoncées. Les os présentent parfois une condensation insolite (sclérose rachitique ou éburnation) ;
on a également, dans ces dernières années, observé une fragilité anormale
des os. Enfin, l'existence des malades est particulièrement mise en danger
par les accidents du spasme de la glotte, les catarrhes bronchiques, les
broncho-pneumonies, et l'action cachectisante des diarrhées rebelles ou des
processus tuberculeux.

III. **Anatomie pathologique**. — Les lésions anatomiques du rachitisme se
réduisent à peu près exclusivement aux altérations des os, tandis que les
organes internes restent absolument indemnes de modifications pathologiques caractéristiques. Nous signalerons, en passant, la production de taches

laiteuses sur la paroi antérieure du péricarde (elles sont dues sans doute à l'irritation produite par le frottement de la séreuse contre les cartilages costaux fortement gonflés du côté de leur face interne), la tuméfaction de la rate (causée surtout par l'hyperplasie des éléments cellulaires) et l'existence fréquente de lésions stéatosiques du foie.

Les os rachitiques se distinguent par les caractères suivants : gonflement des épiphyses, épaississement et gonflement de la couche sous-périostée, vascularisation anormalement riche des régions osseuses précédentes, flexibilité et mollesse insolites des os. Il n'est pas rare que les os rachitiques puissent être sectionnés aussi facilement que lorsqu'ils ont été décalcifiés au moyen d'acides. Si l'on examine un os rachitique sur une coupe longitudinale, on constate aisément que les altérations épiphysaires partent du cartilage intermédiaire à l'épiphyse et à la diaphyse. Le cartilage, comme on le sait, favorise l'accroissement de l'os en longueur par le fait qu'il fournit constamment des cellules de cartilage, qu'il pousse du côté de la diaphyse et qui, après transformation préalable, se trouvent converties en tissu osseux.

On doit diviser le cartilage épiphysaire en deux zones, que nous appellerons brièvement : a) zone épiphysaire ; b) zone diaphysaire. La première, appelée aussi zone de prolifération, a une coloration blanc bleuâtre et a environ de 1-2 m.m. de hauteur. On subdivise encore, à bon droit, la zone épiphysaire en deux parties. Dans la première, juxta-épiphysaire, il se produit une prolifération active des cellules cartilagineuses qui peu à peu se disposent en séries linéaires (partie hyperplasique) ; dans la seconde, la plus rapprochée de la diaphyse, il se fait une augmentation en volume des cellules cartilagineuses (partie hypertrophiante). Quant à la zone diaphysaire, du cartilage, elle n'a environ que 0,5 millim. de hauteur, et se distingue par une coloration jaunâtre. Elle porte aussi le nom de zone d'infiltration calcaire provisoire, parce qu'à son niveau il s'opère une transformation progressive du cartilage en tissu osseux. Les deux zones sont séparées par une ligne de démarcation droite et bien tranchée.

On constate d'abord, sur les os rachitiques, que les deux zones du cartilage épiphysaire ont notablement gagné en hauteur, ainsi la zone de prolifération peut avoir une épaisseur de plusieurs centimètres et faire saillie en dehors du plan de l'os. La ligne nette de démarcation n'existe plus entre les deux zones qui semblent comme s'engrener. Elles ont toutes les deux une vascularisation d'une richesse anormale. Dans la zone d'infiltration calcaire provisoire, les vaisseaux sont plus nombreux, plus développés et envoient des ramifications jusque dans la zone de prolifération qui, en conditions normales, n'en contient jamais. Au lieu que, dans le cartilage épiphysaire sain, l'ossification au niveau de la zone diaphysaire s'opère d'une manière homogène, il se fait sous l'influence du rachitisme des dépôts et des nodules irrégulièrement durs et infiltrés d'éléments calcaires, qui pénètrent jusque dans la zone de prolifération. Il en résulte que la diaphyse prend, non une structure compacte, mais poro-spongieuse, raison pour laquelle Guérin a parlé d'un tissu spongoïde.

Tandis que l'accroissement en longueur se fait aux dépens du cartilage épiphysaire, c'est par l'intermédiaire du périoste que s'effectue l'accroissement en épaisseur. La couche du périoste, qui est contiguë à l'os, pousse des végétations qui peu à peu se transforment en substance osseuse. Simultanément, il se produit du côté de la cavité médullaire une résorption de tissu osseux. Sous l'influence du rachitisme, l'accroissement auquel préside le périoste subit des troubles analogues à ceux que présente l'accroissement qui est sous la dépendance du cartilage épiphysaire. Cette couche de prolifération du périoste augmente et atteint une épaisseur de plusieurs millimètres. Elle est le siège d'une vascularisation remarquable. Mais le processus d'ossification s'accomplit d'une façon irrégulière, en sorte qu'il se forme, ici également, du tissu spongoïde. Sépare-t-on le périoste de l'os, il reste souvent adhérent à sa face interne du tissu ostéoïde. D'autre part, le pouvoir de résorption de la cavité médullaire reste le même, parfois même il est augmenté, ce qui entraîne, comme conséquence fatale, une flexibilité anormale des os. La plupart du temps la moelle osseuse a une coloration rougeâtre très accusée, parfois elle offre un aspect lymphoïde.

Les modifications microscopiques des os rachitiques sont encore, à l'heure actuelle, l'objet de controverses, et il suffit, à leur sujet, d'exposer sommairement les points essentiels. Ce qui doit, avant tout, dans la couche de prolifération, fixer l'attention, c'est l'augmentation excessive des cellules cartilagineuses. Les groupes cellulaires renferment un nombre anormalement considérable de cellules étroitement pressées les unes contre les autres, et entre lesquelles la substance fondamentale s'est énormément raréfiée. Cette dernière perd son caractère d'homogénéité et présente une disposition fibrillaire plus accusée.

Dans la zone d'infiltration calcaire provisoire, la formation des espaces médullaires et l'apparition des espaces vasculaires sanguins prennent un développement pathologique. Contrairement à ce qui a lieu dans l'état normal, elle empiète souvent sur la zone de prolifération. La calcification et l'ossification s'accomplissent d'une manière tout à fait irrégulière, et s'étendent aussi jusque dans la couche proliférante. Une portion des cellules cartilagineuses se transforme, suivant Strelzoff, directement en tissu osseux, tandis que sur d'autres Klebs a observé une transformation en cellules de la moelle, puis en corpuscules du tissu conjonctif, de sorte que souvent les espaces vasculaires des espaces médullaires sont entourés de masses épaisses de tissu conjonctif. Il se produit, au niveau du périoste, des phénomènes analogues.

Les os rachitiques se distinguent par leur légèreté. Trousseau trouva que le poids total du squelette d'un enfant âgé de 8 ans était tout juste de 1 kilog., alors qu'il aurait dû s'élever à 7 ou 8 kilos. De même, le poids spécifique des os est diminué.

Guérin a constaté que les os rachitiques, eu égard à leur force de résistance à la pression, ont perdu 10 fois environ de cette force et jusqu'à 20-30 fois de leur résistance à la pression.

Il ne faut accepter qu'avec réserve les résultats fournis par l'analyse chimique des os rachitiques, car il semble qu'en certains cas, on ait commis

des méprises avec l'ostéomalacie. Friedleben a reconnu que la proportion
de l'eau, de la graisse et de l'acide carbonique était augmentée, qu'il y avait
au contraire une diminution des sels de chaux, et que, d'une manière générale, il y avait augmentation des éléments organiques et diminution des
éléments inorganiques.

Il faut, dans la considération des altérations rachitiques des os, distinguer deux choses : d'une part, le processus de prolifération et la vascularisation excessive ; d'autre part, la calcification irrégulière et défectueuse.
Dans l'interprétation de la nature de la maladie, on a particulièrement insisté sur cette deuxième circonstance. Il est évident qu'il peut y avoir pauvreté des os en sels calcaires, quand l'alimentation contient insuffisamment
de ces éléments, lorsqu'un obstacle s'oppose à leur absorption au niveau de
l'intestin, ou bien lorsqu'il existe, soit dans le sang, soit dans les os, des
conditions spéciales qui empêchent leur précipitation. En conséquence, on est
théoriquement conduit à admettre que les altérations osseuses rachitiques
peuvent être produites par des causes très différentes les unes des autres ;
et, en outre, qu'il peut y avoir combinaison de ces facteurs pathogéniques.

La teneur insuffisante de l'alimentation en sels calcaires doit dans la plupart des cas être, tout au moins, prise en considération ; car le lait de la
femme, aussi bien que celui des animaux, contient, pour la formation des os,
une proportion assez considérable de sels calcaires. A la vérité, on a voulu
démontrer expérimentalement que la privation systématique de sels calcaires entraîne comme conséquence des altérations osseuses rachitiques. Déjà,
Chossat avait déterminé de semblables effets chez de jeunes animaux et
Roloff, plus tard, arriva à des résultats identiques. Toutefois, la légitimité
de ces recherches a été mise en discussion par Weiske, Wild et Tripier ;
car, si l'on a constaté une fragilité plus grande des os, on n'a relevé,
histologiquement, aucune altération rachitique.

En se basant sur ce fait d'observation que beaucoup d'enfants rachitiques
sont, avant qu'ils ne présentent les déformations caractéristiques, sujets à la
diarrhée, on a pensé que, par la fermentation du lait qui entre dans l'alimentation, il se forme de l'acide lactique, et que celui-ci, ayant pénétré dans le sang
et dans les vaisseaux des tissus, tient les sels calcaires en dissolution et empêche leur précipitation. Heitzmann déclare qu'il a réussi, au moyen de l'usage
prolongé des injections sous-cutanées d'acide lactique, à produire le rachitis
chez les animaux, mais Toussaint et Tripier sont arrivés à des résultats
divergents. On avait pensé également qu'il fallait attacher une grande importance au fait qu'on peut déceler la présence de l'acide lactique dans l'urine.
Seulement, on a, dans ces derniers temps, recherché sans succès l'acide lactique ; on n'est jamais parvenu à en trouver dans le tissu osseux. En outre,
l'opinion ancienne que l'urine excrète en proportion anormalement considérable les sels calcaires non précipités dans les os, n'a pas reçu confirmation.
Senator a, récemment, fait la remarque qu'il fallait aussi accorder une certaine importance à l'acide carbonique contenu dans les tissus, en tant qu'agent
de dissolution des sels calcaires.

Seemann admet une absorption imparfaite des sels calcaires dans l'intestin, opinion que la présence d'une quantité considérable de chaux dans les fèces paraît justifier. Seemann insiste sur la richesse du lait en sels de potassium, richesse qui, dans le lait des animaux, est particulièrement remarquable, mais qui est d'autant plus grande qu'il s'agit d'une alimentation exclusivement animale. Or, les sels de potasse s'emparent pour leur résorption du chlore disponible, de sorte qu'il ne reste pour les sels calcaires qu'une petite proportion de chlore. Aussi, une partie de ces derniers éléments n'est-elle pas utilisée, et sont-ils rendus avec les fèces.

Mais, à la vérité, cette théorie ne nous paraît pas encore complète ; car elle ne vise qu'un seul point, le défaut des os en sels calcaires. Elle laisse de côté une autre condition de la maladie, la prolifération des cellules du cartilage et la multiplication des vaisseaux, dont, dans ces derniers temps, Kassowitz a, en particulier, fait ressortir le caractère inflammatoire. Voici, pour ce qui nous concerne, ce que nous pensons de la nature de la maladie : troubles des échanges nutritifs relevant de vices de l'alimentation ou d'autres causes générales, affection inflammatoire locale du cartilage épiphysaire, ossification défectueuse et irrégulière due à la pauvreté des tissus en sels calcaires et au processus inflammatoire résidant dans le cartilage. En tous cas, cette façon de concevoir les choses, s'accorde avec les recherches expérimentales de Wegner. En donnant du phosphore à des animaux, il est parvenu à déterminer des inflammations des cartilages épiphysaires ; il leur donnait en même temps une nourriture pauvre en principes calcaires. Or, consécutivement, il s'est développé chez ces animaux des altérations osseuses rachitiques, histologiquement démontrées.

**IV. Diagnostic.** — Le diagnostic du rachitisme est facile. L'éruption tardive et irrégulière des dents, les sueurs profuses de la tête, aussi bien que les diarrhées rebelles, parlent en faveur d'un rachitisme latent.

On peut chez les enfants à teint pâle, quand il existe en même temps de l'hypertrophie splénique, en l'absence de déformations osseuses, confondre le rachitis avec la pseudo-leucémie. L'ostéomalacie ne se développe, presque exclusivement, que chez les adultes. Chez les enfants, atteints de syphilis congénitale, il se produit aussi des modifications qui portent sur le cartilage épiphysaire et qui aboutissent à son décollement ; mais, presque toujours, il s'agit de nouveau-nés, encore dans les premières semaines de la vie, et qui portent sur la peau et sur les muqueuses d'autres stigmates de la syphilis. On évitera aussi de confondre le crâne rachitique avec l'hydrocéphalie chronique ; mais, dans cette dernière affection, les accidents convulsifs sont fréquents, et on observe un arrêt de développement des facultés psychiques.

**V. Pronostic.** — Le pronostic du rachitisme, en ce qui concerne l'existence même, n'est pas grave, quand la maladie n'est pas trop profonde, quand elle n'est pas liée à la scrofule, au tabes de misère, ou à d'autres circonstances absolument fâcheuses. Cette bénignité relative est d'autant plus réelle qu'il est possible d'instituer une alimentation appropriée. Les déviations et gonflements osseux peuvent rétrocéder spontanément. Mais quand il s'agit du sexe féminin, le rachitisme peut encore, même à un âge avancé, créer un danger en apportant, par des rétrécissements du bassin, de la difficulté aux accouchements.

De même, les déformations thoraciques et celles de la colonne vertébrale occasionnent de la gêne de la respiration, créent une disposition aux affections des voies respiratoires, et ajoutent toujours à la gravité de ces processus.

**VI. Traitement.** — Une alimentation et une éducation bien dirigées constituent des moyens prophylactiques extrêmement efficaces. Contre le rachitisme définitivement constitué, nous préconisons, en nous basant sur une expérience personnelle étendue, les moyens suivants comme particulièrement sûrs et rapidement efficaces.

Il faut régler l'alimentation. Quand il s'agit de nouveau-nés, et lorsque la chose est possible, ils seront nourris par la mère ou par une nourrice au sein ; dans le cas contraire, on les alimentera avec du lait de vache additionné de quelques cuillerées à café d'eau de chaux ; pour les autres enfants, diminuer la proportion des substances végétales et donner la préférence à une alimentation essentiellement animale.

Laisser les enfants vivre beaucoup en plein air ; pendant l'été, si on le peut, les envoyer au bord de la mer ou à la campagne. Ne pas les coucher sur des matelas garnis de plume, mais sur des matelas résistants. Ne pas les solliciter à marcher, et éviter, en les portant, d'imprimer à leur squelette des courbures anormales.

Matin et soir, une cuillerée à café d'huile de foie de morue. Toutes les quatre semaines, suspendre le médicament pendant 14 jours, de façon à ne pas produire de l'intolérance vis-à-vis de cette substance.

Durant 4 semaines, chaque matin, un bain salé (28° R ; sel, 1000-1500 gr. ; durée 20 minutes ; après le bain, de demi-heure à une heure de repos au lit).

Prescrire, en outre, les préparations ferrugineuses et la chaux.

L'existence de la diarrhée, dans la plupart des cas, ne constitue pas une contre-indication à l'emploi des moyens indiqués. De plus, on voit sous leur influence disparaître les broncho-pneumonies.

On a conseillé encore contre le rachitisme, indépendamment des préparations martiales et à base de chaux, les amers, les toniques, et récemment le phosphore et l'arsenic (Wegner, Giesen, Kassowitz).

Nous n'aborderons pas ici l'étude du traitement orthopédique des déformations rachitiques du squelette.

### 9. — Ramollissement des os. Ostéomalacie.

**I. Étiologie.** — L'ostéomalacie est une maladie rare ; on en possède à peine, à l'heure actuelle. plus de 170 observations. La plupart des malades sont des adultes, dont l'âge varie de 20 à 50 ans ; cependant, d'après Rehn,

on aurait exagéré la rareté de la maladie chez les enfants. Le plus souvent,
ce sont les femmes qui sont. atteintes ; sur un relevé de 131 observations,
fait en 1861, Litzmann a trouvé qu'il s'agissait 11 fois d'hommes (8,4 p. cent)
et 120 fois de femmes. (91,6 p. cent). L'affection se développe avec une très
grande fréquence, consécutivement à la grossesse et à l'accouchement ;
aussi, beaucoup d'auteurs distinguent-ils entre une ostéomalacie puerpérale
et une ostéomalacie non puerpérale ou rhumatismale. Dans les cas réunis
par Litzmann, sur un contingent de 120 femmes, 85 fois (soit 71 p. cent)
la maladie s'était manifestée en tant que puerpérale. Il est particulièrement
intéressant de constater son apparition dans certaines régions, ainsi : au Rhin,
dans la Flandre orientale, et dans les environs de Milan, Gaetano Casati
l'a observée chez les accouchées, dans la proportion de 0,8 p. cent. Le plus
grand nombre de ces femmes sont originaires de la vallée Olona, où, en
outre, le typhus exanthématique et la pellagre sont très communs.

Les causes de l'ostéomalacie non puerpérale demeurent obscures. On
l'attribue dans ce cas au froid, à l'humidité, aux habitations sombres et
mal aérées.

Chez les enfants, Rehn décrit une combinaison de l'ostéomalacie et du
rachitisme, et affirme que la première n'a aucun lien avec la syphilis congénitale.

**II. Symptômes.** — Les premiers symptômes de la maladie sont des douleurs rhumatoïdes qui siègent dans les régions. du squelette qui, les pre
mières, sont atteintes de ramollissement ; ainsi, chez les accouchées, dans
le bassin, chez les non puerpérales dans la colonne vertébrale. Parfois, ces
souffrances se montrent principalement la nuit, parfois elles cessent en
même temps que se produit une transpiration abondante , ou bien, elles
s'exaspèrent quand le malade est resté longtemps assis, sous l'influence du
mouvement ou à la pression. Il n'est pas rare qu'il se produise des phénomènes fébriles. Et bientôt, on voit apparaître les lésions dues aux ramollissements des os. Au bassin, le promontoire plonge profondément dans l'excavation, tandis que les régions cotyloïdiennes s'incurvent fortement en
dedans. La symphyse pubienne s'accuse et proémine en avant à la manière
d'un bec, et le bassin donne, sur une section transversale, comme du reste
dans un grand nombre de cas de rachitisme pelvien, la forme d'un cœur de
carte à jouer. La contraction pelvienne est, en certains cas, si prononcée
qu'elle apporte non seulement un obstacle à l'accouchement par les voies
naturelles, mais qu'elle gêne le fonctionnement, les évacuations de la vessie
et du gros intestin. Il est habituel que les personnes atteintes de ramollissement des os du bassin, se plaignent, de très bonne heure, d'éprouver des
douleurs dans les ischions, du fait de la position assise. A la colonne vertébrale,
les courbures naturelles s'exagèrent d'une manière pathologique ; au niveau
de la région cervicale, cette incurvation est parfois tellement accusée que
le menton et la poitrine arrivent au contact. Il s'établit aussi des déformations considérables dans la portion lombaire de la colonne vertébrale, région
où d'ailleurs elles sont le plus fréquentes. La colonne vertébrale, considérée

dans son ensemble, et la longueur générale du corps diminuent ; l'on ren
contre de ces malades dont la taille se rapetisse à celle des nains.

Les côtes et le sternum sont aussi, parfois, le siège de déformations graves,
qui peuvent aboutir à des fractures complètes. Il résulte de ces modifications
des compressions et des déplacements des poumons et du cœur, qui amènent à leur suite des palpitations, de la gêne respiratoire et des accès d'asthme. Incurvations, fractures incomplètes et complètes, siègent également aux
extrémités ; la marche devient alors incertaine, vacillante, impossible même.
Parfois, ce sont précisément des fractures multiples, produites par des causes presque insignifiantes, qui constituent un des premiers signes de l'ostéomalacie. Dans le cas de fracture, tantôt la formation du cal fait absolument défaut, tantôt elle s'accomplit d'une manière imparfaite ; enfin, dans
certains cas, le cal qui s'était formé est de nouveau résorbé. Il est rare que
les os du crâne soient affectés par le processus de ramollissement, le fait
n'arrive pour ainsi dire jamais, dans le cas d'ostéomalacie puerpérale.

La plupart du temps les muscles paraissent flasques et flétris. On a, à
maintes reprises, signalé la production de secousses musculaires, de crampes, de contractures douloureuses, lesquelles se développent soit spontanément, soit par le fait d'une excitation cutanée légère.

La sueur, la salive, et le lait seraient chargés de sels calcaires ; il se
ferait aussi une élimination de ces principes par les muqueuses bronchique
et gastro-intestinale (?)

L'urine ne présente pas de modification spécifique. Car, les données anciennes, suivant lesquelles il y aurait augmentation de la proportion de l'acide
phosphorique et des principes calcaires excrétés, n'ont pas trouvé confirmation.

Parfois, on constate une augmentation considérable de l'acide urique. Le
poids spécifique de l'urine est presque toujours diminué. En général, il existe
une diminution de l'excrétion de l'urée, de même de l'acide phosphorique ;
quant à celle de la chaux, elle est sujette à des oscillations considérables,
mais il ne s'agit en aucune manière d'une augmentation constante. On a
constaté quelquefois, mais non d'une façon constante dans l'urine, la présence de l'acide lactique ; mais Langendorff et Mommsen en ont parfois
trouvé une certaine quantité dans l'urine normale. En certains cas, on observe de l'albuminurie.

On a souvent signalé des sédiments constitués par des carbonates, phosphates, oxalates de chaux. Et il n'est pas rare qu'à l'autopsie de semblables sujets on trouve, dans les reins, des concrétions de même nature.

Leube a estimé la proportion de la chaux, contenue dans les fèces de
deux jours, à 0,345 gr.

La durée de la maladie se prolonge, la plupart du temps, au delà de plusieurs années. Le cas le plus aigu a évolué en 9 mois, le plus long en
13 années. Il existe des périodes de rémission et d'exacerbation, celles-ci
presque toujours à l'occasion d'une nouvelle grossesse. La mort survient
comme conséquence d'un marasme de plus en plus accusé, ou bien elle succède à des désordres respiratoires ou circulatoires, qui trouvent leur cause

dans les déformations graves du thorax et dans les phénomènes de compression du cœur et des poumons dont celles-ci sont l'origine. Les cas de guérison sont exceptionnels.

**III. Anatomie pathologique.**— La lésion essentielle, dans l'ostéomalacie, est celle des os. Ils sont, en certains cas, si faibles qu'il semble qu'on leur ait retiré au moyen d'acides tous leurs principes calcaires ; ou bien, ils présentent un aspect membraneux, analogue à l'intestin. On réussit facilement à les inciser avec le bistouri.

Sur les coupes transversale ou longitudinale, ce qui frappe ce sont les dimensions du canal médullaire. Dans le tissu spongieux, les trabécules osseuses peuvent avoir disparu et l'on aperçoit une masse accumulée de moelle osseuse. Quand cette résorption des trabécules s'est faite par îlots, il se forme des cavités médullaires en quelque sorte kystiques. La moelle osseuse elle-même paraît au début fortement hyperhémiée, elle est rouge vif, et le siège d'extravasations sanguines. Dans les périodes ultérieures, elle est très riche en graisse, jaune ; finalement, elle s'atrophie et prend l'aspect d'une gelée grise. Il n'est pas nécessaire de se fonder sur les divers aspects de la moelle osseuse pour établir diverses formes de l'ostéomalacie, et de les désigner sous les dénominations d'ostéomalacie rouge et d'ostéomalacie jaune.

Les canaux de Havers sont également fort augmentés dans leurs dimensions, et ils sont remplis d'une substance rouge, succulente. Par suite de ces altérations, les os paraissent plus pleins de suc. Mais, tandis que canal médullaire et canaux de Havers s'accroissent, la substance osseuse, par contre, se raréfie. Cette raréfaction marche toujours du canal médullaire à la périphérie. A la fin, il ne reste plus, au-dessous du périoste, qu'une mince couche corticale, qui, d'ailleurs, peut disparaître elle-même complètement. Le périoste est presque toujours épaissi, gorgé de sang au niveau de sa couche proliférante et parsemé d'extravasations. Suivant que la masse osseuse restante est flexible ou qu'il existe encore des trabécules osseuses rigides, les sujets présentent des prédispositions diverses aux fractures ; toutefois, il n'est pas indispensable de reconnaître, en considération de ces différences, une ostéomalacie flexible ou cireuse et une ostéomalacie non flexible, ou favorisant les fractures.

Les examens microscopiques des os démontrent que, dans le voisinage le plus immédiat de la cavité médullaire et des canaux de Havers, le tissu osseux a subi des altérations énormes. Il se colore dans le carmin ; il a perdu ses sels calcaires et pris une structure fibrillaire. Il contient en partie des vestiges de corpuscules osseux fusiformes ou non ramifiés, et en partie, ces vestiges ont eux-mêmes disparu. Plus tard, il paraît se produire une sorte de liquéfaction mucilagineuse et une résorption de ces éléments. La ligne de démarcation entre le tissu osseux sain et le tissu osseux malade n'est pas régulière. Elle paraît former des sortes d'anses, qui correspondent aux lacunes de Howship, dans lesquelles Langendorff et Mommsen ont découvert des myéloplaxes.

Dans la moelle osseuse et dans la substance des canaux de Havers, ce qui frappe, par-dessus tout, c'est la réplétion des vaisseaux qui, selon Rindfleisch, aurait un caractère passif et non actif, hyperhémie par stase. Souvent, on trouve des extravasations sanguines. Dans la moelle rouge, on ne rencontre que des restes de cellules graisseuses, et surtout des cellules lymphoïdes. Plus tard, on y aperçoit de nombreuses cellules de pigment. Dans la moelle grise, atrophique, c'est la substance fondamentale qui domine ; les cellules, pauvres en graisse et peu nombreuses, ont presque le caractère d'un épithélium.

Sous le rapport de l'analyse chimique, O. Weber, dit que le liquide exprimé des os a une réaction neutre. Il est également parvenu à dégager de l'acide lactique. Cependant, ce sont là des conditions qui ne paraissent pas être constantes. Les os ont un poids spécifique plus faible, ils sont riches en graisse et remarquablement pauvres en principes inorganiques, et particulièrement en sels calcaires. On constate aussi une diminution des éléments qui fournissent de la gélatine. Dans un cas, Huppert trouva du phosphate de fer.

Aux muscles, on a constaté non seulement de l'atrophie et de la stéatose, mais aussi des lésions de dégénérescence.

Relativement à la nature de la maladie, on a soutenu, avec une certaine ténacité, qu'elle correspondait à une formation d'acide lactique dans les espaces médullaires, et, consécutivement, à une décalcification et à une liquéfaction de la substance osseuse. Rindfleisch prête plutôt une action dissolvante à l'acide carbonique, lequel, en conséquence des phénomènes de stase dans les espaces médullaires, se développerait en quantité excessive. Mais Langendorff et Mommsen font remarquer que les lésions osseuses ostéomalaciques sont d'une nature plus complexe que s'il s'agissait d'une simple décalcification. Ils ont constaté, par exemple, dans la substance fondamentale la formation incomplète d'un système de lamelles, d'éléments à striation longitudinale et fibrillaires et, souvent, en ces points des fibres de Sharpey en nombre considérable, de sorte qu'il semble qu'on soit en présence d'un trouble profond et général de nutrition des os.

Cohnheim a, dans ces derniers temps, exprimé une opinion qui est, d'une certaine manière, en opposition avec l'opinion ancienne. On a voulu expliquer l'apparition fréquente de la maladie au moment de la grossesse, en supposant que l'organisme maternel doit disposer pour les besoins du fœtus d'une plus grande quantité de sels de chaux, et que, par suite, il n'en conserve pas suffisamment pour lui-même.

Les investigations expérimentales n'ont pas dissipé l'obscurité qui entoure la question. Roloff a déterminé chez des animaux la maladie en les nourrissant avec des fourrages pauvres en chaux, et il a déclaré qu'elle peut se développer spontanément chez les animaux, lorsqu'ils se nourrissent avec des fourrages provenant de régions du sol pauvres en chaux. Les résultats obtenus par Heitzmann au moyen des injections d'acide lactique ont été contestées.

**IV. Diagnostic. Pronostic. Traitement.** — En présence des symptômes caractéristiques de la maladie, le diagnostic est facile. Elle se distingue du rachitisme, en ce qu'elle consiste, non dans un état de ramollissement persistant des os, mais dans un passage du tissu osseux à l'état de ramollissement.

Le pronostic est défavorable, car la guérison est exceptionnelle ; chez les femmes, il y a danger de récidive à l'occasion d'une grossesse ou même danger de mort, par suite de l'obstacle invincible que peut apporter à l'accouchement la sténose pelvienne.

Le traitement est celui du rachitis ; W. Busch préconise surtout le phosphore. En ce qui concerne la prophylaxie, elle doit viser à prévenir les récidives, c'est-à-dire que les femmes doivent se mettre en condition d'éviter de nouvelles grossesses.

### 10. — Inflammation articulaire déformante. Arthrite déformante.

*Arthrite noueuse.*

**I. Étiologie.** — L'arthrite déformante est surtout une affection de l'âge avancé ; dans l'enfance et en général avant 30 ans, elle ne se rencontre que très rarement. L'expérience enseigne qu'elle est plus commune chez les femmes ; elle se développe aussi, souvent, chez des personnes de condition inférieure, d'où le nom *d'arthrite des pauvres.*

En beaucoup de cas, l'hérédité paraît avoir exercé un rôle pathogénique. Les refroidissements, le fait de s'être mouillé, les appartements humides, mal aérés, sombres, une nourriture insuffisante, le surmenage intellectuel ou physique, voilà des conditions qui sont en état de produire la maladie. Chez les femmes, on l'a vue également se développer après les suites de couches, après des accouchements trop fréquents, et consécutivement à une lactation trop prolongée. Kohts a vu l'inflammation articulaire déformante succéder à des impressions de terreur. et, dans ces derniers temps, on a signalé son apparition au cours de maladies de la moelle, dans le *tabes dorsalis*, par exemple. Déjà Remak avait indiqué sa coïncidence avec des lésions de la moelle et du grand sympathique ; et, pour cette raison, il avait proposé la dénomination d'arthrite *myélopathique* (myelitica) ou *myélopathico-sympathique* (myelitico-sympathica). Dans l'hystérie, on a également rencontré au niveau des articulations des lésions déformantes.

Parfois, ce sont des traumatismes qui sont le point de départ de la maladie ; ainsi, les luxations, les fractures dans le voisinage des articulations, les contusions, etc. On a également fait la remarque que ces mêmes articulations deviennent malades, qui sont mises en jeu journellement ; par exemple, les articulations des doigts chez les tricoteuses, les couturières et les horlogers. Gaskoin affirme que, parfois, l'arthrite déformante apparaît consécutivement à des affections cutanées, ainsi après le psoriasis, la varioloïde et surtout après l'*area Celsi* (alopécie en aires).

**II. Symptômes.** — La maladie se développe toujours d'une manière insidieuse, et son évolution est lente. En certains cas, elle se localise sur une seule articulation, dans d'autres, par contre, elle en affecte plusieurs : Arthrite déformante monoarticulaire, a. d. polyarticulaire. Dans la première éventualité, il s'agit souvent de l'articulation coxo-fémorale. Cette forme se rencontre dans l'âge avancé et chez les hommes, elle est également connue sous le nom de *malum coxæ senile*, et elle rentre plutôt dans le domaine de la chirurgie. On peut subdiviser la forme polyarticulaire en deux variétés secondaires, suivant qu'elle intéresse les articulations du tronc, les grandes articulations des extrémités, ou qu'elle frappe les articulations des phalanges ou les articulations métacarpo ou métatarso-phalangiennes. D'ailleurs, les combinaisons de ces deux types ne sont pas exceptionnellement rares. La répartition sur le corps de la maladie offre assez souvent une disposition symétrique remarquable.

On a vu chez des femmes, précédant en quelque sorte la maladie comme prodromes, des hémicrânies rebelles (Trousseau, Remak).

Des douleurs articulaires, qui parfois s'irradient dans tout un membre, tantôt se cantonnent dans la région correspondante à un nerf spécial, et tantôt présentent un caractère plus vague, ouvrent presque toujours la scène. Elles présentent des périodes de rémission et d'exacerbation ; celles-ci se montrent presque toujours par les temps de vents, humides et froids, en sorte que certains de ces malades se piquent d'être des prophètes du temps ; leurs prédictions ont d'ailleurs le même succès que bon nombre d'autres déclarations prophétiques qui, comme on le sait, se vérifient aussi souvent qu'elles sont mises en défaut. Beaucoup de malades accusent des paresthésies : sensations de froid, fourmillements, etc. Peu à peu les articulations deviennent raides, se fatiguent facilement par le

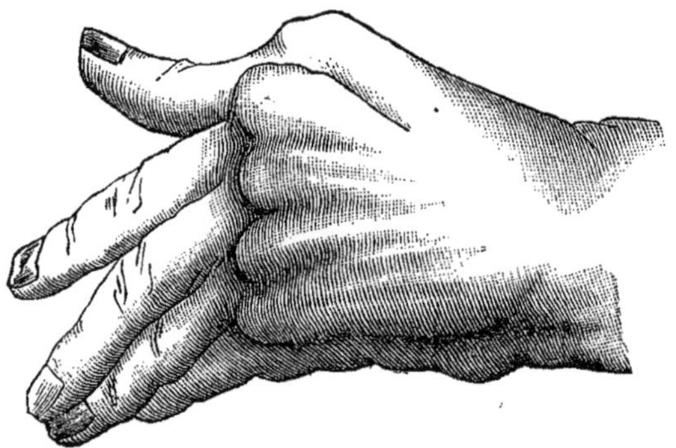

Fig. 21. — *Disposition des doigts dans l'arthrite déformante.*

mouvement, et offrent des nodosités qui ont la dureté de l'os et qui ont une tendance à augmenter de plus en plus de volume. La peau qui les recouvre est presque toujours amincie, mais non altérée toutefois ; plus rarement, elle est légèrement rouge et enflammée. Quand on cherche à mobiliser une articulation malade, souvent, on entend ou on sent des frottements et des craquements. En beaucoup de cas, les muscles qui s'insèrent sur les régions atteintes subissent un amaigrissement considérable et deviennent le siège de contractions qui, agissant de concours avec l'affection articulaire, déterminent des déformations énormes des articulations.

Aux mains, on constate que le deuxième, le troisième et le quatrième doigts, sont fléchis, mais qu'en même temps, au niveau de l'articulation métacarpo-phalangienne, ils sont subluxés du côté du cubitus, plus rarement du côté du radius ; en sorte qu'ils sont superposés à la manière des tuiles d'un toit (voyez. fig. 21). En général, le petit doigt et le pouce sont épargnés, et, en particulier, le pouce contribue à conserver la faculté de l'usage de la main. Charcot a signalé et décrit, comme types spéciaux, d'autres dispositions des doigts et des mains.

Aux pieds, contrairement à ce qui a lieu aux mains, le gros orteil est la plupart du temps, fortement atteint.

La colonne vertébrale peut devenir le siège de déformations et perdre de sa mobilité ; il peut en outre se produire des phénomènes de compression de la moelle et des nerfs, qui sont la conséquence d'un rétrécissement des orifices et des canaux naturels.

Quand la maladie est très étendue, les sujets deviennent tout à fait impotents, il faut les habiller, les nourrir, et les coucher. En outre, elle peut se prolonger durant 20-30 ans. Presque toujours, les organes internes ne subissent aucune modification ; cependant Hüter a signalé une affection de l'endocarde ; parfois, il se produit une artério-sclérose prématurée. Draschmann prétend avoir constaté une diminution de la proportion de l'acide phosphorique dans les urines, circonstance que Stokvis explique par l'inactivité d'un grand nombre de muscles. La mort succède presque toujours à des affections intercurrentes.

III. **Anatomie pathologique.** — Ce qui frappe d'abord au niveau des articulations atteintes, c'est l'épaississement de la capsule articulaire. Sur sa face interne, il s'est produit une prolifération considérable des villosités, qui est particulièrement accusée au niveau du revêtement synovial du cartilage articulaire. Parfois, on aperçoit des prolongements, filiformes, longs, qui plongent dans la cavité articulaire. En certains cas, un certain nombre de villosités sont en voie d'ossification. Elles peuvent se détacher et constituer des corps étrangers articulaires. Souvent, il se rencontre, dans la capsule articulaire elle-même, des points qui sont calcifiés ; bien plus, cette capsule constitue parfois une sorte de coque osseuse (Volkmann).

La surface interne de la cavité articulaire se fait remarquer la plupart du temps par une sécheresse très accusée, d'où la dénomination d'arthrite sèche. Parfois, la synovie a une teinte hémorrhagique légère et, en certains cas, elle contient des particules osseuses, qui proviennent d'une usure de l'extrémité articulaire. Hoppe-Seyler a constaté, par l'analyse chimique, qu'il y avait dans le liquide synovial une forte proportion de mucine.

Les extrémités articulaires sont épaissies latéralement et font des saillies fongiformes ; la plupart du temps, la face superficielle est unie, brillante comme de l'ivoire, et, en bon nombre de cas, dépouillée de son revêtement cartilagineux. Cette usure, ce polissement de l'extrémité de l'os, peut aboutir à une destruction avancée de la substance osseuse ; ainsi, on a pu observer, parfois, une usure progressive et plus ou moins complète du col du fémur. Il est clair que les surfaces articulaires sont également modifiées, et, par suite, il n'y a rien d'étonnant que la mobilité de l'articulation soit atteinte. Parfois, on rencontre auprès des articulations anciennes des articulations nouvellement formées.

Les tendons reposant sur les articulations atteintes, sont souvent épaissis, parfois aussi ossifiés par points, plus rarement ils sont dissociés, amincis.

On a observé au niveau des muscles correspondants des modifications atrophiques, de la dégénérescence graisseuse et une induration fibreuse, que l'on peut constater même pendant la vie.

En ce qui concerne les modifications articulaires microscopiques, elles réclament encore une étude minutieuse, et l'on n'est pas d'accord quand il s'agit de les expliquer. Ainsi, Weichselbaum ne voit en elles que des lésions séniles avancées et parfois prématurées, tandis que d'autres leur accordent un caractère primitivement inflammatoire. Il semble que, sous le rapport de l'étiologie et des modifications anatomiques, on doive distinguer plusieurs formes d'arthrite déformante. Essentiellement, il s'agit d'une prolifération abondante des cellules cartilagineuses ; en particulier, au niveau de la portion marginale du cartilage articulaire, d'une ossification des couches plus âgées et plus profondes, et d'une disparition progressive des parties intermédiaires ; en outre, dissociation progressive du cartilage articulaire et sclérose de la substance osseuse située au-dessous, par contre prolifération continue et ossification au niveau des portions latérales du cartilage articulaire,

**IV. Diagnostic.** — Le diagnostic est facile. On la distingue de la goutte, par la localisation si habituelle, dans cette dernière maladie, de l'acte inflammatoire sur la jointure du gros orteil, et par la présence, dans celle-ci, des dépôts arthritiques sur le cartilage de l'oreille ou sur d'autres points du corps. Il est déjà plus difficile de la différencier, en certains cas, de l'arthrite tuberculeuse ; cependant, on ne rencontre pas, dans cette dernière, les déformations articulaires. Dans le rhumatisme articulaire chronique, les phénomènes inflammatoires locaux prédominent.

**V. Pronostic.** — Le pronostic, en ce sens que la vie n'est pas menacée, est favorable ; mais, sous le rapport de la guérison, il n'en est pas ainsi, parce qu'il est extrêmement difficile d'obtenir des guérisons définitives.

**VI. Traitement.** — Parmi les moyens thérapeutiques, c'est l'usage prolongé de l'iodure de potassium qui mérite le plus de confiance ; on recommande encore l'arsenic et l'huile de morue. On fait en outre sur les articulations atteintes des badigeonnages iodés. En été, cures de bains répétées, bains salés, sulfureux, iodés, de boue, ou dans des stations thermales indifférentes, par exemple à Nauheim, Wiesbaden, — Tölz, — Aix-la-Chapelle, Baden, Eilsen, — Ragatz, Pfäffers, Wildbad, etc.

On a eu recours avec succès au massage ; de même on a obtenu de bons effets de l'emploi de l'électricité.

On donne la préférence au courant galvanique ; galvanisation du sympathique, de la moelle, des plexus nerveux, ou bien l'électrisation directe des articulations, suivant sans doute l'origine supposée de la maladie. Longue durée du traitement.

D<sup>r</sup> R. LABUSQUIÈRE

Secrétaire de la rédaction des *Annales de Gynécologie.*

# LIVRE X

## MALADIES INFECTIEUSES

*A*. — MALADIES INFECTIEUSES A DÉTERMINATIONS TYPIQUES

### PREMIÈRE PARTIE

EXANTHÈMES INFECTIEUX AIGUS

#### 1. — Rougeole. (Masern. Morbilli.)

I. Étiologie. — La rougeole est une maladie essentiellement contagieuse qui sévit de préférence sur les enfants.

Comme toutes les maladies infectieuses du reste, la rougeole a dû, à un moment donné et à une époque plus ou moins reculée, naître spontanément. Mais de nos jours, elle ne se développe que là où existe préalablement le germe ; cela est absolument certain, bien qu'il ne soit pas toujours possible de découvrir l'origine de l'infection et la voie qu'elle a suivie. Ce n'est guère que dans les cas où le champ d'observation est très limité que l'on pourra remonter au point de départ d'une épidémie.

Les essais d'inoculation artificielle ont démontré que l'agent contage se trouvait dans le sang, le liquide lacrymal, les sécrétions nasales, les crachats, et dans le liquide des taches de la peau. Les inoculations avec les débris épidermiques de la période de desquamation sont en revanche presque toujours négatives ; aussi la plupart des auteurs ne croient pas à la contagiosité de la rougeole à cette période.

Quelque intéressantes qu'elles soient, ces expériences ne jettent guère de jour sur la façon dont se fait habituellement la contamination. Pour expliquer celle-ci, il faut supposer que le germe morbide, en quittant l'organisme malade, se diffuse dans l'atmosphère ambiant. Tous ceux qui se trouveront dans la zone des exhalations seront par suite exposés à contracter la maladie. C'est l'*infection par l'air*. Un contact direct avec le malade ne serait donc pas nécessaire et le séjour plus ou moins prolongé dans la chambre suffirait à déterminer l'infection.

La présence du contage dans l'atmosphère ambiant du malade, s'explique aisément. C'est par le poumon et la peau, c'est avec les exhalations cutanées et pulmonaires que s'élimine principalement le poison rubéolique dont l'organisme tend à se débarrasser et à prévenir l'accumulation (1).

Il est aussi un autre mode de contagion non moins fréquent, c'est celui qui se fait par l'*intermédiaire de tierces personnes ou d'objets* auxquels s'est attaché la matière infectieuse. Souvent des médecins se sont faits ainsi inconsciemment les agents de propagation de la rougeole en portant chez des familles indemnes le germe spécifique qui s'était fixé à leurs vêtements dans leur visite à des rubéoliques.

Les chances d'infection par ce mode seront naturellement d'autant plus grandes que les intermédiaires, personnes ou objets, auront séjourné plus longtemps auprès des malades.

Un fait qui au point de vue pratique est d'une grande importance, c'est que la *rougeole* est *contagieuse*, non seulement pendant la période éruptive, mais aussi dans la période prodromique et peut-être même pendant l'incubation. La conséquence pratique de ce fait est qu'en temps d'épidémie on doit isoler les enfants dès qu'ils présentent quelques symptômes pouvant faire soupçonner l'imminence d'une rougeole, coryza, toux, conjonctivite ; c'est là le seul moyen de prévenir d'une façon effective la dissémination de la maladie.

Cette précoce contagiosité nous explique aussi pourquoi il est d'habitude si difficile d'établir la filiation de la maladie et de remonter à son point de départ. Il n'est guère possible en effet de savoir si l'enfant n'a pas été mis à un moment donné en rapports accidentels avec quelque camarade atteint de toux ou de coryza.

On ne sait encore rien de bien positif sur la *nature de l'agent rubéolique*. Est-ce un poison ? est-ce un contage animé ? Les nouvelles doctrines sur la cause des maladies infectieuses, tendent à faire admettre que, pour la

---

(1) L'hypothèse de l'élimination du principe infectieux par l'exhalation pulmonaire, c'est-à-dire par l'air expiré, qui remonte aux âges les plus reculés de la médecine et qui n'est qu'un reflet des croyances et des préjugés populaires de toutes les époques ne semble pas devoir résister au contrôle expérimental dont elle est l'objet. Grancher, Charrin et Karth n'ont jamais pu trouver le bacille tuberculeux dans l'air expiré par les phtisiques. Cadéac et Malet n'ont pu réussir à déterminer la tuberculose chez des animaux auxquels on faisait respirer cet air, et ce n'est qu'en mettant ces animaux en contact incessant avec d'autres animaux tuberculeux par la communauté d'habitation et surtout d'aliments, qu'ils parvenaient à les rendre eux-mêmes tuberculeux. Tout récemment Straus et Dubreuilh (Acad. des sc., 5 décembre 1887), confirmant d'ailleurs les résultats obtenus par Tyndall au moyen de l'analyse optique de l'air, ont démontré que l'air qui sort du poumon ne contient presque jamais de microbes, qu'il est stérile. Ce n'est donc point par l'exhalation pulmonaire, mais bien plutôt par les matières expectorées, les crachats, que l'agent spécifique est entraîné hors de l'organisme et disséminé dans l'atmosphère. C'est ce qu'il ne faut pas oublier lorsqu'il s'agit de la prophylaxie, non seulement de la rougeole, mais de toutes les maladies à localisations respiratoires ; c'est ce qu'il importe surtout de rappeler à l'entourage du malade trop porté par les préjugés populaires à voir le danger où il n'est pas et à le négliger où il se trouve en réalité. (*Note du Tr.*)

rougeole comme pour les autres, il s'agit d'un micro-organisme (schizo-mycète) ; mais on ignore encore, malgré les assertions de Hallier et de Salisbury, quel est ce micro-organisme. Les recherches bactériologiques de Klebs n'ont donné aucun résultat bien concluant. Tout récemment Babès et Cornil, Braidwoord, Murray et Vacher, Lebel ont signalé l'existence d'un microbe dans l'air expiré, le sang, le liquide lacrymal, les sécrétions nasales et les organes internes, sans pouvoir toutefois affirmer sa spécificité.

La *prédisposition à la rougeole* est à peu près universelle. La grande majorité des individus étant dès leur naissance exposés aux causes d'infection, ont la maladie dans le jeune âge, ce qui a fait considérer la rougeole comme une maladie de l'enfance. Cependant dans les pays qui par leur éloignement des voies habituelles de communication étaient restés indemnes, et où la rougeole a été introduite accidentellement par un malade, on a remarqué que toute la population était frappée sans distinction d'âge. Les nouveau-nés jusqu'à l'âge de six mois présenteraient seuls une très faible prédisposition à la maladie. Il existe cependant des cas de rougeole chez des enfants de quelques jours, et même au moment de la naissance. On admet aussi que, dans le cas de maladie de la mère, le fœtus peut être atteint, ce qui lui conférerait l'immunité après la naissance. L'influence du sexe est nulle sur la réceptivité morbide.

*L'existence d'une autre maladie* n'atténue en rien l'aptitude pour la rougeole ; tout au plus retarde-t-elle un peu son apparition. La grossesse et l'état puerpéral ne confèrent pas davantage l'immunité. Il n'est pas rare de voir se développer sur le même individu en même temps que la rougeole une autre maladie infectieuse, le typhus abdominal, la variole, la scarlatine, l'érysipèle, la roséole, la varicelle, le pemphigus, les oreillons. La rougeole s'associe assez souvent avec la coqueluche.

La rougeole présente cette particularité, commune du reste à la plupart des maladies infectieuses, que les *individus atteints une première fois deviennent réfractaires à une nouvelle infection*. Certaines personnes semblent avoir une immunité simplement transitoire. Bien qu'exposées à la contagion, elles restent indemnes un certain temps, puis à une nouvelle épidémie, elles sont atteintes, sans que rien puisse expliquer cette modification de réceptivité.

Les observations de rougeole ayant frappé deux fois ou même trois fois le même individu sont rares. Quelques médecins pensent, non sans raison, que certaines épidémies se distinguent par la fréquence des cas de récidive. Dans certains cas, il s'écoule plusieurs mois ou plusieurs années entre la première et la seconde atteinte ; dans d'autres, quelques semaines seulement. Dans les cas où il apparaît une rougeole bien authentique quelques jours après la disparition du premier exanthème, il s'agit bien moins d'une nouvelle infection que d'une rechute (fait très rare). Nous devons d'ailleurs faire remarquer que toutes les observations de ces prétendues récidives ne sont pas à l'abri de toute objection et que l'on a souvent confondu la rougeole avec la rubéole *(Rötheln)* et la roséole.

La rougeole se montre parfois à l'*état sporadique,* plus souvent à l'*état épidémique.* Ces épidémies ne paraissent être influencées ni par le temps, ni par les lieux, et se développent partout où a pénétré le germe morbide. Dans les grandes villes, on observe en tout temps des cas sporadiques. De temps en temps, naît une épidémie dont le point de départ est tantôt un de ces cas, tantôt un cas importé du dehors. Il n'est pas rare de voir ces épidémies revenir périodiquement, à époques fixes ; pour quelques grandes villes ce retour aurait lieu à des intervalles variant de 2 à 6 ans. Il semble que la matière infectieuse de la rougeole ait besoin de s'accumuler en certaine quantité pour que la maladie puisse prendre quelque extension. Les écoles, les jardins publics où viennent jouer les enfants sont des lieux éminemment propices à la propagation de la maladie ; car des enfants en pleine incubation de rougeole, ou qui en présentent les premiers prodromes se trouvent en rapports journaliers avec des enfants bien portants. Le danger de contamination est cependant moins grand dans les espaces largement exposés à l'air que dans les lieux clos.

Les *saisons* n'ont que peu d'influence sur le développement des épidémies. Celles-ci sont toutefois plus fréquentes en hiver et au printemps que dans les autres saisons. De plus le caractère des épidémies se modifie dans une certaine mesure suivant l'époque où elles se produisent. En hiver et au printemps les complications du côté des organes respiratoires prédominent ; dans les épidémies d'été, ce sont surtout des diarrhées rebelles que l'on observe.

La *durée* d'une épidémie est très variable ; elle est le plus souvent de 4 à 6 mois. En général l'épidémie atteint très rapidement son acmé et ne tarde pas ensuite à décroître. Les cas se montrent habituellement plus graves à ce moment qu'au commencement et au déclin de l'épidémie.

A certains moments, la rougeole prend le caractère d'une véritable *pandémie*. Ne se limitant pas, comme d'habitude, à une région plus ou moins circonscrite, elle s'étend sur une partie de la surface du globe. Tout récemment Guttcet a publié la relation d'une pandémie de rougeole qui au printemps de 1866 sévit sur toute la Russie.

On ne connaît pas le *foyer d'origine* de la rougeole. Les premières descriptions un peu exactes de la maladie se trouvent dans Rhazes (9ᵉ siècle après J. C.). On a longtemps confondu la rougeole avec la scarlatine et surtout avec la variole. C'est à Sydenham, au commencement du 17ᵉ siècle, que l'on doit d'avoir établi son individualité propre.

**II. Symptômes et lésions anatomiques.** — On peut distinguer dans l'évolution de la rougeole plusieurs *stades ou périodes.* Lorsque le germe de la maladie pénètre dans un organisme, sa présence ne se manifeste d'abord par aucun trouble de la santé. Les individus déjà sous le coup de l'infection sont en apparence tout à fait bien portants dans la période dite d'incubation, et ce n'est que lorsque l'agent rubéolique s'est multiplié et accumulé dans l'organisme qu'apparaissent les premiers symptômes morbides. Cette *période d'incubation* est, dans les cas normaux, de 10 jours.

On ne doit pas être surpris qu'il se produise quelques variations dans la durée de cette période. Ces variations dépendent de plusieurs causes, parmi lesquelles, la dose et l'énergie de l'agent infectieux ainsi que la résistance de l'organisme infecté doivent jouer le principal rôle (1). Malgré tout, la durée de l'incubation est assez constante. Dans les inoculations artificielles, celle-ci est en général plus courte.

A la période d'incubation succède la *période prodromique* qui dure en moyenne trois jours. Elle est caractérisée par une vive inflammation des muqueuses du nez, de la bouche, du pharynx, de la trachée, des bronches, des conjonctives. Dans ces derniers temps plusieurs auteurs, Rehn en particulier, faisant ressortir l'analogie qui existe entre cette inflammation des muqueuses et celle de la peau qui lui succède et qui constitue l'exanthème, ont proposé de changer le nom de période prodromique contre celui de période d'énanthème (exanthème des muqueuses).

La troisième période est celle de l'*éruption*, caractérisée par l'apparition de taches rouges sur la peau. Dans les cas normaux, l'éruption apparaît le 14e jour après l'infection et a une durée de trois à quatre jours.

A ce stade succède la période de desquamation, d'une durée moyenne de sept jours. C'est donc vers la fin de la quatrième semaine qu'arrive la guérison complète.

Reste maintenant à décrire les symptômes cliniques de ces diverses périodes; nous prendrons pour type de notre description un cas de rougeole normale et sans complications.

La santé est souvent parfaite pendant la *période d'incubation*, au moins dans la première moitié de cette période. Dans la seconde moitié on observe fréquemment quelques troubles légers. A certains moments, il y a de petits accès de fièvre caractérisés par une légère ascension de la température. L'enfant est capricieux, inquiet, pleure sans raisons, perd l'appétit, a des renvois, l'haleine mauvaise, la langue chargée. On observe de l'insomnie ou de la somnolence. Bientôt commencent à apparaître les premiers symptômes de l inflammation catarrhale des muqueuses : rougeur des paupières, photophobie, hypersécrétion nasale, expectoration, toux, enrouement, douleurs dans le cou, etc., etc.

La *période prodromique* débute d'ordinaire par un grand frisson ou par de petits frissons répétés. Ces frissons s'accompagnent d'élévation de température qui peut atteindre dès le premier soir 40°. Cette élévation est souvent de peu de durée, et la température revient à la normale les deux jours suivants. D'autres fois l'apyrexie n'est pas complète et le soir il y a une légère ascension thermométrique. Une fièvre continue persistant le matin est rare. Aussi la plupart des enfants ne paraissent-ils vraiment malades que le premier jour et semblent presque guéris les jours suivants.

Le *catarrhe des muqueuses*, qui en général commence à apparaître à la fin de la période d'incubation, ne fait que s'accentuer. La congestion des

---

(1) Il ne faut pas oublier de signaler parmi les causes de variations de la durée de l'incubation, le siège de l'inoculation et la voie par laquelle a pénétré dans l'organisme l'agent infectieux. Les recherches « de Pasteur sur la rage ont montré toute l'importance de ces facteurs. » (*Note du Tr.*)

conjonctives devient plus forte et s'étend à la conjonctive oculaire. Parfois il y a de l'œdème sous-conjonctival et du chémosis. Les caroncules lacrymales étant très rouges et gonflées, les larmes ne peuvent plus s'écouler par le canal lacrymal èt tombent sur les paupières et les joues. Les malades ont de la photophobie, accusent un sentiment de cuisson, de brulûre, de corps étrangers dans l'œil, se frottent constamment les paupières et ont souvent un peu de blépharospasme. Le catarrhe de la muqueuse nasale se manifeste d'abord par le gonflement, la sensation de brulûre, de picotement, de sécheresse ; puis arrivent l'hypersécrétion de la muqueuse, les éternûments qui parfois prennent le caractère d'éternûments spasmodiques. L'inflammation gagne quelquefois les sinus frontaux, et le malade se plaint dans ce cas de douleurs et de pesanteur dans cette région. Le catarrhe du pharynx se révèle par une sensation de sécheresse et de difficulté de la déglutition. L'inflammation de la muqueuse buccale donne lieu à des sensations de chaleur, de brûlure, de sécheresse de la bouche. La toux, l'enrouement, le sentiment de cuisson dans la région laryngée, la sensation de chatouillement dans la région sternale indiquent que l'inflammation s'étend et gagne les muqueuses respiratoires. La toux peut affecter le caractère spasmodique et rappeler la toux de la coqueluche. Dans d'autres cas elle est voilée, aboyante et prend le timbre de la toux croupale.

Les signes objectifs que présentent les muqueuses enflammées ne sont pas toujours identiques. Dans la grande majorité des cas c'est une rougeur diffuse qui l'on observe. Dans certaines régions, sur la voûte palatine en particulier, les follicules muqueux forment sur la muqueuse enflammée une saillie qui leur donne l'apparence de petits tubercules. Il existe une vive injection des vaisseaux, et même parfois sur certains points de légères extravasations sanguines. Dans d'autres cas, la rougeur apparaît sous forme de taches, ressemblant tout à fait à celles de la peau. Plus tard en se réunissant elles donnent lieu par leur confluence à une rougeur diffuse. Il est facile de constater par la simple inspection ces altérations dans la gorge, le nez, sur les conjontives. C'est Gerhardt qui le premier a signalé, en s'aidant du laryngoscope, les lésions du larynx.

Il semble, d'après le résultat donné par quelques examens microscopiques, que d'autres muqueuses participent aussi à cette inflammation et que celle-ci s'y manifeste surtout sous forme de taches isolées. C'est sous cette apparence qu'on a observé l'exanthème sur la muqueuse des bronches, de l'estomac, des intestins, des organes génitaux. On a même signalé l'existence de l'éruption sur la plèvre. Peut-être la perte d'appétit, les vomissements, la diarrhée qui sont si fréquents dans la période d'invasion sont-ils en partie sous la dépendance de ces altérations de la muqueuse. Weil a observé un cas de pleurésie à cette période.

Au moment où apparaît *l'éruption*, la température s'élève brusquement et atteint 39° et au-dessus. D'ordinaire elle continue à s'élever les deux premiers jours pour retomber ensuite brusquement vers la fin du troisième ou le quatrième, le plus souvent dans la nuit qui les sépare et redevenir normale et même sous-normale. A partir de ce moment la fièvre cesse définitivement; tout au plus observe-t-on dans certains cas quelques petits mouvements fébriles irréguliers. L'acmé de la fièvre coïncide d'habitude avec le plein épanouissement de l'éruption (stadium floritionis des auteurs anciens). V. fig. 22.

*L'éruption cutanée* apparaît souvent presque subitement, et dans ce cas l'élévation brusque de température et l'apparition simultanée de l'exanthème séparent nettement la période éruptive de la période prodromique. Dans d'autres cas la transition est plus graduelle, et à la fin du second stade on constate déjà du gonflement et de légères saillies papuleuses autour des orifices des glandes de la peau.

Les taches se montrent d'abord sur le visage, sur le menton, les joues, le front notamment. Bientôt elles apparaissent sur le cuir chevelu (surtout chez les jeunes enfants à chevelure peu abondante), autour de l'apophyse mastoïde, à la nuque. Dans l'espace de 12 à 36 heures, l'éruption a envahi le tronc et les membres. C'est au visage, sur la poitrine et le dos que les taches

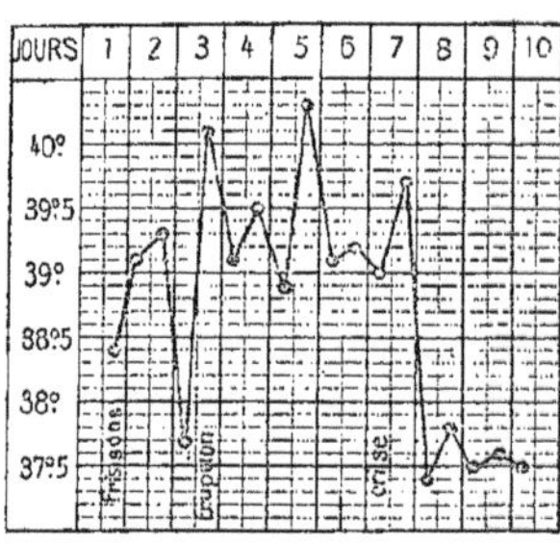


Fig. 22. — *Courbe de la température dans la rougeole sans complications.* (Obs. personnelle.)

sont le plus nombreuses, sur les membres inférieurs qu'elles le sont le moins. Sur les extrémités on ne trouve pas de différence sensible entre le côté de l'extension et le côté de la flexion, et la paume des mains pas plus que la face plantaire des pieds ne sont épargnées. Quelquefois, certaines régions restent indemnes; l'éruption peut aussi suivre une marche un peu différente; mais ces variations n'ont aucune importance. Chez quelques malades, l'exanthème s'accompagne d'un peu de prurit. Les auteurs anciens parlent aussi d'une certaine perspiration cutanée dont l'odeur rappellerait celle des oies fraîchement plumées.

*L'exanthème rubéolique* se présente sous l'apparence de taches arrondies, un peu allongées, parfois en croissant, dont la circonférence est de 2 à 6 millimètres environ. Sous la pression du doigt les taches disparaissent momentanément, preuve qu'il s'agit d'une simple hyperhémie. A une période plus avancée il reste une tache jaunâtre ou brun pâle indiquant qu'à l'hyperhémie du début a succédé une exsudation et même une diapédèse des globules sanguins. Les taches ont des bords bien tranchés et parfois un peu irréguliers, sinueux ou étoilés. Elles sont légèrement saillantes au-dessus de la peau, malgré la désignation de *morbilli* qu'on leur a donnée.

Les auteurs ne sont pas d'accord sur les lésions anatomiques de la peau. Hébra et Mayer, en se basant sur l'analogie des phénomènes, croient à une inflammation des follicules sébacés. Simon, qui a enlevé sur le vivant des taches de rougeole et les a examinées au microscope, a trouvé les glandes cutanées normales. L'épiderme et le derme ne paraissent pas non plus altérés, tout au plus les papilles de celui-ci seraient un peu gonflées par l'exsudat liquide. Entre les faisceaux du derme, Simon a trouvé de fines granulations qui ne se dissolvent pas dans l'acide acétique. Neumann, dans un récent travail, a signalé l'élargissement des faisceaux du derme, l'émigration des globules blancs, l'accumulation de ceux-ci à la surface externe des capillaires, des follicules pileux et sébacés, et entre les fibres musculaires des arrecteurs des poils, *arrector pili*, l'élargissement des follicules pileux au niveau de l'insertion de ces muscles.

Dans les 24 à 36 heures qui suivent l'apparition de la première tache sur le visage, l'exanthème a envahi tout le corps et reste stationnaire dans les 12 à 24 heures suivantes (*stadium floritionis*). Parfois cependant l'éruption pâlit et tend à s'effacer sur le visage, avant qu'elle n'apparaisse sur les membres. Le stade de floraison fait ainsi défaut. Nous avons déjà dit que ce stade coïncidait avec l'acmé de la fièvre. On observe quelquefois à ce moment du gonflement des ganglions lymphatiques périphériques et une légère augmentation de volume de la rate. Au niveau du cœur on constate un souffle systolique fébrile. L'examen du sang révèle une diminution des globules rouges et une multiplication des globules blancs. La langue est d'habitude recouverte d'un enduit blanc, épais. La soif est augmentée. L'appétit fait défaut. L'urine présente les caractères des urines fébriles ; elle contient parfois des traces d'albumine, quelquefois un peu de sucre, et donne souvent la réaction dite de l'acétone avec la solution de perchlorure de fer.

Aussitôt le stade de floraison passé, les taches pâlissent assez rapidement. La délitescence suit la même marche que l'éruption et ce sont sur les parties qui ont été les premières envahies que l'exanthème s'efface le plus vite.

On constate quelquefois de petites recrudescences au point de vue de la coloration des taches, et ces recrudescence coïncident avec les légers mouvement fébriles dont nous avons déjà parlé. Il n'est pas rare de constater encore dans le deuxième septénaire une coloration jaunâtre ou brunâtre due à un dépôt de pigment sur l'emplacement des taches.

La *période de desquamation* est complètement apyrétique ; mais comme le malade éprouve d'habitude une grande lassitude, il garde volontiers la chambre et même le lit. La desquamation commence par le visage sous forme d'écailles fines furfuracées. Sur les parties recouvertes et exposées aux transpirations, cette desquamation est presque insensible, surtout si on fait usage de bains. Elle s'accompagne souvent de démangeaisons. Vers la fin de la quatrième semaine, le malade peut se considérer comme complètement guéri, d'autant plus que le catarrhe de la muqueuse disparaît aussi très rapidement.

Dans notre description nous avons eu exclusivement en vue un cas de rougeole normale et bénigne. Il n'est pas rare de voir se produire quelques *anomalies* en général sans importance, les unes relatives à l'éruption, les autres aux symptômes généraux.

Parmi les *anomalies de l'exanthème*, nous devons signaler la saillie papuleuse que forme souvent la tache et dont le centre est d'habitude occupé par un poil. Cette particularité qui est la conséquence d'une hypertrophie considérable des follicules sébacés s'apprécie mieux au toucher qu'à la vue. La rougeole est dite dans ce cas *papuleuse*.

Lorsqu'il se produit d'abondantes sueurs, l'épiderme peut se soulever au niveau des taches et former de petites vésicules, *rougeole vésiculeuse ou miliaire*. La fluxion sanguine est parfois si violente qu'à ce même niveau il se produit des déchirures de capillaires et des extravasations de sang, *rougeole hémorrhagique (morbilli lividi ou nigri)*. Cette forme n'a aucune gravité et n'est nullement l'indice d'une décomposition du sang. Il arrive souvent que les taches rubéoliques se réunissent, se confondent, surtout au visage et s'accompagnent d'œdème de la peau et des paupières, *rougeole confluente (morbilli confluentes)*. Il ne s'agit jamais, comme dans la scarlatine, d'une confluence vraie, généralisée de l'éruption, et il est toujours possible de distinguer sur certaines régions la forme des taches et de reconnaître qu'elles sont séparées par des intervalles de peau saine.

Il peut arriver aussi que l'exanthème se fasse d'une façon irrégulière et par poussées successives. Au point de vue de la forme, de la couleur, de l'abondance et de la distribution de l'éruption, il existe d'innombrables variétés. Quelques auteurs décrivent une rougeole sans éruption, *morbilli sine morbillis*. Dans ce cas le sujet qui a été précédemment exposé à des chances d'infection présente tous les symptômes généraux de la rougeole. L'éruption cutanée seule fait défaut. Parfois même, on constate une légère desquamation. L'éruption s'est limitée aux muqueuses. Le phénomène inverse s'observe aussi ; l'exanthème cutané se fait normalement, mais il ne se produit aucune manifestation du côté des muqueuses.

Pour ce qui concerne les symptômes généraux, une des anomalies les plus fréquentes est une *modification dans la durée des diverses périodes*, tantôt plus longues, tantôt très abrégées. La période éruptive en particulier est parfois si courte qu'elle peut échapper à l'attention du médecin.

On a décrit des *rougeoles apyrétiques* ; mais ces observations ne sont pas à l'abri de toute critique et il est permis de se demander s'il n'y a pas eu confusion avec la rubéole et la roséole apyrétique.

D'autres cas au contraire sont caractérisés par une *fièvre beaucoup plus longue et plus violente* que d'habitude. La fièvre débute parfois dans les premiers jours de la période d'incubation et s'accompagne souvent chez les jeunes enfants de somnolence, de délire et de convulsions. Cette forme est rare et est l'expression d'une malignité qui se manifeste dès le premier stade.

D'une très grande gravité est aussi *la rougeole hémorrhagique maligne* que l'on observe assez souvent chez les individus affaiblis et cachectiques. Ce n'est plus alors de petites extravasations sanguines sous la peau, mais de véritables hémorrhagies dans le tissu cellulaire sous-cutané, des écoulements de sang par le nez, le poumon, l'estomac, l'intestin et les organes génito-urinaires. La température est habituellement élevée et le malade est plongé dans l'état dit typhoïde, stupeur, langue et lèvres sèches, souvent recouvertes d'un enduit fuligineux, ventre ballonné, diarrhée. Les forces déclinent rapidement et la mort arrive dans le collapsus. Dans ces cas, la rougeole a perdu son caractère habituel d'affection infectieuse localisée pour revêtir la forme de maladie générale septique. On désigne cette forme sous le nom de *rougeole typhoïde, septique ou adynamique*.

Les *complications* ne sont pas rares dans le cours de la rougeole et aucun organe n'en est à l'abri. Leur importance pronostique est naturellement très variable. La fréquence de telle et telle complication est si grande dans certaines épidémies qu'elle leur donne un caractère très tranché.

En raison de leur fréquence, certaines complications peuvent être considérées comme propres à la rougeole; telles sont la *diphtérie du larynx* (*croup*), la *broncho-pneumonie* et la *diarrhée* incoercible; d'autres complications semblent plus accidentelles. Toutes ces complications présentent un caractère inflammatoire très marqué. Il faut du reste dire que, dans les maladies infectieuses en général, les infections secondaires sont presque toujours dues aux agents de l'inflammation, et sont beaucoup plus rarement la conséquence du transport, de la métastase du micro-organisme spécifique lui-même.

Nous nous bornerons à passer en revue, en suivant l'ordre des organes, les nombreuses complications, que l'on peut observer dans la rougeole sans avoir la prétention de n'en omettre aucune.

*Sur la peau*, nous signalerons l'érythème qui apparaît aussi bien dans la période d'invasion qu'au moment de l'éruption, l'urticaire, plus rarement le pemphigus, quelquefois l'herpes facialis.

Lorsque l'éruption est très confluente, il peut survenir de la gangrène de la peau, des abcès multiples, des furoncles.

Les complications du côté *des organes de la vue* sont fréquentes : conjonctivites phlycténulaire, purulente, diphtéritique qui entraînent souvent très rapidement la cécité.

Sur la cornée, il peut se produire des érosions épithéliales, et à la suite une fonte de cette membrane ou une kératite ulcéreuse.

Les complications du *côté des oreilles* ne sont pas rares. Les malades se plaignent souvent d'une légère surdité et de bourdonnements d'oreilles par suite de la propagation du catarrhe des fosses nasales à la trompe d'Eustache et à l'oreille moyenne. Dans certains cas l'inflammation catarrhale se transforme en inflammation purulente. Quand la sécrétion est abondante, le malade accuse des pulsations et de violentes douleurs lancinantes dans l'oreille. La membrane du tympan peut dans ce cas se déchirer, et le pus s'écouler par le conduit auditif. Cette otite moyenne se termine le plus souvent d'une façon favorable, et la guérison est la règle. Parfois cependant il subsiste un gonflement de la muqueuse qui diminue sensiblement, lorsqu'il ne supprime pas tout à fait la faculté auditive, et peut être cause, chez les jeunes enfants, de surdité dans les cas où l'otite est double et même de surdi-mutité s'ils sont tout à fait en bas âge. Gottstein a décrit une inflammation desquamative du tympan.

Les *épistaxis* sont fréquentes aussi bien dans la période d'invasion que dans celle de l'exanthème. Les malades se sentent souvent très soulagés après cette hémorrhagie.

Gerhardt a décrit des ulcérations de la paroi postérieure *du larynx*, celles-ci peuvent d'ailleurs se développer sur un point quelconque de la muqueuse. Le gonflement inflammatoire de celle-ci peut entraîner la sténose du conduit et donner lieu à tous les symptômes du faux croup.

Une des plus graves complications est la diphtérie du larynx (croup) qui, dans certaines épidémies, est d'une fréquence tout à fait insolite.

Dans les épidémies d'hiver ce sont les complications *du côté des bronches et des poumons* qui dominent. La bronchite capillaire et la broncho-pneumonie sont les plus fréquentes. Plus rare est la pneumonie fibrineuse. On observe assez fréquemment l'atélectasie pulmonaire et l'emphysème aigu, surtout au niveau du bord antérieur du poumon (diminution de la matité précordiale). L'œdème pulmonaire, les abcès pulmonaires, et la gangrène de cet organe sont des accidents beaucoup plus rares.

Les complications du côté du poumon ont pour conséquences de maintenir la température à un degré anormal et de prolonger considérablement la durée de la maladie. Elles peuvent entraîner rapidement l'asphyxie, et si le malade échappe à ce péril, il est exposé plus tard à tous les dangers d'une résolution incomplète, infection tuberculeuse, caséification des produits inflammatoires. La pleurésie est une des complications rares de la rougeole.

La rougeole n'épargne pas le *cœur* et la péricardite et l'endocardite sont loin d'être rares. Chez les adultes c'est surtout cette dernière qu'on observe.

Demme a décrit l'hypertrophie du *thymus*. Dans les épidémies d'été ce sont les *organes digestifs* qui sont plus particulièrement affectés. L'enduit muqueux de la langue, sa coloration rouge qui rappelle celle de la scarlatine, l'aspect rugueux de sa surface par suite de l'hypertrophie des papilles n'ont aucune importance.

La *muqueuse buccale* présente dans certains cas des ulcérations superficielles ou une éruption aphteuse. Chez les enfants affaiblis et tenus peu proprement, le muguet est à redouter. La stomacace, la gangrène et le noma sont exceptionnels.

Les *amygdales* sont habituellement augmentées de volume, d'où la gêne de la déglutition. Parfois il survient une amygdalite phlegmoneuse. Les angines diphtéritiques et gangréneuses s'observent aussi dans quelques cas. Schmid a vu une nécrose de la mâchoire inférieure à la suite de la rougeole.

Les *vomissements* fréquents sont rares. Quelquefois on observe une violente *diarrhée*, à caractère tantôt cholériforme, tantôt dysentériforme. J'ai observé un cas dans lequel un médecin succomba au bout de 24 heures au milieu d'accidents cholériformes peu de temps après la disparition de l'exanthème.

Bamberger cite un cas de pérityphlite survenue à la suite de la rougeole.

Il est rare de voir des altérations graves du côté des reins, bien qu'on ait signalé souvent la présence de l'albumine et de cylindres épithéliaux dans l'urine et de l'hématurie.

Du côté des *organes génitaux*, on voit quelquefois des accidents gangréneux.

Quant aux troubles du *système nerveux*, ils consistent surtout en délire, jactitations, convulsions, conséquence, chez les très jeunes enfants, de l'hyperthermie. La méningite est une complication qui n'est pas très rare.

Il n'est pas toujours facile de distinguer les *suites de la rougeole* des complications. Elles sont le plus souvent la conséquence les unes des autres.

Il n'est pas rare de voir persister plus ou moins longtemps après la guérison de l'enrouement et des accès de faux croup qui sont dus, en partie au gonflement inflammatoire de la muqueuse, en partie à la paralysie des muscles du larynx. Il arrive assez souvent que des enfants qui jouissaient avant la maladie d'une parfaite santé, restent après faibles, malingres, impressionnables aux causes morbides les plus légères, sans appétit et mettent fort longtemps à recouvrer la santé. D'autres fois c'est un état de dissolution du sang qui donne lieu à des hémorrhagies cutanées et muqueuses, notamment au niveau des gencives et qui persiste de longues semaines. La peau présente une tendance aux inflammations chroniques et devient le siège d'eczéma, d'impétigo, d'éruptions furonculeuses rebelles.

La rougeole est aussi un terrain des plus favorables au développement de la *scrofulose* et de la *tuberculose*; adénopathies, suppurations glandulaires, affections chroniques des os et des articulations, phtisie pulmonaire. D'autres fois c'est une tuberculose miliaire qui conduit rapidement à une terminaison funeste. Les plus exposés à cette terminaison sont naturellement les individus affaiblis et mal nourris.

La résolution incomplète des produits inflammatoires, si propice à l'ensemencement et à la prolifération du bacille tuberculeux, surtout quand la résistance vitale est amoindrie, expliquent suffisamment ces complications.

« On a observé parfois comme suites de la rougeole la *névrite du nerf optique*, la *rétino-choroïdite* et l'*amaurose*, cette dernière survenant dans l'espace de quelques jours ou de quelques semaines. Scheperz a signalé au même titre la *sclérose du cerveau* et de la *moelle épinière*.

J'ai moi-même vu une petite fille de 7 ans qui a eu à la suite de la rougeole un *diabète sucré*.

La rougeole a parfois une *action favorable* sur *certains états morbides préexistants*. Sous son influence, on a vu des affections de peau, l'épilepsie, la chorée et jusqu'à des affections osseuses et articulaires s'améliorer et même guérir complètement. En revanche les affections des organes respiratoires s'aggravent sous son influence, et lorsque la coqueluche est associée à la rougeole il est rare qu'il ne se produise pas de graves complications du côté des bronches et du poumon.

Si la rougeole normale, simple, n'entraîne qu'exceptionnellement la mort, il n'en est pas de même lorsqu'il existe des complications. Dans ce cas une terminaison funeste est loin d'être rare. La dégénérescence tuberculeuse des produits inflammatoires du poumon, pour entraîner un danger moins prochain, n'en est pas moins une suite des plus redoutables de la maladie.


III. **Diagnostic.** — Il est en général facile de reconnaître la rougeole ; car outre les caractères de l'éruption, on a pour aider le diagnostic la marche de la fièvre et l'inflammation catarrhale des muqueuses.

La rougeole se distingue de la scarlatine, en ce que dans l'éruption rubéolique la rougeur de la peau n'est pas uniforme et que l'on peut presque toujours trouver des taches isolées avec leurs caractères propres sur certains points. De plus on ne retrouve pas dans la rougeole l'aspect si caractéristique de la langue, l'angine pultacée scarlatineuse, et la néphrite y est fort rare. Lorsque la rougeole scarlatineuse règne en même temps à l'état épidémique, de violents vomissements dans la période d'invasion doivent faire pencher la balance en faveur de la dernière.

La *rubéole* se distingue de la rougeole par l'absence ou tout au moins le peu de violence de la fièvre.

Dans les cas où la *variole* sévit en même temps que la rougeole, on peut très bien confondre celle-ci avec une éruption variolique au début; mais bientôt apparaissent sur les taches des papules qui viennent éclairer le diagnostic. Dans la période prodromique, une violente rachialgie se rapporte à la variole.

Le diagnostic avec la *roséole* se basera sur l'étiologie. Je sais que des médecins autorisés regardent le typhus exanthématique comme une rougeole maligne ; dans le typhus cependant les manifestations du côté des muqueuses disparaissent au moment où les symptômes généraux atteignent leur plus haut degré d'intensité. L'erreur est plus facile à éviter pour le typhus abdominal où l'éruption est en général discrète et respecte presque toujours le visage et les membres. On observe aussi parfois des taches de roséole à l'époque des règles, dans les troubles gastriques, après l'emploi de certains médicaments; mais l'éruption ne s'accompagne ni de fièvre ni de catarrhe des muqueuses. Enfin l'on distinguera la roséole syphilitique en ce que le sujet présentera d'autres signes de syphilis.

L'absence de vives démangeaisons empêchera de confondre la rougeole avec l'urticaire.

**IV. Pronostic.** — Le pronostic dans la rougeole simple est bénin ; la mortalité atteint à peine 3 p. 0/0. Il existe, cependant, des épidémies qui présentent un caractère malin très accentué et font un nombre considérable de victimes. En général le pronostic est d'autant plus grave que le malade est plus débile, et que les conditions dans lesquelles il vit sont moins bonnes. Une forte fièvre, l'existence d'une bronchite capillaire, d'une broncho-pneumonie ou de troubles gastro-intestinaux graves assombrissent beaucoup la situation. On ne doit pas oublier d'ailleurs qu'une fois la rougeole guérie, il faut compter avec les suites souvent très dangereuses.

**V. Thérapeutique.** — Par une *prophylaxie* judicieuse et rationnelle, on peut dans une certaine mesure prévenir l'extension de la rougeole ; mais il ne faut pas s'en tenir à des demi-mesures qui ne servent à rien. La première chose à faire est de séparer les enfants malades des bien portants, non seulement au moment de l'apparition de l'exanthème, mais dans les périodes d'incubation et d'invasion, alors que les enfants ne présentent qu'un peu de toux et de catarrhe. Il n'est pas commode, il est vrai, en hiver et au printemps de distinguer les affections catarrhales vulgaires du catarrhe morbilleux spécifique ; mais en temps d'épidémie toute affection de cette nature doit être considérée comme suspecte, et il faut éloigner des écoles, des jardins publics les enfants atteints et empêcher toute relation avec les bien portants (1).

Lorsqu'un cas de rougeole apparaît dans une famille, le plus sûr moyen de préserver les autres enfants est de les envoyer dans une localité indemne un peu éloignée, car on ne peut compter, en les gardant dans la maison, sur un isolement complet et rigoureux de l'individu malade, le seul efficace. Toutefois comme la grande majorité des individus doivent avoir la rougeole une fois dans leur vie et que l'on admet en général que la maladie est plus grave chez l'adulte que dans l'enfance, il n'y a pas de raisons, lorsque l'épidémie est bénigne, d'avoir recours à un isolement aussi rigoureux.

C'est aussi à titre prophylactique qu'on doit désinfecter les crachats, l'urine et les déjections du malade avec une solution d'acide phénique (5 0/0) ou de sublimé (1 : 1000) pour détruire l'agent infectieux. Tous les ustensiles et objets nécessaires à l'alimentation du malade ou à sa toilette lui seront exclusivement réservés et ne serviront pas à d'autres personnes.

Les malades doivent, après leur guérison et avant de reprendre leurs relations, prendre une série de bains plusieurs jours de suite. Leurs habits et leur linge, y compris ceux qu'ils portaient dans les périodes d'incubation et d'invasion, seront désinfectés en les exposant à un courant de vapeur à 100°. On procédera aussi à la désinfection de la chambre avant de permettre qu'elle soit habitée de nouveau. Le plancher, les murs et les meubles, si ceux-ci sont peints à l'huile, seront lavés au sublimé (1 : 1000) et savonnés ensuite vigoureusement. En outre on laissera plusieurs jours les croisées largement ouvertes pour renouveler l'air. Les chambres tapissées seront aspergés par places et à plusieurs reprises avec la même solution jusqu'à ce que le liquide s'écoule en gouttes le long des murs et que les papiers soient bien imbibés. Puis on aspergera de nouveau avec une solution à 1 0/0 de sel de soude, on laissera sécher et on enlèvera ensuite avec un balai les cristaux d'oxyde de mercure qui se seront formés (Guttmann et Merke). Une ventilation énergique de la pièce sera aussi fort utile. Les objets de literie seront aspergés d'une solution de sublimé (1 : 1000) et essuyés ensuite avec une éponge : le linge de corps et les draps seront naturellement désinfectés à la vapeur d'eau chaude. Les baignoires et tous les autres objets analogues seront soigneusement lavés et écurés, avant de rentrer dans la circulation. En général cependant on ne prend pas pour la rougeole des mesures de désinfection aussi rigoureuses que pour d'autres maladies infectieuses par suite de la bénignité habituelle de la maladie et du peu de chances qu'on a d'y échapper toute sa vie.

La rougeole normale n'exige aucun traitement ; quelques précautions et un

_________________

(1) Il ne faut pas oublier que la rougeole a une diffusibilité qui défie toutes les mesures sanitaires. Aussi doit-on s'attendre à ce que la prophylaxie recommandée par l'auteur, excellente en soit et qui peut rendre de grands services dans plusieurs autres maladies infectieuses à contage plus fixe, moins volatil, ne donne pas dans la maladie qui nous occupe de bien satisfaisants résultats. (*Note du Tr.*)

régime approprié suffisent amplement. Le malade sera placé dans une chambre spacieuse dont on renouvellera l'air plusieurs fois par jour en ouvrant la fenêtre de la pièce voisine : les chambres petites, humides, dont l'atmosphère est chargée d'acide carbonique favorisent le développement de complications du côté des organes respiratoires. La chambre doit être un peu sombre ; mais il ne faut pas exagérer et aller jusqu'à une obscurité complète, comme sont portées à le faire les personnes étrangères à la médecine, d'autant plus qu'elle est à peu près impossible à obtenir. On tournera le chevet du côté de la fenêtre pour éviter une trop vive lumière. La température réglée au thermomètre sera tenue à 15° R. (18° C.) En hiver on placera sur un fourneau ou sur le poêle un vase plein d'eau pour entretenir un peu d'humidité dans l'atmosphère. Tant que durera la fièvre, le malade ne prendra qu'une nourriture liquide, thé léger, lait, ou bouillon, et comme boisson pour apaiser la soif, de la limonade, de l'eau de Seltz ou même de l'eau pure coupée d'un tiers de vin rouge. On veillera à la régularité des garde-robes et au besoin on administrera un purgatif doux. Nous recommandons, d'après notre expérience personnelle, comme très utile l'usage des bains tièdes (26° R., 32,5 C.) donnés deux fois par jour, de 8 à 9 heures le matin et de 4 à 5 le soir, et d'une durée de 15 minutes : on évitera tout danger de refroidissement en ayant bien soin d'essuyer rapidement le malade avec un linge chaud et de réchauffer le lit et la chemise. De nombreuses observations nous ont prouvé que l'évolution de la rougeole se fait mieux et plus rapidement chez les enfants soumis à ce traitement.

Les bains sont encore plus nécessaires quand la température, par suite de la malignité de l'agent infectieux ou de complications du côté des organes internes, particulièrement des organes respiratoires, s'élève à un degré anormal 39°,5 C. le matin, 40° C. le soir. Dans ce cas nous préférons 2 ou 3 bains tièdes par jour à l'emploi des bains froids ; seulement nous leur donnons 30 minutes de durée. Si, malgré le traitement, la température ne s'est pas abaissée au bout de 24 heures, nous prescrivons les antithermiques, de préférence l'antipyrine (2 ou 3 gr. pour 50 d'eau tiède en lavement), qui, par son action prompte et durable, nous paraît supérieure à la quinine, l'acide salicylique, la kaïrine et la thalline. L'antifébrine (0,2 à 0,3, en 1 ou 2 prises) se rapproche par ses effets de l'antipyrine.

Pour les complications de bronchite capillaire, croup, pneumonie, catarrhe gastro-intestinal, on aura recours au traitement symptomatique d'usage.

Lorsque la fièvre a disparu après le premier septénaire, le malade pourra se lever, et sortir au bout du second septénaire, à la condition que la maladie n'ait laissé aucunes suites. Tout reliquat de la maladie doit être traité avec une sollicitude toute particulière.


## 2. — Scarlatine. (Scharlach.)

I. **Étiologie.** — La scarlatine est comme la rougeole une *maladie contagieuse*. Nul n'en est atteint qui ne s'est exposé préalablement à l'infection. Il n'y a jamais de développement spontané, bien que jusqu'à notre époque on ait soutenu le contraire. Il est souvent très difficile, sinon impossible, il est vrai, d'établir d'une façon certaine la voie qu'a suivie la contagion.

Pour être atteint de scarlatine, il n'est pas nécessaire de se trouver en *contact immédiat* avec un scarlatineux. Le séjour dans la même chambre suffit, le principe infectieux qui se dégage du malade se répandant dans l'atmosphère ambiante : *infection par l'air*. La contagion peut aussi être indirecte et se faire par l'intermédiaire de *tierces personnes* qui ont eu des rapports avec le malade ou *d'objets*, vêtements, meubles, jouets, lettres, aliments. Le lait en particulier a été souvent incriminé. Dans ce mode d'infection il importe de signaler particulièrement deux faits : le premier c'est qu'il suffit d'un contact même fugace avec l'objet contaminé pour déterminer l'infection, le second, c'est la ténacité que possède l'agent infectieux une fois fixé sur un objet et sa grande résistance. On cite des exemples de scarlatine propagée par des objets dont la contamination remonterait à plus de dix ans. Dans la grande majorité des cas, la maladie se transmet par l'un ou l'autre de ces modes d'infection.

Il est probable que le *contage* se trouve dans les tissus, les liquides, le sang, les sécrétions telles que le liquide lacrymal, le mucus nasal, les crachats, les débris épidermiques, l'urine et peut-être les déjections. On a fait à plusieurs reprises des tentatives d'inoculation avec le sang, et le liquide des vésicules miliaires de la peau dans le but de déterminer une scarlatine artificielle plus bénigne. Ces inoculations ne réussissent pas toujours ; celles faites notamment avec les débris épidermiques de la période de desquamation échouent le plus souvent.

La scarlatine paraît être contagieuse à toutes ses périodes. Cette contagiosité semble être à son minimum dans la période d'incubation, et à son maximum dans la période éruptive. La période de desquamation occuperait le rang intermédiaire. En somme, on doit considérer la scarlatine comme contagieuse jusqu'à la fin de la sixième semaine, ou mieux jusqu'à ce que la desquamation soit complètement terminée. Jusqu'à ce moment il faut interdire tout rapport avec les personnes bien portantes.

La *nature de l'agent spécifique* est inconnue. On a bien signalé dans le sang, l'urine et les squames épidermiques la présence d'un micro-organisme, mais les recherches récentes de Pinkus ont démontré que ce microbe n'a rien de spécifique (1).

(1) On a cru l'année dernière en Angleterre avoir découvert l'origine de la scarlatine. Les faits ont eu un trop grand retentissement pour que nous puissions les passer sous silence. Une petite épidémie de scarlatine s'étant déclarée à Hendon, on crut pouvoir en rapporter la cause à l'usage du lait recueilli chez des vaches atteintes d'une affection particulière caractérisée par une éruption vésiculeuse et ulcéreuse des tétines. Klein en examinant le contenu des vésicules y aurait trouvé un micrococcus, *streptococcus scarlatinæ*, analogue à celui dont quelques auteurs ont signalé la présence dans le sang des scarlatineux, et en inoculant la culture de ce microbe à des animaux, il aurait provoqué du catarrhe des muqueuses conjonctivale, nasale, pharyngée et de la rougeur de la peau suivie de desquamation épithéliale. De son côté Edington aurait trouvé dans les squames de la peau préalablement stérilisée un bacille, *bacillus rubiginosus*, qu'il aurait retrouvé dans le sang et dont l'inoculation aux animaux aurait provoqué des accidents analogues à ceux produits par le micrococque de Klein. Malgré la différence de dénomination, les cultures des deux

La *réceptivité pour la scarlatine* est bien moins générale que pour la rougeole. C'est surtout dans les localités où règnent en même temps la scarlatine et la rougeole que cette différence d'aptitude est frappante. Tandis que presque tous les enfants, ceux même qui ont eu déjà la scarlatine, contractent la rougeole, beaucoup échappent à la première.

Comme dans la rougeole, il semble y avoir pour la scarlatine une immunité passagère. L'observation nous montre du moins que des personnes qui se sont trouvées en rapports intimes avec un scarlatineux et qui ont été épargnées à ce moment par la maladie peuvent être atteintes à une époque postérieure.

Une *première atteinte* confère habituellement l'immunité. Cette règle souffre, il est vrai, d'assez nombreuses exceptions. Ainsi on a vu des individus avoir dans l'espace de quelques années jusqu'à quatre fois la scarlatine.

D'un autre côté certaines conditions paraissent augmenter la prédisposition. De ce nombre sont le traumatisme et l'accouchement, notamment chez les primipares. Il faut toutefois dans ces cas être réservé dans son diagnostic, car il y a des érythèmes d'origine pyohémique ou septicémique qui peuvent facilement être confondus avec la scarlatine (1).

La réceptivité semble être plus grande chez les sourds-muets, amoindrie chez les phtisiques, les scrofuleux ?

*Les récidives* quelques jours ou quelques semaines après une première atteinte sont très rares. Thomas a décrit comme pseudo-récidive des cas dans lesquels l'éruption reparaît avant que la desquamation n'ait commencé et avant la chute complète de la fièvre.

La scarlatine coïncide parfois chez le même individu *avec d'autres maladies infectieuses*, rougeole, variole, varicelle, typhus abdominal et les oreillons.

C'est en général dans *l'enfance* que l'on contracte la scarlatine ; cependant les adultes sont aussi atteints et dans une beaucoup plus forte proportion que dans la rougeole. La maladie est rare au-dessous de 6 mois. L'âge où elle présente la plus grande fréquence est de 2 à 7 ans. On connaît cependant des cas où la maladie a frappé des nouveau-nés quelques jours après la naissance et il y a même des observations de scarlatine développée pendant la vie intra-utérine à la suite de la maladie de la mère, et dans lesquelles l'enfant est venu au monde en pleine éruption. Les cas de cette nature doivent être soumis à une sévère critique, car il est facile de confondre avec

microbes offrent de grandes ressemblances et le *streptococcus* de Klein et le *bacillus rubiginosus* d'Edington pourraient bien n'être qu'une seule et même espèce. Qu'ils soient l'agent spécifique de la scarlatine, c'est tout autre chose, et le fait est loin d'être démontré. Dans la discussion à laquelle ces recherches ont donné lieu à la Société médicale d'Édimbourg, et à l'Association médicale Britannique, ces résultats ont été l'objet de sérieuses objections. Il en a été de même des faits qui ont été le point de départ des recherches, et aujourd'hui on inclinerait à croire que l'affection des vaches d'Hendon ne serait autre que le cowpox spontané (cons. la remarquable analyse qui a été faite de ces travaux et de ces expériences dans les *Annales Pasteur*, 1887, p. 453, par DUCLAUX). (*Note du Tr.*)

(1) Cons. GUÉNIOT, th. 1862 ; LESAGE, th. 1877 ; RAYMOND, th. agrég. 1882. (*Note du Tr.*)

la scarlatine les érythèmes qui apparaissent si souvent dans les premiers jours de la vie.

Le *sexe* n'a que peu d'influence sur l'aptitude à la maladie, du moins chez les enfants. Chez les adultes, le sexe féminin y paraît plus prédisposé. Les enfants pauvres dans les épidémies sont atteints dans une plus forte proportion et plus gravement; mais cela tient uniquement à ce que l'isolement est moins facile pour eux et qu'ils sont tenus moins proprement.

La scarlatine peut se développer partout où l'agent spécifique est importé. Les *cas sporadiques* ne font jamais défaut dans les grandes villes. Ce sont eux qui sont d'habitude le point de départ des *épidémies*, lesquelles s'étendent ensuite sur une région plus ou moins vaste et deviennent parfois de véritables *pandémies*. Ces épidémies se distinguent de celles de la rougeole en ce que leur évolution est plus lente, présente des alternatives de rémissions et d'exacerbations, et se prolongent parfois plus d'une année par foyers plus ou moins disséminés. Dans certaines localités, les épidémies reparaissent à époques régulières, presque fixes (4 à 6 ans). C'est le plus souvent à l'automne qu'elles débutent, plus rarement au printemps. Elles présentent des caractères très divers, tantôt tout à fait bénignes, tantôt graves et meurtrières.

Les écoles, l'isolement imparfait des malades, la non désinfection des vêtements et du mobilier sont les principales causes de l'extension de la maladie.

Les premières observations exactes de scarlatine sont dues à Diéring, de Breslau et à Winder, de Briey (1627). La maladie a été longtemps confondue avec la rougeole et ce n'est que dans notre siècle qu'elle en a été définitivement séparée.

II. **Symptômes**. — Comme la rougeole, la scarlatine peut au point de vue de sa marche se diviser en plusieurs périodes désignées sous le nom de *périodes d'incubation, d'invasion, d'éruption* et de *desquamation*. Comparativement à la rougeole les deux premières périodes ont en général une durée très courte, les deux dernières en revanche se prolongent fort longtemps.

La *période d'incubation* présente de très grandes variations dans sa durée. En moyenne on peut compter 4 à 7 jours ; mais il existe des observations dans lesquelles l'incubation n'a été que de quelques heures, une demi-journée à peine, et d'autres dans lesquelles elle se serait prolongée deux à trois semaines et même plusieurs mois ?

La durée du *stade prodromique* est aussi assez variable. Quelquefois cette durée est réduite à zéro, et l'éruption apparaît en même temps que les premiers symptômes morbides. D'autres fois elle est de 24 à 48 heures.

La *période d'éruption* a une durée de quatre à sept jours et est suivie de la *période de desquamation* qui se prolonge une quinzaine de jours. Dans les cas normaux, bénins et sans complications, la maladie ne se termine pas avant la fin de la cinquième semaine ou le commencement de la sixième.

La *période d'incubation* se passe dans la plupart des cas au milieu de la santé la plus parfaite. Parfois le malade éprouve un sentiment de malaise indéfini sans localisations bien précises, perte d'appétit, dégoût, somnolence, gêne dans les articulations, douleurs musculaires vagues. Dans certains cas on observe vers la fin de cette période une fièvre légère, vespérale.

La *période d'invasion* débute brusquement par des frissonnements durant un certain temps ou par un violent et unique frisson. La température s'élève rapidement à 39°, 40° et même plus. Le malade accuse une sensation de brûlure dans la gorge et une difficulté de la déglutition. Les mouvements de la mâchoire sont difficiles et les ganglions sous-maxillaires sont tuméfiés et douloureux. L'isthme du gosier est d'une rougeur vive et les follicules de la muqueuse sont gonflés. Quelquefois on constate au début, ainsi que Monti l'a signalé, une rougeur sous forme de taches qui apparaissent d'abord sur la luette pour s'étendre de là à toute la gorge et au pharynx. Très souvent ce sont les troubles gastriques qui sont au premier plan, notamment les vomissements répétés et rebelles dont l'apparition, dans les cas où l'épidémie de scarlatine coïncide avec une épidémie de rougeole, aide puissamment au diagnostic. Chez les enfants l'intensité de la fièvre amène souvent du délire et des convulsions qui à ce moment n'ont pas une signification bien grave.

Enfin arrive la *période d'éruption*. L'exanthème se montre d'abord au cou, dans la région mastoïdienne et à la nuque, et s'étend de là à tout le corps.

Contrairement à ce qu'on observe dans la rougeole, le visage est relativement respecté. Certaines parties sont colorées, il est vrai, par la fièvre, mais le menton, le tour des lèvres et du nez se distinguent par une excessive pâleur. Le dos et la poitrine sont les régions où l'exanthème est le plus intense. Sur les membres, le côté de l'extension est en général plus rouge que le côté de la flexion, à l'exception toutefois du dos de la main et du pied. Chez les jeunes enfants, il est facile de constater que le cuir chevelu est atteint par l'exanthème. Quelquefois l'apparition de l'éruption s'accompagne de cuissons et de démangeaisons à la peau. Très souvent les ganglions lymphatiques de la périphérie sont tuméfiés.

Les anciens médecins comparaient l'odeur exhalée par la peau des scarlatineux à celle du fromage altéré ou à celle des fauves dans une ménagerie. Les médecins de notre temps ont sans doute l'odorat moins fin, car ils n'ont jamais pu constater pareille odeur.

L'éruption se présente au début sous forme de petites taches d'un rouge sombre, de sorte que la peau paraît comme mouchetée. Bientôt ces taches s'entourent d'une zone périphérique rouge. Les macules sont si rapprochées que leurs bords ne tardent pas à se confondre et la peau prend alors une teinte rouge vif, diffuse sur laquelle on distingue toujours un pointillé d'une teinte plus sombre. La peau est turgescente et légèrement œdémateuse sur certains points, en particulier aux paupières, ce qui rétrécit considérablement la fente palpébrale. Parfois l'exanthème scarlatineux est précédé quelques heures avant d'une éruption érythémateuse fugace. L'éruption envahit en général très rapidement toute la surface cutanée; d'autres fois cette invasion met de 12 à 24 heures à se faire ; dans certains cas enfin elle se fait en même temps sur tout le corps. Les cas dans lesquels l'exanthème présente l'aspect que nous venons de décrire ont reçu le nom de *scarlatina lævigata*.

La rougeur de la peau s'efface au début sous la pression du doigt. A une époque plus avancée, il persiste une coloration jaunâtre, puis rouge sale, ce qui indique qu'à l'hyperhémie cutanée du début a succédé une exsudation et une diapédèse des globules rouges. Cette fluxion intense de la peau n'a pas fait perdre aux parois des capillaires leur excitabilité qui semble au contraire augmentée. Lorsqu'on presse en effet avec l'extrémité du doigt ou un objet dur quelconque la surface cutanée, elle pâlit aussitôt et reste quelques instants décolorée ; on peut même tracer sur la peau des caractères ou des dessins qui persistent un certain temps. Ce phénomène n'est du reste nullement spécial à la scarlatine.

Vers le 2ᵉ ou le 3ᵉ jour après le début de l'éruption, l'exanthème arrive à son apogée, à sa période d'état : stade de floraison (*stadium floritionis*) ; quelquefois on observe des oscillations dans l'intensité de l'éruption, oscillations qui sont d'ordinaire en rapport avec celles de la fièvre. On peut aussi augmenter artificiellement la vivacité de la coloration de la peau en couvrant chaudement le malade.

Outre les manifestations cutanées, il y a aussi dans la scarlatine normale à étudier les altérations de la gorge, de la langue, et les modifications de la température du corps.

La gêne de la déglutition et la rougeur de l'*isthme du gosier* s'accentuent encore davantage au moment de l'éruption ; l'inflammation gagne les parties voisines et peut s'étendre jusqu'aux muqueuses de la joue et des lèvres où elle donne lieu à une sensation de brûlure. La tuméfaction de l'amygdale est d'habitude nulle ou peu marquée, les sécrétions sont augmentées. La coloration est d'un rouge sombre, tirant sur le violet et sur certains points on aperçoit de petites hémorragies sous-muqueuses. Les follicules muqueux sont hypertrophiés et forment une légère saillie.

Sur la *langue*, la rougeur apparaît au début sur les bords et à la pointe, tandis que le reste de la surface est recouvert d'un enduit plus ou moins épais, gris ou gris jaunâtre. Les papilles fungiformes tuméfiées forment souvent au-dessus de cet enduit des saillies arrondies d'un rouge vif. L'enduit se détache peu à peu au bout de quelques jours et laisse voir au-dessous de lui la muqueuse linguale colorée en rouge vif, uniforme. Le gonflement des papilles donne à la surface de la muqueuse une apparence mamelonnée et bosselée, qui rappelle celle de la framboise ou de la langue de chat. Le volume de l'organe est augmenté et les dents y laissent leurs empreintes.

La *température* s'élève encore davantage au moment de l'apparition de l'exanthème et atteint en général 40°. Le pouls dépasse souvent 140. Ce n'est que vers la fin de la semaine que la température commence à s'abaisser graduellement. La défervescence se fait rarement d'une façon brusque et critique comme dans la rougeole. Dans le cas de complications, la température continue à se maintenir à un degré anormal.

Aux symptômes que nous venons de signaler s'ajoutent tous ceux qui en sont pour ainsi dire la conséquence : céphalalgie, somnolence, quelquefois délire, perte d'appétit, soif vive, éructations et vomissements rebelles, constipation, urines rares, fébriles, présentant souvent les réactions caractéristiques par le perchlorure de fer. Brieger a signalé une assez forte proportion de phénol. Dans certains cas on constate un souffle systolique au cœur. La rate et parfois aussi le foie sont légèrement augmentés de volume.

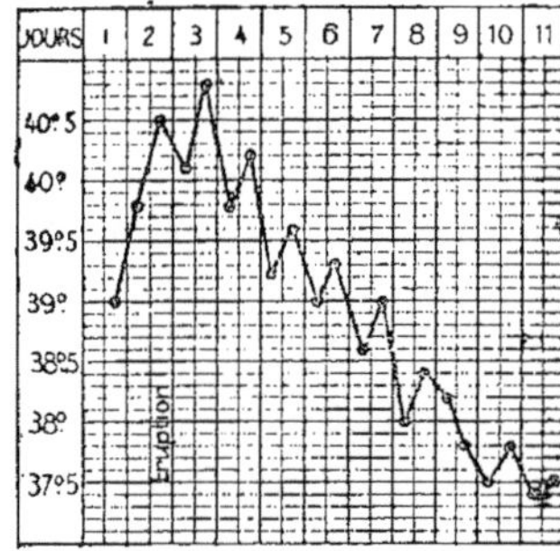

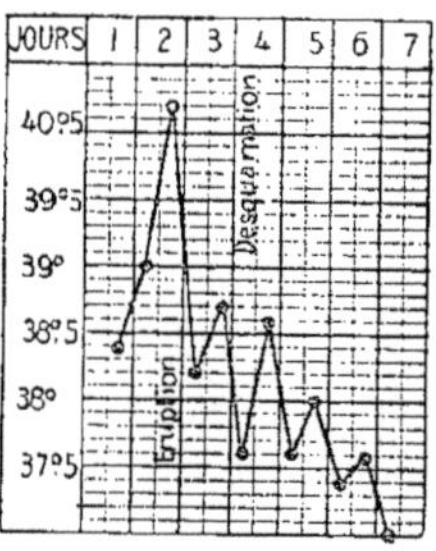

Fig. 23. — *Courbe de la température dans une scarlatine de gravité moyenne.*    Fig. 24. — *Courbe de la température dans la scarlatine à évolution rapide.*

En général, ce sont les régions qui ont été envahies les premières par l'exanthème qui pâlissent le plus vite et chez lesquelles la desquamation se fait le plus tôt. L'épiderme du cou et du visage, plus tard celui du tronc et des membres se détachent par places ; au visage et sur les parties du tronc habituellement baignées de sueurs, la desquamation se fait sous forme de petites écailles furfuracées, comme dans la rougeole (*desquamatio furfuracea*) et sur les membres, surtout à la paume des mains et à la face plantaire des pieds sous forme de larges plaques (*desquamatio membranacea s. lamellosa*). Aux doigts notamment, l'épiderme se détache d'une seule pièce comme un doigt de gant. Parfois il se forme de petites saillies sur la peau analogues à des vésicules vides qui sont aussi le siège d'une desquamation.

Le malade, dès que la fièvre a cessé, éprouve un profond sentiment de soulagement et de bien-être et, si ce n'était la fatigue et la faiblesse qu'il ressent, il quitterait volontiers la chambre.

Ce type de scarlatine normale que nous venons de décrire peut être modifié par une foule *d'anomalies* dues principalement aux innombrables complications et suites auxquelles la maladie donne lieu. Il est peu de maladies qui soient aussi protéiformes que la scarlatine.

Parmi ces *anomalies*, celles relatives à *l'aspect et à la disposition de l'éruption* n'ont qu'une importance secondaire. Ainsi on désigne comme scarlatine papuleuse (*scarlatina papulosa*) celle dans laquelle les follicules forment une saillie et donnent à la peau un aspect mamelonné. Ce caractère s'apprécie, en général, mieux au toucher qu'à la vue. Cette apparence de la peau est très fréquente et presque constante sur la poitrine, le dos des mains et des pieds. *La scarlatine miliaire* est celle dans laquelle il existe de petites vésicules remplies d'un liquide clair, à réaction alcaline.

Cette éruption est souvent la conséquence d'abondantes sueurs, mais peut aussi se montrer, indépendamment d'elles, par suite de l'exsudation considérable qui se fait au-dessus du réseau de Malpighi. Quelquefois ces vésicules atteignent des dimensions considérables et forment de véritables bulles ; cette forme a reçu le nom de *scarlatine vésiculeuse* ou *pemphigoïde*.

Enfin il faut signaler la *scarlatine hémorrhagique* dans laquelle il se fait sous la peau de petites hémorrhagies. Ce signe est de très mauvais augure s'il s'accompagne d'hémorrhagies du côté de la bouche, du nez, de l'estomac, de l'intestin, des organes respiratoires et génito-urinaires.

Dans certains cas, l'exanthème ne s'étend pas d'une façon uniforme sur la peau et se présente sous l'apparence de taches circonscrites comme dans la rougeole : scarlatine tachetée (*scarlatina variegata*). Généralement ces diverses formes s'associent les unes avec les autres pour donner lieu à toutes sortes de combinaisons.

On observe aussi des variations dans l'apparition et l'extension de l'exanthème. Parfois il débute sur le tronc et les membres, d'autres fois il reste limité à certaines régions du corps. Dans la période de desquamation les irrégularités non plus ne sont pas rares. Ainsi la chute de l'épiderme peut se renouveler à plusieurs reprises sur la même région. D'autres fois cette desquamation ne se limite pas à l'épiderme et entraîne la chute des ongles et des cheveux ; parfois elle est insignifiante et passe presque inaperçue. C'est ce qui arrive surtout pour la peau sèche et ridée des vieillards.

On observe aussi des formes *incomplètes, abortives*. Ainsi on a décrit *l'angine scarlatineuse sans exanthème*. Dans ce cas, il se produit à la suite de rapports avec un scarlatineux, une inflammation de la gorge sans aucune manifestation cutanée et susceptible cependant de déterminer chez les personnes de l'entourage du malade une scarlatine normale. Malgré l'absence d'exanthème, il peut même y avoir desquamation plus ou moins active de l'épiderme. Le fait inverse peut aussi s'observer ; on a alors la *scarlatine sans angine*.

Leichtenstern a dernièrement émis l'opinion que certaines *formes de néphrites* ne sont autres que des scarlatines frustes. Le fait est qu'en temps d'épidémie on observe des inflammations rénales, des éruptions, des angines isolées susceptibles de propager dans leurs alentours la maladie. On a aussi décrit comme scarlatines incomplètes ou frustes des parotidites, des catarrhes gastro-intestinaux, et même de simples états fébriles.

D'autres anomalies tiennent à *la durée des diverses périodes*. Quelquefois la scarlatine est une maladie si éphémère que tout se borne à une fièvre de quelques heures, à une rougeur fugace de la peau et à un peu de mal de gorge. Nous donnons dans la figure 24 la courbe de température d'un de ces cas bénins : Le 9 décembre, vomissements répétés apparaissant tout à coup ;

le 10, exanthème scarlatineux sur tout le corps. Le 11, on n'aperçoit plus que quelques traces de cet exanthème sur les membres. Un peu plus tard abondante desquamation de la peau. On ne peut affirmer d'ailleurs que les cas bénins ne soient pas susceptibles d'entraîner plus tard des suites graves, une néphrite aiguë en particulier. Il n'est pas rare d'avoir à soigner des enfants hydropiques présentant tous les signes d'une maladie des reins qui paraît au premier abord d'origine spontanée, mais si l'on pousse l'interrogatoire un peu plus loin, on apprend que quelque temps auparavant l'enfant a présenté une éruption rouge à la peau et que cette éruption a été suivie d'une desquamation plus ou moins marquée.

Dans d'autres cas, l'une ou plusieurs des périodes ont une durée inaccoutumée. Nous avons dit plus haut que la durée de l'incubation présentait des variations considérables. Il en est de même des autres périodes. Ainsi l'on connaît des cas dans lesquels la desquamation s'est prolongée pendant des mois.

Il existe aussi de grandes différences dans l'intensité des symptômes, notamment de la fièvre. Ainsi il y a la forme subfébrile ou tout à fait apyrétique, les autres symptômes étant bien accentués. D'autres fois la fièvre présente le type inverse (rémission vespérale, exacerbation matinale).

Dans d'autres cas la température atteint dès le début un degré si élevé que le malade a non seulement du délire et des convulsions, mais qu'il peut pour ainsi dire être foudroyé dans l'espace de quelques heures et succomber à une paralysie du cœur, conséquence de l'hyperthermie, avant l'apparition de l'exanthème. A une époque plus avancée, cette hyperthermie peut aussi constituer un grave danger, en donnant à la maladie, comme nous l'avons vu dans la rougeole, un caractère typhoïde (stupeur, sécheresse et fuliginosité de la langue, météorisme, diarrhée).

Dans certains cas, la mort arrive de bonne heure, avant l'apparition de l'exanthème et sans que la température ait été exagérée. Ce rapide dénouement est probablement dû à l'extrême malignité du principe infectieux. Dans ces cas la mort subite est assez fréquente.

Parmi les complications de la scarlatine il faut citer en première ligne, tant au point de vue de la fréquence que de la gravité, la *diphtérie*, la *néphrite*, *l'endocardite* et les *arthrites*.

*L'angine diphtéritique* est dans certaines épidémies presque constante et fait plus de victimes que la maladie elle-même. Heubner a fait remarquer avec juste raison que le principal danger de la diphtérie scarlatineuse consistait dans la tendance qu'elle a à affecter un caractère septique aigu ou subaigu, par suite probablement de la facilité que le streptococcus trouve à pénétrer dans la circulation générale.

Dans certains cas les fausses membranes se développent seulement après l'apparition de l'exanthème pharyngé; dans d'autres, elles apparaissent dès la période prodromique.

Le début et souvent insidieux est peut passer inaperçu si l'on ne pratique pas régulièrement l'inspection de la gorge. L'angine pseudo-membraneuse peut si bien simuler l'angine scarlatineuse simple que bien des cas de scarlatines frustes ont dû être confondus avec des cas de diphtérie. Cette angine est souvent le point de départ de graves complications.

Il n'est pas rare de la voir s'étendre à la muqueuse nasale. Les enfants présentent au début tous les symptômes d'un violent coryza, accusent de l'enchiffrénement et une cuisson dans le nez d'où s'écoule un liquide rare, habituellement séreux qui devient peu à peu sanieux, fétide, sanguinolent, rouge, brun clair. On s'aperçoit alors que le prétendu coryza n'était que le signe avant-coureur de la diphtérie nasale. L'orifice des fosses nasales et la lèvre supérieure, souvent très tuméfiés, présentent de l'érythème et des excoriations qui se recouvrent de fausses membranes. Dans les cas graves, on observe parfois des destructions profondes de la muqueuse et même de la nécrose des os.

La diphtérie peut aussi envahir les trompes d'Eustache et l'oreille moyenne, ce qui donne lieu à des bourdonnements d'oreilles, de la surdité, de vives douleurs à ce niveau, et en général à de la fièvre. Il est inutile de mentionner les altérations plus graves qui peuvent en résulter, suppuration, issue du pus par le conduit auditif à la suite de la déchirure du tympan, thrombose des sinus, méningite, abcès du cerveau, hémorrhagies rebelles, etc.

La diphtérie ne se porte qu'exceptionnellement sur le larynx, la trachée et les bronches.

On observe par contre très souvent l'inflammation des ganglions lymphatiques cervicaux et du tissu cellulaire ambiant. On a ainsi tous les symptômes de l'angine de Ludwig (*angina Ludovici*). La parotide et la glande sous-maxillaire participent à la tuméfaction qui envahit toute la région sous-maxillaire et s'étend jusqu'à la région mastoïdienne. Ces parties sont dures, chaudes et douloureuses, et la peau qui les recouvre est souvent pâle au début. L'inflammation peut aller jusqu'à la suppuration et le pus se fait jour à travers la peau qui s'empâte et rougit à ce niveau. Très fréquemment se mêlent au pus des lambeaux gangréneux par suite de la violente constriction qu'éprouvent les tissus enflammés et de l'arrêt de la circulation qu'elle détermine. Le phlegmon diffus du médiastin, la suppuration de la plèvre et du péricarde sont parfois la conséquence de ces accidents. On peut enfin observer une hémorrhagie mortelle à la suite d'une destruction considérable des tissus du cou.

On n'est point d'accord sur les relations qui existent entre l'angine diphtéritique et la scarlatine. La scarlatine constitue-t-elle seulement une prédisposition à la diphtérie ou bien l'angine diphtéritique n'est-elle que la manifestation directe du poison scarlatineux lui-même sur la gorge. Dans cette dernière hypothèse, il faudrait admettre que l'angine diphtérique scarlatineuse n'a avec la diphtérie vraie, primitive, que des ressemblances extérieures symptomatologiques, mais qu'elle en diffère essentiellement par sa nature. Depuis que Löffler a constaté dans la diphtérie scarlatineuse la présence du micro-organisme qu'il regarde comme l'agent spécifique de la diphtérie vraie, la première hypothèse semble la plus probable. Ce n'est pas sans raisons cependant que l'on a voulu distinguer l'angine pseudo-membraneuse scarlatineuse de l'angine diphtéritique ordinaire. La première gagne en effet rarement le larynx et les voies respiratoires et est encore plus rarement suivie de paralysie. On a signalé aussi quelques différences au point de vue des altérations anatomiques (Heubner-Demme). Heubner fait remarquer que dans la scarlatine, les exsudats sont plus minces, laissent apercevoir au-dessous d'eux l'épithélium détruit et que la trame fibrineuse pénètre plus profondément dans le tissu sous-muqueux.

Les complications *du côté des reins* se comportent au point de vue de la fréquence comme la diphtérie scarlatineuse. Dans certaines épidémies elles sont excessivement communes, presque constantes ; dans d'autres, rares.

Il n'existe souvent à ce point de vue aucune relation bien nette entre leur apparition et l'intensité de la fièvre, de l'exanthème et de l'angine. Autrefois on attribuait une grande influence à la sortie prématurée du malade hors de son lit ou de sa chambre. Cette influence est évidente dans une foule de cas ; mais il n'est pas moins certain que dans d'autres, il est impossible de prévenir, malgré toutes les précautions, les manifestations rénales.

La forme la plus bénigne de ces manifestations, *l'albuminurie transitoire* et *légère*, est sous la dépendance, tantôt de la fièvre, tantôt du principe infectieux, tantôt enfin de ces deux facteurs réunis. Cette albuminurie se montre en général dès les premiers jours de la maladie et disparaît rapidement sans laisser de traces après la résolution de la fièvre et de l'exanthème. On peut lui donner le nom *d'albuminurie précoce de la scarlatine*.

La lésion est déjà plus sérieuse lorsqu'on trouve dans l'urine d'abondants débris épithéliaux provenant des canalicules urinaires, indice d'une rapide desquamation de ces canaux ; à ces débris sont souvent mélangés des cylindres fibrineux ou épithéliaux (voir vol. II. fig. 93) parfois très longs, aplatis, allongés en spirales, déchiquetés aux extrémités. C'est à ces formes qu'on a donné le nom de cylindroïdes (Thomas). Ces lésions, qui peuvent se produire indépendamment de l'albuminurie, ne se révèlent dans ce cas que par un examen minutieux et répété de l'urine. Quelquefois elles disparaissent rapidement et sans laisser de traces, d'autres fois elles sont les signes précurseurs d'une néphrite aiguë. Dans certains cas on ne trouve que des cylindres sans trace d'épithélium. On a aussi signalé la présence de microbes dans l'urine et même dans les cylindres.

La néphrite aiguë débute souvent brusquement, en général entre le commencement de la troisième et la fin de la sixième semaine, rarement plus tôt, plus rarement encore à une époque plus tardive. L'urine devient plus rare, sanguinolente, fortement albumineuse et sédimenteuse. Il y a même parfois pendant quelques heures ou quelques jours anurie complète qui, si l'on n'a pas porté précédemment son attention du côté de la diurèse, peut être le premier symptôme révélant une lésion rénale. Parfois en même temps que l'anurie survient de l'*urhidrose*, en d'autres termes l'urée s'élimine en partie par les sueurs et se dépose à la surface de la peau après l'évaporation du liquide, sous forme d'une poussière de fins cristaux blancs (voir vol. II). D'autres fois c'est l'œdème qui est la première manifestation visible de la néphrite ; il peut même se montrer avant l'ap-

parition de l'albumine dans l'urine. Du reste l'albuminurie peut faire défaut
à certaines périodes d'une néphrite dont d'autres symptômes révèlent l'existence d'une façon incontestable. Il suffit sans doute pour cela que quelques
départements du rein fonctionnent normalement et que ceux qui sont lésés
suspendent seuls leur sécrétion. La température qui était redescendue à la
normale s'élève souvent de nouveau au moment où la néphrite se déclare en
même temps que le pouls s'accélère.

Quelques auteurs pensent que les reins ne sont jamais complètement
épargnés par la scarlatine, et ils se refusent par suite à considérer les accidents rénaux comme de véritables complications. Nous n'allons pas tout à
fait aussi loin, mais nous reconnaissons que quelques faits justifient dans
une certaine mesure cette opinion. Ainsi il n'est pas rare de trouver à l'autopsie dans le cas où la terminaison a été funeste, des lésions considérables
dans les reins, lésions que les symptômes du côté des urines ne faisaient
nullement prévoir.

Les relations pathogéniques qui existent entre la néphrite et la scarlatine
ne sont pas encore bien connues. Quelques auteurs croient que le poison,
en s'éliminant de l'organisme par les reins, irrite au moment de son passage les canalicules urinaires et provoque leur inflammation.

D'autres voient dans les déterminations rénales les résultats de l'influence réciproque qu'exercent les maladies de la peau et les affections
rénales ; enfin quelques-uns comparent la néphrite à l'exanthème cutané
et à l'angine et en font une des manifestations de la scarlatine.

Juhel-Rénoy a publié récemment un cas de scarlatine dans lequel le
malade a succombé au septième jour. L'examen microscopique a permis de
constater dans les anses vasculaires des canaux de Malpighi, des embolies
formées par des micro-organismes. Il n'y avait pas d'autres lésions dans
les reins.

L'endocardite est une complication fréquente. Chez les jeunes enfants,
l'insuffisance valvulaire reconnaît le plus souvent pour cause une endocardite scarlatineuse.

C'est en général sur la valvule mitrale que l'agent morbide porte son
action. Quelquefois l'endocardite prend la forme septique et détermine des
lésions emboliques dans la plupart des organes.

Les complications du côté *des articulations* sont beaucoup plus rares
que celles que nous venons de décrire. Elles surviennent quelquefois en
pleine évolution de la maladie, beaucoup plus souvent après la disparition
de l'exanthème. Ce sont principalement les petites articulations des doigts
qui sont atteintes, bien plus rarement les grandes articulations des membres. Ces arthrites ne se révèlent parfois que par de la douleur ; d'autres
fois cette douleur s'accompagne de tuméfaction, de rougeur de la peau, de
chaleur. Ces manifestations articulaires prennent souvent la forme du rhumatisme articulaire aigu, présentent parfois, comme lui, des exacerbations
et des rémissions. Dans d'autres cas, la marche est subaiguë ou chronique.
Le plus souvent il se produit des épanchements articulaires qui peuvent
devenir purulents.

Ajoutons aussi que dans la scarlatine l'*arthrite suppurée* est parfois l'expression de la pyohémie, ou est la conséquence de l'ouverture d'un abcès péri-articulaire dans la cavité séreuse.

Bahrdt et Heubner ont récemment constaté la présence dans le pus de ces arthrites d'un coccus en chapelets qui a été trouvé aussi à la surface des fausses membranes des amygdales, dans le pus rétro-pharyngien et dans le sang, et qui n'est probablement que le streptococcus pyogenes (Rosenbach). Bockai avait déjà signalé des faits analogues.

Les *gaines tendineuses* peuvent aussi participer à l'inflammation.

Les complications qui peuvent se produire dans la scarlatine sont innombrables et il serait absolument oiseux de les énumérer toutes. Nous devons nous borner à signaler les plus fréquentes et les plus importantes. Nous voulons parler surtout des processus inflammatoires qui reconnaissent pour origine une infection secondaire produite par le micro-organisme de la suppuration. C'est à Fränkel et Freudenberg en particulier que l'on doit d'avoir démontré l'existence du streptococcus pyogenes (Rosenbach), dans les divers organes des scarlatineux.

La *méningite* est parmi les complications rares de la scarlatine.

L'*organe de la vision* est aussi en général épargné, quelquefois on observe une légère conjonctivite. Parmi les graves complications dont cet organe peut être le siège, on peut signaler la diphtérie, la kératite, le ramollissement de la cornée, la kératite avec hypopion et l'iritis. On a signalé aussi la choroïdite et la névro-rétinite. Dans l'urémie scarlatineuse, il se produit parfois une amaurose subite qui peut disparaître au bout de quelques jours ou de quelques semaines en même temps que les autres accidents urémiques.

Les *troubles auditifs* en revanche sont fréquents. Les bourdonnements d'oreille, la surdité, conséquence de l'obstruction de la trompe d'Eustache, accompagnent souvent l'angine scarlatineuse simple. L'inflammation diphtéritique ou purulente de la trompe d'Eustache est une complication beaucoup plus grave.

L'angine simple ou diphtéritique ne sont pas les seuls accidents que l'on ait à observer du *côté de la gorge*. Les érosions et ulcérations, conséquence de la nécrose des follicules, sont d'une importance secondaire. Beaucoup plus graves sont les abcès des amygdales, qui se manifestent par de vives douleurs dans la région, une violente fièvre, une gêne de la respiration, conséquence de l'obstruction des premières voies, et même de l'orifice du larynx. L'ouverture de l'abcès pendant le sommeil et sa pénétration dans la trachée peuvent donner lieu à un accès de suffocation. D'autres fois on observe une gangrène de la gorge qui prend plus ou moins d'extension et qui peut amener la mort par consomption.

L'éruption d'aphtes dans la *bouche* n'a aucune importance. Le noma est encore plus rare que dans la rougeole.

Les complications du côté des *organes respiratoires* sont aussi bien plus rares que dans cette dernière. Les symptômes qu'on observe le plus souvent consistent en de la raucité de la voix, sensation de cuisson le long du cou et sous le sternum, toux ; catarrhe du conduit laryngo-trachéal et des bronches. Nous avons déjà mentionné l'extension de la diphtérie pharyngée au larynx et aux voies respiratoires. Dans certains cas, il se produit un œdème de la glotte, tantôt sous la dépendance de la néphrite, tantôt sous celle des lésions inflammatoires du pharynx. Les pneumonies fibrineuse et catarrhale sont rares, et encore plus la gangrène et les abcès du poumon.

Il n'est pas rare d'observer des inflammations des séreuses, se terminant très souvent par suppuration. C'est la plèvre qui est le plus souvent affectée, plus rarement le péritoine.

Dans la néphrite scarlatineuse on voit parfois apparaître très rapidement les symptômes d'une *hypertrophie* ou d'une *dilatation du cœur*, qui disparaissent souvent après la guérison sans laisser de traces.

Dans quelques cas, c'est une diarrhée rebelle et incoercible qui prend en général le caractère dysentériforme.

On a signalé encore l'hémoglobinurie et le diabète, et du côté des *organes génitaux* des écoulements séreux, purulents, sanguinolents, des abcès, de la gangrène, de la diphtérie, et des orchites. Depasse a décrit un cas d'hydrocèle aigu à la suite de la scarlatine.

Du *côté de la peau*, nous devons mentionner, à titre de complications, les excoriations qui se font parfois à la suite d'une desquamation abondante et rapide.

Pas plus que dans la rougeole, il n'est possible de séparer nettement ce qui est le domaine des complications et ce qui appartient aux *suites*, celles-ci n'étant le plus souvent que la continuation des premières.

Dans quelques cas le malade reste dans une sorte de *marasme* ; la convalescence traîne en longueur, l'activité intellectuelle elle-même reste languissante, et au bout de plus ou moins de temps le malade est enlevé par une affection intercurrente des organes respiratoires ou digestifs. D'autres fois, c'est du purpura simple ou hémorrhagique qui se développe quelques temps après la résolution de l'exanthème et qui, dans un cas observé par Henoch et Cohn, a été la seule cause de la mort. Chez d'autres malades, se développe une affection chronique de la peau, en particulier une furonculose. Wollenberg a vu l'albinisme se produire après une desquamation très abondante.

Quelquefois la scarlatine est le point de départ d'une *tuberculose* pulmonaire, ganglionnaire, osseuse ou articulaire, plus rarement méningée.

Il est assez fréquent de voir persister des *troubles de l'ouïe* après la scarlatine. Lorsque l'otite est double, elle peut être chez les jeunes enfants une cause de surdi-mutité. Des lésions profondes du rocher peuvent entraîner la paralysie faciale. Forster a publié une observation de scarlatine à la suite de laquelle il se produisit une surdité des deux oreilles, une double paralysie faciale, sans compter une double ulcération de la cornée avec amaurose double.

Nous avons signalé plus haut les *troubles de la vision* qui peuvent être la conséquence de la scarlatine. Nous y ajouterons les troubles de l'accommodation.

Comme dans toutes les maladies infectieuses, on observe parfois des *paralysies* d'origine tantôt périphérique, tantôt spinale, tantôt cérébrale, de l'aphasie, de l'hémiplégie ; ces troubles nerveux sont souvent précédés de symptômes urémiques. La scarlatine est aussi une des causes de la chorée.

Les arthrites liées à la scarlatine ont parfois pour conséquence l'*ankylose*.

Les *insuffisances valvulaires du cœur* doivent être mises au rang des suites relativement fréquentes de la scarlatine.

Les altérations rénales, lorsqu'elles n'entraînent pas la mort par urémie, se terminent le plus souvent par résolution complète. Le passage à l'*état chronique* est rare. J'ai pu suivre moi-même, chez une jeune fille de 16 ans, l'évolution complète d'une néphrite parenchymateuse chronique consécutive à la scarlatine et j'ai eu à soigner un étudiant en droit de 20 ans dont l'affection rénale, une atrophie des reins, remontait à 1 an 1/2, époque où il avait eu la maladie. Zinn a relaté une observation de diabète durant depuis de longues années.

Nous devons aussi mentionner l'influence favorable que peut avoir dans des cas rares la scarlatine sur une maladie antérieure. Gibney a vu la guérison spontanée d'une arthrite coxo-fémorale après cette affection. Sur trois cas de chorée, Thompson a vu la maladie céder à l'exanthème.

De tout ce que nous venons de dire, il résulte que la scarlatine expose à toutes sortes de dangers. Si le malade échappe à celui de l'hyperthermie ou de la malignité du principe infectieux, il reste sous le coup d'une foule de complications et d'affections consécutives qui peuvent entraîner une terminaison funeste, à une époque plus ou moins éloignée et au milieu de cruelles souffrances.

III. **Lésions anatomiques.** — Après la mort, l'exanthème consistant en une simple hyperhémie de la peau disparaît et il ne persiste qu'un peu de gonflement et une élasticité toute particulière du tégument externe.

À l'examen microscopique on constate la tuméfaction du derme, la dilatation ampullaire des vaisseaux sanguins, l'hypertrophie des cellules du réseau de Malpighi, et surtout de leurs noyaux ; dans la couche profonde du réseau, on trouve des cellules allongées fusiformes, et entre elles, ainsi qu'autour des conduits excréteurs des follicules cutanés, des amas de leucocytes et de globules rouges. Fenwick a signalé des extravasations sanguines et une desquamation épithéliale des glandes sudoripares.

Les muscles ont dans bien des cas une coloration plus pâle et sont plus friables. Les fibres présentent souvent le trouble granuleux et la dégénérescence granuleuse.

Il n'est pas rare de trouver les ganglions sous-cutanés, mésentériques, les plaques de Peyer, les follicules clos de l'intestin et la rate augmentés de volume. Wagner a signalé des néoplasies lymphatiques dans le foie, la rate, les reins et la muqueuse de l'intestin grêle. Les follicules intestinaux sont parfois ulcérés.

Klein a étudié l'hypertrophie et l'hyperplasie des follicules lymphatiques de la racine de la langue, du pharynx, des amygdales, du larynx et de la trachée. Les cellules uninucléées sont très rares ; celles à plusieurs noyaux, beaucoup plus nombreuses qu'à l'état normal, et les cellules géantes ne sont pas rares. Dans les ganglions cervicaux, il a trouvé les veines obstruées par des caillots de fibrine. Dans la rate, il a observé l'épaississement des parois artérielles, la multiplication des noyaux des fibres lisses, le gonflement de la tunique interne parfois assez considérable pour amener l'oblitération complète de la cavité. Mêmes altérations dans les corpuscules de Malpighi et dans les ganglions lymphatiques de la périphérie.

Le *cœur* présente fréquemment une diminution de consistance, une teinte pâle et jaunâtre, et un certain degré de dilatation et d'hypertrophie. Comme dans les autres muscles, l'examen microscopique révèle souvent une dégénérescence graisseuse et un trouble granuleux.

Le *sang* a une coloration sombre et semble être moins coagulable. Le nombre des globules blancs est souvent augmenté.

L'*intestin* présente parfois des plaques diphtéritiques, qui sont rares au contraire dans l'œsophage et l'estomac et qui résultent le plus souvent de la propagation par métastase de celles de la gorge. Dans la forme hémorrhagique, on trouve souvent du sang dans l'intestin.

Dans le *foie*, on constate souvent le trouble granuleux et la dégénérescence graisseuse des cellules hépatiques, la prolifération de leucocytes dans le tissu cellulaire interlobulaire. Harley a signalé la diminution des éléments solides de la bile. Les acides biliaires en particulier feraient quelquefois complètement défaut.

Les *reins* présentent des altérations très variées. En général ils sont augmentés de volume. Dans les cas où la lésion est récente, on trouve à la surface et dans les coupes de petites hémorrhagies interstitielles ; dans les cas plus anciens la coloration est plus jaunâtre, plus pâle, indice d'un processus de dégénérescence.

Nos connaissances sur les *lésions microscopiques des reins* sont surtout dues aux recherches de Friedländer. Cet auteur distingue trois formes de reins scarlatineux, qui assez souvent se développent concurremment, mais qui ne se transforment jamais l'une dans l'autre.

1° La *néphrite catarrhale précoce* qui se montre en même temps que l'éruption ou peu de jours après, se résout rapidement et se caractérise par la tuméfaction trouble et la chute de l'épithélium des canalicules urinifères. Dans le tissu conjonctif interstitiel on ne trouve que des leucocytes isolés ; 2° *Néphrite des glomérules ; néphrite post scarlatineuse.* Cette forme est presque spéciale à la scarlatine. Les glomérules sont augmentés de volume, les noyaux de leurs parois prolifèrent, la tunique des vaisseaux souvent vides de sang est épaissie. L'épithélium de la capsule est aussi parfois en voie de prolifération. C'est Klebs qui a le premier appelé l'attention sur cette forme de néphrite ; 3° *Reins gros, mous. Reins hémorrhagiques. Néphrite interstitielle septique.* Cette forme est sous la dépendance plutôt des complications diphtéritiques et de l'angine maligne que de la scarlatine elle-même, et elle est dans la grande majorité des cas rapidement mortelle. Le rein est gros, mou et parsemé de foyers hémorrhagiques plus ou moins étendus entre lesquels on voit de nombreux amas de leucocytes. Dans les vaisseaux il y a souvent des embolies formées par des micrococques.

Kussner et Litten ont signalé des dépôts de sels de chaux dans les canalicules.

**IV. Diagnostic.** — Le diagnostic de la scarlatine est facile à la condition de ne pas tenir seulement compte, comme dans la rougeole, de l'éruption, mais aussi des symptômes concomitants. Quelquefois il survient dans le cours de l'angine diphtéritique primitive une rougeur érythémateuse qui ne peut guère être confondue avec la scarlatine, et qui en tous cas disparaît très rapidement sans être suivie de desquamation. Une éruption analogue s'observe aussi parfois dans le rhumatisme articulaire aigu.

Pour le diagnostic différentiel de la scarlatine avec la rougeole, la roséole et les érythèmes qui apparaissent à la suite de l'administration de certains médicaments, nous renverrons à ce que nous avons dit à propos de la rougeole.

**V. Pronostic.** — Le pronostic de la scarlatine est en général grave, beaucoup de cas qui semblent bénins au début pouvant entraîner une issue funeste par suite des complications ou des affections consécutives. La terminaison fatale a lieu dans certains cas tout à fait au début de la maladie, souvent même subitement par suite de l'hyperthermie et de la malignité du principe infectieux. La gravité de la maladie varie du reste extrêmement suivant les épidémies, la mort étant la règle dans certaines, exceptionnelle dans d'autres. En général le pronostic est d'autant plus sérieux que les malades sont plus jeunes. Inutile d'ajouter que les chances de guérison sont en raison inverse du nombre des complications. Les accidents urémiques, les inflammations purulentes des muqueuses, l'endocardite septique aggravent considérablement le pronostic.

**VI. Thérapeutique.** — Les règles prophylactiques que nous avons formulées à propos de la rougeole peuvent s'appliquer à la scarlatine. Comme pour la plupart des maladies infectieuses, la prophylaxie est d'une importance capitale. La prédisposition à la scarlatine étant moins universelle que celle à la rougeole, on doit être encore plus sévère et plus rigoureux au sujet de l'isolement des malades et de la désinfection des objets contaminés. Les individus relevant de maladie ne pourront recevoir des visites que huit jours au minimum après que toute trace de desquamation aura disparu. Les parents et l'entourage du malade, appelés à le soigner, devront aussi s'isoler autant que possible et cesser momentanément leurs relations pour ne pas devenir des agents de transport et de propagation de la maladie. On ne connaît pas de médicament susceptible de prévenir la scarlatine. La belladone et le sulfite de soude conseillés dans ce but n'ont aucune action. Les médecins n'oublieront pas qu'ils ont été plus d'une fois les propagateurs inconscients et involontaires du germe morbide, et ils auront soin, en sortant de chez un scarlatineux, de changer de vêtements avant d'aller voir d'autres malades.

Une fois la scarlatine déclarée, on aura recours au traitement que nous avons déjà formulé à l'occasion de la rougeole, notamment les bains tièdes. Au moment de la desquamation, on prescrira des bains et des onctions de la peau avec une pommade phéniquée (acide phénique, 5 gr., axonge, 50 gr., onctions matin et soir).

Pour le traitement des diverses complications nous renverrons aux chapitres de l'ouvrage qui les concernent.


### 3. — Rubéole. (Röthcln.)


I. Étiologie. — La place que doit occuper la rubéole parmi les maladies infectieuses et ses rapports avec les autres fièvres éruptives a donné lieu à beaucoup de discussions. Les uns la considèrent comme une simple variété de rougeole, d'autres en font une scarlatine bénigne et anormale, les troisièmes la placent parmi les roséoles. Il ne nous semble pas douteux pour notre part que la rubéole ne soit une maladie infectio-contagieuse spéciale, qu'elle n'ait une existence propre. Ce serait le type le plus bénin de la grande famille des exanthèmes fébriles.

La rubéole est une maladie du *jeune âge*. Elle est très rare chez les adultes. Les enfants en nourrice sont en général épargnés.

Le *sexe* n'a aucune influence.

La maladie se développe le plus souvent à la suite *de rapports avec un individu déjà atteint* ou d'un *séjour dans la chambre* qu'il habite; mais elle peut aussi être transmise par l'*intermédiaire de personnes saines ou d'objets*. Parfois un contact très court suffit à la contamination. *La nature de l'agent contage* est inconnue.

Les personnes qui ont eu une fois la rubéole en sont en général préservées pour le reste de leur vie. Les récidives sont très rares. En revanche la rubéole ne préserve ni de la rougeole, ni de la scarlatine; c'est une preuve que les trois exanthèmes sont de nature différente.

Dans les grandes villes, la rubéole est assez souvent *sporadique*. A certaines époques, dans certains lieux même, semble t il, à intervalles réguliers, il se développe des *épidémies rubéoliques*. La majorité de ces épidémies apparaissent dans la première moitié de l'année. Leur durée varie. Les écoles et ces maisons casernes où habitent un grand nombre de familles constituent des milieux très favorables au développement de la maladie, qui est probablement contagieuse à toutes ses périodes, mais surtout, d'après Thierfelder, au moment de la convalescence(1).

_________

(1) La rubéole s'observe beaucoup plus rarement en France qu'en Allemagne, et plusieurs de nos maîtres les plus autorisés en ont même contesté l'existence. Aussi les recherches sur ce sujet sont-elles peu nombreuses. Nous signalerons toutefois les mémoires de Bourneville et Bricon (*Prog. méd.*, 1884), Longuet (*Union méd.*, 1884-85), Desplats (Soc. méd. des hôp., 23 juillet 1886) qui en a observé une petite épidémie à Lille ; Desnos (Soc. méd. des hôpitaux, 23 juillet 1886) à qui l'on doit un excellent résumé de nos connaissances actuelles sur cette maladie. (*Note du Tr.*)

**II. Symptômes.** — La *période d'incubation* varie en moyenne entre deux semaines et demie et trois semaines.

Les *prodromes* font quelquefois complètement défaut. Dans d'autres cas, un sentiment de courbature, du malaise, la perte d'appétit précèdent de un à trois jours l'éruption. On observe aussi quelquefois un peu de fièvre (38°-39° C.), de la gêne de la déglutition, de la toux et de fréquents éternuements, un peu de larmoiement et de photophobie. Quelques heures après l'exanthème se déclare.

Mais, comme nous l'avons dit, les prodromes peuvent faire complètement défaut et les troubles que nous venons de décrire ne se montrer qu'au moment de l'*éruption*. Celle-ci est caractérisée par des taches d'un rouge pâle, presque rose, d'une grosseur variant depuis celle d'une tête d'épingle, jusqu'à celle d'une lentille ou d'un haricot, légèrement saillantes et s'effaçant à la pression du doigt. Les macules de moyenne grosseur sont les plus nombreuses. Habituellement elles sont de forme arrondie ou en croissant et finissent par se réunir sur certains points avec les taches voisines de façon à donner à la peau un aspect marbré. Sur d'autres, l'éruption est tout à fait confluente.

Emminghaus a observé un cas dans lequel un érythème fugace a précédé l'éruption. Dans quelques cas rares on a noté des vésicules miliaires isolées et des pétéchies.

L'exanthème, comme dans la rougeole et la variole, paraît d'abord au visage et sur le cuir chevelu et s'étend ensuite au tronc et aux membres. Il s'est déjà effacé le plus souvent dans les premières régions lorsqu'il atteint les extrémités inférieures, car l'efflorescence ne dure que quelques heures. Il n'y a pas, à proprement parler, de véritable période d'état, de stade de floraison par suite de la fugacité de l'exanthème.

Quelques malades accusent des *démangeaisons* plus ou moins vives au moment de l'éruption; il y a aussi un peu de turgescence de la peau, et parfois un œdème léger du visage. Les ganglions périphériques, ceux de la nuque et de la région parotidienne notamment, sont un peu tuméfiés.

La disparition de l'éruption est suivie parfois d'une légère *desquamation*.

En général l'exanthème rubéolique s'accompagne de quelques *manifestations catarrhales* du côté de la gorge, des voies respiratoires et de la conjonctive. L'inflammation se limite fréquemment à l'isthme du gosier, et son siège de prédilection est la partie moyenne de la luette. Jamais cette inflammation n'atteint l'intensité qu'elle acquiert dans la scarlatine, bien que le malade se plaigne parfois d'une gêne assez grande de la déglutition. Elle disparaît en même temps que l'exanthème après une durée de un à trois jours.

La *température* reste parfois normale; dans d'autres cas elle éprouve une légère ascension, 38°,5, 39° C., rarement au delà.

La maladie réagit en général peu sur la santé générale, et il n'est pas rare de la voir évoluer sans que le malade garde le lit ni même la chambre. On a signalé l'albuminurie, l'œdème sous-cutané et l'hypertrophie des amygdales à titre d'*affections consécutives*.

**III. Diagnostic. Pronostic. Thérapeutique.** — Le diagnostic de la rubéole ne présente aucune difficulté dans le cas d'épidémie. La bénignité des symptômes la distingue aisément de la rougeole et de la scarlatine. Les cas isolés, sporadiques sont plus difficiles à reconnaître et il n'est pas toujours possible de les distinguer sûrement des cas de rougeole, de scarlatine et de roséole.

Le *pronostic* est bénin, la mort tout à fait exceptionnelle.

La *thérapeutique* sera purement diététique. Ce n'est qu'exceptionnellement et dans le cas où certains symptômes présenteraient trop d'intensité qu'on aura à intervenir.

### 4. — Typhus exanthématique.

*Typhus pétéchial. Flecktyphus. Fleckfieber.*

**I. Étiologie.** — Au point de vue du *mode de transmission* le typhus exanthématique se rapproche beaucoup de la rougeole, de la scarlatine et de la rubéole. Il est comme celles-ci une maladie éminemment contagieuse.

Selon toute probabilité, l'agent contage réside dans les exhalations de la peau et du poumon. L'observation nous apprend que le typhus est contagieux pendant toutes ses périodes et peut-être même au début de la convalescence.

La *nature du contage* est inconnue, Hallier a bien signalé l'existence de bactéries dans le sang, mais ces résultats n'ont pas été confirmés par les recherches de Rosenstein. Mosler n'a pu trouver non plus de microorganismes dans le sang frais. Les tentatives pour donner le typhus aux animaux par l'inoculation ont toujours échoué. L'unique fait positif de Zülzer ne nous paraît pas concluant. Obermeier n'aurait de son côté obtenu aucun résultat chez l'homme en déposant du sang de typhique sur le derme préalablement mis à nu.

L'infection se produit d'habitude à la suite de *rapports directs ou de contact* avec les malades. Aussi les infirmiers et les médecins sont-ils particulièrement exposés à la contagion, et dans la plupart des épidémies beaucoup d'entre eux succombent victimes de leur devoir. Plus le contact sera intime et prolongé, plus les chances de contamination augmenteraient naturellement, et l'expérience montre en effet que ce sont les infirmiers qui restent tout le jour dans les salles infectées, qui paient le plus large tribut, puis viennent les médecins assistants (internes) et en dernier lieu les chefs de service. Cette règle est cependant loin d'être absolue et dans certains cas la maladie frappe sans distinction tout le personnel hospitalier.

Il ne faut donc jamais, et sous aucun prétexte, placer des typhiques dans les salles communes ou même dans les corps de bâtiments renfermant d'autres malades. On ne se préoccupait guère de cela autrefois ; aussi voyait-on le typhus s'étendre aux lits voisins et se propager ensuite aux autres salles.

Même en pratiquant l'isolement, les chances d'infection à distance sont d'autant plus considérables que les malades sont plus rapprochés les uns des autres, que la salle est plus petite et moins aérée. On a pu souvent atténuer ce pouvoir contagieux du germe morbide et même empêcher complètement la contagion en laissant les croisées et les portes toujours ouvertes de façon à produire une active ventilation et à prévenir le dépôt du contage.

Ce n'est pas seulement sur l'organisme malade ou dans l'air qui l'environne que se trouve le germe infectieux ; il s'attache aussi à ses vêtements, à son linge, à *tous les objets à son usage*. Ainsi dans les hôpitaux les personnes préposées à la manutention et à la désinfection des effets des malades entrant dans les services sont très souvent frappées. Les infirmières semblent être plus épargnées au moins dans une certaine mesure.

Les *personnes elles-mêmes* peuvent être les véhicules du contage et peut-être même le transporter dans des localités plus ou moins éloignées.

Tous les individus qui se trouvent dans la zone dangereuse du malade ou sont en rapport avec des tiers, porteurs du principe infectieux, ne sont pas naturellement tous atteints et beaucoup possèdent une immunité transitoire ou permanente.

Cette *immunité* peut s'acquérir, comme dans la plupart des fièvres éruptives, par une *première atteinte*. Il y a cependant des exemples dans lesquels les mêmes individus ont été atteints deux et même trois fois du typhus dans un espace de temps plus ou moins long.

On observe aussi parfois des *rechutes*, et le malade dans ce cas à peine délivré de la fièvre voit recommencer la série des accidents par lesquels il est passé une première fois. Ces rechutes peuvent même se répéter à plusieurs reprises.

Le typhus règne dans certains pays à l'état endémique. L'Irlande, on le sait, est la terre classique du *typhus fever* et on a même remarqué que la maladie semblait accompagner les Irlandais dans leurs émigrations. Elle les a suivis en Angleterre, en Écosse et en Amérique et a formé dans ces divers pays des foyers endémiques. Il existe aussi de ces mêmes foyers sur le continent Européen, et nous devons signaler parmi les plus importants les provinces Baltiques de la Russie et la Galicie, la Hongrie (au XVIe siècle on nommait déjà la maladie la fièvre hongroise, *febris hungaria*) et quelques localités de l'Italie.

Il est aisé de comprendre que par suite des relations journalières si actives qui existent aujourd'hui entre les pays les plus éloignés, les contrées habituellement indemnes sont exposées sans cesse aux *épidémies de typhus* à la suite de l'importation de germes venant des pays infectés. La maladie étant principalement une maladie des basses classes, il faut donc surveiller avec soin les ouvriers étrangers et les vagabonds qui sont d'ordinaire les agents de transport du contage. On a remarqué plusieurs fois que le développement d'une épidémie de typhus dans un lieu coïncidait avec l'arrivée d'ouvriers venus pour travailler à la construction de routes, chemins de fer ou autres travaux, des pays où la maladie sévissait endémiquement ou accidentellement.

Les ouvriers hongrois ont assez fréquemment importé avec eux la maladie dans des localités et même des pays éloignés. Non moins dangereux sont nos vagabonds modernes qui, dès leur plus bas âge, errent d'un pays à l'autre et qui trouvent dans une charité mal entendue les moyens de subvenir à une existence oisive et inutile.

On a fait observer dernièrement avec juste raison que plusieurs grandes villes qui jusqu'ici avaient été préservées étaient devenues depuis quelque temps des foyers endémiques de typhus. Ainsi Fräntzel a montré que la maladie n'avait jamais complètement disparu de Berlin depuis plusieurs années et que chaque année, on en voyait quelques cas isolés dans les hôpitaux. C'est dans les auberges de bas étage (dites *Pennen* à Berlin) dans lesquelles viennent s'entasser des gens de toutes sortes, où la ventilation et les soins de propreté des objets de literie sont complètement négligés, où des gens bien portants couchent dans les lits contaminés, c'est dans ces lieux que s'entretient le foyer endémique et se perpétue le germe morbide. Si l'on veut bien considérer qu'un vagabond quelconque peut quitter un pays infecté bien portant en apparence, et ne présenter les symptômes du typhus qu'après son arrivée dans une localité souvent fort éloignée de son point de départ, on verra à quels dangers de diffusion du typhus nous expose le vagabondage de notre époque, et l'on ne s'étonnera plus que bien des cas paraissent spontanés. Ce que nous venons de dire de l'étiologie du typhus s'accorde parfaitement avec le fait souvent observé que les épidémies dans une ville ont presque toujours pour point de départ certaines maisons et certaines rues.

Le typhus exanthématique ne se développe jamais *spontanément*. C'est du moins notre conviction absolue. Si l'on considère que la maladie, selon toute vraisemblance, a pour cause un micro-organisme, il faut écarter l'hypothèse d'une genèse autochthone, car il faudrait admettre alors la génération spontanée d'un organisme vivant, théorie qui ne peut plus aujourd'hui, on le sait, être soutenue. On a fait valoir en faveur de ce développement autochthone le fait de l'apparition des épidémies aux époques de guerre, de famine, dans les prisons, les navires, les hôpitaux encombrés et on a attribué cette apparition à la décomposition, à la fermentation des miasmes humains. C'est ce qui a valu à la maladie les noms divers sous lesquels elle a été successivement désignée : typhus des camps, de famine, des prisons, des vaisseaux, des lazarets, etc. Mais que de fois n'a-t-on pas pris pour causes de la maladie de simples coïncidences? Ainsi Kanzow, Passauer et Muller ont démontré, à propos d'une épidémie qui a sévi en 1867 et 1868 dans la Russie orientale, que les mauvaises récoltes n'étaient pour rien dans le développement de l'épidémie, que celle-ci avait précédé la disette et avait été importée par un ouvrier du chemin de fer. Naunyn, dans son enquête, arrive aux mêmes conclusions. Que l'on considère le nombre et la qualité des gens qui se trouvent réunis dans un camp, un navire, une prison, l'encombrement qui se produit dans de pareils lieux, la négligence dans les soins de propreté les plus élémentaires, et on verra qu'il n'est pas nécessaire d'avoir recours, pour expliquer la naissance d'une épidémie, à l'hypothèse d'une genèse spontanée.

La propagation de typhus se faisant le plus souvent par *contagion directe*, les *influences climatériques* et *telluriques* n'ont naturellement qu'un rôle tout à fait secondaire. Il en est de même de la *constitution du sol*, de *l'altitude des lieux*, de la *qualité de l'eau de boisson*. Les *saisons* ne semblent pas non plus exercer une influence bien sensible sur le développement des épidémies ; celles-ci sont cependant plus fréquentes en hiver et au printemps.

L'influence du *sexe* sur la prédisposition individuelle est à peu près nulle. Si les femmes sont proportionnellement moins atteintes que les hommes, cela paraît tenir uniquement à ce que ceux-ci vivent davantage au dehors, ont plus de rapports avec le monde extérieur et ont par suite plus de chances de contamination. On connaît du reste des épidémies où le nombre des femmes atteintes a dépassé celui des hommes. Dans le jeune âge, assurent quelques auteurs, le sexe féminin montrerait une prédisposition plus grande à la maladie. Relativement à *l'âge*, c'est de 15 à 25 ans que le typhus fait le plus de victimes. Dans les cinq premières années la maladie est rare, et je ne connais qu'un seul cas mentionné par Murchison où l'enfant avait moins d'un an. A partir de 45 ans, les cas deviennent moins fréquents ; j'ai cependant eu occasion de soigner une femme de 72 ans, et on trouve dans la littérature médicale quelques observations de personnes ayant dépassé quatre-vingts ans.

La *constitution* n'a que peu d'influence. Il n'est pas vrai que la *phtisie pulmonaire* et la *grossesse* soient une cause d'immunité. Les privations, les soucis, les chagrins, les excès de toutes sortes augmentent la prédisposition morbide en diminuant la résistance de l'organisme aux aggressions de l'agent infectieux.

Le *genre de vie* joue un certain rôle comme cause prédisposante. La maladie sévit de préférence sur les classes pauvres (*maladie des prolétaires*), mais l'épidémie une fois développée, elle n'épargne point les classes aisées. On a observé que dans ces cas elle prend en général un caractère malin.

On a souvent prétendu que certaines professions jouissaient d'une immunité relative, les tanneurs, les bouchers par exemple. Cette rareté de la maladie chez ceux-ci, si le fait est exact, s'expliquerait peut-être par le fait que les gens qui exercent ces métiers ont en général des rapports peu fréquents et peu suivis avec les classes pauvres.

Il n'est pas rare de voir apparaître en même temps et à côté des épidémies de typhus des épidémies de fièvre typhoïde et surtout de fièvre récurrente. Les conditions de développement de ces maladies étant à peu près identiques, on s'explique facilement ces coïncidences. Quelquefois il semble exister une sorte de balancement entre la fièvre typhoïde et le typhus, l'extension de celui-ci coïncidant avec la décroissance des épidémies du typhus abdominal et vice versâ.

La coexistence de la fièvre typhoïde et du typhus chez le même individu est loin d'être rare ; Niemeyer a vu l'association de ce dernier et de la fièvre intermittente. Barallier et Buchanan ont décrit des cas de variole compliqués de typhus. Enfin on a vu celui-ci succéder immédiatement à la scarlatine.

L'*origine* du typhus exanthématique est inconnue. On ne peut affirmer que la malade ait existé dans l'antiquité, en Grèce et à Rome, bien que certains auteurs aient voulu retrouver le typhus dans la peste qui, selon la Bible, aurait été envoyée par Dieu en punition des péchés des hommes. Les premières observations positives sont de Fracastor, auquel on doit la relation d'une épidémie qui dévasta, au commencement du XVI⁰ siècle, Chypre et l'Italie. Depuis cette époque les écrits sur la maladie se sont multipliés, car on a eu trop souvent l'occasion d'observer à la suite des guerres de pareilles épidémies. Pendant les guerres du premier Empire, au commencement de notre siècle, le typhus exerça de terribles ravages tant sur les armées en campagne que sur les populations du théâtre de la guerre. Dans la retraite de Russie, les débris de l'armée française laissèrent le germe de la maladie dans les pays qu'ils eurent à traverser pour rentrer en France. Au moyen âge, la maladie sévit aussi avec rage sur les prisons de l'Angleterre. On vit à plusieurs reprises des accusés qui se trouvaient sous le coup de l'infection au moment de leur comparution, transmettre la maladie à tous les membres du tribunal qui venaient de les juger et qui ne tardaient pas à succomber eux-mêmes.

Parmi les épidémies plus récentes, nous devons signaler celles qui ont régné à plusieurs reprises sur la haute Silésie et la Russie orientale (1867-1868). De petites épidémies s'observent chaque année, tantôt dans un pays, tantôt dans un autre ; nous citerons en particulier l'épidémie qui accompagna dans l'Allemagne du Nord, pendant l'hiver 1881-1882, celle de typhus à rechutes.

**II. Lésions anatomiques.**—Il n'y a pas de *lésions anatomiques qui soient spéciales* au typhus et qui puissent servir à reconnaître et à caractériser la maladie au point de vue de l'anatomie pathologique pure. Tout au plus l'autopsie peut-elle indiquer que c'est à une maladie infectieuse aiguë que l'on a affaire.

La *rigidité cadavérique* disparaît au bout de peu de temps et la décomposition arrive rapidement.

Sur *la peau*, à côté des ecchymoses purement cadavériques, on aperçoit parfois quelques taches violettes et des pétéchies. Les lèvres, les gencives, la langue sont couvertes de fuliginosités.

La *nutrition générale* n'a que peu souffert par suite de la rapide évolution de la maladie.

Les muscles sont, comme dans le typhus abdominal, secs, d'une coloration rouge sombre, couleur de jambon cuit. Neumann a signalé à côté de la dégénérescence granuleuse et graisseuse, les altérations dites de Zenker. Dans certains cas, on trouve des extravasations sanguines et des foyers hémorrhagiques dans les muscles, surtout dans le muscle droit de l'abdomen, comme dans la fièvre typhoïde.

Dans le *muscle cardiaque*, on trouve des altérations analogues, d'où le ramollissement que l'on constate si souvent. Le sang est le plus souvent d'une couleur rouge sombre et se coagule difficilement.

Dans les *bronches*, on observe les signes du catarrhe et dans les poumons, de l'atélectasie, de l'hypostase et de la pneumonie fibrineuse ou catarrhale. Larsen a trouvé en outre de petits foyers apoplectiques.

La *muqueuse stomacale et intestinale* est souvent gonflée et hyperhémiée. Virchow a signalé sur la muqueuse stomacale l'existence d'érosions donnant lieu à de petites hémorrhagies. Il n'est pas rare d'observer un léger gonflement de follicules solitaires et agminés de l'intestin. Il nous paraît douteux que le processus puisse aller jusqu'à l'ulcération ; en tous cas le fait serait tout à fait exceptionnel.

Les *ganglions mésentériques* sont parfois hyperhémiés et un peu augmentés de volume.

La *rate* est en général grosse. Elle a une coloration rouge sombre et la consistance de la bouillie ; quelquefois même, elle tombe en déliquescence. Salomon lui a trouvé dans un cas le poids de 700 gr., presque le triple du poids normal. Dans certains cas, elle présente des infarctus hémorrhagiques et parfois même de petits abcès, comme dans la fièvre récurrente.

Le *foie* est habituellement augmenté de volume et présente à l'examen microscopique un trouble granuleux et une dégénérescence graisseuse de ses cellules, ainsi qu'une prolifération de noyaux dans le tissu conjonctif intra et interlobulaire, comme l'ont signalé Mannkopf et Hartwig.

Les *reins* présentent des altérations analogues.

Dans le *cerveau*, on observe des hémorrhagies méningées et parenchymateuses et de l'œdème. Popoff a noté l'infiltration des leucocytes dans les cellules ganglionnaires, dans les espaces périganglionnaires entre les fibres nerveuses et dans la tunique lymphatique adventice, ainsi qu'une infiltration pigmentaire des cellules ganglionnaires. Mais ces diverses lésions n'ont rien de caractéristique, car on les trouve aussi dans le typhus abdominal. Dans deux cas, on a signalé l'existence de plusieurs petits lymphomes.

Beveridge a observé le gonflement des ganglions du sympathique cervical, ce qui l'a conduit à présenter une théorie sur la pathogénie de la maladie. Marmy avait, du reste, signalé les mêmes faits avant lui.

**III. Symptômes.** — La *période d'incubation* du typhus exanthématique aurait une durée très variable. Les premiers symptômes morbides se montreraient quelques heures après l'infection chez certains malades ; tandis que chez d'autres, l'incubation serait de une à trois semaines. Suivant Naunyn, elle serait plus courte chez les enfants que chez les adultes.

La *période d'invasion* débute d'habitude par un unique et violent frisson ou par de petits frissons répétés. Chez quelques malades, il y a des vomissements fréquents, chez d'autres, de l'anxiété épigastrique et de l'oppression ; chez les enfants, des convulsions.

La température monte rapidement et atteint bientôt 40°, 41° et même au delà. La fréquence du pouls est en raison de la température. Celui-ci est dur et dépasse 100. Le malade se sent gravement atteint et la faiblesse et les vertiges l'obligent bientôt à se mettre au lit. La stupeur et le délire ne tardent pas à apparaître. Le malade se plaint de surdité et de bourdonnements d'oreilles. La face est rouge et turgescente, les yeux sont hagards et brillants, les conjonctives, vivement injectées. La langue est recouverte d'un enduit grisâtre ou jaunâtre. Les lèvres sont sèches et gercées, elles saignent facilement, le sang s'y dessèche et y forme des fuliginosités. L'appétit est perdu et la soif ardente. Le malade éprouve dans la région du foie et de la rate une douleur contuse et l'on peut constater la rapide augmentation de volume de cette dernière. L'urine dès les premiers jours, contient fréquemment de l'albumine. Il y a de la constipation à laquelle succède quelquefois, à une période plus avancée, un peu de diarrhée.

Souvent ces symptômes sont précédés pendant un ou deux jours d'un malaise général et indéfini qui n'a rien de spécial à la maladie. C'est une courbature générale, de la torpeur, de l'inaptitude aux travaux manuels ou intellectuels, une diminution d'appétit, des troubles digestifs, des douleurs vagues dans les articulations, etc., etc.

La *période d'invasion* dure de trois à cinq jours après lesquels apparaît *l'éruption.*

C'est en général à la poitrine et sur le ventre que se montre celle-ci, et elle s'étend ensuite au reste du tronc et aux membres. Le visage n'est pas épargné. Il est vrai que l'exanthème ne se voit bien dans cette région que chez les personnes qui ont la peau fine et pâle, notamment chez les enfants. Chez les adultes il passe souvent inaperçu. Il est en général particulièrement abondant sur les membres, surtout à l'avant-bras dans le sens de l'extension. L'éruption est constituée par des taches arrondies, d'un rouge pâle, qui s'effacent, au début du moins, sous la pression du doigt. Du second au quatrième jour, la coloration devient livide, les contours deviennent moins nets ; la pression du doigt ne les fait plus complètement disparaître et laisse une macule jaunâtre tirant sur le brun ; car à l'hyperhémie du début a succédé une exsudation de sérum et une diapédèse des globules rouges. Le nombre des taches est souvent de plus d'un millier. Elles persistent d'ordinaire dix jours et même davantage, jusqu'à la convalescence en général. Après leur disparition il se produit une desquamation ordinairement furfuracée, plus rarement sous forme de grands lambeaux, comme Benary en a rapporté une observation.

La *marche de la température* est, dans le typhus, très caractéristique et distingue nettement celui-ci du typhus abdominal. Au lieu de monter graduellement et en échelon comme dans la fièvre typhoïde, l'ascension est brusque, subite. La chute de la température se fait de la même façon, non graduellement et par lysis, mais par défervescence et d'une façon critique. Les températures de 40° à 41° sont habituelles. Le type de la fièvre est continu. C'est cette hyperthermie qui constitue le principal danger de la maladie. Lorsque la température atteint 42°, on ne peut guère espérer une issue favorable. Quelquefois il se produit, quelques heures avant la mort, une rapide et considérable ascension du thermomètre. Vers la fin du premier septénaire on observe dans certains cas une légère rémission, mais dès le commencement de la seconde semaine la température s'élève de nouveau et souvent à un degré plus élevé qu'avant. C'est entre le 14ᵉ et le 17ᵉ jour que se produit ordinairement la défervescence critique. Cette défervescence peut dans certains cas être plus précoce et survenir entre le 8ᵉ et le 10ᵉ jour, parfois même plus tôt. Dans d'autres cas au contraire elle est beaucoup plus tardive et n'a lieu que le 21ᵉ jour et même plus tard (voir fig. 25).

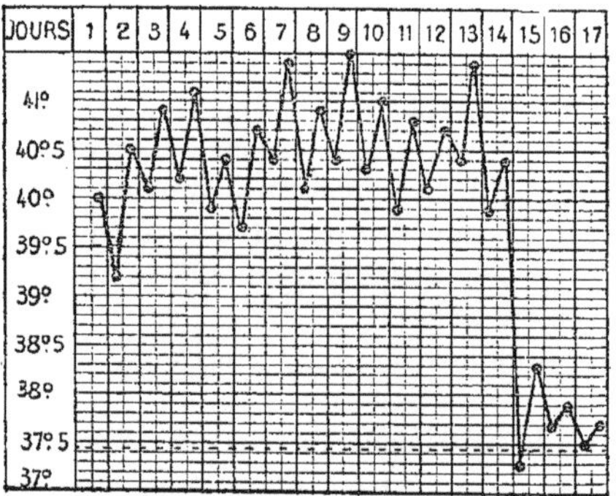



FIG. 25. — *Courbe de la température dans le typhus exanthématique de moyenne gravité et d'une marche régulière.* (Obs. personnelle.)

La *crise* qui, comme dans d'autres maladies fébriles, s'accompagne d'habitude d'abondantes sueurs, dure une douzaine d'heures environ. Dans certains cas la chute de la température est moins rapide et la crise se prolonge deux ou trois jours. La défervescence dans ce cas se fait presque par lysis. Quelquefois la crise est précédée d'une élévation considérable de la température (43°, température dite hyperpyrétique) qui dure quelques heures et qui s'accompagne d'un violent frisson, de vomissements et autres symptômes de la plus haute gravité ; puis tout à coup apparaissent les symptômes impatiemment attendus et presque inespérés de la crise : il ne s'agissait ici que du phénomène dit perturbation critique (*pertubatio critica*). Il y a aussi des pseudo-crises dans lesquelles la température tombe à l'époque habituelle puis remonte le lendemain à un degré plus ou moins élevé, et ce n'est que plus tard qu'a lieu la défervescence définitive. La température, une fois la crise terminée, reste souvent au-dessous de la normale pendant quelque temps.

Vers la fin de la crise, la plupart des malades tombent dans un profond sommeil essentiellement réparateur et ressentent au réveil *une sensation de bien-être et de soulagement tout particulier.* Ce bien-être s'accompagne d'habitude, il est vrai, d'un sentiment de profonde faiblesse et même d'anéantissement. L'urine, après la crise, laisse déposer un abondant sédiment d'urates et l'analyse chimique montre qu'il se produit à ce moment une décharge critique d'urée.

La fréquence du *pouls* est en général en rapport avec la température. Il a environ de 100 à 120 battements par minute. Le pronostic est mauvais lorsqu'il dépasse ce chiffre, et certains auteurs attribuent même plus d'importance, au point de vue de l'issue de la maladie, à cette accélération du pouls qu'au degré de température. Il est quelquefois irrégulier et d'une lenteur tout à fait anormale. Le dicrotisme est bien plus rare que dans le typhus abdominal. Après la crise le pouls redevient en général normal, quelquefois il est ralenti.

Il existe presque toujours des *troubles cérébraux* qui sont en partie sous la dépendance de l'hyperthermie, en partie sous celle de l'infection. Le malade se plaint d'une violente céphalalgie et même de véritables névralgies. Bientôt son intelligence s'obscurcit de plus en plus. Quelques malades restent plongés dans un état de rêvasserie, marmottant des paroles sans suites ; d'autres sont en proie à un délire furieux. Il y a des évacuations involontaires ; le malade n'éprouvant plus le besoin d'uriner, la vessie est distendue par l'urine et remonte jusqu'à l'ombilic. Le tremblement de la langue et des muscles du visage, l'hésitation de la parole, la carphologie et les soubresauts des tendons s'observent fréquemment.

Les *lèvres*, la *langue* et les *narines* sont sèches, crevassées, saignantes et se recouvrent, comme nous l'avons déjà dit, d'un enduit fuligineux. Mosler a trouvé, dans un cas de fistule du conduit de Sténon, le liquide parotidien acide. Il pratiqua même le cathétérisme de ce conduit dans le but de prévenir la parotidite qui, suivant lui, aurait souvent pour cause l'obstruction du canal. Il existe du *catarrhe des conjonctives, de la muqueuse nasale et de la gorge*, et tant que le malade conserve sa connaissance, il se plaint ordinairement de photophobie, de picotements dans les yeux, de sécheresse et de cuisson dans le nez, la bouche, la gorge, et de gêne de la déglutition. On observe aussi dans la plupart des cas de la surdité, et des bourdonnements d'oreilles, qui sont la conséquence de l'inflammation de la *trompe d'Eustache*, de l'*oreille moyenne* et du *tympan*.

Il y a presque toujours aussi des signes d'un *catarrhe bronchique sec*. Les cavités droites du *cœur* sont souvent dilatées (dilatation fébrile) et l'on entend parfois un souffle systolique. Dans les cas graves, c'est à peine si l'on peut entendre le premier bruit, par suite de l'affaiblissement du cœur.

Le *foie* et surtout la *rate* sont augmentés de volume et douloureux à la pression. Dans quelques cas, il y a un léger météorisme et une sensation de constriction à la région épigastrique. Les *nausées*, le *hoquet*, les *vomissements* sont des symptômes relativement rares.

La *soif* est ardente et les malades, bien que plongés dans la stupeur, boivent avec avidité toutes les boissons qu'on leur offre et qu'ils ne sont pas en état de réclamer. L'*appétit fait défaut* et il y a habituellement de la *constipation*.

L'*urine* présente d'abord le caractère des urines fébriles, rares, d'une coloration rouge sombre, à réaction fortement acide, poids spécifique élevé, augmentation de l'urée, de l'acide urique et de la créatinine, et par contre diminution des chlorures, dont on retrouve parfois à peine des traces. Unruh a constaté à la clinique de Leyden l'élimination critique de l'urée. La proportion de ce produit de désassimilation est considérable peu de temps avant l'apparition de la crise ; elle s'abaisse tout à coup pendant cette crise, pour s'élever ensuite de nouveau et atteindre deux ou trois jours plus tard un chiffre tout à fait normal. L'albuminurie, le plus souvent assez modérée, est très fréquente. Griesinger a noté dans les sédiments la présence de cylindres rénaux, de débris épithéliaux des canalicules et de la vessie. Frerichs a signalé la leucine et la tyrosine. Buchanan a trouvé plusieurs fois du sucre (?)

La *peau* aurait une odeur particulière que Griesinger a comparée à celle de la putréfaction. Elle est sèche, chaude, d'une chaleur ardente. En dehors de la crise, les sueurs sont rares.

La *mort* peut arriver soit avant l'apparition de l'exanthème par suite de l'hyperthermie excessive, soit à l'apogée de la maladie, soit enfin peu de temps avant ou après la crise. C'est presque toujours la paralysie du cœur qui en est la cause prochaine. Elle peut aussi être le résultat des complications et des affections consécutives.

Parmi les *anomalies* que peut présenter le typhus, nous signalerons certaines *particularités*, sans importance d'ailleurs, de l'*éruption*. Dans certains cas, les taches, au lieu d'être plates, font saillie en forme de papules. On voit parfois à leur centre de petites vésicules. D'autres fois il se forme au-dessous d'elles ou à côté des pétéchies et des *vibices*.

On a vu aussi des *typhus sans exanthème*.

Nous avons déjà parlé du *typhus abortif*. Il y a aussi les typhus dits *levis* et *levissimus* dans lesquels les symptômes sont très peu accusés et fugaces.

Les *complications* et les *affections consécutives* sont loin d'être rares dans le typhus, mais, quelque importance clinique qu'elles aient au point de vue de la gravité de la maladie, elles n'ont rien de spécial à cette affection. Elles sont en général la conséquence, en partie de la malignité de l'infection et de l'élévation de la température, en partie d'une infection secondaire par les agents de la suppuration.

La *méningite suppurée* a été récemment décrite par Hampeln. Cet auteur a trouvé des lésions emboliques dans le cerveau. Scoresby-Jackson a vu l'*aphasie* et une *hémiplégie droite* à la suite du typhus. La *perte de la mémoire* et l'*affaiblissement de l'intelligence* ont été aussi signalées comme une des conséquences de la maladie.

Des *convulsions épileptiformes* ne sont pas rares pendant la période d'état.

Nordt place parmi les affections consécutives les convulsions et l'aphasie, et Salomon, les névralgies.

De temps en temps, on observe des *paraplégies* qui paraissent d'origine médullaire. Bernhardt a vu un cas de névrite du nerf radial. Il n'est pas impossible cependant qu'il se développe aussi des paralysies purement musculaires.

Du côté des *oreilles* il se produit des inflammations suppuratives de longue durée et de la surdité. L'inflammation peut se propager aux membranes du cerveau. L'*amaurose* a été aussi signalée. Les pupilles sont en général rétrécies et souvent inégales, suivant Schneider.

La *parotidite* est la conséquence de la pyohémie et de la septicémie secondaires. Il en est de même de la *suppuration des ganglions périphériques*.

Moers a vu des *hémorrhagies* se produire sur les ulcérations du pharynx; d'autres, de la *diphtérie* de cette même région et du larynx. Il survient parfois des *épistaxis*. On a observé une *hémoptysie* dans un cas où l'auscultation ne révélait cependant rien d'anormal dans le poumon.

Wojcieckowski a signalé des *hématémèses* dont la cause n'a pu être établie sûrement. Les *hémorrhagies intestinales* sont rares, Murchison ne les a observées que 66 fois sur 7,000 cas et Russel 3 fois sur 4,000. Quelquefois, à la suite de lésions gangréneuses ou diphtéritiques de la muqueuse, il se produit des *selles dysentériformes*. La *péritonite*, complication extrêmement rare, a été observée par Jenner, Buchanan, et quelques années auparavant par Collie. Murchison a signalé un cas d'*atrophie jaune aiguë du foie*, Horn, la *rupture de la rate*.

L'*hématurie* est rare. Il y a souvent des *métrorrhagies* pseudo-menstruelles. Il se déclare parfois de la *cystite* et de la *pyélite*. La *muqueuse laryngée* est dans quelques cas le siège d'ulcères. Dans les *poumons* on trouve de l'hypostase, des foyers de pneumonie, des embolies, des abcès et de la gangrène. Varentrapp a cité des cas de tuberculose miliaire. La pleurésie, la péricardite, l'endocardite sont rares. La *dégénérescence du muscle cardiaque* et la paralysie du cœur sont, comme nous l'avons dit, une des causes fréquentes de mort. Les signes de cette paralysie sont en général le refroidissement et la cyanose des extrémités, la température intérieure restant très élevée.

Dans les *artères* et dans les *veines* des membres il se forme, dans certains cas, des embolies et des thromboses avec gangrène consécutive.

La *chute des cheveux* est fréquente, mais sans importance. Malgré toutes les précautions et les soins, il peut survenir des *eschares* au siège. Quant aux *altérations de la peau*, nous mentionnerons l'herpès, la miliaire, les furoncles, les abcès multiples, l'érysipèle, le noma, la gangrène de la peau et des organes génitaux.

**IV. Diagnostic.** — Il est facile de reconnaître le typhus pétéchial. Il se distingue du typhus abdominal par son début brusque, par sa terminaison sous forme de crise et par les caractères et le siège de l'exanthème qui est beaucoup plus abondant et qui se montre aussi bien sur le visage et sur les membres que sur le tronc. Dans le typhus, la diarrhée, le gargouillement et la douleur de la région iléo-cœcale sont exceptionnels. Le typhus se distingue de la rougeole en ce que celle-ci frappe surtout l'enfance et que les manifestations catarrhales de la conjonctive, de la muqueuse nasale et laryngée sont beaucoup plus accentuées.

**V. Pronostic.** — Le typhus exanthématique est toujours une très grave maladie, bien que le pronostic varie avec le caractère de l'épidémie et que la mortalité oscille dans les diverses épidémies entre 5 et plus de 60 0/0. Quant au pronostic individuel, il est facile de prévoir qu'il sera d'autant plus grave que la fièvre sera plus forte, le pouls plus fréquent, la constitution du malade plus faible, que celui-ci sera plus avancé en âge, que les complications seront plus nombreuses. En général une éruption abondante est un signe de fâcheux augure. Dans le pronostic à porter sur l'issue de la maladie il faut surtout tenir compte de l'énergie et de la force de résistance du muscle cardiaque.

**VI. Thérapeutique.** — Le seul moyen de prévenir l'importation du typhus exanthématique est de pratiquer une rigoureuse surveillance aux frontières, et d'interdire l'entrée du pays à tout vagabond suspect; l'interdiction devrait même s'étendre aux bien portants. Il y aurait aussi lieu de prendre des mesures internationales sévères contre le vagabondage.

S'il se déclare un cas de typhus dans une auberge, une prison ou autre lieu analogue, il faut immédiatement fermer le local contaminé, brûler tous les objets et effets sans valeur et désinfecter énergiquement les autres. La chambre où a séjourné le malade sera aussi désinfectée et largement aérée pendant plusieurs jours. En outre, la police devrait rendre obligatoires dans les hôtelleries de bas étage la ventilation des locaux et le nettoyage des matelas et autres objets de literie.

Il serait bien à désirer aussi que l'on prît des mesures analogues dans les pays où la maladie règne endémiquement de façon à amener, si possible, son extinction complète.

Les typhiques doivent, lorsqu'ils appartiennent aux classes élevées, être transportés dans une maison isolée et éloignée des autres habitations. L'isolement doit être rigoureux et absolu. Il faut que les individus atteints de typhus aient des meubles, des ustensiles, et des gardes-malades exclusivement réservés à leur usage. Ils devraient même avoir des médecins particuliers. Toutefois, si ceux-ci sont obligés de voir en même temps d'autres malades, ils devront réserver les typhiques pour leurs dernières visites, et en sortant de chez ces derniers, avoir soin de se désinfecter et de changer de vêtements. Les malades ne recevront aucune visite et n'auront aucune communication avec le dehors. Pour ceux qui se trouvent dans des maisons particulières, la police interdira toute visite, préviendra le public du danger que présente le contact des malades et indiquera par des écriteaux bien apparents les maisons contaminées. Les cadavres seront mis en bière dans le plus bref délai et on défendra toute visite et toute réunion dans la maison mortuaire. On évitera surtout autant que possible les rassemblements à l'occasion des funérailles. Pour ce qui concerne la désinfection des habits, du mobilier et de la chambre, nous renverrons à ce que nous avons déjà dit pour la rougeole.

La pièce occupée par le malade doit rester vide, et on y pratiquera une puissante ventilation de façon à atténuer et à détruire même la virulence du principe morbide qui a pu rester attaché aux murs.

Tout ce que nous avons dit plus haut au sujet des précautions à prendre et du régime à faire suivre aux individus atteints de typhus abdominal peut s'appliquer au typhus exanthématique.

Nous ne possédons aucun *remède spécifique* contre le typhus fever. La fièvre et l'affaiblissement du cœur constituant le principal danger de la maladie, on doit donner de bonne heure de l'alcool à hautes doses et sous toutes ses formes (cognac, vin, champagne) et au besoin d'autres stimulants. Les antithermiques sont aussi indiqués, nous recommandons particulièrement l'antipyrine (de 4 à 6 gr. en lavements) ou l'antifébrine (0,5 toutes les deux heures jusqu'à défervescence). Les bains froids n'ont pas d'aussi heureux effets dans le typhus que dans d'autres maladies. Neumann a prescrit récemment des bains chauds prolongés sans résultats bien manifestes.

Pour tout le reste, le traitement sera purement symptomatique.

## 5. — Érysipèle.

### *Rose. Rothlauf.*

I. **Étiologie.** — L'érysipèle est une maladie infectieuse d'origine traumatique (*Wundinfectionkrankheit*). Il se développe à la suite de la pénétration d'un microbe spécifique (micrococcus de l'érysipèle. *Erysipelcoccen*) à travers une solution de continuité de la peau ou des muqueuses, et y détermine une inflammation spécifique. La maladie est donc plutôt du domaine de la chirurgie que de la médecine ; mais dans la plupart des cas, que la porte d'entrée passe inaperçue, ou que la solution de continuité soit trop peu importante pour que la chirurgie ait rien à y voir, ce sont les médecins qui ont à traiter l'érysipèle.

Jusqu'à ces derniers temps on admettait l'origine spontanée et primitive d'un certain nombre d'érysipèles. Encore aujourd'hui, quelques médecins prétendent qu'il y a des érysipèles où il est impossible de découvrir comme point de départ la moindre solution de continuité. Il est certain cependant que, lorsqu'on a recherché minutieusement la porte d'entrée du microbe, on l'a presque toujours trouvée, de sorte que l'on peut se demander si dans les érysipèles prétendus spontanés, l'érosion n'était pas déjà cicatrisée ou n'avait pas échappé à l'examen par suite du gonflement de la peau ou des muqueuses.

Quelques auteurs non contents d'admettre un érysipèle de la peau, des muqueuses, même des séreuses, décrivent encore l'érysipèle des viscères, l'érysipèle du poumon notamment qui se présenterait sous forme de *pneumonie ambulatoire* (voir vol. I).

Il est démontré aujourd'hui que l'érysipèle est causé par la prolifération d'un micro-organisme et c'est à Koch et surtout à Fehleisen que revient l'honneur de cette découverte.

Le *microbe de l'érysipèle* est un coccus arrondi, souvent accouplé deux par deux ou en chapelets de 6 à 12 placés bout à bout (*diplococcus* ou *streptococcus*), d'où le nom de *streptococcus erysipelatosus*. La grosseur des coccus est de 0,3 à 0,4 $\mu$. Ils se trouvent dans l'intérieur des lymphatiques de la peau, plus rarement dans les espaces lymphatiques, jamais dans les vaisseaux sanguins (voy. fig. 26) (1).

(1) L'opinion de Fehleisen est loin d'être acceptée par tous les auteurs. Plusieurs obser-

Fehleisen est le premier qui ait réussi à le cultiver et à l'inoculer avec succès à l'homme. Orth avait quelque temps auparavant fait des tentatives analogues sur les animaux, mais elles n'étaient pas à l'abri de toute objection.

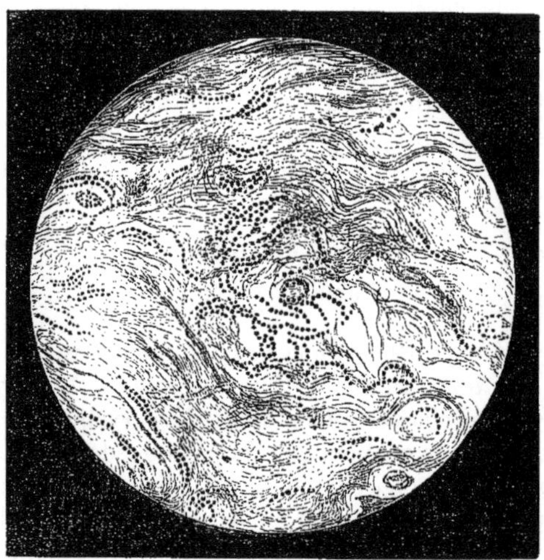

Fig. 26. — *Coccus de l'érysipèle dans la peau.* Obj. à immersion. Gross. 750 fois. (Obs. personnelle.)

Le coccus de l'érysipèle ressemble beaucoup aux micro-organismes de la suppuration, *streptococcus pyogenes*, et il est impossible de les distinguer l'un de l'autre au simple examen microscopique. Leurs cultures offrent aussi bien des caractères communs. Cependant, d'après Hoffa, le streptococcus pyogenes croît plus lentement et d'une façon moins uniforme, et présente au centre de ses colonies une coloration brunâtre. Les inoculations aux animaux produisent des effets analogues, au moins en apparence, si bien que Simone conclut à l'identité de ces deux microbes.

Le coccus ne se montre que *dans les espaces lymphatiques de la périphérie des parties malades* et dans *celles qui sont encore saines.* Jamais on ne le trouve dans les lésions les plus anciennes et les plus avancées.

Klebs et Reiner ont soulevé par leurs recherches une importante question. L'érysipèle reconnaît-il toujours pour cause un seul et même micro-organisme ? Le processus ne pourrait-il pas être déterminé par d'autres microbes pathogènes ? Dans un cas d'érysipèle développé chez un malade

vateurs, parmi lesquels nous citerons Nepveu, Welde, Billroth, Ehrlich, Lukowski, Cornil, Denucé, affirment avoir constaté la présence du microbe spécifique dans les vaisseaux sanguins. Denucé (*Ét. sur pathog. et anat. path. de l'érysipèle*, Th. Bord., 1885) a retrouvé le streptococcus avec tous ces caractères dans les lésions viscérales plus ou moins éloignées où ils forment souvent des embolies, point de départ de ces lésions. Il l'a trouvé aussi dans l'urine. On ne s'expliquerait guère, du reste, sans cette pénétration de l'agent spécifique dans le torrent circulatoire, ces altérations secondaires, ces multiples déterminations morbides auxquelles donne lieu l'érysipèle dans les organes les plus divers. (*Note du Tr.*)

atteint de fièvre typhoïde ces observateurs ont en effet trouvé, non le strep-tococcus, mais le bacille typhique, ce qui amènerait à penser que ce bacille serait aussi susceptible, en pénétrant dans les lymphatiques cutanées, de provoquer une inflammation tout à fait analogue au moins à l'érysipèle.

Quant *au mode d'action du microbe*, il est certain que sa présence provoque tout d'abord une inflammation locale de la peau, mais à cette action locale vient bientôt s'ajouter une action générale due sans doute à l'introduction dans la circulation générale d'un produit toxique sécrété par le microbe.

La transmission de la maladie se fait, soit par *contact direct* avec le malade, soit par l'*intermédiaire de tierces personnes ou d'objets*, soit enfin par l'*air*. Emmerich a même réussi à déceler la présence du microbe spécifique dans l'air d'une chambre où avaient séjourné deux érysipélateux ; Stratz a publié dernièrement une observation d'infection du fœtus par la mère.

Les *tentatives d'inoculation* aux animaux par le sang et le liquide des vésicules a donné à plusieurs reprises des résultats positifs. La virulence du sang paraît d'autant plus singulière que Fehleisen n'a jamais pu y trouver le micro-organisme.

Il n'est pas rare de voir, surtout en temps d'épidémie, des blessures insignifiantes, piqûres de sangsues, ventouses, injections sous-cutanées, être le point de départ d'un érysipèle à forme grave et maligne. Que la plaie soit grande ou petite, superficielle ou profonde, il importe peu pour le développement de cette redoutable complication. Une simple écorchure, une gerçure, une érosion quelconque peuvent servir de porte d'entrée au microbe spécifique. On a surtout remarqué la fréquence de l'érysipèle à la suite de légères blessures de la tête, chez les étudiants qui se livrent à l'exercice de la rapière (*Schlägermensuren*) et on a même agité la question si la rapière ne devait pas, au point de vue juridique et légal, être considérée comme une arme capable de donner la mort.

L'érysipèle se développe très souvent sur les *inflammations chroniques de la peau ou des muqueuses*, l'eczéma, la furonculose de la muqueuse nasale, récidive sur place plusieurs fois, à intervalles plus ou moins éloignés, et ne disparaît complètement qu'après la guérison de l'affection primitive. L'*inflammation du canal* et *du sac lacrymal* est aussi une cause fréquente d'érysipèle. Il en est de même de la *parulie*, de l'*eczéma du pavillon de l'oreille* ou *du conduit auditif* externe. L'érysipèle survient aussi quelquefois à titre de complication dans l'*eczéma du tronc et des membres*, à la période de convalescence de la variole, autour des *abcès variqueux de la jambe*.

L'érysipèle est encore une complication assez fréquente des *suites de couches* et a dans ce cas pour point de départ le *traumatisme de l'utérus*. La *chute du cordon* chez le nouveau-né y donne aussi quelquefois lieu.

Une forme particulière d'érysipèle est l'*érysipèle vaccinal* dont nous parlerons plus longuement à propos de la vaccination.

L'érysipèle est quelquefois *sporadique*, plus souvent il règne sous forme d'*épidémie* ou d'*endémie*. Il n'est pas rare même de le voir montrer une tendance à une *diffusion pandémique*.

Les *épidémies* apparaissent principalement au printemps. Tantôt elles s'étendent sur une large étendue de pays, tantôt elles se circonscrivent à un groupe de maisons.

Les *endémies* s'observent en général dans les hôpitaux. La maladie est introduite accidentellement par un malade, et une fois dans la place, elle gagne de proche en proche. Dans d'autres cas l'érysipèle paraît être sous la dépendance de l'encombrement et de la ventilation défectueuse des salles. Il existe, ou plutôt il existait dans beaucoup d'hôpitaux des salles, ou des lits qui semblaient être fatalement voués à la maladie. König a décrit une épidémie à la clinique de Rostock dont le point de départ fut une table d'opération dont on avait négligé de changer immédiatement les matelas imprégnés du sang et des liquides d'un individu atteint d'érysipèle. Les instruments, les objets de pansement peuvent aussi servir de véhicule à l'agent infectieux. Aujourd'hui que les chirurgiens veillent avec le soin le plus méticuleux à la propreté des pansements, de pareilles épidémies sont beaucoup plus rares (1).

L'érysipèle appartient à ce groupe des maladies infectieuses dans lesquelles *une première atteinte*, loin de conférer l'immunité, semble accroître au contraire la prédisposition à la maladie. Fehleisen a observé cependant dans ses expériences d'inoculation qu'une seconde inoculation ne réussit que lorsqu'il s'est écoulé un certain temps depuis la première.

Les *relations de l'érysipèle avec les autres maladies infectieuses*, méritent de nous arrêter un instant. L'érysipèle n'est l'antagoniste d'aucune, et il peut survenir, à titre de complication, dans le typhus abdominal et exanthématique, dans la fièvre récurrente intermittente, la diphtérie, la dysenterie, le choléra, les inflammations pulmonaires, la parotidite, etc.

Il a dans certains cas une influence favorable. Ainsi dans la syphilis, il a amené parfois la résolution des accidents. Kopff a publié dernièrement un cas de rhumatisme articulaire aigu dans lequel la disparition rapide des manifestations articulaires coïncida avec l'apparition d'un érysipèle. Nieden cite la guérison d'un iritis rebelle et d'une choroïdite disséminée sous la même influence. A la suite d'une inflammation érysipélateuse, on a vu quelquefois se résoudre ou diminuer des carcinomes, des fibromes, des nœvi, des adénomes, des ulcères phagédéniques, l'éléphantiasis, le lupus ; ce qui semblerait légitimer dans une certaine mesure les tentatives d'inoculation d'érysipèle comme moyen curatif des tumeurs. De pareilles tentatives ne sont pas cependant sans danger, et Jaenisch et Neisser ont recueilli l'observation d'une inoculation suivie de mort, chez une femme atteinte d'un carcinome du sein.

---

(1) Si les atteintes successives ne font que développer la prédisposition aux récidives, elles semblent du moins atténuer notablement l'intensité des nouvelles attaques, si bien que l'érysipèle prend souvent la forme abortive et que le malade arrive à le considérer comme une simple indisposition sans gravité et ne s'alite plus (voir Jaccoud. *Clin. de la Pitié*). (*Note du Tr.*)

**II. Symptômes.** — La durée de l'*incubation* varie de un à huit jours. J. Heiberg, dans une épidémie qui a sévi à Rostock, cite un cas dans lequel la température du corps commença à s'élever deux heures après qu'on eut pratiqué une incision de la peau.

Les prodromes font souvent défaut. Quelques malades se plaignent de courbatures, d'abattement, d'anorexie, de douleurs vagues dans les articulalations et d'un malaise général.

La maladie débute en général par un violent frisson ou par de légers frissonnements répétés. La fièvre s'allume et la température s'élève dans l'espace de quelques heures à 40° et au delà. La marche de cette fièvre est continue, et la température se maintient au même degré pendant toute la durée de l'exanthème. La défervescence se fait d'ordinaire d'une façon critique (voy. fig. 27) :

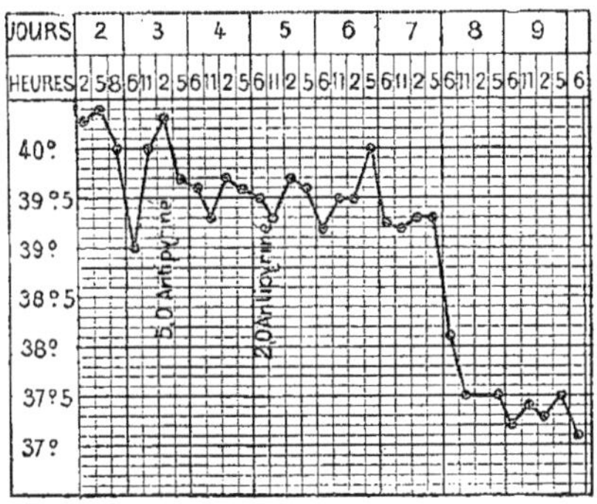

FIG. 27. — *Courbe de la température dans un érysipèle de la face de gravité moyenne, chez une femme de 42 ans.*
(Obs. personnelle.)

mais il n'est pas exact qu'elle se produise constamment au 7ᵉ jour, comme le veut le préjugé populaire. Cette défervescence est quelquefois précédée des symptômes à l'ensemble desquels on a donné le nom de perturbation critique (*perturbatio critica*). La température éprouve une ascension soudaine et cette ascension s'accompagne de délire, de frissons, etc., etc. Lorsque la maladie doit avoir une issue funeste, la température s'élève souvent aussi, peu de temps avant la mort, à un degré anormal (*température hyperpyrétique*) et cette élévation persiste un certain temps sur le cadavre. Dans les cas de rechute, la température revenue à la normale, remonte de nouveau (voy. fig. 28).

L'élévation de température s'accompagne d'accélération du pouls et des symptômes habituels : soif vive, perte d'appétit, etc., etc.

S'il s'agit d'un érysipèle de la peau, les signes locaux ne tardent pas à apparaître. Le malade accuse du prurit, de la cuisson, des picotements au niveau de la région malade. La peau devient rouge, chaude, œdémateuse, tendue, luisante.

Tout érysipèle a une tendance manifeste à s'étendre, et c'est sans raison qu'on a essayé de faire de l'érysipèle *traumatique* ou *érysipèle ambulant* une forme particulière spéciale. L'extension que prend le processus, la rapidité de sa progression sont très variables suivant les cas. Il peut envahir la plus grande partie du tégument externe, disparaître et reparaître à la même place. Cette invasion ne se fait pas d'une façon irrégulière ; elle est en rapport avec les départements de la peau, suit les cloisons profondes du derme, comme l'a démontré Langer. La région envahie devient d'abord œdémateuse, puis arrive la fluxion sanguine et l'hyperhémie.

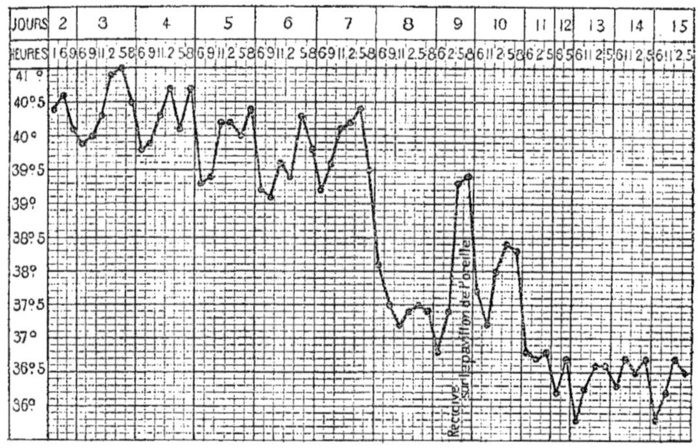


Fig. 28. — *Courbe de la température dans un érysipèle de la face de gravité moyenne, chez un homme de 22 ans. — Rechute au 9e jour.* (Obs. personnelle.)

Sur la peau dépourvue de poils, il est aisé de suivre à l'œil nu la marche de l'exanthème. Il n'en est pas de même au cuir chevelu où l'érysipèle ne se manifeste guère que par la douleur, la chaleur et l'œdème ; quelquefois cependant en écartant les cheveux, on parvient à apercevoir un peu de rougeur.

L'énorme gonflement de la peau détermine une déformation plus ou moins considérable de la région atteinte. Lorsque l'érysipèle siège au visage surtout, le malade est complètement défiguré. Les paupières sont rouges, tuméfiées et le malade peut à peine ouvrir les yeux. Les narines sont rétrécies, ont presque disparu par suite du gonflement des ailes du nez. Le pavillon de l'oreille et les lèvres sont déformés.

A la périphérie de la plaque érysipélateuse, on voit des traînées et des lignes rouges sur le trajet des lymphatiques. Les ganglions voisins sont tuméfiés et douloureux.

C'est vers le troisième jour que l'érysipèle atteint en général sa période d'état. Puis la rougeur et le gonflement commencent à diminuer. Enfin l'épiderme se détache par lambeaux et tombe. Les vésicules et les bulles, s'il en existe, se vident, se dessèchent et se recouvrent de croûtes peu épaisses : *Erysipelas crustosum*. Dans les cas où il s'est formé des escarres, la guérison est naturellement plus lente.

Dans la période d'état l'exanthème et la fièvre s'accompagnent d'un ensemble de symptômes qui sont la conséquence à la fois de l'hyperthermie et de l'empoisonnement de l'organisme par le principe infectieux.

Les troubles nerveux sont très fréquents, et on observe souvent dès le début, soit du délire, soit de la somnolence et du coma. La langue est sèche, crevassée, couverte d'un enduit jaune brunâtre ou fuligineux et rappelle celle du typhus abdominal. L'angine catarrhale n'est pas rare. Les malades ont souvent des vomissements et accusent une douleur plus ou moins vive dans la région épigastrique. La rate et le foie sont augmentés de volume et douloureux à la pression. La constipation est habituelle, la diarrhée plus rare. Il y a souvent un peu d'albumine dans les urines (*albuminurie fébrile*). Celles-ci présentent tous les caractères des urines fébriles, notamment augmentation de l'urée et de l'acide phosphorique. Suivant Hardy, il n'y aurait pas de modifications dans la proportion des chlorures ; d'après Brieger celle du phénol serait augmentée. Nepveu a trouvé en abondance des micrococci dans le sang pris au niveau des lésions.

La *durée de la maladie* n'est dans certains cas que de quelques jours ; dans d'autres elle se prolonge des semaines et même des mois, surtout dans la forme ambulante et à rechutes.

Les *anomalies de l'érysipèle* tiennent tantôt à la gravité de l'infection générale, tantôt à l'exanthème lui-même. Ainsi dans certains cas la maladie évolue sans fièvre, *érysipèle apyrétique*, et tout se borne aux manifestations locales. Très souvent, mais non constamment, l'épiderme se soulève sous forme de *vésicules* ou de *bulles* plus ou moins grosses dont le contenu, séreux au début, devient ensuite trouble et même purulent, beaucoup plus rarement sanguinolent. Plusieurs auteurs ont prétendu que si l'on examine les lésions à la loupe, on constatera toujours sur quelques points le soulèvement vésiculeux de l'épiderme, de sorte que tous les érysipèles mériteraient le nom d'*érysipèle vésiculeux, bulleux* ou *pustuleux*. Lorsque la tension de la peau est trop forte, elle peut déterminer de la gangrène, *Erysipelas gangrenosum*. La peau prend alors une coloration rouge sombre ou grisâtre et se recouvre de phlyctènes contenant du sang. Au-dessous on trouve des escarres dont l'élimination, lorsqu'elles siègent au visage, peut entraîner la dénudation rapide du globe oculaire et d'autres graves difformités.

Le nombre des *complications* qui peuvent survenir dans l'érysipèle est considérable ; mais il en est bien peu qui lui soient propres et qui aient un caractère pathognomonique. Deux surtout méritent d'être signalées par leur fréquence et leur gravité : la *méningite suppurée* et l'*œdème de la glotte*.

La première est une cause fréquente de terminaison funeste de l'érysipèle. Dans la plupart des cas, elle résulte de la propagation de l'inflammation de la peau du cuir chevelu aux membranes du cerveau par l'intermédiaire des lymphatiques et des vaisseaux sanguins.

L'œdème aigu de la glotte est aussi souvent la conséquence de l'extension de l'érysipèle au larynx. Cette complication peut amener dans un temps très court une issue fatale.

Les complications du côté de la *peau* sont plus rares. Dans certains cas, l'érysipèle s'accompagne d'herpès facialis, dans d'autres, de roséole ou d'impétigo. Quelquefois ce sont des abcès cutanés multiples dont l'ouverture spontanée ou artificielle peut amener une sorte de résolution critique de la maladie : Holm a décrit des troubles vaso-moteurs (coloration violette, et diminution de la sensibilité) des phalanges des doigts qui ont entraîné la *gangrène spontanée* de ces organes.

L'érysipèle gangréneux qui a son siège près des *yeux* peut causer la panophtalmie et l'atrophie de la rétine.

On constate assez souvent un souffle systolique au cœur (souffle fébrile) et, dans quelques cas, il se déclare une *endocardite végétante* ou *ulcéreuse*, dans d'autres, une *myocardite* ou une *péricardite*. Jaccoud croit que la péricardite s'accompagne toujours d'endocardite et que cette dernière se manifeste par des souffles veineux et non par des souffles artériels.

Le *catarrhe bronchique*, la *pneumonie*, la *pleurésie*, les *abcès du médiastin* peuvent être rangés encore parmi les complications éventuelles de la maladie.

Dans certains cas il se produit d'abondantes *épistaxis* qui ont quelquefois le caractère d'hémorrhagies critiques.

Parfois il se déclare de l'*ictère*, d'autres fois, une diarrhée dysentériforme ou une hémorrhagie intestinale, accidents qui sont parfois symptomatiques d'un ulcère rond du duodénum ou de l'ulcération des follicules intestinaux. La péritonite a été signalée, notamment dans l'érysipèle de la paroi abdominale, mais c'est une complication rare.

On a noté plusieurs fois la *néphrite aiguë* qui peut passer à l'état chronique et être le point de départ d'une affection de Bright.

L'érysipèle peut enfin se compliquer d'accidents septicémiques ou pyohémiques, le plus souvent mortels.

Comme *affections consécutives, et suites*, nous signalerons les cicatrices parfois indélébiles, surtout dans la forme gangréneuse ; les lésions hypertrophiques et hyperplasiques du tissu cellulaire sous-cutané qui se produisent dans les cas où la maladie récidive à plusieurs reprises dans la même région, notamment au visage et aux jambes, *éléphantiasis des Arabes*, l'anesthésie ou l'hyperesthésie de la peau, des névralgies rebelles, principalement celles du trijumeau et du nerf occipital. Broadbent a publié un cas d'atrophie et d'anesthésie de la peau ; Holm, une observation de gangrène symétrique des phalanges du doigt. Demiéville a signalé l'extrême fréquence du panaris dans une épidémie d'érysipèle observée par lui. La chute momentanée des cheveux est une des conséquences habituelles de l'érysipèle du cuir chevelu.

Il n'est pas rare de voir se produire des *manifestations articulaires*, tantôt sous forme de douleurs vagues, tantôt sous forme de véritables attaques de rhumatisme polyarticulaire aigu avec la triade symptomatique caractéristique, gonflement, rougeur, douleurs, quelquefois même avec suppuration de la synoviale, comme dans la pyohémie. Ritzmann a observé deux cas de mort à la suite de cette complication. Hoffa a trouvé le coccus de l'érysipèle dans le pus articulaire.

Les accidents consécutifs du côté de *l'organe de la vision* ont une grande importance. Tantôt ce sont des abcès de la paupière, tantôt un processus gangréneux qui amène la destruction d'une partie de ces organes, leur déformation et de l'ectropion. L'inflammation se propage quelquefois même au tissu cellulaire de l'orbite, et Knapp a observé un cas dans lequel cette inflammation détermine la compression des vaisseaux de la rétine et la formation de caillots dans leur intérieur. On observe aussi des amauroses subites qui sont dues, tantôt à la propagation de la phlegmasie du nerf optique, tantôt à la compression des vaisseaux de l'orbite et de la rétine et qui peuvent très bien guérir et disparaître complètement. D'autres fois, il s'agit d'une kératite, comme j'ai eu l'occasion d'en voir un exemple dans un cas d'érysipèle grave de la face, ou d'une amaurose à marche rapide causée par l'atrophie de la rétine et du nerf optique, ou bien encore d'une lésion du corps vitré et d'un glaucome.

Nous avons déjà signalé les *affections cardiaques* et l'*affection de Bright* parmi les suites de l'érysipèle. J'ai recueilli l'observation d'un cas de *manie aiguë* survenu à la suite d'un érysipèle du crâne et qui nécessita l'entrée du malade dans un asile d'aliénés.

*L'érysipèle des muqueuses* peut être primitif et s'étendre ensuite à la peau de la région, comme il peut aussi être le résultat de l'extension aux muqueuses de la lésion du tégument externe. Enfin il peut rester limité à la muqueuse, et dans ce cas, son diagnostic est très difficile et ne peut parfois être établi avec certitude. C'est la gorge et le pharynx qui sont le siège de prédilection de la maladie, *angine érysipélateuse*. Viennent ensuite les muqueuses des fosses nasales et des voies lacrymales. L'érysipèle du larynx n'est peut-être pas aussi rare qu'on le croit, et se manifeste souvent sous forme d'œdème aigu de la glotte. Chez les nouvelles accouchées, il se développe quelquefois un érysipèle sur la muqueuse vaginale et utérine qui, en s'étendant au péritoine par les trompes, peut y provoquer une péritonite. Cette forme d'érysipèle a souvent été confondue avec la fièvre puerpérale.

Le gonflement œdémateux, la rougeur de la muqueuse, la tuméfaction des ganglions lymphatiques de la région, l'apparition de vésicules et d'abcès constituent les principaux signes de la maladie. Le diagnostic pourra être porté plus sûrement s'il existe en même temps un érysipèle du tégument externe.

III. **Lésions anatomiques.** — Nos connaissances sur les lésions anatomiques de l'érysipèle ont fait un grand pas ces derniers temps, grâce à la découverte du microbe spécifique dans les tissus malades.

Autour des lymphatiques dont la cavité est remplie de cocci, il se fait des amas de leucocytes. Des vaisseaux sanguins sont gorgés de sang. Les altérations ne sont pas limitées exclusivement au derme et s'étendent aussi au tissu cellulaire sous-cutané (1).

(1) Les relations de l'érysipèle avec la fièvre puerpérale ont été l'objet de nombreux tra-

La rougeur et l'hyperhémie de la peau disparaissent après la mort, et sur le cadavre on ne constate plus que de l'œdème.

Fehleisen n'a jamais pu trouver le microbe dans le sang.

Parmi les altérations que peuvent présenter les organes internes, nous devons signaler le gonflement de la rate, du foie, des reins, des follicules de l'intestin et l'ulcération de ces derniers, la dilatation du cœur, altérations qui sont sous la dépendance, en partie de l'empoisonnement de l'organisme, en partie de l'hyperthermie.

**IV. Diagnostic.** — Il est en général facile. La rougeur, la chaleur, et le gonflement de la peau, la tuméfaction des ganglions correspondants coïncidant avec de graves symptômes généraux constituent un ensemble symptomatique qui fera distinguer aisément l'érysipèle des autres érythèmes présentant avec lui une ressemblance purement extérieure et superficielle.

L'érysipèle se distingue du phlegmon cutané par la consistance de la peau qui est dans ce dernier d'une dureté presque ligneuse et par la tendance du phlegmon à la suppuration. La peau, dans l'œdème aigu de la peau, présente, comme dans l'érysipèle, une consistance pâteuse, mais les symptômes généraux sont beaucoup moins marqués. La pustule maligne, tumeur charbonneuse, se reconnaîtra à la présence du bacille spécifique.

L'érysipèle des muqueuses est, comme nous l'avons déjà dit, assez difficile à reconnaître, quand il est isolé et ne coïncide pas avec celui de la peau.

**VI. Pronostic.** — Le pronostic dans l'érysipèle simple sans complications est en général favorable. Il y a un grand nombre de personnes qui en ont eu plusieurs atteintes dans leur existence et toutes, très bénignes. Nous avons même dit que dans certaines maladies il pouvait avoir une influence salutaire. Il ne faut pas oublier cependant que la maladie expose aux complications les plus redoutables et que l'issue peut être rapidement funeste, notamment chez les individus affaiblis, âgés, chez les alcooliques. Dans la forme gangréneuse, il survient assez souvent des phénomènes de collapsus. L'érysipèle des nouvelles accouchées est aussi une affection des plus graves.

**VI. Thérapeutique.** — La prophylaxie doit occuper une place très importante dans le traitement. Toutes les plaies, quelque légères, superficielles et peu importantes qu'elles paraissent, doivent être soigneusement désinfectées avec une solution d'acide phénique (5 p. 100) et pansées avec la plus minutieuse propreté.

Dans les hôpitaux, on veillera à ce que les salles soient bien ventilées, à ce

vaux et de vives discussions dans les sociétés savantes. Doléris (1889) a le premier démontré expérimentalement l'identité morphologique et physiologique des germes infectieux trouvés dans les lésions puerpérales et érysipélateuses. Winckel (de Munich), en inoculant à un lapin une culture de streptococcus provenant du sang du cœur d'une femme morte de septicémie puerpérale, a déterminé un érysipèle bien caractérisé. D'où l'on peut conclure que certaines formes de fièvre puerpérale tout au moins doivent être considérées comme un érysipèle de la muqueuse génitale. *(Note du Tr.)*

que le linge de literie et de pansement, les murs, le plancher soient tenus très proprement. Les chambres occupées par des malades atteints d'érysipèle seront désinfectées au sublimé, largement aérées et resteront inoccupées un certain temps. Lorsque la maladie règne à l'état épidémique on ajournera toute opération, même celles qui n'entraînent qu'une plaie insignifiante, telles que vaccination, injection de morphine, etc., etc. Les malades atteints d'érysipèles devront être isolés, soignés par des infirmiers et même, s'il était possible, par des médecins spéciaux, afin de circonscrire le foyer épidémique. Si le médecin qui vient de voir un malade atteint d'érysipèle a d'autres visites à faire, il se lavera préalablement avec des antiseptiques et changera de vêtement. Ce n'est qu'après avoir obtenu le consentement du malade et l'avoir prévenu des dangers auxquels il s'expose qu'on pratiquera l'inoculation du coccus spécifique dans le but d'obtenir la guérison de l'eczéma du nez, de l'oreille, des voies lacrymales et des ulcères aux jambes.

Contre l'érysipèle déclaré, la médication doit être à la fois locale et générale. Comme traitement local, nous recommandons tout particulièrement, d'après notre propre expérience, des badigeonnages avec l'essence de térébenthine phéniquée répétés toutes les heures (Ac. phén. 2 gr. Essence de térébenthine 30 gr.)

Dans l'érysipèle de la face, on évitera, cela va sans dire, de laisser pénétrer la solution dans les yeux et on ne badigeonnera pas les parties couvertes de phlyctènes, car le contact du liniment sur le derme provoquerait une vive douleur. Le badigeonnage doit s'étendre de 2 à 5 cent. au delà de la limite de la lésion, de façon à opposer, si possible, une barrière à son extension. Lorsque la tension et la compression de la peau sont trop considérables, on pourra pratiquer de légères scarifications pour prévenir la gangrène. Si malgré cela celle-ci se déclare, on pansera les points gangrenés avec une solution d'acétate d'alumine (1 à 2 0/0).

Le patient gardera le lit dans une chambre bien aérée, ne prendra que des aliments liquides ; pour apaiser sa soif, on prescrira la limonade et l'on veillera à la régularité des garde-robes. La fièvre trop intense sera combattue par l'antipyrine (4 à 6 gr. dans un lavement) ou par l'antifébrine (0,50 centigr. toutes les deux heures jusqu'à défervescence). Très souvent d'ailleurs, la maladie évolue d'une façon bénigne dans l'espace de quelques jours et, dans ce cas, la médication antifébrile est inutile ; elle doit être réservée pour les cas où il y a une température hyperpyrétique, ou lorsqu'il s'agit de personnes très affaiblies, d'alcooliques, de vieillards ou de femmes enceintes.

Huter a conseillé comme traitement local de l'érysipèle les injections sous-cutanées d'acide phénique (1 ou 2 0/0) pratiquées dans les parties encore saines du pourtour de la région malade. Lucke s'est beaucoup loué des badigeonnages d'essence de térébenthine, toutes les 10 à 15 minutes. On a aussi vanté les badigeonnages avec la solution de perchlorure de fer, le collodion, la teinture d'iode, le tannin. Schwalbe a employé les courants faradiques (!), Bay, les pulvérisations d'éther ; d'autres, les applications d'eau blanche. Pour empêcher l'extension de l'érysipèle, on a badigeonné, sans résultats du reste, la périphérie de la lésion avec de la teinture d'iode ou du nitrate d'argent. Un moyen plus efficace, lorsque l'érysipèle siège aux extrémités, est d'envelopper la partie malade de bandelettes de gaze et de la recouvrir ensuite d'une couche de collodion.

A l'intérieur, Withers a dernièrement recommandé de nouveau l'iodure de potassium. Les médicaments antifébriles et antiphlogistiques peuvent avoir aussi, à un moment donné, leur utilité.

L'érysipèle des muqueuses réclame un traitement antiphlogistique local, des incisions en cas d'abcès et la trachéotomie, s'il y a menaces de suffocation.

### 6. — Herpès.

*Bläschenflechte.*

L'*herpès* est caractérisé par la formation de petites vésicules qui sont disposées en groupes les unes à côté des autres sur une base rouge. Ces vésicules contiennent un liquide séreux clair au début, plus tard trouble et purulent, qui se dessèche au bout de 2 à 4 jours en formant des croûtes minces. Celles-ci tombent sans laisser de cicatrice, la peau reste seulement rouge et pigmentée pendant un certain temps, et il subsiste souvent à leur niveau une dépression plus ou moins accusée. La marche de l'éruption est essentiellement aiguë.

L'herpès siège tantôt sur le tégument externe, à titre d'exanthème, tantôt sur les muqueuses, comme énanthème. Parmi ces dernières, c'est la muqueuse de la gorge et la conjonctive qui sont le plus souvent atteintes. Puis viennent la langue, le larynx, la cornée.

L'éruption herpétique est souvent liée à l'inflammation des nerfs périphériques. Mais elle peut aussi être déterminée par des causes vulgaires, plaies, compression, etc., etc., ou être l'expression d'une infection du sang. Dans ce dernier cas il faut distinguer l'herpès qui est la manifestation d'une infection primitive, spéciale, et celui qui survient à titre de complication dans une autre maladie infectieuse.

### A. — *Herpès facialis.* (*Hydroa febrilis.*)

**I. Symptômes et étiologie.** — Zimmerlin a publié dernièrement une série d'observations fort intéressantes d'*herpès facial infectieux primitif* recueillies à l'hôpital Burger de Bâle. Dans l'espace de trois mois, trente personnes habitant la même aile de l'hôpital furent atteintes, et parmi elles, des médecins et des infirmiers.

L'*herpès facial infectieux secondaire* est beaucoup plus fréquent. On l'observe dans le cours d'une foule de maladies infectieuses fébriles, principalement dans la pneumonie fibrineuse, dans la fièvre récurrente, la malaria, la méningite. En revanche, il est exceptionnel dans le typhus abdominal et exanthématique. Le plus souvent il siège aux lèvres, au niveau de la

ligne de séparation de la muqueuse et de la peau, assez discret d'ordinaire,
et s'étendant rarement à toute la région. Quelquefois il se limite à un côté
de la face ; d'autres fois, il forme un cercle complet autour de l'orifice buccal.
Les lèvres sont tuméfiées et forment un bourrelet saillant qui se recouvre
plus tard de croûtes plus ou moins épaisses, grisâtres, brunes, saignantes.
Il n'est pas rare de voir se développer en même temps quelques vésicules
d'herpès sur la muqueuse des joues, de la voûte palatine, de l'isthme du
gosier. On observe aussi parfois l'herpès unilatéral de la langue (glossite
herpétique).

Bien plus rares sont l'herpès nasal siégeant sur les ailes du nez, l'herpès
du pavillon de l'oreille, l'herpès sous-orbitaire, l'herpès palpébral, l'herpès
conjonctival. Thomas a vu chez un petit garçon atteint de pneumonie, un
herpès de la région ischio-sacrée gauche et dans un autre cas, un herpès de
la main coïncidant avec l'herpès de la face.

L'herpès facial accompagne aussi assez fréquemment des maladies fébriles
qui n'ont rien d'infectieux telles que le catarrhe gastro-stomacal apyrétique.
Chez certaines femmes, il se montre plus ou moins régulièrement à l'époque
des règles. Enfin il survient parfois à la suite de vives émotions, de frayeurs
par exemple.

On ne connaît guère les relations causales qui existent entre l'éruption
herpétique et les maladies infectieuses. Toutefois nous croyons devoir mentionner l'opinion de Gerhardt, d'après laquelle la dilatation des vaisseaux
qui se produit pendant la fièvre aurait pour conséquence la compression et
l'irritation mécanique des rameaux du trijumeau qui traversent avec eux les
canaux osseux, étroits et inextensibles du crâne. Cependant comme l'herpès
ne se montre pas avec une égale fréquence dans toutes les affections fébriles,
il faut bien admettre que la névrite est en partie sous la dépendance de l'infection spécifique et que certains microbes pathogènes ont une action élective
sur les nerfs périphériques. S'il est vrai, comme le prétend Dochmann, que
l'inoculation des vésicules d'herpès qui accompagnent si souvent les accès de
fièvre intermittente est susceptible de donner la malaria, on est autorisé à
croire que dans certains cas l'éruption est un effet de l'action directe du
micro-organisme sur la peau.

II. **Thérapeutique.** — Il est inutile d'appliquer un traitement contre l'herpès
dont les vésicules ont une durée éphémère, se dessèchent et disparaissent
au bout de quelques heures. Lorsque le pourtour des lèvres est envahi,
il se produit des gerçures douloureuses qu'on pourra badigeonner, toutes les
deux heures, avec l'huile d'amandes douces de façon à faciliter et à hâter le
détachement des croûtes. Dans l'herpès des muqueuses de la bouche ou de la
gorge, avec douleur, difficulté à avaler, mauvais goût et fétidité de l'haleine,
on prescrira au malade de se gargariser toutes les deux heures avec une solution d'acétate d'alumine (5 p. 100, une cuillerée à bouche dans une tasse d'eau
tiède) ou une solution de chlorate de potasse (5 p. 200).

B. — *Herpès zoster. (Gurtelrose. Gurtelausschlag. Zona.)*

I. **Étiologie.** — On connaît depuis longtemps la *nature infectieuse* de certaines formes de zona. La maladie sévit en effet souvent au printemps à l'état épidémique et, comme la plupart des maladies infectieuses, n'atteint d'habitude qu'une fois le même individu. La *nature de l'agent infectieux* est inconnue.

Hutchinson a cité plusieurs cas de zona coïncidant avec la syphilis et pense que les éruptions qui s'étendent aux deux côtés du corps reconnaissent le plus souvent cette origine. Hauff a observé le zona dans le cours du rhumatisme articulaire aigu.

Mais, à côté de ces zona d'origine certainement infectieuse, il en est d'autres où cette cause ne joue aucun rôle. De ce nombre sont les zona qui sont la *manifestation d'une lésion du système nerveux central ou périphérique.* La maladie est en général sous la dépendance d'un trouble trophique des cordons nerveux, que celui-ci résulte d'une affection du cerveau, de la moelle, ou d'une altération directe des nerfs périphériques. Weiss a observé un herpès récidivant occupant le nerf médian des deux membres survenu après de vives émotions psychiques ; Bloch a vu l'herpès apparaître en même temps que des accidents tétaniques et disparaître avec eux. L'herpès zoster est assez fréquent dans le cancer ou la tuberculose de la colonne vertébrale, par suite de la compression et de l'irritation des ganglions intervertébraux qui président, comme on le sait, aux phénomènes trophiques. L'apparition d'une éruption herpétique peut même dans certains cas faire soupçonner l'existence d'une affection latente de la colonne vertébrale. Le zona n'est pas rare non plus dans la phtisie pulmonaire et Leudet, sur 1000 cas de tuberculose, a noté 17 cas d'herpès. D'autres fois, c'est d'une lésion des nerfs périphériques qu'il s'agit. On a vu encore l'éruption accompagner la pleurésie, les tumeurs du médiastin, l'anévrysme de l'aorte, les blessures, les contusions, la simple irritation des branches nerveuses. David dit avoir vu plusieurs fois apparaître des vésicules d'herpès sur les joues et sur les gencives après une opération sur les dents. L'irritation provoquée sur les gencives par la sortie de la dent de sagesse aurait parfois les mêmes effets. Gerhardt a observé deux fois une éruption herpétique au menton après la galvanisation du nerf mentonnier.

L'herpès zoster peut aussi être la manifestation d'une *intoxication*, de l'intoxication par l'oxyde de carbone en particulier. Hutchinson et Bokai l'ont observé dans l'empoisonnement par l'arsenic.

L'observation clinique nous apprend que l'affection se rencontre *à tous les âges* (Bohm l'a observé chez des enfants de un, cinq et six mois), mais c'est entre 12 et 25 ans qu'il est le plus fréquent.

On n'est pas d'accord sur l'influence des *sexes*. D'après quelques auteurs, la *grossesse* serait une cause prédisposante.

II. **Symptômes.** — Les vésicules se développent sur le trajet d'un nerf, le plus souvent d'un seul côté du corps. Il y a cependant de nombreuses exceptions à la règle et on voit même quelquefois l'éruption embrasser une région desservie par plusieurs nerfs distincts, comme le visage et la main par exemple. C'est le tronc qui est le siège de prédilection du zona ; tout le monde est d'accord là-dessus ; mais on l'est moins sur la question de savoir si c'est le côté droit ou le côté gauche qui est le plus fréquemment atteint.

On distingue, d'après la *localisation de l'éruption*, l'herpès du cuir chevelu, de la face, de la nuque, du bras, de la poitrine, de l'abdomen, des jambes. Il sera facile de reconnaître la branche nerveuse malade en comparant le siège de l'éruption avec la distribution du tronc nerveux.

C'est l'*herpès de la région thoracique* qu'on observe le plus fréquemment et c'est lui, par suite, que nous allons décrire. L'éruption occupe d'habitude de un à quatre espaces intercostaux. Elle débute ordinairement le long de la colonne vertébrale, suit le trajet des nerfs intercostaux et contourne le thorax pour arriver à la partie antérieure de la poitrine.

Souvent elle ne s'arrête pas complètement à la ligne médiane du corps et la dépasse un peu en avant et en arrière en empiétant sur l'autre côté, plus souvent en arrière qu'en avant, d'après mes observations. Dans certains cas, ce n'est plus un groupe unique de vésicules, mais plusieurs groupes distincts irrégulièrement disséminés sur un des côtés depuis la colonne vertébrale jusqu'au sternum.

Lorsqu'on peut suivre dès le début le développement de l'éruption, on voit qu'elle commence par un érythème diffus. Sur cette surface rouge apparaissent bientôt des papules rouges au sommet desquelles l'épiderme se soulève et forme des vésicules variant de la grosseur d'une tête d'épingle à celle d'une lentille. Parfois ces vésicules se réunissent et par leur confluence donnent naissance à une phlyctène de la grosseur d'un pois. Toutes les vésicules faisant partie du même groupe évoluent simultanément, mais il peut y avoir plusieurs poussées successives de ces groupes, et à côté de vésicules desséchées et recouvertes de croûtes, on en voit souvent d'autres en voie d'évolution. Quelquefois les vésicules de quelques-uns de ces groupes avortent avant d'atteindre leur plein développement. D'autres fois le liquide qu'elles contiennent est noirâtre, hémorrhagique. Il se produit à leur niveau de petites escarres du derme qui donnent lieu à des cicatrices persistantes. Cette complication prolonge de beaucoup l'affection qui peut durer deux ou trois mois et même plus, alors que la durée habituelle est de deux à trois semaines.

L'éruption est souvent précédée de prodromes. Le zona de la poitrine s'accompagne habituellement de névralgies intercostales qui la précèdent quelquefois de quatre à six semaines.

Peu de jours avant l'apparition de l'exanthème, il n'est pas rare d'observer des frissons, une élévation de température et des troubles gastriques ; les malades se plaignent de douleurs, de secousses et de crampes dans certains muscles. Dans le zona de la face et du cuir chevelu il peut, outre la névralgie des branches du trijumeau, survenir une violente céphalalgie, du délire et des vomissements.

D'autres fois, l'éruption se montre subitement sans être précédée d'aucun symptôme. Les individus accusent une violente sensation de cuisson et de démangeaisons dans la région atteinte, et à l'examen, on constate la présence des vésicules.

La névralgie et le mouvement fébrile éprouvent souvent une rémission très marquée au moment de la sortie de l'éruption. Dans d'autres cas, les douleurs névralgiques augmentent, au contraire, d'intensité et peuvent, par leur violence, entraîner la perte absolue de sommeil et une grande agitation nocturne. Dans les cas heureux, les vésicules disparaissent du 8e au 14e jour ; mais la maladie peut se prolonger plus longtemps quand il y a plusieurs poussées successives, ou quand l'herpès affecte la forme hémorrhagique et qu'il se produit de la gangrène de la peau.

De graves affections des yeux peuvent être la conséquence du zona lorsqu'il siège au niveau de la branche supérieure du trijumeau, *Herpes ophtalmicus*. Kocks a trouvé que sur 80 cas d'herpès ophtalmique, 46 fois l'œil était atteint par sympathie et que 40 fois c'était l'œil gauche. Ces troubles consistent principalement en des éruptions de vésicules sur la conjonctive et la cornée, l'anesthésie de cette membrane, l'iritis, la diminution de la pression intra-oculaire qui peut amener de la panophtalmie. Horner et Wyss en citent une observation qui s'est terminée par la mort. Hutchinson a prétendu que dans le zona des branches du trijumeau, l'œil ne participait à l'affection que dans les cas où des vésicules se développaient à la partie supérieure de la région dorsale du nez ; il existe cependant de nombreuses exceptions à la règle posée par le médecin anglais.

Dans l'herpès zoster qui correspond à la seconde branche du même nerf, on observe une éruption sur la muqueuse des joues, sur la voûte palatine, l'isthme du gosier, éruption suivie un peu plus tard d'ulcérations. Dans quelques cas l'exanthème est primitif et précède l'herpès de la face, dans d'autres, il existe seul et indépendamment de toute éruption cutanée. On a vu aussi, à la suite de cet herpès, la chute des dents et l'atrophie de la mâchoire.

L'affection laisse assez souvent des *suites* après elle. En première ligne, il faut signaler les névralgies rebelles qui trop souvent persistent longtemps après la disparition de l'exanthème. Citons aussi les paralysies de la face et des membres qui guérissent en général spontanément au bout de quelque temps. Duncan a observé chez deux vieilles femmes de l'hémiplégie qu'il regarde comme d'origine réflexe (?). Quelquefois on constate dans le domaine du nerf lésé l'atrophie des muscles, de l'hyperhydrose, de l'anhydrose, de l'anesthésie, la chute des cheveux ou leur décoloration. Falk, dans un travail récent, a placé l'herpès zoster parmi les causes du diabète.

**II. Lésions anatomiques.** — Les recherches sur les lésions anatomiques sont peu nombreuses : elles suffisent toutefois à établir que le zona est la conséquence de troubles de l'innervation. Bärensprung a le premier signalé l'inflammation des ganglions intervertébraux, et le résultat de ses recherches a été confirmé par tous les autres observateurs. Wyss a trouvé dans un cas d'herpès ophtalmique le ganglion de Gasser enflammé ; il y a dans ce fait une confirmation de l'influence que ce ganglion exerce sur les actions trophiques. La localisation et la marche de l'éruption sont en rapports intimes avec l'extension du processus inflammatoire dans les divers ganglions.

L'herpès zoster peut aussi être causé par l'inflammation des filets périphériques et terminaux des nerfs trophiques, comme on l'a constaté par l'examen nécroscopique. Il est essentiel, toutefois, de tenir compte dans ces recherches des altérations secondaires qui se produisent dans le voisinage immédiat des vésicules, consécutivement à la lésion cutanée.

L'herpès est-il la conséquence directe de la lésion des nerfs trophiques ou celle-ci n'a-t-elle qu'une action indirecte, en rendant la peau plus accessible aux influences infectieuses par le trouble qu'elle apporte à sa nutrition? C'est ce que l'on ignore encore.

La lésion cutanée n'a par elle-même rien de spécial ni de caractéristique. Voici quelles sont les principales phases de développement de la vésicule : Dilatation des vaisseaux sanguins du derme, exsudation de sérosité, diapédèse de globules blancs et de quelques rares globules rouges, soulèvement de l'épiderme par l'exsudat séreux qui a transsudé à travers le corps muqueux de Malpighi et formation de la vésicule. Celle-ci présente une structure aréolaire et les cloisons formées par les cellules épidermiques aplaties circonscrivent des cavités où viennent s'accumuler les cellules migratrices. Puis celles-ci se dissolvent, le liquide se résorbe, et le corps de Malpighi régénère la couche cornée.

**III. Diagnostic. Pronostic. Thérapeutique.** — Le diagnostic du zona est facile. L'aspect de l'éruption, la disposition en groupes des vésicules au niveau du trajet d'un tronc nerveux sont tout à fait caractéristiques.

Le pronostic est presque toujours favorable. La mort est exceptionnelle comme dans le cas de Wyss que nous avons mentionné plus haut.

Quant au traitement, on doit s'abstenir de toute intervention énergique. On fera des onctions matin et soir sur les vésicules avec de l'huile d'olives, de l'huile d'amandes douces, ou de l'huile de jusquiame, on couvrira la région malade avec de l'ouate pour la soustraire à toute cause d'irritation. Dans le cas de violentes douleurs névralgiques, on fera des injections de morphine. Lorsque la névralgie persiste après la disparition de l'herpès, on administrera la quinine à la dose de 1.20 à 2 gr.; si elle présente le caractère intermittent, la solution d'arséniate de potasse. (Sol. norm. arsen. potasse. Liquor Kalci arsenicose. *Ph. all.* Eau de laurier cerise ââ 5 gr., 5 à 10 gouttes après le repas, 3 fois par jour) ; les courants continus et les injections de morphine. Dans le cas de paralysie et d'atrophie, on aura recours aux courants faradiques.

C. — *Herpès génital.*

**I. Symptômes et diagnostic.** — L'herpès génital est caractérisé par la formation de vésicules sur les parties génitales. D'ordinaire l'éruption consiste en un petit nombre de vésicules qui, chez les hommes, siègent en général à la face interne du prépuce, *herpes preputialis* (voir fig. 29), mais qui se rencontrent aussi sur le gland et à la région dorsale du pénis.

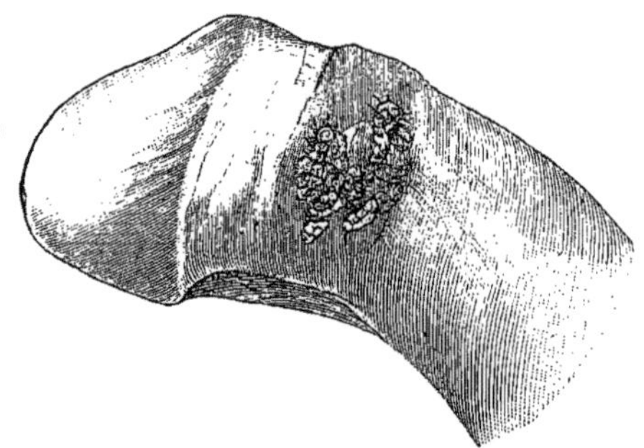
FIG. 29. — *Herpès génital.* (Obs. personnelle.)

Il n'est pas rare non plus de les voir se développer dans le méat urinaire et donner lieu à un pseudo-écoulement blennorrhéique. Chez les femmes, l'herpès siège principalement sur le capuchon du clitoris ou à la face interne des petites lèvres, plus rarement sur les grandes lèvres.

Le principal symptôme de l'herpès génital est une sensation de cuisson et de démangeaisons au niveau des vésicules. Le médecin a rarement l'occasion d'observer ce premier stade de l'éruption, car lorsque le malade se décide à le consulter, les vésicules ont le plus souvent disparu et fait place à de petites ulcérations. Lorsque le malade ne résiste pas au besoin de se gratter ou néglige les soins de propreté, l'ulcération s'étend, s'approfondit, et il en résulte une perte de substance plus ou moins profonde qui donne à l'herpès une grande ressemblance avec le chancre simple et même, quand la base présente un peu d'induration inflammatoire, avec le chancre infectant. Ce qui augmente encore cette ressemblance, c'est que l'herpès s'accompagne aussi assez souvent de balanite, de balano-posthite et d'œdème du prépuce. Il serait facile d'éviter l'erreur de diagnostic, si on avait la certitude que l'éruption s'est développée spontanément, et non à la suite d'un coït. Malheureusement en pareille matière, on ne peut guère se fier aux affirmations des malades. En revanche, l'adénopathie inguinale a une assez grande valeur diagnostique, car elle appartient surtout au chancre. Balzer prétend que l'examen microscopique des sécrétions fournit les moyens de distinguer les deux affections. Dans l'herpès génital, en effet, on ne trouverait que des globules de pus et des cellules épithéliales, tandis que dans le chancre il y aurait aussi des fibres élastiques. Enfin, comme signe diagnostique important, notons la durée qui dans l'herpès, même en l'absence de tout traitement, n'est que de quelques jours.

II. **Étiologie.** — Certains individus ont une facilité déplorable à contracter l'herpès et le voient apparaître, pour ainsi dire, après chaque rapport sexuel. Le phimosis et une abondante sécrétion du smegma favorisent son dévelop-

pement ; quelquefois il règne épidémiquement. J'ai eu occasion moi-même
d'observer, à plusieurs reprises, de pareilles épidémies qui se montrent en
général au printemps. Il a une grande tendance à la récidive.

**III. Thérapeutique.** — Les individus atteints d'herpès doivent s'abstenir
de tout rapport sexuel jusqu'à la guérison complète des ulcérations, car
celles-ci sont une porte d'entrée toute grande ouverte pour l'infection véné-
rienne.

Le traitement local consistera en pansement avec de la vaseline boriquée,
de l'huile phéniquée ou bien encore de la pommade à l'oxyde de zinc, et dans
le cas de phimosis ou d'hypersécrétion de matière sébacée, on se conformera aux règles que nous avons posées (vol. III).

### D. — *Herpès de la gorge. Herpès pharyngé. Angine herpétique.*

**I. Étiologie.** — L'éruption herpétique de la gorge constitue dans certains
cas une affection spéciale, une forme particulière d'angine. Parmi les causes
nous signalerons les refroidissements, les troubles de la menstruation et
même parfois le simple retour des règles. J'ai observé à Göttingen, il y a
quelques années, pendant l'hiver une épidémie d'angine herpétique, et j'ai eu
à soigner, dans l'espace de quelques semaines, six cas de cette affection.
Plusieurs de mes collègues m'ont dit avoir fait la même observation.

Il est extrêmement fréquent de voir l'herpès de la gorge s'accompagner
d'herpès préputialis et d'érythème noueux. Herzog, par contre, dit expressément que la maladie n'a aucun caractère infectieux.

**II. Symptômes et thérapeutique.** — La maladie débute, en général, par
un violent frisson suivi d'une forte fièvre et d'un grand abattement. Vers
la fin du premier ou du deuxième jour, on aperçoit sur la muqueuse de
la gorge de petites taches légèrement saillantes, jaunes, entourées d'un
cercle rouge, un peu plus grosses qu'une tête d'épingle. C'est la voûte palatine qui est leur siège de prédilection ; mais elles peuvent se rencontrer aussi
sur tous les autres points de la muqueuse. Dans un cas observé par moi, elles
siégeaient à la face postérieure de la luette et ne pouvaient se voir qu'avec
l'aide du miroir laryngien. Elles ne se trouvent que d'un seul côté et se distinguent, par là, du pseudo-herpès qui se présente sous forme d'une éruption
vésiculeuse diffuse et irrégulièrement disséminée sur toute la muqueuse, et
que l'on rencontre assez souvent chez les grands fumeurs. L'herpès pharyngé accompagne fréquemment l'herpès facial et alterne parfois avec l'herpès du prépuce.

Les malades accusent une douleur et une sensation de brûlure à la gorge,
ont de la difficulté à avaler et un mauvais goût dans la bouche. La fièvre
cède vers le troisième ou le quatrième jour, la pellicule jaunâtre se détache
et laisse à sa place une ulcération superficielle en voie de cicatrisation.
On observe parfois à la suite de la maladie une grande prostration qui per-

siste plus ou moins longtemps. J'ai vu aussi un cas de paralysie du voile du palais. On a signalé, comme complications exceptionnelles, la perforation de la voûte palatine et l'inflammation diphtéritique.

III. **Thérapeutique**. — Gargarisme de chlorate de potasse (5 p. 200).


### E. — *Herpès du larynx. Laryngite phlycténulaire.*


Il s'agit d'une affection assez rarement décrite (Meyer-Huni, Beregszassi et Schnitzler) qui débute par des symptômes fébriles et qui coïncide en général avec un herpès de la peau ou un herpès des muqueuses, en particulier avec celui de la gorge (Schnitzler). Il se produit sur certains points de la muqueuse laryngée une tuméfaction trouble de l'épithélium, puis une saillie en forme de vésicule qui se termine par une ulcération superficielle. Ces ulcérations sont entourées d'une aréole rouge et durent de 8 à 14 jours. Le diagnostic ne peut se faire qu'avec le laryngoscope. Pronostic favorable. Pas de traitement particulier.

Comme pour la gorge, il existe aussi pour la muqueuse laryngée un pseudo-herpès qui n'est pas unilatéral comme le vrai, et dont les vésicules se développent indifféremment sur toute la muqueuse au niveau des follicules et des glandes muqueuses (Fischer et Schrötter).


### 7. — **Fièvre miliaire**.

*Schweissfriesel.*


I. **Étiologie**. — L'existence de la fièvre miliaire a donné lieu jusqu'à ces derniers temps à de nombreuses et vives controverses. Notre expérience personnelle est à ce sujet à peu près nulle. Si nous nous en rapportons aux descriptions données par les auteurs, nous sommes assez disposés à croire qu'elle constitue en effet une maladie infectieuse spéciale, qu'elle est une entité morbide réelle, mais nous n'oserions affirmer que tout ce qui a été écrit, soit dans les temps anciens, soit dans les temps modernes sur la miliaire se rapporte effectivement à elle.

Les premières épidémies décrites par les auteurs sont celles des XVe et XVIe siècles. La maladie sévit d'abord à Londres sur l'armée d'Henri VII d'Angleterre; elle s'étendit de là très rapidement dans toute l'Angleterre et y fit d'innombrables victimes. En 1507, 1518 et 1529, nouvelles épidémies qui se propagèrent pour la première fois au continent. C'est en raison de cette origine qu'on a donné à la maladie le nom de suette anglaise, *sudor anglicus.*

Au commencement du XVIIIe siècle, nouveau réveil épidémique. La maladie cette fois se montra plus bénigne. Depuis, elle a été observée de

temps à autre jusqu'à l'époque actuelle en Angleterre, en France, en Italie
et en Allemagne (1).

La plupart des épidémies apparaissent en été, quelques-unes en automne.
Le temps humide, variable, favorise leur développement, peut-être aussi le sol
marécageux (2).

En général leur durée ne va pas au delà de deux à six semaines. La maladie frappe de préférence les personnes de 20 à 40 ans (3).

Elle semble avoir une prédilection pour les constitutions vigoureuses.
L'agent infectieux est inconnu.

La contagion ne semble pas se faire par l'intermédiaire de l'air. Plusieurs
auteurs regardent la maladie comme d'origine miasmatique. La localisation
des épidémies est souvent anormale.

II. **Symptômes.** — La maladie s'annonce en général deux ou trois jours
auparavant par quelques prodromes, notamment un sentiment de malaise
général.

Le début est habituellement brusque. Le malade qui s'est couché le soir
sans se plaindre d'aucune souffrance particulière locale se réveille au milieu
de la nuit inondé de sueurs. En même temps, il éprouve une sensation

(1) Les recherches auxquelles s'est livrée la mission officielle en juillet 1887 dans le Poitou pour étudier l'épidémie de suette miliaire, et que le Prof. Brouardel a si magistrale-
ment résumées dans son rapport à l'Académie de médecine, ont jeté une vive lumière sur
l'histoire jusque-là un peu obscure de la maladie. Si par suite de l'impossibilité de pratiquer des autopsies, l'anatomie pathologique et l'étiologie n'ont pu profiter que dans une
faible mesure de ces recherches, l'histoire clinique de la suette, la place qu'elle doit occuper dans le cadre nosographique ont été définitivement élucidées.

Les symptômes, ainsi que le mode de propagation la rapprochent beaucoup de la rougeole avec qui elle a évidemment une parenté intime. L'épidémie du Poitou est venue
s'enter sur une épidémie de rougeole, s'est associée à elle et a été précédée dans presque
toutes les localités de cas anormaux, irréguliers, de cet exanthème. Comme dans celui-ci,
l'agent contage paraît avoir une diffusibilité extrême et pouvoir se répandre au loin en
respectant les localités intermédiaires. L'éruption, la desquamation présentent les plus
grandes analogies avec celles de la rougeole. Le catarrhe des muqueuses ferait défaut et,
même dans les cas les plus graves, on n'a observé aucune complication cardiaque, pulmonaire, cérébrale (Rapp. du Dr Jablowski, *Rev. d'hyg.*, juillet 1887). Bien que le Dr Coutan-
cin n'ait obtenu en s'inoculant à lui-même le sang d'un malade, que des résultats négatifs,
l'affection paraît essentiellement contagieuse. C'est ce qu'affirme très nettement le rapport
de la commission, et le Prof. Brouardel cite à l'appui de la doctrine de la contagiosité de
la maladie les cas, observés à plusieurs reprises, d'importation de la suette dans une localité indemne par un individu atteint, ainsi que les faits d'extension rapide de l'affection
dans une même famille, une même localité. Thoinot et Hontang, dans leur étude sur la
géographie médicale de la suette en France depuis 1821. (*Rev. d'hyg.*, novembre 1887) ont
démontré que la maladie n'a pas cessé d'avoir dans notre pays des foyers endémiques d'où
elle s'échappe de temps en temps pour donner lieu à des épidémies plus ou moins étendues. Ce serait un de ces foyers qui aurait été le point de départ de la dernière épidémie.
Elle ne serait donc pas en voie d'extinction, comme l'ont prétendu certains médecins,
mais les épidémies seraient plus rares et moins graves qu'autrefois. (Cons. Brouardel et
Thoinot. Rapport de la mission sanitaire envoyée par le Ministre du commerce. *Bull. de
l'Ac. de méd.*, 13 septembre 1887.) (*Note du Tr.*)

(2) L'épidémie du Poitou a débuté dans des localités où les fièvres paludéennes sont endémiques. Cependant il ne paraît y avoir aucune relation entre la suette et l'impaludisme
(*Note du Tr.*)

(3) Dans la dernière épidémie ce sont les enfants qui ont été les premiers et le plus fréquemment atteints, les femmes dans une plus forte proportion que les hommes. (*Note
du Tr.*)

d'oppression dans la région cardiaque, une lourdeur et des douleurs dans la tête, des vertiges, des palpitations, et parfois des crampes au mollet. La température s'élève plus ou moins, le pouls est accéléré. La respiration est courte, précipitée, anxieuse. Les sueurs continuent et deviennent parfois si abondantes qu'elles traversent les couches et les matelas. Vers le 3e ou le 4e jour, apparaît l'éruption miliaire, cristalline d'abord, plus tard miliaire rouge ou blanche; elle s'accompagne souvent de vives démangeaisons. L'appétit fait défaut, la soif est vive, il y a des nausées, des vomissements, de la constipation et des urines rares. La rate est, en général, augmentée de volume.

La mort peut survenir au milieu du collapsus, ou par suite de la paralysie du cœur ou du cerveau. Elle peut aussi être la conséquence des complications, parmi lesquelles nous signalerons la diphtérie, la pneumonie, la diarrhée, la dysenterie, le purpura, l'altération du sang.

La durée de la maladie sans complications est en moyenne de six à huit jours. La convalescence est parfois assez longue. L'éruption miliaire est suivie d'une desquamation tantôt furfuracée, tantôt par grands lambeaux. Dans certaines épidémies, la mortalité s'est élevée jusqu'à 50 pour 100. Elle est en moyenne de 10 pour 100 (1).

**III. Lésions anatomiques.** — Presque tous les auteurs ont signalé la tendance à une rapide décomposition que présentent les cadavres, la coloration noire et la fluidité du sang, et la tuméfaction de la rate.

**IV. Thérapeutique.** — Le traitement consiste à couvrir légèrement le malade, à maintenir dans la chambre une température de 18°, à donner comme boisson de l'eau fraîche coupée avec du vin rouge ou du cognac, et comme alimentation, des aliments liquides seulement. Contre les sueurs on prescrira le sulfate d'atropine en injections sous-cutanées (0,01 pour 10, moyen qui, à la dernière épidémie de typhus qui a eu lieu à Zurich, m'a paru avoir une action très rapide dans les cas de sueurs profuses, alors que le malade inondé de liquide, couvert de sudamina, et présentant tous les signes de collapsus était menacé d'une mort prochaine (2).

## 8. — Varicelle.

*Windpocken. Wasser-, Spitz-, Schaf-, Schweins-, Steinpocken.*

**I. Étiologie.** — La varicelle est une *maladie de l'enfance.* Ce n'est que très rarement et d'une façon exceptionnelle qu'elle atteint les adultes, si rarement même que l'on peut toujours se demander si ces prétendues vari-

(1) La mortalité de l'épidémie de 1887 a été assez variable suivant les localités et a atteint dans certaines 31 et même 33 pour 100; mais dans son ensemble elle a été peu élevée. (*Note du Tr.*)

(2) Tous les médecins se sont loués dans la dernière épidémie de l'emploi des vomitifs, de l'ipécacuanha surtout. La quinine a eu des effets assez inconstants. (Dr Jablowski, *loc. cit.*) (*Note du Tr.*)

celles ne sont pas tout simplement des varioles bénignes. C'est vers l'âge de 10 ans que la prédisposition à la maladie semble diminuer, et elle disparaît presque complètement à la puberté.

Senator a observé un cas chez un enfant de 11 jours. Baader a réuni 584 cas observés à Bâle de 1875 à 1880 et a trouvé :

| | | |
|---|---|---|
| De 1 à 5 ans ..................... | 382 soit | 65.4 0/0 |
| 6 à 10 — ..................... | 191 — | 32.7 |
| 11 à 15 — ..................... | 7 — | 1.1 |
| 16 à 20 — ..................... | 2 — | 0.4 |
| 20 à 40 — ..................... | 2(?)— | 0.4 |

Pour les cinq premières années, il a obtenu les résultats suivants :

| | | |
|---|---|---|
| 1 an ..................... | 93 cas, soit | 24.3 0/0 |
| 2 ans ..................... | 70 — | 18.5 |
| 3 à 5 — ..................... | 219 — | 57.2 |

On ne connaît pas de cas de varicelle avant la naissance.

Le *sexe* ne paraît pas avoir d'influence. Tordeus, dans une épidémie de varicelle développée dans une crèche, a trouvé, sur 80 enfants atteints, 20 garçons et 18 filles.

Que la varicelle soit une *maladie contagieuse*, on ne peut conserver le moindre doute à cet égard. La démonstration de la contagiosité de la maladie a été fournie par les résultats des inoculations avec les produits morbides. L'on a réussi à provoquer artificiellement la maladie en inoculant à des enfants bien portants le contenu des pustules. Quelques observateurs n'ont eu, il est vrai, que des résultats négatifs, mais les faits positifs sont selon nous décisifs (1).

La contagion peut très probablement s'effectuer aussi par l'air expiré.

Tschamer a trouvé dans l'urine et les croûtes des pustules un micro-organisme qu'il a cultivé et qui, selon lui, serait l'agent spécifique. Ce micro-organisme formerait des filaments ramifiés, amincis à leur extrémité et portant des conidies (?). Guttmann et Wolf, en se servant de méthodes plus sûres et plus exactes, ont en effet trouvé plusieurs espèces de microbes dans le liquide des vésicules, mais aucune ne leur a paru être spécifique.

Dans les grandes villes, la varicelle règne presque toujours à l'*état sporadique*. Les *épidémies* sont assez fréquentes dans les écoles, les crèches, les pensionnats, chez les enfants d'une même famille. De temps à autre ces épidémies de maison prennent une plus grande extension et ce sont, en général, les rapports que les enfants ont entre eux, dans les écoles et les jardins publics, qui sont l'occasion de cette extension. Ces épidémies n'ont rien de régulier dans leur évolution, et les saisons, les conditions météorologiques ne paraissent guère avoir d'influence sur elles. Quelquefois elles disparaissent au bout de quelques semaines. D'autres fois, elles durent plusieurs mois. Elles coïncident fréquemment avec les épidémies de rougeole,

---

(1) Voir exp. de d'HEILLY. *Bull. Soc. méd. des hôp.*, 1886. (*Note du Tr.*)

de scarlatine, de variole ou de coqueluche, tantôt les précédant, tantôt les accompagnant.

La maladie se développe parfois chez le même individu en même temps que d'autres *maladies infectieuses, rougeole, scarlatine, coqueluche*. Thomas a vu une varicelle se déclarer chez un enfant au deuxième jour d'une pleuro-pneumonie. On ne connaît pas jusqu'ici de cas de développement simultané de la variole et de la varicelle chez le même malade ; mais il n'est pas rare de voir une de ces affections succéder immédiatement à l'autre.

La varicelle partage, avec la plupart des autres maladies infectieuses, le privilège d'une *immunité conférée par une première atteinte*. On connaît bien quelques exceptions à cette règle, mais elles sont rares.

**II. Symptômes et lésions anatomiques.** — L'*incubation* de la varicelle est en moyenne de 13 à 16 jours. Elle est quelquefois plus courte (8 jours), d'autres fois plus longue (jusqu'à 19 jours).

Je dois à mon collègue Krönlein à Zurich une observation, où la durée de l'incubation a pu être fixée d'une façon très précise. Le 4 janvier 1884, il entra à la clinique chirurgicale un enfant chez lequel une varicelle se déclara le 6 janvier. Auparavant il n'y avait eu, ni dans la clinique chirurgicale, ni dans la clinique médicale, aucun cas de cette affection. Le 20 janvier, vers midi, deux autres enfants tombèrent malades, et vers le soir du même jour apparaissait l'éruption. Ces deux enfants étaient couchés à côté de l'enfant atteint de varicelle le jour de l'entrée de celui-ci, mais ils en furent séparés dès le lendemain, et placés jusqu'au 14° jour dans le pavillon d'isolement de la clinique. A la suite d'inoculation, la durée de l'incubation est plus courte, 8 jours environ. Fleischmann a vu un cas où l'exanthème parut dès le deuxième jour après l'inoculation.

La *période prodromique* fait défaut dans beaucoup de cas. Des mères très soigneuses et très attentives et des infirmières ont souvent affirmé que les manifestations cutanées avaient été le premier et l'unique symptôme de la maladie. Chez certains enfants, on observe de la mauvaise humeur, de la fatigue, de la perte d'appétit, des renvois, des vomissements et de l'irrégularité dans les garde-robes. Canstatt a signalé des troubles du côté de l'urination, strangurie, ténesme, urines pâles ; d'autres observateurs ont noté de la gêne de la déglutition. Le délire et les convulsions ont été rarement mentionnés. En général, la température reste normale, quelquefois s'élève un peu, mais ne dépasse jamais 39° C. Les prodromes durent au plus un à deux jours, l'élévation de la température, à peine quelques heures.

La *période d'éruption* s'annonce dans quelques cas rares par un érythème fugace. L'exanthème spécifique se montre d'abord au visage et envahit bientôt après le tronc et les membres. Suivant Thomas, le cuir chevelu serait très fréquemment atteint ; d'autres fois, au contraire, il reste tout à fait indemne.

Cet exanthème est constitué d'abord par des taches rouges variant de la grosseur d'une lentille jusqu'à celle de la pulpe du doigt, s'effaçant à la pression du doigt. Ces taches s'élèvent peu à peu au-dessus de la peau voisine, mais n'arrivent jamais, comme dans la variole, à former de petits tubercules acuminés. Au bout de peu de temps, 6 à 12 heures, il apparaît au centre de cette tache une petite vésicule qui s'agrandit et atteint la grosseur d'une lentille, d'un pois au plus. L'on a vu cependant de ces bulles atteindre jusqu'à 4 centim. de diamètre ; mais de pareilles bulles sont toujours exceptionnelles et isolées. La vésicule a, comme la tache qui l'a précédée, une forme plutôt ovale qu'arrondie ; elle n'occupe pas toute l'étendue de la macule, de sorte qu'elle semble entourée d'une aréole rouge. Cette aréole, ce cercle n'est dû qu'à une simple hyperhémie de la peau et ne présente jamais d'induration. La vésicule elle-même ne comprend que les couches les plus superficielles de l'épiderme et n'est recouverte que d'une membrane épidermique très mince. Le centre paraît assez souvent légèrement déprimé et moins transparent. L'observation ne s'accorde donc guère avec l'opinion généralement admise de l'absence d'ombilication dans les pustules de varicelle. Le contenu de ces pustules est clair et séreux. Il devient il est vrai plus tard, vers le deuxième jour environ, trouble par suite de la prolifération des éléments cellulaires ; mais il est bien rare qu'il soit complètement et franchement purulent comme dans les pustules varioliques.

Lorsque l'on pique une pustule de varicelle avec une aiguille, il s'en écoule peu à peu un liquide clair, très pauvre en éléments cellulaires, tantôt neutre, tantôt alcalin, mais jamais acide comme dans la miliaire ; d'où l'on peut conclure que la pustule est cloisonnée à l'intérieur, car s'il en était autrement, le liquide serait évacué tout à coup et la vésicule s'affaisserait immédiatement.

Lorsque les pustules sont abandonnées à elles-mêmes, le liquide est résorbé, une portion s'évapore et l'enveloppe se ride. Environ vers le quatrième jour, elle est complètement desséchée et se recouvre d'une croûte mince, cornée, jaunâtre. Celle-ci se détache au bout de deux à trois jours et laisse à sa place une tache pigmentaire rouge qui persiste quelques jours, mais ne laisse pas de cicatrice. Ce n'est qu'exceptionnellement que les parties profondes de l'épiderme et les couches supérieures du derme sont intéressées et remplacées par un tissu cicatriciel ; c'est ce qui arrive notamment pour les pustules qui ont suppuré.

Il n'est pas rare de voir les enfants, en proie à de vives démangeaisons au moment de la dessiccation des pustules, écorcher la peau en se grattant et déterminer ainsi des excoriations. Il arrive parfois aussi que les pustules démesurément distendues se rompent spontanément et se dessèchent après s'être vidées de leur contenu.

En général, la distribution des pustules se fait d'une façon irrégulière. Thomas les a vues se disposer en groupe comme dans l'herpès. Leur nombre est très variable, de 10 à 800 et même plus : parfois la peau semble en être complètement recouverte. Il est rare cependant que deux pustules voisines se réunissent et se confondent. L'éruption ne se fait pas en même temps sur toutes les parties du corps, elle procède par poussées qui ont lieu successivement dans l'espace de quelques jours. Vers la fin de la maladie, elle se borne à des taches de roséole.

Les anciens auteurs avaient multiplié très inutilement les formes de varicelle en se basant sur les caractères de l'éruption et avaient appliqué à chacune d'elles un nom différent. *Varicellæ globulosæ, lenticulares, ovales, coniformes acuminatæ.* On a parfois vu les pustules pleines de sang, d'autres fois, d'air : *Varicellæ emphysematosæ, ou ventosæ.* C'est évidemment à la suite de la déchirure de l'épiderme que l'air s'est introduit dans la pustule. Witlev Stokes (1807) a décrit sous le nom de varicelle gangreneuse, des cas dans lesquels il se produit une gangrène de la peau plus ou moins étendue. Dans ces derniers temps, plusieurs médecins anglais, Hutchinson, Crocker, Barlow, Drewitt sont revenus sur ce sujet. Crocker prétend que les enfants qui portent le germe tuberculeux ont une prédisposition particulière pour cette forme de varicelle qui amène assez souvent une terminaison fatale et qui, d'après Hutchinson, entraînerait d'autres fois la perte de la vue à la suite d'une irido-choroïdite suppurée. Nous devons enfin mentionner les cas dans lesquels l'exanthème avorte et se borne à une éruption de roséole.

Dans quelques cas rares, l'exanthème peut aussi se développer sur les muqueuses, sur la langue, les joues, les lèvres, les fosses nasales, la conjonctive, mais principalement sur la voûte palatine et l'isthme du gosier. Henoch a cité une observation où l'éruption s'est montrée sur la conjonctive et les gencives. Sur la gorge et la voûte palatine, les pustules conservent leur aspect habituel et caractéristique, tandis que sur le reste de la muqueuse buccale elles éclatent presque aussitôt et laissent à leur place une ulcération superficielle entourée d'une aréole rouge. On a aussi observé des pustules sur le prépuce et les grandes lèvres, et c'est le plus souvent la sensation de brûlure que le malade éprouve en urinant qui attire l'attention sur elles. D'après Comby l'énanthème précède quelquefois l'exanthème cutané.

Nous avons déjà dit que la maladie se bornait assez souvent aux manifestations cutanées que nous venons de décrire. Habituellement, il se produit dans les premiers jours un mouvement fébrile, en général très modéré, avec rémissions matinales et exacerbations vespérales. Quelquefois enfin, on observe une élévation de température considérable (41°) qui peut s'accompagner même de délire et de convulsions.

Il n'est pas rare de voir une inflammation légère de la gorge qui s'accuse par de la gêne de la déglutition. On constate souvent, en même temps, un peu de tuméfaction des ganglions sous-maxillaires et cervicaux. Enfin le catarrhe sec avec rhonchus et râles sibilants s'observe fréquemment.

La maladie évolue presque toujours d'une façon bénigne. La durée est de huit à quatorze jours. On a cité des cas cependant où elle s'est prolongée six semaines. Il se produit quelquefois des rechutes peu de temps après que l'exanthème a disparu.

Comme *complications*, on observe dans la varicelle du cuir chevelu l'érysipèle. On a signalé aussi, à titre exceptionnel, la péritonite. Reimer a mentionné l'otite.

Comme *affections consécutives*, il persiste parfois après la guérison une sorte d'état de langueur et de marasme avec pâleur extrême des téguments. Trousseau et après lui d'autres auteurs ont signalé le pemphigus. J'en ai

moi-même observé un cas en consultation. Mentionnons encore l'urticaire.
Henoch a vu dans 4 cas se développer, de 8 à 14 jours après la fin de la
maladie, une néphrite aiguë qui entraîna même dans un de ces cas la mort
par œdème pulmonaire. Hoffmann et Högyes ont cité des cas analogues.

**III. Diagnostic.** — Il est en général facile de reconnaître la varicelle. Elle
se distingue du pemphigus en ce que, dans ce dernier, les bulles sont beaucoup plus grosses, évoluent plus lentement et durent plus longtemps. Dans
la miliaire, l'éruption est précédée de sueurs et respecte les parties découvertes, le liquide des vésicules est acide et celles-ci n'ont qu'une existence
éphémère. L'herpès se présente toujours sous forme de vésicules réunies en
groupes. L'eczéma vésiculeux s'accompagne de violentes démangeaisons et
presque toujours la peau sur laquelle reposent les vésicules est rouge. Les
bulles et les phlyctènes qui surviennent à la suite de brûlures ou d'une
application de vésicatoires sont ordinairement isolées, et il y a d'ailleurs, pour
se guider, les commémoratifs.

Chez les adultes, on pourrait confondre la varicelle avec une certaine
forme de syphilides qui a en effet, avec cette fièvre éruptive, une ressemblance
assez grande pour qu'on lui ait donné le nom de varicelle syphilitique. On
se fondera pour établir le diagnostic sur la présence de manifestations spécifiques sur d'autres parties du corps, muqueuses, parties génitales, et sur la
rareté de la varicelle chez l'adulte. Il est en général facile de distinguer la
maladie de la variole, car chez cette dernière, les symptômes prodromiques
sont beaucoup plus accentués et plus graves, notamment la douleur lombaire. L'éruption variolique est, de plus, caractérisée par une pustule à contenu purulent qui se développe sur un petit tubercule; en outre, dans la
variole on observe la succession très nette des diverses périodes propres aux
exanthèmes.

On a bien souvent discuté sur le point de savoir si la varicelle est une maladie particulière, spécifique, ayant une existence propre, ou si elle n'est
qu'une forme, une variété très atténuée de la variole. Aujourd'hui la plupart
des auteurs admettent la première opinion en faveur de laquelle on peut invoquer les faits suivants. La vaccination ne préserve pas plus de la varicelle que celle-ci de la variole. On a vacciné avec succès des enfants en pleine
évolution de varicelle. L'inoculation du contenu des pustules de varicelle n'a
jamais produit la variole. Des enfants non vaccinés ont souvent la varicelle,
et une varicelle très bénigne ; s'il y avait identité de nature, on verrait plutôt
se déclarer chez eux une variole grave. Tschamer a essayé de fonder la distinction des deux maladies sur des caractères purement bactériologiques,
en prétendant avoir reconnu un micro-organisme spécifique dans chacune
d'elles.

**IV. Pronostic et thérapeutique.** — Le pronostic est presque toujours
bénin.

L'affection ne réclame aucun traitement spécial. Lorsqu'il n'y a pas de
fièvre, il est inutile de faire garder le lit à l'enfant. On le soumettra simple-

ment à un régime léger et on évitera les refroidissements. Au moment de la dessiccation des pustules, on prescrira des bains à 28° R. (35° C.) pour hâter la chute des croutes et diminuer les démangeaisons. En un mot le traitement sera purement symptomatique.

Pour prévenir l'extension de la maladie, la seule mesure à prendre est l'isolement des malades ; mais il est bien rare que la nécessité d'une pareille mesure, toujours fort incommode et fort difficile à appliquer, s'impose, la maladie étant presque toujours inoffensive pour l'entourage du malade.

### 9. — Variole.

#### Pocken. Blattern.

I. **Étiologie.** — La variole est de toutes les maladies infectieuses celle qui a exercé dans les siècles derniers les plus grands ravages. Les décès par variole formaient annuellement en moyenne le seizième de la mortalité totale. Si dans notre siècle la maladie est beaucoup plus rare et surtout beaucoup plus bénigne, cela est dû uniquement à la vaccine dont la pratique entre de plus en plus dans les habitudes et est même obligatoire dans plusieurs états.

Le *point de départ habituel* ou du moins le *plus fréquent de l'infection* est le malade lui-même. Il est bien rare que dans les grandes villes, il n'y en ait pas à un moment donné quelques cas, tantôt formant un foyer, tantôt importés du dehors par quelque voyageur. Autrefois, alors que la vaccine n'était pas encore connue, on inoculait souvent les personnes bien portantes avec le liquide des pustules (*variolisation*) en se basant sur le fait que la maladie artificiellement provoquée évolue, ainsi que l'avait démontré l'observation, d'une façon beaucoup plus bénigne et n'entraîne qu'exceptionnellement la mort. La pustule desséchée et les croûtes sont aussi douées de virulence et la conservent fort longtemps. Les sécrétions physiologiques, la salive, la sueur, le liquide lacrymal, l'urine, les matières fécales, les crachats se sont montrés inoffensifs et les tentatives d'inoculation de ces humeurs ont donné des résultats négatifs, toutes les fois qu'il ne s'y était pas mélangé du liquide des pustules. Les opinions au sujet de la virulence du sang sont très divisées ; il n'y a, en tout cas, aucun fait bien décisif en faveur de l'affirmative.

La maladie n'est pas seulement *contagieuse* au moment de l'éruption et lors de la dessiccation des pustules ; elle semble l'être aussi aux périodes les plus précoces, peut-être même pendant l'incubation. C'est ce que semblerait prouver du moins une observation de Schaper dans laquelle on transplanta dans une opération de greffe animale, un morceau de peau d'un individu bien portant en apparence, mais chez lequel quelques heures après l'opération se déclarèrent tous les symptômes prodromiques de la variole. Au bout de quelques jours l'individu sur lequel avait été greffée cette peau fut à son tour atteint.

Le *principe infectieux* se dissémine aussi autour du malade et peut s'attacher, aux linges, aux murs de la chambre, et se mêler à l'air ambiant.

Le danger de contamination sera naturellement d'autant plus grand que les malades seront réunis en plus grand nombre dans un même local et que la ventilation de ce local sera plus défectueuse. Pendant la grave épidémie de 1870-73, on a plusieurs fois remarqué que lorsqu'on plaçait les varioleux dans un bâtiment isolé, il se produisait au bout de quelque temps des cas de la maladie dans les maisons qui se trouvaient dans le voisinage le plus immédiat et dont les habitants n'avaient eu aucun rapport direct avec les malades de l'hôpital. Le fait se produisait notamment lorsqu'on laissait constamment ouvertes les fenêtres des salles (1).

La contagion peut se faire aussi directement et à distance par des tierces personnes bien portantes elles-mêmes.

L'*introduction de l'agent infectieux* a lieu en général par la respiration, exceptionnellement par inoculation directe sur une plaie. Le mélange du pus des pustules et des croûtes aux aliments n'a donné chez les animaux que des résultats négatifs. Quelques instants suffisent pour que l'infection se produise. Un de mes collègues étant allé visiter son père que je soignais à l'hôpital des varioleux de Zurich fut atteint quelques jours après d'une variole de moyenne intensité. Il n'était resté cependant que trois minutes auprès du malade, n'avait eu aucun contact avec lui, et s'était tenu à la distance de 1$^m$,50 tout le temps de l'entrevue.

Qu'il ne soit pas toujours possible de découvrir dans tous les cas l'origine de l'infection, c'est à quoi on doit s'attendre. Fiedler, par exemple, cite une observation dans laquelle un individu fut atteint de variole 13 jours après s'être servi d'une voiture dans laquelle un varioleux avait été transporté. Hennig a plusieurs fois vu, dans une épidémie à laquelle il a assisté, la contagion se faire par l'intermédiaire de la monnaie et surtout du papier monnaie qui était passé par les mains d'un varioleux. Les ouvriers qui trient des chiffons sont aussi souvent atteints de variole, lorsqu'il se trouve dans ces chiffons des morceaux de linge provenant de varioleux.

(1) On ne connaît pas encore d'une façon précise les limites de diffusibilité du contage variolique dans l'atmosphère. Quelques médecins seraient même portés à croire que la transmission à distance par l'atmosphère est tout au moins exceptionnelle et que cette transmission se fait presque exclusivement par les rapports directs d'individu à individu.

L'immunité dont ont joui en 1870-71 les alentours du fort de Bicêtre où étaient réunis un grand nombre de varioleux semble prouver qu'une agglomération de pareils malades n'est pas toujours dangereuse pour le voisinage, lorsqu'on peut empêcher toute relation directe, tout contact immédiat des malades ou du personnel avec le dehors (L. Colin).

D'un autre côté, les partisans de la contagion à distance par l'air peuvent invoquer les faits de Bertillon (épidémie du 5ᵉ arrondissement, autour de l'annexe de l'Hôtel-Dieu), de Créquy (épid. de l'usine à gaz de la Villette, à proximité de l'hôpital de varioleux d'Aubervilliers). La grande difficulté d'une solution précise du problème réside dans l'impossibilité, dans la plupart des cas, d'établir d'une façon irrécusable qu'aucun rapport direct n'a eu lieu entre les gens du voisinage et le personnel hospitalier (malades à leur entrée et leur sortie, infirmiers, etc., etc.) Quelque sévère que soit l'enquête, il planera toujours une certaine incertitude que pourront invoquer tour à tour les partisans de l'une et l'autre théorie. En tous cas il est certain que le contage variolique est beaucoup moins volatil que celui d'autres exanthèmes, la rougeole par exemple, et que sa diffusion dans l'atmosphère ne se fait que dans un rayon assez restreint, 2 à 400 mètres. (*Note du Tr.*)

La *nature de l'agent variolique* n'est pas encore connue d'une façon certaine. Il y a tout lieu de supposer cependant que cet agent est un micro-organisme.

C'est surtout à Keber, Weigert, Cohn, Klebs et Guttmann que l'on doit les recherches sur le *microbe de la variole*. Cohn a décrit dans le liquide de la pustule de petits grains qui se divisent en 2, 4, 8, se rassemblent en amas de 16, 32 et davantage, et finissent par former des masses zooglœiques. La plupart sont immobiles et forment des chapelets monoliformes. De son côté Klebs prétend qu'il existe dans le liquide pustuleux et dans les sécrétions de la muqueuse de la gorge et de la trachée des micrococci de 0,6 $\mu$ de diamètre qui sont réunis par 4 en forme de sarcine, d'où le nom de micrococcus quadrigeminus, tetracoccus variolæ. Barregi ne s'est pas contenté de cultiver à l'état de pureté un micro-organisme tout à fait semblable par la forme à ceux décrits par Cohn et Klebs ; il l'aurait inoculé avec succès à l'homme ; l'une de ces inoculations a même été suivie de mort. Guttmann a trouvé dans ce même liquide, outre le staphylococcus pyogenes aureus, un coccus blanchâtre qu'il nomme coccus albus, mais qu'il ne croit nullement spécifique et plusieurs autres schizomycètes indéterminés. On aurait aussi trouvé un micro-organisme dans le sang (1).

L'inoculation du liquide des pustules ne réussit pas seulement chez l'homme : elle donne aussi des résultats positifs chez certains animaux, la vache, le veau, le cheval, l'âne, le mouton, le porc, le chien et le singe. Toutefois l'organisme animal semble avoir la faculté d'atténuer sensiblement la virulence de la variole humaine. Ainsi, si l'on transporte sur un homme bien portant la lymphe variolique empruntée à un veau inoculé lui-même avec le pus variolique, on ne déterminerait, suivant quelques auteurs dont l'opinion n'est pas, il est vrai, généralement acceptée, que des symptômes bénins et locaux. Nous nous étendrons davantage sur ce sujet dans le chapitre de la vaccine.

La *prédisposition à la variole* est à peu près universelle. Chez les peuples civilisés, cette prédisposition est, à notre époque il est vrai, annihilée ou du moins fort amoindrie dès le premier âge par la vaccination. Toutefois cette préservation ne dure guère en général plus de dix ans, et il faut recourir de nouveau à la vaccine si l'on veut prolonger l'immunité. Mais alors même que l'on négligerait de faire ces revaccinations au moment opportun, la première vaccination de l'enfance n'en aurait pas moins eu d'heureux effets, car le plus souvent la variole qui se développe dans ces conditions est une forme atténuée, la varioloïde. En revanche, il est bien peu d'individus qui jouissent d'une immunité congénitale, vis-à-vis de la variole.

D'autres jouissent d'une *immunité* transitoire. Ils sont épargnés pendant une épidémie, bien que s'exposant à toutes les chances de contagion, puis sont atteints à l'épidémie suivante. En tous cas, toute localité où sévit la variole est

(1) Marotta aurait trouvé des pustules dans le liquide et cultivé des micrococci dont l'inoculation aurait déterminé sur le veau, au niveau de la piqûre, des pustules vaccinales bien caractérisées, des *pustules types*. Une seule inoculation sur sept aurait été négative (*Recista clin.* de RENZI). (*Note du Tr.*)

extrêmement dangereuse pour tout individu non vacciné. Nous n'avons qu'à rappeler à ce sujet un exemple tout récent. Il s'agit de la troupe d'Esquimaux amenés de leur pays, il y a quelques années, et qui furent successivement emportés jusqu'au dernier par la variole, soit en France, soit en Allemagne.

Une *première atteinte de la variole* confère en général une immunité pour le restant de l'existence. C'est l'immunité acquise. On compte cependant quelques exceptions à cette règle, et on a vu des individus avoir jusqu'à six fois la maladie.

On doit distinguer ces atteintes répétées, mais séparées les unes des autres par un long intervalle, les *véritables récidives*. Michel et Hernich ont dernièrement cité des exemples de celles-ci. Dans les deux observations de Michel, il se produisit une nouvelle éruption de variole, la première 18, la seconde 22 jours après (1).

Certains états, certaines conditions augmentent la *prédisposition* à la variole. Signalons en première ligne la grossesse et l'état puerpéral, dans lesquels cette exaltation de réceptivité se traduit souvent par la gravité que revêt la variole, par la fréquence de la forme hémorrhagique. Au nombre des causes prédisposantes, à cette forme, il faudrait aussi placer, d'après Quinquaud, l'alcoolisme, la débilité constitutionnelle, la convalescence et d'après Grieve, toutes les professions où l'on est obligé de se tenir auprès d'un feu ardent, les cuisiniers, les chauffeurs, les mécaniciens de locomotive.

En général, l'*âge* et le *sexe* n'ont aucune influence. La variole frappe surtout les individus de 1 à 40 ans ; mais on voit quelquefois des mères en pleine évolution de variole donner le jour à des enfants portant les pustules caractéristiques, et d'autre part la maladie n'épargne pas les vieillards les plus âgés.

L'*influence climatérique* est aussi nulle. La variole s'observe partout où l'agent spécifique est importé et où elle trouve un terrain favorable à son développement, c'est-à-dire des personnes non vaccinées et indemnes d'atteintes antérieures. En Amérique des populations entières ont disparu sous les atteintes de la variole que les Européens ne tardèrent pas à importer, à titre de don de joyeux avènement, peu de temps après la découverte du continent. Dans ces pays, la *race* semble avoir une influence manifeste sur la réceptivité morbide et les nègres paraissent bien plus prédisposés à la variole que les blancs.

Dans les pays où la vaccine est en usage, et encore plus dans ceux où elle est rendue obligatoire, la variole ne règne en général qu'à l'état sporadique. Quand ces conditions n'existent pas, elle donne lieu à des *épidémies* plus ou moins étendues, et même autrefois à de véritables *pandémies*. Quelques auteurs pensent que ces épidémies reparaissent dans les grandes villes à des intervalles plus ou moins réguliers, variant de 5 à 12 ans.

Les *saisons* ne paraissent exercer aucune influence sensible. Les épidémies sont cependant plus fréquentes pendant la saison froide que dans les mois d'été. L'extension en est favorisée par certaines circonstances, telles

---

(1) Voir aussi Observations de MOUTARD-MARTIN, ROGER, MESNET, *Soc. méd. des hôp.*, 1870. (*Note du Tr.*)

par exemple que l'agglomération d'un grand nombre d'hommes dans de mauvaises conditions hygiéniques, comme cela est si fréquent en temps de guerre. Ce fait observé à bien des reprises dans les siècles précédents, s'est vérifié une fois de plus, pendant la guerre franco-allemande.

Quelquefois la variole se développe sur le même individu simultanément avec d'*autres maladies infectieuses*, la rougeole, la scarlatine, la syphilis, l'érysipèle, le pemphigus, le typhus abdominal, la fièvre intermittente, la phtisie pulmonaire. D'autres fois, ces maladies précèdent ou suivent immédiatement la variole. Mais ce sont là des faits rares.

La variole a dans certains cas une *influence salutaire* sur quelques maladies. Ainsi la chorée et la coqueluche ont parfois disparu à la suite d'une variole (Neureutter). Rilliet et Barthez, Brachet prétendent qu'après cette maladie les lésions tuberculeuses s'améliorent et manifestent une tendance à la cicatrisation, ce que dément formellement Penoud. En tous cas, les anciens médecins paraissent avoir beaucoup exagéré l'action favorable de l'éruption variolique sur les autres maladies.

Le *foyer originel* de la maladie n'est pas connu d'une façon certaine. On s'accorde généralement à le placer dans l'Asie centrale ; car la variole était connue dans l'Inde 1000 ans avant J.-C. Dans la région centrale de l'Afrique, elle a aussi régné aux époques les plus reculées. Pour le sud de l'Europe, les premiers écrits sur la maladie remontent au II° siècle après J.-C. Au VI° siècle il y eut des épidémies qui prirent une grande extension. Ce sont les croisades qui paraissent avoir introduit la maladie dans l'Europe centrale et septentrionale. En Hollande, c'est vers le X° siècle qu'elle semble avoir fait son apparition (A. Hirsch). Elle fut importée de Hollande, en Allemagne vers la fin du XV° siècle (1493). Autrefois la variole était souvent confondue avec la rougeole, et c'est Sydenham, à la fin du XVII° siècle, qui établit les caractères différentiels des deux affections.

**II. Symptômes.** — La durée de l'*incubation* est fixée par la plupart des auteurs à 10-14 jours. La variole inoculée a une incubation en général plus courte que celle qui survient par le mode habituel de contagion.

Pendant toute cette période, les individus en puissance de la maladie paraissent d'habitude tout à fait bien portants. C'est seulement chez un très petit nombre, qu'il se déclare vers la fin quelques légers troubles de la santé générale, un peu d'élévation de la température, frissons irréguliers, perte d'appétit, mal de tête, courbature, etc., etc. La maladie pourrait déjà à ce moment être transmise aux personnes bien portantes, si l'on s'en rapporte à l'observation de Schaper que nous avons mentionnée plus haut.

La *période prodromique* ou d'*invasion* débute en général par un violent frisson ou par de légers frissonnements plusieurs fois répétés. La température s'élève très rapidement et atteint en quelques heures 39°, 40° et même plus. Le pouls s'accélère et bat 100 à 120 à la minute. La respiration est plus fréquente et les malades accusent souvent une dyspnée qui est d'ordinaire d'origine purement nerveuse. Chez les enfants, et même chez les adultes faibles et nerveux, il se déclare souvent un léger délire, des convulsions et des symptômes méningitiformes. La plupart des malades se plaignent de lourdeur de tête, de vertiges assez violents pour qu'ils soient dans l'impossibilité de se tenir sur leur séant, et d'une céphalalgie gravative ayant pour siège habituel la région frontale, parfois l'occiput (ou la région desservie par le trijumeau. Les paupières sont vivement injectées, d'où photophobie, hypersécrétion de la glande lacrymale. La langue est blanche, épaisse, l'haleine fétide. L'appétit est nul et l'altération vive. Le malade éprouve des nausées, a des renvois et des vomissements abondants et répétés. La constipation est habituelle. L'urine est rare et chargée. Les cavités droites du cœur sont dilatées, et le premier bruit est souvent obscur, soufflant et remplacé par un souffle systolique. L'auscultation de la poitrine révèle fréquemment l'existence d'un catarrhe bronchique ordinairement sec. La rate est augmentée de volume, ainsi que le foie. Les régions hépatiques et épigastriques sont douloureuses à la pression.

Les douleurs que le malade éprouve dans la *région lombaire et rénale* ont une importance diagnostique considérable en raison de leur constance. On a beaucoup discuté sur leur nature. Les uns veulent qu'elles soient sous la dépendance de la congestion rénale, les autres les rapportent à l'hyperhémie des enveloppes de la moelle, ce qui paraît beaucoup plus vraisemblable, car ces douleurs s'irradient dans les os et en avant dans la paroi abdominale et s'accompagnent quelquefois d'anesthésie, d'hyperesthésie des membres inférieurs.

Les *manifestations du côté de la gorge* sont en général assez précoces. Elles consistent en une rougeur de la muqueuse tantôt diffuse, tantôt disséminée par taches. On observe en même temps de l'enrouement, une sensation de cuisson et de l'enchifrènement du côté de la muqueuse nasale. Parfois il y a des épistaxis.

Dans beaucoup de cas, vers le deuxième ou le troisième jour, il apparaît une *éruption prodromique* qui consiste, tantôt en un érythème diffus, comme dans la scarlatine, tantôt en de petites taches hyperhémiques disséminées, *roséole variolique*, tantôt enfin en des élevures rappelant tout à fait l'urticaire. Th. Simon fait observer à juste raison que cette éruption siège souvent sur certaines régions déterminées, notamment la région hypogastrique, les côtés du ventre et de la poitrine, la face externe de la jambe sur le trajet des muscles extenseurs en particulier. La fréquence de cette éruption varie suivant les épidémies. Il n'est pas exact que les régions occupées par cet érythème soient épargnées plus tard par les pustules de variole. On attribue cette éruption à la paralysie des nerfs vaso-moteurs, et l'on invoque en faveur de cette opinion que la répartition de la rougeur ne se fait pas d'une façon irrégulière, mais est en rapport avec le trajet et la distribution de certains rameaux nerveux.

La *durée de la période prodromique ou d'invasion* est en moyenne de 3 jours, mais cette durée varie beaucoup, soit en plus, soit en moins. La gravité des symptômes de cette période ne donne pas toujours la mesure de celles des périodes suivantes.

À la période d'invasion succède la *période d'éruption*. C'est au visage et sur le cuir chevelu que celle-ci apparaît d'abord. Elle envahit le tronc puis les extrémités dans l'espace de 24 heures environ. Elle ne se limite pas du reste au tégument externe et se développe aussi sur la muqueuse de la bouche, de la gorge, du larynx, du nez, de la conjonctive, de l'urèthre, du vagin, du col de l'utérus.

Ni l'exanthème, ni l'énanthème n'atteignent du premier coup leur plein développement. Ils doivent parcourir une phase de croissance, puis plus tard une phase de résolution ou de régression, de sorte que l'on peut décomposer la période d'éruption en plusieurs stades qui ont reçu le nom de stades papuleux, vésiculeux, pustuleux, de suppuration, croûteux, de dessiccation, de réparation.

Il importe de remarquer que les graves symptômes qui s'étaient déclarés pendant la période d'invasion éprouvent une rémission notable au moment où se fait l'éruption. Quelques malades ressentent un tel soulagement qu'ils croient la maladie terminée. Le phénomène principal est la chute de la fièvre (voir fig. 30) et de la température qui revient presque à la normale, ainsi que le pouls et les mouvements respiratoires.

Sur le visage, en particulier au front et autour des ailes du nez, on aperçoit pendant le stade papuleux de petites taches rubéoliques qui, liées à une simple hyperhémie de la peau, s'effacent à la pression et, comparées à la peau saine voisine, semblent plus chaudes. En même temps apparaît de l'œdème cutané qui se manifeste par le gonflement des paupières et le rétrécissement de la fente palpébrale.

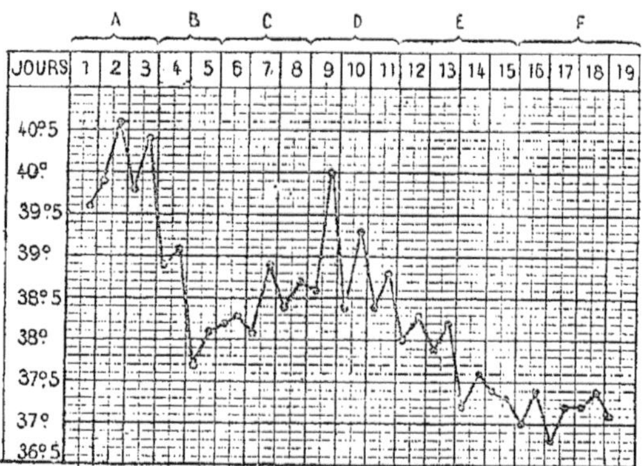


Fig. 30. — *Courbe de la température dans la variole de gravité moyenne.*

A. Stade prodromique. — B. Stade papuleux. — C. Stade vésiculeux. — D. Stade pustuleux. — E. Stade croûteux. — F. Stade de dessiccation.

Le centre de ces taches s'élève bientôt en forme de papule. Ces papules se trouvent en général, mais non d'une façon constante, au niveau d'un follicule pileux ou d'une glande sudoripare, et l'on peut distinguer à leur centre l'orifice du conduit excréteur.

L'éruption n'apparaît que plus tard sur le tronc et y est habituellement discrète. Sur les membres elle est plus abondante, notamment dans le sens de l'extension et aux doigts.

Cette première phase de l'éruption s'accompagne souvent d'un sentiment de brûlure et de démangeaison.

Le stade papuleux a en moyenne une durée de deux jours.

Au 3ᵉ jour de la période éruptive, au 6ᵉ jour de la maladie, commence le stade vésiculeux. Au sommet de chaque papule, l'épiderme se soulève sous forme d'une petite vésicule transparente. C'est au visage que ces vésicules se montrent d'abord, puis elles apparaissent sur le tronc et les membres. Les jours suivants, les vésicules grossissent de plus en plus et ne tardent pas à présenter à leur sommet une dépression à laquelle on a donné le nom d'ombilication. Cette apparence n'est nullement propre, comme on l'a dit, à la variole, elle n'est nullement caractéristique.

Si l'on pique la pustule avec une aiguille, le contenu s'écoule lentement et graduellement, preuve que le liquide est renfermé dans les mailles d'un réseau, et non dans une cavité unique.

La distribution des vésicules présente parfois une certaine régularité et est souvent en rapport avec les départements de la peau ou la zone de distribution des nerfs cutanés.

La durée du stade vésiculeux est en général de trois jours.

Vers le 9ᵉ jour à partir du début de la maladie, l'éruption entre dans le stade pustuleux ou de suppuration. Ce stade s'annonce chez le malade par le retour de la fièvre, l'élévation de température, l'accélération du pouls et de la respiration et par un sentiment de profond malaise, la conscience d'un état grave. Chez quelques individus, il y a même des frissons et du délire. En même temps l'aspect de l'éruption se modifie. Le contenu des pustules se trouble de plus en plus et devient purulent. La pustule s'agrandit et s'entoure d'une double aréole : la première œdémateuse, d'un rouge vif, la seconde plus pâle, mais se détachant cependant par sa coloration sur la peau environnante. La dépression centrale diminue à mesure que la pustule se rapproche de son apogée et finit par disparaître complètement.

La suppuration apparaît d'abord dans les pustules les plus précoces, celles du visage notamment, où elle s'accompagne souvent d'un gonflement si considérable des téguments que le malade ne peut plus ouvrir les yeux pendant plusieurs jours et est défiguré au point de devenir méconnaissable. Sur les doigts il existe aussi d'énormes pustules à parois très épaisses dont le développement donne souvent lieu à de vives douleurs. Dans la paume des mains et à la face plantaire des pieds, il n'y a presque jamais de pustules par suite de l'épaisseur de l'épiderme ; et tout se borne à des papules luisantes rougeâtres ou brunes, ou même quelquefois à des sortes de bulles.

Au bout de trois jours environ la suppuration touche à sa fin, et fait place, vers le 12ᵉ jour de la maladie, au stade croûteux, à la phase de dessiccation. La température s'abaisse, les symptômes concomitants s'améliorent. Une partie des pustules se rompent et leur contenu se dessèche en donnant lieu à la formation de croûtes jaunes, grisâtres, brunes. D'autres restent entières, ne s'ouvrent pas. Le liquide qu'elles contiennent finit par se dessécher aussi, mais les croûtes restent plus molles. Le malade paraît encore plus défiguré et les douleurs aux doigts deviennent plus violentes. La plupart des malades éprouvent des démangeaisons intolérables et auxquelles il leur est bien difficile de résister. S'ils cèdent à ces envies et se grattent la peau, ils entretiennent la suppuration et retardent d'autant la guérison.

Les croûtes se détachent graduellement et tombent, les unes plus tôt, les autres un peu plus tard, suivant la profondeur les lésions cutanées, en moyenne vers le 16e jour de la maladie, *stade de desquamation*. Il subsiste à leur niveau une tache brun rouge, pigmentée, et sur celles où la lésion a intéressé le derme, de véritables cicatrices rayonnées présentant d'abord une coloration rouge foncé, devenant plus tard blanche.

La durée totale de la variole, dans les circonstances habituelles est de quatre à six semaines.

Nous venons de décrire les manifestations cutanées de la maladie ; mais l'éruption n'est pas limitée à la peau, et il nous reste à parler des manifestations qui se produisent du côté des muqueuses, de l'énanthème variolique.

De très bonne heure, à la période d'invasion, la muqueuse de la gorge présente des altérations qui s'accentuent et se caractérisent à la période éruptive. La muqueuse est très rouge, et sur cette surface rouge apparaissent des papules qui, par le soulèvement de l'épithélium sous forme de vésicule blanche nacrée, se transforment peu à peu en pustules. Cet épithélium se détache et laisse à sa place une perte de substance. Les malades accusent une gêne de la déglutition parfois assez considérable pour rendre très difficile, sinon impossible, l'absorption des solides et des liquides.

L'inflammation de la muqueuse buccale provoque une très abondante salivation. Lorsque la langue prend part au processus morbide, elle augmente considérablement de volume, ses bords dépassent les arcades dentaires qui y dessinent leurs empreintes, *glossite variolique*. On a trouvé des pustules jusque dans l'œsophage.

Dans certains cas, les lésions s'étendent à la trompe d'Eustache et à l'oreille moyenne, d'où surdité, bourdonnements et douleurs d'oreilles, etc., etc.

La muqueuse des voies respiratoires est parfois aussi le siège d'une éruption.

Enfin on a observé des pustules de variole sur la muqueuse du méat urinaire, ce qui rend la miction très douloureuse, sur celle du vagin et de la portion vaginale de l'utérus, ainsi que dans le rectum.

Celui qui, sur la foi de la description que nous venons de faire, croirait que les diverses périodes de la variole sont toujours nettement séparées les unes des autres et que la maladie a une évolution toujours régulière, toujours semblable à elle-même, risquerait fort de voir la pratique lui donner de fréquents démentis. La transition d'une période à l'autre se fait graduellement. La marche de la maladie varie beaucoup suivant les individus et le caractère des épidémies. Nous nous arrêterons d'abord sur *certaines anomalies* dues en partie à la gravité de l'infection, en partie aux caractères particuliers de l'éruption.

Il y a d'abord une forme légère, bénigne de variole, la variole sans exanthème, febris variolosa, fièvre varioleuse. On voit parfois des individus après s'être exposés à la contagion, présenter tous les symptômes de la période d'invasion, quelquefois même l'exanthème prodromique ; mais l'éruption variolique ne se développe pas ; la maladie tourne court et guérit sans présenter les pustules caractéristiques.

On observe encore des *varioles apyrétiques* dans lesquelles l'exanthème a les caractères habituels, mais n'est ni précédé ni accompagné de fièvre.

On désigne sous le nom de *variole abortive* les cas dans lesquels l'éruption s'arrête à la phase papuleuse ou squameuse et ne va pas jusqu'à la formation de pustules.

Dans la variole siliqueuse, *variola siliquosa*, les pustules ne contiennent pas de liquide, mais de l'air seulement.

La plupart des cas de variole que l'on observe de nos jours évoluent heureusement d'une façon beaucoup plus bénigne que ne pourrait le faire croire la description que nous avons donnée. C'est que la plupart de ces cas sont des cas de *varioloïde*. Cela tient à ce que, à mesure que la vaccine se répand davantage, la variole vraie, typique, qui était dans les siècles précédents, la forme habituelle, devient plus rare et fait place à la forme atténuée à laquelle on a donné le nom de varioloïde. C'est cette forme que présentent d'ordinaire les personnes vaccinées, même lorsque la vaccination remonte aux premiers temps de l'enfance. Dans certains cas l'éruption est si discrète que l'on ne trouve que quelques pustules disséminées sur tout le corps. La marche de la maladie est en même temps plus bénigne et plus rapide. Les complications sont beaucoup plus rares, notamment les affections oculaires et les pustules ne laissent pas de cicatrices.

Une forme très grave de la variole est la *variole confluente*. Elle s'annonce en général dès la période d'invasion par la violence des symptômes prodromiques. Les taches et les papules sont si nombreuses et si serrées qu'elles se réunissent et se confondent dans certaines régions, et cette confluence est encore plus marquée au moment de la formation des pustules et des croûtes. Le gonflement œdémateux de la peau est énorme. Le visage, l'avant-bras, les doigts sont recouverts d'une sorte de masque. Sous les croûtes, il se forme des amas de pus qui s'écoule au dehors au moment où celles-ci se détachent. Le malade exhale alors une odeur insupportable. Cette forme s'accompagne, cela va sans dire, des symptômes généraux les plus graves, délire, température hyperpyrétique, et la mort par paralysie du cœur en est la terminaison fréquente.

Une forme anormale, le plus souvent mortelle, est la *forme dite hémorrhagique*. Il faut seulement savoir ce qu'on entend par là. Pendant la période éruptive, il apparaît souvent de petites taches pétéchiales entre les pustules. Ce signe n'a aucune importance et n'a rien à voir avec la forme hémorrhagique. Il n'en est plus de même lorsqu'il se produit en ce moment des hémorrhagies considérables, soit sous forme de phlyctènes, soit sous forme de suffusion et d'infiltration sanguine dans le tissu sous-cutané, d'autant que ces hémorrhagies du tégument externe s'accompagnent d'ordinaire de graves symptômes de collapsus, d'hémorrhagies d'autres organes, nez, bouche, poumons, estomac, intestin, reins, organes génitaux et, par l'affaiblissement qu'elles provoquent, amènent la mort très rapidement, souvent avant que l'éruption ait eu le temps d'arriver à son plein développement. Dans certains cas, cette tendance hémorrhagique ne se manifeste qu'à une période plus tardive. Quand les vésicules et même les pustules sont déjà formées, le liquide qu'elles contiennent devient d'un rouge sombre par suite du mélange du sang, d'où le nom de variole *noire*. En même temps il se produit des hémorrhagies plus ou moins abondantes à la peau et sur les muqueuses que nous avons énumérées plus haut. Cette forme, pour être plus tardive, n'en est pas moins aussi redoutable et la mort ne tarde pas à arriver au milieu du collapsus et du coma.

Renault a trouvé dans la variole hémorrhagique les globules rouges décolorés et des cristaux d'hématine dans le sérum.

Peu de maladies exposent à autant de *complications* que la variole. Les unes sont en relations directes avec la lésion cutanée, les autres sont la conséquence de l'infection générale. Quelle que soit leur origine, elles peuvent déterminer dans la plupart des organes les altérations les plus graves.

Parmi les complications qui siègent sur le *tégument externe*, il faut signaler l'érysipèle qui survient, soit pendant la pustulation, soit dans la période de cicatrisation. La peau autour des pustules peut se sphacéler, *variole gangréneuse*. D'autres fois on observe des abcès multiples sous-cutanés et musculaires qui peuvent quelquefois être l'expression de la pyohémie.

L'inflammation et la suppuration des articulations, des grosses articulations principalement, s'observent aussi dans certains cas et entraînent quelquefois une ankylose persistante.

Du côté des *centres nerveux*, le délire est presque constant. Parfois les troubles cérébraux sont plus durables, à caractère maniaque, plus rarement à forme mélancolique avec tendance au suicide. Ces troubles précèdent parfois l'éruption; d'autres fois ils ne surviennent qu'après la disparition de l'exanthème, à titre d'affection consécutive, et peuvent même passer à l'état chronique.

La méningite suppurée est rare, de même que l'hémiplégie consécutive à l'encéphalite, au ramollissement cérébral ou à l'hémorrhagie. On a signalé des cas d'aphasie à la suite de la paralysie de l'hypoglosse. Armstrong a cité un cas de catalepsie.

Westphal a observé la myélite diffuse, et Leyden, la paralysie spinale ascendante aiguë. On a mentionné aussi l'ataxie.

Les paralysies d'origine périphérique, liées probablement à une névrite, sont rares dans la variole. Gubler et Laborde ont signalé la paralysie du muscle constricteur de la vessie au commencement et à la fin de la maladie.

Le diabète insipide et le diabète sucré doivent être plutôt rangés parmi les affections consécutives.

Les complications qui peuvent se produire du côté des *organes de la vision* sont en général fort graves, et ce n'est pas sans raison que dans les siècles précédents, on les rangeait parmi les accidents les plus à redouter dans la variole.

L'inflammation catarrhale de la conjonctive palpébrale est un des symptômes habituels de la maladie; mais lorsque la sécrétion devient purulente, les choses prennent déjà une tournure plus sérieuse, par suite de la difficulté qu'éprouve le pus à s'écouler en raison de la tuméfaction des paupières. Hirschberg a décrit la conjonctivite diphtéritique, cause assez fréquente de cécité. D'autres fois il se forme sur la conjonctive, notamment sur sa portion bulbaire, des pustules qui siègent parfois sur le bord cornéal sans jamais toutefois empiéter sur la cornée. Adler a vu l'éruption conjonctivale précéder celle de la peau. Les pustules sont habituellement plus petites et se présentent sous forme de saillies jaunâtres entourées d'une couronne de vaisseaux sanguins. Dans la forme hémorrhagique, on observe des hémorrhagies sous-conjonctivales qui ont, au point de vue du diagnostic, une certaine importance. Knecht a vu se produire dans les mêmes circonstances des hémorrhagies de la choroïde et de la rétine.

Les ulcères de la cornée sont loin d'être rares. La lésion la plus fréquente est une kératite circonscrite superficielle qui peut entraîner l'hypopyon, la destruction de la cornée, le prolapsus de l'iris, une synéchie antérieure et même l'atrophie du bulbe. Cette dernière affection ne se montre guère avant le douzième jour, c'est-à-dire avant le commencement de la période de dessiccation. La kératite interstitielle diffuse est plus rare. On a observé quelquefois aussi le ramollissement de la cornée, lésion qui est un signe de fâcheux augure. L'iritis et l'irido-choroïdite sont des affections rares dans la variole et appartiennent plutôt aux suites qu'aux complications. Souvent il se forme des opacités dans le corps vitré et à la face postérieure du cristallin, comme dans la fièvre récurrente.

Adler a décrit le glaucome aigu, Manz, la rétinite qui du reste a été plusieurs fois signalée parmi les complications de la variole, ainsi que la névro-rétinite.

Il en est de même pour la dacryocystite aiguë et chronique. Krauss a observé un cas de paralysie du muscle oculaire externe.

Les bourdonnements et tintements d'oreilles, la surdité, les douleurs dont se plaignent la plupart des malades, suffiraient à nous prouver que l'*organe auditif* est intéressé dans la variole. Des recherches entreprises à ce sujet sur le cadavre par Wendt ont démontré que les altérations de cet appareil sont extrêmement fréquentes. Sur 168 sujets, Wendt n'a trouvé l'organe intact que deux fois.

On sait que le pavillon de l'oreille est ordinairement couvert de pustules et que celles-ci se montrent aussi dans la portion cartilagineuse du conduit auditif. On ne les rencontre ni dans la portion osseuse, ni dans l'oreille moyenne, ni dans la trompe d'Eustache, dont la muqueuse est seulement très congestionnée et tuméfiée. La fluxion va même parfois jusqu'à déterminer des suffusions sanguines sous-muqueuses et la formation d'excroissances muqueuses polypiformes dans ces conduits. Enfin l'inflammation peut s'étendre au rocher.

L'inflammation de la *muqueuse nasale*, les pustules qui se développent à sa surface, les hémorrhagies dont elle est le siège, sont parfois le point de départ d'ulcérations, de nécrose des os et des cartilages entraînant à leur suite des atrésies, des difformités, des troubles fonctionnels de l'organe olfactif.

L'inflammation des *glandes salivaires* est rare, et l'abondante salivation qui s'observe dans la plupart des cas n'est qu'un phénomène réflexe lié à la stomatite. Ce n'est guère que dans le cas de pyohémie qu'il se forme des abcès métastatiques dans ces organes, mais ces accidents sont plutôt du domaine des affections consécutives. On a observé aussi des phlegmons du tissu cellulaire de la région sous-maxillaire.

Förster a observé le *noma*, à la période de desquamation, chez une petite fille âgée de 5 ans 1/2, Neureutter, un *abcès rétropharyngien* qui entraîna la mort par ulcération de la carotide. Il se produit quelquefois aussi des lésions nécrobiotiques et diphtéritiques sur la muqueuse de la gorge.

Dans l'*œsophage*, on a signalé l'inflammation phlegmoneuse de son enveloppe celluleuse.

Le *catarrhe du larynx* est presque constant ; mais il peut se compliquer d'œdème de la glotte ou de nécrose des cartilages. Cette dernière lésion, lorsqu'elle n'entraîne pas la mort, a pour conséquence habituelle l'altération persistante de la voix, par suite d'ankylose et de déformation des cartilages.

Le *catarrhe bronchique* se rencontre si fréquemment dans la variole que beaucoup d'auteurs hésitent à le ranger parmi les complications. Lorsque l'inflammation se propage jusqu'aux petites bronches, on voit apparaître les signes de la broncho-pneumonie. On observe parfois la pneumonie fibrineuse, la pneumonie hypostatique, et la gangrène du poumon. Dans certains cas, c'est l'œdème pulmonaire qui est la cause prochaine de l'issue funeste. Dans la forme hémorrhagique, il se produit des hémoptysies plus ou moins abondantes.

La *pleurésie*, très souvent de nature purulente, n'est pas rare.

La *péricardite* est tantôt primitive, tantôt consécutive à une pleurésie. On voit aussi quelquefois l'endocardite, surtout l'endocardite infectieuse. Desnos et Huchard ont signalé l'extrême fréquence de la myocardite et regardent cette complication comme à peu près constante dans la variole confluente ; elle entraînerait presque fatalement la mort, suivant eux, lorsqu'elle se produit avant le onzième jour.

Quant aux *altérations du sang*, Verstraeten a observé que les globules blancs sont d'autant plus nombreux, et les globules rouges le sont d'autant moins que la maladie est plus grave.

Nous avons déjà signalé plus haut la fréquence des *vomissements*. Dans la variole hémorrhagique, il y a des hématémèses. La diarrhée n'est pas commune. L'apparition du sang dans les selles, dans la variole hémorrhagique, est un signe pronostique d'une grande gravité.

Chez les femmes, la *menstruation* est souvent troublée. En général les règles sont en avance et d'une abondance inaccoutumée ; quelquefois même il y a une véritable métrorrhagie.

La *grossesse* constitue une complication grave ; car cet état, comme nous l'avons déjà dit, prédispose à la variole, notamment à ses formes malignes. Dans ce cas, l'accouchement prématuré et l'avortement sont relativement fréquents. L'enfant vient quelquefois au monde en pleine éruption variolique, mais le plus souvent la maladie se déclare seulement quelques jours après la naissance.

Dans les accouchements gémellaires, ce n'est quelquefois qu'un seul des enfants qui est atteint. On cite aussi des observations d'enfants venus au monde avec la variole, la mère restant indemne (1).

Il s'agit probablement dans ces cas d'une forme abortive ou d'une variole sans éruption dont la mère aurait été atteinte pendant la grossesse et qui serait passée inaperçue.

Chez les hommes, on a signalé plusieurs fois l'orchite, tantôt parenchymateuse, tantôt épididymaire.

L'*albuminurie* se montre très fréquemment dans la variole. Celle de la première période, de la période d'invasion, est liée, soit à la fièvre, soit au processus infectieux, et n'a par suite pas grande importance; en revanche, la véritable néphrite aiguë est rare. Dans la forme hémorrhagique, il y a souvent de l'hématurie.

Pour ce qui concerne les *modifications chimiques de l'urine* dans la variole, nous avons déjà dit que, pendant la durée de la fièvre, ce liquide présente les caractères des urines fébriles, augmentation de l'urée et diminution des chlorures. Dans un cas de variole hémorrhagique, Brieger a trouvé de très faibles quantités de phénol. Frerichs a signalé la présence de la leucine et de la tyrosine, Emminghaus, des acides gras. Il n'est pas toujours possible de distinguer bien nettement les *affections consécutives* des complications.

Les pustules laissent en général *sur la peau* des cicatrices indélébiles et ces cicatrices dégénèrent parfois en kéloïdes nécessitant plus tard une opération sanglante. Ainsi que dans toutes les maladies qui troublent profondément la nutrition, on observe la chute de cheveux, et comme la lésion cutanée intéresse les couches profondes du derme, il n'y a pas toujours régénération du bulbe pileux. Il peut y avoir aussi chute des ongles. On a signalé, parmi les suites de la variole, le pemphigus et l'acné rosacé, l'œdème, tantôt de nature cachectique, tantôt lié, lorsqu'il est unilatéral et siège sur un des membres inférieurs, à une thrombose veineuse.

Mentionnons encore les *paralysies*, les *lésions du nerf optique*, les *affections du cœur* et des *reins*, les *troubles de l'intelligence*, les *ankyloses*. J'ai soigné, dans l'épidémie qui a régné à Zurich dans l'hiver 1884-85 (156 cas), une femme chez laquelle se déclarèrent dès le début des accidents maniaques qui persistèrent après la guérison. Dans quelques cas on a vu la *tuberculose pulmonaire* se développer à la suite de la variole. Enfin le *rétrécissement de l'œsophage* a parfois été la conséquence des cicatrices que laissent les pustules.

(1) Huc (*De la variole congénitale*, Th., Paris, 1862) en donne quelques observations. (*Note du Tr.*)

**III. Lésions anatomiques.** — Les recherches récentes, notamment celles de Weigert, ont démontré que les micro-organismes jouaient un rôle dans la production des lésions cutanées. On trouve, non seulement à la surface, mais dans les couches profondes du chorion, des foyers de bactéries disposées en groupes et en grappes, et ces bactéries se rencontrent parfois aussi dans les vaisseaux sanguins. Ces micro-organismes ne se voient qu'au début de la maladie et ils disparaissent dans les périodes plus avancées. Au-dessous de ces foyers bactériens, l'épithélium des couches profondes du corps muqueux présente les caractères de la nécrose de coagulation, tuméfaction des cellules, disparition du noyau, etc., etc. On rencontre même des colonies de microbes dans l'intérieur des cellules épithéliales.

Ces altérations déterminent un soulèvement local de toutes les couches de l'épiderme, d'où formation de papules. Entre ces cellules frappées de nécrose, il se forme des lacunes, dans lesquelles s'épanche un liquide séreux d'abord, puis purulent. Ces lacunes, en se réunissant, forment un réseau dans les mailles duquel se trouve le liquide. Les trabécules qui occupent le centre de ce réseau étant moins extensibles, il se fait souvent une dépression centrale, l'*ombilication*. Cette dépression est quelquefois due aussi à la présence, au centre de la pustule, d'un conduit excréteur, d'une glande sudoripare ou d'un follicule pileux. Par suite de l'adhérence de l'épiderme, tout l'effort du liquide se porte alors à la périphérie. Enfin Auspitz et Basch soutiennent avec raison que l'extrème distension de la périphérie des pustules suffit à faire paraître le centre déprimé et enfoncé. D'après Unna, le point de départ du développement de la pustule serait la couche moyenne de l'épiderme, le *stratum lucidum*. Les parties profondes du corps muqueux qui s'enfoncent entre les papilles du derme peuvent cependant être aussi intéressées.

La lésion cutanée siège en général exclusivement dans l'épiderme. Lorsque le derme est intéressé, il en résulte la formation de cicatrices qui persistent après la guérison.

On trouve aussi dans les organes internes des foyers bactériens analogues à ceux de la peau. Weigert en a rencontré dans les ganglions lymphatiques, le foie, les reins et la rate. Ces foyers étaient souvent entourés d'une membrane à double contour. Dans le foie et dans les reins, ils siègent dans les veines et les capillaires, où ils forment des sortes de glomérules enroulés (*Glomerulusschlingen*). Les éléments anatomiques qui les entourent sont quelquefois normaux et sains; d'autres fois ils sont atteints de nécrose de coagulation. Enfin on rencontre souvent dans leur voisinage des amas de leucocytes.

Nous avons déjà signalé l'existence de pustules sur certaines muqueuses: on en a trouvé dans le larynx, la trachée, les bronches, l'œsophage, l'estomac.

Dans la variole hémorrhagique, on constate des foyers hémorrhagiques plus ou moins étendus dans les divers organes, jusque dans le tissu médullaire des os (Golgi) et l'enveloppe des nerfs périphériques. Wyss prétend que les hémorrhagies de la peau ne se font pas à la suite de la déchirure des vaisseaux, mais par diapédèse des globules.

Un fait important à signaler au point de vue de la prophylaxie, c'est que les corps des varioleux conservent après la mort toute leur virulence. L'agent contage reste probablement attaché aux lamelles épidermiques qui se détachent du cadavre.

Nous passerons rapidement sur les autres altérations que l'on retrouve du reste dans toutes les maladies infectieuses fébriles.

Les *muscles* ont une coloration qui rappelle celle du jambon. Hayem a signalé le trouble granuleux et la dégénérescence cireuse des fibres.

Le *sang* a parfois la couleur du goudron et est diffluent.

La *rate* est augmentée de volume et ramollie. A la coupe, on constate souvent l'hypertrophie considérable des follicules.

Le *cœur*, le *foie* et les *reins* sont souvent atteints de dégénérescence granuleuse ou graisseuse. Sur la *muqueuse intestinale*, on trouve des altérations diphtéritiques et nécrotiques. Les *ganglions mésentériques* sont souvent tuméfiés.

Il n'est pas rare de constater les lésions de l'ovarite (oophoritis), de la périovarite (perioophoritis) et de l'orchite. Chiari a trouvé des bactéries dans un foyer suppuré du testicule.

**IV. Diagnostic.** — Le diagnostic de la variole ne présente en général aucune difficulté, surtout en temps d'épidémie. Il est facile aussi de reconnaître dans la plupart des cas la forme en présence de laquelle on se trouve : varioloïde, variole vraie, variole confluente, variole hémorrhagique. Il ne faut pas oublier cependant qu'il existe entre ces divers types des formes de transition. Dans un cas sporadique, on pourrait confondre la variole avec l'impétigo, surtout avec l'impétigo contagieux, mais dans cette dernière affection, les symptômes généraux sont bien moins accusés, les douleurs lombaires et les vomissements font défaut et la guérison arrive rapidement. A la suite de frictions avec le tartre stibié il se développe une éruption varioliforme que les commémoratifs et l'absence de symptômes généraux feront aisément reconnaître. Quelquefois la syphilis donne lieu à une éruption de pustules rappelant celles de la variole, et disparaissant rapidement sous l'influence du traitement spécifique. S'il y avait doute, on rechercherait s'il n'existe pas de lésions syphilitiques sur d'autres parties du corps, sur les parties génitales en particulier. Lorsqu'il y a de la fièvre, on pourrait quelquefois confondre la gale avec la variole ; dans les cas douteux, on aura toujours la ressource de rechercher l'acare ou ses œufs.

Il est très difficile, parfois même impossible de distinguer la rougeole de la variole à la période papuleuse. Le mieux dans ce cas est de réserver momentanément le diagnostic et d'attendre 24 heures. Si alors on constate la présence de vésicules au sommet des papules et des pustules sur la muqueuse de la bouche et de la gorge, on peut affirmer l'existence de la variole.

Lorsqu'une épidémie de variole coïncide avec une épidémie de typhus abdominal, l'existence de vives douleurs lombaires doit faire prévoir l'apparition de la première de ces maladies, et les douleurs dans la continuité des os, celle de la fièvre typhoïde

**V. Pronostic.** — Le pronostic est très variable dans la variole suivant les formes.

Très bénin dans la varioloïde, beaucoup plus grave dans la variole confluente, il est à peu près fatal dans la variole hémorrhagique.

Le danger est naturellement d'autant plus grand que les complications sont plus nombreuses.

Les personnes âgées, affaiblies, les alcooliques n'offrent que peu de résistance au mal.

La grossesse aggrave considérablement le pronostic.

**VI. Thérapeutique.** — La prophylaxie a deux indications à remplir. La première est l'isolement rigoureux et complet des varioleux de façon à empêcher la propagation et l'extension de la maladie ; la seconde, est de chercher à faire disparaître complètement ou du moins d'atténuer la prédisposition que tout individu a dès sa naissance pour la variole, au moyen de l'inoculation du cowpox. Mais il ne faut pas oublier que la protection exercée par cette inoculation n'est que temporaire, qu'elle ne s'étend pas au delà de dix ans, peut-être même au delà de cinq ans.

L'isolement des varioleux doit se faire dans un hôpital assez éloigné des endroits habités. Le logement et le mobilier du malade, seront désinfectés au moyen d'une solution de sublimé, les habits, le linge, la literie par l'exposition à un courant de vapeur chaude ou par l'immersion dans une solution d'acide phénique à 5 0/0. Lorsque le malade n'est pas transporté dans un hôpital spécial, l'autorité municipale doit mettre la maison où il réside en quarantaine et faire placer sur elle un écriteau très apparent indiquant la présence d'un varioleux. Elle doit aussi défendre d'ouvrir les croisées, de façon à préserver les alentours de la contamination par l'air. Les habitants de la maison devront s'abstenir de toute relation avec le dehors, et tous sans exception seront soumis à une désinfection rigoureuse. Le malade lui-même ne reprendra ses relations habituelles que lorsque la desquamation sera complètement terminée et après avoir pris plusieurs bains chauds.

Les cadavres seront aussitôt après les délais légaux placés dans un cercueil épais et transportés au cimetière. L'exposition du cadavre sera défendue et les obsèques seront aussi simplifiées que possible.

On ne connaît pas de *spécifique* contre la variole et le traitement n'est guère que diététique et symptomatique.

On a essayé, à titre de spécifique, la quinine, le xylol, le thymol, l'acide phénique, l'hyposulfite de soude, le salicylate de soude, le calomel, le bromure de potassium, tout cela sans résultats bien brillants ni bien concluants.

Le malade sera placé dans une chambre vaste, maintenue dans une demi-obscurité, et à une température de 15° R. C'est exclusivement dans les habitations particulières que l'on autorisera le malade à rester à son domicile. On lui donnera des aliments liquides, lait, œufs, vin, bouillon, et on veillera à la régularité des garde-robes. Il prendra matin et soir un bain chaud à 28° R. (35° C.)

Contre l'angine, on prescrira des gargarismes avec le chlorate de potasse
(5 p. 200) après chaque repas. Contre la fétidité de l'haleine, nous nous
trouvons bien de l'emploi de l'acétate d'alumine (1 p. 100). En outre, on conseillera au malade de tenir des morceaux de glace dans sa bouche.

Lorsque la température se maintient à un degré très élevé, on administrera des bains tièdes (26° R. 32° C.) de 20 à 30 minutes de durée, et au besoin
les anti-thermiques, notamment l'antipyrine (4 à 6 gr. dans un lavement) ou
l'antifébrine (0, 50 gr. toutes les deux heures jusqu'à défervescence).

S'il y a du délire, une violente céphalalgie et des symptômes méningitiques, on placera un sac de glace sur la tête.

Dans la variole hémorrhagique, c'est au traitement stimulant qu'il faut
avoir recours : alcool à hautes doses, éther, camphre, musc, astringents.

Pour faire avorter les pustules, et prévenir, si possible, les cicatrices, on
badigeonnera dès les premiers jours, le visage avec un corps gras, avec du
collodion, de la teinture d'iode, une solution d'acide phénique. Dès que les
pustules apparaîtront, on les ouvrira et on les cautérisera avec le crayon de
nitrate. Les fomentations froides ainsi que les cataplasmes chauds procurent un grand soulagement aux malades.

## 10. — Inoculation variolique.

### Vaccination.

I. **Variolisation.** — En présence de l'effroyable mortalité causée chaque
année par des épidémies de variole, les anciens médecins avaient depuis
longtemps recherché les moyens d'atténuer la maladie et de restreindre les
ravages exercés par ce terrible fléau. Il est certain qu'en Chine des tentatives de ce genre remontent à plusieurs siècles avant l'ère chrétienne. On
faisait séjourner les gens bien portants auprès des varioleux, on leur faisait
endosser le linge qui avait servi aux malades et qui était tout imprégné du
liquide des pustules, on recouvrait les plaies avec ces linges, on plaçait dans
les narines des croûtes varioliques, tout cela dans le but de déterminer artificiellement la maladie, car on avait remarqué que dans ce cas elle était en
général plus bénigne et évoluait d'une façon plus favorable que lorsqu'elle
était spontanée. Peu à peu, on en vint à inoculer le contenu des pustules, à
pratiquer la *variolisation*. L'inoculation se faisait ordinairement, soit par
une simple piqûre ou une incision de l'épiderme, soit en déposant la matière
virulente sur le derme préalablement mis à nu au moyen d'un vésicatoire.

Lady Montague, ambassadrice d'Angleterre à Constantinople, fut la première européenne qui fit inoculer ses enfants, en 1718. Le fait eut un grand
retentissement en Europe, et l'exemple de l'ambassadrice ne tarda pas à
trouver de nombreux imitateurs en Angleterre et en France.

La variolisation cependant n'est pas sans présenter de sérieux dangers.
La statistique de Ferro a donné 1 cas de mort sur 18 variolisations.

Cette mortalité a été ramenée, il est vrai, par Wilsa au chiffre de 1 sur

662 cas. Mais quelque minime que fût la proportion des cas malheureux, la meilleure preuve qu'on en tenait compte, c'est qu'on avait essayé de rendre la variolisation plus sûre, moins dangereuse en la faisant précéder d'un traitement par le calomel ou le quinquina (Hufeland).

Les inconvénients et les dangers de la méthode étaient encore plus grands pour l'entourage. Les personnes qui se faisaient inoculer ne constituaient qu'une infime minorité. Ils devenaient donc, dans chaque localité, de véritables foyers varioleux d'où le germe s'échappait, pour se disséminer dans les alentours, et y donner lieu à des épidémies plus ou moins étendues. Ce n'est donc pas sans raison que les gouvernements l'avaient interdite dans certains pays.

La découverte de l'immunité conférée par le cowpox venait heureusement d'être faite et l'on pouvait sans regrets renoncer à la variolisation.

**II. Vaccine.** — Des éruptions varioliformes se montrent aussi chez certains animaux. A côté de la variole humaine, il y a une variole animale. On a observé celle-ci chez les moutons, les chevaux, et les vaches, *variole ovine, variole équine, variole bovine.*

La *variole ovine* présente les plus grandes ressemblances avec la variole humaine. Comme elle, elle donne lieu à des symptômes généraux, à de la fièvre, à une éruption de pustules, se propage par l'air et occasionne une grande mortalité dans les troupeaux. Pour atténuer les ravages de la maladie, les agriculteurs ont recours à l'inoculation avec le contenu des pustules, la *clavelisation.* Celle-ci toutefois n'est pratiquée qu'en temps d'épizootie, car les troupeaux inoculés sont susceptibles de propager la maladie aux troupeaux sains du voisinage.

La *variole équine, horse-pox,* porte aussi le nom d'eaux aux jambes. Elle est caractérisée par une éruption pustuleuse localisée aux paturons de l'animal. Les symptômes généraux font défaut ou sont peu accusés.

C'est la *variole bovine,* le cowpox dont l'évolution est la plus bénigne. L'éruption est toujours localisée et n'apparaît que sur les mamelles, et plus particulièrement sur le pis des vaches. La maladie n'est pas transmissible par l'air et la matière virulente ne s'y trouve que dans les pustules. Il n'y a pas de réaction générale.

Comme dans la variole humaine, le liquide des pustules peut s'inoculer, et l'inoculation réussit non seulement sur la même espèce, mais aussi sur l'homme, le singe, le chameau, l'âne, le porc, la chèvre, le chien, le chat, le lapin.

Il est à remarquer non seulement que l'agent de la variole humaine est inoculable aux animaux, mais qu'aussi cette inoculation ne provoque sur ces animaux que la forme de variole qui leur est propre.

Si l'on transporte sur la tétine d'une vache la lymphe variolique, ce n'est point un exanthème généralisé avec réaction fébrile que l'on obtient, mais simplement une éruption pustuleuse limitée aux points d'inoculation et ne s'accompagnant pas de symptômes généraux. Que l'on fasse avec le contenu de ces pustules développées sur la vache une rétrovaccination à l'homme, on ne provoquera plus chez lui qu'une éruption locale tout à fait analogue à celle déterminée par le cowpox naturel. Il en est de même pour la clavelée qui a passé par l'organisme de la vache. L'organisme animal aurait donc la propriété d'atténuer le virus varioleux humain, et ce serait chez la vache que cette atténuation atteindrait son maximum.

Chauveau et les médecins lyonnais sont arrivés toutefois à des conclusions tout à fait opposées. En inoculant à l'homme le virus variolique qui a passé par l'organisme animal, ils auraient déterminé chez les enfants une variole vraie.

Tout esprit impartial est bien obligé de reconnaître qu'il existe entre la variole humaine et la variole des animaux un étroite parenté. Plusieurs admettent même, et cela ne nous paraît pas invraisemblable, que toutes ces affections sont dues au même agent spécifique qui serait un micrococcus. Les cultures et les inoculations avec celui-ci n'ont pas toutefois donné jusqu'ici des résultats absolument concluants. L'étroite parenté des deux maladies résulte aussi du fait que l'inoculation à l'homme du virus emprunté aux animaux le rend réfractaire à la variole. Naturellement on a eu recours au virus qui détermine le moins de réaction générale et ne provoque qu'une affection locale; c'est ce qui a fait donner la préférence au cowpox. Là-dessus est fondée la pratique de la vaccination.

III. **Vaccination**. — La transmissibilité du cowpox à l'homme est connue depuis longtemps. On savait dans les fermes que les valets et les filles de ferme, chargés de traire les vaches atteintes de cette affection, voyaient se développer sur les mains et sur les doigts présentant quelque plaie ou quelque écorchure une éruption pustuleuse. On savait aussi qu'en temps d'épidémie de variole, ces individus étaient souvent épargnés ou n'avaient tout au moins qu'une variole bénigne. Le bailli Jobst Bose, qui vivait au siècle dernier dans les environs de Göttingen, avait expressément signalé le fait.

Le maître d'école Plett, à Stackendorf près de Kiel, fit faire un grand pas à la question en inoculant pour la première fois en 1791, trois enfants du fermier Martini à Hasselburg avec le liquide des pustules d'une vache. Ces enfants ne furent pas atteints par la variole qui faisait en ce moment beaucoup de victimes dans les environs. On pouvait toutefois attribuer ce fait au hasard, à une heureuse coïncidence. C'est au médecin anglais Jenner que revient l'immortel honneur d'avoir par ses expériences levé les derniers doutes à ce sujet. Cet illustre médecin inocula le 14 mai 1796 le jeune garçon James Phips avec le contenu des pustules développées sur le bras de la fille de laiterie, Sarah Nelmen. Ayant réinoculé quelque temps après ce même enfant avec du virus varioleux, les résultats furent négatifs. L'enfant se montra réfractaire. C'était une démonstration expérimentale péremptoire de l'immunité conférée par la vaccine contre la variole.

Cette découverte eut un grand retentissement et la vaccine, dont les classes éclairées comprirent vite les avantages, ne tarda pas à remplacer la variolisation. Il se forma dans divers pays, principalement en Angleterre et en

Allemagne, des sociétés de vaccination destinées à répandre et à propager cette méthode dans le public. La plupart des gouvernements ne tardèrent pas à adopter officiellement la vaccine et quelques-uns pensant, avec juste raison, qu'il était de leur devoir de préserver les populations dont ils avaient charge, de cette terrible maladie, la rendirent obligatoire.

**IV. Procédés de vaccination.** — On peut distinguer trois méthodes de vaccination suivant l'origine du virus, savoir : l'inoculation du vaccin humain ou humanisé, l'inoculation du cowpox spontané, l'inoculation du vaccin animal artificiel ou secondaire (*Retrovaccinationslymphe*).

Par vaccin humain, on entend le vaccin qui est recueilli sur les pustules développées chez l'homme à la suite d'inoculation. L'inoculation se fait de bras à bras ou avec du vaccin conservé. Dans le premier cas, on ouvre les pustules d'un enfant vacciné au moment de leur maturité et on inocule aussitôt d'autres enfants avec le liquide qui s'en écoule. On comprend facilement qu'il soit possible d'inoculer un assez grand nombre de personnes avec la lymphe d'un seul enfant. On donne à l'enfant qui a fourni le vaccin le nom de vaccinifère.

Comme il est impossible d'avoir en tous temps et au moment opportun un vaccinifère, on a songé à recueillir et à conserver le liquide vaccinal. Autrefois on recueillait entre deux plaques de verre la lymphe et on la laissait se dessécher ensuite, ou bien on en enduisait la surface d'une baguette en baleine. Dans les deux cas, il était nécessaire d'humecter la substance avant de s'en servir. Ce procédé est aujourd'hui à peu près abandonné, et l'on conserve la lymphe vaccinale dans des tubes de verre. On se sert pour cela de petits tubes renflés à leur milieu et terminés par deux extrémités capillaires. Le vaccin ayant été préalablement recueilli dans un verre de montre, on brise avec l'ongle les deux extrémités du tube et on plonge l'une d'elles dans le liquide, en ayant soin de maintenir le tube presque horizontal. Le liquide pénètre aussitôt dans le tube par capillarité et le remplit. On ferme à la lampe ou avec de la cire à cacheter les deux extrémités. Il faut avoir soin de ne laisser aucune bulle d'air dans le tube, car autrement le vaccin s'altèrerait bientôt par suite du développement de moisissures. On ne doit pas compter sur l'efficacité du vaccin qui aurait plus d'un an de date, et encore faut-il pour qu'il se conserve aussi longtemps, qu'il soit tenu dans un endroit frais et sombre, dans une cave de préférence. On doit rejeter tout vaccin qui est trouble et qui présente des nuages dus en général au développement de schizomycètes. Il est bon de placer les tubes à vaccin dans un tube à réactif fermé par un tampon de ouate, avec une étiquette indiquant le nom de l'enfant et la date à laquelle le vaccin a été pris.

Pour l'inoculation directe de bras à bras, de même que pour le vaccin conservé, on ne doit recueillir la lymphe que sur des enfants sains, issus de parents bien portants. Les enfants dans les antécédents de famille desquels il y a des phtisiques, des scrofuleux, des syphilitiques, doivent être absolument écartés. Il est du devoir du médecin d'examiner minutieusement le vaccinifère et de rechercher avant tout s'il n'existe pas aux parties génitales et à l'anus des manifestations syphilitiques, plaques muqueuses, taches ou cicatrices.

On ne prendra du vaccin qu'aux pustules qui auront évolué régulièrement et on écartera celles qui sont entourées d'une large aréole inflammatoire ; car dans ce cas l'inoculation pourrait être suivie de phlegmon ou même d'érysipèle. On ne se servira que de vaccin d'enfants vaccinés pour la première fois, le vaccin provenant de revaccinations donnant des résultats beaucoup moins sûrs. L'éruption, dans ce cas, avorte souvent et ne donne qu'une immunité assez précaire. C'est en général vers le huitième ou neuvième jour après la vaccination que l'on recueille le vaccin. Sous aucun prétexte on ne prendra de la lymphe mélangée avec du sang, la lymphe pure étant incapable de transmettre la syphilis, dans le cas où par malheur le vaccinifère serait atteint de cette maladie. Il n'en est plus de même lorsque du sang est venu s'y mélanger. Il faut dire cependant qu'au microscope on constate toujours, dans la lymphe, la présence de quelques globules rouges.

Nous ne devons pas oublier de mentionner le procédé de conservation du vaccin dans la glycérine préconisé par Müller. Ce médecin observa qu'il était possible de mélanger intimement la lymphe avec de la glycérine sans lui faire rien perdre de son activité, et qu'on augmentait ainsi sa résistance. Il conseilla par suite d'ouvrir les pustules, de recueillir avec un pinceau bien propre le liquide, d'essuyer ce pinceau dans un verre de montre soigneusement nettoyé, de mélanger le liquide ainsi recueilli avec quatre fois son volume d'un mélange à parties égales d'eau et de glycérine et de conserver le tout dans des tubes de verre jusqu'au moment de s'en servir. On a encore recommandé pour la conservation du vaccin, le sulfate de soude (Schenk), l'acide salicylique et le thymol (Kobert et Köhler). Le procédé de Müller a le précieux avantage d'augmenter notablement la quantité de la matière inoculable.

On a invoqué à plusieurs reprises contre l'usage de la vaccine humaine un certain nombre d'arguments qui méritent d'être examinés. Les uns ont émis des craintes au sujet de la possibilité de transmettre de certaines maladies à des enfants bien portants par l'intermédiaire de la vaccination. D'autres se sont demandé si, par suite de sa culture prolongée sur un terrain étranger, l'organisme humain, la vaccine ne verrait pas son activité diminuer graduellement et s'épuiser. On peut répondre aux premiers qu'il s'agit simplement d'apporter le plus grand soin et la plus grande prudence dans le choix du vaccinifère. On a vu, il est vrai, des enfants atteints de syphilis héréditaire ne présenter aucune manifestation de la maladie dans les trois premiers mois et avoir toutes les apparences de la bonne santé ; mais il suffit pour prévenir ce danger de ne se servir que d'enfants âgés de plus de six mois. Quant à l'affaiblissement du vaccin par son passage à travers l'organisme humain, l'observation donne un démenti formel à cette manière de voir.

L'emploi du cowpox naturel, c'est-à-dire du liquide des pustules qui se développent spontanément sur le pis des vaches, a aussi ses inconvénients. D'abord la maladie est assez rare et on ne peut compter là-dessus pour avoir à un moment donné le vaccin nécessaire. En outre, la vaccination avec ce liquide donne souvent lieu chez l'homme à une réaction très vive, notamment à un gonflement inflammatoire considérable du bras, à une rougeur érysipélateuse et même à un mouvement fébrile très accentué. Il ne faut pas oublier non plus que, dans le cas où l'animal est atteint de pommelière, on peut transmettre la tuberculose par la vaccination. Aussi recommande-t-on de sacrifier l'animal et de s'assurer de l'intégrité de ses organes avant d'employer le liquide vaccinal recueilli sur lui. La réaction inflammatoire est beaucoup moins accusée, quand on s'est servi de la lymphe d'animaux inoculés avec le cowpox originel, ainsi que cela se pratique dans les Instituts de vaccine animale.

On désigne sous le nom de rétrovaccination le procédé dans lequel on se sert du contenu des pustules développées sur le veau à la suite d'inoculation avec le vaccin humain. Il est nécessaire aussi de s'assurer par l'autopsie de l'intégrité des organes de l'animal avant d'employer le vaccin qu'il a fourni. Aujourd'hui il s'est fondé dans beaucoup de villes des instituts de vaccine qui sont à même de fournir en tous temps aux médecins du vaccin offrant toutes les garanties désirables, grâce aux inoculations qu'ils pratiquent d'une façon régulière sur les animaux. Il existe de ces établissements à Berlin, Hambourg, Weimar, Elberfeld, Lancy près de Genève.

On conserve le vaccin animal de la même façon et par les mêmes procédés que la vaccine humaine.

La virulence du vaccin est très vraisemblablement due à la présence de micro-organismes; mais ceux-ci ne sont pas connus d'une façon certaine.

D'après Klebs, le microbe de la vaccine serait, comme celui de la variole, un tetracoccus qui se trouverait dans la partie coagulable du liquide vaccinal, et non dans le sérum, ce qui expliquerait pourquoi celui-ci est inactif. Bareggi a confirmé ces résultats, mais sa méthode de recherches n'est pas à l'abri de toute objection. Il en est de même de celles de Quist. Feiler et Koch n'ont pu réussir à découvrir des microbes spécifiques dans le vaccin. En revanche, Voigt et Garré prétendent avoir trouvé, à côté de cocci qui n'ont rien de spécifique et qui forment sur les cultures des colonies vertes ou gris jaunâtre, d'autres micrococques à colonies blanches tirant sur le gris qu'ils pensent être, d'après les résultats de leurs inoculations sur les animaux, les agents spécifiques de la vaccine et auxquels ils ont donné le nom de *coccus vaccinæ*. De son côté Pfeifer a insisté sur la présence d'amiboïdes qu'il rattache au genre sporozoa.

**V. Technique de la vaccine.** — Quelque simple que soit la technique de la vaccine, il y a cependant plusieurs manières de pratiquer l'opération. La méthode qui consiste à mettre à nu le derme au moyen d'un vésicatoire et à le badigeonner ensuite avec le liquide vaccinal est aujourd'hui à peu près complètement abandonnée, ce procédé donnant lieu à une éruption très étendue et à des cicatrices persistantes. Le procédé auquel on a recours est la piqûre ou l'incision.

Dans l'inoculation par piqûre on se sert d'une petite lancette (lancette à vaccine) que l'on glisse horizontalement sous l'épiderme, entre la couche granuleuse et le corps muqueux, en se rapprochant le plus possible du derme. La lésion de celui-ci et l'issue d'une petite goutte de sang n'a aucune importance ; on évitera seulement de pénétrer trop profondément, car il pourrait en résulter le développement d'un furoncle. La lancette, cela va sans dire, aura été trempée préalablement dans le liquide vaccinal qui pénètre ainsi dans l'organisme.

Quelques médecins préfèrent l'incision de l'épiderme, surtout, l'incision cruciale de façon à atteindre plus sûrement le derme. D'autres grattent la couche superficielle, la couche cornée de l'épiderme et déposent sur ce point un peu de vaccin.

Des instruments spéciaux, tels que l'aiguille à vaccine à évidement intérieur, sont complètement inutiles.

On a beaucoup discuté sur le nombre de piqûres ou d'incisions nécessaires. Des médecins autorisés soutiennent qu'une seule pustule bien développée suffit à donner l'immunité. Il y aurait même des cas où cette immunité aurait été obtenue avec des pustules à évolution incomplète. Toutefois il est plus sûr de faire plusieurs inoculations ; le nombre de 3 ou 4 nous paraît très suffisant.

En Amérique et en France, il est d'usage dans les classes élevées de faire les inoculations à la jambe, surtout chez les jeunes filles, de façon à éviter l'effet désagréable des cicatrices du bras. En Allemagne, c'est presque exclusivement sur les membres supérieurs que l'on pratique l'inoculation.

Le siège d'élection est la face externe du bras, un peu au-dessous de l'insertion du deltoïde. Les piqûres seront faites à 2 centimètres environ l'une de l'autre, pour prévenir leur confluence.

En général, on recommande de ne vacciner que les enfants âgés de plus de six mois, afin d'éviter toutes chances d'inoculation de syphilis. Cependant comme les nouveau-nés ne sont pas complètement à l'abri de la variole, en temps d'épidémie on laissera de côté ces considérations, et on vaccinera tous les enfants, quel que soit leur âge. A part ces cas d'urgence, il vaudra mieux attendre, pour vacciner les enfants rachitiques et scrofuleux, ceux atteints de diarrhée ou en pleine période de dentition, le retour de la santé. On agira de même avec les enfants faibles ou anémiques.

Il est inutile d'ajouter que tous les instruments doivent être tenus avec la plus scrupuleuse propreté, que, lorsqu'il s'agit de vacciner un assez grand nombre d'individus, on lavera l'instrument après chaque vaccination dans une solution d'acide phénique à 5 p. 100 ; le bras sera lavé avant l'opération avec cette même solution. Bien des médecins négligent trop souvent ces précautions.

On a désigné sous le nom de vaccination intra-utérine, la vaccination des femmes enceintes. On espérait ainsi procurer au fœtus une immunité congénitale. La plupart des auteurs modernes s'accordent à reconnaître que la méthode est tout au moins peu sûre et ne mérite aucune confiance ; mon observation propre confirme absolument cette manière de voir. On a aussi tenté de pratiquer l'inoculation vaccinale au moyen d'une injection sous-cutanée.

**VI. Revaccination.** — En général une première vaccination ne confère pas une immunité indéfinie contre la variole. La vertu préservatrice de la vaccine diminue d'année en année et ne paraît pas s'étendre au delà de la dixième année, d'où la nécessité de la revaccination. Dans l'empire d'Allemagne la vaccination et la revaccination sont obligatoires en vertu d'une loi. La première doit se faire dans le courant de la première année de la vie, la seconde, à douze ans. Chez les hommes appelés sous les drapeaux, on pratique une troisième revaccination au moment de leur arrivée au régiment.

En temps d'épidémie, on doit revacciner indistinctement tous ceux chez lesquels la vaccination date de plus de dix ans ou n'a pas donné de résultats. On cite même des cas dans lesquels la vaccination pratiquée à intervalles plus rapprochés, cinq ans par exemple, a été suivie de résultats positifs. Ces cas forment un frappant contraste avec ceux dans lesquels la vaccination ne réussit jamais. Ces insuccès sont dus souvent, il est vrai, à la façon défectueuse dont est pratiquée l'inoculation ou à l'emploi d'un mauvais vaccin. Aussi est-il prudent de recommencer à plusieurs reprises la vaccination dans le cas où elle n'a pas donné de résultats. Certains enfants, dont la mère a eu la variole pendant la grossesse sont réfractaires à la vaccine. Dans ce cas, les nouveau-nés portent quelquefois, mais non d'une façon constante, des traces d'une variole intra-utérine.

Lorsqu'on pratique la vaccination en temps d'épidémie, son influence préservatrice commence à s'exercer à partir du moment où les pustules ont accompli leur évolution. Si les individus sont déjà sous le coup d'une infection variolique au moment de l'inoculation, la maladie suivra son cours normal, mais elle sera plus bénigne.

**VII. Symptômes de la vaccination.** — Voici les phases que traverse la pustule vaccinale lorsqu'elle évolue normalement.

Les premiers jours la peau ne présente au niveau du point d'inoculation aucune altération visible. Vers le 4e jour, il se produit une légère saillie rouge, la papule sur le sommet de laquelle apparaît le 5e jour une petite vésicule. Celle-ci grossit le 6e ; son contenu se trouble et devient purulent et elle s'entoure d'une aréole rouge. Le 7e jour la vésicule est devenue une pustule. Le liquide qu'elle contient est tout à fait purulent, le cercle rouge de la périphérie est légèrement infiltré et œdémateux. La pustule grossit encore le jour suivant (8e jour). Elle a atteint alors son apogée et reste stationnaire jusqu'au 10e jour. La dessiccation du liquide commence le 12e jour, et il se forme une croûte qui tombe vers le 21e. A son niveau on trouve une cicatrice déprimée, gaufrée, d'abord rouge, plus tard blanche qui persiste en général toute la vie et qui est le témoignage ineffaçable de la vaccination.

Il est rare que l'éruption vaccinale s'accompagne de symptômes généraux bien marqués. Si l'on a soin de prendre journellement la température, on constate bien une légère élévation dans les trois premiers jours et du septième au neuvième. On pourrait donner à ces mouvements fébriles le nom de fièvre d'invasion et fièvre de suppuration.

Quand la température monte à 40° C. et quelquefois même au delà, il y a quelques symptômes généraux : altération, perte d'appétit, inquiétude d'humeur, sommeil agité, parfois même convulsions et délire.

Pour ce qui concerne l'anatomie pathologique, des recherches récentes, notamment celles de Pohl-Pincus ont établi la grande analogie de structure que présentent les pustules vaccinales et les pustules varioliques.

### VIII. Pathologie de la vaccination. — Les accidents qui se produisent à la suite de la vaccination sont locaux ou généraux.

Dans quelques cas exceptionnels l'opération a provoqué une *hémorrhagie abondante* qui aurait même parfois amené la mort. Strohmayer et Henoch en citent un cas chez un hémophilique, Pott, chez un enfant atteint de leucémie. Mais un tel dénouement est tout à fait exceptionnel et c'est assurément de tous les traumatismes celui qui expose le moins à des hémorrhagies.

Quelquefois il se développe au niveau du point d'inoculation, surtout si l'instrument a pénétré un peu profondément dans le derme, un furoncle avec douleurs et fièvre, *furoncle vaccinal*.

On désigne sous le nom d'*ulcère vaccinal* les cas dans lesquels la pustule vaccinale, après s'être développée normalement jusqu'au 10° jour, s'ouvre et laisse à sa place un ulcère douloureux qui s'accompagne d'un mouvement fébrile. Ces ulcérations sont relativement fréquentes à la suite d'inoculations avec le cowpox originel.

On désigne sous le nom de *vaccine bulleuse* (Blasenpocken) de grosses vésicules à contenu exclusivement séreux, qui se recouvrent ensuite d'une croûte mince et ne laissent pas de cicatrices.

Quand il existe antérieurement de l'*eczéma* et de la *gale*, il n'est pas rare de voir se faire une poussée de ces affections dans la région d'inoculation et autour des pustules. Le fait s'observe surtout chez les rachitiques ou scrofuleux.

Bednar a publié deux cas de gangrène suivis de mort par collapsus à la suite de l'inoculation. J'ai vu moi-même un cas analogue à Iena, mais l'enfant a guéri.

D'une importance toute particulière est l'*érysipèle* vaccinal que l'on peut distinguer en érysipèle précoce et en érysipèle tardif (Bohn). L'érysipèle précoce se déclare deux ou trois jours après l'inoculation et est beaucoup plus grave que l'érysipèle tardif qui n'apparaît d'habitude que du 10° au 21° jour. On se trouve ici en présence d'un véritable érysipèle traumatique qui a pour point de départ les piqûres d'inoculation et qui s'étend de là au bras et au tronc. Cette complication, qui peut entraîner la mort, reconnaît en général pour cause la malpropreté des instruments, la vaccination dans la saison chaude, l'existence d'une épidémie d'érysipèle ou de l'érysipèle chez le vaccinifère, l'utilisation comme source de vaccin du cowpox spontané ou même d'une pustule vaccinale à base indurée et enflammée. Dans le cas où ces érysipèles tendraient à prendre la forme épidémique, on suspendra, cela va sans dire, les vaccinations. Pour prévenir cette complication, on aura recours aux précautions que nous avons indiquées plus haut à propos de l'érysipèle.

Quelquefois il apparaît après l'inoculation une *éruption varioliforme généralisée* qui n'est souvent qu'une complication accidentelle de varicelle.

Ce qu'on nomme la *roséole vaccinale* est une éruption de taches rouges clair qui apparaît entre le troisième et le huitième jour et ne dure que quelques heures.

Dans certains cas, on voit apparaître un *impétigo contagieux* qui, dans les vaccinations en masse, atteint la plus grande partie des inoculés. On ne connait pas encore bien les relations qui existent entre les deux affections ; cependant Pogge aurait réussi à cultiver des microcoques qu'il a trouvés dans le liquide des pustules et à déterminer l'impétigo par l'inoculation de ces cultures chez des individus sains. Cet accident qui d'ailleurs ne présente pas la moindre gravité a fourni aux adversaires de la vaccine l'occasion, qu'ils se sont bien gardés de laisser échapper, d'une campagne contre cette méthode.

Les ganglions du voisinage sont en général légèrement tuméfiés ; mais il est très rare de voir l'inflammation aller jusqu'à la suppuration et la tuméfaction s'étendre aux autres portions du système ganglionnaire et aux glandes salivaires. Parfois il existe aussi un peu de lymphangite. Bednar aurait observé après la vaccination, la péritonite et la péricardite. J'ai moi-même vu, chez un enfant de trois mois dont la vaccine avait évolué régulièrement, une diarrhée avec selles sanglantes. Jehn et Lürmann ont signalé des cas d'ictère chez des revaccinés. Citons encore la méningite parmi les complications possibles mais tout à fait exceptionnelles.

IX. **Agitation antivaccinale.** — Nous devons en terminant dire un mot de l'agitation que l'on cherche à provoquer contre la vaccine. Il existe certains esprits faux et amoureux de paradoxes qui prétendent que la vaccine, bien loin d'être une des plus précieuses, des plus bienfaisantes conquêtes de la science moderne, est au contraire une pratique pernicieuse, et en conséquence ils ont entrepris une vive campagne contre la vaccination obligatoire. Ils ne peuvent nier, contre l'évidence même, que la variole, qui dans les siècles précédents faisait un nombre incalculable de victimes, est aujourd'hui une maladie en voie d'extinction ; ils se bornent à prétendre que c'est là une pure coïncidence. C'est au hasard aussi sans doute qu'ils attribuent le fait que, lorsque la maladie frappe les vaccinés, elle affecte presque toujours une forme essentiellement bénigne, la varioloïde. Les partisans de la vaccine répondent avec juste raison que, si les revaccinations étaient pratiquées chez tous et en temps opportun, la maladie disparaîtrait sans doute complètement. Est-il vraiment dû au hasard ce résultat de la guerre franco-allemande de 1870-71, dans laquelle 23,469 soldats français non vaccinés succombèrent à la variole, tandis que dans l'armée allemande, dont tous les hommes étaient vaccinés et revaccinés, il n'y eut que 261 décès dus à cette maladie.

Les antivaccinateurs vont encore plus loin. Non seulement la vaccine, selon eux, serait inefficace contre la variole, mais elle serait nuisible et entraînerait de fâcheuses conséquences. Depuis son introduction, la rougeole, la scarlatine, le croup, le typhus abdominal seraient devenus beaucoup plus fréquents.

Cela n'est nullement démontré par la statistique; mais en admettant que le fait fût vrai, il s'expliquerait tout naturellement par ceci, que le nombre des enfants mourant de la variole ayant beaucoup diminué, la proportion de ceux qui restent exposés aux autres maladies est d'autant plus considérable. Un officier français d'artillerie, Carnot, a voulu prouver que, depuis la généralisation de la pratique de la vaccination, la moyenne de la vie humaine avait diminué. Cela est absolument faux, et la statistique de la compagnie d'assurances sur la vie de Gotha a montré que la moyenne de la vie était au contraire, avant l'introduction de la vaccine, inférieure de deux ans. On a enfin invoqué le danger d'inoculation par la vaccine de la scrofule, de la tuberculose, de la syphilis, les cas de mort par érysipèle. Mais nous avons démontré plus haut qu'il était possible avec quelques précautions d'éviter ces dangers. On ne peut nier, il est vrai, que quelquefois des enfants issus de parents sains, jusque-là bien portants eux-mêmes, ont eu à la suite de la vaccine des affections chroniques de peau. Mais cette complication, hâtons-nous de le dire, est rare, se termine toujours par la guérison et est, en tous cas, un accident sans importance en comparaison des terribles dangers que présente la variole.

# DEUXIÈME PARTIE

## MALADIES INFECTIEUSES A DÉTERMINATIONS MORBIDES SUR L'APPAREIL DE LOCOMOTION (ARTICULATIONS ET MUSCLES)

### 1. — Rhumatisme articulaire aigu.

*Polyarthrite aiguë. Acuter Gelenkrheumatismus.*

**I. Étiologie.** — Il est peu de maladies dont la conception étiologique soit plus profondément modifiée que le rhumatisme articulaire par les nouvelles doctrines sur la nature des maladies infectieuses. Si une chose semble démontrée depuis des siècles, c'est que le facteur étiologique à peu près exclusif de l'affection est le refroidissement, et bien des auteurs dont l'autorité est considérable s'en tiennent encore à cette théorie. Cependant l'opinion qui range le rhumatisme parmi les maladies infectieuses dues à la présence d'un micro-organisme compte tous les jours plus de partisans. Notre manière de voir pour notre part ressort suffisamment de la partie de l'ouvrage où nous avons placé cette maladie. La logique voudrait même, selon nous, que l'on abandonnât le nom impropre de rhumatisme articulaire et qu'on le remplaçât par celui d'arthrite infectieuse.

Tout en admettant *la nature infectieuse de l'affection*, nous ne reconnaissons aucune spécificité au champignon que Salisbury prétend avoir trouvé dans le sang, et qu'il a désigné sous le nom de *zymototis translucens*. Nous sommes convaincu au contraire que la découverte du microbe du rhumatisme est encore à faire. Les résultats de Guttmann qui a trouvé dans le liquide des articulations, dans les exsudats péricardiques et dans les reins le staphylococcus pyogenes aureus éloignent toute idée de spécificité. Nous n'invoquerons pas non plus l'observation de Pocock et Schäfer, dans laquelle une femme atteinte de rhumatisme pendant sa grossesse donne le jour à un enfant qui présenta aussi à sa naissance tous les symptômes du rhumatisme articulaire. Nous laisserons aussi de côté les faits de Thoresen qui aurait vu la transmission de la maladie se faire dans un cas par l'intermédiaire de tierces personnes. On a, il est vrai, observé plusieurs fois à la clinique de Leipzig que, dans les salles où se trouvaient des individus atteints de rhumatisme articulaire aigu, il n'était pas rare de voir la maladie se propager à d'autres malades de la salle. En revanche, nous invoquerons à l'appui de notre thèse le développement épidémique que prend très fréquemment le rhumatisme. A l'hôpital de Zurich, j'ai bien souvent remarqué que les admissions de rhumatisants se faisaient par séries. J'en ai compté parfois plus de douze à la fois dans mes salles. Ces épidémies règnent surtout dans les mois froids et à température variable de l'hiver et du printemps; en été elles sont rares. Semblable en cela aux autres maladies infectieuses, le caractère symptomatologique du rhumatisme varie beaucoup suivant les épidémies; mais chacune de ces dernières a une forme et des allures particulières qui se retrouvent dans la plupart des cas qui se produisent à ce moment.

Edlefszen a publié dernièrement une intéressante statistique dont les résultats viennent à l'appui de la doctrine de la nature infectieuse de la maladie. Il a trouvé qu'à Kiel le rhumatisme donnait lieu, comme la pneumonie et le typhus abdominal, à des épidémies de maison (Hauskrankheit); les 728 cas se partageaient entre 492 maisons seulement.

De plus le même auteur a démontré que la fréquence de la maladie n'était en rapport ni avec la température ni avec les variations météorologiques, mais était surtout liée à l'abondance des pluies, comme dans la pneumonie et dans le typhus abdominal, les cas augmentent quand les pluies sont rares, et diminuent quand elles deviennent fréquentes.

D'après Thoresen, la maladie disparaît ou du moins diminue, comme les autres affections infectieuses, à une certaine altitude (1). Son principal foyer serait les régions de la zone tempérée, notamment le littoral.

Un argument, selon nous, très puissant en faveur de la nature infectieuse de l'affection, est la tendance qu'elle présente aux déterminations métastatiques sur les organes internes, à l'endocardite et à la méningite en particulier.

Enfin quand on pratique des autopsies de rhumatisme articulaire, on est frappé de la ressemblance générale que présentent les lésions de la maladie avec celles des autres maladies infectieuses : hémorrhagies dans les divers organes, tuméfaction, trouble des éléments anatomiques des principaux viscères, cœur, foie, reins, tuméfaction et ramollissement de la rate.

Les adversaires de la théorie de l'infection allèguent que l'immense majo-

---

(1) La prétendue immunité des altitudes au point de vue des maladies infectieuses est fondée, nous le craignons un peu, plutôt sur des déductions théoriques que sur l'observation. En parlant de la rareté ou même de l'absence des maladies infectieuses dans les pays de montagne à une certaine hauteur, on a oublié, il nous semble, de tenir compte de la rareté, à ces hauteurs, des habitants et surtout des agglomérations humaines, de la difficulté et du peu de fréquence des communications et des rapports avec le reste du monde, conditions presque indispensables du développement et de la propagation du germe. Mais dans les cas relativement rares où ces conditions se réalisent, les maladies infectieuses semblent se développer tout comme autre part et peut-être mieux qu'autre part, par suite de la vie confinée et du défaut de ventilation imposés par le climat. On observe la malaria à des altitudes de 2,500 et même de 3,000ᵐ au Pérou et à Ceylan (Tschudi, Cameron). On trouve des foyers palustres dans les Apennins et les Pyrénées à d'assez grandes hauteurs. En Suisse, les hautes montagnes ne sont pas à l'abri de la fièvre typhoïde, et une épidémie de cette maladie a sévi sur le couvent du St-Bernard, l'habitation la plus élevée de l'Europe (2,500ᵐ). La fréquence de la pneumonie augmente avec l'altitude et cette fréquence est un des caractères du climat des montagnes (Lombard). Enfin le choléra a décimé dans la dernière épidémie certains villages des hautes Alpes situés à une grande hauteur. (*Note du Tr.*)

rité des malades indiquent comme cause précise et exclusive de leur maladie le refroidissement. Mais lorsqu'on essaye de contrôler les assertions du patient et qu'on tâche d'éclaircir soi-même l'étiologie de chaque cas, on est étonné combien il en est peu qu'on puisse attribuer réellement au froid. Si la plupart des malades invoquent cette cause, c'est surtout affaire de tradition et de préjugés.

Nous ne nierons pas du reste l'influence très réelle et très fâcheuse du refroidissement sur la maladie, mais nous pensons que son importance est secondaire et que le froid ne fait que préparer le terrain pour le développement du micro-organisme. L'opinion vulgaire considère comme particulièrement funeste le refroidissement au moment où le corps est en sueurs.

Certains malades attribuent leur mal à un *surmenage physique ou intellectuel*.

Le *traumatisme* a aussi une influence, en ce sens que ce sont les articulations antérieurement lésées qui sont les premières et le plus fortement atteintes.

L'*hérédité* semble dans quelques cas jouer un certain rôle étiologique; peut-être les articulations ont-elles une force de résistance congénitalement amoindrie.

Le *sexe masculin* est plus frappé que le *sexe féminin*. Les *professions* qui obligent à travailler en plein air présentent une bien plus grande proportion de rhumatisants que celles dont le travail se fait à l'intérieur.

Bien que l'on connaisse un certain nombre de cas d'enfants venus au monde avec tous les symptômes d'un rhumatisme articulaire aigu, ou qui ont été atteints de cette affection quelques jours ou quelques semaines après leur naissance, c'est néanmoins entre 15 et 30 ans que la maladie est le plus fréquente. Elle est rare à un âge plus avancé.

Une *première atteinte* prédispose aux récidives. A mesure que les récidives se répètent, l'intervalle qui les sépare devient de plus en plus court.

**II. Symptômes.** — Les *prodromes* font le plus souvent défaut dans le rhumatisme aigu. Certains malades éprouvent cependant deux ou trois jours avant le début un malaise général, de la courbature, des douleurs lancinantes dans les articulations.

D'ordinaire, la maladie débute brusquement par un violent et unique frisson ou par de petits frissons répétés. En même temps apparaît une fièvre à type irrégulier; la température monte à 39° C. et au-dessus, quelquefois à 40° C. L'élévation de température s'accompagne d'accélération du pouls et de la respiration. La langue est blanche, l'appétit perdu, la soif vive. La constipation est habituelle.

L'*urine* est en général rare, rouge foncé et laisse déposer un sédiment couleur brique, formé d'urates. Sa densité est augmentée, sa réaction très acide et elle contient assez souvent des traces d'albumine.

Elle présente à l'analyse les caractères des urines fébriles, augmentation d'urée et d'acide urique. Jaksch a trouvé de la peptone dans douze cas où la fluxion articulaire avait disparu par délitescence. Très probablement cette peptone provenait de l'exsudat articulaire. Quelquefois il y a de la cysti-nurie:

La *peau* se couvre en général d'une sueur abondante, très acide qui est souvent le point de départ d'une éruption miliaire, cristalline, rouge ou blanche.

On constate dans le sang la rapide diminution des globules rouges et l'augmentation des globules blancs. Salomon n'a pu y découvrir l'acide lactique, ce qui ne confirme guère la théorie d'après laquelle le rhumatisme articulaire serait dû à l'accumulation de cet acide dans le sang.

Presque en même temps que la fièvre, apparaissent les *manifestations articulaires* qui ont valu à la maladie le nom qu'elle porte. Généralement ce sont les articulations des membres inférieurs, notamment l'articulation tibio-tarsienne, qui sont prises les premières. Cependant chez les personnes qui par état se servent beaucoup de leurs bras, les menuisiers, les brunisseuses, etc., etc., la maladie débute souvent par les membres supérieurs. Ce sont les grosses articulations, l'articulation tibio-tarsienne, celle du genou, de l'épaule, du coude, de la main qui sont le plus fréquemment atteintes ; les petites jointures des doigts, des orteils ne sont toutefois pas épargnées. Très souvent la fluxion rhumatismale débute par une ou un petit nombre d'articulations, les abandonne après trois ou quatre jours, pour se fixer sur d'autres. Ce déplacement de la fluxion se fait parfois presque subitement, très souvent dans une seule nuit. Toutes les articulations peuvent être atteintes, simultanément ou successivement, même celles de la mâchoire, des vertèbres, des côtes avec les cartilages, l'articulation sterno-claviculaire, la symphyse du pubis, l'articulation sacro-vertébrale. On a même signalé le rhumatisme de l'articulation du cartilage arythénoïde.

Les jointures atteintes sont tuméfiées ; à leur niveau la peau est rouge, tendue, luisante, chaude et garde l'empreinte du doigt, comme cela a lieu quand il s'agit d'un gonflement purement œdémateux. La tuméfaction articulaire résulte en effet bien moins de l'abondance de l'épanchement dans la cavité synoviale que de l'œdème des tissus mous qui entourent la jointure. Le plus léger attouchement, et encore plus tout mouvement imprimé à l'articulation provoquent une vive douleur. Les malades se tiennent en général le membre malade à demi fléchi, incapables, lorsque l'affection est généralisée, de faire le moindre mouvement, ne pouvant s'alimenter, changer de position, satisfaire aux besoins naturels sans le secours d'un aide. La situation est tout particulièrement pénible lorsque les articulations occipito-atloïdienne et axoïdienne et celle de la mâchoire sont atteintes, car le malade ne peut renuer la tête, ni prendre aucune nourriture.

Quelquefois on sent, en imprimant un mouvement à l'articulation malade, une crépitation qui ne se passe pas toujours dans la cavité articulaire, et qui a parfois son siège dans les gaines tendineuses voisines.

Drosdoff a remarqué qu'en faisant passer un courant faradique dont un des électrodes est placé sur une des articulations malades, la sensation douloureuse que provoque à l'état normal ce courant est très diminuée et même nulle. Le fait a été confirmé par Schramm qui l'a constaté dans le tiers des cas. En se servant d'un électrode sec, il y aurait au contraire, suivant Abramowski, exaltation de cette sensation. Drosdoff a aussi observé qu'au niveau des articulations enflammées la sensibilité à la pression est moins vive, et la sensibilité à la température est exaltée. La température locale de la peau au niveau des articulations est de 2 à 3 degrés plus élevée que celle des parties correspondantes.

La *durée* du rhumatisme articulaire aigu varie depuis quelques jours jusqu'à 4 à 12 semaines, et même plus. Sa *marche* est irrégulière, procédant par rémissions et exacerbations successives ; ces dernières se produisent surtout dans les cas où le malade se lève trop tôt ou se sert imprudemment des articulations atteintes. D'autres fois le rhumatisme se localise à une seule articulation et s'y fixe avec une ténacité particulière. La fièvre et les autres symptômes généraux sont d'autant moins accusés que la marche de la maladie est moins aiguë et plus traînante. Il n'est pas rare de voir la défervescence se faire brusquement d'une façon critique ; mais en général elle est graduelle et la guérison est lente à arriver. Après la résolution du gonflement articulaire, l'épiderme se ride, se crevasse et est le siège d'une abondante desquamation. Beaucoup de malades deviennent à la fin de la maladie d'une extrême pâleur et restent longtemps profondément anémiques.

Immermann et après lui Edlefszen ont décrit récemment une *forme larvée de rhumatisme* qui se manifesterait, comme la malaria, par des névralgies franches, typiques, ayant le plus souvent pour siège le trijumeau. Les articulations restent libres : mais la névralgie peut se compliquer d'endocardite et est rapidement guérie par l'acide salicylique.

Cette forme se rapproche beaucoup de la forme nommée *rhumatisme sans arthrites*. On désigne sous ce nom les cas dans lesquels il se produit, en temps d'épidémie et en l'absence de toute manifestation articulaire, une péricardite ou une endocardite primitive justiciable, comme le rhumatisme articulaire vulgaire, de la médication salicylée et ayant comme lui tous les caractères d'une maladie infectieuse.

Les *complications* qui peuvent survenir dans le cours du rhumatisme sont des plus nombreuses et des plus variées. Les plus importantes et les plus caractéristiques sont celles qui ont pour siège le cœur et le cerveau.

L'*endocardite*, quelquefois même l'*endocardite ulcéreuse*, est fréquente ; elle l'est d'autant plus que le rhumatisme est plus généralisé. Pour les symptômes et le diagnostic de cette affection, nous renverrons au vol. I.

On observe plus rarement la *péricardite*. Tandis que l'endocardite se retrouve dans 20 p. 100 des cas, celle-ci ne se présente que dans 14 p. 100. Il n'est pas rare de voir les deux affections se développer simultanément.

La *dilatation du ventricule droit* se produit fréquemment, comme dans toutes les affections infectieuses, du reste, et l'on constate souvent un *souffle systolique d'origine fébrile*. Dans certains cas l'endocardite est le point de départ d'une embolie qui détermine une *myocardite embolique*. Quelques auteurs admettent aussi l'existence d'une myocardite non embolique. D'autres pensent que le muscle cardiaque lui-même peut être atteint de rhumatisme et rapportent à cette cause les douleurs et la parésie du cœur, qui cause trop souvent la mort subite.

Les complications qui se produisent du côté des *centres nerveux* sont de nature très diverse. Dans une première série on doit ranger les accidents nerveux qui sont la conséquence de l'hyperthermie: stupeur, coma, délire. Les accidents maniaques sont surtout des accidents consécutifs. La température s'élève parfois si rapidement et à un degré si anormal, 43° C. et même plus, que la mort ne tarde pas à arriver au milieu des troubles déterminés par cette hyperthermie. L'élévation de température peut même persister quelques heures après la mort. D'autres fois ce sont des symptômes de méningite qui se déclarent. A l'autopsie cependant on ne trouve pas toujours dans ce cas des lésions franchement inflammatoires, et on ne constate que de l'hyperhémie des méninges, des hémorrhagies ou de l'œdème. La paralysie et l'aphasie peuvent aussi être la conséquence d'embolies dans les capillaires du cerveau. Quelquefois les accidents cérébraux ne sont que la manifestation de l'urémie. On confondait autrefois tous ces états d'origine si différente sous le nom de *rhumatisme cérébral*.

Quelquefois les complications se portent sur les *articulations* elles-mêmes. Exceptionnellement l'inflammation peut aller jusqu'à la suppuration avec toutes ses conséquences, ouverture de l'articulation, ankylose, accidents pyohémiques.

Dans quelques cas, il se forme au niveau des gaines tendineuses de petites *nodosités* douloureuses à la pression, qui seraient constituées, d'après les recherches d'Hirschsprung et de Grawitz, par du tissu embryonnaire et du fibro-cartilage. Cette forme qui paraît propre à l'enfance, a reçu le nom de *rhumatisme noueux* (Rehn). Ces tumeurs disparaissent en général spontanément, mais peuvent persister des mois. Elles s'accompagnent parfois de rétraction des tendons.

On a signalé aussi quelques cas rares d'*abcès musculaires*. Dans l'un de ces cas observé par Ledru, il se produisit une psoïte qui s'ouvrit dans le péritoine et détermina la mort. Les douleurs musculaires, *myalgie*, siégeant, tantôt dans les muscles voisins des articulations prises, tantôt dans les muscles éloignés, sont beaucoup plus fréquentes.

Sur la *peau* on observe des éruptions de roséole, d'urticaire, de l'érythème scarlatiniforme, l'herpès facial et quelquefois, mais rarement, l'érysipèle et la gangrène. On a plusieurs fois signalé dans le cours du rhumatisme l'apparition du purpura et d'ecchymoses sous-cutanées, qui peuvent s'accompagner d'une éruption vésiculaire dont le liquide est séreux, séro-purulent ou sanguinolent. Hauff a cité un cas d'herpès zoster siégeant au-dessous de l'angle de l'omoplate. Quelquefois on observe des nodosités sous-cutanées, notamment au front et à l'occiput, qui apparaissent et disparaissent en même temps que les manifestations articulaires.

Du côté des *yeux*, on a décrit comme manifestations rhumatismales l'irido-choroïdite et la cyclite; on a même observé un cas de paralysie du moteur oculaire commun (Michel) qui coïncidait, il est vrai, avec des accidents méningitiques.

L'*angine catarrhale* se montre très fréquemment, soit dans la période prodromique, soit dans le cours de la maladie.

Le *catarrhe bronchique* est aussi une des complications les plus communes. Il n'est pas rare de voir se développer une *pleurésie* en général unilatérale et coïncidant parfois avec une endopéricardite. D'autres fois c'est une *pneumonie fibrineuse* présentant d'habitude la forme ambulatoire (Wanderpneumonie), voir vol. I. Enfin dans certains cas ce sont les troubles nerveux qui prédominent : crises de dyspnée, irrégularité de la respiration.

Ricklin a publié quatre observations de *thyroïdite*.

La *péritonite* est beaucoup plus rare que la pleurésie et l'endopéricardite.

Oppert a publié un cas d'*hémorrhagie de l'intestin et de l'utérus*.

On observe dans quelques cas une *néphrite aiguë* avec hématurie. D'autres fois, c'est de l'anurie suivie d'accidents urémiques. L'hématurie n'appartient pas du reste exclusivement à la néphrite aiguë et peut être déterminée aussi par une embolie rénale à la suite d'endocardite. Mentionnons encore parmi les complications rares la *cystite*.

La *mort* dans le rhumatisme articulaire aigu est toujours le résultat d'une complication, hyperthermie, embolie des artères pulmonaires, méningite, asphyxie à la suite de péricardite ou de pleurésie, paralysie du myocarde, pyohémie, etc.

Les *affections consécutives* sont souvent la conséquence des complications. Telles sont, par exemple, l'ankylose qui s'accompagne parfois d'une atrophie musculaire à marche suraiguë, la paraplégie et la paralysie de la vessie qui indique la participation de la moelle à la maladie, l'hémi et la monoplégie déterminées par les lésions des centres nerveux ou des nerfs périphériques, l'insuffisance des valvules du cœur, etc., etc. J'ai plusieurs fois observé à la suite du rhumatisme un ralentissement des battements du cœur qui se montre quelquefois sous forme de crises et donne lieu à un sentiment de resserrement et de constriction dans la région cardiaque, à des vertiges et à des syncopes : *bradycardie*. L'auscultation ne révèle d'ailleurs aucune lésion. Quelquefois le rhumatisme est le point de départ d'une néphrite chronique. Mais il faut surtout signaler parmi les suites de la maladie deux affections qui sont sous la dépendance des lésions des centres nerveux, la *chorée* et l'*aliénation mentale*. Toutes les deux se déclarent assez souvent dans le cours de la maladie, à titre de complication, et persistent après la guérison. La chorée est surtout fréquente dans l'enfance, les troubles mentaux appartiennent à un âge plus avancé. Nous renverrons pour la première au vol. III. L'aliénation mentale consécutive au rhumatisme a surtout été étudiée par Griesinger. Parmi les travaux plus récents, nous citerons ceux de Th. Simon.

Th. Simon a réuni 62 observations d'aliénation mentale due au rhumatisme. Tandis qu'à l'Hôpital général de Vienne, on compte à peine un cas de ce genre sur 2,000 rhumatismes, la fréquence à Hambourg dépasserait 1 0/0 et serait plus grande chez les femmes que chez les hommes. Simon distingue trois formes d'aliénation mentale : mélancolie avec stupeur, délire intermittent et affaiblissement des facultés intellectuelles. L'état maniaque franc est rare. Dans le cas de récidive des manifestations articulaires, on observe souvent le retour des troubles mentaux, plus rarement leur disparition (Griesinger et Peyser). La guérison se produit en général spontanément au bout d'un certain temps variant de deux semaines à quatre mois. Cette complication semble n'avoir rien de spécifique et dépendre exclusivement de l'anémie cérébrale qui est la conséquence des lésions cardiaques ?

**III. Lésions anatomiques.** — Nos connaissances sur l'anatomie pathologique du rhumatisme articulaire aigu, sont assez bornées, les occasions de faire des autopsies étant assez rares en l'absence de complications. Dans un cas observé par moi chez une jeune fille robuste, âgée de 25 ans, qui succomba à l'hyperthermie, je trouvai des épanchements de sang dans le médiastin, le péricarde, la plèvre, la rate, le péritoine, les méninges, et des foyers hémorrhagiques dans le cœur, le foie et les reins. Les éléments anatomiques du cœur, du foie, des reins, présentaient la tuméfaction trouble. La rate était grosse et ramollie.

Les articulations ne contiennent quelquefois que très peu de liquide, celui-ci disparaissant en partie après la mort. Dans d'autres cas l'épanchement est abondant, trouble, floconneux, quelquefois franchement purulent. La synoviale, les cartilages et même la surface articulaire des os présentent une vive injection, quelquefois des suffusions sanguines. Les franges synoviales semblent gonflées et le cartilage articulaire usé, dépoli.

Ollivier et Ranvier ont signalé, dans leurs recherches microscopiques, la prolifération des cellules cartilagineuses et de leurs capsules. Dans le liquide de l'épanchement, on trouve des globules de pus, de grosses cellules à plusieurs noyaux et des cellules à granulations graisseuses. Les flocons sont constitués par de la fibrine et de la mucine.

Il se forme dans certains cas sur la surface articulaire des dépôts fibrineux ; ces lésions appartiendraient à l'arthrite croupale ou fibrineuse.

**IV. Diagnostic.** — Il est en général assez facile de diagnostiquer un rhumatisme articulaire aigu. L'important est de reconnaître dès leur apparition les *complications du côté des organes internes*, aussi ne doit-on jamais négliger de pratiquer chaque fois l'examen du cœur.

Au point de vue du diagnostic différentiel on évitera de confondre le rhumatisme articulaire aigu vrai, primitif, avec les *manifestations articulaires si fréquentes dans la plupart des maladies infectieuses*, scarlatine, blennorrhagie, diphtérie, syphilis, dysenterie, typhus abdominal, fièvre récurrente, érysipèle, pyohémie, septicémie, fièvre puerpérale, érythème noueux. Dans ces cas, il s'agit, tantôt d'une infection par le micro-organisme spécifique de la maladie lui-même, comme dans la blennorrhagie, tantôt d'une infection secondaire par les microbes de la suppuration.

La *goutte* se distingue du rhumatisme aigu en ce que la première est en général apyrétique et se porte de préférence sur l'articulation du gros orteil.

**V. Pronostic.** — Le pronostic est d'une façon générale bénin, car la mortalité atteint à peine 3 0/0 des cas ; mais les complications toujours possibles et contre lesquelles on est trop souvent impuissant l'aggravent notablement.

**VI. Thérapeutique.** — La diététique joue un rôle important dans le traitement du rhumatisme articulaire aigu. Le malade sera placé dans une chambre vaste, bien aérée, dont la température sera maintenue à 15° R. (18°,7C.)

Le lit ou mieux deux, si possible, placés l'un à côté de l'autre, l'un pour le jour, l'autre pour la nuit, sera disposé pour la plus grande commodité du malade. On donnera comme boisson la limonade au citron, et tant que la fièvre persistera, une alimentation exclusivement liquide.

L'acide salicylique est aujourd'hui à peu près exclusivement employé et a supplanté tous les autres médicaments. On administre de 0,50 à 1 gr. de médicament toutes les heures, jusqu'à l'apparition des premiers symptômes d'intoxication, des bourdonnements d'oreille notamment, et on le reprend aussitôt que ceux-ci ont disparu. Beaucoup de médecins préfèrent le salicylate à l'acide.

Les souffrances sont souvent calmées dès les premières doses, et les malades qui ne pouvaient faire le moindre mouvement sont parfois débarrassés de leur douleur au bout de douze heures. Les résultats de la médication seront d'autant plus rapides et plus manifestes que la maladie avait une marche plus aiguë, que les symptômes étaient plus violents, la fièvre plus forte, le nombre des articulations atteintes, plus considérable. Lorsque les douleurs se sont apaisées, que le gonflement des articulations a disparu, le plus souvent avec une rapidité surprenante, on ne donne l'acide salicylique que toutes les deux heures pendant deux jours, puis toutes les trois heures pendant le même espace de temps, et enfin toutes les quatre heures, de façon à ne cesser que graduellement et insensiblement la médication salicylée. En négligeant cette précaution on s'expose à des rechutes, accident assez fréquent avec le traitement par les préparations salicylées.

On ne sait rien de bien positif sur la façon dont agit l'acide salicylique dans le rhumatisme. Les résultats si rapides et si sûrs que l'on obtient feraient croire à une action spécifique du médicament sur le micro-organisme supposé cause de la maladie. En général la résolution des manifestations articulaires coïncide avec la disparition de la fièvre. Aussi est-il intéressant de noter que les autres antithermiques, notamment l'antipyrine (1 gr. toutes les heures), l'antifébrine (0,50 toutes les 3 heures) et le salol (1 gr. toutes les 2 heures) ont été essayés et se sont montrés dans bien des cas les égaux de l'acide salicylique au point de vue de la rapidité d'action. Notre propre expérience ne nous permet pas cependant de mettre sur le même rang tous ces médicaments. Chacun répond à certaines indications et il y a des cas dans lesquels l'acide salicylique est impuissant et où l'antipyrine guérit, et inversement.

Il n'est pas rare de voir dans certains cas une ou plusieurs articulations résister à l'action de l'acide salicylique et rester tuméfiées et douloureuses malgré l'emploi de hautes doses du médicament. Dans ces cas, les bains locaux chauds (à 30° R. 37°,5 C. avec addition d'une livre de sel, de 30 min. de durée) nous ont paru avoir les meilleurs effets, surtout quand il s'agit, comme c'est l'habitude, des articulations du pied, de la main, des orteils et des doigts. L'application d'un bandage plâtré a réussi quelquefois aussi à calmer la douleur et à faire disparaître le gonflement articulaire. Seulement cette application entraîne souvent un amaigrissement et une atrophie des muscles périarticulaires qui nécessitent plus tard l'emploi des courants faradiques.

Ce serait une grosse erreur de croire que l'acide salicylique réussit constamment et dans tous les cas de rhumatisme. Lorsqu'il se montre inefficace, on aura recours à l'immobilisation de l'articulation au moyen d'appareils plâtrés, dextrinés ; mais dans les cas de rhumatisme généralisé cette application présente souvent de grandes difficultés.

La méthode de traitement préconisée par Davies nous a donné souvent d'excellents résultats.

Voici en quoi elle consiste. On applique un vésicatoire sur l'articulation malade, deux, si c'est une grande articulation, et aussitôt que les phlyctènes se sont formées, on enlève l'épiderme, on badigeonne le derme mis à nu avec de l'huile phéniquée, et on l'enveloppe d'ouate salicylée. Les malades qui regimbent d'abord contre ce traitement ne tardent pas à reconnaître qu'il calme rapidement les douleurs et fait disparaître la tuméfaction, et ils sont les premiers à le réclamer à l'attaque suivante. Sans doute il peut se produire des accidents d'intoxication par les cantharides, mais ces accidents sont rares. En somme la méthode de Davies peut rendre dans certains cas de grands services.

Les *médications antirhumatismales* sont innombrables, et malgré cette apparente richesse, la maladie résiste parfois à tous les moyens thérapeutiques, même les plus énergiques. Nous classerons les nombreux médicaments qui ont été conseillés suivant leur mode d'action : a) les *dérivatifs*, sangsues, ventouses, moxas, fer rouge, frictions stimulantes avec l'alcool, la vératrine, le pétrole, la pommade à l'icthyol (15 p. 50), les cautérisations au nitrate d'argent, courants faradiques au niveau des articulations et autres dérivatifs ; b) les *antiphlogistiques*, sacs de glace, pulvérisations locales d'éther, de chlorure de méthyle ; c) les *narcotiques*, frictions de chloroforme, de liniment chloroformé (Rp Chloroforme, 10 gr., liniment volatil, 40°, M. D. S.), pommade belladonée, opiacée, morphinée, injections sous-cutanées de morphine ou d'acide phénique (1 à 3 p. 100) (Kunze) ; d) les *résolutifs*, teinture d'iode, pommade iodée, iodoformée ; e) les *antirhumatismaux*, aconit, colchique, iodure de potassium ; f) les *antifébriles*, digitale, tartre stibié, vératrine, quinine, acide benzoïque, acide salicylique, salicine, antipyrine, antifébrine, kaïrine (Menche), teinture d'eucalyptus, acide crésotique ; g) les *diaphorétiques*, injections de pilocarpine, bains de vapeur, étuves ; h) les *purgatifs*, préparations mercurielles *intus* et *extra* ; i) les *alcalis*, nitrate de soude, nitrate de potasse, carbonate de potasse, bicarbonate de soude ; l) les *astringents*, acétate de plomb (Munk), ergotine ; m) les *narcotiques* à l'intérieur, opium, morphine, atropine, chloral, bromure d'ammonium, cyanure de potassium, cyanure de zinc ; n° les *spécifiques*, propylamine (qui ne nous a donné aucun résultat), teinture de gaiac, permanganate de potasse (Duman).

Contre l'*anémie consécutive* nous prescrivons les préparations d'iode et de fer.

Pour le traitement des complications, on se conformera aux indications fournies par les symptômes. L'hyperthermie en particulier sera combattue par les bains chauds prolongés (26° R. 32°,5 C.) dans lesquels le malade sera soutenu dans la baignoire au moyen de sangles, l'antipyrine à hautes doses (4 à 6 gr. dans un lavement), ou l'antifébrine (0,50 cent. toutes les heures jusqu'à défervescence).

Addenda : J'ai eu l'occasion d'observer quelques cas de polysynovite et de polytendinite aiguë, avec fièvre, gonflement douloureux des bourses muqueuses et de quelques gaines tendineuses. Ces cas se sont produits au moment où le rhumatisme était fréquent et ont guéri avec la médication salicylée.

## 2. — Rhumatisme articulaire chronique.

### *Polyarthrite chronique.*

I. **Étiologie.** — Le rhumatisme chronique est très souvent consécutif au rhumatisme aigu. Nous avons déjà dit dans le précédent chapitre que dans certains cas, après la disparition des symptômes aigus, la douleur et le gonflement se fixaient sur un petit nombre d'articulations et y persistaient plus ou moins longtemps. D'autres fois la maladie affecte d'emblée une marche chronique, et sa cause la plus fréquente est soit des refroidissements répétés, soit l'habitation dans un logement humide. C'est à partir de 40 ans qu'elle est le plus fréquente. L'influence de l'hérédité est dans certains cas manifeste.

II. **Symptômes.** — Le principal symptôme est la douleur articulaire, tantôt spontanée, tantôt provoquée par la pression ou par les mouvements actifs ou passifs imprimés à l'articulation. Le gonflement, sans être constant, s'observe souvent. Il se produit aussi dans bien des cas, au moment des exacerbations, de la rougeur et de l'œdème de la peau au niveau des jointures. Les articulations le plus ordinairement atteintes sont les articulations tibio-tarsiennes, le genou, l'épaule, le coude, le poignet. L'affection siège aussi assez fréquemment dans les orteils et les doigts. Quand la maladie a duré un certain temps, il n'est pas rare de trouver de la crépitation articulaire, de la difficulté des mouvements qui peut aller jusqu'à l'ankylose complète, un épaississement de la capsule de l'extrémité articulaire des os et des tissus fibreux environnants.

Le rhumatisme chronique évolue sans fièvre, et, contrairement à ce qui se passe dans le rhumatisme aigu, les complications du côté du cœur et des autres viscères sont rares.

La maladie dure des semaines, des mois, des années, parfois même toute la vie, présentant des rémissions et des exacerbations ordinairement en relations avec les variations météorologiques. Certains malades en arrivent même à prédire les changements de temps, par le retour ou la disparition de leurs douleurs.

Dans certains cas les exacerbations affectent tout à fait par leur gravité et leur intensité les caractères du rhumatisme aigu, et il n'est pas rare de voir de pareilles attaques se répéter à plusieurs reprises.

Comme complications et affections consécutives, nous devons signaler les déformations articulaires, l'ankylose qui s'accompagne parfois d'une atrophie musculaire à marche rapide, trop rapide pour qu'on puisse l'attribuer exclusivement au défaut d'activité des muscles.

**III. Lésions anatomiques.** — Les lésions anatomiques consistent en un épaississement de la synoviale, des franges, de la capsule fibreuse, quelquefois en des adhérences de la cavité articulaire. L'épanchement est d'ordinaire peu abondant. Quelquefois on trouve sur les cartilages des pertes de substance, de l'usure due à la dégénérescence graisseuse, fibreuse ou muqueuse du tissu cartilagineux.

**IV. Diagnostic.** — Le diagnostic résulte des symptômes mêmes. Le rhumatisme chronique se distingue de la goutte par la lenteur de sa marche, le peu d'acuité de ses symptômes. En outre le gros orteil n'est pas plus particulièrement atteint que les autres articulations. Le diagnostic avec l'arthrite déformante est plus difficile. Il faut dans ce diagnostic tenir surtout compte de l'existence d'un rhumatisme aigu antérieur et du fait que les déformations articulaires ont été précédées d'accidents inflammatoires dans l'articulation.

**V. Pronostic.** — La maladie ne menace jamais l'existence, mais elle n'en est pas moins grave par sa durée et les conséquences qu'elle peut entraîner. Elle met souvent le malade dans l'incapacité de travailler et lui rend la vie insupportable. Ajoutons aussi que la thérapeutique, si elle parvient quelquefois à soulager les souffrances, est trop souvent impuissante à guérir la maladie.

**VI. Thérapeutique.** — On peut dans le rhumatisme chronique donner, comme dans la forme aiguë, l'acide salicylique, le salicylate de soude, l'antipyrine ou le salol, mais il ne faut pas ici attendre d'eux une action aussi favorable. Les effets sont beaucoup moins sûrs, beaucoup moins rapides et ne se produisent qu'à la condition d'administrer ces médicaments à hautes doses et longtemps. On aura encore recours à l'iodure de potassium (10 gr. p. 200 gr., une cuillerée à bouche trois fois par jour), à la teinture éthérée d'aconit, à la teinture de semences de colchique (teint. éthérée d'acon. Teint. de sem. de colch. à 10 gr. M. D. S. 20 gouttes trois fois par jour). Enfin on pourra essayer, suivant les circonstances, toutes les médications que nous avons énumérées à propos du rhumatisme aigu.

Si la fortune du malade le permet, on l'enverra passer le printemps et l'automne sur les bords du lac de Genève ou dans le Tyrol et l'hiver dans l'Italie du sud ou sur la Rivière.

Pendant la belle saison, on prescrira une cure thermale, soit aux eaux à composition indifférente, telles que Wilbad-Gastein, Wilbad du Wurtemberg, Ragaz, Pfœffers, Teplitz, les eaux chaudes de Warmbrunn, soit aux eaux salines, soit enfin aux eaux sulfureuses. Les bains de boue, les bains russes, les bains turcs, l'hydrothérapie peuvent aussi rendre de grands services. L'une de ces cures réussit quelquefois où l'autre a échoué. Il est bien difficile d'établir à ce point de vue des règles bien fixes et bien précises. Aux malades peu fortunés, on prescrira des bains chauds (30° R. 37°,5 C.) avec addition au besoin de sel ou de sulfure de potassium. Les sudations sont aussi très utiles dans certains cas.

Comme médication locale, nous mentionnerons les sangsues, les ventouses, les frictions stimulantes ou narcotiques, les injections sous-cutanées de morphine ou d'acide phénique, le massage ou l'électricité. Seeligmuller recommande le pinceau faradique (faire passer un fort courant avec un pinceau au pôle négatif).

### 3. — Rhumatisme musculaire.

**I. Étiologie et symptômes.** — Le rhumatisme musculaire est caractérisé par des douleurs spontanées ou provoquées par la pression siégeant dans les muscles. Ces douleurs sont parfois localisées à un seul muscle; d'autres fois elles s'étendent à tout un groupe. En général la maladie évolue sans fièvre et ce n'est qu'exceptionnellement et dans les cas où un grand nombre de muscles sont intéressés que l'on constate une légère élévation de température. Les mouvements des membres sont difficiles et douloureux. Quand le rhumatisme siège dans les muscles de la cage thoracique, la respiration est gênée et la dyspnée peut être assez grande pour amener de la cyanose. J'ai vu, il y a quelque temps, chez un homme, un rhumatisme des muscles dorsaux déterminer de l'opisthotonos et, abstraction faite de la douleur, présenter toutes les apparence du tétanos. Quand les douleurs siègent dans les muscles du cou, la tête garde une attitude immobile, raide, très particulière avec déviation à droite ou à gauche, si le rhumatisme est unilatéral, *torticolis rhumatismal.*

Le rhumatisme des muscles de l'abdomen peut simuler une péritonite.

On a distingué, d'après la marche, un rhumatisme musculaire aigu et un rhumatisme musculaire chronique, le premier d'une durée de quelques jours seulement, le second se prolongeant des semaines et des mois et parfois même toute la vie avec des alternatives de rémissions et d'exacerbations. Il détermine parfois de la contracture musculaire, ou une hypertrophie du tissu conjonctif interstitiel, la *sclérose musculaire rhumatismale*.

On a quelquefois observé comme complications l'endocardite et la myocardite.

La maladie se montre en général au-dessus de l'âge de 30 ans et est déterminée d'habitude par le froid et l'humidité. L'hérédité exerce, dit-on, une influence incontestable. Quant à nous, nous ne sommes pas éloigné de penser que la cause de l'affection est un micro-organisme.

**II. Lésions anatomiques. Diagnostic. Pronostic. Thérapeutique.** — On n'a pas jusqu'ici trouvé de lésions anatomiques manifestes.

Le *diagnostic* est facile, le *pronostic*, bénin en ce que la maladie n'entraîne presque jamais la mort par elle-même; mais il est défavorable au point de vue de la probabilité d'une complète guérison.

Le *traitement* est le même que celui du rhumatisme articulaire chronique.

# TROISIÈME PARTIE

MALADIES INFECTIEUSES AVEC PRÉDOMINANCE DES DÉTERMINATIONS
MORBIDES DU COTÉ DU SANG ET DES ORGANES HÉMATO-POIÉTIQUES

**1. — Fièvre récurrente.**

*Typhus récurrent. Typhus à rechutes.*

**I. Étiologie.** — La fièvre récurrente présente, pour ce qui concerne le *mode
d'infection et de propagation*, les plus grandes analogies avec le typhus
exanthématique (voir plus haut). Comme dans celui-ci, la contagion a lieu
d'habitude à la suite de rapports directs avec le malade, plus rarement par
l'intermédiaire de tierces personnes ou d'objets ayant servi à l'individu,
vêtements, linge, literie. La maladie atteint souvent aussi dans les hôpitaux
les infirmiers, les médecins et se propage aux lits voisins, lorsque le malade
est placé dans les salles communes.

Comme le typhus, la fièvre récurrente s'attaque d'abord aux classes pauvres, aux vagabonds en particulier. C'est là un point sur lequel on ne saurait
trop insister, car de graves épidémies n'ont souvent pas eu d'autres causes
et c'est dans les auberges de bas étage et les dépôts de police que la maladie a plus d'une fois pris son essor.

Pas plus que pour le typhus exanthématique, nous n'admettons le développement spontané de la fièvre récurrente, et ce que nous avons dit à propos du typhus nous dispense de revenir sur ce sujet.

Les pays dans lesquels la maladie est endémique et d'où la maladie est
souvent importée dans les autres pays sont en première ligne l'Irlande et la
Pologne russe. On a vu parfois, dans la Grande-Bretagne même, la maladie apportée par quelque émigrant juif polonais. Dans ce pays toutefois
ainsi qu'en Amérique, les ouvriers irlandais sont ordinairement les agents
de propagation du fléau. Les récentes épidémies qui ont sévi dans le nord
de l'Allemagne sont venues le plus souvent des provinces russes voisines.

Quand de pareilles importations se répètent fréquemment dans un pays
ou une ville, la maladie finit par s'y fixer à l'état endémique. Londres a eu
tout récemment pendant plusieurs années ce triste privilège.

On admettait, il y a peu de temps encore, que la misère, la famine, la
guerre et autres calamités de ce genre pouvaient à elles seules créer de toutes pièces la fièvre récurrente ainsi que le typhus. Nous avons déjà dit, à

propos de cette dernière maladie, ce que nous pensons de cette théorie. La constitution du sol, le climat, la température, la saison, le niveau de la nappe souterraine n'ont aucune influence sur le développement et l'extension de la maladie. La propagation par l'eau de boisson nous semble peu probable.

La présence de l'agent infectieux dans le sang a été expérimentalement démontrée et il ne peut rester aucun doute à cet égard. Motschutkoffsky a inoculé à plusieurs reprises du sang d'individus atteints de la maladie à des personnes bien portantes, et ses tentatives ont donné des résultats positifs lorsque le sang avait été pris au moment de l'accès. Pendant l'incubation, la virulence n'existe pas. Le sang conserve un certain temps ses propriétés infectieuses, et celles-ci disparaissent dix semaines environ après le dernier accès. On en peut conclure que le malade ne présente aucun danger pour son entourage pendant l'incubation et après la dixième semaine de la convalescence.

Les recherches du même auteur ont montré que le sang, conservé à la température de 12° C. dans un tube capillaire et additionné de parties égales d'une solution à 0,10 p. 100 de chlorhydrate de quinine, conservait sa virulence pendant deux jours. Cette virulence disparaît lorsqu'on le mélange avec 1/10 d'alcool à 60°. La salive, le lait, l'urine, les selles ne contiennent pas le principe infectieux.

Les nombreuses tentatives d'inoculation aux animaux, souris, rats, cobayes, lapins, chats, chiens, porcs, faites par divers expérimentateurs ont toujours échoué. Koch et Carter ont obtenu quelques résultats positifs chez le singe, sans cependant réussir à déterminer chez ce dernier de véritables accès de fièvre. Il semble même résulter de ces expériences que l'organisme animal aurait la propriété de modifier l'agent infectieux. Carter a observé en effet que le spirochète spécifique était dans le sang du singe plus court, avait moins de spires que chez l'homme. Si quelque temps après une inoculation positive on renouvelle la tentative, on constate que cette première inoculation n'a pas épuisé la réceptivité.

On ne connaît pas d'une façon certaine la forme sous laquelle le principe infectieux se propage. Les belles découvertes d'Obermeier en 1873 ont démontré, il est vrai, la présence constante dans le sang, pendant l'accès, d'un micro-organisme agité de mouvements propres qui a été décrit sous le nom de *spirochætes obermeieri*; mais on ne peut le considérer comme l'agent de transmission. Les inoculations et l'observation clinique nous montrent en effet que ce n'est pas dans ce micro-organisme, mais bien dans son germe, la spore, qu'il faut chercher le principe infectieux. Nous avons dit plus haut que dans les expériences de Motschutkoffsky, le sang restait virulent, même après l'addition de quinine qui rend immobile et tue les spiriles. On doit en conclure qu'il existe une forme, probablement la spore, sous laquelle le microbe offre plus de résistance et conserve toute son activité en dehors de l'organisme. Mais quelle est cette forme, où se trouvent ces spores et comment sont-elles faites ? C'est ce que personne ne sait, bien qu'on ait prétendu les reconnaître dans ces petites granulations brillantes que l'on trouve souvent dans le sang. Remarquons, entre parenthèses, que Carter pense que la formation des spores se fait dans les parois des veines de la rate. L'observation clinique, en montrant que l'agent contage est contenu dans l'air expiré et dans les exhalations de la peau, prouve qu'il est doué d'une certaine volatilité.

La virulence persiste quelque temps sur le *cadavre*. Edinger, dans son récit d'une épidémie de fièvre récurrente qu'il observa à la clinique de Giessen, raconte que l'anatomo-pathologiste Perls eut une grave attaque de la maladie immédiatement après une autopsie, ce qui s'accorde du reste avec les constatations d'Heydenreich qui trouva, 9 heures après la mort, dans le sang d'un cadavre qui avait conservé une température de 36°,8, des spirilles encore animés de mouvements.

C'est entre 15 et 25 ans que la maladie est le plus fréquente. Cependant, sauf dans la première année de la vie où elle est exceptionnelle (enfant de 9 mois. Litten), elle n'est pas rare chez les enfants, notamment entre 5 et 10 ans. Albrecht a prouvé d'une façon péremptoire que le fœtus pouvait être atteint par la maladie de la mère (spirilles dans le sang de l'embryon). A partir de 40 ans, la maladie devient rare, sans toutefois épargner absolument les vieillards les plus avancés en âge.

Le sexe ne paraît pas exercer une influence bien marquée. La proportion des hommes atteints est en général plus considérable ; dans le jeune âge c'est au contraire les petites filles qui sont le plus frappées.

La *profession* et la *constitution individuelle* n'ont pas plus d'importance étiologiques. La maladie s'observe assez souvent chez les femmes enceintes et détermine en général l'avortement ou l'accouchement prématuré dans ce cas. L'enfant vient au monde déjà mort ou succombe peu de jours après la naissance. Cet accident est souvent pour la mère une influence favorable. Les individus *qui ont été atteints une fois de la fièvre récurrente* sont en général à l'abri de nouvelles atteintes dans les épidémies postérieures. Les récidives ne sont cependant pas très rares. Perls, par exemple, dont nous avons cité plus haut le cas, avait eu à Königsberg, quelques années auparavant, une fièvre récurrente grave, et Christison a eu dans l'espace de quinze mois trois atteintes de la maladie.

La fièvre récurrente accompagne souvent les épidémies de *typhus exanthématique*, plus rarement celle de *typhus abdominal*. Quelquefois on voit au contraire celui-ci diminuer au moment où règne la fièvre récurrente. La maladie peut se développer chez le même individu simultanément avec le typhus exanthématique. On a plusieurs fois remarqué que, lorsque les deux affections règnent en même temps, la fièvre récurrente frappe de préférence les classes pauvres et le typhus, les classes aisées. Les rapports intimes de la récurrente avec la fièvre intermittente ont été signalés depuis longtemps et il n'est pas rare de les voir passer de l'une à l'autre.

La fièvre récurrente est une maladie infectieuse des temps modernes, car les premières descriptions un peu précises remontent à 1739, année pendant laquelle, d'après Rutty, une épidémie de la maladie sévit à Dublin. L'Irlande est restée depuis le principal foyer de l'affection. D'après Hirsch, les épidémies auraient paru pour la première fois en Russie en 1833. La Suisse, la France et l'Italie ont été jusqu'ici épargnées.

En Afrique et en Asie la maladie n'est pas rare et est connue sous le nom de *fièvre bilieuse typhoïde*.

**II. Lésions anatomiques.** — Les altérations spécifiques se trouvent dans le *sang*, la *rate* et dans la *moelle des os*. Toutes les autres lésions sont des lésions banales sous la dépendance de l'infection générale de l'organisme et de la fièvre.

La *rigidité cadavérique* apparaît de bonne heure et persiste longtemps.

La *peau* présente une teinte jaune et quelquefois des pétéchies. Dans certains cas la coloration est franchement ictérique (bilieuse typhoïde) et cette coloration se retrouve dans les organes internes.

La *nutrition* ne paraît pas notablement altérée, ce qu'explique suffisamment la courte durée de la maladie.

Les *muscles* sont secs et d'une coloration rouge sombre. Comme dans le typhus exanthématique et abdominal, on trouve parfois des foyers hémorrhagiques et du ramollissement dans les muscles droits de l'abdomen et dans les divers organes.

A l'examen microscopique, on constate le trouble granuleux et la dégénérescence graisseuse des fibres musculaires, ainsi que la prolifération des noyaux.

Le *myocarde* est pâle, mou, friable et presque toutes les fibres présentent les dégénérescences signalées dans le paragraphe précédent.

La *muqueuse bronchique* est presque constamment tuméfiée, rouge et recouverte d'une abondante sécrétion. Les ganglions bronchiques sont souvent augmentés de volume. Même en l'absence de toute complication grave, on trouve dans les poumons de l'atélectasie et de la congestion hypostatique.

La *rate* paraît cinq à six fois plus grosse qu'à l'état normal. La capsule fibreuse est tendue et assez souvent épaissie par le dépôt à sa surface de fausses membranes résultant de l'inflammation périsplénitique. A la coupe, la pulpe présente une coloration rouge vif et une consistance de bouillie diffluente. Les corpuscules de Malpighi sont augmentés de volume et se présentent sous forme de petits grains gris ou jaunâtres qui se laissent facilement énucléer et enlever avec la pointe du scalpel. Dans la partie centrale, on trouve fréquemment des altérations nécrotiques ou des abcès ; l'organe paraît alors parsemé de petits foyers purulents. Quelquefois les abcès sont plus étendus et proviennent dans ce cas d'infarctus emboliques ou simplement hémorrhagiques. On a observé aussi plusieurs fois la rupture de la rate due, tantôt à l'excessive tension de la capsule, tantôt à l'ouverture des abcès intra-spléniques. Petersen prétend que cet accident se produit dans la proportion de 5 à 9 p. 100 des cas. Cette rupture se fait d'habitude sur la face contiguë à l'estomac.

L'examen microscopique montre que l'augmentation de volume est due en partie à l'afflux énorme du sang, en partie à l'hyperplasie des éléments cellulaires. Nous devons signaler tout particulièrement l'apparition de grosses cellules adipeuses qui passent de la rate dans la circulation générale et que l'on retrouve dans les veines spléniques et la veine porte.

Les altérations des follicules portent surtout sur l'artère centrale, dans laquelle on trouve des amas de leucocytes qui ne tardent pas à subir la dégénérescence graisseuse, d'où la formation d'une cavité centrale. On observe des cellules à granulations graisseuses dans le parenchyme des follicules ainsi que dans les tuniques adventice et musculaire des artères. L'endothélium des veines de l'organe éprouve aussi la dégénérescence graisseuse et se détache. Pendant la vie on trouve dans le sang des cellules fusiformes.

La fréquence des infarctus de la rate a fait penser qu'ils pouvaient avoir pour point de départ l'obstruction des vaisseaux par des amas de spirilles réunis et pelotonnés ensemble. Les recherches microscopiques n'ont pas jusqu'ici confirmé cette hypothèse. Lubimoff a vu des spirilles dans les follicules et les méthodes nouvelles de coloration permettent aussi de les retrouver dans les vaisseaux de la rate.

Le *foie* est en général notablement augmenté de volume, et ses éléments cellulaires ont subi la dégénérescence granuleuse et graisseuse. Le long des rameaux de la veine porte, il existe une infiltration de leucocytes. La séreuse hépatique présente souvent des traces de péritonite. La vésicule biliaire est pleine, turgescente, et contient un liquide vert sombre mélangé parfois de flocons muqueux. La muqueuse du canal cholédoque est souvent gonflée au niveau de son orifice intestinal et le canal est obstrué par un bouchon muqueux.

Dans la *bilieuse typhoïde*, le foie présente des altérations rappelant celles de l'atrophie aiguë du foie.

L'*inflammation catarrhale de la muqueuse gastro-intestinale* est fréquente et s'accompagne souvent de suffusions sanguines sous-muqueuses et de gonflement des follicules clos. En revanche, les ganglions mésentériques sont rarement intéressés.

Les *reins* sont d'habitude augmentés de volume, ramollis, parsemés de petits foyers hémorrhagiques. Ponfick a trouvé ceux-ci surtout dans l'intérieur des tubes enroulés et des tubes en anse de Henle. L'épithélium des canalicules présente le trouble granuleux et la dégénérescence graisseuse. On constate aussi de petites hémorrhagies et de la congestion sur la muqueuse des autres portions des voies urinaires.

Du côté du *cerveau*, on trouve souvent des hémorrhagies et de l'œdème des méninges.

Ponfick a constaté dans le *tissu médullaire des os* des altérations, analogues à celles des follicules de la rate ; elles se présentent au début sous forme de traînées blanches ramifiées qui s'étendent ensuite et sont le point de départ de foyers de ramollissement, suivies parfois de kystes, d'abcès et de carie des os. On rencontre aussi de nombreuses cellules granuleuses dans le tissu médullaire.

III. **Symptômes.** — L'*incubation* a, dans la fièvre récurrente, une durée de 5 à 7 jours. L'observation clinique se trouve ici d'accord avec les résultats donnés par l'inoculation artificielle.

La *période prodromique* fait complètement défaut dans quelques cas. Dans d'autres, on observe quelques heures ou quelques jours avant certains symptômes précurseurs, malaise général, courbature, perte d'appétit, lourdeurs de tête.

En général, la maladie débute par un violent frisson ou par de petits frissons répétés, auxquels succède une violente fièvre ; le malade se plaint de battements des tempes, d'une vive céphalalgie, d'obnubilation, d'un sentiment de vertige si prononcé qu'il titube comme un homme ivre et est dans l'impossibilité de se tenir debout. Il éprouve en même temps des douleurs lancinantes dans la région lombaire et dans les os, affectant parfois la forme de véritables névralgies. Le sentiment de courbature et de prostration est tout particulièrement accusé. Les conjonctives sont injectées et la sclérotique présente souvent une teinte subictérique. La face est d'une pâleur extrême et de teinte presque cachectique. La plupart des malades ressentent dès le début de la maladie une sensation d'anxiété épigastrique avec ou sans vomissements.

Dans le cours de la maladie, trois groupes de symptômes donnent à la fièvre récurrente ses caractères pathognomoniques ; ce sont la marche de la température, les altérations du sang et celles de la rate.

Si au moyen d'une piqûre au doigt on recueille quelques gouttes de sang, on constate qu'il est d'une coloration rouge sombre et qu'il a l'apparence du sang veineux. L'examen microscopique permet d'y reconnaître les micro-organismes enroulés en spirales et animés de très vifs mouvements qu'Obermeier a découverts en 1873 et qui ont été nommés en son honneur *spirochæte obermeieri*, ou spirille de la fièvre récurrente (voir fig. 31). Leur présence y est si constante que le diagnostic de fièvre récurrente ne pourra être porté s'ils font défaut.

Heydenreich a trouvé plusieurs fois les spirilles dans le sang, quelques heures (d'après Carter deux jours) avant l'accès, avec une température axillaire de 38° C. En général ils apparaissent en même temps que la fièvre et même parfois quelques heures après. Quand arrive la défervescence, leurs mouvements deviennent moins vifs et ils disparaissent le plus souvent avant la fin de la crise. Cependant Birch-Hirschfeld les a rencontrés une fois le deuxième jour et Winzer, le troisième après l'accès. Aux accès suivants, ils reparaissent de nouveau dans le sang. Leur nombre varie beaucoup et n'est nullement en rapport avec la gravité des symptômes. Motschutkoffsky a observé que c'était un peu avant la défervescence du troisième accès qu'ils étaient le plus abondants.

Une personne quelque peu exercée à l'usage du microscope pourra aisément reconnaître les spirilles, même sans le secours d'un objectif à immersion. En promenant la préparation de sang sous le champ du microscope, on arrivera avec un peu d'attention à percevoir quelques mouvements ou quelques déplacements en apparence spontanés des globules rouges ou blancs, et à découvrir que les mouvements sont provoqués par l'agitation des spirilles.

On pourra souvent aussi voir ceux-ci traverser comme une flèche le champ du microscope, écartant tout ce qui se trouve sur leur route. Quelquefois ils se rassemblent les uns contre les autres ou bien se rangent sur une seule ligne comme s'ils se soudaient bout à bout.

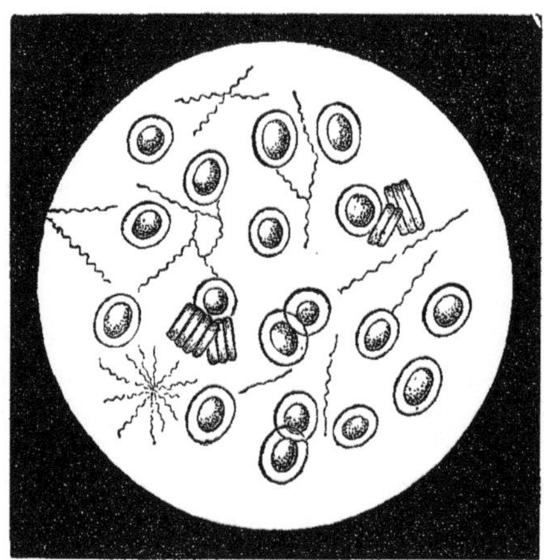

Fig. 51. — *Préparation de sang dans la fièvre récurrente. On distingue les spirochœtes obermeieri.* Obj. à immersion. Gross. 1,150 fois.

Le spirille isolé est un filament très fin d'une longueur de 16 à 40 μ et présentant un nombre assez variable de tours de spires (5-10-18). Ils sont doués d'un mouvement de rotation autour de leur axe longitudinal, d'un mouvement de progression et de recul et d'un mouvement ondulatoire. Leurs mouvements se ralentissent à mesure que le sang se coagule. Enfin on rencontre autour d'eux de fines granulations qui paraissent être le résultat de leur décomposition. Leur structure est tout à fait homogène, et ce n'est qu'exceptionnellement qu'on peut y distinguer de fines granulations.

On peut, moyennant quelques précautions, les conserver vivants assez longtemps hors de l'organisme. Motschutkoffsky les a trouvés encore en vie dans le sang au bout de 37 heures. Mullendorf les a gardés de 8 à 10 jours dans un tube capillaire et les a vus se résoudre en fines granulations. Ils se montrent très sensibles aux agents chimiques et en général toutes les substances qui altèrent le protoplasma ont une action nuisible sur leur vitalité; ainsi l'addition d'eau distillée suffit parfois à les tuer. D'après Motschutkoffsky, la glycérine, le chlorure de sodium, l'iodure de potassium, le permanganate de potasse, la créosote, le sucre, l'albumine auraient une action toxique sur ces micro-organismes. Ils résistent mieux à l'action de la strychnine, du carbonate de soude, de l'acide salicylique, et de l'acide chlorhydrique. Dans les solutions de chlorure de sodium à 0,5 p. 100, ils vivent aussi bien que dans le sérum. Dans le lait de la femme, ils conservent leur mobilité pendant 8 heures, dans la sueur, 2 heures, dans la salive, de 1 à 4 heures, dans le lait de vache, 1 heure. En revanche l'urine et la bile ont une influence nuisible. D'après Heydenreich, une température de 43 à 46° amène la mort du spirille au bout d'un temps variant de 1 h. 3/4 à 3 h. 1/4. Une température au-dessous de 0 provoque chez eux un état de rigidité d'où ils peuvent sortir à la condition que cette basse température ne se prolonge pas trop longtemps. Une température de — 18° pendant 8 à 9 heures détermine la mort définitive. Ils sont aussi rapidement tués par les vapeurs de chloroforme, l'acide carbonique, l'oxygène et les courants électriques.

Koch, dans ses tentatives de cultures, a vu que les spirilles s'allongeaient en longs filaments qui se soudaient les uns aux autres et formaient une sorte de paquet enchevêtré, tout en conservant leurs spires.

Les spirilles ne se trouvent que dans le sang, jamais dans les liquides des sécrétions ni des excrétions.

Les autres altérations du sang sont de moindre importance. Plusieurs fois on a observé la multiplication des globules blancs au moment de l'accès, et Laptschinsky et Heydenreich l'ont même constaté numériquement. On trouve aussi parfois dans le liquide sanguin de grosses cellules granuleuses, quelques-unes en voie de dégénérescence graisseuse, des cellules protoplasmatiques à plusieurs noyaux, ainsi qu'on peut le constater en ajoutant de l'acide acétique, et douées de mouvements amiboïdes. Ces cellules se rencontrent aussi, comme nous l'avons déjà dit, dans la rate et proviennent très probablement de cet organe. On rencontre aussi des cellules graisseuses fusiformes provenant de l'endothélium des veines spléniques. Dans quelques cas on trouve de grosses cellules embryonnaires contenant une ou plusieurs vacuoles et des globules rouges; d'autres fois enfin ce sont des granulations, dites granulations protoplasmiques, que certains auteurs croient être les germes des spirilles.

A la suite du frisson qui marque le début de la maladie, la température s'élève rapidement et atteint d'habitude au bout de peu de temps 40, 41° et même 42°. En général la fièvre présente le type continu pendant cinq à sept jours. A ce moment survient une brusque défervescence critique, et le malade reste cinq à sept jours sans fièvre. Puis un nouvel accès se déclare avec les mêmes symptômes que le premier, frisson, brusque élévation de température, et dure à peu près le même temps, quelquefois moins. Il peut y avoir un troisième, un quatrième, même un cinquième accès présentant les mêmes caractères, mais en général plus courts et moins forts. La courbe de la température est si typique que, même après la guérison, on peut, d'après elle, se prononcer avec certitude sur la nature de la maladie (voir fig. 32).

La défervescence s'annonce quelquefois par les signes d'une perturbation critique. C'est souvent, ainsi que je l'ai observé, un violent frisson. La crise s'effectue avec les symptômes habituels, d'ordinaire pendant la nuit, et la chute de la température peut, dans l'espace de quelques heures, être de 5 à 7°. J'ai vu plus d'une fois la température dépasser peu de temps avant la crise 43° C., et devenir à la fin de celle-ci sous-normale.

Dans quelques cas rares, la maladie se termine après le premier accès. Celui-ci peut être plus court ou plus long. Quand il existe en même temps des fièvres paludéennes, la maladie peut au début affecter ce type et plus fréquemment encore se transformer à la fin en fièvre intermittente.

La *rate* présente en général une énorme augmentation de volume et le malade accuse souvent une douleur dans cette région. On peut, à la palpation, sentir l'organe et entendre parfois à son niveau un souffle systolique rappelant le souffle placentaire. Friedreich a fait observer que le gonflement de la rate précédait le premier accès. Ce gonflement diminue considérablement après l'accès pour reparaître de nouveau au suivant.

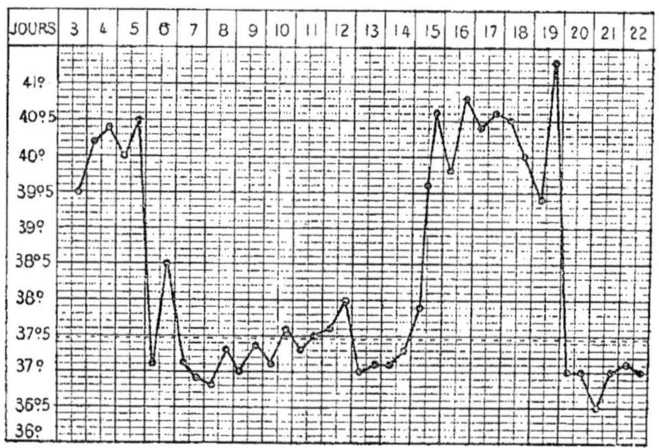

Fig. 32. — *Courbe de la température dans un cas de fièvre récurrente avec une rechute.* (Obs. personnelle.)

Les autres symptômes sont la conséquence de la fièvre et du processus infectieux.

Le *pouls* est en général extrêmement rapide, 120 à 140 pulsations, plein, dur et souvent dicrote au moment de l'acmé et après la défervescence. Il y a quelquefois de l'arythmie. Dans l'apyrexie le nombre des pulsations est quelquefois au-dessous de la normale.

Le *sensorium* reste en général intact; le délire est rare. Beaucoup de malades se plaignent d'insomnie rebelle, de bourdonnements d'oreilles, de dureté de l'ouïe due, en général, à la propagation à la trompe du catarrhe pharyngé, quelquefois à des lésions plus graves de l'oreille moyenne.

La *langue* est d'habitude recouverte d'un enduit blanc, jaune ou brun; elle paraît tuméfiée et porte souvent l'empreinte des dents; la fétidité de l'haleine est parfois très accusée; les malades se plaignent de mauvais goût de la bouche et d'une vive altération. Chose singulière, dans certains cas, malgré l'intensité de la fièvre, l'appétit est peu diminué. Il y a souvent une sensation de sécheresse, de brûlure, dans la bouche et le nez, et de la gêne de la déglutition.

La *peau* présente ordinairement une coloration légèrement jaune grisâtre. Dans bien des cas, il se fait une éruption de roséole sur le ventre et la poitrine, d'autres fois d'herpès labial, plus rarement d'herpès nasal ou auriculaire ; quelquefois il survient un érythème étendu, des pétéchies, de l'urticaire ou bien encore, ainsi que l'a observé Litten, des taches violettes ne s'effaçant pas à la pression du doigt sur la face antérieure de la poitrine et entre les épaules. On a donné à cette éruption le nom de *pelioma*. Presque toujours la peau est chaude et sèche. Les sueurs, rares au début de l'accès, accompagnent en général la défervescence et constituent un des phénomènes les plus contants de la crise. Quelquefois elles donnent lieu à de la miliaire. On observe quelquefois de l'hyperesthésie, plus rarement de l'analgésie. Dans la convalescence, il se produit d'ordinaire une desquamation de la peau qui se fait même quelquefois par grands lambeaux.

Du côté des *poumons*, on trouve presque constamment les symptômes d'un catarrhe bronchique sec.

Le *cœur* est dans bien des cas manifestement dilaté. Le premier bruit est prolongé, peu net (souffle fébrile). J'ai remarqué plusieurs fois des pulsations violentes dans la carotide et la temporale.

Le *ventre* est quelquefois météorisé et douloureux, même en dehors de la région hépatique et splénique. Quelques malades se plaignent d'une vive douleur au niveau des reins.

Le *foie* est d'ordinaire augmenté de volume dès le début.

L'*urine* présente les caractères des urines fébriles : faible quantité, coloration rouge foncé, réaction très acide, poids spécifique élevé. Dans certains cas il se produit tout à coup et sans motifs une abondante décharge urinaire. Après l'accès, l'urine reprend ses caractères normaux. Dans la convalescence, la quantité d'urine excrétée est quelquefois considérablement augmentée et peut aller jusqu'à 6 litres. L'albuminurie est très fréquente pendant la fièvre et l'on trouve souvent dans les sédiments des cylindres hyalins et épithéliaux provenant des canalicules urinaires. Ces derniers peuvent même se rencontrer en l'absence de toute albuminurie.

La composition chimique de l'urine dans la maladie est sous la dépendance de la fièvre. Tant que la température est élevée, il y a augmentation de l'urée ; Schultzen a aussi constaté une élimination considérable de cette substance après la crise. Dans les accès suivants l'augmentation de l'urée est moins manifeste que dans le premier. La proportion d'acide urique, d'après Bock et Wyss, serait diminuée pendant la fièvre ; d'autres auteurs, au contraire, ont trouvé cette proportion plus considérable comparativement à celle de la période apyrétique. Hallervorden a signalé l'augmentation de l'ammoniaque et de l'acide sulfurique pendant l'accès. Kobitschek et Pribram ont trouvé la quantité de phosphates et de sulfates au-dessous de la normale : Riesenfeld soutient, au contraire, que l'élimination de l'acide phosphorique est plus active. En revanche tous les observateurs s'accordent sur la diminution considérable des chlorures, dont on ne retrouverait plus que des traces : ils reparaissent peu à peu pendant la période apyrétique. Semon et Traube ont vu, chez un diabétique atteint de fièvre récurrente, le sucre disparaître de l'urine pendant la fièvre, et le poids spécifique diminuer ; mais cette disparition ne fut que momentanée, et pendant l'apyrexie les choses revinrent peu à peu à leur état antérieur.

Il y a souvent dans la journée plusieurs *selles*, en général liquides et contenant beaucoup de bile.

Lorsque la maladie se termine heureusement, le *rétablissement* est habituellement rapide. La convalescence sera naturellement d'autant plus longue que les accès auront été plus nombreux.

La fièvre récurrente présente de très grandes variations comme *intensité des symptômes* et comme *durée*. Celle-ci est ordinairement, dans les cas simples, de moyenne gravité, de quatre à cinq semaines ; mais elle peut être considérablement allongée par les complications. La mort peut être dès le premier accès la conséquence de l'hyperthermie, de la paralysie du cœur et du collapsus. D'autres fois elle est le fait des complications ou des suites.

De toutes les *complications*, celle qui doit occuper le premier rang, en raison de sa gravité, est cet état auquel on a donné le nom de *bilieuse typhoïde*.

Si on ne pouvait considérer naguère que comme une simple hypothèse l'opinion qui rattachait à la fièvre rémittente cet ensemble de symptômes auquel on a donné le nom de *bilieuse typhoïde*, on ne peut plus conserver aujourd'hui le moindre doute à cet égard ; on a trouvé en effet des spirilles dans le sang, et Motschutkoffsky a réussi à déterminer chez l'homme une fièvre récurrente, en inoculant la bilieuse typhoïde. Il est même fort heureux pour le malade que des tentatives aussi téméraires, aussi aventureuses, n'aient pas donné lieu aux symptômes autrement graves de cette dernière. Certaines épidémies et certains pays se distinguent par la fréquence de cette forme : l'Egypte, par exemple, où Griesinger a fait ses premières recherches sur la maladie. En somme cet état morbide est une sorte de combinaison des symptômes de la récurrente avec ceux de l'ictère grave, celui-ci étant plutôt l'expression d'une altération du sang, d'une infection générale que la manifestation d'une véritable affection hépatique. Le foie, il est vrai, n'est pas indemne de lésions ; mais celles-ci, qui rappellent tout à fait celles de l'atrophie jaune aiguë, sont secondaires. L'ictère est très intense ; il se produit en même temps un état comateux, et des hémorrhagies de la peau et des muqueuses. Le malade succombe souvent dans le collapsus, dès le premier accès.

Nous passerons rapidement sur les autres complications et suites, et nous nous bornerons à signaler, du côté du *système nerveux*, le délire, les convulsions épileptiformes, le trismus, l'état de stupeur et de coma, rarement assez complet pour entraîner des selles et des urines involontaires ou la rétention de l'urine avec miction par regorgement, raideur tétanique du cou qui n'est pas toujours liée à une lésion des méninges et qui peut être tout simplement le résultat des douleurs qui siègent dans les muscles de la nuque, etc., etc. Quelquefois, après la défervescence, il se déclare un violent délire dû très probablement à l'anémie cérébrale. Dans quelques cas il se produit même dans la convalescence des troubles mentaux, en général passagers. D'autres fois ce sont des paralysies. Ainsi Fritz a observé, à la clinique de Leyden, un cas de paralysie atrophique du bras droit (névrite périphérique ?). On a encore signalé plusieurs fois des paralysies transitoires des muscles de l'œil, notamment de l'abducteur. Griesinger a mentionné parmi les suites de la maladie le diabète sucré.

Les *yeux* sont souvent atteints à la suite de la fièvre récurrente, et la fréquence des complications du côté de ces organes semble varier beaucoup suivant les épidémies. Les accidents se montrent bien plus souvent chez les hommes que chez les femmes.

En général, c'est sur le tissu choroïdien que se porte l'influence morbide. Ainsi on observe souvent des opacités du corps vitré tantôt primitives, tantôt associées à l'iritis, l'irido-choroïdite, ou l'irido-cyclite. La face postérieure de la cornée peut aussi être le siège d'une inflammation, *descemelite*, d'autres fois c'est une kératite avec hypopion. Winzer a vu, à la clinique de Frerichs, des cas d'hémorrhagies de la rétine, Litten, de la conjonctivite phlycténulaire. Förster signale l'amaurose transitoire. On a mentionné aussi la paralysie de l'appareil de l'accommodation. On ignore les rapports pathogéniques de ces accidents avec la maladie.

Luchan a vu plusieurs cas de catarrhe et de suppuration de l'*oreille moyenne* dans la dernière épidémie de Königsberg.

Du côté du *tube digestif*, Hänisch signale la stomatite et la pharyngite à titre de complication de la période fébrile, Litten, l'hypertrophie des follicules de la langue. La parotidite suppurée se montre dans quelques cas comme suite de la maladie. Dans d'autres cas la suppuration envahit les glandes sous-maxillaires. A l'autopsie, on a parfois trouvé des altérations diphtéritiques et nécrotiques dans l'estomac ou dans l'intestin, notamment dans l'intestin grêle, altérations qui avaient donné lieu pendant la vie à des selles sanglantes et dysentériformes.

On trouve dans le *larynx* et dans les *bronches* des lésions analogues, quelquefois des ulcérations rappelant celles du typhus abdominal et pouvant être le point de départ d'un œdème de la glotte. Enfin le catarrhe bronchique s'accompagne quelquefois d'atélectasie, d'hypostase, de broncho-pneumonie, ou de pneumonie fibrineuse, rarement d'abcès ou de gangrène du poumon. Huff a observé un cas d'hémoptysie.

La pleurésie, la péricardite, l'endocardite, la péritonite sont des accidents rares. Quelquefois l'épanchement des séreuses est de nature hémorrhagique.

Les *complications* et les affections consécutives peuvent avoir pour point de départ les altérations de la *rate* : telles sont la rupture de cet organe, qui a pour conséquence ordinaire une péritonite rapidement mortelle, les abcès de la rate qui se révèlent en général par des frissons survenant dans la période de convalescence, par le retour de la fièvre et des sueurs ; ces abcès peuvent s'ouvrir dans le péritoine, la plèvre, les poumons, le péricarde, l'estomac, l'intestin, ou se faire jour au dehors à travers les muscles de la région lombaire.

L'*hématurie* a été notée dans quelques cas, et c'est dans des cas de ce genre qu'on a constaté la présence dans l'urine de spirilles qui y avaient été certainement apportés par le sang. Comme affection consécutive, nous mentionnerons la maladie de Bright.

Du côté des *organes génitaux*, notons les métrorrhagies.

Les abcès sous-cutanés et les furoncles apparaissent quelquefois à la suite de la maladie. L'érysipèle et le décubitus sont rares, ainsi que la gangrène de la peau qui s'observe parfois, indépendamment de tout décubitus, au niveau des oreilles, du nez, des lèvres ou du scrotum. A la suite de thrombose artérielle, il peut survenir la gangrène des extrémités. Dans la convalescence, on voit quelquefois se produire des éruptions pustuleuses, bulleuses ou lichenoïdes, d'autres fois la suppuration des ganglions lymphatiques. Nous avons mentionné plus haut la fréquence de la desquamation de la peau.

Les malades restent quelquefois, longtemps après la guérison de la maladie, profondément anémiés, ils ont de l'œdème sans albuminurie et des thromboses cachectiques.

Dans certains cas il se produit pendant la fièvre des déterminations articulaires présentant toutes les apparences du rhumatisme aigu, tuméfaction, douleur, etc., etc. On a aussi observé de la contracture musculaire.


**IV. Diagnostic.** — Le diagnostic de la fièvre récurrente peut être fait, avec la plus grande précision, grâce à la constatation de l'agent spécifique (spirille) dans le sang et à la marche si caractéristique de la température.


**V. Pronostic.** — Le pronostic est, dans les cas normaux et en l'absence de toute complication, assez favorable, puisque la mortalité n'est souvent que de 2 p. 100 et n'atteint qu'exceptionnellement le chiffre de 6 à 12 p. 100. En revanche toute complication assombrit naturellement la situation.

Quant à la forme que nous avons décrite sous le nom de bilieuse typhoïde, elle doit être considérée comme des plus graves, car la mortalité atteint jusqu'à 60 0/0. Divers facteurs, dont il est nécessaire de tenir compte, tels que l'âge, la constitution, etc., etc., peuvent du reste modifier notablement le pronostic.


**VI. Thérapeutique.** — La prophylaxie est la même que celle du typhus exanthématique, et nous renverrons pour ce qui la concerne à ce que nous avons déjà dit précédemment (voir vol. IV, p. 249). Il n'existe pas de remède spécifique contre la fièvre récurrente et c'est au traitement purement symptomatique qu'il faut avoir recours. Dans la *bilieuse typhoïde*, Griesinger a obtenu de bons résultats de la quinine à hautes doses (2 gr). La médication antipyrétique réussit moins bien et la kaïrine seule a produit une rémission de la fièvre. On n'a pas encore essayé l'antipyrine et l'antifébrine. Bogomdow a récemment annoncé qu'il avait plusieurs fois réussi à faire disparaître du sang les spirilles et à abréger la durée de la fièvre au moyen de la solution d'arséniate de soude. L'arsenic avait cependant été essayé, précédemment, à plusieurs reprises sans résultats. Oks prétend aussi que, dans 60 0/0 des cas où il a administré le calomel, il n'y a eu qu'un seul accès et que les accès suivants ont avorté.

## 2. — Malaria.

I. **Étiologie.** — La malaria porte aussi le nom d'impaludisme ou de fièvre paludéenne, à cause de sa prédilection pour les pays marécageux. Plusieurs contrées sont célèbres comme foyers à malaria : telles sont certaines régions marécageuses de l'Italie, de la Grèce, de la Galicie, de la Hongrie, presque toute la zone tropicale.

L'impaludisme s'observe surtout au voisinage des grands fleuves, auprès des deltas, sur le bord des lacs. Tout le monde connaît les foyers palustres qui se trouvent sur les bords du Danube, de la Vistule, du Niémen, du Rhin, de l'Elbe et de l'Oder.

On rencontre aussi un grand nombre de ces foyers sur les bords de la mer, principalement sur les points où les eaux douces se mélangent, sous l'influence des marées, avec l'eau de mer et forment des flaques d'eau stagnante.

Il peut aussi se former des foyers temporaires d'impaludisme. Il suffit pour cela que certaines conditions telluriques se trouvent réunies : telles sont les endémies qui surviennent après les grandes inondations, les pluies abondantes, surtout lorsque celles-ci sont suivies d'une grande sécheresse et d'une température élevée, les épidémies qui accompagnent les défrichements de forêts, le creusement des canaux et des tranchées, le dessèchement des marais. On voit quelquefois apparaître la malaria après une éruption volcanique. Les terres abandonnées à elles-mêmes après avoir été autrefois cultivées deviennent des foyers de fièvre. D'un autre côté on sait à quels dangers d'intoxication tellurique expose le défrichement des sols incultes et vierges. On a vu aussi la fièvre intermittente se développer dans les navires dont la cale est pleine d'eau stagnante et corrompue.

D'une façon générale, on peut dire que la malaria peut se montrer partout où la décomposition et la putréfaction des végétaux sont favorisées par un certain degré d'humidité du sol. Plus les couches superficielles de ce sol seront riches en détritus organiques, plus celui-ci sera poreux et perméable à l'humidité, plus favorables seront les conditions pour la formation d'un foyer palustre. Bien que la maladie ait une prédilection pour les régions basses, les hauteurs n'en sont pas tout à fait indemnes.

Tous ces faits nous amènent à conclure que le poison paludéen provient du sol. La malaria est en effet le type par excellence de l'*infection miasmatique*. Tout individu qui se trouve dans la zone dangereuse, qui respire l'atmosphère de cette zone, est exposé à contracter la maladie, ce qui prouve que le poison s'introduit surtout *par l'air inspiré*. Quant à l'*infection par l'eau de boisson*, elle n'est pas encore démontrée. La propagation de la maladie par l'*intermédiaire de personnes ou d'objets contaminés par le malade* est exceptionnelle.

Il existe cependant dans la science quelques faits qui semblent prouver que la transmission de la maladie peut se faire dans certaines circonstances par l'intermédiaire des personnes. Tel est le fait de Sawyer. Ayant été atteint, dans une localité salubre et où la malaria était inconnue, d'accès de fièvre intermittente dont il avait rapporté le germe de la région palustre où il avait séjourné auparavant, il aurait communiqué la maladie à une dame à laquelle il donnait ses soins. J'ai eu moi-même l'occasion de soigner il y a quelques temps, pour une fièvre intermittente, une servante d'auberge qui n'avait jamais mis les pieds dans un pays de malaria, mais qui servait journellement des ouvriers du chemin de fer de nationalité italienne, dont quelques-uns avaient en ce moment des accidents palustres. Hjelt prétend qu'en Finlande, c'est bien plus souvent par les rapports sociaux ou commerciaux que par le séjour dans les régions marécageuses des bords des lacs et des forêts que la maladie se propage et s'étend. Buchner croit que la sueur du malade est susceptible de donner la fièvre intermittente à une personne partageant son lit.

L'observation montre que le miasme paludéen a de la tendance à se diffuser plutôt dans le sens horizontal que dans le sens vertical, en hauteur, ce qui semble prouver qu'il a une certaine densité.

La *direction du vent* a une influence manifeste sur la marche de l'infection. Geselle cite le fait suivant : Un village assez éloigné d'une tourbière, mais qui se trouvait sous le vent, était devenu un foyer d'impaludisme, tandis que les ouvriers travaillant à cette tourbière et dans les environs de celle-ci échappaient à l'intoxication tellurique. Des obstacles insignifiants ont suffi dans bien des cas à arrêter la propagation des effluves malariennes : ainsi on a vu plus d'une fois un simple mur suffire à préserver une et même plusieurs habitations.

Quant à *la nature du poison palustre*, on était autrefois assez disposé à le considérer comme un composé chimique toxique. La tendance actuelle serait plutôt vers l'hypothèse d'un contage vivant, animé. En tous cas, le microbe spécifique, si microbe il y a, est encore inconnu.

Salisbury et plusieurs autres auteurs après lui ont cru avoir trouvé l'agent de la malaria dans certaines algues du genre palmella: Il est aujourd'hui démontré que ces organismes n'ont rien à voir avec la cause de la malaria.

Klebs et Tommasi-Crudeli ont décrit aussi des formes en bâtonnets, *bacillus malariæ*, qu'ils ont réussi à cultiver et dont l'inoculation aux lapins auraient donné lieu à des symptômes fébriles. Ces résultats ont été confirmés de divers côtés. D'autre part Celli et Marchiafava ont découvert dernièrement dans l'intérieur des globules rouges, peu de temps avant et pendant l'accès, des formes particulières douées de mouvements amiboïdes auxquelles ils ont donné le nom de *plasmodium malariæ* et qui n'appartiendraient pas à l'ordre des schizomycètes, mais bien à l'ordre des protozoaires. Ces résultats ont été confirmés par Golgi et Sternberg (1).

(1) Il nous semble juste de réparer une omission, sans doute involontaire de l'auteur, en rappelant que c'est un Français, Laveran, qui a le premier signalé la présence dans le sang de ces éléments étrangers de formes diverses auxquels chaque observateur a donné un nom différent, que c'est lui que les a le premier étudiés et décrits et les a considérés comme cause de la fièvre intermittente. Ce sont ces mêmes corps que Marchiafava et Celli ont décrits

Les tentatives de culture n'ont donné jusqu'ici aucun résultat. Gerhardt a pu déterminer une fièvre intermittente chez un homme sain à qui il avait inoculé du sang pris à un paludéen au moment de l'accès. Marchiafava, Ciarorchi et Mariotti ont obtenu les mêmes résultats. Avant eux, Dochmann avait eu aussi des résultats positifs par l'inoculation du liquide d'une vésicule d'herpès développée chez un individu atteint de malaria.

La malaria se montre à l'état *endémique, épidémique, pandémique* ou *sporadique*. Dans les localités où elle règne à l'état endémique, il se produit de temps en temps de véritables épidémies. Les *saisons* ont une grande influence sur le développement de ces épidémies, et c'est en général au printemps ou en automne qu'elles débutent. Le rôle de la *température* est aussi fort important. Plus elle sera élevée, plus les marais se dessècheront rapidement, plus, par suite du réchauffement de l'eau qui imprègne les couches superficielles du sol, la décomposition des détritus organiques sera active et plus, par conséquent, seront grandes les chances d'un développement épidémique de la maladie. Dans le zone tropicale, c'est surtout dans la saison des pluies que se produisent les recrudescences épidémiques.

De loin en loin la maladie prend une extension que l'on peut appeler *pandémique*, envahit une partie de la surface du globe, pénètre dans des contrées très éloignées des foyers habituels et visite des localités restées jusque-là indemnes.

Les cas *sporadiques* se déclarent en général chez les personnes venant d'un pays à malaria. Il suffit souvent de s'éloigner du foyer palustre pour guérir spontanément de la malaria. D'autres fois l'individu emporte avec lui le germe de la maladie et les premiers signes ne se montrent qu'après l'arrivée dans un pays indemne d'impaludisme. Les explorations dans les contrées soumises aux effluves telluriques sont tout particulièrement dangereuses. Parmi les conditions qui favorisent l'intoxication miasmatique, signalons surtout le fait de coucher sur le sol humide, le séjour dans le voisinage des marais avant et encore le coucher du soleil.

Les excès de toutes sortes et les refroidissements augmentent considérablement la réceptivité morbide.

L'*âge* et le *sexe* n'ont que peu d'influence. La maladie est beaucoup plus fréquente dans l'enfance qu'on ne le prétend généralement. Elle est rare, il est vrai, dans la première année de la vie, bien qu'on voie cependant quelquefois l'enfant né d'une mère atteinte de fièvres intermittentes présenter, en venant au monde, des accidents palustres. Les cas deviennent plus nombreux de deux à huit ans pour diminuer ensuite.

Quelques auteurs pensent que certaines *races*, notamment la race nègre, ont une réceptivité moins grande pour la malaria. Quant au prétendu *anta-*

sous le nom de plasmodes et que Golgi, Sternberg, Osler ont constatés de leur côté. Quelque divergence qui ait pu se produire entre les divers observateurs au point de vue de l'interprétation des faits, quelle que soit la réserve avec laquelle on doive accepter leurs conclusions, il n'en est pas moins incontestable que c'est à Laveran que revient le mérite de la découverte, et nous ne pouvons que regretter que l'auteur ait cru devoir passer son nom sous silence. (Cons. LAVERAN. Hématozoaires du paludisme. *Ann. Pasteur*, juin 1887.) (*Note du Tr.*)

*gonisme* entre *la phtisie pulmonaire* et *l'impaludisme*, il n'a aucun fondement. L'immunité que donneraient la *grossesse* et *l'état puerpéral* n'est pas mieux démontrée. Goth prétend même que pendant les suites de couche la prédisposition morbide est augmentée. Sur 48 femmes enceintes atteintes de malaria, 41 pour 100 ont accouché avant terme et les enfants avaient un poids inférieur de 669 gr. en moyenne au poids normal.

La malaria se distingue de la plupart des maladies infectieuses en ce que une première atteinte, loin d'être une préservation, *prédispose aux récidives*; quand les individus continuent à séjourner dans la région infectée, l'intoxication miasmatique imprègne de plus en plus l'organisme et peut se prolonger toute la vie.

Les *rapports* de la malaria avec les autres maladies infectieuses méritent de nous arrêter un instant. Sous les tropiques, la dysenterie et la fièvre intermittente sévissent souvent en même temps, de sorte qu'on n'échappe quelquefois à l'une que pour devenir plus sûrement la victime de l'autre affection. Plus d'une fois la malaria a précédé les épidémies de choléra. Nous avons signalé déjà les relations intimes qui existent entre la fièvre récurrente et la fièvre intermittente. Nous rappellerons aussi que le typhus abdominal présente souvent à son début et à sa terminaison des accidents intermittents. En temps d'épidémie de malaria, les autres maladies affectent quelquefois le type périodique. Porter cite le cas d'un amputé chez lequel il se produisait des hémorrhagies intermittentes au niveau du moignon. Fournier dit que chez les syphilitiques la malaria favorise le développement d'accidents spécifiques à forme grave.

**II. Symptômes.** — Les symptômes par lesquels se manifeste l'intoxication tellurique varient extrèmement : aussi distingue-t-on plusieurs formes désignées sous le nom de *fièvre intermittente simple, fièvre intermittente larvée, fièvre intermittente pernicieuse et comitée, fièvre rémittente et continue, cachexie palustre* qui elle-même est tantôt primitive, tantôt secondaire.

La *période d'incubation* varie en moyenne entre 7 et 21 jours. Quelquefois cependant les premiers symptômes de l'empoisonnement palustre se déclarent quelques heures après que l'individu s'est exposé à l'action du miasme. Ainsi on cite des cas où des médecins exerçant dans le voisinage de localités à malaria ont éprouvé, presque aussitôt après avoir traversé la région insalubre, des picotements, une sensation de sécheresse et de constriction dans la gorge et le larynx, et bientôt après éclataient tous les symptômes de l'infection miasmatique. D'autres fois la durée de l'incubation dépasse au contraire de beaucoup les limites normales. C'est ainsi qu'on a vu certaines personnes éprouver les accidents caractéristiques plus de trois mois après avoir quitté le foyer palustre.

Des *prodromes* qui n'ont d'ailleurs rien de caractéristique précèdent souvent la maladie. Le malade est d'une pâleur inaccoutumée, éprouve des frissons, de la fatigue, de la somnolence, a le sommeil agité. Les troubles gastro-intestinaux, perte d'appétit, mauvaise bouche, mauvaise odeur de l'haleine, renvois, vomissements, douleurs au niveau de l'estomac, diarrhée, etc., etc., sont les symptômes les plus habituels.

La forme sous laquelle s'exprime l'intoxication palustre dépend en partie des conditions locales. Tandis que dans nos pays tempérés nous n'observons guère que la forme intermittente simple ou larvée, sous les tropiques et dans les foyers endémiques, c'est le type rémittent et continu ainsi que la cachexie grave qui prédominent. Les formes pernicieuses et comitées sont aussi beaucoup plus fréquentes dans les régions tropicales. Les formes graves ne se voient guère en général chez nous que tout à fait exceptionnellement, à la suite par exemple de grandes inondations ou quand la maladie prend une extension épidémique anormale.

*Fièvre intermittente simple.* — C'est la forme qu'on observe le plus souvent dans nos pays. Elle est caractérisée par des accès fébriles d'une durée de quelques heures, revenant à intervalles périodiques et séparés les uns des autres par une période apyrétique.

Ordinairement l'accès de fièvre commence à une heure déterminée, dure un certain temps et revient à la même heure, 24, 48, 72 heures après. Lorsque l'accès a lieu tous les jours, on a la *fièvre intermittente quotidienne*: s'il ne revient que tous les deux jours, c'est la *fièvre tierce*, et enfin s'il y a entre les accès deux jours d'apyrexie, la fièvre est dite *quarte*. Bien d'autres combinaisons du reste sont possibles. Binz a décrit dernièrement une fièvre octave, et on prétend avoir vu des accès ne revenant que tous les trente jours. En général les types sont d'autant moins accusés que le retour des accès est plus éloigné et s'écarte davantage du type quarte.

Quelquefois le nouvel accès arrive un peu plus tôt que le précédent : *fièvre intermittente antéponente*. De cette façon le type tierce se transforme parfois graduellement en type quotidien ; on observe aussi le phénomène inverse, l'accès retardé sur le précédent: *fièvre intermittente postponente*. D'autres fois un nouvel accès commence avant que celui qui le précède soit terminé ; c'est le type *subintrant*.

Nous signalerons encore le type *double*. Dans le *type quotidien double*, il se produit chaque jour deux accès qui arrivent chacun à une certaine heure et qui diffèrent l'un de l'autre par leur intensité. Le *type double tierce* est caractérisé par des accès revenant tous les jours, mais ceux des jours impairs se distinguent de ceux des jours pairs par certains caractères. Dans le *type double quarte*, il y a deux jours avec accès, puis un jour d'apyrexie suivi de deux jours de fièvre et ainsi de suite.

La *courbe de la température*, dans la fièvre intermittente, est assez typique pour permettre de reconnaître à première vue la maladie.

Les figures suivantes (fig. 33 à 35) donnent les courbes de température des types quotidien, tierce et quarte.

Dans nos régions, c'est le type tierce qui est de beaucoup le plus fréquent. Le type quarte est pour ainsi dire inconnu sous les tropiques. Il n'est pas rare de voir les types, dans le cours de la maladie, passer de l'un à l'autre et changer de rythme. Ainsi la maladie débute souvent par le type quotidien et prend ensuite le type tierce.

On distingue dans l'accès de fièvre proprement dit plusieurs *stades*. Le

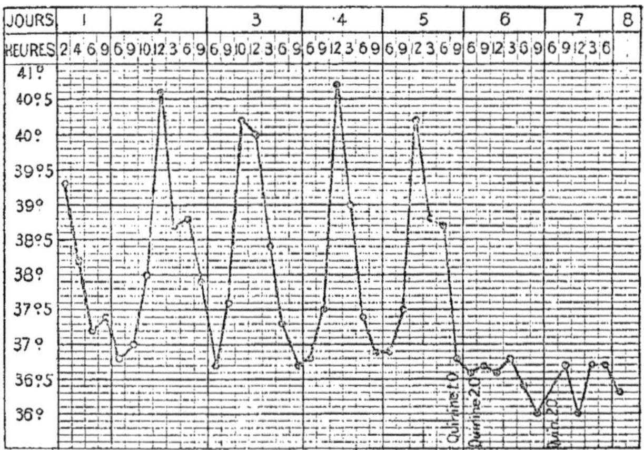

Fig. 33. — *Courbe de la température dans une fièvre intermittente quotidienne chez un piémontais de 33 ans.*
(Obs. personnelle.)

premier est le *stade de froid* puis vient le *stade de chaleur*. Le *stade de sueurs* termine l'accès.

Dans quelques cas la succession des stades est renversée, et c'est à ces cas que l'on donne le nom de *type inverse*. On possède aussi des observations

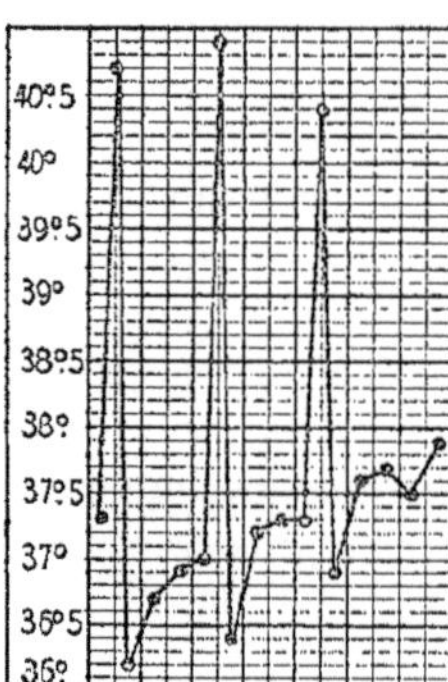

Fig. 34. — *Courbe de la température dans la fièvre tierce* (Obs. personnelle.)

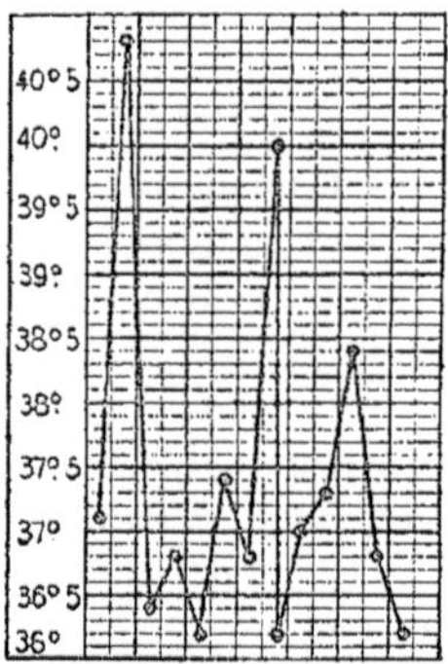

Fig. 35. — *Courbe de la température dans la fièvre quarte* (Obs. personnelle.)

dans lesquelles les divers stades, qui d'habitude se succèdent sans interruption, sont séparés par un intervalle parfois de plusieurs heures ; c'est la *fièvre intermittente divisée*. Sous le nom de *fièvre intermittente erratique*, on désigne la forme dans laquelle les paroxysmes se produisent à intervalles plus ou moins irréguliers. On observe surtout cette forme chez les personnes qui ont eu des atteintes antérieures de malaria.

Le *stade de froid* débute en général d'une façon graduelle. Le malade se sent fatigué, devient pâle, bâille à tous instants, éprouve des tiraillements et des pandiculations. Bientôt apparaît le long de l'épine dorsale avec irradiations dans les membres une impression de froid qui devient de plus en plus forte et se transforme bientôt en véritable frisson. Le malade claque des dents, et le tremblement de tout son corps est parfois si violent que les secousses

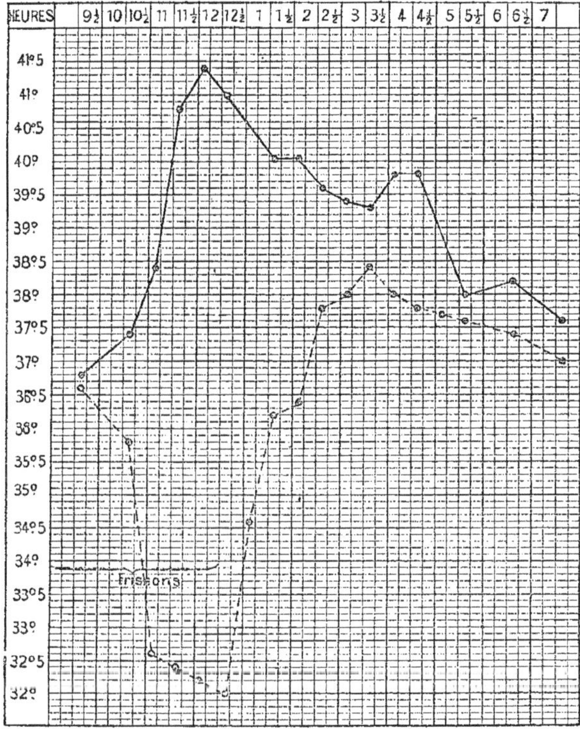



Fig. 36. — *Courbe de la température externe et interne dans un cas de fièvre intermittente quotidienne. La température externe (ligne ponctuée inférieure), a été prise entre les orteils, la température interne au creux de l'aisselle.* (Obs. personnelle. Clinique de Zurich.)

se communiquent au lit et aux objets qui se trouvent dans la chambre. La peau est pâle, glacée et présente une température inférieure de 5 à 7° à la température interne. On observe aussi d'habitude le phénomène dit de *chair de poule*. Le spasme des capillaires de la peau est si prononcé qu'en piquant la pulpe d'un doigt avec une aiguille, il ne s'écoule que peu ou pas de sang, même en comprimant fortement les parties, et que le sang, par suite du ralentissement de la circulation cutanée, est d'une coloration rouge sombre.

La peau a perdu sa turgescence, si bien que les bagues étroites peuvent être facilement enlevées des doigts et tombent même parfois spontanément. Les yeux sont cernés et ternes, les pupilles, dilatées. La plupart des malades se plaignent de vertiges, de lourdeur de tête, de sensations de défaillance, de scotomes et de mouches volantes, de bourdonnements d'oreille. La langue est chargée. Il y a quelquefois des renvois et de violents vomissements. Le pouls et la respiration sont accélérés. Souvent, mais non constamment, les malades rendent une urine claire, aqueuse, abondante. La rate est augmentée de volume et sa tuméfaction devient de plus en plus prononcée à mesure que l'on se rapproche du second stade. Il n'est pas rare de trouver les régions épigastrique et hépatique douloureuses à la pression ainsi que la région rénale qui est même quelquefois le siège de douleurs spontanées. La *marche de la température* offre un intérêt tout particulier. De Haen a été le premier à signaler l'élévation excessive de température pendant le stade de froid. C'est en général vers la fin de ce stade qu'elle atteint son acmé. On a observé jusqu'à des températures de 44° (Hirtz) (voir fig. 36).

La durée du stade de froid est en moyenne de une à deux heures, mais il n'est pas rare de la voir se prolonger beaucoup plus longtemps.

Le début du *stade de chaleur* s'annonce par une sensation intérieure de plus en plus forte de chaleur qui gagne bientôt la périphérie et succède au sentiment de froid du stade précédent. Objectivement, la température de la peau, ainsi que l'a constaté sous nos yeux Schülein, à la clinique de Frerichs, s'élève et se rapproche de la température interne. Celle-ci, au début du stade, tantôt se maintient au niveau qu'elle a atteint à la fin du stade précédent, tantôt, mais plus rarement, s'élève encore un peu. La peau devient turgescente et donne à la main une sensation de chaleur sèche et brûlante. Le pouls et la respiration s'accélèrent encore. Le pouls radial est plein, fort et dicrote; la face est congestionnée, les conjonctives sont injectées et l'œil brillant. Les vertiges, les bourdonnements d'oreille, la céphalalgie persistent. L'artère temporale est soulevée avec force par ses battements. On attribuait autrefois à tort une grande importance à la sensation de compression qu'éprouve le malade au niveau des vertèbres inférieures du cou et des vertèbres supérieurs du dos. Du côté du cœur, le ventricule droit paraît dilaté et le premier bruit prend un caractère soufflant. Il n'est pas rare de percevoir en même temps un souffle systolique dans la carotide et les autres grosses artères. Du côté des poumons, on constate la rudesse du murmure respiratoire, des râles secs et humides, en un mot, tous les signes d'un catarrhe bronchique. La rate augmente encore de volume, et on perçoit quelquefois à son niveau un souffle vasculaire continu ou systolique dû sans doute à l'énorme dilatation des vaisseaux spléniques. Les malades ressentent souvent des douleurs et une sensation de constriction dans cette région. Les régions hépatique et épigastrique continuent à être sensibles à la pression et il n'est pas rare de trouver le foie augmenté de volume. L'urine est rare, et présente tous les caractères de l'urine fébrile.

L'analyse de l'urine dans la fièvre intermittente a été faite bien des fois et d'une façon très minutieuse, car on espérait y trouver la clef des modifications qu'imprime à ce liquide le processus fébrile, pris dans son acception la plus générale. Les premières recherches dans ce sens ont été faites par Jochmann et Traube. La quantité d'urée augmente considérablement dans le stade de froid et atteint d'habitude son maximum vers la fin de ce stade. Ringer a même constaté que l'élimination critique de l'urée commence avant le frisson. Puis pendant le stade de chaleur, et encore plus dans le stade de sueurs, cette élimination décroît lentement. Fränkel observe avec juste raison que la quantité d'urée excrétée pendant le paroxysme fébrile est dans certains cas moins grande que celle de la période apyrétique, et qu'il ne faut pas par suite confondre la production et l'élimination de l'urée ; la première est certainement accrue pendant la fièvre et ce n'est que l'élimination qui serait suspendue ou diminuée. Quand on coupe les accès au moyen de la quinine, l'accroissement de l'excrétion d'urée persiste (Redtenbacher, Ringer, Senator), et cet accroissement se produit au moment même où devait avoir lieu le paroxysme fébrile.

L'acide urique augmente peu. En revanche l'excrétion d'acide phosphorique est accrue. La façon dont se comportent les chlorures mérite d'être signalée. Tandis qu'ils diminuent dans les états fébriles en général, dans la fièvre intermittente, leur augmentation marche parallèlement à celle de l'urée (Vogel, Fränkel). Hammond cependant n'a trouvé aucun changement, et Ulhe aurait même constaté une diminution.

La *durée* de ce stade varie en général entre trois et quatre heures, mais elle se prolonge dans certains cas, bien davantage, dix heures et même plus.

Le *stade de sueurs* s'annonce par la diminution de la sensation de chaleur brûlante que ressentait le malade dans le stade précédent. La peau, des parties couvertes, en particulier du creux de l'aisselle, devient moite, et bientôt apparaissent d'abondantes sueurs d'odeur aigre qui ruissellent en grosses gouttes sur le front, le visage et plus tard sur toute la surface du corps. La température s'abaisse rapidement et descend souvent à la fin du stade au dessous de la normale. Le pouls devient mou et se ralentit. La sécheresse de la bouche est moins grande. La rate diminue de volume. L'urine est rare et laisse déposer souvent des sédiments briquetés d'urates. Beaucoup de malades tombent dans un sommeil profond dont il se réveillent avec un vif sentiment de soulagement et de bien-être. La plupart, une fois l'accès passé, surtout dans les premiers temps de la maladie, semblent complètement rétablis et reprennent leurs habitudes et leurs travaux.

Le stade de sueurs dure en général de deux à quatre heures, de sorte que la durée totale de l'accès serait en moyenne de six à dix heures ; mais, par suite de la prolongation des divers stades, cette moyenne est assez souvent dépassée. En général l'accès commence entre minuit et midi. Il y a cependant quelques exceptions méritant d'être signalées. Ainsi Da Costa Alvarenga raconte l'histoire d'une femme dont les traits s'altéraient, la face pâlissait extrêmement sans qu'on pût deviner la cause de ces troubles. Tout s'expliqua quand on eut pris la température pendant la nuit : on reconnut, en effet, qu'on avait affaire à une fièvre intermittente dont le paroxysme avait lieu un peu avant minuit.

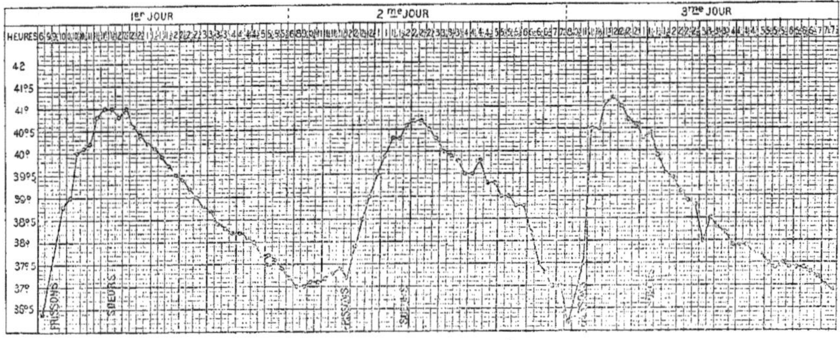


Fig. 37. — *Courbe de la température prise tous les quarts d'heure dans un cas de fièvre intermittente quotidienne chez une femme de 24 ans. Durée de la maladie, quatre semaines. (Obs. personnelle. Clinique de Zurich.)*

Si l'on examine la marche de la température pendant l'accès, on voit que l'ascension est beaucoup plus rapide que la descente. La courbe, ainsi qu'on peut le constater dans la figure 37, ne présente que de rares et de faibles brisures et forme une ligne à peu près continue.

Il est surprenant de voir avec quelle rapidité diminue dans quelques cas le *poids du corps* à la suite des accès. Le Piémontais dont la courbe de température est représentée dans la figure 33 avait eu avant son entrée à l'hôpital deux accès. Au moment de son admission il pesait 56 kil. Huit jours après, le poids n'atteignait plus que 52 kil. 750 gr., bien qu'il n'ait eu dans cet espace de temps que cinq accès. Une fois débarrassé de sa fièvre, il ne reprit son embonpoint que très lentement, et au bout de huit jours absolument apyrétiques il ne pesait que 53 kil.

La *durée* de la fièvre intermittente simple dépend en partie du milieu dans lequel vit l'individu atteint. S'il habite une région à malaria, la maladie peut se prolonger toute la vie. Si, au contraire, il quitte la localité insalubre pour se fixer dans un pays indemne, la fièvre peut guérir spontanément au bout d'une à deux semaines. C'est ce dont il ne faut pas oublier de tenir compte quand on expérimente, dans un hôpital surtout, quelque nouveau médicament contre la fièvre. Rühle a trouvé dans un épidémie régnant à Bonn, ville ordinairement indemne de malaria, une durée moyenne de six à huit semaines. Tant que la rate est grosse, les récidives sont à craindre.

Les *complications* sont d'ordinaire peu nombreuses et peu importantes dans la fièvre intermittente simple. Chez les enfants, on observe parfois des convulsions dans les stades de froid et de chaleur. Les troubles gastro-intestinaux sont aussi habituellement très marqués chez eux. Curtmann a signalé comme un phénomène à peu près constant l'enduit gris de plomb qui recouvre le dos de la langue depuis le sommet jusqu'aux papilles caliciformes. Du côté de la rate, on a observé une fois la rupture de l'organe au début de l'accès, rupture due probablement à la surcharge de sang qui se produit dans les organes internes par suite de la contraction spasmodique des vaisseaux périphériques. Dans l'urine, il y a parfois des traces d'albumine et exceptionnellement de l'hématurie et de l'hématinurie (Badger et Stranz). Du côté de la peau, signalons la fréquence de l'herpès siégeant le plus souvent sur les lèvres, quelquefois sur les autres parties du visage et même sur la voûte palatine. Des exanthèmes ortiés ou érythémateux ne sont pas non plus très rares.

Parmi les *affections consécutives*, il faut citer en première ligne l'*anémie palustre*. Le malade est d'une pâleur extrême, ses lèvres et ses muqueuses ont la blancheur de la cire; il présente en un mot toutes les apparences de la cachexie. Kelsch, qui a étudié d'une façon spéciale les altérations du sang dans le cours de la maladie, a trouvé qu'au début, pendant la période fébrile, les globules blancs et les globules rouges diminuaient de nombre, surtout les premiers. Les globules rouges sont presque tous d'une grosseur anormale, de sorte que la macrocythémie se joint à l'oligocythémie. La proportion d'hémoglobine est d'un cinquième au-dessous de la normale. La diminution des globules blancs est d'autant plus marquée que la rate est plus grosse. Une fois l'accès passé, le chiffre des globules blancs augmente, et souvent on trouve de nombreuses granulations dans le sang. La *mélanémie* est aussi une des conséquences fréquentes de la fièvre intermittente (voir vol. IV). Il en est de même de la *leucémie*. Quelquefois il se développe des affections cardiaques, l'endocardite, l'endocardite ulcéreuse, qui, d'après Lancereaux, aurait pour siège de prédilection les valvules sigmoïdes, la myocardite. Dans certains cas on observe des lésions chroniques du foie et des reins, lésions interstitielles, atrophiques; d'autres fois, la dégénérescence amyloïde de divers organes. Il se produit quelquefois de l'hydropisie sans albuminurie, de la glycosurie qui peut être le point de départ d'un diabète sucré persistant. D'une importance beaucoup plus secondaire est la polyurie que j'ai eu plusieurs fois l'occasion d'observer dans la convalescence, et qui s'observe du reste aussi dans plusieurs autres maladies infectieuses. Mentionnons encore, comme suites de la fièvre intermittente, la parotidite, la thyroïdite (Zesas), le noma, les hémorrhagies multiples, la dyspepsie, l'aliénation mentale.

La *fièvre intermittente larvée* se caractérise par des troubles fonctionnels de nature variée qui reviennent périodiquement à intervalles réguliers et qui sont en général guéris par la quinine. Ces troubles peuvent être ou non précédés de quelques prodromes, courbature, légers frissons, légère élévation de température. La rate est quelquefois tuméfiée; le plus souvent elle est normale.

La forme qui s'observe le plus fréquemment est la *névralgie intermittente* qui affecte de préférence le trijumeau, principalement son rameau susorbitaire. Mais elle peut aussi siéger sur d'autres nerfs, nerfs intercostaux, nerf sciatique, occipital, nerfs ciliaires, nerfs du testicule. Quelquefois, la névralgie voyage d'une branche nerveuse à une autre.

Dans d'autres cas, l'intoxication palustre se manifeste par des paralysies intermittentes, des crampes, de l'hyperesthésie ou de l'anesthésie. On a décrit aussi une hystérie, une aliénation mentale, un délire, une aphasie, une agrypnie intermittente. Les contractures peuvent aussi affecter ce type et Bertrand a signalé dernièrement le torticolis intermittent.

Quelquefois ce sont des épanchements articulaires, l'arthralgie, surtout la coxalgie, qui présentent la forme intermittente.

Du côté de la peau, on observe des œdèmes, de l'anasarque généralisé, des exanthèmes de nature diverse, érythème, érysipèle, urticaire, pemphigus, hémorrhagies et même des processus gangréneux qui présentent tous dans leur marche un caractère de périodicité manifeste.

Signalons encore parmi les accidents pouvant affecter le type intermittent et être l'expression de l'intoxication tellurique, la surdité, l'amaurose, l'otite, la paralysie des cordes vocales, les accès d'éternuements, de toux, d'asthme, les vomissements, les renvois, la gastralgie, le tympanisme, etc. Quelquefois il se produit dans les divers organes des hémorrhagies intermittentes, des gonflements douloureux des seins, des testicules. Mentionnons enfin la dysurie, la constipation, la diarrhée intermittente.

Dans certains cas, il n'existe aucune manifestation autre de l'intoxication palustre, d'autres fois la forme larvée a été précédée ou est suivie d'accès de fièvre bien caractérisés.

*Fièvre pernicieuse et comitée*. — La fièvre pernicieuse et comitée se distingue, soit par l'intensité anormale de l'un des symptômes habituels de l'accès, intensité assez grande pour menacer la vie du malade, soit par l'existence de quelque accident étranger à la symptomatologie normale. La gravité du reste peut résulter, en l'absence de toute complication, de la débilité de l'individu, de la diminution de sa résistance vitale ; c'est ce qui arrive chez les vieillards et les enfants par exemple. Mais le danger peut aussi provenir de la malignité du poison tellurique. Ces formes pernicieuses sont beaucoup plus fréquentes sous les tropiques et dans les foyers endémiques que dans nos régions. Quand la maladie n'est pas rapidement et énergiquement combattue, elle se termine en général par la mort. Il n'est pas rare de voir l'affection débuter par un premier accès assez bénin, et ce n'est qu'aux suivants que se montrent les symptômes pernicieux.

Énumérons rapidement les formes les plus fréquentes de la fièvre pernicieuse.

*Fièvre pernicieuse algide*. — Après un stade de froid très violent, la réaction ne se fait pas, le malade se refroidit de plus en plus, le pouls devient petit, insensible, et la mort arrive au milieu des symptômes de collapsus.

*Fièvre pernicieuse diaphorétique*. — Les deux premiers stades sont normaux, mais dans le dernier, les sueurs arrivent avec une telle abondance que le malade, après être tombé dans le coma ne tarde pas à succomber avec les mêmes symptômes que dans la forme précédente.

*Fièvre pernicieuse syncopale*. — En général, dans la période de froid, le malade éprouve des défaillances et tombe dans une profonde syncope dont il ne se réveille pas toujours.

*Fièvre pernicieuse comateuse*. — Le malade, au moment du stade de chaleur surtout, perd de plus en plus connaissance, reste un ou deux jours dans un état comateux qui se termine le plus souvent par la mort.

*Fièvre pernicieuse apoplectique*. — Elle est caractérisée par une sorte d'attaque d'apoplexie cérébrale, avec paralysie transitoire ou persistante.

*Fièvre pernicieuse épileptique, tétanique, hydrophobique, délirante, éclamptique*. — Les noms seuls de ces formes indiquent assez leurs caractères. Quelquefois il se produit un état de mort apparente. Trousseau raconte qu'un malade atteint de cette forme de fièvre fut apporté à la salle d'autopsie. On s'aperçut heureusement à temps de l'erreur et on put le rappeler à la vie.

Dans la *fièvre pernicieuse bronchitique*, on se trouve en présence d'un catarrhe bronchique des plus violents, accompagné parfois de dyspnée et d'asthme.

La *fièvre pernicieuse pneumonique* se caractérise par une pneumonie dont les symptômes, ainsi que la fièvre, présentent le type intermittent. Il y a aussi une *fièvre pernicieuse pleurétique et péricardique*.

Dans la *fièvre pernicieuse cardiaque*, on observe des crises de palpitations et de la parésie du myocarde accompagnées souvent d'une vive douleur dans la région cardiaque.

On nomme *fièvre pernicieuse cardialgique*, des crises violentes de gastralgie à forme intermittente. On a encore décrit la *fièvre pernicieuse cholérique* et *dysentérique* dans lesquelles il se produit, soit une diarrhée riziforme avec symptômes d'algidité, soit des selles sanglantes avec épreintes et ténesme, la *fièvre pernicieuse ictérique, péritonitique, hémorrhagique* avec hémorrhagies du nez, des poumons, de l'estomac, de l'intestin, des reins, des organes génitaux, la *fièvre pernicieuse amaurotique, érysipélateuse et lymphangitique* (Bousel-Roncière) (1).

La *fièvre rémittente et continue* est surtout une affection de la zone tropicale et ne s'observe guère dans la zone tempérée que dans les violentes épidémies de malaria. Quelquefois une fièvre intermittente se transforme insensiblement en rémittente, ou même en continue. Les symptômes prédominants sont d'ordinaire les troubles gastriques et la tuméfaction de la rate, parfois aussi du foie. Quelquefois les troubles ictériques avec selles et vomissements hémorrhagiques sont si accusés et si prédominants que l'on pourrait croire à une fièvre jaune. D'autres fois, ce sont des manifestations dysentériformes qui sont au premier plan ou bien un état typhoïde.

La fièvre rémittente ou continue dure de quelques jours jusqu'à plusieurs semaines. Quand la maladie est méconnue et n'est pas traitée comme il convient, l'issue est souvent funeste.

On a décrit récemment sous le nom de *fièvre bilieuse hématurique*, une forme caractérisée par de l'ictère grave et des urines hémorrhagiques.

La *cachexie palustre*, ainsi que nous l'avons déjà dit, est souvent secondaire et se montre à la suite de fièvres intermittentes ou d'autres formes de l'intoxication tellurique. Mais elle peut être aussi primitive, apparaître d'emblée sans être précédée d'autres symptômes. Cette cachexie primitive s'observe surtout dans les foyers intenses de malaria. Les malades prennent une coloration cireuse, éprouvent des palpitations, de l'essoufflement. Le cœur est dilaté et on perçoit un souffle systolique à son niveau et dans les veines du cou. L'appétit est perdu, la langue chargée, la bouche mauvaise. Il y a des renvois, des vomissements, quelquefois de la diarrhée pouvant même présenter le caractère dysentériforme. La rate et le foie sont augmentés de volume. On observe dans certains cas des tremblements, de la chorée, des paralysies, des crampes, de la contracture, enfin des troubles psychiques. Borelli a signalé l'atrophie des organes génitaux mâles et la féminisation graduelle de l'habitus.

Les *affections consécutives* que nous avons énumérées à la page 342, à

(1) Des médecins qui ont pu observer de près les fièvres palustres en Algérie ou aux colonies et dont par suite l'autorité et la compétence sont incontestables, mettent en doute l'existence de plusieurs de ces formes. Il est certain que les médecins qui exercent dans les pays à malaria ont une tendance marquée à rapporter à l'impaludisme tous les accidents dont ils sont témoins et c'est là, sans doute, la raison de cette multiplicité de formes, dont quelques-unes d'une authenticité tout au moins douteuse. Ainsi Collin nie la pneumonie intermittente dont on ne connaîtrait pas un seul exemple authentique. Sorel prétend que ces prétendues inflammations intermittentes des viscères (pneumonie, néphrite, etc., etc.) ne sont que de simples congestions n'ayant en rien le caractère des véritables pneumonies, des vraies néphrites. (*Note du Tr.*)

propos de la fièvre intermittente simple, s'observent aussi dans toutes les autres formes de malaria.

**III. Lésions anatomiques.** — La maladie étant dans nos pays rarement mortelle, les lésions anatomiques déterminées par l'intoxication palustre sont peu connues.

Presque toujours la *rate* est augmentée de volume. La tuméfaction au début est uniquement due à l'hyperhémie et à la congestion, qui peut être assez intense pour déterminer la rupture de la rate. On trouve quelquefois dans l'intérieur de l'organe des infarctus hémorrhagiques, plus rarement des abcès et de l'inflammation périsplénitique. A une époque plus avancée de la maladie, la rate devient plus dure et présente des lésions hypertrophiques. Ce n'est pas ici le lieu de décrire les altérations mélaniques et amyloïdes.

Dans le *foie*, dont les lésions ont été décrites par Kelsch et Kiener, à côté des altérations mélaniques, on trouve un processus hyperplasique.

On a beaucoup discuté sur la *nature et la pathogénie* de la maladie. Les anciens auteurs pensaient que le poison palustre portait surtout son action sur la rate, et que la malaria devait être considérée comme une affection de cet organe. Il existe cependant des cas où il n'y a pas trace d'engorgement splénique. La tendance actuelle est d'admettre une action primitive du miasme sur le système nerveux, notamment sur le centre régulateur thermique ; la rate ne serait qu'une sorte de réservoir où viendrait s'accumuler le poison. La périodicité des accès, la pathogénie des formes larvées et comitées sont restées jusqu'ici inexplicables.

**IV. Diagnostic.** — Il n'est pas toujours facile de reconnaître la malaria sous les formes si nombreuses et si multipliées sous lesquelles elle se manifeste, et le diagnostic doit s'appuyer surtout sur la périodicité des accidents, sur le fait de la part du sujet de s'être exposé aux émanations miasmatiques et enfin sur les effets de la quinine.

La fièvre intermittente simple peut être confondue avec la pyohémie, l'endocardite ulcéreuse et avec la phtisie pulmonaire ; aussi dans les cas douteux, faut-il examiner avec soin les poumons, le cœur, et voir s'il n'existerait pas quelque traumatisme ou quelque plaie.

Dans les fièvres pernicieuses et comitées, il est facile de méconnaître la nature et la cause des accidents.

La fièvre rémittente et continue peut être confondue avec l'ictère grave, la fièvre jaune ou la dysenterie.

**V. Pronostic.** — Le pronostic dépend en partie de la possibilité qu'a le malade de quitter la région insalubre. S'il continue à y résider, on ne peut guère espérer une guérison durable ; l'intoxication pénètre de plus en plus l'organisme et aboutit à la cachexie, aux dégénérescences amyloïdes des divers organes et au marasme. La maladie est en général beaucoup plus grave dans les régions tropicales que dans nos pays. Le pronostic est d'autant plus favorable que le type intermittent est plus accusé. Les fièvres pernicieuses et comitées, la rémittente et la continue sont particulièrement dangereuses quand elles ne sont pas reconnues à temps. Inutile d'ajouter qu'à conditions égales, la maladie est beaucoup plus grave chez les enfants, les vieillards et chez les individus affaiblis.

**VI. Thérapeutique.** — La prophylaxie de la malaria est du ressort à la fois de l'hygiène publique et de l'hygiène individuelle. Dans les régions palustres il faut ou dessécher le sol ou élever le niveau de la nappe d'eau, de façon à empêcher la formation de vases alternativement découvertes et recouvertes par les eaux dans les endroits marécageux. Pour dessécher les terrains trop humides, on a conseillé récemment la plantation d'eucalyptus globulus, myrtacée originaire de l'Australie (1).

Par la rectification du cours des rivières, par leur endiguement ou le curage de leur lit, on peut prévenir les inondations et les débordements. La mise en culture des pays infectés est aussi un moyen d'assainissement souvent employé.

La prophylaxie individuelle pour les personnes habitant les foyers de malaria consiste à ne pas séjourner trop longtemps dans les endroits plus particulièrement dangereux, surtout après le coucher du soleil, à ne pas coucher sur le sol et à ne pas se servir de l'eau de la localité. On se préservera avec soin des refroidissements et des excès de toutes sortes et on adoptera autant que possible les habitudes des indigènes dans ce qu'elles ont de conforme à l'hygiène. Il sera prudent de choisir comme chambre à coucher une pièce située aux étages supérieurs et bien exposée au soleil. Il faut soigneusement éviter de dormir les fenêtres ouvertes et de manger du poisson, des fruits acides, du melon, des pêches, des concombres, etc., etc.

L'emploi préventif de la quinine, de l'arsenic, de la gentiane, de la strychnine ne présente pas d'avantages bien manifestes ; l'organisme, en effet, s'habitue rapidement au médicament, et le but que l'on se proposait est manqué.

Au moment de l'accès, le malade devra garder le lit. Pendant le stade de froid on le recouvrira avec de chaudes couvertures que l'on enlèvera plus tard, et pour calmer sa soif on lui donnera de la limonade. Contre les vomissements, on prescrira la glace ou l'eau de Seltz. On ne permettra au malade de se lever que lorsque les sueurs auront cessé depuis quelques heures au moins.

La quinine est le véritable spécifique de l'intoxication tellurique. On

(1) Les tentatives faites de divers côtés dans les régions soumises aux influences miasmatiques ne semblent guère devoir confirmer les espérances, peut-être un peu hâtives que l'on avait conçues à l'égard de l'action anti-malarienne des plantations d'eucalyptus. Les trappistes avaient fait d'importantes plantations de cet arbre dans un des endroits les plus mal famés de la campagne romaine, au lieu dit de *Tre fontane*. Ces plantations n'ont amélioré en rien la situation, et la malaria a continué à y sévir avec une telle intensité que le couvent a dû être abandonné. En Australie, la fièvre régnerait dans les forêts d'eucalyptus. En Algérie, les insuccès sont nombreux (voir TOMMASI CRUDELI. *C. r. Acad. dei Lincei,* mai 1877). (*Note du Tr.*)

l'administrera sous forme de chlorhydrate à la dose de 1 à 2 gr. pendant 2 ou 3 jours, 3 heures avant l'heure présumée de l'accès. Les jours suivants on ne donnera que moitié ou le quart de la dose et on continuera ainsi jusqu'à ce que la tuméfaction de la rate ait disparu et qu'on n'ait plus à craindre de récidive. Si la quinine est rejetée par les vomissements, on l'administrera en injections sous-cutanées (chlorhydrate de quinine, glycérine, eau distillée ââ 3 gr. M. D. S. Chauffez. Injecter 2 seringues), ou bien encore en lavements tièdes auxquels on ajoutera un peu d'amidon.

Après la quinine, il faut placer l'arsenic qui, dans certains cas a donné de bons résultats. (Liqueur d'arséniate de potasse, 5 à 8 gouttes, 3 fois par jour après le repas.)

Quand les accès ont disparu, on prescrira contre l'anémie le fer et l'arsenic. Teinture de chlorure de fer, 20 gr. Liqueur d'arséniate de potasse. 5 gr. 25 gouttes, trois fois par jour, après le repas.)

On a aussi conseillé quantité d'autres médicaments ; mais aucun n'a une action aussi sûre, aussi fidèle que la quinine. Nous signalerons parmi ceux-ci : *a*) la cinchonine, la quinidine, la quinoïdine, la cinchonidine ; *b*) les feuilles d'eucalyptus globulus, la teinture, et l'eucalyptol ; *c*) l'acide phénique, l'acide salicylique, la résorcine ; *d*) la salicyline, la berbérine, la lupuline, la gentianine, l'apiol, l'acide picrique, le laurus nobilis, la strychnine, la santonine, le sulfate de buxine (Massolini), l'élaterium, la centauraea-calcitrapa ; *e*) le bromure de potassium, l'iodure de potassium, le chlorure de sodium, l'acide sulfureux et les sulfites, le nitrate de potasse, l'acétate de potasse ; *f*) la solution de perchlorure de fer, les préparations mercurielles ; *g*) le chloroforme ; *h*) le gelsemium sempervirens ; *i*) le chlorhydrate de pilocarpine ; *k*) la faradisation de la rate, la galvanisation du grand sympathique. Dans certains pays, en Souabe par exemple, de copieux repas passent pour un moyen très efficace contre l'intoxication palustre.

### 3. — Peste. Pestilentia.

*Peste à bubons. Beulenpest.*

1. **Étiologie.** — Les premières épidémies de peste dont on ait conservé des relations remontent bien au delà de l'ère chrétienne. Il est difficile de se faire aujourd'hui une idée des ravages que faisaient de pareilles épidémies. Certaines d'entre elles ont au moyen âge enlevé plus du quart des habitants des pays atteints. On a décrit sous le nom de *peste noire* des épidémies de cette maladie qui, au XIVe siècle, jetèrent l'épouvante et la terreur dans presque toute l'Europe. Depuis le milieu du siècle actuel cette partie du monde avait été épargnée, mais en 1878-79, elle a été de nouveau menacée par le foyer épidémique qui s'est formé sur les bords du Volga.

En Orient, la maladie devient de plus en plus rare, bien qu'il y ait toujours de temps à autres de petites épidémies circonscrites. Le *foyer origi-nel* de la peste paraît être l'Inde et l'Asie intérieure.

Quand la peste se déclare dans un pays où elle ne sévit pas endémiquement, c'est toujours à la suite de l'importation du germe; les quarantaines et l'isolement rigoureux sont donc le plus sûr moyen de se préserver de la maladie. Celle-ci se propage d'autant plus facilement et avec d'autant plus de rapidité dans une localité que les habitants sont plus pauvres et vivent dans de plus mauvaises conditions hygiéniques. Le climat, les saisons, la constitution du sol ne jouent qu'un rôle tout à fait secondaire. Une première atteinte ne confère pas l'immunité, mais les atteintes postérieures sont en général plus bénignes. La maladie frappe tout le monde sans distinction d'âge ou de sexe. On a même constaté les lésions caractéristiques sur un fœtus provenant d'une mère atteinte de la peste. L'influence de la race sur la réceptivité tient surtout aux différences d'habitudes et de manière de vivre.

On a longtemps cru au développement spontané de la peste; mais il n'a jamais été démontré et n'est guère vraisemblable. On a aussi beaucoup discuté sur le danger que présente le contact immédiat du malade. Aujourd'hui on ne l'admet généralement pas. En tous cas il est absolument prouvé que la maladie peut se transmettre par les objets de toutes sortes qui proviennent du pestiféré, et que c'est surtout de cette façon qu'elle se propage. Aussi le gouvernement russe prescrivit-il en 1878-79 de brûler les cabanes, le mobilier et même les cadavres et la mesure fut rigoureusement appliquée.

On ne sait rien de positif sur la nature de l'agent spécifique. Cependant dans la dernière épidémie d'Astrakan, on a signalé la présence de petits corpuscules brillants dans le sang et peut être aussi dans le pus des bubons. Depuis les temps les plus reculés, il est du reste admis que l'agent virulent se trouve dans le sang et dans le pus.

**II. Symptômes.** — On peut définir la peste une maladie infectieuse aiguë caractérisée par l'inflammation des ganglions lymphatiques internes et périphériques avec tendance à la suppuration. Au point de vue de la symptomatologie générale, elle rappelle assez bien le typhus, d'où le nom de typhus à bubons.

On admet en général pour la période d'incubation une durée de deux à sept jours; cependant les opinions sont assez partagées sur ce point et plusieurs auteurs lui donnent une durée plus courte ou plus longue.

Hirsch a distingué trois degrés dans la maladie.

Dans la *forme la plus légère*, les malades se sentent si peu malades qu'ils continuent à aller et venir; aussi sont-ils les agents les plus actifs de la propagation de la maladie. Les prodromes font défaut et un frisson marque d'ordinaire le début de la maladie. Puis surviennent la céphalalgie, les vomissements, la constipation. En même temps les ganglions périphériques, notamment ceux de l'aine, de la cuisse, de l'aisselle, du cou, de la région sous-maxillaire, se tuméfient et deviennent douloureux, mais rarement d'une façon symétrique. Au bout de trois à six jours, quelques-uns s'ouvrent et il s'en écoule du pus. Une apparition de sueurs abondantes termine la maladie et le patient entre alors en pleine convalescence. Les cicatrices des bubons sont dans ce cas peu marquées et superficielles.

Dans les *cas de moyenne gravité*, les symptômes sont plus accusés. Les conjonctives sont vivement injectées et quelquefois il se produit des hémorrhagies sous-conjonctivales. Le délire et la perte de connaissance sont fréquents. La température est élevée. Il se développe des pustules et des pétéchies sur la peau ; la langue est recouverte d'un enduit blanc épais. Enfin apparaissent les bubons. Leur suppuration est en général considérée comme un favorable augure. Lorsque l'issue est funeste, elle se produit en général au bout de quatre à six jours ; la guérison met de une à trois semaines à se faire.

La *forme grave* se présente avec les caractères d'une maladie pour ainsi dire foudroyante. Le malade éprouve de vives angoisses, mais conserve parfois sa connaissance jusqu'à la fin. La marche est si rapide que les bubons n'ont pas le temps de se développer et sont à peine accusés. Il y a des vomissements incoercibles, une constipation opiniâtre. La sécrétion urinaire est quelquefois supprimée. On constate tous les signes d'une profonde altération du sang, notamment des hémorrhagies de la peau, de l'estomac, de l'intestin, des reins et des poumons. L'un des caractères les plus saillants de la peste noire du moyen âge était la fréquence des hémorrhagies pulmonaires. La mort ne tarde pas à arriver dans le collapsus.

La *convalescence* se prolonge quelquefois très longtemps. Les *récidives* ne sont pas rares.

Les principales *affections consécutives* sont les furoncles de la peau et des muscles, la parotidite, la pneumonie, les paralysies et l'aliénation mentale, l'otite et les hydropisies.


**III. Lésions anatomiques.** — Les altérations, ainsi que l'a signalé récemment Virchow, ne portent pas seulement sur les ganglions périphériques, mais aussi sur les ganglions internes. Ces lésions consistent principalement en hyperhémie, œdème inflammatoire, hyperplasie du tissu adénoïde et du tissu conjonctif, quelquefois foyers hémorrhagiques, nécrose et suppuration de certains points. La rate est presque toujours augmentée de volume. Il en est de même du foie et des reins dont les éléments présentent souvent le trouble granuleux. Il y a souvent des hémorrhagies plus ou moins considérables dans les organes internes.


**IV. Diagnostic. Pronostic. Thérapeutique.** — Le *diagnostic* n'est pas toujours facile et les discussions auxquelles ont donné lieu les épidémies des dernières années le démontrent pleinement. C'est principalement avec la fièvre typhoïde, la malaria, le charbon et la syphilis que la confusion est possible, surtout dans les cas où il n'y a pas de diathèse hémorrhagique.

Le *pronostic* est très grave. La mortalité dépasse 90 p. 100.

L'expansion de la maladie ne peut être prévenue que par des mesures très rigoureuses d'isolement et de quarantaine. Il ne faut pas hésiter en pareil cas à livrer au feu les cadavres des pestiférés et tout leur mobilier, voire même leurs maisons. Contre la maladie une fois déclarée, on ne peut que faire de la médecine des symptômes.

# QUATRIÈME PARTIE

## MALADIES INFECTIEUSES AVEC PRÉDOMINANCE DES DÉTERMINATIONS MORBIDES SUR LES ORGANES RESPIRATOIRES

### 1. — Coqueluche. Toux convulsive.

### *Keuchhusten. Stickhusten.*

I. Étiologie. — Que la coqueluche soit une maladie transmissible et contagieuse, c'est ce que nul ne met en doute. La démonstration en est faite, non seulement par le développement épidémique que prend souvent la coqueluche, mais aussi par le fait que dans la plupart des cas la maladie s'est déclarée à la suite de rapports avec un coquelucheux. La communauté de lit et de chambre, les écoles, les squares, les églises et autres endroits de réunion sont tout autant de causes et d'occasions de propagation de la maladie.

Mais la coqueluche ne se transmet pas seulement par le *contact direct* avec le malade; elle peut aussi être transmise par l'*intermédiaire de tierces personnes*, gardes malades, médecins, parents, visiteurs, etc., etc., et même par l'*intermédiaire d'objets*, tels que le linge. On voit par suite combien il est difficile, dans un cas donné, de découvrir au milieu de toutes ces éventualités, la voie qu'a pu suivre l'infection.

La coqueluche est très probablement infectieuse à toutes ses périodes; celle où elle le serait le moins paraît être la période convulsive. Puisque le séjour dans la chambre du malade, sans contact direct avec lui, suffit pour contracter la maladie, on doit supposer que l'agent spécifique est contenu dans les exhalations du poumon, ainsi que dans les crachats qui conservent sans doute leur virulence, même desséchés et pulvérisés. Si l'on considère que les enfants atteints de coqueluche ont l'habitude de cracher et de disséminer par suite un peu partout le germe morbide, on comprendra la facilité avec laquelle peut se propager la maladie et la difficulté que l'on trouve si souvent à découvrir le point de départ de l'infection. L'action de l'agent morbide est-elle purement locale et circonscrite à la muqueuse respiratoire où se porte-t-elle aussi sur le sang? Y a-t-il en un mot infection locale ou générale? Ce point est encore en litige. Si les symptômes locaux de la coqueluche sont prédominants, ils ne sont pas les seuls et d'ailleurs la transmission de la maladie de la mère au fœtus semble bien indiquer une infection du sang.

*L'agent spécifique* est encore inconnu, mais on parviendra sans doute bientôt à découvrir le microbe de la coqueluche, puisque c'est très probablement d'un microbe qu'il s'agit.

Poulet, Letzerich, Tschamer et tout récemment Burger ont déjà obtenu certaines données positives. Letzerich et Tschamer en particulier auraient réussi à inoculer la maladie aux animaux. Malheureusement les résultats obtenus par ces divers observateurs ne s'accordent guère entre eux, sont même parfois en opposition absolue (Jansen contre Poulet; Rossbach contre Letzerich) et il est impossible pour le moment de dire celui qui est dans le vrai.

Jusqu'à ces derniers temps plusieurs auteurs admettaient *l'origine spontanée* de la coqueluche. On donnait comme causes à la maladie les mauvaises conditions hygiéniques, la dentition, les vers intestinaux, la scrofulose, le rachitisme et même la tendance des enfants à l'imitation. Ces hypothèses ont dû être abandonnées en présence des nouvelles doctrines étiologiques, et on peut poser en axiome, comme nous l'avons fait pour les autres maladies infectieuses, la proposition suivante : *pas de coqueluche sans importation préalable du germe spécifique.*

La coqueluche peut se développer partout où existe le germe spécifique. Elle est cependant rare dans les régions tropicales. Elle paraît avoir une prédilection pour les pays froids, à variations météorologiques fréquentes et rapides, et où le vent souffle habituellement. Cette prédilection s'explique par la fréquence des inflammations catarrhales dans ces climats.

Il n'est pas rare de voir les épidémies de coqueluche précéder ou accompagner des épidémies d'autres maladies infectieuses. C'est surtout avec la rougeole que cette coïncidence est fréquente ; elle est plus rare avec la scarlatine, la variole ou la varicelle. La coqueluche coexiste aussi quelquefois avec la fièvre intermittente, l'érysipèle et le zona. Quand la coqueluche a précédé l'une de ces maladies infectieuses, elle disparaît quelquefois complètement dans les cas bénins pendant la durée de celle-ci et dans les cas graves ne fait que s'atténuer, pour reprendre plus tard avec une nouvelle violence. La vaccine a eu parfois une influence favorable sur la coqueluche ; aussi a-t-on proposé, à titre de moyen thérapeutique, de faire respirer au malade le résidu des pustules vaccinales pulvérisé (!).

Dans les grandes villes il existe presque en tout temps des *cas isolés, sporadiques,* de sorte qu'il est à peu près impossible d'éteindre complètement les foyers infectieux, et il faut se borner à empêcher la maladie de prendre une plus grande extension et de devenir épidémique. Dans les petites localités, les épidémies ont souvent pour point de départ l'arrivée d'une personne atteinte de coqueluche.

La plupart des *épidémies* se montrent en hiver et au printemps. Leur durée est assez variable ; durant parfois moins de deux mois, elles se prolongent d'autres fois plus d'un an. Dans les grandes villes on a constaté une certaine périodicité dans le retour des épidémies de coqueluche. Ainsi à Munich elles reviendraient tous les deux ans (Ranke), à Francfort, tous les trois ans (Spiess). Chacune d'elles présente des caractères, des allures spéciales. Tantôt très bénignes et ne donnant lieu qu'à une mortalité insignifiante, elles font d'autres fois un grand nombre de victimes, 50 p. 100 et même plus.

L'âge a une grande influence sur la réceptivité individuelle. La coqueluche est essentiellement une maladie de l'enfance et ne se montre que rarement chez l'adulte, bien qu'on ait vu des vieillards en être atteints. C'est entre la première et la seconde dentition qu'elle est la plus fréquente (de six mois à sept ans). Elle est rare chez les nouveau-nés jusqu'au sixième mois ; il y a cependant des observations de coqueluche chez des enfants âgés de quelques jours ; on a même cité des cas d'enfants venus au monde avec la coqueluche lorsque la mère était elle-même atteinte.

On a prétendu aussi que la maladie de la mère pendant sa grossesse pouvait conférer l'immunité à l'enfant.

D'une façon générale, le *sexe féminin* paraît avoir une prédisposition plus grande que le *sexe masculin*. On a attribué le fait à ce que les femmes ont une prédisposition originelle native aux affections spasmodiques. On a aussi fait valoir que chez les adultes où la prédominance du sexe féminin est surtout marquée, ce sont les femmes qui restent d'habitude auprès des malades et s'exposent par suite davantage aux dangers de l'infection.

La *constitution individuelle* exerce aussi une certaine influence. La coqueluche a une prédilection très marquée pour les enfants faibles, débiles, rachitiques, scrofuleux dont la résistance à l'infection est moins grande et dont les voies respiratoires si souvent atteintes d'inflammations chroniques offrent un terrain des plus favorables au développement de l'agent spécifique.

Les enfants des *classes pauvres* sont proportionnellement plus frappés que ceux des *classes aisées*. L'encombrement des habitations, l'impossibilité d'isoler les malades, l'atmosphère viciée et toute chargée d'acide carbonique et de produits ammoniacaux qu'ils respirent, le défaut de soins de propreté et la fréquence des rhumes n'expliquent que trop cette prédilection de la maladie pour les enfants pauvres.

Certaines personnes sont *réfractaires* à la coqueluche toute leur vie et sont toujours épargnées par elle, bien que s'exposant à toutes les chances d'infection. D'autres n'ont qu'une *immunité transitoire* et après être restées indemnes un certain temps, sont atteintes de la maladie, lorsqu'une nouvelle occasion se présente. Une *première atteinte confère l'immunité* et les récidives sont rares. Ce fait rapproche la coqueluche de la plupart des autres maladies infectieuses.

*Certaines conditions, certains états augmentent notablement la réceptivité*. Ainsi l'inflammation catarrhale des voies respiratoires, la grossesse, l'état puerpéral.

Dans les écrits des anciens médecins on ne trouve aucune description qui puisse se rapporter d'une façon certaine à la coqueluche. Les premières observations de la maladie sont dues à Baillou qui décrivit une épidémie survenue à Paris, à la fin du XVIᵉ siècle, sous le nom de *tussis quinta*. La maladie est devenue de plus en plus fréquente depuis le XVIIᵉ siècle, en même temps qu'elle prenait plus d'extension. De temps à autre elle présente les caractères d'une véritable *pandémie* et s'étend à toute une contrée. A. Hirsch croit que la coqueluche existait déjà dans l'antiquité, mais n'avait peut-être pas pénétré dans les pays méridionaux de l'Europe où ont été écrits tous les anciens ouvrages de médecine, ce qui expliquerait ainsi le silence des auteurs.

**II. Symptômes.** — La durée de l'*incubation* de la coqueluche est d'une semaine environ. Pendant cette période, le sujet continu à jouir d'une parfaite santé, bien qu'il porte en lui le germe de la maladie. Cette durée varie nécessairement dans certaines limites suivant le degré de résistance de l'organisme, la dose et l'énergie du poison.

La maladie peut d'après la marche des symptômes se diviser en trois périodes auxquelles on a donné le nom de *période catarrhale, période convulsive ou nerveuse, période de déclin* ou *période critique*. La durée de chacune de ces périodes varie beaucoup, ainsi que la durée totale de la maladie, qui tantôt est de quatre à six semaines seulement, et tantôt se prolonge plusieurs mois et même davantage. En moyenne on peut fixer comme durée de la période catarrhale deux à quatre semaines, de la période convulsive quatre à six semaines et de la période de déclin à peu près le même temps.

La *période catarrhale* débute assez souvent par un léger malaise général. Les enfants perdent l'appétit, pâlissent et se sentent fatigués, ont un peu de fièvre et leur sommeil est agité. Les conjonctives sont injectées ; il y a un peu de photophobie et de l'hypersécrétion lacrymale. Le sujet ressent une sensation de brûlure, de cuisson dans le nez, quelquefois aussi dans la bouche et à la gorge avec un peu de gêne de la déglutition. Il tousse, est légèrement enroué, éprouve un sentiment de chatouillement dans le larynx et au niveau du sternum. Tandis que les phénomènes du côté des muqueuses oculaires et nasales se dissipent, la toux devient plus fréquente, plus fatigante et prend peu à peu tous les caractères de la toux convulsive. Dès ce moment on entre dans la seconde période.

La période catarrhale fait quelquefois défaut ; cela arrive surtout dans la coqueluche des nouveau-nés. La transition d'une période à l'autre se fait du reste, il ne faut pas l'oublier, d'une façon graduelle, presque insensible.

La seconde période, *période convulsive*, est caractérisée par les quintes de toux spasmodique. Ces quintes débutent par une profonde et bruyante inspiration qui est suivie d'une série d'expirations courtes, saccadées, convulsives. On a comparé l'inspiration bruyante du début avec le cri de l'âne d'où l'ancienne dénomination de toux asine (*Eselshusten*), en italien *asinina*. Il y a parfois une série de 20 à 30 expirations avant qu'il ne se produise une nouvelle inspiration prolongée (*reprise*), qui termine la quinte.

La durée d'une quinte est de un quart, une demi-minute, une minute ; mais il y a parfois une série de ces quintes qui se succèdent sans interruption dix et quinze minutes. La fin de la crise est marquée par l'apparition d'un mucus clair, filant, qui remplit la bouche et est rejeté au milieu des efforts de toux et de vomissements. Chez les enfants très jeunes, il est souvent nécessaire d'introduire le doigt dans la bouche pour aider son expulsion.

Les quintes peuvent être provoquées par toutes les causes d'excitation, frayeur, joie, rire, pleurs, mouvement de déglutition. Chez beaucoup de malades on peut déterminer une crise en pressant avec le dos d'une cuillère la base de la langue. L'imitation joue aussi, cela est incontestable, un grand rôle. Lorsque plusieurs enfants atteints de coqueluche sont réunis, il suffit que l'un deux se mette à tousser pour que tous les autres soient pris de quintes. D'autres fois celles-ci surviennent spontanément, sans excitations préalables, mais il y a souvent alors dans la trachée ou dans le larynx un peu de mucus qui provoque l'irritation de la muqueuse et la crise.

Les enfants en âge de rendre compte de ce qu'ils éprouvent racontent que leur quinte est précédée d'une sensation de chatouillement, sensation dont ils rapportent le siège, au larynx, à la trachée ou en arrière du sternum et qui provoque une envie de tousser à laquelle ils ne peuvent résister. Ils deviennent de plus en plus anxieux, s'accrochent aux meubles les plus voisins ou se réfugient auprès de la personne qui les soigne pour appuyer leur tête contre elle. Les enfants plus jeunes poussent des cris lamentables.

Au moment de la plus grande violence de la crise, l'aspect général de la face indique une stase à peu près complète du sang veineux. La cyanose est très prononcée (d'où le nom de toux bleue), les yeux, d'où s'écoulent d'abondantes larmes, semblent vouloir sortir de leurs orbites, les lèvres et les joues sont turgescentes, les jugulaires font saillie de chaque côté du cou sous la forme d'un cordon bleuâtre de la grosseur du doigt. Le visage et les membres sont couverts de sueur. Le pouls est dépressible, petit, intermittent. Quelquefois les violents efforts déterminés par les quintes parviennent à vaincre la résistance des sphincters et il se produit des évacuations involontaires d'urine et de matières fécales.

Si l'on percute la poitrine pendant la quinte, on trouve un peu de matité, comme cela arrive du reste toutes les fois que par une cause ou une autre, compression, toux ou pleurs, la cavité thoracique et le poumon sont anormalement dilatés. Le murmure respiratoire ne s'entend point pendant l'inspiration du début, car l'air ne peut pénétrer alors dans les vésicules pulmonaires par suite du rétrécissement spasmodique de la glotte. Pendant les efforts saccadés d'expiration il est très faible, à peine perceptible.

D'après Gueneau de Mussy, la matité rétro-sternale serait due à la tuméfaction de ganglions trachéo-bronchiques?

La description que nous venons de faire dit assez l'angoisse inexprimable qu'éprouve le malade pendant l'accès quinteux. Une fois la crise passée, tous ces symptômes se dissipent souvent comme par enchantement, et le patient revient à ses occupations ou à ses jeux comme si rien n'était. D'autres éprouvent pendant quelque temps un peu de fatigue, une sensation de vertige et de constriction et de resserrement dans la tête. Ils se plaignent souvent de douleurs dans la paroi abdominale, qui sont la conséquence des violents efforts de toux.

Le nombre des quintes dans une journée varie suivant la gravité de la maladie. Dans les cas de moyenne intensité on compte de 20 à 25 quintes par jour. Dans les cas graves, ce chiffre est plus que doublé et on a observé jusqu'à 100 quintes. Elles sont presque toujours plus fréquentes dans la nuit que dans le jour. On a attribué le fait à ce que pendant le sommeil, il s'accumulait dans les bronches du mucus qui irritait la muqueuse et provoquait ainsi le besoin de tousser. Mentionnons à ce sujet la remarque très judicieuse de Hauke que la souillure de l'atmosphère par l'acide carbonique et l'ammoniaque augmentait la fréquence des quintes, ce qui explique les pernicieux effets du séjour dans des logements mal ventilés. L'air pur et frais aurait au contraire une action favorable et calmante.

La *transition de la période convulsive à la période de déclin* se fait graduellement et d'une façon insensible. Les quintes deviennent plus rares, plus espacées et perdent peu à peu leur caractère spasmodique; ce n'est plus qu'un vulgaire catarrhe des voies respiratoires dont le malade se débarrasse peu à peu. Toutefois les refroidissements peuvent très bien en ce moment amener de nouvelles exacerbations et faire reparaître les quintes spasmodiques.

Pendant toute la durée de la coqueluche, la muqueuse des voies respiratoires est hyperhémiée et enflammée. Cette inflammation débute, ainsi que l'a démontré Herff, dans les fosses nasales et peut être constatée *de visu*, grâce au laryngoscope, jusqu'à la partie inférieure de la trachée. Les cordes vocales seules restent normales. C'est au niveau des cartilages aryténoïdes, de Santorini et de Wrisberg, dans la région inter-aryténoïdienne, à la paroi postérieure de la portion sous-glottique du larynx, à la face inférieure de l'épiglotte que la rougeur est la plus vive. Il suffit de toucher la muqueuse de la région inter-aryténoïdienne ou de la face inférieure de l'épiglotte pour déterminer les quintes caractéristiques. Selon Herff, les accès spontanés de toux auraient pour cause occasionnelle le dépôt de mucus sur la muqueuse inter-aryténoïdienne et il suffirait d'enlever ce mucus pour couper court à l'accès.

Les *complications* proviennent de causes diverses. Tantôt elles sont sous la dépendance de l'infection elle-même, tantôt elles sont de nature purement mécanique et sont la conséquence des violents efforts de toux.

Il n'est pas rare de voir se produire du côté du *larynx* des accidents graves, souvent mortels, tels que le croup, le spasme de la glotte.

Une des complications les plus fréquentes est la *bronchite catarrhale* qui s'observe dans presque tous les cas et qui par elle-même n'a pas une grande importance pronostique. Mais la situation s'aggrave considérablement quand elle s'accompagne de broncho-pneumonie. Aussi devra-t-on procéder à un examen minutieux de la poitrine, dès que l'on voit la respiration s'accélérer, devenir courte et soufflante, et que l'on constate une élévation notable de la température. Quelquefois, à la suite des efforts de toux, les alvéoles pulmonaires se déchirent et il en résulte un emphysème interstitiel. La rupture de la plèvre pulmonaire donne lieu à un pneumothorax. D'autres fois l'air se répand dans le tissu cellulaire de la racine des bronches, dans le médiastin et peut gagner le tissu cellulaire du cou, ce qui détermine un emphysème sous-cutané quelquefois généralisé. Cet emphysème par la compression qu'il exerce sur les voies respiratoires peut déterminer la suffocation.

Parmi les complications rares, nous devons encore mentionner la scrofule, la pleurésie, la péricardite, l'endocardite.

Les *vomissements incoercibles* sont en revanche un des accidents fréquents de la coqueluche. Les malades vomissent après chaque crise, et ces crises sont presque toujours provoquées par les repas. Il en résulte parfois une véritable inanition qui n'est pas sans présenter de graves dangers.

On observe dans certains cas sur le bord antérieur du filet de la langue, plus rarement à la face inférieure de celle-ci, des *ulcérations*. On ne rencontre ces ulcérations que chez les enfants qui ont déjà des dents ; et pendant la période convulsive ; elles sont dues uniquement à la morsure involontaire de la langue pendant les quintes.

La violente compression à laquelle sont soumis les viscères abdominaux peut déterminer des hernies et un prolapsus du rectum.

On a signalé quelquefois la présence du sucre dans l'urine ; le fait a été contesté cependant par Maccall. Steffen a trouvé de l'albumine pendant et après les accès.

Il se produit souvent du côté de la *peau* des accidents assez caractéristiques pour qu'on puisse à première vue reconnaître, en temps d'épidémie, les individus atteints de coqueluche. Par suite de la stase veineuse que détermine l'accès, il se produit des *hémorrhagies sous-cutanées*, qui peuvent donner lieu à la formation d'hématomes.

On a noté dans quelques cas de l'anasarque : l'examen de l'urine n'ayant pas été fait, on ne sait si on doit rapporter cet accident à l'état cachectique ou à une altération rénale. Pierson, dans un travail récent, en fait une conséquence de la dilatation aiguë et de l'insuffisance valvulaire du cœur droit, et le regarde comme d'un très fâcheux augure. Jadelot a signalé aussi le pemphigus.

Ce n'est pas seulement du côté de la peau, mais aussi du côté des *muqueuses* que les quintes de toux provoquent des *hémorrhagies*. Les ecchymoses sous-conjonctivales sont extrêmement fréquentes ; on observe aussi des épistaxis, des hémoptysies, des hématémèses, des entérorrhagies. Il se produit quelquefois des écoulements de sang par l'oreille qui ont pour origine la déchirure du tympan.

On observe rarement l'*otite moyenne* qui, lorsqu'elle est double, peut être chez les enfants au-dessous de deux ans cause de surdi-mutité.

La coqueluche peut aussi être le point de départ d'*affections oculaires* autrement graves que les hémorrhagies sous-conjonctivales. Ainsi Landsberg a vu un cas de névrite du nerf optique et une infiltration sanguine étendue des paupières, un autre dans lequel il se produisit une exophtalmie complète d'un œil à la suite d'un épanchement de sang dans la cavité orbitaire, un troisième où il survint une hémorrhagie de la rétine et du nerf optique et un dernier enfin de luxation du cristallin.

On a observé dans quelques cas fort rares des troubles psychiques pendant le cours de la coqueluche. Encore plus rares sont les hémorrhagies qui se produisent dans la boîte crânienne par suite de la stase veineuse. Cependant Barrier a relaté dernièrement un cas de mort subite due à une hémorrhagie arachnoïdienne. Marschall a aussi publié deux cas de paralysie avec aphasie à la suite d'une hémorrhagie cérébrale causée par la coqueluche. Quelquefois il se produit des convulsions pendant les accès de quintes, conséquence de la gêne de la circulation veineuse dans la cavité crânienne.

Beaucoup d'enfants ont une coqueluche extrêmement bénigne qui ne change presque rien à leurs habitudes et à leur genre de vie. Chez d'autres au contraire, la maladie entraîne des suites graves, des infirmités persistantes, causes parfois d'une fin prématurée. D'autres fois ces malades tombent dans un état de profond marasme rebelle à tous les traitements. Ils pâlissent, maigrissent, perdent l'appétit et finissent par succomber.

La scrofule est une des suites fréquentes de la coqueluche ainsi que les affections chroniques des voies respiratoires, enrouement chronique, catarrhe chronique ou tuberculose. Quelquefois ce sont les ganglions bronchiques qui sont atteints de dégénérescence caséeuse. La tuberculose miliaire, la méningite tuberculeuse en particulier ne sont pas rares. Dans quelques cas la dilatation aiguë des vésicules pulmonaires qui se produit pendant les accès et qui d'habitude disparaît une fois la maladie guérie, laisse à sa suite un emphysème persistant. La chorée et l'épilepsie sont rares. Enfin parmi les complications que nous avons déjà mentionnées, quelques-unes peuvent par leur persistance être rangées au nombre des affections consécutives. Telles sont les hernies, le prolapsus du rectum, l'insuffisance des valvules du cœur, les troubles auditifs ou visuels.

III. **Lésions anatomiques**. — La coqueluche n'a pas de lésions qui lui appartiennent en propre, de *lésions spécifiques*. Les faits sur lesquels se base l'opinion contraire manquent d'authenticité ou sont purement accidentels, comme par exemple l'hyperhémie de la moelle allongée, du nerf vague, du grand sympathique, l'hypertrophie des ganglions bronchiques.

La *muqueuse respiratoire* est d'habitude œdématiée, injectée, les bronches contiennent un mucus abondant. Il ne faut pas oublier toutefois que ces signes peuvent ne plus se retrouver sur le cadavre.

Les *ganglions bronchiques* sont, comme c'est d'ailleurs la règle en pareille circonstance, tuméfiés et congestionnés. L'hyperhémie s'étend quelquefois au pneumogastrique, mais le fait n'a rien de constant.

Les *organes respiratoires* peuvent aussi être le siège de lésions qui sont souvent la cause immédiate de la mort. Tandis que les lobes supérieur et médian du poumon sont pâles et très emphysémateux, le lobe inférieur est congestionné, affaissé, vide d'air sur certains points ; ces lésions doivent être rapportées, en partie à l'atélectasie, en partie à la pneumonie catarrhale. La pneumonie fibrineuse est rare, l'inflammation croupale des bronches, exceptionnelle.

Le *foie*, la *rate* et les *reins* sont le plus souvent congestionnés et légèrement augmentés de volume. On observe des altérations analogues dans les ganglions mésentériques, les follicules agminés et solitaires de l'intestin, les follicules de l'estomac.

Du côté du *cerveau*, on trouve parfois des hémorrhagies méningées ou parenchymateuses.

La *nature de la coqueluche* a été le sujet de nombreuses controverses. Nous la considérons quant à nous, comme une maladie infectieuse généralisée dès l'origine; en d'autres termes il y aurait infection primitive du sang. Le poison porterait son action sur la moelle allongée, déterminerait l'irritation des centres vaso-moteurs et réflexes. C'est à l'irritation des premiers que serait due l'hypersécrétion de la muqueuse et l'irritation des centres réflexes produirait l'hyperexcitabilité des nerfs sous l'influence desquels se produit la toux, du laryngé supérieur en particulier. L'agent contage s'élimine de l'organisme par la muqueuse des voies respiratoires. En présence de sa contagiosité, il est impossible d'admettre que la coqueluche n'est qu'une simple névrose centrale ou périphérique pas plus qu'elle n'est un vulgaire catarrhe avec un irritabilité anormale de la muqueuse.

Gueneau de Mussy a dernièrement émis l'opinion que les symptômes de la maladie étaient sous la dépendance de l'adénopathie bronchique et de la compression et de l'irritation du récurrent. Le peu de constance de ces lésions ne permet pas d'adopter cette manière de voir.

**IV. Diagnostic.** — Le diagnostic de la coqueluche pendant la période convulsive est très facile, si facile même qu'on n'a pas besoin d'assister soi-même aux quintes et qu'on peut presque toujours s'en rapporter aux dires de l'entourage du malade. C'est avec raison que les personnes étrangères à la médecine attribuent une grande importance à l'inspiration profonde et sifflante de la quinte. Les accès de toux qui s'accompagnent de *vomissements fréquents* et d'*hémorrhagies de la conjonctive* ou d'autres muqueuses sont aussi à peu près pathognomoniques.

Il en est de même des *ulcérations* du filet de la langue. Dans le cas où il y aurait quelque incertitude, on se rappellera que l'acte de la déglutition ou la pression de la base de la langue peuvent déterminer une crise, de sorte que l'on peut en général produire à volonté les symptômes caractéristiques.

Dans la première et la troisième périodes le diagnostic est plus délicat, et il est quelquefois bien difficile de distinguer la coqueluche du catarrhe bronchique vulgaire. Le fait de s'être exposé à l'infection pour la première période, les commémoratifs pour la troisième aideront à reconnaître l'affection.

**V. Pronostic.** — D'une manière générale, le pronostic est favorable. La mortalité de la coqueluche ne dépasse guère en moyenne 3 0/0. Ce pronostic est naturellement subordonné au caractère de chaque épidémie. Chez les très jeunes enfants, chez ceux atteints d'anémie, de rachitisme, de scrofulose, la coqueluche devient une affection dangereuse. En général, il succombe plus de filles que de garçons. La maladie est plus grave chez les enfants des classes pauvres qui, par suite de la ventilation défectueuse et de l'encombrement des habitations, sont plus exposés aux complications. Les cas sporadiques évoluent d'une façon plus bénigne que les cas épidémiques. La saison froide, avec ses variations de température, favorise les complications du côté des voies respiratoires, notamment les inflammations pulmonaires.

Le pronostic est naturellement aussi en rapport avec l'intensité des symptômes et surtout avec le nombre des quintes. Trousseau regardait le pronostic comme grave lorsque ce nombre atteignait de 30 à 50, et comme tout à fait défavorable, s'il dépassait 60. Chez les femmes enceintes les violents efforts de toux peuvent provoquer l'avortement.

La fréquence de cet accident a cependant été un peu exagérée par quelques médecins qui l'ont admis, plutôt d'après des vues théoriques, que d'après les faits eux-mêmes.

**VI. Thérapeutique.** — Ce n'est que par une rigoureuse prophylaxie que l'on peut prévenir la propagation de la coqueluche. La séquestration des enfants malades devra être complète, et on ne devra les envoyer ni à l'école, ni dans les jardins publics, dans aucun des lieux en un mot où ils peuvent se trouver avec plusieurs autres enfants. Dans la famille même, l'isolement n'est réel qu'à la condition d'envoyer dans une autre maison, et si possible dans une autre localité, les enfants bien portants. Les demi-mesures ne servent à rien. Quels résultats peut-on espérer de la séparation des malades et des bien portants, quand les parents et les domestiques vont sans cesse des uns aux autres et se font ainsi les intermédiaires de la contagion? L'isolement doit commencer dès le début de la maladie et ne cesser que lorsque la toux et le catarrhe ont complètement disparu. Isoler les malades seulement pendant la période convulsive et les réunir aux autres enfants pendant la période de déclin, c'est faire une prophylaxie complètement illusoire.

Les enfants se serviront pour leur repas d'une vaisselle spécialement réservée pour eux et qui sera nettoyée dans des vases spéciaux. Leurs objets de literie, leur linge de corps, leurs vêtements seront lavés à part et désinfectés à la vapeur.

Ils cracheront dans un vase spécialement destiné à cet usage et dans lequel on versera préalablement une solution d'acide phénique (5 p. 100) ou de sublimé (1 p. 1000).

A la promenade, ils cracheront dans leur mouchoir pour éviter la diffusion du germe et la création de nouveaux foyers. Les médecins visiteront les coquelucheux en dernier lieu, de façon à ne pas être les propagateurs involontaires de la maladie.

On ne connaît pas de *remède spécifique* contre la coqueluche. Ce n'est pas qu'on n'en ait prôné un grand nombre, dont quelques-uns paraissent avoir réussi dans quelques cas isolés. Mais quand on a voulu étendre et généraliser leur application, on a bien vite acquis la conviction qu'il n'existe pas, au moins jusqu'ici, de médicament ayant la propriété de tuer l'agent infectieux.

Le traitement doit être avant tout diététique; s'il ne se produit pas de complications, ce traitement suffira dans la plupart des cas.

Le malade sera placé dans une chambre vaste, bien éclairée, aérée plusieurs fois par jour, directement pendant l'été, par l'intermédiaire de la chambre voisine dans les autres saisons. Jurgens s'est très bien trouvé de faire changer plusieurs fois le malade de chambre ; l'accumulation d'acide carbonique et d'ammoniaque dans l'atmosphère d'une pièce aggrave et prolonge la maladie. On fera toutes les deux heures des pulvérisations d'une solution d'acide phénique à 3 p. 100 dans la chambre ; dans l'hiver on placera sur le poêle un vase plein d'eau dans lequel on versera une demi-cuillerée à café de créosote. Lorsque la chambre est humide, l'enfant sera placé dans une autre pièce; car les refroidissements favorisent le développement des complications bronchiques et pulmonaires. La température de la chambre sera maintenue à 15° R. (18,5 C.), les malades feront tous les jours une longue promenade en plein air, sauf les jours de vent, surtout de vent du Nord ou du Nord-Est. Le froid n'est nullement nuisible.

L'alimentation sera légère et substantielle et consistera en lait, œufs, soupe grasse, viandes rôties, fruits cuits et vin. Pour les très jeunes enfants, une garde-malade est nécessaire pendant la nuit pour soulever le petit malade pendant les crises et éviter la suffocation. On engagera les enfants plus âgés à résister autant que possible aux envies de tousser ; mais vouloir, comme le font certains parents, empêcher les quintes par des menaces ou des punitions, c'est tout simplement vouloir aggraver et prolonger la maladie. Dans les cas rebelles, un changement de résidence a souvent d'excellents et rapides effets, mais on court le risque d'importer ainsi la maladie dans une localité indemne.

Une longue pratique m'a appris qu'il faut cependant bien tenir compte que, dans ce cas, la guérison peut être due à d'autres circonstances, et qu'il n'en faut pas reporter le mérite au simple changement d'air.

Quand la prédominance de certains symptômes est trop accusée, on les combat par les moyens appropriés. Ainsi quand les quintes sont très fréquentes ou trop prolongées, on prescrira les narcotiques.

Infusion de feuilles de belladone. . . . . . .       0 gr. 50 c.
Bromure de potassium. . . . . . . . . . . }
Sirop de tolu. . . . . . . . . . . . . . . . }  àà 10 gr.

M. D. S. de une cuillerée à café à une cuillerée à dessert toutes les deux heures ou bien

Rp. Eau de laurier-cerise . . . . . . . . . . . . 10 gr.
    Chlorhydrate de morphine. . . . . . . . . . . 0, 03 c.
De 5 à 10 gouttes toutes les 3 heures.

Dans les cas où il y a des rhonchus et râles sibilants abondants, on donnera les expectorants fondants.

Rp. Eau distillée. . . . . . . . . . . . . . . . . . 100 gr.
    Chlorhydrate d'apomorphine . . . . . . . . 10 centigr.
    Acide chlorhydrique . . . . . . . . . . . . v gouttes
    Sirop simple . . . . . . . . . . . . . . . . 20 gr.

De une cuillerée à café à une cuillerée à dessert toutes les deux heures.

Si au contraire ce sont les râles humides qui prédominent, on donnera la préférence à la formule suivante :

Racine d'ipéca. . . . . . . . . . . . . . . . 0 gr. 50 cent.
Faites infuser dans eau . . . . . . . . . . . . 100 gr.
Ajoutez : Eau de laurier-cerise. . . . . . . . 5 gr.
Sirop simple. . . . . . . . . . . . . . . . . 15 gr.

De une cuillerée à café à une cuillerée à dessert toutes les deux heures.

Contre l'association des râles humides avec des râles secs, on prescrira :

Rp. Racine d'ipéca. . . . . . . . . . . . . . . 0 gr. 50 c.
    Faites infuser dans eau . . . . . . . . . . . 100 gr.

Ajoutez :

Iodure de potassium. . . . . . . . . . . . . . 2 gr.
Sirop simple . . . . . . . . . . . . . . . . . 20 gr.

De une cuillerée à café à une cuillerée à dessert toutes les deux heures, une demi-heure après le repas.

Nous terminerons par une énumération des nombreux médicaments qui ont été conseillés contre la coqueluche en les classant suivant leur mode d'action : a) les *nervins*, valériane, castoreum, musc, asa fœtida, camphre, nitrate d'argent, chlorure d'or et de soude, magistère de bismuth, préparations d'arsenic, de zinc, de cuivre ; b) les *narcotiques*, morphine, chloral, chloroforme, éther, croton chloral, bromure de potassium, belladone, vératrine, jusquiame, ciguë, laitue, noix vomique, conium maculatum, ergotine, anémone pulsatile, sedum, castania, fève tonka, eau de laurier-cerise, chanvre indien, cocaïne ; c) les *expectorants de toutes sortes :* d) les *antiseptiques*, acide phénique, acide salicylique, créosote, benzine, pétrole, quinine, quinoline, antipyrine, résorcine, inhalations dans les épurateurs des usines à gaz ; e) les *balsamiques*, huile de térébenthine, huile petræ italicum ; f) les *vomitifs répétés* ; g) les *toniques*, carbonate de fer, quinine ; h) les *astringents*, acide tannique, acétate de plomb ; i) les *purgatifs* ; k) les *résolutifs*, iodure de potassium à l'intérieur et teinture d'iode en badigeonnages sur le devant de la poitrine, au niveau de la moelle allongée et sur le trajet du vague ; m) *inhalations, insuffla-*

tions ou *badigeonnages du larynx avec* le crayon de nitrate, insufflations de quinine dans le nez; *n) inhalations d'air comprimé; o)* les *dérivatifs* sur la poitrine; *p)* les *spécifiques*, cochenille, teinture de cantharides, propylamine, pilocarpine, vaccin desséché et pulvérisé !.

## 2. — Grippe.

### *Influenza.*

**I. Étiologie.** — La grippe se montre presque toujours à l'état d'*épidémie*, souvent de *pandémie*, beaucoup plus rarement à l'état *sporadique*. Les épidémies le plus anciennement connues remontent au XII° siècle (A. Hirsch). Tantôt la maladie s'étend sur la plus grande partie de la surface du globe, tantôt elle se limite à une contrée, à quelques villes, et même parfois à une simple agglomération d'individus, telle qu'une caserne, une prison.

Le développement des épidémies semble indépendant des climats, des saisons; cependant ces épidémies sont surtout fréquentes en hiver, beaucoup plus rares en été. Les conditions météorologiques, la direction des vents, la proportion d'ozone de l'air, si souvent mise en avant, n'ont, quoi qu'on en ait dit, aucune influence manifeste.

Les épidémies de grippe éclatent brusquement, prennent immédiatement et presque tout à coup une grande extension et disparaissent de même après quatre à six semaines de durée. Quelques-unes ont une durée encore moins longue; d'autres au contraire se prolongent beaucoup plus et on en connaît qui persistent de huit à dix mois. La propagation de la maladie est très capricieuse; tantôt elle gagne de proche en proche, passant successivement d'une localité à une autre voisine, tantôt elle apparaît soit simultanément, soit successivement sur des points plus ou moins éloignés en respectant, au moins momentanément, les régions intermédiaires. On a vu parfois la grippe régner dans des navires en pleine mer et n'ayant depuis longtemps aucune communication avec la terre ferme. L'apparition des épidémies se fait d'une façon tout à fait irrégulière et l'on n'observe aucune périodicité dans leur retour.

La grippe frappe surtout l'âge mûr et la vieillesse. Les personnes qui vivent beaucoup en plein air y seraient plus exposées que les autres. Les récidives ne sont pas rares. On a souvent prétendu que les gens qui ne faisaient que traverser le pays où sévissait l'influenza, les voyageurs par exemple, étaient épargnés.

On ne sait pas d'une façon certaine si la maladie peut se transmettre d'individu à individu, en d'autres termes si elle est *contagieuse*. Nous le croyons pour notre part, mais on a objecté que les rapports sociaux n'entraient que pour peu de chose dans la propagation de la grippe, que son extension ne se fait pas d'habitude graduellement, qu'elle frappe dès le début un grand nombre de personnes à la fois.

Les épidémies de grippe peuvent coïncider avec des épidémies d'autres maladies infectieuses, la rougeole, la coqueluche, la varicelle, la variole ou la malaria ; on a cependant remarqué bien souvent lorsque les épidémies d'influenza prenaient quelque extension, les autres maladies devenaient plus rares ou disparaissaient même tout à fait, pour reparaître, il est vrai, à la fin de l'épidémie.

On ne sait rien de la *nature de l'agent spécifique*. On suppose, conformément aux doctrines modernes, qu'il s'agit probablement d'un microorganisme, et Letzerich prétend même avoir trouvé un micrococcus dans le sang. Seifert de son côté a signalé tout récemment des cocci dans les sécrétions du nez, dans les crachats ; ceux-ci ne se trouveraient ni dans le liquide lacrymal ni dans le sang et ne seraient pas inoculables aux animaux.

**II. Symptômes.** — On a plusieurs fois soutenu que la grippe n'avait pas de *stade d'incubation* proprement dit et que les accidents succédaient immédiatement à l'infection. C'est une question qui est loin d'être vidée. La maladie débute en général brusquement ; quelquefois, mais rarement, elle est précédée de quelques symptômes, courbature, malaise indéfini, douleurs dans les membres, perte de sommeil ou somnolence, troubles gastriques, céphalalgie, lourdeur de tête, etc., etc.

Les *symptômes propres de la grippe* consistent en un catarrhe des diverses muqueuses, en un état fébrile, en des troubles nerveux graves et en une extrême dépression des forces. Tantôt toutes les muqueuses sont prises, tantôt l'inflammation est limitée à une ou plusieurs d'entre elles, ce qui donne à la maladie une physionomie essentiellement variable.

D'habitude un frisson unique ou des frissons répétés ouvrent la scène. La température s'élève en même temps que le pouls s'accélère et qu'apparaissent les autres symptômes fébriles. Les malades se plaignent souvent d'une violente douleur siégeant habituellement dans la région frontale, plus rarement dans la région occipitale. Cette douleur peut s'accompagner d'hébétude, de délire, de convulsions, de crampes au mollet, de soubresauts des tendons, de tremblement, et d'une extrême prostration.

Les conjonctives sont vivement injectées, les yeux larmoyants. Il y a de la photophobie, de l'enrouement, une sensation de brûlure et de cuisson tout le long du conduit respiratoire, de la toux à caractère quelquefois quinteux, tous les signes en un mot d'un violent catarrhe des premières voies respiratoires qui se propage et s'étend graduellement aux bronches et devient une véritable bronchite. Ces symptômes de catarrhe s'accompagnent assez souvent de crises de dyspnée probablement d'origine nerveuse ; car les lésions pulmonaires que l'on trouve à l'autopsie ne suffisent pas à l'expliquer. L'enduit blanc qui recouvre la langue, le mauvais goût de la bouche, la perte d'appétit, les renvois, les vomissements, la cardialgie, la constipation, plus rarement la diarrhée, indiquent assez la part que prend à la maladie la muqueuse gastro-intestinale. S'il existe un peu de météorisme on peut se croire en présence d'un cas de typhus abdominal.

Dans certains cas la maladie s'en va presque aussi rapidement qu'elle est venue, et elle se termine dans l'espace de deux à six jours. D'autres fois elle se prolonge jusqu'à la fin du second septénaire. Quelquefois la terminaison se fait d'une façon critique et est marquée par la soudaine apparition d'abondantes sueurs. Hâtons-nous de dire que celles-ci n'ont pas toujours ce caractère critique et qu'elles se montrent dans bien des cas pendant tout le cours de la maladie. A la suite de la grippe le malade reste d'habitude longtemps très faible.

Parmi les *complications*, nous devons mentionner en première ligne la broncho-pneumonie ; plus rarement la pneumonie fibrineuse. On a aussi signalé dans quelques cas la pleurésie, la péricardite et enfin très exceptionnellement le croup.

L'érythème, la roséole, l'urticaire, la miliaire, les pétéchies, les aphtes, la salivation et la parotidite accompagnent parfois la grippe.

Comme *affections consécutives*, nous signalerons la phtisie pulmonaire qui est quelquefois la conséquence d'une broncho-pneumonie passée à l'état chronique.

**III. Lésions anatomiques.** — On ne connaît pas de lésions spéciales à la grippe. Les altérations que l'on trouve à l'autopsie sont simplement celles du catarrhe vulgaire et ne révèlent en rien la cause spécifique de ce catarrhe.

**IV. Diagnostic. Pronostic.** — La brusquerie de son apparition à l'état épidémique fera facilement reconnaître la grippe. Le pronostic est en général favorable, sauf chez les vieillards ou dans le cas de complication. Elle aggrave souvent les maladies préexistantes, notamment la phtisie pulmonaire, les affections cardiaques ou médullaires. Chez les femmes enceintes, elle expose au danger de l'avortement.

**V. Thérapeutique.** — Le traitement sera purement symptomatique. S'il existe de la fièvre, repos au lit, alimentation légère, bonne aération de la chambre dont l'atmosphère devra être un peu humide. La quinine a été recommandée par quelques médecins à titre de spécifique. Contre la toux sèche et quinteuse on prescrira les narcotiques, et pour faciliter l'expectoration, les expectorants. Lorsque les troubles gastriques prédominent, on administrera des vomitifs et des purgatifs. Pour combattre la dépression on donnera les excitants.

### 3. — Fièvre de foin. Catarrhe estival.

**I. Étiologie.** — C'est Bostock qui, en 1819, a le premier appelé l'attention sur les symptômes de la fièvre de foin, ce qui avait fait au début donner à la maladie le nom de catarrhe de Bostock. L'affection se présente, au point de vue des symptômes, sous deux formes très caractérisées, tantôt sous forme de catarrhe des voies respiratoires, de la conjonctive et du conduit lacrymal, tantôt sous forme d'asthme, *asthme de foin*.

Les observations de la maladie sont devenues de plus en plus nombreuses ; aussi peut-on affirmer qu'elle est loin d'être rare. Elle semble surtout être très fréquente en Amérique et en Angleterre.

C'est entre 15 et 30 ans qu'elle frappe surtout les individus, elle est plus rare dans l'enfance. On ne connaît pas jusqu'ici d'observation de fièvre de foin ayant débuté chez des personnes âgées de plus de 40 ans : le nombre des hommes atteints est environ le double de celui des femmes.

La maladie sévit presque exclusivement chez les personnes de la classe aisée, notamment chez celles s'occupant de travaux intellectuels, les médecins en particulier ; elle épargne au contraire les basses classes, surtout les ouvriers des campagnes.

Il existe cependant une certaine *prédisposition* innée ou acquise nécessaire pour que l'affection s'implante dans l'organisme. Les personnes ainsi prédisposées sont d'habitude des névropathes de par leurs antécédents de famille, ou de par leur genre de vie et leurs habitudes. Chez ces individus, par suite d'une excitabilité toute particulière de leurs vaso-moteurs, une légère irritation mécanique des muqueuses qui ne produirait aucun effet morbide chez les individus bien portants, provoque des congestions et des lésions inflammatoires. Hack et à sa suite Roé ont fait observer que le gonflement tant soit peu prononcé de la muqueuse nasale, notamment de celle du cornet inférieur et moyen et même de celle de la cloison, suffisait souvent à provoquer la fièvre de foin.

Chez beaucoup de personnes les symptômes de la maladie apparaissent à époque fixe, en général entre mai et septembre. Les cas les plus nombreux et les plus graves se montrent de mai à juillet ; la maladie devient plus rare et plus bénigne à la fin de l'été. On a depuis longtemps signalé la coïncidence de l'apparition de la maladie avec la floraison des graminées, et on a observé souvent que des personnes avaient une crise de fièvre de foin à la suite d'une promenade dans une prairie en fleurs ou venant d'être coupée, ou bien dans un champ de céréales, au moment de la floraison. Ces observations ont fait rechercher la cause de la maladie dans un principe chimique, surtout un principe volatil, et l'on admet généralement que c'est le pollen des graminées disséminé dans l'air qui détermine, chez les personnes excitables et prédisposées, les symptômes du catarrhe estival. Comme ce pollen peut-être emporté fort loin par les courants atmosphériques, on ne doit pas s'étonner que la maladie puisse parfois frapper des individus qui ne se sont pas directement exposés aux émanations des foins.

Cette théorie explique pourquoi l'apparition de la fièvre de foin coïncide avec la première et la seconde coupe des prairies et avec la floraison des graminées, pourquoi beaucoup de personnes sont atteintes, comme nous venons de le dire, après une promenade dans le voisinage des prairies ou des champs en fleurs. On a signalé du reste la présence de grains de pollen sur la muqueuse nasale enflammée et Blakley aurait réussi à provoquer des crises chez des personnes prédisposées en projetant sur cette muqueuse du pollen de graminées.

La sécheresse et les vents favoriseraient l'apparition de la maladie : des pluies abondantes au contraire l'arrêteraient. Ce sont bien là en effet des conditions favorables ou défavorables à la dissémination du pollen.

Cette théorie soulève bien certaines objections. On a objecté que l'immense majorité des habitants des campagnes, bien que s'exposant incessamment à ces émanations n'avait aucun accident. On peut répondre, il est vrai, que la prédisposition fait défaut dans ce cas.

**II. Symptômes.** — Les effets suivent de très près la cause de la maladie. Il n'est pas rare de voir apparaître les premiers symptômes presque immédiatement après le retour d'une promenade dans une prairie. D'autres fois ils s'annoncent quelques heures ou quelques jours avant par des prodromes : malaise général, perte d'appétit, léger mouvement fébrile, etc., etc.

Dans la *forme catarrhale*, les premières manifestations sont un coryza aigu : cuissons et démangeaisons dans le nez, éternuements fréquents pouvant aller jusqu'au spasme, hypersécrétion de la muqueuse nasale, obstruction du nez ; quelquefois le sens olfactif est exalté. L'examen rhinoscopique auquel se sont livrés plusieurs médecins a montré que la muqueuse des cornets était extrêmement rouge et tuméfiée.

À ces symptômes de coryza se joignent ceux du catarrhe de la conjonctive : sensation de corps étranger dans l'œil, hypersécrétion lacrymale, photophobie, rougeur vive et même parfois œdème des paupières.

Les démangeaisons, les sensations de brûlure, de sécheresse de l'isthme du gosier, la légère difficulté de la déglutition qui ne tardent pas à apparaître montrent que l'inflammation s'étend à la muqueuse du pharynx : quelquefois la maladie en reste là ; d'autres fois l'inflammation gagne le larynx, la trachée et les bronches. On observe dans certains cas un léger mouvement fébrile, avec abattement, vive céphalalgie frontale ou occipitale. Les malades éprouvent souvent un pénible sentiment de froid au niveau du nez, surtout à la pointe qui paraît en effet glacée lorsqu'on la touche. J'ai vu chez un collègue la peau du nez devenir très rouge et les vaisseaux cutanés se dilater considérablement à chaque crise. Il se développe même quelquefois un érythème étendu ou de l'urticaire. Il est rare que la maladie évolue en quelques heures ou même quelques jours. Le plus souvent elle dure de 3 à 6 semaines et même plus.

Les *récidives* sont la règle et se montrent, tantôt spontanément, tantôt à la suite d'une promenade dans le voisinage des prés ou des champs de céréales.

L'illustre Helmholtz, qui souffrait lui-même de la fièvre de foin, avait trouvé des vibrions dans les sécrétions du nez. Depuis on a plusieurs fois signalé la présence, non seulement dans les sécrétions nasales, mais aussi dans les larmes (Pfuhl) des grains de pollen de graminée, tantôt presque intacts, tantôt déchirés et éclatés, et l'on a décrit leur contenu (masse pollénique) comme des granulations fines, mobiles, souvent disposées bout à bout en forme de chapelet. Lorsque le grain pollinique est intact, il se présente au microscope, sous forme d'une masse sphérique à double contour et à contenu granuleux.

La *forme asthmatique* présente tous les symptômes d'un accès d'asthme vrai. Schmidt a trouvé dans les bronches, en même temps que des grains de pollen, les cristaux de Leyden. Nous ne croyons pas qu'il soit possible d'établir une distinction absolue entre les deux formes de fièvre de foin, car nous les avons souvent vu passer de l'une à l'autre.

**III. Lésions anatomiques. Diagnostic. Pronostic.** — Les lésions anatomiques n'ont été observées jusqu'ici que sur le vivant et au moyen de l'examen ophtalmologique, rhinoscopique, et laryngoscopique. Elles consistent principalement en une vive hyperhémie, en du gonflement et de l'hypersécrétion des muqueuses malades. La terminaison par la mort est tout à fait exceptionnelle. Je n'en ai vu pour ma part qu'un seul cas à la suite d'une crise d'asthme chez un homme avancé en âge, très connu dans la littérature.

Le *diagnostic*, vu la cause occasionnelle qui produit les crises, et le retour régulier de celles-ci, est facile; d'ailleurs on a la ressource de rechercher les grains de pollen dans la sécrétion des muqueuses.

Le *pronostic*, en tant que maladie menaçant l'existence, est favorable, mais il est mauvais au point de vue des chances de guérison.

**IV. Thérapeutique.** — Le traitement doit être avant tout *prophylactique*. Chez les personnes dont la muqueuse a une grande susceptibilité et une tendance à se congestionner sous la moindre influence, on pourra avoir recours à des cautérisations au galvano-cautère. Il n'est pas besoin de dire que les individus prédisposés à la fièvre de foin devront éviter le voisinage des prairies et des champs de céréales et habiter de préférence les bords de la mer, ou les stations de montagnes. Blackley a recommandé un respirateur particulier. Il faut en outre combattre le nervosisme par un genre de vie régulier et rationnel. Des lotions froides, les bains, les douches, et aux époques où les récidives sont à redouter, faire toutes les deux heures des irrigations dans la cavité nasale avec de l'eau salée, une solution d'acide phénique ou de quinine.

Contre la maladie déclarée, le mieux sera de se conformer aux conseils donnés par Helmholtz et de pratiquer des irrigations dans les fosses nasales avec les solutions indiquées plus haut, notamment avec la solution de quinine (1 p. 740 eau).

J'ai obtenu dans un cas de ma pratique d'assez bons effets en faisant priser la poudre suivante :

Calomel . . . . . . . . . . . . . . . . . . . . . . . . . } àà 3 gr.
Alun. . . : . . . . . . . . . . . . . . . . . . . . . . . }
Chlorhydrate de morphine. . . . . . . . . . 0,30 cent.

M. S. A. Priser 3 fois par jour de cette poudre gros comme une lentille.

On a aussi recommandé les médicaments nervins, bromure de potassium, arsenic, strychnine, camphre. Hutchinson et Beard ont eu de bons résultats de l'électricité (galvanisation centrale). Les calmants et les narcotiques seront utiles lorsque les symptômes d'irritation des muqueuses présenteront une grande acuité.

Dr GUIRAUD

Ancien interne des hôpitaux.

# CINQUIÈME PARTIE

## MALADIES INFECTIEUSES A DÉTERMINATIONS PRINCIPALES SUR LE TUBE DIGESTIF

### 1. — Parotidite épidémique (Oreillons).

*Ziegenpeter. Mumps. Parotidis polymorpha.*

**I. Étiologie.** — La parotidite épidémique s'observe surtout dans les mois d'hiver et d'automne ; il semblerait que ces conditions défavorables de température favorisent son développement. Parfois elle se manifeste comme précédant des épidémies de rougeole, coqueluche ou diphtérie, parfois aussi elle apparaît dans le décours de ces épidémies. Souvent on l'a observée parallèlement avec des épidémies de scarlatine ; mais il n'est pas exact de dire, suivant l'opinion de Schönlein, que les deux affections s'excluent mutuellement.

Dans certains endroits la parotidite règne endémiquement ; c'est ce que l'on voit par exemple, dans certains ports humides du littoral en Hollande, en France (1), en Angleterre et sur la Baltique : cependant on rencontre aussi la maladie dans certains districts de la Suisse et des États-Unis.

En général c'est plutôt le sexe masculin qui est atteint par la maladie.

L'*âge* joue un rôle important. Les enfants à la mamelle et les personnes avancées en âge sont ordinairement indemnes. Certaines épidémies attaquent presque exclusivement les enfants, d'autres plutôt les adultes. La maladie a son maximum de fréquence entre 2 et 20 ans.

Très souvent on a observé la maladie dans les établissements où se trouvaient de grandes agglomérations : les casernes, asiles d'orphelins, maisons d'éducation. Dans ces circonstances elle peut prendre une extension incroyable. Lühe rapporte que dans une épidémie à l'école des cadets de Ploen dans le Holstein 118 élèves sur 131, c'est-à-dire 90 0/0, tombèrent malades.

Souvent on peut prouver la contagion. Ainsi est-il arrivé fréquemment qu'un individu quittant en santé apparente une localité où régnait la parotidite épidémique tombait malade au bout de quelques jours et communiquait la maladie tour à tour à ses parents, à ses voisins, et aux habitants de

---

(1) Le caractère d'endémicité attribué depuis Rochard (1757), aux oreillons sur la côte ouest de la France ne semble point être prouvé, bien que l'assertion de cet auteur soit rapportée par la plupart des auteurs qui ont traité de la question. (*Note du Tr.*)

sa maison. On a donc pu voir de la sorte la maladie se développer dans des endroits jusque-là indemnes.

On a souvent agité la question de savoir si la parotidite épidémique était une affection locale ou bien une affection générale avec détermination spéciale sur la parotide. Cette dernière opinion semble la plus vraisemblable. Pour elle militent les considérations tirées de la contagion, de l'aspect épidémique et de l'expérience qui montre qu'une personne ayant eu la maladie est le plus souvent à l'abri d'une récidive ultérieure. Certainement il y a de nombreux cas où les symptômes généraux, la fièvre notamment, sont peu marqués, mais il y en a d'autres aussi où le processus morbide s'attaque sérieusement aux organes internes et où avec la perte des sens, une fièvre élevée, une dépression marquée des forces, tout donne l'impression d'une maladie infectieuse grave.

Il faut bien se représenter que l'agent nocif cherche à se frayer un chemin jusque dans l'organisme par l'intermédiaire de la bouche et des conduits excréteurs de la parotide. Les symptômes généraux dépendent essentiellement de la question de savoir si le virus venant des glandes salivaires pourra ou non pénétrer en abondance dans le torrent circulatoire. Soltmann insiste surtout sur ce fait que l'étroitesse extrême du canal de Sténon chez les nourrissons, avec le développement encore minime des glandes salivaires à cet âge, semble être pour quelque chose dans l'immunité dont jouissent ces enfants.

On ne connaît rien de bien précis sur la nature du poison de la parotidite épidémique. Pasteur décrit dans le sang un bacille de 1 $\mu$ de large sur 2 $\mu$ de long, mais les inoculations aux animaux n'ont donné aucun résultat. Capitan et Charrin, Ollivier ont observé des bacilles à côté de cocci dans le sang, la salive et l'urine des malades.

**II. Anatomie pathologique.** — Les lésions de la parotidite épidémique sont peu connues parce que la maladie tue rarement et que les autopsies sont par suite exceptionnelles. D'après Virchow on trouverait une hyperhémie des lobules glandulaires, les conduits excréteurs souvent remplis de mucus purulent et le tissu conjonctif périglandulaire témoignerait d'une inflammation œdémateuse avec présence de cellules rondes (1).

**III. Symptomatologie.** — La durée d'incubation de la parotidite épidémique, c'est-à-dire le stade qui s'étend entre la date de l'infection et celle de l'apparition des premiers symptômes, est variable suivant les auteurs. Trousseau la fixe de 10 à 14 jours, B. Wagner de 15 à 21, Soltmann de 1 à 18 jours. Les limites extrêmes seraient donc de 1 à 3 semaines.

Il n'est pas rare que des prodromes précèdent de 1 à 3 jours l'apparition

---

(1) Les recherches de Virchow portent sur des cas de parotidite symptomatique aussi bien que sur des cas vrais d'oreillons. On ne saurait donc en tirer des conclusions légitimes.

Dans un cas du D<sup>r</sup> Jacob où l'examen histologique fut fait par Ranvier on ne constata que de l'œdème périparotidien (*Rec. méd. milit.*, 1875). Ces recherches sont à compléter. (*Note du Tr.*)

des symptômes caractéristiques ; les malades présentent de la fièvre, du brisement des membres, de l'abattement et de la perte d'appétit. S'il s'agit d'un enfant, la température peut atteindre 39°,5 avec accidents convulsifs.

Le premier symptôme caractéristique consiste dans une sensation de pression, de tension dans la région parotidienne.

De temps à autre le malade ressent de vives douleurs qui sillonnent cette région et s'irradient jusqu'entre les omoplates ; les mouvements de mastication deviennent impossibles, puis bientôt apparaissent tous les signes du gonflement de la région parotidienne. Ordinairement ce gonflement n'atteint pas seulement la région en question, il la dépasse dans tous les sens. En haut il peut s'étendre jusqu'aux paupières, en bas jusqu'à la clavicule, en avant jusqu'au menton, en arrière jusqu'à la colonne vertébrale. La tuméfaction a ordinairement une coloration blanchâtre ; la peau qui la recouvre est brillante, sans plis, lisse, œdémateuse par places, rarement rosée. La main peut constater de l'élévation de température. La consistance est mollasse et la peau conserve plus ou moins l'impression du doigt.

Le plus ordinairement tous ces symptômes n'apparaissent que d'un seul côté, à gauche le plus souvent, puis plus tard et presque toujours l'autre parotide se prend et cela de façons très variables.

Lorsque le gonflement devient très considérable, les troubles qu'il amène sont variés et gênants. Le faciès des malades devient plus ou moins immobile et la physionomie prend une sorte d'air stupide et niais tout à fait spécial. Si le gonflement ne siège que d'un seul côté, c'est de ce côté que les malades inclinent ordinairement la tête et les mouvements qu'ils essayent de lui imprimer déterminent de vives douleurs. Lorsque les deux côtés sont pris, la tête est fixée en bas ou bien un peu en avant, à peu près comme dans les cas d'inflammation des vertèbres cervicales. Les mouvements du maxillaire inférieur sont parfois complètement abolis et alors l'espace qui sépare les deux arcades dentaires devenant très étroit, l'alimentation est excessivement gênée. La gêne mécanique et la douleur déterminée par tout mouvement du menton font que les malades s'en tiennent le plus souvent à la nourriture liquide. L'articulation des sons est elle-même rendue difficile et ceux-ci perdent leur netteté. L'impossibilité de nettoyer la bouche détermine souvent une fétidité extrême de l'haleine.

Cette fétidité se produit surtout facilement si, à la parotidite, se joignent la stomatite et le ptyalisme. Il est à ce propos intéressant de remarquer que lorsque le gonflement parotidien commence à se produire, la sécrétion salivaire est diminuée, ce n'est que dans la suite qu'elle se trouve augmentée (1). Souvent alors on peut observer de l'inflammation des amygdales, de l'arrière-bouche et des follicules.

De la description que nous venons de donner on conclura avec raison que ce n'est pas seul le gonflement de la parotide qui produit ces modifications, mais qu'à lui se joint un œdème inflammatoire des cellules du tissu conjonctif qui entoure la glande.

(1) Trousseau constate le même fait dans ses cliniques. Les D<sup>rs</sup> Bouchut et Laveran (D.-D.), ne l'admettent pas comme démontrée. (*Note du Tr.*)

Très souvent les glandes submaxillaire et sublinguale participent à l'inflammation et on connaît même des cas où, en temps d'épidémie, quelques individus n'ont présenté qu'un gonflement de ces deux seules glandes. Le plus souvent aussi les ganglions lymphatiques voisins prennent part au gonflement.

Pour ce qui est de la température, il est à remarquer que lorsque l'hypertrophie a atteint son maximum la fièvre a coutume de tomber, c'est-à-dire ne dépasse plus 39° C. Il y a d'ailleurs aussi des cas complètement apyrétiques.

La *durée* de la parotidite épidémique évoluant sans complications est ordinairement d'une quinzaine de jours. Le gonflement diminue de plus en plus, les mouvements du menton deviennent plus libres, les douleurs s'apaisent et la guérison complète s'effectue. Souvent on voit une légère desquamation furfuracée là où siégeait le gonflement.

Parmi les *complications* de la maladie et au premier rang, il faut signaler celles qui atteignent l'appareil sexuel.

L'orchite n'est pas rare. Granier (1) a relaté dans ses épidémies militaires 115 cas d'orchite sur 495 malades (23 0/0). Mais cette complication n'atteint guère que les adultes ; les enfants et les vieillards en sont exempts. Dans l'épidémie de l'école des cadets de Ploen dont nous avons déjà parlé, Lühe ne vit sur 118 malades qu'un cas d'orchite et cela chez un garçon de plus de 17 ans (2).

L'orchite est d'habitude unilatérale et siège alors du côté de la parotide la plus atteinte ou bien seule malade. Si la parotidite est double, c'est surtout le testicule du côté droit qui est atteint. Les orchites doubles sont rares et souvent alors les deux testicules se prennent l'un après l'autre (Obs. de Grisolle).

Les premiers signes de l'orchite consistent en général dans des tiraillements dans la région lombaire et des douleurs suivant le pli inguinal et le long du cordon. Habituellement la température s'élève et des vomissements peuvent se produire (3). Peu après le testicule grossit et devient sensible à la pression, souvent alors aussi le scrotum prend un aspect rouge et s'œdématie. Jarjavay prétend qu'il s'agit d'une inflammation du testicule et non de l'épididyme comme après une blennorrhagie.

En dehors de l'influence de l'âge, le caractère spécial de l'épidémie agit sur la fréquence de cette complication. Il est intéressant de savoir que la coexistence d'une blennorrhagie ne détermine aucune prédisposition au développement d'une orchite pendant le cours d'une parotidite ; Blondeau en a cité un exemple. L'apparition de l'orchite n'est d'ailleurs liée en aucune

---

(1) *Lyon médical* (1879). Ce même auteur dit avoir trouvé souvent une hyperhémie considérable des conduits de Sténon, de Wharton, de Rivinus se traduisant par des saillies) d'un rouge plus ou moins foncé aux orifices de ces conduits. (*Note du Tr.*)

(2) Il s'agissait dans cette épidémie d'enfants presque tous au-dessous de 15 ans. (*Note du Tr.*)

(3) Les accidents peuvent être encore plus marqués. Chomel, Trousseau, Lemarchand (Th. 1876) ont insisté beaucoup sur l'état typhoïde qui peut accompagner l'apparition de l'orchite ourlienne. Le D<sup>r</sup> Gailhard a noté aussi la possibilité d'accidents cérébraux (Th., Montpellier, 1877). (*Note du Tr.*)

façon à la violence de l'inflammation de la parotide. Rizet rapporte une épidémie dans laquelle les cas les plus légers se compliquaient d'orchite.

On a souvent remarqué que pendant que l'orchite se développait, la parotidite rétrocédait et qu'aussi il pouvait y avoir des oscillations successives dans l'intensité des deux affections. Bérard puis Boyer et Link ont rapporté des observations dans lesquelles on vit l'orchite débuter, puis la parotidite suivre, et Kocher a vu en temps d'épidémie l'orchite évoluer sans parotidite.

Dans certains cas de parotidite, on a vu un écoulement urétral analogue à celui de la blennorrhagie.

Les femmes peuvent présenter des douleurs ou même un gonflement manifeste des ovaires (Meynert), du gonflement avec hématome de la muqueuse vaginale, des grandes lèvres, ainsi que de la tuméfaction des mamelles.

Une complication fâcheuse consiste dans la suppuration de la glande enflammée (1). Outre que la guérison se trouve retardée, il peut dans certaines circonstances se produire des accidents sérieux. Le pus peut se faire jour au dehors par plusieurs fistules et devenir sanieux ; ou bien s'écouler par la bouche, le pharynx, le conduit auditif, et alors détruire les nerfs de la face et amener une paralysie faciale persistante ; des vaisseaux du cou peuvent être ouverts, ce qui amène des hémorrhagies mortelles. On a vu aussi le pus pénétrer dans l'appareil respiratoire, les plèvres, le péricarde, etc., déterminer des inflammations secondaires, de la pyohémie, de la septicémie, etc., et amener la mort (2).

Signalons encore parmi les autres complications : a) L'hyperhémie cérébrale, déterminée par la pression de la parotide tuméfiée sur la jugulaire et pouvant conduire à la méningite ou à la méningo-encéphalite avec hémiplégie et aphasie ; b) des délires ou des accidents de manie (Shreve) qui ont toujours une signification pronostique fâcheuse ; c) des troubles de la vue (amblyopie et dyschromatopsie) observés plusieurs fois par Hatry et rapportés par lui à une hyperhémie visible de la pupille. La guérison s'obtint en une quinzaine de jours. On peut voir aussi de la conjonctivite, de l'épiphora, de la photophobie ; d) le rétrécissement du larynx, observé par Hufeland dans quelques épidémies, est dû à la compression ; e) parfois des bronchites ou des bronchopneumonies ; f) l'endocardite et la péricardite avec ralentissement du pouls, abaissement de température et syncopes (Larguet) ; g) la néphrite aiguë suivie d'urémie et de mort (Colin). Jour-

---

(1) La suppuration des glandes atteintes d'oreillons est tout au moins exceptionnelle. M. le Dr Ferrand en a présenté un cas récemment à la Société médicale des hôpitaux. Il s'agissait d'oreillons de la glande sous-maxillaire. M. Bucquoy a discuté ce fait. Il semble qu'il doive s'agir dans ces cas d'infections surajoutées et que l'oreillon par lui-même ne suppure jamais. (*Note du Tr.*)

(2) Ces observations de l'auteur nous paraissent peut-être un peu excessives, pour la France du moins où jamais un cas de mort par suppuration n'a été publié. Il est évident que les auteurs allemands font rentrer dans les oreillons beaucoup de cas de parotidite symptomatique. Fremmert a d'ailleurs récemment consacré un article à combattre la différenciation des diverses parotidites en deux classes, et pour lui, les oreillons seraient aussi bien une parotidite symptomatique. *Deut. Arch. f. klin. Med.*, 1887. (*Note du Tr.*)

dan a signalé un cas d'hématurie. Lemarchand a constaté une néphrite chronique. J'ai vu moi-même une néphrite hémorrhagique chez un enfant de 7 ans; celle-ci devint chronique et, onze mois après, cet enfant offrait tous les symptômes d'une atrophie secondaire du rein; h) des troubles de l'estomac et de l'intestin extrêmement fréquents. La constipation est de règle, la diarrhée rare. Dans certains cas on a vu aussi des vomissements tenaces. Enfin Lannois et Lemoine ont observé des gonflements douloureux des articulations et des gaines tendineuses.

La parotidite ne disparaît pas toujours sans laisser de traces. Parfois la tuméfaction persiste longtemps et il en reste encore des traces pendant plusieurs mois. La suppuration des glandes produit des fistules ou bien se complique de phlegmons diffus avec possibilité de déchirure des gros vaisseaux, accidents qui peuvent amener la mort (1).

Chez un enfant de neuf ans, j'ai pu observer un ptyalisme extrêmement abondant qui persista trois mois après la parotidite et ne fut guéri qu'avec l'atropine. Les deux glandes sécrétèrent énormément, mais surtout celle qui avait été malade. Burton a observé un cas absolument contraire. La sécrétion salivaire était tarie et ne fut ramenée que par l'emploi des courants constants. Parfois on peut observer une paralysie faciale consécutive à la compression des nerfs de la face.

Chez les hommes et consécutivement à une orchite on peut observer l'atrophie du testicule. La statistique précédemment citée de Granier donne sur 495 observations 115 cas d'orchite et 51 (45 0/0) d'atrophie testiculaire. Jaloux cite un cas dans lequel le testicule sain s'atrophia également. Souvent on a observé la surdité, précédée de bourdonnements et de vertiges. Tantôt l'affection semble dépendre d'une lésion primaire ou secondaire du labyrinthe, tantôt il semble s'agir d'un catarrhe de l'oreille moyenne. Cette surdité peut être unilatérale ou bilatérale, être provisoire ou définitive.

**IV. Diagnostic.** — Le diagnostic de la parotidite est très facile, la tuméfaction ayant son siège habituel entre l'apophyse mastoïde et l'apophyse zygomatique. Il est aussi facile de déceler le caractère épidémique de l'affection si l'on fait entrer en ligne de compte les antécédents et les circonstances concomitantes.

**V. Pronostic.** — Le pronostic de la parotidite épidémique est presque toujours favorable. Il est rare que la vie soit menacée ou qu'il reste à sa suite des maladies consécutives.

**VI. Traitement.** — Presque toujours il suffit, dans la parotidite épidémique, de faire avec une huile des onctions sur la partie tuméfiée et de couvrir celle-ci d'ouate. On aura soin aussi d'entretenir la liberté du ventre par de légers purgatifs et de donner au malade un régime surtout liquide. Sesta a recommandé dernièrement le jaborandi. L'application de sangsues au péri-

_______________

(1) Nous ferons ici les mêmes réserves que précédemment. (*Note du Tr.*)

née peut être aussi indiquée. Si la parotide suppure il faut appliquer des cataplasmes et inciser aussitôt que possible. Les indurations consécutives seront traitées par des applications de teinture d'iode, d'onguents ou de collodion iodé ou iodoformé; à l'intérieur on prescrira l'iode ou l'iodure de fer. S'il y a menace d'orchite, le malade devra rester au lit et on lui maintiendra les bourses élevées sur des coussins.

**2. — Fièvre herpétique.**

I. **Symptomatologie.** — Il arrive à tout médecin un peu occupé d'avoir à soigner des malades qui tout à coup ont présenté tout l'ensemble d'un appareil fébrile survenant sans cause appréciable et disparaissant peu après sans laisser aucune trace sérieuse. Il n'est pas rare de voir un unique grand frisson ouvrir la scène, ou bien, ce sont des petits frissons répétés qui figurent les premiers symptômes; en même temps apparaissent un sentiment accablant de fatigue, de l'apathie; enfin tout l'aspect extérieur, heureusement presque toujours trompeur, annonce l'explosion à brève échéance d'une grave maladie. En peu de temps la température atteint 39-40° C. et même davantage. Le pouls et la respiration augmentent parallèlement, la soif s'exagère, la diurèse diminue, l'appétit se perd et la constipation s'établit. La langue se couvre d'habitude d'un enduit épais, gris, jaune ou bien brunâtre et l'haleine présente une fétidité horrible. Des renvois et des vomissements se produisent souvent. Le malade se plaint parfois d'une sensation de pression dans la région de l'estomac, et le ventre se ballonne. Dans quelques cas je suis persuadé avoir constaté une légère hypertrophie de la rate.

Souvent on voit apparaître rapidement une éruption d'herpès aux lèvres, moins souvent aux ailes du nez, aux joues, au lobule de l'oreille ou bien à tout autre endroit du corps; d'où le nom de fièvre herpétique. Dans quelques cas, j'ai pu voir quelques taches rosées sur la paroi abdominale. Si avec cela on constate une légère obnubilation des sens et du délire, on peut considérer alors la situation comme sérieuse.

Mais le cours ultérieur de la maladie éclaircit rapidement la situation. Souvent même l'affection est reconnue dès la première nuit. Avec l'apparition d'une sueur abondante la température redescend à la normale et même au-dessous, l'urine réapparaît fortement sédimenteuse, les malades se sentent dégagés et la faiblesse encore réelle disparaît rapidement. La marche rapide de la maladie lui a valu le nom d'éphémère.

Il est rare que la maladie dure quelques jours, exceptionnel qu'elle traîne plus d'une semaine.

II. **Étiologie.** — Quelques personnes présentent une prédisposition spéciale pour cette affection et traversent dans le courant de leur vie de nombreuses crises de pareils accidents. Relativement à l'âge on a remarqué que l'affection est surtout fréquente dans la période moyenne de l'existence. Le sexe ou la condition des individus est sans influence appréciable.

La plupart des malades incriminent le froid que l'on accuse si souvent, ce qui avait aussi fait donner à la maladie le nom de fièvre rhumatismale ou catarrhale. Si l'on fait des questions plus pressantes on s'apercevra bientôt, dans la plupart des cas, que les renseignements sur le temps et les conditions du refroidissement sont des moins précis.

D'autres malades donneront comme cause de leur maladie un excès, des fatigues corporelles ou intellectuelles ou bien l'influence d'une trop forte chaleur.

L'ensemble de la maladie donne déjà l'impression d'une infection; or si l'on joint à cela qu'il n'est pas rare de voir plusieurs personnes atteintes tour à tour des accidents que nous avons décrits, on ne fera sûrement pas fausse route en considérant, à notre avis du moins, cette maladie comme une fièvre infectieuse, très légère et éphémère, il est vrai.

Plessing a récemment communiqué des observations tirées de la clinique de Leipzig dans laquelle on voit que plusieurs individus ont été atteints de cette affection les uns après les autres; tous habitaient dans un même bâtiment de l'hôpital.

**III. Diagnostic. Pronostic. Traitement.** — Le diagnostic est facile.

L'absence de localisation sur un organe, les symptômes purement fébriles et gastro-intestinaux, la marche rapide et favorable de la maladie empêchent de penser à une fièvre typhoïde, une pneumonie centrale, une méningite, etc.

Le pronostic est bon, presque sans exception.

Le traitement est purement symptomatique. Donner une nourriture modérée et liquide; prescrire les acides, se tenir prêt à combattre les symptômes qui s'exagéreraient, voilà toute la médication.

**3. — Fièvre typhoïde (typhus abdominal).**

*Typhus intestinal. Iléotyphus. Fièvre typhoïde. Fièvre nerveuse.*

**I. Étiologie.** — La fièvre typhoïde n'est pas une maladie spontanée. Elle s'acquiert toujours par contagion. L'agent contagieux est contenu dans les selles des typhiques et toute personne qui manie ces selles court par là un danger de contagion. Les auteurs modernes s'accordent à expliquer la nature du poison typhique par l'existence certaine en lui d'organismes inférieurs.

En laissant de côté les opinions moins dignes de confiance des plus anciens auteurs, nous dirons seulement qu'après les recherches de Fischl et Klebs, Eberth, Meyer et Friedländer, Koch et Gaffky, le parasite végétal typhique semble être définitivement trouvé (fig. 38).

Gaffky a pu prouver l'existence du bacille typhique dans les abcès de l'intestin des typhiques, dans les glandes du mésentère, dans la rate et les vaisseaux sanguins du foie et des reins. Il les a vus réunis en foyer et d'autant plus nombreux que la maladie était plus récente. Neuhaus le premier a prouvé l'existence de ces bacilles dans le sang des malades, mais seulement dans le sang tiré des taches rosées de la peau.

Il n'a même eu que neuf résultats positifs sur quinze cas. Dans ses examens du sang Seitz n'a eu que des résultats négatifs ; plus récemment Rütimeyer a retrouvé, mais dans des cas encore assez exceptionnels, les bacilles typhiques dans le sang des taches rosées.

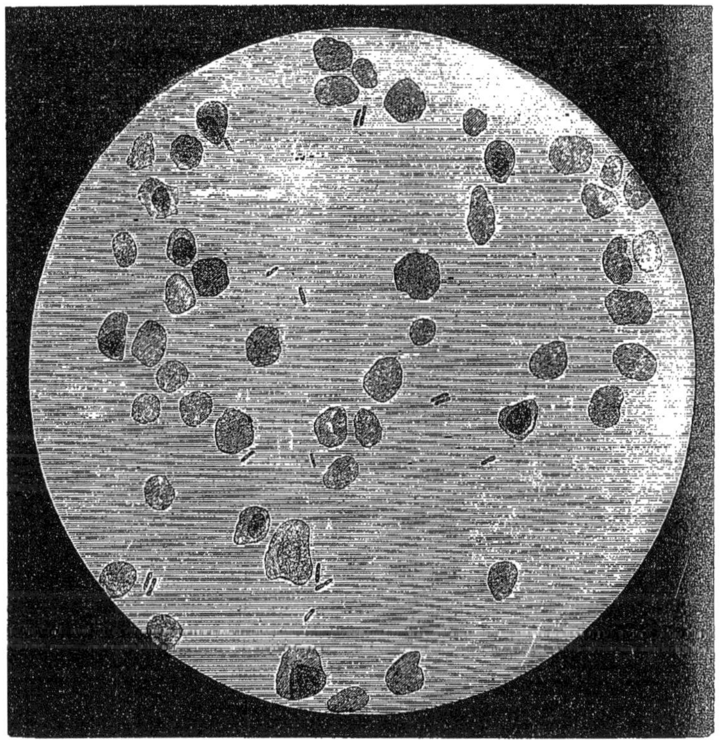

FIG. 38. — *Bacilles typhiques tirés de la rate.* Gross. 1250. Immersion. (Obs. personnelle.)

Fraenkel et Simmonds ont pu dans un cas cultiver les bacilles typhiques trouvés dans le sang. On peut de plus trouver ces bacilles dans les foyers de pneumonie des typhiques, dans les cartilages du larynx en cas de lésions ulcéreuses de cet organe, et aussi dans la peau au cas où un érysipèle se surajoute à la maladie.

Gaffky n'a pas réussi à cultiver les bacilles des selles des typhiques,

Pfeiffer et d'autres ont eu de meilleurs résultats. Cette recherche n'est évidemment pas toujours couronnée de succès. G. Seitz réussit deux fois à trouver les bacilles typhiques dans l'urine des malades ayant de l'albuminurie. Hüppe a eu le même succès (1).

*Bacille typhique.* — La longueur du bacille typhique atteint à peu près le tiers du diamètre d'un globule rouge du corps humain, sa largeur est elle-même le tiers de la longueur propre du bacille. A ses extrémités le bacille paraît arrondi. Parfois ces micro-organismes se plaçant bout à bout présentent l'apparence de fils. Cultivés ils possèdent des mouvements rapides. Les bacilles ne se colorent pas facilement avec les couleurs d'aniline : par exemple : le bleu de méthylène, le violet de gentiane, le brun de Bismarck ou la fuchsine ; et ils se décolorent par la solution d'iode iodurée (méthode de Gram). Parfois on peut distinguer des spores dans le bacille ; celles-ci ne se laissent pas colorer par les couleurs d'aniline et elles apparaissent comme de petits cercles incolores. Ces spores occupent toute la largeur du bacille et se trouvent à son extrémité. Dans chaque bacille il ne se forme qu'une seule spore bien développée. Si deux bacilles se trouvent bout à bout on ne trouve les spores que dans les extrémités qui se regardent (2).

Gaffky et d'autres après lui ont cultivé le bacille typhique en dehors du corps dans le bouillon, la gélatine-peptone, l'agar-agar, le sérum-sanguin et sur la pomme de terre. La gélatine n'est pas liquéfiée par le bacille. En opposition avec les autres schizomycètes la culture sur pommes de terre est caractéristique. Quelques jours après l'inoculation, celles-ci paraissent encore absolument intactes, mais vient-on à promener à leur surface une aiguille de platine, on rencontrera sur cette surface comme une pellicule résistante ; celle-ci provient de la pullulation du bacille typhique. Les inoculations aux animaux (singes, lapins, cobayes, souris, pigeons, poule, veau) n'ont jusqu'ici et malgré des avis contraires, conduit à aucun résulta certain (Baeumer et Peiper, Flügge et Sirotinin) (3).

En conséquence les données des bactériologistes à ce sujet peuvent être considérées comme vraisemblables, mais non indiscutables.

Tayon a essayé témérairement sur lui et sur un de ses amis des inoculations ; celles-ci ont amené après elles de la fièvre, un état d'insomnie, avec perte d'appétit et diarrhée. Une inoculation postérieure ne produisit aucun effet.

Une opinion récente tendrait à faire résider la virulence du bacille typhi-

---

(1) Parmi les auteurs français il n'est que juste de signaler les recherches récentes de MM. Chantemesse et Widal sur la culture des bacilles d'Eberth et la façon dont celui-ci se comporte vis-à-vis de certains agents chimiques ou médicamenteux (*Arch. de physiologie*, 1er avril 1887). (*Note du Tr.*)

(2) La science est loin d'être encore fixée sur la spore du bacille typhique et sur la vraie nature de l'espace clair signalé par Eberth et Friedländer, Artaud, etc. M. Chantemesse serait disposé à le considérer comme une dégénérescence. Birch-Hirschfeld a essayé récemment de cultiver le bacille typhique dans des milieux colorés dans le but de déterminer ses conditions de sporulation (*Arch. f. Hyg.*, 1888). Ses conclusions ne sont pas suffisamment encore prouvées ni adoptées pour pouvoir être rapportées. (*Note du Tr.*)

(3) MM. Chantemesse et Widal ont repris ces expériences et ils sont arrivés, sinon à reproduire la maladie type sur l'animal, du moins à provoquer la pullulation du bacille typhique et la production de lésions suffisamment caractéristiques. (*Note du Tr.*)

que dans un agent toxique produit par celui-ci (typhotoxine). Brieger a fait récemment des expériences dans ce sens.

*Voies de la contagion.* — L'expérience chimique a déjà établi que c'est dans les matières fécales que réside le poison typhique, que ceux-là seulement s'exposent à un danger qui manient, de quelque façon que ce soit, ces matières, véhicules de contagion (1). L'observation a montré de plus que les selles des typhiques sont encore contagieuses, même après que la fièvre a cédé et que le malade a commencé sa convalescence. Il n'y a donc aucun élément dangereux dans l'atmosphère qui entoure les typhiques et la contagion ne menace nullement les personnes qui se trouvent dans la chambre des malades et même qui sont intimement en rapport avec eux, pourvu cependant qu'elles ne manient pas leurs matières fécales (2). Ainsi donc il ne serait nullement imprudent de faire coucher (ce qui d'ailleurs arrive souvent) les typhiques au milieu d'autres malades : le seul soin à prendre est de désinfecter très rigoureusement les selles, lieux d'aisance, vases de nuit et tous les linges souillés.

On a signalé jadis et récemment encore des cas dans lesquels la contagion ne pouvait s'expliquer que par la viciation de l'air qui entoure les malades. Les exemples donnés à l'appui ne sont pas, à notre avis, sans reproches : entre autres, par exemple, ces cas de paralytiques couchés à côté de typhiques et prenant d'eux la maladie, la contagion ayant pu s'exercer par l'intermédiaire des mains des gardes, par des linges ou des vases malpropres ? Dans certains cas, rares à la vérité, nous admettons cependant la possibilité de la contagion par l'air. Il peut en effet arriver que des bacilles provenant du larynx ou de foyers inflammatoires du poumon se mélangent à l'expectoration et que des parcelles desséchées de celle-ci deviennent des véhicules de contagion.

Quoi qu'il en soit c'est surtout par la bouche que le bacille pénètre dans l'organisme et de la bouche il passe dans le tube digestif.

Peut-être pourrait-il parfois se diriger vers les voies respiratoires et cette hypothèse a été invoquée par certains auteurs pour expliquer les localisations premières de la maladie sur le poumon.

Mais quels sont les véhicules habituels de l'agent infectieux ? C'est là une question pleine d'intérêt et très controversée.

L'eau à boire joue sans aucun doute un rôle prépondérant. Bien souvent on a vu que les épidémies n'atteignaient dans leur extension que des groupes de maisons ou de rues qui recevaient de certaines sources ou de certains cours d'eau leurs eaux à boire. Un examen attentif a souvent alors prouvé que ces sources ou ces eaux canalisées étaient mal protégées, qu'elles

(1) Avant les découvertes récentes de la bactériologie Budd avait déjà affirmé et montré que les selles typhiques contenaient le germe spécifique de la maladie contrairement à Murchison qui voulait faire de la fièvre typhoïde une affection miasmatique. (*Note du Tr.*)

(2) M. le D⟨r⟩ Letulle arrive à la même conclusion dans le rapport qu'il a fait en 1886 à la Société médicale des hôpitaux. Pour lui, comme pour la plupart des auteurs, la contagion immédiate de l'homme malade à l'homme sain s'appuie sur des preuves de moins en moins certaines. (*Note du Tr.*)

recevaient des infiltrations provenant des fosses d'aisances, de tas de fumiers, de canaux des champs et contenant des matières fécales infectées. Parfois aussi des linges provenant de typhiques étaient lavés dans des ruisseaux dont l'eau en aval servait pour la boisson (1).

Les tentatives faites pour trouver dans l'eau le bacille typhique ont presque toujours échoué. Seuls Moers, Michael et tout récemment Baeumer sont arrivés à des résultats positifs (2). D'ailleurs Flügge et Meade Bolton ont montré que l'eau était un très mauvais terrain pour la multiplication des bacilles typhiques qu'elle peut contenir; si ces bacilles cessent de lui venir du dehors, l'eau perd spontanément au bout de quelque temps son caractère infectieux.

On a aussi signalé, en Angleterre notamment, quelques cas d'infection par le lait. On a vu, par exemple, des cas où la fièvre typhoïde n'aurait atteint que des familles qui se fournissaient de lait chez le même marchand. Le plus souvent il est à présumer que ce lait avait été coupé avec de l'eau infectée. Cependant il paraît encore possible que la contagion puisse s'excercer par l'intermédiaire d'aliments ou de boissons, de façon non encore connue.

En Suisse et, chose étonnante, toujours en certains endroits du canton de Zurich, on a signalé des épidémies de fièvre typhoïde dont la cause serait due à l'usage de viandes corrompues (*Fleischtyphus epidemien*). C'était ordinairement à la suite de fêtes populaires, après de grands rassemblements de foule que ces épidémies se déclaraient; car on faisait usage de viandes corrompues pour la fabrication de certains plats aimés du peuple. Parmi les plus connues de ces épidémies il faut citer celle d'Andelfingen (1819) et plus récemment celle de Kloten (1878); dans cette dernière sur une société de 700 chanteurs, 500 furent malades (Walder). Wyss a de plus décrit une petite épidémie à Würenloos (1881). Les épidémies par usage de viandes corrompues ont donné lieu à de nombreuses controverses.

Trois points surtout ont été discutés : 1° Avait-on affaire ici à la fièvre typhoïde? 2° Ces cas de typhus reconnaissaient-ils pour cause l'usage de viandes simplement pourries? 3° S'agissait-il d'une véritable infection par des viandes provenant d'animal typhique? Mes collègues de Zurich, avec lesquels j'ai eu à ce sujet et notamment à propos de l'épidémie de Kloten, de nombreux entretiens, se sont prononcés d'une façon non douteuse pour l'existence de la fièvre typhoïde. Je ne peux que m'incliner devant leur dire (3).

Les déclarations de Wyss ne laissent place à aucun doute. Huguenin a

---

(1) Budd et Murchison admettaient déjà la propagation de la maladie par l'eau. De nombreux rapports semblent prouver sa réalité, citons ceux de Dionis des Carrières (ép. de Joigny), Chantemesse et Widal (ép. de Pierrefonds). Thoinot, Mosny (Eau potable à Vienne), etc. (*Note du Tr.*)

(2) Chantemesse et Widal, puis Thoinot ont également signalé la présence de bacilles typhiques dans les eaux contaminées. (*Note du Tr.*)

(3) Il semblerait plutôt naturel d'admettre, avec le professeur Bouchard, qu'il s'est agi dans ces épidémies d'intoxication par les ptomaïnes contenues dans les viandes corrompues,

essayé d'expliquer ces faits étonnants en disant que dans l'épidémie de Kloten on avait fait usage d'un veau malade de typhus, cependant il n'a pas apporté de preuve réelle à l'appui de son opinion. Des cas indiscutables de fièvre typhoïde chez les animaux sont encore à connaître, bien que souvent on en ait affirmé. Toujours est-il qu'à l'heure actuelle et malgré des essais nombreux et très sérieux, on n'a pas encore pu déterminer expérimentalement chez un animal les lésions intestinales de la fièvre typhoïde. Ainsi donc, il ne reste plus que cette hypothèse : à savoir que l'usage de viandes simplement corrompues pourrait avoir déterminé chez des hommes une véritable fièvre typhoïde. Il faudrait alors abandonner l'idée de la spécificité du poison typhique, malgré toutes nos connaissances sur l'étiologie des maladies infectieuses et en revenir à l'ancienne opinion qui voulait que le poison typhique fût spontané et se développât partout où se font des décompositions et des putréfactions organiques. On sait de plus que les empoisonnements par viandes corrompues, s'ils rappellent par certains symptômes la fièvre typhoïde, en présentent en même temps d'autres, tels que la gastro-entérite hémorrhagique. On peut dès lors se demander si véritablement l'usage de viandes de cette espèce a été la cause des épidémies suisses. D'autre part les habitants réunis pour ces fêtes n'ont pas seulement mangé, ils ont bu aussi et à notre avis l'eau aura parfaitement bien pu être l'agent infectieux. Si de semblables épidémies se renouvellent dans l'avenir il faudra donc rechercher attentivement s'il se trouve véritablement des bacilles dans les selles des malades ou dans les organes des cadavres.

Parfois la contagion a pu s'exercer par les linges ou les vêtements. Par exemple, des gardes sont tombés malades après s'être servi de linges salis par des selles de typhiques et infectés de la sorte. J'ai soigné à Zurich un domestique qui avait pris la fièvre typhoïde en battant les matelas d'un typhique. D'après les observations recueillies par Alison il résulte que les matières des typhiques desséchées sur les linges conservent leur puissance de contagion pendant plus d'un an et demi.

Parfois aussi les personnes qui nettoient les lieux d'aisance, les fosses, etc., prennent la fièvre typhoïde ; il en est de même de celles qui forcément ou sans le vouloir sont exposées aux exhalaisons de ces endroits. J'ai vu quelquefois éclater de graves épidémies de maisons immédiatement après le nettoyage de fosses non vidées depuis longtemps. Il est en effet à remarquer que le poison typhique peut conserver longtemps sa virulence, peut-être toute une année et qu'alors il devient difficile de savoir si des selles de typhiques n'ont pas été versées dans les fosses.

Mais il y a encore bien des cas dans lesquels le mécanisme de l'infection ne peut être expliqué. Nous savons nous-mêmes que dans certains cas bénins de fièvre typhoïde des malades peuvent continuer à aller et venir sans se sentir atteints. Il va dès lors de soi que ceux-ci peuvent par leurs selles créer des foyers d'infection et comme certainement le poison typhique peut se multiplier en dehors du corps et sous certaines conditions, ils deviennent le point de départ de graves contagions. Ce n'est point une pure hypothèse.

On a pu constater parfois les signes les plus nets du typhus abdominal à l'autopsie d'individus morts accidentellement en état d'apparente bonne santé. (Fiedler, Birch-Hirschfeld).

Dans les grandes villes il y a presque toujours des cas isolés, sporadiques de fièvre typhoïde. Certains pays et certaines villes sont connus pour présenter de nombreuses répétitions de la maladie et il y a pour cela des variétés locales souvent intéressantes à connaître. La fièvre typhoïde est par exemple fréquente en Angleterre tandis que, chez ses voisines, l'Écosse et l'Irlande, c'est surtout le typhus exanthématique qui règne. Parmi les villes allemandes, Munich était célèbre comme lieu de prédilection de la fièvre typhoïde ; dans ces dernières années cependant là aussi, d'après Ziemssen, la maladie serait devenue rare.

Très souvent la fièvre typhoïde prend l'aspect d'épidémies de maisons ; c'est ainsi qu'on peut l'observer souvent dans les casernes, les prisons, les asiles d'orphelins. Dans les hôpitaux où la disposition des lieux d'aisance et la canalisation sont bonnes et où la désinfection des selles est minutieuse on voit rarement de ces épidémies de maisons ou d'hôpital, même si les typhiques sont couchés dans des salles communes. Dans les grandes villes, ce sont toujours certaines maisons, certains quartiers, certaines rues qui sont connus pour être atteints par la maladie. Quand éclate une épidémie étendue on peut souvent remarquer qu'elle se compose de la réunion d'épidémies de maisons. On doit toujours distinguer les cas originaires et les cas consécutifs, suivant qu'il s'agit d'individus atteints primitivement ou secondairement, par contagion ultérieure.

De son foyer primitif l'épidémie peut gagner des localités jusqu'alors indemnes. Celles-ci sont contaminées soit par un malade venu de l'extérieur, soit par des circonstances fortuites, par exemple l'usage de mets infectés. Parfois aussi l'éclosion de la maladie paraît spontanée. La fièvre typhoïde a régné surtout pendant les guerres, la propagation du fléau étant facilitée par les privations, les refroidissements, la vie en commun de grandes masses d'hommes.

Les *saisons* ne sont pas sans influence sur l'éclosion d'épidémies de fièvres typhoïdes. La plupart des épidémies, les cas les plus nombreux de maladies apparaissent d'ordinaire d'août à novembre ; le plus bas chiffre est au commencement de l'année, de février à avril. Cette règle a des exceptions : à Munich par exemple le maximum de fréquence de la fièvre typhoïde tombe au mois de février.

Les influences de la température sont remarquables. En général, les étés à fortes chaleurs font prévoir des cas nombreux ; les hivers froids au contraire en empêchent le développement.

Les influences climatériques ne peuvent nous fournir aucune règle précise pour le développement de la maladie, car on la rencontre aussi bien dans les contrées septentrionales que dans les pays de la zone tempérée ou des zones tropicales.

V. Buhl et V. Pettenkofer établissent une corrélation entre la fréquence des cas de fièvre typhoïde et la situation de la nappe d'eau souterraine.

Ils ont constaté que lorsque le niveau de l'eau est bas, la fièvre typhoïde augmente. L'explication qu'ils donnent de ce fait est la suivante : lorsque la nappe souterraine est basse, le poison typhique se développe à profusion dans les couches superficielles et desséchées de la terre, puis de là, par l'intermédiaire de l'air du sol, il se communique à toute l'atmosphère et de la sorte la contagion se fait presque sans obstacle.

Outre que cette théorie de la nappe souterraine n'explique pas toutes les épidémies, des expériences très curieuses combattent ce système de contagion qu'ont accepté les auteurs signalés plus haut ainsi que leurs élèves.

Pour expliquer les épidémies des villes il faut bien se représenter que, dans le cours des années le sous-sol a été rassasié de germes typhiques au point qu'il s'y fait là une reproduction incessante. Il va de soi que dans des conditions pareilles l'état de la nappe souterraine joue un grand rôle, mais d'une autre façon ; plus les eaux sont basses, plus elles apportent d'impuretés qu'elles mélangent au contenu des puits, car l'eau de ceux-ci n'est en réalité rien autre que la nappe souterraine. Il est d'ailleurs intéressant de remarquer que dans ces villes à fièvres typhoïdes les habitants eux-mêmes ne craignent rien tant que l'usage des eaux à boire.

La *prédisposition* à prendre la maladie dépend en partie de l'âge. Dans l'extrême enfance la fièvre typhoïde est fort rare, puis sa fréquence s'accroît, principalement de 5 à 10 ans. Mais les cas les plus nombreux se rencontrent de 15 à 30 ans (maximum : 20 à 25 ans), bien qu'on ait pu en observer chez les jeunes enfants et dans l'extrême vieillesse (au delà de 78 ans).

Charceley dit avoir vu deux cas de fièvre typhoïde chez des nouveau-nés. Hastelius a rapporté dernièrement qu'une femme enceinte de 8 mois et atteinte de fièvre typhoïde ayant accouché, on trouva chez le fœtus mort-né la rate hypertrophiée et les follicules de l'intestin manifestement infiltrés ainsi que les ganglions lymphatiques du mésentère. Neuhaus dit avoir trouvé des bacilles typhiques dans les organes du fœtus : cette assertion surprenante mérite confirmation car, en général, les organismes inférieurs ne peuvent passer du sang de la mère dans la circulation du fœtus. Reher aurait pu cultiver des bacilles typhiques trouvés dans la pulpe du foie d'un fœtus, mais plus tard il ne put retrouver ces bacilles dans ce même organe. Des recherches récentes entreprises sur ce sujet par Goldschmidt et Meckel ont donné des résultats négatifs.

*Le sexe* est sans influence notable. En général cependant les hommes sembleraient être plus sujets que les femmes à la fièvre typhoïde.

D'après certains auteurs on observerait le contraire chez les enfants. Cette manière de voir n'est cependant pas suffisamment confirmée. Souvent ce sont les constitutions robustes et vigoureuses qui sont atteintes de la maladie, et bien des médecins ont pu observer que des personnes faibles, anémiées, comme celles qui sont sous le coup d'affections cancéreuses, cardiaques, syphilitiques, tuberculeuses restent presque complètement indemnes.

On a jadis beaucoup répété que la grossesse et l'état puerpéral assuraient l'immunité contre la fièvre typhoïde. Récemment cette assertion a trouvé moins de créance avec raison. Kaminsky par exemple a vu assez souvent la fièvre typhoïde atteindre des femmes enceintes, et Hecker croit même que l'accouchement crée une disposition spéciale à l'infection typhoïdique. Il arrive évidemment parfois que l'on prenne celle-ci pour des accidents puerpéraux. D'après Duguyot les deux tiers des femmes enceintes atteintes de fièvre typhoïde avortent et cela d'autant plus facilement que la femme approche davantage du terme normal de sa grossesse. Le plus souvent l'enfant vient mort, sinon il meurt peu après la naissance. D'autre part, la fièvre typhoïde ne se conduit pas d'une façon spéciale chez la femme enceinte et, lorsque l'avortement s'est produit, il n'y a pas de complications particulières à redouter. On est donc autorisé à porter un pronostic relativement bon. Les causes de l'avortement peuvent être attribuées à l'élévation de la température, à la gravité de l'infection ou à la gêne respiratoire.

Pfeiffer pense qu'il y a des familles à fièvre typhoïde (*typhus-familien*), c'est-à-dire des familles où la fièvre typhoïde est spécialement fréquente. Il croit pouvoir attribuer cela à une résistance moins grande, dans ces familles, de l'appareil des follicules intestinaux. Parmi les causes étiologiques, la condition des individus joue un rôle important, car la fièvre typhoïde sévit surtout dans les classes pauvres.

Certaines professions créent évidemment aussi des prédispositions. On sait parfaitement dans les hôpitaux que les médecins et les garde-malades restent presque toujours indemnes, tandis que les blanchisseuses qui nettoient les linges des malades sont sujettes à la maladie.

Des étrangers qui arrivent dans une ville ou une maison où règne la fièvre typhoïde, en sont particulièrement atteints. Les habitants au contraire gagnent peu à peu l'immunité par *l'acclimatement*.

La fièvre typhoïde partage avec la plupart des maladies infectieuses la propriété de ne frapper qu'une fois le même individu. Là aussi d'ailleurs, comme pour les autres infections, il y a des exceptions .On a vu par exemple des personnes présenter trois ou quatre atteintes de la maladie. Il y a peu de temps, j'ai soigné à la clinique de Zurich une femme souabe qui, dans ces six dernières années, avait eu trois fois la fièvre typhoïde et chaque fois avec la même intensité et à peu près la même durée. Un de mes collègues à Zurich a lui-même été atteint quatre fois, les deux premières fois gravement, les deux dernières plus légèrement. Huber a observé que sur 457 typhiques de la clinique de von Pfeufer 8 (1,7 0/0) l'étaient pour la deuxième fois ; moi-même sur 667 cas que j'ai soignés en 1884-1886 à la clinique de Zurich 28 (4,1 0/0) étaient des récidives. La fièvre typhoïde peut évoluer conjointement avec d'autres maladies infectieuses. Dans beaucoup de cas ce sont ces autres affections qui se joignent à la fièvre typhoïde existant déjà, citons par exemple la tuberculose miliaire.

Kesterven a vu un cas de rougeole chez un typhique, moi-même j'ai vu à la clinique de Frerichs une scarlatine compliquant la fièvre typhoïde ; Maclagan dit avoir vu trois fois le typhus exanthématique uni à des fièvres typhoïdes, et Fronmüller a vu celles-ci évoluer avec la variole. Jessen a vu quelquefois un rhumatisme articulaire ou la fièvre intermittente compliquant la fièvre typhoïde, et Liebermeister a observé un cas de fièvre typhoïde chez un homme qu'il traitait par le calomel pour des accidents syphilitiques.

En temps d'épidémie de fièvre typhoïde, il n'est pas surprenant de voir les cas particuliers présenter dans leurs symptômes et leur marche la plus grande analogie, et c'est cela qui constitue le génie de l'épidémie. On voit souvent aussi les cas, nés dans la même maison, dans la même famille, de la même source d'infection enfin, présenter une ressemblance frappante (Wagner, Eichhorst et Schwarz).

La fièvre typhoïde a pris dans ces dernières années de plus en plus d'extension. Dans les écrits des anciens auteurs on n'en trouve pas de descriptions. Morgagni (1761) rapporte une relation d'autopsie laquelle ne peut représenter autre chose qu'un cas de fièvre typhoïde. Les connaissances exactes à ce sujet datent de notre siècle ; nous les devons surtout aux recherches des anatomistes de 1840 à 1860 (1).

**II. Anatomie pathologique.** — A la suite d'une fièvre typhoïde on peut voir tous les organes présenter des modifications pathologiques, mais les altérations caractéristiques portent d'habitude sur trois points : les follicules lymphatiques de la muqueuse intestinale ; les ganglions lymphatiques du mésentère et la rate.

On distingue d'habitude plusieurs stades dans les altérations que peuvent présenter les follicules intestinaux.

Les altérations consistent tout d'abord en une inflammation purement catarrhale. Ce ne sont pas seulement les follicules lymphatiques qui présentent ces altérations, la muqueuse intestinale y participe et lorsque la maladie a duré quelque peu, on trouve toujours plus ou moins développées les altérations catarrhales suivantes : hyperhémie, gonflement, sécrétion exagérée. Les follicules malades et enflammés apparaissent plus fortement élevés que de coutume au-dessus de la surface de l'intestin et pour la plupart sont entourés d'une couronne de vaisseaux hyperhémiés. Les follicules isolés prennent souvent l'aspect de perles fines transparentes qui s'affaissent dès qu'on les pique, en laissant écouler un liquide clair.

Tout le gonflement qu'on observe est la conséquence de l'œdème inflammatoire. Bientôt la multiplication des éléments cellulaires se fait dans l'intérieur des follicules, ceux-ci deviennent opaques, succulents et la piqûre d'une aiguille ou d'une lancette n'en fait plus sortir de liquide. A ce moment le stade catarrhal a atteint son acmé, ce qui d'ordinaire arrive dans la seconde moitié de la première semaine de la maladie.

Peu à peu s'accomplit alors le passage dans le second stade anatomique : stade de l'*infiltration gélatineuse ?* D'après Rokitansky l'hypertrophie et l'hyperplasie des éléments cellulaires augmentent de plus en plus en même temps que concurremment s'accroît le volume des follicules agminés ou solitaires. Ces derniers peuvent arriver à présenter le volume d'un pois et même plus, tandis que les plaques de Peyer représentent des plateaux étendus dont

---

(1) L'auteur aurait pu rappeler le nom de Louis qui a tant fait pour créer à la fièvre typhoïde la place qu'elle a actuellement en nosologie. (*Note du Tr.*)

l'épaisseur peut atteindre 5 millim. D'ordinaire les bords de ces plaques d'infiltration se terminent à pic, parfois ils se terminent en pente douce et la plaque ressemble à un champignon à centre souvent déprimé et comme ombiliqué. Dans les plaques de Peyer on voit souvent le tissu propre des follicules surmonter, en se développant plus richement que lui, le tissu conjonctif qui unit les follicules de telle sorte que la plaque présente des dépressions par places avec une sorte d'aspect feutré. Parfois aussi l'infiltration se limite à certains îlots de follicules tandis que les parties respectées conservent leurs caractères habituels. Si le processus morbide est très intense, plusieurs follicules voisins peuvent se confondre. Dans ce cas il peut arriver qu'il se forme comme une tumeur sur la muqueuse intestinale et que celle-ci entoure la circonférence de l'intestin à la façon d'un anneau et dans certains cas même rétrécisse sa lumière. C'est d'habitude au niveau de la valvule iléocœcale et à la partie inférieure de l'iléon que l'on rencontre de telles productions. A la coupe on se convainct facilement que souvent l'infiltration gélatineuse ne se limite pas seulement au territoire des follicules lymphatiques, mais s'étend aussi en partie à la muqueuse avoisinante. En certains points aussi elle empiète plus avant, atteint la tunique musculeuse et parfois même la séreuse. Il arrive alors que l'on rencontre souvent sous le revêtement péritonéal de l'intestin de petits nodules gélatineux que l'on pourrait prendre pour des tubercules miliaires. En dehors de ces modifications spéciales, la séreuse présente une circulation plus active aux points correspondant aux altérations typhiques de la muqueuse et, en ces endroits, l'intestin est visiblement épaissi et induré.

Au début les points occupés par l'infiltration gélatineuse apparaissent comme hyperhémiés et spongieux, leur aspect rappelant celui de la substance cérébrale de l'enfant, mais plus tard l'afflux du sang diminue; à la coupe les surfaces sont d'un rouge plus gris ou bien blanches; la consistance est plus dure, comme granuleuse.

De cet état et si la maladie évolue bien, l'infiltration gélatineuse peut, sur tous ses points passer dans le stade de résorption. Les néoformations cellulaires subissent la transformation graisseuse, se détruisent et le détritus graisseux qu'elles forment est entraîné dans le torrent circulatoire. Cette transformation graisseuse peut se reconnaître macroscopiquement, car elle donne à ces points, précédemment soumis à l'infiltration gélatineuse, une coloration jaunâtre. Dans les plaques de Peyer, il n'est pas rare de voir les néoformations embryonnaires du tissu propre des follicules subir la transformation graisseuse et se résorber avant le tissu conjonctif interfolliculaire; on aura donc un aspect absolument contraire à celui que nous avons décrit dans le stade d'infiltration gélatineuse. Les follicules apparaissent sous forme de dépressions; le tissu conjonctif interfolliculaire sous l'aspect de replis plus visibles. Si pendant le temps de l'infiltration gélatineuse il s'est fait des extravasations sanguines aux points principaux d'hyperhémie, la matière colorante se transformera progressivement et en fin de compte colorera les follicules d'un pigment noirâtre. Les plaques de Peyer peuvent de la sorte être tachetées de noir. Ces transformations mettent d'ordinaire plusieurs années à s'accomplir; mais lorsqu'on les rencontre elles sont un témoignage très probant de l'existence antérieure d'une fièvre typhoïde. Dans la zone hyperhémiée qui, comme nous l'avons dit, entoure les follicules, l'extravasation sanguine peut aboutir aussi à la production d'une pigmentation noire.

En règle générale, le stade qui succède à celui de l'infiltration gélatineuse n'est pas celui de la résorption, c'est le stade *d'ulcération*. La plus grande partie des follicules, en effet, s'ulcèrent; un petit nombre seul ne passe pas par ce stade. C'est ordinairement vers le milieu du deuxième septénaire que cette escarrification se produit. La cause en est dans la production croissante d'éléments cellulaires qui en arrivent à comprimer les vaisseaux sanguins, et les cellules alors privées de nourriture meurent. L'escarrification commence à la surface des follicules. On voit se former une mince croûte nécrosée qui, par suite de l'imbibition par les matières colorantes de la bile, présente un aspect jaunâtre ou brunâtre. Les ulcérations peuvent, en attaquant les parties profondes, amener la perforation de la séreuse intestinale. Parfois les parties de l'intestin voisines des follicules se nécrosent également et dans certains cas on peut voir des lambeaux gangrenés pendre librement dans l'intestin.

La période des ulcérations correspond à peu près au milieu de la troisième semaine. Les amas de croûtes se détachent et laissent derrière elles une perte de substance au fond de laquelle on peut souvent et parfaitement reconnaître les striations de la tunique musculaire. Les ulcérations qui proviennent des follicules isolés ont d'ordinaire une forme arrondie, tandis que celles qui ont pour siège les plaques de Peyer ont une configuration ovalaire. Contrairement aux ulcérations tuberculeuses leur plus grand diamètre est parallèle au grand axe de l'intestin et elles ne présentent pas la forme annulaire. Les escarres se détachent habituellement sous la forme de très fines parcelles, ce que les chirurgiens appellent par exemple : *l'exfoliation insensible*.

Il est très rare que de plus grands amas de croûtes ou une eschare dans sa totalité se détachent en bloc; dans ce cas et du vivant du malade il peut arriver qu'on les retrouve dans les selles.

Au moment où les escarres se détachent et où les abcès se forment, il peut survenir des accidents; avant tout il faut signaler les hémorrhagies par les gros vaisseaux que les ulcérations perforent. Malgré tout l'expérience montre que cela est plus rare qu'on ne pourrait le supposer, un travail de thrombose préalable prévenant le plus souvent le danger.

A peu près vers le milieu du quatrième septénaire commence la période terminale : celle de *cicatrisation* des escarres. Sur le fond de l'ulcération un travail de granulation commence, parfois même il est si intense qu'une légère suppuration s'y forme, puis la cicatrisation s'effectue. Il est bien rare que ces cicatrices typhiques aboutissent à un rétrécissement du calibre de l'intestin, bien que les parties qui touchent à la muqueuse soient attirées dans la cicatrice, ce que l'on voit à sa disposition légèrement froncée. La cicatrice persiste pendant des années sous forme d'une mince paroi, ce que l'on constate bien clairement si l'on examine l'intestin à la lumière. Il n'est pas rare non plus de la voir pigmentée de noir dans son milieu ou dans sa périphérie. Dans beaucoup de cas la cicatrice se recouvre seulement d'une couche épithéliale. Parfois cependant il y a formation de nouvelles villosités avec vaisseaux sanguins (Birch-Hirschfeld) ; mais alors ces villosités sont plus rares, moins hautes et moins larges que celles de la muqueuse saine.

L'examen microscopique des follicules donne les raisons complètes de ces transformations.

Pendant la période active de la maladie les vaisseaux sanguins paraissent agrandis, leurs parois sont distendues. Par places on trouve ces vaisseaux comme encombrés de globules blancs. Dans les cellules du parenchyme des follicules, on voit un travail actif de division et d'accroissement, on rencontre de grandes cellules contenant dix ou quinze noyaux et plus, ce sont ainsi de véritables cellules géantes (cellules typhiques de Rindfleisch). Dans le stroma conjonctif on voit le même travail de gonflement du tissu, de production de cellules ramifiées et d'infiltration par les cellules rondes (1). A cela s'ajoute la présence surtout importante de bacilles typhiques. Heschl a observé que les altérations visibles au microscope ou à l'œil nu dépassaient de beaucoup le territoire des follicules. Dans les capillaires des parois de l'intestin il a vu un gonflement et une multiplication tels des noyaux des vaisseaux que par places ils obstruaient la lumière de ces vaisseaux. Il en est de même des noyaux du tissu musculaire et en certains points on peut trouver dans la couche longitudinale de la musculeuse de véritables foyers de cellules rondes.

Les altérations dues à la fièvre typhoïde portant sur les follicules commencent et sont surtout marquées à la partie inférieure de l'iléon et au niveau de la valvule iléo-cæcale, elles diminuent au fur et à mesure que l'on remonte vers la partie supérieure de l'intestin. Dans le duodénum on n'en rencontre pas, bien que quelques auteurs aient voulu en trouver là encore comme dans la muqueuse de l'estomac. Parfois c'est l'appendice vermiculaire qui est surtout atteint ; sa muqueuse est en effet très riche en follicules lymphatiques. J'ai perdu un malade à la suite de péritonite par perforation et il n'y avait chez lui nulle part ailleurs d'ulcérations typhiques qu'à l'extrémité de l'appendice. Le gros intestin peut ne présenter aucune altération. S'il est atteint, c'est uniquement sur les follicules isolés que portent les lésions, car il n'y a là aucune plaque de Peyer. Parfois au contraire le gros intestin devient le siège spécial ou même exclusif de la maladie, c'est ce que l'on appelle alors le typhus du côlon (colotyphus). Souvent on trouve les altérations typhiques à différents stades d'évolution, ce qui prouve que les follicules se prennent d'ordinaire les uns après les autres.

Parallèlement aux altérations des follicules de la muqueuse intestinale se produisent les lésions des ganglions lymphatiques du mésentère. Elles apparaissent tout d'abord et surtout dans le voisinage de la partie inférieure de l'iléon. Ces ganglions lymphatiques présentent un accroissement si consi-

---

(1) Pour Rindfleisch ces cellules proviennent des cellules lymphatiques ; Cornil pense qu'elles dérivent plutôt des cellules endothéliales. (*Note du Tr.*)

dérable que parfois quelques-uns d'entre eux atteignent le volume d'un œuf de poule. A la coupe ils apparaissent fortement rosés ; ordinairement la partie périphérique est plus fortement hyperhémiée que le centre. En certains points, il peut y avoir de véritables extravasations sanguines. La surface de coupe est humide, riche en suc, la consistance molle. Plus tard l'afflux sanguin s'exagère aussi dans les parties profondes du ganglion ; la consistance spongieuse disparaît en partie et, comme dans les follicules de l'intestin, il se fait une sorte d'infiltration gélatineuse. Les modifications que le microscope fait connaître correspondent également à celles des follicules. Les préparations par dissociation montrent souvent des cellules contenant des globules sanguins ; des bacilles peuvent aussi se rencontrer.

Lorsque les altérations de la muqueuse intestinale rétrocèdent, les ganglions du mésentère diminuent par suite de la transformation graisseuse des éléments et de leur résorption. Mais parfois aussi, il se forme des foyers de ramollissement nécrobiotique qui peuvent amener des perforations suivies de péritonite. La dégénérescence caséeuse ou crétacée est également possible. Dans ces circonstances la terminaison est une infection par les bacilles de la tuberculose et de là une tuberculose miliaire.

La *rate* commence à augmenter de volume vers le milieu du premier septénaire, et, à la fin du deuxième, elle a d'ordinaire atteint son plus gros volume. C'est seulement chez les personnes âgées et dans les cas où, par suite d'inflammations anciennes il s'est fait un épaississement de la tunique séreuse ou bien des adhérences résistantes avec les organes voisins, que la rate ne s'hypertrophie pas ou s'hypertrophie moins complètement. L'enveloppe de la rate, au plus haut point des altérations, apparaît fortement distendue et quand l'affaissement de l'organe commence, son enveloppe est souvent ridée. A la coupe, l'organe est de consistance mollasse, parfois diffluente, il est congestionné, sa couleur est rouge cerise sombre, parfois les follicules spléniques font saillie hors de la surface de coupe comme de petits infiltrats gris.

Dans certains cas aussi on voit la rate contenir une quantité énorme de pigment par suite d'un travail exagéré de décomposition des globules rouges dans l'intérieur de l'organe. Au microscope on peut constater en dehors des cellules propres au travail de multiplication ou de division, une grande quantité d'autres cellules remplies de globules rouges plus ou moins transformés ou simplement de leurs produits de transformation. Le nombre de ces globules ainsi inclus peut aller jusqu'à 20.

On trouve aussi dans la rate les bacilles de la fièvre typhoïde dont le nombre augmente sur le cadavre et qui se rencontrent par foyers, les uns à côté des autres. On peut signaler comme autre complication non exceptionnelle la présence d'infarctus crétacés ou simplement hémorrhagiques de la rate ou même la présence d'abcès.

De nombreuses observations montrent que la fièvre typhoïde ne borne pas son action nocive à l'appareil des follicules de l'intestin, aux ganglions du mésentère et à la rate, mais que dans certains cas graves elle peut s'étendre à tout l'appareil des ganglions lymphatiques. On a retrouvé l'infiltration gélatineuse dans les ganglions rétro-péritonéaux et aussi dans les ganglions trachéo-bronchiques et même dans le système périphérique, dans les ganglions rétro-cervicaux et inguinaux (Chvostek et Duchek). La même chose a été observée dans les amygdales, les glandes folliculaires de la langue, le corps thyroïde.

La moelle des os est de coloration rouge, présente comme la rate une multiplication active des cellules du parenchyme et est remarquable par sa grande richesse en globules sanguins à noyaux et en cellules renfermant de ces globules sanguins.

Jamais, devons-nous ajouter, les lésions ne se bornent à celles que nous avons déjà décrites et qui sont spécifiques. Le plus souvent bien d'autres organes présentent des altérations plus ou moins importantes et dues, en partie à l'infection, en partie à l'élévation de la température interne. Nous nous contenterons de signaler en passant les plus importantes.

Si les malades sont enlevés au plus fort de la maladie, la rigidité cadavérique s'établit rapidement et complètement. On trouve aussi en abondance des sugillations cadavériques sur le dos et aux parties déclives du corps.

Le pannicule adipeux est d'ordinaire peu abondant lorsque la fièvre a déjà duré deux à trois semaines.

Les muscles se distinguent par une sécheresse marquée et une coloration rouge sombre que l'on a comparée avec raison à celle du jambon fumé et que l'on a nommée pour cela : coloration jambonnée. Çà et là on remarque des points gris pâle ou bien jaune pâle, surtout dans les muscles grands droits de l'abdomen, dans les adducteurs, parfois aussi dans d'autres muscles, mêmes ceux du cœur, de la langue, du diaphragme. L'examen microscopique permet de constater que les fibres musculaires sont segmentées en noyaux et présentent un aspect mat, vitreux, comme figé. Zenker a le premier bien décrit cette altération musculaire, laquelle n'est d'ailleurs pas spéciale à la fièvre typhoïde ; on la nomme donc dégénération musculaire de Zenker ou *dégénérescence cireuse*. En d'autres points les fibres musculaires sont remplies de granulations très fines. Certaines de celles-ci sont dissoutes par l'acide acétique, ce sont les granulations de nature albuminoïde ; d'autres résistent mais sont colorées en noir par l'acide osmique, ce sont des corpuscules graisseux. Dans le premier cas, il s'agit de dégénérescence granuleuse ou parenchymateuse, dans le second, de dégénérescence graisseuse. La multiplication des noyaux des cellules musculaires s'observe souvent (1).

Le muscle cardiaque frappe souvent par son aspect blafard, sa flaccidité, sa friabilité. A la coupe on aperçoit de nombreux points gris pâle ou jaune clair qui, au microscope, apparaissent comme le siège de dégénérescence granuleuse, graisseuse ou cireuse des fibres musculaires. Souvent ces fibres contiennent une quantité toute spéciale de pigment brunâtre. On peut voir également, à l'intérieur des fibres musculaires, l'accroissement rapide des noyaux.

(1) Hayem a également bien étudié la myocardite typhique (1875). (*Note du Tr.*)

Dans le larynx peuvent se former des ulcérations dont le siège le plus fréquent est le bord de l'épiglotte ou la partie postérieure des vraies cordes vocales. L'ancienne opinion rejetée par la suite et qui voulait voir dans ces ulcérations une conséquence de la production d'infiltrations typhiques dans le larynx, est peut-être justifiée. Il n'est pas rare en effet de déceler dans le fond de ces ulcérations la présence de bacilles. Ces derniers pénètrent jusqu'aux cartilages du larynx, déterminent leur nécrose ou leur exfoliation partielle; ou bien il peut aussi se produire un œdème de la glotte qui est une cause de mort possible (1). L'inflammation catarrhale de la muqueuse des bronches est un fait habituel.

Les glandes salivaires, comme Hoffmann l'a constaté, sont souvent tuméfiées, surtout dans les premiers temps de la fièvre typhoïde. L'examen microscopique montre dans ces glandes la multiplication des cellules et leur dégénérescence granuleuse dans l'intérieur des acini.

L'inflammation catarrhale de l'arrière-bouche, visible pendant la vie, a d'habitude disparu sur le cadavre (2).

La muqueuse de l'estomac (3) est assez ordinairement enflammée. Le pancréas présente d'habitude les mêmes altérations que les glandes salivaires.

Le foie est souvent augmenté de volume. A l'examen microscopique on trouve des cellules en dégénérescence granuleuse, par places en état de dégénérescence graisseuse. Wagner a observé la formation de lymphomes ainsi que dans les reins. La vésicule biliaire est d'habitude affaissée et contient une bile claire, pauvre en matières colorantes.

Les reins sont aussi souvent augmentés de volume, d'aspect graisseux à la surface de la coupe. Parfois ils paraissent pâles, anémiés. L'examen microscopique révèle une dégénérescence granuleuse ou graisseuse des cellules épithéliales dans les tubes du rein. Parfois on peut constater une légère inflammation catarrhale de la muqueuse de l'urètre.

Le cerveau présente de l'hyperhémie des méninges et de l'œdème de la pie-mère. Les autres altérations portant sur le parenchyme ont été déjà souvent décrites. Meynert a trouvé dans l'écorce cérébrale de la congestion des capillaires avec transformation grossièrement granuleuse des cellules ganglionnaires, multiplication des noyaux et segmentation du protoplasma. Popoff signale l'infiltration des cellules ganglionnaires par les cellules rondes. Il a trouvé aussi des amas de ces cellules dans les espaces lymphatiques périganglionnaires et adventices des vaisseaux sanguins, ainsi que le long des fibres nerveuses. Ce même auteur a de plus observé la pigmentation des cellules ganglionnaires, ce que d'ailleurs Hoffmann avait

---

(1) Les études de Coyne, de Cornil et Brault, etc., ont établi d'une façon qui semble définitive la localisation et l'évolution des lésions du larynx. (*Note du Tr.*)

(2) Les lésions des follicules de l'arrière-bouche ont été décrites d'une façon complète par Dérignac (1883). Ces lésions sont dues pour Fraenkel non au bacille typhique, mais à des infections secondaires, surtout au staphylococcus pyogène flavus de Rosenbach. (*Deut. Med. Woch.*, 87.) (*Note du Tr.*)

(3) A. Chauffard (1882), après Fox et Cornil, a montré la nature des lésions de l'estomac et indiqué l'aspect des lésions des follicules clos de la muqueuse. (*Note du Tr.*)

déjà signalé et cela notamment dans les cellules ganglionnaires du corps strié. Par places ces pigments deviennent libres et peuvent être alors reconnus à l'œil nu sous l'aspect de taches jaunes ou brunes.

Curschmann a fait dernièrement une découverte très intéressante concernant la moelle. Il s'agissait dans ce cas d'un typhique chez lequel on avait constaté les symptômes d'une paralysie spinale ascendante. A l'autopsie on réussit à trouver des bacilles dans la moelle et à les cultiver, de telle sorte que la moelle, comme l'a pensé cet auteur, s'était dans ce cas localement infectée par les bacilles typhiques. Les vaisseaux sanguins présentent dans les autres organes comme dans le cerveau de la dégénérescence graisseuse de leurs cellules.

**III. Symptomatologie.** — Les dernières opinions sur la durée de la période d'incubation de la fièvre typhoïde ne concordent pas ; on peut cependant vraisemblablement l'estimer de 14 à 21 jours ; mais il y a eu, comme pour d'autres maladies infectieuses, des variations qui font que les limites que nous venons d'assigner peuvent être trop courtes ou trop grandes. Griesinger cite quelques observations dans lesquelles les premiers symptômes de la maladie ont suivi de quelques heures seulement l'infection.

Le stade prodromique dure le plus habituellement quelques jours, parfois quelques semaines ou seulement quelques heures. Les malades se plaignent d'un malaise indéfinissable, ils sont languissants, sans appétit, dormant d'un sommeil agité, traversé de rêves, perdent toute disposition pour les occupations physiques et intellectuelles et se sentent l'esprit confus. Ils souffrent de tiraillements musculaires dans les jambes ou bien, mais plus rarement dans le dos. Si deux épidémies de la fièvre typhoïde et de variole règnent ensemble, les douleurs lombaires parlent plutôt en faveur de la variole.

Le début proprement dit de la maladie s'annonce par des frissons répétés, plus rarement par un frisson unique. L'élévation de la température débute ordinairement à ce même moment, si bien que l'on compte les jours de la maladie à partir des frissons ou bien à partir du commencement de la fièvre. Les symptômes essentiels portent sur la muqueuse intestinale, là où nous savons que se font surtout les altérations anatomiques et ces symptômes donnent, d'une certaine façon, la mesure de ces altérations. Ces symptômes capitaux sont et avant tout autre tirés de l'élévation de la température, de l'état de la langue, de l'exanthème, de l'aspect du ventre et surtout des signes observés dans la région iléo-cæcale, enfin des modifications de la rate et de la nature des selles.

Presque sans exception, la fièvre typhoïde évolue avec une température élevée. Cette élévation de température, comme Wunderlich l'a surtout mis en lumière, a une marche tellement caractéristique que l'on peut, dans les cas douteux, établir par sa connaissance le diagnostic, quelquefois même sans avoir vu le malade.

Dans la première semaine (celle qui, au point de vue anatomique, correspond à la période de tuméfaction catarrhale des follicules intestinaux et du début de la période d'infiltration) la température s'élève progressivement et par degrés. D'ordinaire l'élévation vespérale est à peu près d'un degré sur le jour précédent, mais au matin on voit d'habitude un abaissement de 0,5 C. (fig. 39).

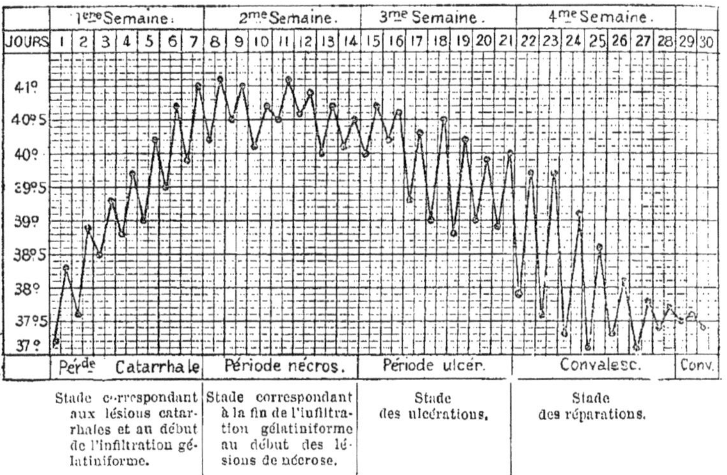


Fig. 39. — *Courbe type de la marche de la température dans le typhus abdominal de gravité moyenne.*
(Obs. personnelle.)

A la fin de la première semaine de la maladie, la fièvre a le plus souvent atteint son plus haut point et se maintient pendant toute la deuxième semaine vers cette même hauteur (stade correspondant à la fin de l'infiltration et au commencement de l'ulcération des follicules de l'intestin). Pendant la troisième semaine de la maladie on voit se produire de grandes oscillations dans la température et le type fébrile devient rémittent. Dans le courant de la quatrième semaine et tandis que les ulcérations intestinales achèvent de se former, se détergent et se cicatrisent, la fièvre s'abaisse peu à peu. Les différences entre les températures matinales et vespérales sont alors si considérables que Traube a proposé d'appeler ce stade : *stade hectique.* Parfois le type fébrile est inverse, c'est-à-dire que le maximum correspond au matin, le minimum au soir.

La fièvre typhoïde doit donc être rangée dans les affections fébriles subaiguës : en effet, elle ne débute pas d'ordinaire par un frisson unique ; la durée de la fièvre dépasse quinze jours et la défervescence n'est pas brusque (par crise), mais graduelle (par lysis).

Pendant que la température s'élève et concurremment se développent tous les autres symptômes de l'appareil fébrile, tels que l'augmentation de la fréquence du pouls, la perte de l'appétit, une soif intense, des modifications de l'urine, et enfin la diminution du poids du corps.

Le *pouls*, dans une fièvre typhoïde régulière comme dans toutes les affections fébriles, est augmenté de fréquence. Cependant on a souvent remarqué que cette augmentation ne correspondait pas toujours à l'élévation de la température. Les pulsations atteignent d'ordinaire le chiffre de 100 à 120, si ce chiffre est dépassé, la maladie devient menaçante. Parfois le pouls bat avec une lenteur inaccoutumée sans qu'on puisse avoir de ce fait une raison qui l'explique et sans qu'on soit en droit d'en tirer un pronostic défavorable. Le plus souvent le pouls est plein, mou et, fréquemment, très nettement dicrote. Il présente surtout ce caractère vers le stade de guérison. Il faut considérer comme un signe menaçant la tendance du pouls jusqu'alors régulier, à devenir petit et irrégulier et à manquer de temps à autre, tandis que le cœur continue à battre régulièrement ou non. Ce sont des signes souvent précurseurs d'une paralysie du cœur.

Les indications données par le sphygmographe n'ont conduit à aucune découverte spéciale et confirment seulement ce que nous venons de dire. Nous avons souvent pris des tracés sphygmographiques jour par jour dans le courant de fièvre typhoïde. Nous reproduisons comme exemple des tracés (fig. 40 à 45) pris sur un malade de 24 ans et de telle sorte que seuls les jours où quelques modifications se sont produites sont indiqués. On peut reconnaître par eux que plus la maladie progresse plus le dicrotisme augmente et plus la pression sanguine décroît.

Dans le sang on peut parfois reconnaître la multiplication des globules blancs et une production abondante de noyaux, principalement vers l'époque de la convalescence. J'ai pu observer dans un cas la présence, dans le sang de la pulpe du doigt, de grosses cellules granuleuses contenant jusqu'à sept globules rouges et Wernich a fait plus tard la même constatation.

Leichtenstern a fait des constatations sur la quantité d'hémoglobine. Pendant le cours de la fièvre celle-ci est souvent augmentée ; quand la défervescence se produit on voit l'hémoglobine diminuer, cette diminution dure longtemps encore pendant la convalescence, puis enfin se comble rapidement (1).

L'*urine* ne présente pendant la fièvre typhoïde aucune modification spécifique. Ces altérations dépendent exclusivement de l'état de la fièvre.

La quantité de l'urine est diminuée, la coloration plus foncée, la réaction est fortement acide, le poids spécifique est augmenté. On voit fréquemment un dépôt rouge brique d'urate acide de soude. Si la quantité d'urine a augmenté au début, surtout dans le courant de la première semaine, elle diminuera d'autant vers le temps de la convalescence. Si la température s'est trouvée artificiellement abaissée par des bains froids ou par l'effet de la quinine ou d'acide salicylique, la quantité d'urine augmentera un peu (Bauer et Künstle).

Il n'y a rien de spécial dans l'excrétion d'acide urique. La quantité de créatinine et d'ammoniaque est augmentée (Hallervorden). Le chlorure de sodium peut diminuer au point de ne plus présenter que des traces. Salkowski a montré récemment que lorsque la convalescence arrive, l'excrétion de potasse diminue notablement (1/6 de moins que normalement). L'acide sul-

---

(1) Quinquaud (1873-1879) a fait les mêmes constatations ; mais il a trouvé l'hémoglobine presque constamment diminuée ; au lieu du chiffre normal de 125 gr. pour 1000 il a trouvé 92 à 120. (*Note du Tr.*)

furique est relativement augmenté, mais il est diminué au point de vue absolu.

Frerichs et Städeler ont trouvé dans l'urine des quantités anormales de leucine et de tyrosine. Parfois on peut y rencontrer encore des matières colorantes de la bile sans qu'il y ait coloration ictérique de la peau et des muqueuses (Griesinger et Lehmann). On a souvent constaté aussi de l'hémoglobinurie. Quant à la glycosurie, son existence n'est pas prouvée. Gerhardt

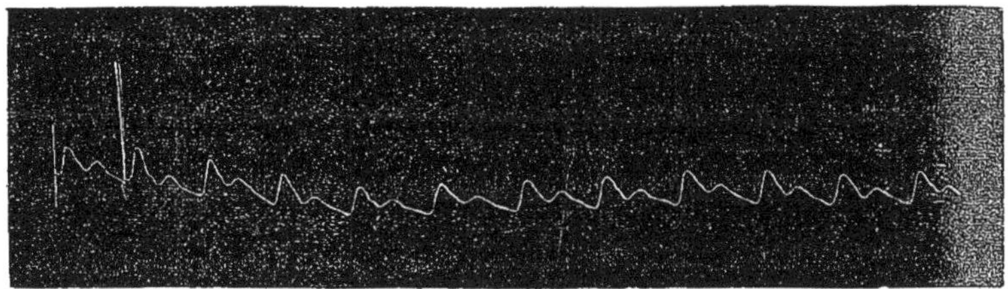

FIG. 40. — 7e jour. Matin 38°,5. Soir 39°,7.

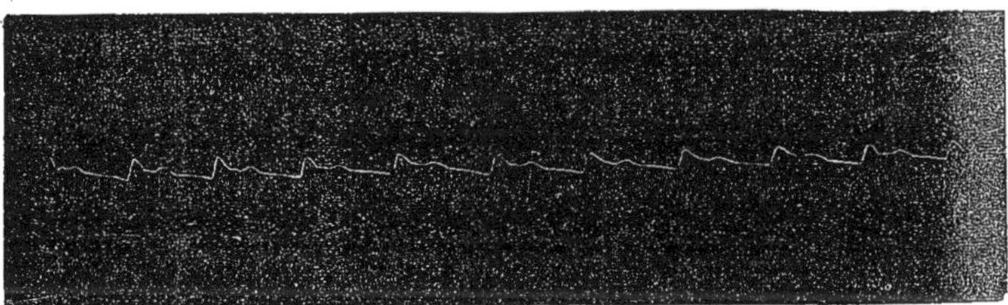

FIG. 41. — 8e jour. Matin 38°,4. Soir 39°,5.

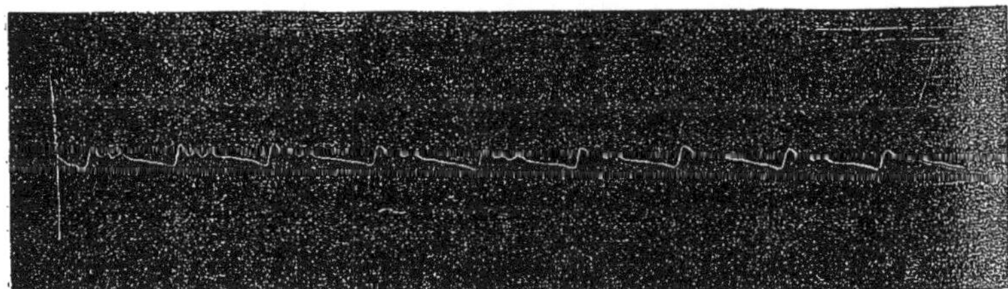

FIG. 42. — 11e jour. Matin 38°. Soir 38°,6.

a observé de la peptonurie ; d'après Pacanowsky on la rencontrerait surtout au moment de la défervescence.

Le poids du corps, dans les cas légers, décroît d'une façon appréciable et Seidel a trouvé que cette diminution était plus marquée chez les adultes que chez les enfants. Au moment de la convalescence l'augmentation de poids peut être rapide ou bien assez lente suivant les malades.

La *langue* présente d'habitude au début de la première semaine un enduit

visqueux, humide, assez épais et de coloration gris jaunâtre ou jaune brun ;
Au microscope on voit que celui-ci se compose de débris épithéliaux, de
matières alimentaires avec quelques schizomycètes. Dans la deuxième moitié de la première semaine de la maladie, la sécheresse de la langue augmente, ses bords et sa pointe présentent une netteté inaccoutumée et sont
presque rouge brique. Lorsque la maladie passe à son second septénaire
l'enduit disparaît au fur et à mesure, de la pointe à l'extrémité postérieure.

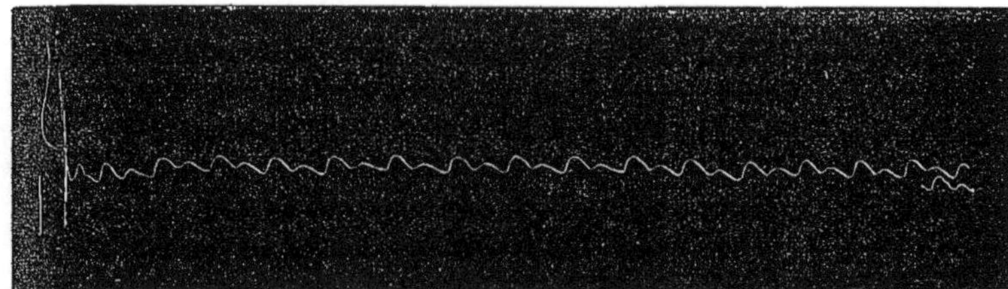

FIG. 43. — 14º jour. Matin 36°,8. Soir 38°,4.

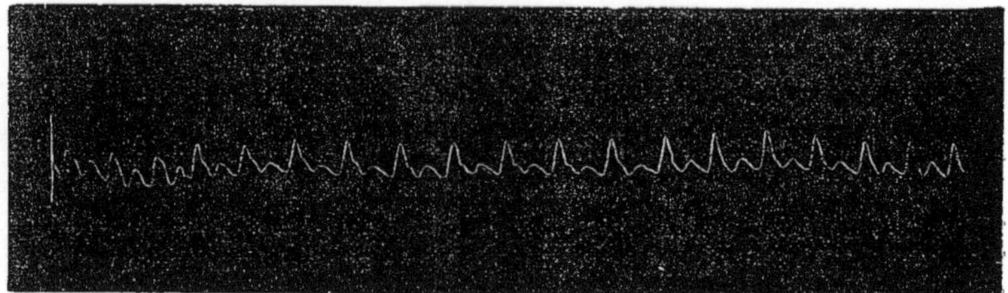

FIG. 44. — 22º jour. Matin 35°,7. Soir 36°,2.

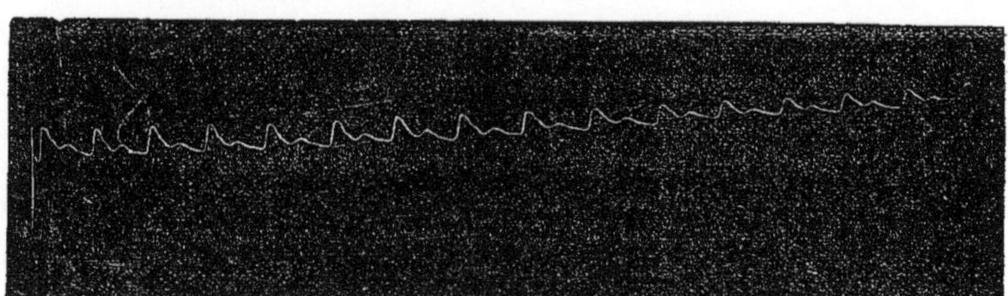

FIG. 45. — 30º jour. Matin 36°,2. Soir 36°,4.

FIG. 40 à 45. — *Tracés du pouls chez un typhique de 24 ans.* (Obs. personnelle.)

Parfois cette disparition progressive se fait suivant un triangle (triangle typhique de la langue) dont la pointe correspond à celle de l'organe. Ordinairement la langue s'est entièrement nettoyée vers les premiers jours de la
deuxième semaine. Alors elle apparaît spécialement sèche, rouge, et souvent
aussi, à cause du gonflement des papilles fungiformes, surmontée d'excroissances verruqueuses dures au toucher.

Vers la fin du premier septénaire on a coutume de voir apparaître un *exanthème* caractéristique. Il consiste en production de taches d'un rouge pâle, de forme arrondie, qui s'élèvent un peu au-dessus du niveau de la peau et qui disparaissent entièrement à la pression, c'est la *roséole typhique*. Ordinairement ces taches apparaissent tout d'abord sur l'abdomen, puis sur la poitrine et le dos où parfois on peut les voir plus abondantes, même que sur l'abdomen. Il est rare d'en voir aux extrémités et en tous cas elles ne dépassent guère le coude et le genou. Jamais on n'en voit au visage. Ces taches disparaissent d'ordinaire au bout de trois à cinq jours, parfois cependant elles persistent plus d'une semaine. Dans ce dernier cas il n'est pas rare de voir leur disparition être suivie d'une légère desquamation. Cette roséole peut se reproduire jusque dans le quatrième septénaire et même encore pendant la convalescence. La confluence des taches varie suivant les épidémies. Elle peut parfois être telle qu'elle donne l'image de la rougeole. Pour ne parler que de cas récents, sur plus de mille fièvres typhoïdes, je n'en ai vu aucune qui n'ait présenté quelques traces de roséole ; cependant beaucoup d'auteurs n'admettent pas une production aussi fréquente ; parfois les petites papules peuvent se surmonter de vésicules.

Neuhaus a dernièrement émis l'opinion que ces taches pouvaient reconnaître comme cause des embolies capillaires de la peau dues aux bacilles typhiques. Nous avons déjà dit qu'il n'avait en effet trouvé de bacilles dans le sang qu'aux points correspondants aux taches.

L'abdomen est d'ordinaire ballonné ; le ballonnement est surtout apparent à la partie inférieure de l'abdomen et souvent je l'ai vu plus marqué dans la région iléo-cæcale. La région de la fosse iliaque est sensible à la pression ; la palpation peut même déterminer sur le visage de certains malades en état de stupeur, l'expression de la douleur. Il est rare que cette sensibilité à la pression se retrouve à l'épigastre ou en d'autres points de l'abdomen. D'ordinaire on peut percevoir dans la région iléo-cæcale un bruit de gargouillement, dénommé clapotement iléo-cæcal. Il reconnaît pour cause le mélange, sous la pression des doigts, des vésicules gazeuses, avec le contenu liquide ; il n'est pas caractéristique à proprement parler de l'iléotyphus, mais l'expérience montre qu'il est spécialement fréquent dans cette affection. Par la percussion et comparativement aux autres points de l'abdomen on détermine un son étouffé ou plutôt un son tympanique étouffé (hydroaérique).

*La rate* s'hypertrophie d'ordinaire dans la deuxième moitié du premier septénaire et l'hypertrophie s'accentue dans le courant du deuxième septénaire. Il n'est pas rare de la voir acquérir deux à trois fois le volume normal. Si l'on fait coucher les malades sur le côté droit et si l'on enfonce doucement les doigts sans pression entre les extrémités terminales de la onzième et de la douzième côte, on sentira même malgré le météorisme, l'organe hypertrophié venir presser sur la pulpe des doigts à chaque inspiration profonde. Parfois on ne pourra que reconnaître les contours de la rate, parfois aussi on pourra déterminer sa pointe et sa face extérieure. L'organe est lisse, d'une consistance particulièrement molle et assez souvent la pression y est sensible. Vers le troisième et le quatrième septénaire la rate diminue en même temps que les autres symptômes morbides disparaissent.

Beaucoup d'auteurs donnent à la percussion de la rate la préférence sur la palpation. D'après notre expérience personnelle nous n'admettons pas cette manière de voir; nous pensons que par notre méthode la possibilité de reconnaître l'hypertrophie splénique dans la fièvre typhoïde est des plus habituelles. Il est évident qu'il ne faut pas repousser avec l'extrémité des doigts la rate qui viendrait alors se cacher dans le fond de l'hypocondre gauche. On peut même assez souvent chez des malades dans le décubitus dorsal reconnaître l'extrémité énorme de la rate.

Il est assez habituel de voir la maladie débuter avec de la constipation. La diarrhée s'établit peu à peu, elle provoque alors d'habitude de deux à six selles par jour. Ces selles ont un aspect tout particulier, elles ont, comme l'on dit, l'aspect purée de pois. Elles sont claires, jaunes, ont une odeur pénétrante, ammoniacale et possèdent une réaction alcaline. A la longue on voit s'y former un dépôt grumeleux, floconneux par places. Le poids spécifique des matières rendues égale 1015 environ, les parties solides atteignent 4 0/0. L'examen chimique indique que ces matières sont très pauvres en matières albuminoïdes. Lorsque la fièvre typhoïde tend vers la guérison, les selles deviennent plus consistantes et retrouvent à la fin leurs caractères normaux.

L'examen microscopique des selles des typhiques indique la présence de cellules épithéliales de la muqueuse intestinale, de cellules embryonnaires, de cellules graisseuses, de cristaux d'acides gras (?) d'éléments conjonctifs nécrosés, de micro-organismes ronds ou en bâtonnets, etc. Dans ces mêmes selles on peut trouver aussi, bien que pas constamment, des bacilles typhiques.

La convalescence qui succède à la fièvre typhoïde est toujours longue. D'habitude la maladie dure, dans sa totalité, près de huit semaines. Cette durée peut être plus longue et atteindre des mois.

On observe parfois des *récidives*, celles-ci peuvent même être multiples. Hallopeau, dans un cas, a pu constater quatre récidives pendant lesquelles la durée de la fièvre était de 13 à 31 jours. La cause première de ces récidives semble dépendre du caractère même de l'épidémie ; comme autres causes on a signalé encore, sans être bien fixé à ce sujet, l'alimentation trop hâtive, des excitations de toute nature, etc.

Mais il est certain aussi que ces récidives peuvent se produire en dépit de toutes les mesures de précaution et l'on ne peut encore dire s'il s'agit alors véritablement d'une nouvelle réinfection ou si le virus typhique, arrêté dans son développement n'arrive que tardivement à son plein effet. Cette dernière hypothèse semble le plus plausible, la fièvre typhoïde n'appartient-elle pas d'essence à ces maladies dont on n'est infecté d'habitude qu'une fois dans le courant de l'existence ? De plus Gerhardt a remarqué à juste titre que si la régression de l'hypertrophie splénique ne suit pas la défervescence il faut craindre une rechute dans la maladie.

D'après Ebstein ce seraient les constitutions affaiblies qui seraient sujet-tes aux rechutes (?). D'autres croient avec Immermann que la médication anti-pyrétique favorise ces rechutes. Plus la fièvre typhoïde est grave, moins il faut craindre une rechute. Celle-ci est d'ordinaire plus courte et plus légère que la première atteinte et prête moins aux complications. Dans les rechutes on voit se reproduire l'hypertrophie splénique ; la roséole ne manque pres-que jamais, parfois même elle peut être plus confluente que dans la première atteinte. Le début de la rechute apparaît brusquement par un frisson et une rapide élévation de température, après quelques jours d'apyrexie, puis la fièvre continue à croître lentement, la guérison est habituelle. Dans une petite épidémie de 32 cas, Schill a observé 12 rechutes (32 0/0), chiffre tout à fait exceptionnel. A la clinique de Leipzig, Steinthal en a vu 45 sur 539 cas (8,3 0/0) ; en moyenne de 2,4 à 11,3 0/0 pour les années précédentes. Ziemssen dans sa clinique a vu sur 832 cas (de 1878 à 1881) 108 rechutes, soit 13 0/0. Dans la grande épidémie que j'ai suivie à Zurich dans l'été de 1884, j'ai vu 26 rechutes sur 411 fièvres typhoïdes (5,6 0/0).

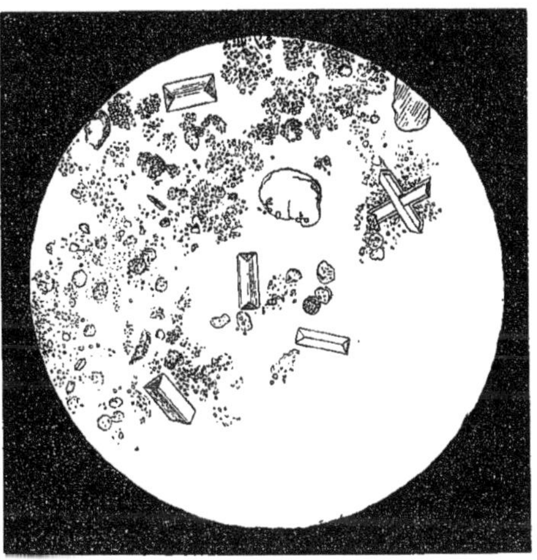

FIG. 46. — *Selles de typhiques, cellules rondes, subst. alimentaires en détritus, cristaux de phosphates ammoniaco-magnésiens.* (Obs. personnelle. Clinique de Zurich.)

Il est entendu qu'il faut distinguer des récidives véritables les poussées tardives de fièvre, véritables exacerbations d'un typhus abdominal qui n'a pas terminé son évolution, et les fièvres consécutives (Biermer) qui peuvent se montrer dans le cours de la convalescence.

On se tromperait fort d'ailleurs si l'on se figurait que la fièvre typhoïde procède méthodiquement avec le cortège des symptômes précédemment décrits et sous un type toujours le même. Une telle marche est au contraire l'exception et d'ordinaire l'aspect de la maladie est des plus protéiforme. Aussi ne pourrons-nous donner qu'une idée superficielle de ses variétés, de ses complications et des caractères de la convalescence.

Dans un premier groupe des formes de la fièvre typhoïde nous rangerons les cas où les symptômes observés du côté de certains organes dominent la scène et peuvent donner le change sur la nature de la maladie ; nous voulons dire les cas de pneumo-typhus, de typhus rénal, de typhus cérébral (fièvre typhoïde à forme rénale, cérébrale, etc.).

Le *pneumo-typhus* (1) en impose souvent à l'observateur inexpérimenté pour une pneumonie fibrineuse simple à allures graves. Malgré tout, la stupeur profonde du malade aura lieu de surprendre, on remarquera les dimensions inaccoutumées de la rate, enfin on devra considérer comme tout à fait suspecte l'apparition sur le corps d'une roséole qu'une pneumonie fibrineuse simple ne saurait expliquer. Puis l'on remarquera que la défervescence habituelle à la pneumonie ne se produit pas malgré les symptômes de régression observés du côté du poumon et que peu à peu les symptômes propres à la fièvre typhoïde arrivent au jour. Mais il peut aussi arriver que la mort survienne avant ce moment. Nombre d'auteurs expliquent le pneumo-typhus en admettant que la voie d'infection est, dans ce cas, le système respiratoire et non le système de la digestion et que par conséquent la maladie se manifeste tout d'abord sur l'appareil pulmonaire.

On rencontre parfois dans les auteurs les expressions de broncho-typhus et de laryngo-typhus suivant que les symptômes dominants sont ceux du catarrhe bronchique ou de l'inflammation avec ou sans ulcération du larynx. Ces expressions sont, selon nous, des abus de langage.

Le *typhus rénal* (fièvre typhoïde à forme rénale) se manifeste par les modifications observées dans les urines dès les premiers jours de l'apparition de la fièvre. Gubler et Robin ont les premiers appelé l'attention sur cette forme, puis une thèse d'Amat traita du même sujet. En Allemagne, Homburger et Küssmaul ont décrit cette variété.

L'urine décèle la présence d'albumine, de cylindres et aussi de sang. Au microscope on trouve comme lésions une néphrite soit parenchymateuse soit interstitielle. Parfois on constate simplement un état de tuméfaction trouble des éléments du rein. Dans ces cas on pourrait facilement méconnaître la fièvre typhoïde et croire à l'existence d'une simple néphrite aiguë.

Le méningo ou cérébro-typhus (fièvre typhoïde à forme cérébrale) se manifeste par de la raideur de la nuque, une stupeur marquée et une inégalité pupillaire transitoire. On croit alors avoir affaire à une méningite. D'après nos observations ces cas s'accompagnent le plus souvent d'une élévation considérable de la température. Si l'on parvient à abaisser celle-ci, les symptômes méningitiques disparaissent comme par enchantement, aussi pensons-nous qu'ils sont dus à l'hyperhémie. Nous en aurions de nombreux exemples à citer.

(1) Le pneumo-typhus procède-t-il à proprement parler de la fièvre typhoïde ou de la pneumonie, voilà une question qui n'est pas encore complètement résolue. Gerhardt, Grasset, Lépine inclinent à penser que c'est une véritable infection typhique à manifestation pulmonaire. Le dernier mot restera probablement à la bactériologie ; or si Chantemesse et Widal, Uffreduzzi ont trouvé la bacille d'Eberth dans les poumons des typhiques, d'autre part Wagner, Netter ont rencontré aussi les pneumocoques encapsulés. Il faudrait donc admettre que l'infection peut être double, ce que la clinique avait d'ailleurs déjà entrevu. (*Note du Tr.*)

Dans nombre de cas la fièvre typhoïde se cache sous les apparences d'une manie aiguë. Dans l'épidémie de Zurich (1884) on m'envoya souvent de l'asile d'aliénés de Burghölzli des typhiques que leur médecin de ville avaient considérés comme aliénés faute de reconnaître la fièvre typhoïde sous les accidents psychiques.

Dans un second groupe des formes de la fièvre typhoïde et ayant pour base les caractères de gravité des symptômes, nous rangerons le *typhus levis*. Dans celui-ci toutes les manifestations de la maladie ou leur plus grand nombre existent à leur minimum de gravité. Parfois l'état général reste tel et les malades se sentent si peu atteints que le typhique continue à vaquer à ses affaires; c'est le typhus à forme *ambulatoire*.

Nous avons déjà dit que parfois les malades peuvent, dans ces cas légers être pris de graves complications et même être très rapidement enlevés (péritonite par perforation, hémorrhagies).

Dans d'autres cas la fièvre reste très modérée; nous tenons pour rares, à l'exemple des autres auteurs, les typhus sans fièvre. On voit alors dans ces formes légères un gonflement modéré de la rate, une éruption discrète de taches et une bénignité spéciale des symptômes abdominaux.

D'après la durée de la maladie on pourrait établir une troisième variété. Elle comprendrait les *typhus abortifs*. Dans ces cas on voit l'affection durer seulement quelques jours et atteindre à peine le troisième septénaire. On peut aussi voir le typhus prendre alors les caractères d'une maladie aiguë : frisson au début, haute température persistante puis abaissement rapide de la fièvre avec sueurs critiques. Dans ces formes rapides l'infiltration des plaques reste modérée et jamais il ne se produit de nécroses ou d'abcès des follicules clos.

*Complications de la fièvre typhoïde.* — Elles n'ont rien d'absolument spécial à la maladie, et sont de nature essentiellement variée.

Une série de complications dépend du processus ulcératif du typhus sur l'intestin, de sorte que l'on peut voir se produire, comme pour les ulcérations intestinales de toute autre cause, des hémorrhagies, des perforations, la péritonite, les diarrhées rebelles, un météorisme menaçant, etc.

Une autre série de complications reconnaît pour cause l'hyperthermie ; parmi ces complications signalons la parésie cardiaque, les congestions, etc.

Dans une troisième série nous rangeons les complications provenant de ce fait que les bacilles portent leur action sur des organes rarement atteints et y développent l'inflammation. A cette série appartiennent les ulcérations du larynx, de l'œsophage, différentes pneumonies et aussi peut-être les érysipèles (Klebs et Rheiner).

Enfin dans une dernière catégorie rentrent les infections secondaires produites par les organismes inférieurs streptococcus pyogenes et staphylococcus aureus par exemple, lesquels par l'intermédiaire des ulcérations intestinales trouvent facilement accès dans le torrent circulatoire et vont produire différentes inflammations des organes.

Nous étudierons ces différentes complications d'après leur étiologie et le plus grand degré de leur fréquence.

La bronchite est une des complications les plus fréquentes de la fièvre typhoïde, à ce point que beaucoup d'auteurs, pensant qu'il n'y a pas de typhus sans catarrhe bronchique, en font un des symptômes même de la maladie. Nous n'acceptons pas cette manière de voir, car nous avons observé un certain nombre de typhiques qui n'ont jamais toussé ni présenté de symptômes quelconques de catarrhe bronchique. Cette complication se manifeste par l'existence de râles sonores ou humides et de sifflements. Les symptômes se manifestent surtout vers les parties déclives du poumon, mais cette règle souffre des exceptions.

Eisenlohr a vu une bronchite croupale survenir chez une jeune fille sans accidents graves malgré sa grande extension, et disparaître vers la fin du deuxième septénaire. Mazzotti a publié un cas semblable.

Du côté des poumons les complications ne sont pas rares. On peut voir survenir chez les malades qui conservent la même position et chez ceux surtout qui restent couchés sur le dos de la congestion hypostatique. Elle se décèle par une matité plus ou moins grande, de la diminution du murmure vésiculaire, parfois du son tympanique, puis par des râles humides. Elle a aussi ceci de spécial qu'en faisant changer le malade de position, les parties molles redeviennent sonores et par conséquent prennent part de nouveau à la respiration. Si l'on oublie cette précaution on peut voir se reproduire de la pneumonie hypostatique, la matité augmente, la respiration prend le timbre de souffle bronchique et les râles deviennent plus sonores. Avec l'augmentation de la fièvre coïncide un affaissement plus grand du malade, un affaiblissement plus marqué des bruits de cœur. Parfois c'est à de la véritable pneumonie fibrineuse que l'on a affaire et celle-ci peut s'établir sourdement. Aussi une élévation inexplicable de température, une augmentation dans la gène de la respiration avec de la cyanose et de l'affaiblissement des forces doivent faire penser à bien examiner les poumons. La complication dont nous parlons se produit surtout dans la première moitié du deuxième septénaire.

J'ai observé différents cas de pneumonie consécutifs à des corps étrangers tombés dans les voies aériennes chez des malades affaiblis ou inconscients malgré les soins observés. La pneumonie lobulaire catarrhale se rencontre assez fréquemment ; de même l'infarctus pulmonaire peut se produire à la suite notamment de thrombose de l'oreillette droite ou des reins ; à la suite aussi on peut voir des abcès du poumon ou de la gangrène pulmonaire.

Une embolie pulmonaire peut amener la mort et alors subitement. La pleurésie est généralement rare ; une fois j'ai vu apparaître chez un de mes malades une pleurésie purulente. On peut voir aussi parfois de la bronchite purulente et cela aboutir à de la médiastinite : le pus se fait jour dans l'œsophage, la plèvre ou le péricarde donnant lieu alors à de la péricardite ou à de la pleurésie purulente.

La fièvre typhoïde peut produire des complications du côté du larynx sous formes d'ulcérations apparaissant surtout vers le deuxième septénaire. Souvent elles évoluent insidieusement et ne se révèlent qu'à l'examen laryngoscopique, que l'on n'entreprend pas d'ailleurs sans raison plausible chez des malades débilités et inconscients. Dans d'autres cas on constate de l'enrouement, de la gêne à la déglutition et une douleur notable à la pression de la région. Il peut alors aussi arriver que les ulcérations gagnant en profondeur amènent de la périchondrite et de la nécrose des cartilages ; parfois même on a vu une perforation complète s'établir et l'emphysème sous-cutané s'ensuivre. Ou bien c'est un œdème de la glotte qui viendra compliquer ces ulcérations et tuer le malade si l'on n'intervient pas à temps par la trachéotomie.

Dittrich croit que la périchondrite laryngée pour se produire dans le courant de la fièvre typhoïde indépendamment de toute ulcération. Des inflammations pseudo-membraneuses et croupales de la muqueuse laryngo-trachéale sont des complications également possibles.

L'inflammation catarrhale de la muqueuse nasale est une complication très fréquente. Il ne s'agit pas là seulement d'une sécrétion exagérée mais bien d'une forte hyperhémie, d'une tuméfaction appréciable produisant à sa suite un rétrécissement des fosses nasales ; aussi le malade rejette-t-il en se mouchant une certaine quantité de mucus sanguinolent. Mais en dehors de cette hyperhémie prodrome de la maladie ou bien dans la première semaine, de véritables épistaxis apparaissent souvent, qui dans certains cas même deviennent un danger. Quand elles sont modérées le malade peut, à leur suite, éprouver un véritable soulagement. Ces mêmes épistaxis peuvent se répéter à une époque plus tardive de la fièvre typhoïde mais alors coïncider avec d'autres hémorrhagies (pétéchies, mélæna, hématuries, etc.), indiquer une altération du sang et avoir par là une signification fâcheuse. C'est parfois exclusivement sur l'innervation du système respiratoire qu'agissent les complications. Heckylei a observé entre autres dans un cas fatal le type respiratoire de Cheyne-Stokes ; cet accident se produisit au quatorzième jour de la maladie. J'ai moi-même soigné un homme qui fut pris au troisième septénaire d'enrouement à la suite de la paralysie du thyro-aryténoïdien interne et de l'aryténoïdien, l'examen laryngoscopique ne révélant aucune autre lésion laryngée. Dans un autre cas j'ai vu une paralysie unilatérale du récurrent.

Les complications du côté de l'appareil circulatoire sont la péricardite et l'endocardite, rares d'ailleurs.

La dilatation du cœur droit semblable à celle que l'on voit dans les maladies fébriles ou marastiques est parfois facile à percevoir par l'augmentation de la matité sur le bord droit du sternum. Le bruit systolique prend assez fréquemment les caractères d'un bruit doux et soufflant surtout à la pointe. Mais les plus grands dangers proviennent des complications du côté du myocarde pendant la maladie ou la convalescence, et sous l'effet de la fièvre, de la gravité de l'infection ou des deux à la fois. Ces complications aboutissent à la paralysie du myocarde qui peut se produire peu à peu ou apparaître brusquement (1).

(1) La forme cardiaque de la fièvre typhoïde a été étudiée récemment dans une bonne thèse de Nancy (1887) par le D<sup>r</sup> Willaume qui distingue deux formes : 1° la fièvre cardiaque pure avec myocardite ; 2° la forme cardiaque avec symptômes nerveux intéressant l'innervation du cœur. (*Note du Tr.*)

Signalons encore la possibilité de thrombose cardiaque qui, suivant qu'elle affecte le cœur droit ou le cœur gauche peut déterminer des embolies dans la rate, les reins, etc., ou bien dans les poumons.

C'est plutôt dans le cours de la convalescence que pendant la maladie même que l'on voit survenir la thrombose veineuse ou marastique (1). Celle-ci intéresse principalement la veine saphène à son embouchure dans la veine fémorale, ou bien cette dernière. Le côté gauche est le siège de prédilection et les hommes sont plus sujets que les femmes à cette complication. Cette thrombose s'annonce par de la douleur, une sensation d'engourdissement, du refroidissement et surtout par de l'œdème de l'extrémité correspondante. On peut parfois sentir la veine thrombosée comme un cordon dur au-dessus du ligament de Poupart. Il faut être d'ailleurs très réservé dans cette recherche afin d'éviter le détachement d'un caillot qui irait, par l'intermédiaire de la veine cave inférieure, dans le cœur droit et de là amènerait de l'embolie pulmonaire. La thrombose peut, d'une veine fémorale gagner celle du côté opposé par l'intermédiaire de la veine cave et amener de l'œdème de l'autre membre. Les thromboses d'autres organes sont plus rares.

J'ai vu cependant à ma clinique de Zurich des hommes et des femmes présenter des thromboses de la saphène s'étendant seulement du genou au milieu de la cuisse. Je ne constatai pas d'œdème mais seulement la terminaison par ulcération avec production de liquide purulent et sanguinolent. La guérison est la règle. Cole a publié une observation de thrombose de la veine incriminée.

Chez les femmes présentant des varices des jambes j'ai souvent observé de la périphlébite.

Les lèvres sont ordinairement très sèches. Il se forme sur elles des raghades et les couches épithéliales se nécrosent en partie en formant des croûtelles jaunes ou brunes. Les hémorrhagies ne sont pas rares. Le sang se coagule alors sous l'aspect de croûtes rouges ou noires, et les lèvres sont recouvertes d'un dépôt fuligineux. Parfois survient de l'inflammation, les lèvres s'épaississent et deviennent le siège de vives douleurs. Souvent les gencives se tuméfient; des fuliginosités peuvent y apparaître et les dents sont alors recouvertes d'un dépôt sanguinolent et noirâtre. Des abcès des gencives sont parfois la conséquence de ces altérations et alors on peut voir des ulcérations leur succéder.

Sur la langue apparaissent parfois de même des érosions, des hémorrhagies et des dépôts fuligineux. Les dents font alors une impression marquée sur les bords de l'organe. Des altérations plus profondes, des ulcérations, par exemple peuvent s'ensuivre, de plus la langue se trouve paralysée dans ses mouvements et ce n'est qu'au prix de vives douleurs et d'efforts répétés que les malades peuvent la remuer dans la bouche. Enfin lorsque la langue est sortie de la bouche on la voit agitée de tremblements incessants. Pour expliquer ces tremblements on a tout invoqué : l'affaiblissement du sujet,

___

(1) L'auteur n'aborde pas ici la question de la mort subite dans la fièvre typhoïde. Son avis aurait été intéressant à connaître sur un sujet qui a donné lieu à de nombreux travaux en France et qui n'est pas encore entièrement élucidé. (*Note du Tr.*)

la sécheresse et l'état collant de l'organe ; mais il ne faut surtout pas oublier qu'il y a une véritable dégénérescence graisseuse, un état granuleux des fibres musculaires de la langue.

Les complications du côté du pharynx apparaissent le plus souvent sous forme d'angine catarrhale qui d'ordinaire accompagne la fièvre typhoïde.

Beaucoup plus grave est l'*angine phlegmoneuse* que l'on peut voir se développer au courant de la maladie, annoncée par une rougeur intense et un vif œdème inflammatoire. Cette angine peut en effet dépasser les limites du pharynx et amener rapidement la mort par œdème de la glotte. L'angine cachectique est celle qui apparaît sous forme de tâches blanchâtres sur l'organe enflammé, taches formées d'amas épithéliaux avec des micro-organismes.

L'angine folliculaire n'est point rare. Mais celle-ci, peu grave d'ordinaire, devient sérieuse dès qu'on voit apparaître au fond de la gorge des points gangréneux ou de fausses membranes qui gagnent alors souvent le larynx et l'œsophage. J'ai vu fréquemment dans ces cas la luette être tellement atteinte qu'elle menaçait de se détacher et qu'elle donnait lieu à des pertes abondantes de sang. Toutes ces complications sont d'ailleurs peu à craindre avant la troisième semaine. Elle s'annoncent par une douleur plus ou moins marquée dans la gorge et de la gêne à la déglutition.

Wagner et auparavant certains auteurs français ont décrit une angine typhique essentielle qui peut être suivie de pertes de substance plus ou moins étendues et superficielles. Cette angine a, comme siège de prédilection la voûte palatine, elle apparaît dans le premier septénaire et guérit dans le quatrième comme les lésions intestinales.

La *parotidite* est une complication possible mais non fréquente. Celle-ci peut être la conséquence soit de la propagation des altérations de la muqueuse buccale à travers le canal de Sténon, soit de lésions typhiques véritables évoluant dans la glande elle-même. Quand la terminaison par suppuration se produit, on peut voir survenir la mort par cachexie ou pyohémie ; ou bien encore si le pus se dirige en bas, de gros vaisseaux artériels ou veineux peuvent se trouver ulcérés, ou bien c'est le nerf facial qui est lésé, etc. Ces complications sont en général tardives et ne se produisent guère avant la fin du troisième septénaire.

Mosler prétend que chez les typhiques la salive ne contient que quelques gouttes de liquide parotidien et qu'alors, contrairement à la règle, celui-ci est toujours acide.

Dans quelques cas rares on voit le muguet apparaître sur la muqueuse buccale et celui-ci peut parfois de là gagner l'œsophage.

La soif chez les typhiques est chose constante ; mais les malades plongés dans l'adynamie ne réclament plus les boissons, aussi est-il indiqué de leur faire prendre à certaines heures les liquides nécessaires.

L'appétit fait défaut. C'est surtout dans la convalescence que l'on voit réapparaître vivement la faim. Si l'on cède trop tôt aux désirs du malade ou si on l'alimente d'une façon imprudente, il peut en résulter de graves accidents, la perforation de l'intestin par exemple. Le goût est ordinairement perverti et les aliments ont pour les malades une saveur pâteuse et désagréable.

Les vomissements ne sont pas chose rare. Griesinger affirme même avoir vu ceux-ci si fréquents en temps d'épidémie cholérique que le diagnostic hésita souvent entre le typhus et le choléra. Chez d'autres malades, ce ne sont pas de véritables vomissements, mais de perpétuelles nausées qui tourmentent le patient. L'œsophage peut-être le siège de muguet, de gangrène avec ulcérations ou d'inflammation simple ; cette dernière gagne parfois le tissu cellulaire périœsophagien et de là le médiastin.

Lindner a publié une observation d'après laquelle on remarqua, pendant la vie du malade, une gêne telle de la déglutition que les liquides même ne pouvaient plus être avalés. La mort s'ensuivit. A l'autopsie on trouva un exsudat gélatiniforme recouvrant la surface du cerveau et de plus un catarrhe insignifiant du pharynx et de l'œsophage. J'ai vu, il y a deux ans, dans la grande épidémie de Zurich, un cas tout semblable chez une femme. Il y avait en plus un torticolis très accusé. L'autopsie ne dénota aucune lésion spéciale.

L'estomac ne présente généralement pas de complications spéciales. Il est exceptionnel que cet organe soit le siège d'hémorrhagies. Celles-ci surviennent alors à la suite d'ulcérations ou bien alors comme conséquence d'une hyperhémie exagérée de l'organe. J'ai récemment soigné un malade, buveur avéré, qui, dans le deuxième septénaire d'une fièvre typhoïde de moyenne intensité fut pris d'hématémèses répétées et abondantes. Mais c'est l'intestin qui fournit d'ordinaire les complications les plus sérieuses.

On voit en effet, dans certains cas, les évacuations alvines augmenter sans cesse, se répéter plus de vingt fois par jour et s'accompagner parfois de ténesme. Les malades en arrivent à ne plus pouvoir retenir leurs selles et laissent aller sous eux. Ces évacuations excessives peuvent affaiblir le malade au point d'amener la mort. Ou bien il se développe de l'érythème, des excoriations à l'anus ou au sacrum qui peuvent devenir le point de départ d'inflammations plus graves de la peau, de gangrène, d'escarres, etc. Ou bien c'est aux accidents contraires qu'on a affaire. La tendance à la constipation, habituelle au début de la maladie, se poursuit pendant toute son évolution. Si on laisse un tel état s'accentuer, les matières fécales durcies et compactes deviennent parfois causes d'accidents du côté de la muqueuse ; Hémorrhagies, perforation, etc.

Nous ne voulons que signaler pour mémoire un cas de Marchand qui trouva dans les selles d'un typhique, après purgation à l'huile de ricin, des trichomonas. Le malade guérit.

L'hémorrhagie intestinale doit être rangée parmi les complications à redouter, bien que ces hémorrhagies puissent être suivies d'abaissement de la température, d'hypothermie passagère même, ainsi que d'une sorte de réveil et d'un bien-être transitoires également du malade. Si l'hémorrhagie est très abondante elle peut presque dès son début causer la mort du malade, ou bien celle-ci se produit après des hémorrhagies bénignes au début, mais incessamment répétées.

Peu de temps après la perte de sang, le pouls prend un dicrotisme marqué, aussi peut-on voir un œdème passager des malléoles. Traube a même vu à la suite d'hémorrhagies répétées un œdème très étendu, de l'œdème de la glotte et la mort. Il n'est pas rare de voir la rate diminuer rapidement après une hémorrhagie intestinale.

La cause habituelle de ces hémorrhagies est l'ouverture d'un vaisseau de l'intestin au moment où les escarres se détachent, aussi ne se produisent-elles guère avant la fin du deuxième septénaire. Il n'est pas toujours facile de découvrir à l'autopsie l'ulcération qui a fourni le sang ; pour y parvenir il faudra examiner surtout les ulcérations qui sont les plus rapprochées de l'endroit où l'on commence à trouver sanguinolent le contenu de l'intestin, alors on aura la chance de rencontrer un caillot thrombosique encore adhérent aux tissus ulcérés. Ou bien on peut encore adapter à une artère mésentérique la canule d'une seringue chargée de liquide ; celui-ci injecté dans la veine viendra sortir au niveau de la surface de l'intestin par l'artère déchirée.

Dans d'autres cas, c'est l'hyperhémie excessive de la muqueuse qui produit l'hémorrhagie. Celle-ci est évidemment d'origine capillaire. Markwald en a donné un exemple probant tiré de la clinique de Traube.

Au point de vue clinique il y a à distinguer les hémorrhagies latentes des hémorrhagies visibles. Dans les premières la mort peut survenir avant qu'une seule goutte de sang ait apparu à l'anus. On doit soupçonner ces hémorrhagies lorsque l'on remarque que les yeux se troublent et que le teint prend une pâleur manifeste ainsi que la peau. En même temps les extrémités se refroidissent, le corps se couvre d'une sueur visqueuse, le pouls devient misérable et l'abdomen se distend tandis que le bas-ventre ou les parties remplies de sang donnent à la palpation une résistance plus marquée et à la percussion un son tympanique abaissé.

Si au contraire le sang est évacué par les selles, on remarque qu'il est rouge sombre, parfois brun noirâtre et couleur de thé, liquide, mais rarement très clair. Sa quantité peut dépasser plusieurs litres ; aussi ne faut-il pas s'étonner que dans un cas signalé par Trousseau la mort ait pu survenir en une heure. Dans certaines épidémies les hémorrhagies intestinales sont spécialement fréquentes. Celles-ci apparaissent d'ordinaire vers la fin du troisième septénaire, et ce sont surtout les malades à température spécialement élevée qui paraissent menacés. J'ai remarqué que souvent les hémorrhagies étaient précédées, quelques jours avant leur apparition, de coliques ou de frissons insolites. Nothnagel a remarqué que, déjà à ce moment, les selles contenaient des traces de sang que l'on pouvait reconnaître au microscope. Il n'est pas exact de dire que la médication par les bains favorise ces hémorrhagies ; leur cause est toute spontanée ou bien parfois elle peut résider dans la constipation ou dans des mouvements imprudents du malade.

Orton a vu des hémorrhagies intestinales chez un typhique hémophilique ; la guérison fut obtenue par l'usage du perchlorure de fer. Notons en passant que cette dernière substance ainsi que le bismuth peuvent donner des selles noires ; l'examen au microscope lèvera tous les doutes.

La perforation de l'intestin, avec la péritonite ordinairement consécutive, est plus dangereuse encore que l'hémorrhagie. Elle se produit surtout lorsque les ulcérations intestinales gagnent en profondeur et leur cause occasionnelle réside dans les efforts que fait le malade pour aller à la selle, pour tousser, vomir, etc., ou dans des mouvements imprudents. Un météorisme accentué, l'usage inconsidéré d'aliments de digestion difficile sont aussi capables d'amener la rupture de la paroi de l'intestin, uniquement composée dans ces cas, de la séreuse péritonéale.

La perforation ne se produit guère avant le troisième septénaire ; parfois elle est beaucoup plus tardive et se manifeste au huitième ou au neuvième septénaire dans les cas d'ulcérations rebelles. Lorsque la rupture de l'intestin se produit, les malades se plaignent d'ordinaire au même moment d'une douleur intolérable siégeant dans l'abdomen. Puis le patient décline rapidement ; il devient pâle, le pouls prend une allure précipitée et une sensation de froid glacial envahit le malade. L'abdomen se distend et devient sensible à la pression, la matité du foie et de la rate disparaît, car les gaz qui ont envahi la cavité péritonéale écartent les organes et les séparent de la paroi de l'abdomen. Plus tard on verra la matité reparaître en de certains points, matité qui annonce que les exsudats péritonitiques commencent à se former. Puis alors apparaissent des vomissements verdâtres en bouillie liquide. Récemment même j'ai observé chez deux malades des vomissements fécaloïdes bien qu'il n'y eût aucune occlusion intestinale et Murchison a vu des cas semblables. La température s'abaisse anormalement et d'habitude le malade qui, auparavant était privé de connaissance semble revenir à lui. Si l'on n'en était prévenu, ces symptômes pourraient en imposer pour des indices favorables. Parfois au contraire, après la complication, on voit s'élever la température du malade.

La mort arrive souvent quelques heures après l'accident ; ordinairement le malade succombe dans les 24 à 36 heures qui suivent. La guérison de la perforation intestinale est absolument exceptionnelle.

Tschudnowsky a vu, dans un cas de perforation intestinale, un bruit amphorique se produire dans l'abdomen et coïncider avec les mouvements respiratoires. Il pensa que la compression rythmique des anses intestinales à chaque inspiration pouvait faire précipiter les gaz intestinaux dans la cavité péritonéale par l'orifice de la perforation.

La perforation atteint d'ordinaire l'intestin grêle, rarement l'appendice cæcal, presque jamais le côlon. Elle est plus fréquente chez les hommes que chez les femmes. Parfois on a pu observer des perforations multiples.

La disparition de la matité hépatique et splénique que nous avons signalée, peut ne pas se produire lorsque, par le fait d'une ancienne péritonite, les deux organes en question ont contracté des adhérences qui empêchent leur mobilité. Parfois cette même matité peut disparaître et sans qu'il y ait perforation lorsque, par exemple, des anses intestinales distendues par les gaz viennent s'interposer entre le foie et la paroi abdominale. Cette condition dure peu d'ordinaire ; on peut d'ailleurs encore retrouver la matité hépatique en appuyant fortement le plessimètre ou bien en percutant la partie supérieure du foie qui, elle, reste presque toujours en contact avec la paroi.

Parfois, par le fait d'adhérences péritonéales anciennes, la perforation peut ne pas donner issue aux matières dans le péritoine. Dans ces conditions on a vu la perforation ne pas offrir de symptômes appréciables.

La péritonite simple se produit sans perforation par l'inflammation de propagation de la séreuse recouvrant les ulcérations intestinales. Cette péritonite peut être circonscrite ou diffuse.

Dans quelques cas, il se forme sur l'intestin des lésions pseudo-membraneuses nécrobiotiques que beaucoup prennent pour la dysenterie. Dans un cas, Scott a vu une invagination intestinale se produire. Le malade guérit après avoir expulsé un fragment de plusieurs pieds de longueur.

Un météorisme trop accentué produit par l'accumulation de gaz dans l'intestin peut, dans certains cas, devenir une complication sérieuse. Les anses intestinales supérieures distendues compriment le diaphragme, et, par son intermédiaire, les poumons et le cœur. Parfois cela va jusqu'à la suffocation.

L'hypertrophie de la rate exagérée au point d'amener sa rupture est une chose exceptionnelle. Bien plus, souvent cet organe est le siège d'infarctus ayant leur origine dans des thromboses du cœur droit; ou bien, mais plus rarement dans des altérations plus récentes et inflammatoires de l'endocarde. Il peut arriver que ces infarctus soient le point de départ de péritonite; ou bien ils déterminent des abcès de la rate, lesquels se vident alors dans la cavité péritonéale ou dans d'autres organes.

Le foie se tuméfie dans presque tous les cas de fièvre typhoïde, et devient de plus légèrement douloureux. Mais les abcès de cet organe et surtout l'atrophie jaune aiguë sont choses très rares. De cela il résulte que l'ictère peut se rencontrer dans le courant de la maladie et que sa signification est tout à fait variable. Une coloration subictérique des conjonctives doit être considérée comme sans valeur fâcheuse ; elle est commune à presque toutes les fièvres. Dans un cas rapporté par Immermann un ictère apparut lié à de l'hémoglobinurie et sembla être de nature hémophéique.

La vésicule biliaire est parfois le siège d'altérations gangréneuses capables de produire une rupture de la vésicule avec péritonite circonscrite ou diffuse consécutive.

L'albuminurie se rencontre souvent au cours de la fièvre typhoïde. Elle est d'ordinaire purement fébrile et ne dépasse pas alors le premier coptónaire. La durée varie d'un jour à un mois et plus. Parfois cependant elle s'accuse avec les caractères d'une néphrite aiguë parenchymateuse. La quantité d'albumine est alors assez considérable. Celle-ci s'accompagne de la présence dans l'urine de cylindres, de globules rouges, et comme conséquence la mort peut survenir par l'apparition de l'urémie.

Nous avons dit plus haut ce qu'il fallait penser du typhus rénal.

Parfois on rencontre dans le rein des infarctus cunéiformes.

La cystite et la pyélite sont des accidents possibles. La rétention d'urine peut aussi apparaître chez des malades adynamiques. Il faut donc avoir soin dans ces cas de vider la vessie régulièrement.

Chez les femmes on peut constater des troubles de la menstruation, les règles peuvent être avancées, plus abondantes ou cesser entièrement. Il n'est pas rare de ne les voir revenir que quelques mois après la guérison complète.

L'orchite et l'épididymite ont pu être parfois constatées, parfois aussi on a vu, mais plus rarement, le phlegmon et la gangrène des organes génitaux.

Les accidents du côté du *système nerveux* ne sont pas rares, d'où le nom de fièvre nerveuse, que l'on a donné quelquefois à certaines formes. Les douleurs de tête apparaissent alors rapidement, elles sont diffuses ou bien unilatérales avec exacerbation aux trois points indiqués par Valleix dans la névralgie trifaciale. Puis l'hyperesthésie apparaît en de certains points, tandis que dans d'autres on constate des zones d'anesthésie; très rapidement aussi on voit survenir la perte de connaissance. Les malades sont incapables de diriger leur esprit, ils se plaignent de pesanteur de tête; pendant la nuit, ils sont agités et ne peuvent pas reposer, et dans le jour, ils sont aussi plus ou moins délirants. Parfois ils ont de l'illusion des sens ou de véritables hallucinations. Puis au fur et à mesure, la perte du sentiment fait des progrès, les malades reposent alors dans le lit sans connaissance, agitant les lèvres et produisant des sons incohérents, et même s'ils sont encore capables de répondre aux questions qu'on leur adresse, ils ne formulent leurs mots que d'une façon saccadée et trémulante. Souvent en même temps leurs mains sont toujours en mouvement, leurs doigts pour ainsi dire travaillent d'une façon perpétuelle (carphologie). Les muscles sont agités de soubresauts continuels et les réflexes tendineux sont presque toujours modifiés.

Lorsqu'à la suite de cet état l'amélioration se produit, la connaissance revient lentement, les malades sortent comme d'un long rêve, ayant perdu le souvenir de ce qui s'est passé pendant leur maladie ou peu avant et ne se rappelant que les événements antérieurs. Les anciens médecins désignaient cette forme, dans laquelle tout sentiment étant aboli, les malades n'ont plus aucune sollicitation pour les besoins naturels, sous le nom de febris nervosa stupida. (Fièvre putride ou adynamique.)

Dans la forme opposée, febris nervosa versatilis (fièvre ataxique), les malades sont aussi à vrai dire, privés de sentiment, seulement ils sont en proie à un délire bruyant, crient, injurient, essayent de frapper les personnes qui les entourent, s'agitent violemment et parfois même essayent de fuir ou même de se donner la mort. Ce sont ces malades qu'il faut surtout surveiller d'un œil attentif, afin qu'ils ne se précipitent pas par la fenêtre ou qu'ils ne se sauvent pas non vêtus dans les rues pour aller souvent de là se jeter à l'eau.

De tels malheurs ne peuvent être évités que par une surveillance de tous les instants. Parfois ces accidents prennent le caractère de la manie aiguë. Ils peuvent apparaître dès le début de la maladie, et bien des cas de suicides inexplicables ne reconnaissent pas d'autres causes. On a vu de même ces accidents nerveux déterminer chez les malades des idées fixes qui persistent parfois longtemps après la guérison.

Les malades se figurent avoir été dans des endroits qu'ils n'ont jamais visités ou bien avoir assisté à certains événements, ou bien avoir gagné un gros lot ou fait des héritages. J'ai soigné un employé de commerce qui, pendant le cours d'une fièvre typhoïde, se figurait constamment être possesseur d'un équipage à six chevaux ; six semaines encore après la guérison, cette idée fixe persistait ; on essaya doucement de le désabuser et ce ne fut que dans la 7e semaine de la convalescence qu'il nous déclara un matin que le voile lui était tombé des yeux, s'étonnant même d'avoir pu conserver si longtemps des idées aussi délirantes. Mosler et Peiper ont de même constaté la manie dans le courant de la fièvre typhoïde.

Pendant l'épidémie de Zurich en 1884, j'ai soigné un jeune employé de télégraphe qui, dans la 4e semaine eut une véritable attaque d'apoplexie avec hémiplégie droite et aphasie ; 14 jours après il était complètement guéri. On hésiterait véritablement dans ce cas à croire à l'existence de lésions matérielles (1).

Kühn a rassemblé 28 cas d'aphasie, dont 3 chez les enfants, consécutifs à la fièvre typhoïde. Bohn a vu dans son service la proportion inverse de 30 enfants contre 3 adultes. Cette aphasie dure de 2 jours à 4 semaines ; dans un cas j'ai vu l'aphasie survenue sans paralysie durer plus de six mois sans amélioration.

Des symptômes spinaux peuvent parfois aussi être constatés : raideur de la nuque, douleur spontanée à la pression sur la colonne vertébrale, parésie des membres inférieurs ou anesthésie, etc., troubles de la vessie, le tout faisant penser à des accidents de méningo-myélite. Curshmann a d'ailleurs montré que le virus typhique pouvait se localiser sur la moelle (2).

Les réflexes tendineux restent normaux, ou peuvent être soit augmentés, soit même affaiblis.

Parmi les organes des sens, l'oreille est la plus souvent atteinte ; les malades se plaignent d'avoir l'oreille dure et d'entendre des bourdonnements. Cela dépend le plus souvent des catarrhes de la trompe d'Eustache par propagation de l'inflammation pharyngienne. Hoffmann a observé de l'inflammation de l'oreille moyenne avec ou sans perforation du tympan. La suppuration du labyrinthe peut amener des complications méningitiques ou de la paralysie du nerf facial.

Les accidents du côté des yeux consistent en ulcération de la cornée, troubles de l'accommodation, amaurose transitoire ou permanente. Galezowski a observé de la périnévrite du nerf optique. La cause centrale de ces altérations n'est pas encore connue.

On peut de plus constater pendant la maladie de l'inégalité pupillaire.

La peau est sèche quand la fièvre est continue ; quand elle devient rémittente, la sueur apparaît et aussi avec elle l'éruption de sudamina. Dans certains cas, les sueurs apparaissent dès le début, cela dépend des conditions du pays et de l'épidémie. Parfois elles sont si abondantes que cela

_____

(1) Cette restriction de l'auteur semble être des plus justes. Les maladies aiguës réveillent les prédispositions des névropathes et beaucoup d'observations d'apoplexie, hémiplégie, etc., consécutives à des maladies graves ne sont très probablement que des cas de manifestations de l'hystérie. (*Note du Tr.*)

(2) Nous ferons ici la même remarque que précédemment. (*Note du Tr.*)

devient un danger. Les pétéchies ont une signification pronostique fâcheuse, surtout si l'on constate en même temps les autres symptômes de l'altération du sang (hémorrhagie par les gencives, l'intestin, etc.). Ces pétéchies apparaissent surtout dans les dernières semaines de la maladie et parfois accompagnent le collapsus qui précède la mort. On peut voir à côté de cela sur le tronc et les membres certaines taches ne disparaissant pas à la pression, d'une couleur rouge bleuâtre et n'ayant pas de signification pronostique spéciale (péliose typhique) (1).

L'herpès labial est tellement rare dans la fièvre typhoïde qu'il peut faire douter du diagnostic. Les érythèmes diffus ne sont pas rares sur le tronc et l'abdomen à tel point que parfois ces symptômes joints à l'angine habituelle de la fièvre typhoïde pourraient faire craindre une scarlatine.

Les lésions de décubitus sont fréquentes et dangereuses, on les voit survenir au sacrum, aux trochanters, aux malléoles, aux coudes, à la nuque, etc. Lorsqu'on ne surveille pas suffisamment les malades, ces ulcérations peuvent aller jusqu'à mettre les méninges à jour ou pénétrer dans l'articulation fémorale. Pour les empêcher d'apparaître, il faudra surveiller minutieusement les malades, avoir soin de changer leur position, de faire disparaître les plis des draps, etc. ; il faudra de plus veiller à ce que l'urine et les matières fécales ne viennent pas irriter la peau. Mais dans d'autres cas, on ne peut véritablement pas incriminer la négligence du personnel et le décubitus survient par altération de la peau à la suite des modifications du sang et des troubles circulatoires.

Signalons enfin l'apparition possible de l'érysipèle, soit à la suite des lésions que nous venons de signaler, soit spontanément à la face.

Les muscles sont parfois le siège de fréquentes douleurs ; nous savons que cela est en rapport avec l'altération de ces organes qui peuvent présenter des hémorrhagies, des abcès ou des ruptures spontanées. Ces accidents, qui surviennent surtout au muscle droit abdominal, se produisent souvent, comme Jankowski l'a démontré, dans les épidémies.

Il est souvent difficile de faire une distinction entre les suites et les complications de la fièvre typhoïde. Tous les organes peuvent être atteints par les unes comme par les autres. Lorsque le malade tente pour la première fois de se lever, il peut apparaître des œdèmes des membres inférieurs avec crampes douloureuses durant plus ou moins longtemps. On peut voir aussi des furoncles et des abcès en nombre tellement considérable que la mort peut s'ensuivre. Les ganglions lymphatiques peuvent également fournir des suppurations interminables (2).

On voit parfois survenir au nez, aux organes génitaux, aux orteils, des nécroses et des gangrènes spontanées. Celles-ci reconnaissent d'ordinaire pour cause la thrombose d'une grosse artère. Cependant Eppinger a

(1) On retrouve ici les fameuses taches bleues qui ont donné lieu en France à des controverses qui ne semblent pas avoir occupé beaucoup les cliniciens allemands. Le Dʳ Duguet a prouvé l'origine parasitaire de cette péliose. (*Note du Tr.*)

(2) Litten a vu dans un cas, dans la clinique de Frerichs, une pigmentation noirâtre et persistante de la peau, probablement due à des lésions nerveuses de la peau.

trouvé dans un cas les petits vaisseaux remplis de micrococques. Le noma rentre probablement dans ces sortes de lésions.

La chute des cheveux est une conséquence fréquente de la fièvre typhoïde par suite de la mauvaise nutrition du cuir chevelu. Elle peut aboutir à la calvitie complète, plus tard les cheveux repoussent d'habitude blancs et lanugineux, puis la chevelure reprend son aspect habituel.

Les lésions inflammatoires des os sont loin d'être exceptionnelles. Meusel a vu une nécrose étendue des os du crâne à la suite d'une thrombose d'une branche de l'artère méningée. Pour Paget ces périostites apparaissent plus souvent chez les jeunes sujets et siègent d'ordinaire au fémur, au cubitus, au vertex et sont exceptionnellement bilatérales.

La suppuration des articulations avec ankylose consécutive a été notée. Le gonflement des articulations est plus rare pendant le cours même de la maladie.

Notons encore la possibilité du mal de Bright, les accidents peuvent survenir ultérieurement du côté des poumons (abcès et gangrène, tuberculose la nécrose des os du larynx, la persistance de troubles gastriques et intestinaux, avec douleurs et diarrhée.

Signalons enfin les nécroses prolongées du larynx avec ou sans paralysie et œdème de la glotte, le gonflement persistant de la rate.

Nous avons signalé des accidents graves du côté du système nerveux qui peuvent venir compliquer la maladie. Or ceux-ci peuvent laisser après la guérison des suites redoutables, l'affaiblissement de l'intelligence, apathie avec perte de mémoire, parfois même de la véritable aliénation mentale. Cependant Nasse, confirmé en cela par Roth dans les observations qu'il a faites dans l'épidémie de la ville d'Osnabruck, dit que la fièvre typhoïde peut amender l'aliénation mentale préexistante. Il faut ajouter que le plus souvent, après une amélioration passagère, l'état antérieur réapparaît.

On a vu à la suite de la fièvre typhoïde des thromboses des vaisseaux du cerveau avec hémorrhagie méningée et cérébrale.

On a vu aussi des troubles névropathiques. J'ai soigné pour ma part deux jeunes filles qui furent prises subitement de troubles hystériques qui disparurent bientôt comme ils étaient venus.

J'ai soigné aussi un malade qui était atteint d'hémianesthésie gauche, de tremblement du bras droit, de douleurs extrêmement vives dans la région épigastrique, le tout disparut subitement par une injection sous-cutanée d'un liquide quelconque (1).

Enfin la sclérose cérébro-spinale et des paralysies durables des nerfs et des muscles peuvent succéder à la longue à la fièvre typhoïde.


IV. Diagnostic. — Le diagnostic est en général facile, et bien que la bactériologie puisse un jour ou l'autre nous apporter un secours décisif, il faut dire qu'à l'heure actuelle la recherche du bacille typhique dans les selles, le

(1) Alexander a observé des paraplégies avec atrophie musculaire consécutive à des polynévrites dégénératives (*Deut. Med. Woch.*, 1886).

sang, l'urine, ne peut pas à coup sûr trancher la question. D'autre part la ponction de la rate (Philipoviez) et l'examen bactériologique de la substance retirée peut être dangereuse et ne saurait être pour ce fait recommandée.

Le diagnostic avec le typhus exanthématique se fera par l'aspect de l'exanthème et de son abondance, le début brusque, la terminaison par crises de la maladie, sa courte durée, et l'existence d'autres cas dans le voisinage.

La rougeole présente un exanthème caractéristique de même que la scarlatine, la variole, etc.

La pneumonie sera différenciée par son expectoration caractéristique.

Dans la méningite on constatera la raideur de la nuque, des paralysies, hyperesthésies, des troubles oculaires.

De même dans la tuberculose miliaire, l'examen du fond de l'œil, la découverte d'un tubercule de la choroïde faciliteront le diagnostic.

L'endocardite ulcéreuse se caractérisera par les modifications du cœur et les accidents emboliques.

L'ostéomyélite présente des accidents généraux quelquefois semblables à ceux de la fièvre typhoïde, mais on peut constater de l'œdème et de la douleur sur certains os.

La syphilis floride sera reconnue par les accidents génitaux.

Le catarrhe gastro-intestinal a une durée plus courte et l'augmentation de température est moins considérable.

**V. Pronostic.** — Il est toujours sérieux car la fièvre typhoïde est une maladie de longue durée et dans laquelle les complications sont nombreuses. Le chiffre de la mortalité dépend des épidémies. Dans les hôpitaux il varie de 5 à 20 0/0.

Pour ma part et à la clinique de Zurich j'ai perdu :

En 1884 sur 411 malades 56 typhiques = 13,6 0/0
   1885 — 164 — 17 — = 4,2 0/0
   1886 — 91 — 5 — = 5,4 0/0

Chez les enfants la fièvre typhoïde est toujours plus bénigne, car les ulcérations sont plus superficielles et les complications plus rares.

Le pronostic est plus grave chez les personnes adipeuses, chez les alcooliques, chez les individus cachectiques ou atteints d'affections du cœur et des poumons. Il est d'autant plus grave aussi que la température est plus élevée et que l'hyperthermie persiste plus longtemps.

Il est bon de rappeler aussi que l'étendue des lésions intestinales ne fait pas toujours la gravité et que l'intensité de l'infection générale n'est pas toujours en rapport avec les accidents locaux.

Enfin on a remarqué que dans ces 10 dernières années, la fièvre typhoïde avait diminué de gravité et de fréquence.

**VI. Thérapeutique.** — La prophylaxie doit tenir une grande place dans la thérapeutique.

Il faudra veiller à la désinfection complète des selles et des linges des typhiques, au nettoyage parfait des lieux d'aisance et aussi à ce que les matières ne puissent pas aller infecter les ruisseaux, ou les conduites d'eau du voisinage.

Il faudra parallèlement à cela s'efforcer d'obtenir une canalisation parfaite des eaux potables et veiller à ce qu'elles ne puissent être souillées d'aucune manière. Virchow a montré de quelle importance cela était pour le développement des épidémies typhoïdiques. Ziemssen a montré que les quartiers le plus facilement infectés à Munich étaient ceux où le réseau de canalisation n'est pas parfait. Mais malheureusement le bon vouloir des médecins n'est pas ici seul en jeu.

Si la fièvre typhoïde éclate dans une maison, il faut en rechercher la cause et veiller à ce que l'épidémie ne s'étende pas ; l'abandon de la maison infectée serait encore le meilleur moyen de prophylaxie.

Quoi qu'on en ait dit et bien que l'on ait vanté tour à tour les vertus du calomel, du sublimé, de l'iodure de potassium, de la créosote, de l'acide phénique, etc., le médicament spécifique de la fièvre typhoïde est encore à trouver et le traitement reste symptomatique.

La chambre du malade devra autant que possible être spacieuse, aérée, tranquille, à une température constante de 15° Réaumur environ. Son éclairage devra être suffisant et elle devra être plusieurs fois par jour aérée, directement pendant l'été et indirectement pendant l'hiver.

Le lit devra toujours être soigneusement uni, surtout chez les malades chez lesquels on pourrait redouter les lésions du décubitus ; pour la même raison et pour empêcher la congestion hypostatique, on changera le malade de place une fois par heure. Matin et soir on devra faire la toilette du malade avec de l'eau tiède dans laquelle on mettra du vinaigre, de l'alcool, de l'eau de Cologne, etc. Si la chose peut se faire, on fera bien d'avoir deux lits côte à côte, l'un pour le jour l'autre pour la nuit.

Comme boisson on donnera de l'eau de source bien fraîche, bien pure dans laquelle on mettra pour un verre une cuillerée à café de cognac ou deux à trois cuillerées à soupe de vin blanc ou rouge. Il faudra faire boire toutes les heures les malades privés de connaissance.

Une nourriture liquide est indiquée tant que la fièvre se maintient, elle se composera de lait, de bouillon, soupe d'orge, d'œufs mous, de bière, de café au lait, etc. Lorsque la fièvre est tombée, on peut commencer à donner une nourriture solide. On commencera par donner quelques cuillerées de semoule ou de soupe aux pommes de terre écrasées, puis à la suite on augmentera peu à peu, on donnera des biftecks bien cuits et enfin les autres viandes.

Il faudra veiller à ce que le malade aille à la selle tous les jours, lui donner au besoin un purgatif doux, par exemple le calomel à la dose de 0,50 c. en une fois. De plus il faudra désinfecter les selles et les linges avec la solution phéniquée à 5 0/0 ou de sublimé à 1 0/00.

Les bains tièdes à 26° Réaumur peuvent être prescrits deux fois par jour à 9 heures du matin et à 4 heures du soir.

Enfin la garde des typhiques devra être de tous les instants ; il faudra prendre des garde-malades instruits et robustes qu'une longue maladie ne puisse pas trop fatiguer.

Ces moyens diététiques sont parfois suffisants. Il faudra dans d'autres cas ne pas s'en tenir là. Parfois on se trouvera bien de prescrire des remèdes un peu anodins, par exemple une solution d'acide phosphorique à 5/200 (une cuillerée à soupe toutes les 2 heures).

Mais à côté de cela il y a souvent des indications thérapeutiques tirées de l'élévation de la température. Dans ces conditions, on devra user des fébrifuges, lesquels ne doivent pas être invariablement les mêmes pour tous les malades.

Et d'abord, disons qu'il ne faut pas faire comme ces médecins qui sont affolés dès qu'ils voient une température de 39 à 40°,5 chez leurs malades et qui alors abusent aveuglément de tous les fébrifuges sans aucun tempérament. Je suis convaincu que, d'une part, les typhiques guérissent beaucoup plus rapidement quand on n'a fait aucune médication antithermique et que, d'autre part, il n'y a pas d'indication nette à intervenir quand la température ayant atteint 39°,5 ne dépasse pas cette hauteur ou ne s'y maintient pas trop longtemps. Mais quand il s'agit de vieillards, de personnes affaiblies, d'alcooliques qui ne peuvent supporter une élévation vraiment considérable de la température, ou de femmes enceintes chez lesquelles on veut prévenir l'avortement, on est autorisé à agir. Faut-il donner les antithermiques le soir ou même pendant la nuit pour avoir une rémission matinale, vaut-il mieux les donner dans la matinée ou dans la journée pour avoir une nuit sans fièvre, c'est une question discutée, mais je penche volontiers vers la seconde méthode.

Les fébrifuges exercent une action différente suivant les malades, parfois même semblent produire un effet opposé à celui qu'on attendait d'eux. Cela dépend et de la façon dont le médicament est donné et du malade.

Comme fébrifuges, nous étudierons tour à tour les bains, l'antipyrine, l'antifébrine, la quinine, l'acide salicylique, l'acide benzoïque, la kaïrine, la thalline, la digitale et la vératrine.

L'emploi des bains froids dans le traitement de la fièvre typhoïde recommandé au siècle dernier par James Currie a été très en usage pendant ces 30 dernières années. Si l'on veut suivre strictement les préceptes donnés, il faut prendre la température du malade toutes les heures, et, toutes les fois que la température axillaire dépasse 39°,5 centigrades, donner un bain de 10 minutes de durée en moyenne à 15° Réaumur (1).

L'enveloppement dans les linges froids ou l'application des vessies de glace ne donnent qu'un abaissement très léger de température.

L'emploi des bains tièdes (de 25 à 30°) de 12 à 24 heures de durée a été très chaudement préconisé par Riess, puis par Affanasjew et Manassein et Unverricht. D'après mon expérience, c'est le meilleur fébrifuge que nous

(1) Nous ne rappellerons que pour mémoire les discussions qui ont eu lieu dans ces derniers temps à l'Académie de médecine (1886) et à la Société médicale des hôpitaux (1888). (*Note du Tr.*)

possédions et je lui dois d'avoir sauvé nombre de malades infailliblement perdus sans cela. Je mettais mes malades dans des baignoires dans lesquelles se trouvaient des draps fortement attachés au pied de la baignoire, et sur lesquels reposaient les malades.

L'antipyrine est un excellent médicament antithermique, mais il reste bien en arrière de la médication par les bains pour le bien-être que ceux-ci procurent aux malades. Nous la prescrivons en lavement à la dose de 4 à 6 gr. dans 50 grammes d'eau tiède, voulant éviter les accidents gastriques et les vomissements. En même temps pour éviter le collapsus nous donnons du vin aux malades. Il faut user plus modérément de l'antipyrine si l'on voit apparaître un exanthème.

L'antifébrine (50. centig. toutes les 2 heures jusqu'à l'abaissement de la température) est un médicament actif, mais d'une action peu durable.

. La quinine est d'un effet peu sûr. Pour les adultes on n'obtiendra pas de défervescence à moins de 2 gr. d'hydrochlorate de quinine. Nous donnons d'habitude 50 c. toutes les 1/2 heures pendant 2 heures. La quinine en lavements donne facilement du ténesme, mais on peut la prescrire aussi en cas d'indication en injections sous-cutanées :

$$\left.\begin{array}{l}\text{Hydrochlorate de quinine} \dots \\ \text{Glycérine} \dots \\ \text{Eau distillée} \dots \end{array}\right\} \text{ ââ 3 gr.}$$

L'acide salicylique ou le salicylate de soude peut être donné en cachets de 0,50 c. et toutes les 15 minutes pendant 1 heure. On peut doubler la dose si l'on n'obtient pas d'effet.

Le benzoate de soude est un médicament bien moins actif.

La kaïrine abaisse presque sûrement la température, seulement elle peut occasionner des accidents inquiétants : cyanose, refroidissements, sueur froide et visqueuse, petitesse du pouls, troubles cardiaques, etc. De plus on voit souvent de violents frissons quand la température recommence à monter. Enfin l'emploi de la kaïrine exige que l'on prenne la température toutes les heures. On la prescrit à la dose de 50 c. à 1 gr. toutes les heures jusqu'à l'apyrexie et on recommence quand la température a atteint 38°.

Maragliano prétend que non seulement la kaïrine rend la fièvre typhoïque apyrétique, mais encore qu'elle l'abrège, les cultures bacillaires étant dans ces conditions toujours beaucoup moins riches.

La thalline, que l'on prescrit à la dose de 25 c. toutes les heures jusqu'à abaissement complet de la température, peut produire les mêmes accidents, mais d'ordinaire ils sont moins inquiétants qu'avec la kaïrine.

La digitale et la vératrine ont une action fébrifuge beaucoup moins active.

La perte de sentiment et le délire disparaissent souvent facilement par l'emploi des fébrifuges. Il sera bon d'y adjoindre souvent l'application de glace sur la tête, et chez les malades très affaiblis l'emploi de l'alcool.

Il faut avoir soin d'humecter de temps à autre les lèvres et la langue du malade avec des linges humides. On pourra également enduire les lèvres de cold-cream ou de vaseline.

L'état syncopal nécessitera l'emploi de préparations alcooliques ou bien aussi le café, le thé, le champagne, etc., le camphre en injections sous-cutanées. Il faudra aussi éviter les émotions vives au malade.

Dans le catarrhe bronchique on prescrira les expectorants et s'il y a de la congestion hypostatique on aura soin de faire de temps à autre asseoir le malade.

Si la diarrhée est trop intense on donnera la poudre d'ipéca opiacée (20 c. toutes les deux heures) ou bien une préparation au bismuth.

       Bismuth...................................... 50 c.
       Opium....................................... 2 c.

A prendre un paquet toutes les 2 heures.

Le météorisme sera traité par des onctions avec l'huile de térébenthine toutes les 3 heures. De plus on mettra un cataplasme chaud sur le ventre et on donnera des lavements tièdes. La ponction de l'intestin même avec un fin trocart est toujours dangereuse et peut exposer à la perforation.

Les hémorrhagies intestinales seront combattues par l'application de glace sur le ventre, les injections sous-cutanées d'ergotine et l'usage interne du bismuth. Certains auteurs recommandent le perchlorure de fer (5 à 10 gouttes toutes les 2 heures).

Les accidents du décubitus seront prévenus par l'emploi des coussins d'air ou d'eau ; si l'ulcération s'étend il faudra laisser le malade dans un bain tiède.

### 4. — Dysenterie.

I. Étiologie. — Sous le nom de dysenterie, nous entendons une maladie infectieuse survenant le plus souvent à la façon d'une épidémie et avec des caractères spécifiques.

C'est une affection inflammatoire avec localisations spéciales sur le gros intestin, et les lésions qu'elle produit sont soit catarrhales, soit purulentes, autrement dit de nature diphtéritique en terme anatomique (1).

La dysenterie sévit d'une façon endémique dans beaucoup de pays tropicaux : aux Indes, à Ceylan, à Java, dans l'intérieur de l'Afrique, aux Antilles, etc. En Europe, elle sévit surtout en Grèce, en Espagne d'une façon presque permanente. Dans les autres pays, elle peut survenir, puis sévir épidémiquement parmi les agglomérations, dans les casernes, par exemple, les prisons, les asiles, et gagner alors de proche en proche. Cette éclosion de la maladie dépend d'ordinaire du hasard, ce qui fait qu'elle peut apparaître dans les pays où on ne l'avait pas vue depuis cinquante ou soixante ans.

Il est aussi à remarquer que la dysenterie est, avec la fièvre typhoïde et la

(1) Il est bon de se souvenir ici de ce que les Allemands désignent sous le nom d'altérations diphtéritiques et d'altérations croupales. (*Note du Tr.*)

rougeole, une des maladies les plus dangereuses pendant les guerres. La dernière campagne franco-allemande en est encore une preuve.

Elle met souvent un obstacle insurmontable aux expéditions dans les pays chauds en sévissant d'une façon particulière sur nos voyageurs.

Comme pour les autres maladies infectieuses, il y a des conditions déterminées qui favorisent l'éclosion de la maladie. Pour ce qui est du climat, nous avons signalé la prédisposition spéciale des pays intertropicaux. Dans ces pays, mais surtout chez nous, les saisons chaudes sont les temps désignés. Les épidémies d'hiver sont beaucoup plus rares. Les moments de beaucoup les plus favorables à l'épidémie sont ceux où les journées de chaleur sont suivies de nuits très froides. De même ces journées à averses continuelles avec atmosphère calme favorisent beaucoup l'apparition de la maladie. Les terrains semblent offrir de même des dispositions spéciales. Les pays bas et marécageux offrent surtout à l'épidémie des conditions favorables de développement. On a vu la dysenterie disparaître rapidement d'un corps d'armée lorsque le lieu de campement était changé. On a vu de même un corps d'armée être fortement atteint de la maladie tandis que le reste des troupes restait indemne. On a remarqué de même que la dysenterie et la malaria sévissaient souvent côte à côte, comme cela se remarque surtout dans les pays tropicaux. Chollet a fait remarquer dans sa thèse que la même simultanéité se rencontrait pour la dysenterie et les fièvres intermittentes. C'est cependant une erreur de croire que ces deux maladies pouvaient se remplacer mutuellement. On avait fait les mêmes remarques pour la fièvre typhoïde et le choléra ; Pfeiffer a vu la maladie sévir là où la fièvre typhoïde et le choléra avaient régné (1868). Il faut, croyons-nous, invoquer, dans ces cas, des conditions mauvaises communes, l'étroitesse des locaux, leur encombrement, le manque d'air, la malpropreté des rues, etc. Enfin certains états psychiques favorisent l'éclosion de la maladie. Seitz a remarqué que dans la dernière guerre franco-allemande, la dysenterie avait surtout sévi sur les Français déprimés par la captivité.

C'est à notre avis une erreur de croire que la dysenterie naisse sur place. Il s'agit d'une importation du dehors, ce qui souvent, à la vérité, n'est pas facile à démontrer. Dans bien des cas, la maladie peut passer inaperçue, et c'est alors qu'il faut faire attention, les malades pouvant aller et venir, favoriser le développement de l'épidémie par les germes contenus dans leurs déjections.

La maladie, en effet, ne procède pas seulement du contact. Le poison est contenu dans les selles, et toute personne qui, pour une raison ou pour une autre, se trouve être en rapport direct avec les matières infectées, peut être contaminée. Il semble que la stagnation des matières fécales augmente la virulence des germes ; c'est ainsi que la désinfection imparfaite des vases de nuit, des lieux d'aisance, des irrigateurs ayant servi aux dysentériques est une condition favorable à la contagion. Celle-ci peut s'établir de même par les linges, par les conduites d'eaux en rapport avec les lieux d'aisance mal isolés et ayant reçu des selles de dysentériques. Il est en effet établi que les germes de la dysenterie peuvent conserver toute leur virulence pendant dix ans.

Dans les hôpitaux, le personnel et les autres malades ont pu être contaminés lorsque les dysentériques se trouvaient dans les salles communes; c'est qu'alors les mesures de désinfection étaient insuffisantes, aussi ferat-on toujours bien d'isoler les malades atteints de dysenterie. La propagation des épidémies dans les prisons, dans les pensions ou dans les endroits où sont réunies des masses d'hommes, reconnaît toujours pour cause les mauvaises conditions hygiéniques.

Il n'y a encore rien de connu sur la nature du poison dysentérique, et les bactériologistes restent très réservés à ce sujet.

Heubner croit même pouvoir affirmer qu'on ne rencontre pas d'autres micro-organismes dans l'intestin des dysentériques que dans celui des malades morts d'autres affections.

Disons cependant que Prior prétend avoir trouvé dans les matières, dans la muqueuse de l'intestin des dysentériques des cocci spécifiques qu'il n'aurait pas retrouvés dans le sang.

Besser a essayé en vain d'inoculer la dysenterie aux animaux par des injections de matières dysentériques. Il croit cependant avoir distingué dans le sang de ces malades un microcoque inoculable au chat(?) Klebs a trouvé des bacilles dans les lymphatiques de l'intestin, mais ses inoculations aux chiens et aux lapins ont été négatives. Aradas et Condorelli-Mauglei ont trouvé des bacilles spécifiques dans le contenu de l'intestin, mais non dans ses parois; ces bacilles auraient déterminé chez les animaux des inflammations de l'intestin. Disons de plus que ces auteurs auraient retrouvé ces bacilles dans les eaux bues par les malades (1).

Quoi qu'il en soit, le poison non encore connu de la dysenterie pénètre chez l'homme par la cavité buccale, les fosses nasales ou l'anus. La dysenterie était connue dans l'antiquité. Hérodote semble l'avoir signalée et Hippocrate lui avait donné son nom.

**II. Anatomie pathologique.** — Pour ce qui est du tube digestif, les lésions de la dysenterie se limitent le plus souvent au gros intestin; il est rare qu'elles dépassent la valvule de Bauhin, auquel cas même elles ne s'étendent pas plus loin que l'iléum. Dans le rectum, les lésions sont toujours plus profondes, et cela surtout dans les parties supérieures de cet organe. Elles augmentent encore sur le côlon. Virchow a fait remarquer avec raison que les lésions étaient surtout intenses au niveau des courbures de l'intestin, là où les matières fécales séjournent le plus longtemps et sont par là capables d'amener des altérations mécaniques de la muqueuse.

A l'ouverture de l'abdomen on voit que le gros intestin est rétracté et aplati. Le péritoine est fortement hyperhémié et, par places, on peut constater l'existence d'hémorrhagies sous-séreuses. La surface du péritoine est

_________________

(1) Un microbe en bâtonnet a été retrouvé par MM. Chantemesse et Widal dans l'intestin et les matières de cinq dysentériques observés par eux. Ce microbe semblerait avoir des caractères non douteux de spécificité. Lire au surplus la communication faite par eux à l'Académie de médecine (avril 1888). (*Note du Tr.*)

souvent trouble et recouverte de fausses membranes fines, indice d'une péritonite commençante.

Les lésions de la muqueuse de l'intestin sont tantôt de nature catarrhale, tantôt de nature diphtérique (dans le sens anatomique du mot).

Dans le stade d'altération catarrhale, on trouve la muqueuse du gros intestin fortement hyperhémiée ; cette hyperhémie est parfois diffuse, parfois elle est étendue sur le territoire de certains vaisseaux. Cette hyperhémie est à son maximum dans la profondeur des plis de l'intestin sur les villosités et aux courbures du côlon. Il est fréquent de voir des hémorrhagies sous-épithéliales parfois punctiformes, d'autres fois formant des taches étendues. On voit alors aussi la muqueuse de l'intestin boursouflée et en état de sécrétion exagérée. Dans ce cas, la muqueuse est recouverte de mucosités vitreuses striées de sang. La sous-muqueuse est également hyperhémiée et boursouflée.

Dans une période plus avancée de la maladie, le gonflement de la sous-muqueuse et de la muqueuse augmente tandis que l'hyperhémie diminue. Les sécrétions de la muqueuse deviennent plus troubles et prennent un caractère puriforme. Dans beaucoup de cas, les follicules clos prennent part au gonflement ; ils s'entourent d'un cercle de vaisseaux hyperhémiés, puis bientôt commencent à se détruire, au centre d'abord, et enfin sur leur contour. C'est ce que l'on a nommé la dysenterie folliculaire. On rencontre alors dans la cavité des follicules des amas muqueux ressemblant à des grains de sagou et analogues à ceux que l'on trouve dans les matières.

Au point de vue microscopique, on trouve au début les vaisseaux de la muqueuse et de la sous-muqueuse dilatés et gorgés de sang, avec imbibition œdémateuse du tissu conjonctif du voisinage. Les cellules épithéliales de la muqueuse paraissent saines, les intervalles qui séparent les glandes de Lieberkühn semblent seuls élargis. Plus tard, on voit une diapédèse active des globules blancs du sang qui forment parfois de riches amas sur la surface externe des vaisseaux. Au fur et à mesure que l'œdème du tissu cellulaire et la diapédèse augmentent, on voit le calibre des vaisseaux se rétrécir et l'hyperhémie diminuer. On voit de même alors des amas de globules blancs se former dans la tunique musculaire de l'intestin le long de la surface externe des vaisseaux.

Le gonflement des follicules peut parfois dépendre au début, seulement de l'hyperhémie vasculaire et de l'œdème du tissu cellulaire, plus tard surviennent l'hyperplasie des éléments cellulaires et leur nécrose provenant de leur pullulation exagérée.

En effet, lorsque la dysenterie continue son cours, on voit des nécroses et des pertes de substance se faire à la surface de la muqueuse. On trouve alors celle-ci recouverte de taches jaunes verdâtres ou vertes, et lorsque l'on cherche à les détacher de la muqueuse on trouve au-dessous d'elles des pertes de substance. Dans les cas plus avancés, on peut voir des nécroses beaucoup plus étendues. On constate alors une tuméfaction considérable de la tunique sous-muqueuse et de la muqueuse, et sur celle-ci des amas noirâtres criblés de trous et ressemblant à des productions lichénoïdes.

À l'examen microscopique, on constate une infiltration d'exsudat fibrineux dans le tissu de la muqueuse et de la sous-muqueuse. C'est alors que la destruction de la surface interne de l'intestin peut amener des hémorrhagies dangereuses, ou bien on voit des lambeaux de muqueuse gangrenée pendre dans l'intérieur de l'intestin, ou bien enfin, il se produit des suppurations étendues dans la sous-muqueuse avec trajets fistuleux. En dernier lieu, on a vu se produire des inflammations dans la profondeur des tissus avec péritonite consécutive et perforation (1).

Parfois aussi il arrive que la phase aiguë de la dysenterie étant guérie, il persiste sur la muqueuse de l'intestin des ulcérations dont la guérison est difficile et qui font passer la dysenterie à l'état de chronicité. De plus, quand la cicatrisation se produit, il n'est pas rare de voir les cicatrices rétrécir le calibre de l'intestin et amener en fin de compte la mort par occlusion intestinale.

Les ganglions lymphatiques du méso-côlon sont le plus souvent gonflés et hyperhémiés, parfois même on peut constater leur nécrose ou leur caséification.

Les autres organes ne présentent rien de caractéristique.

**III. Symptomatologie.** — La durée de l'incubation de la dysenterie est de trois à huit jours. Les prodromes passent quelquefois inaperçus ; d'autres fois, ils se caractérisent par de la perte d'appétit, un état saburral, une sensation de constriction à l'épigastre, des coliques et de la constipation qui parfois peut durer plus d'une semaine.

Il est plus rare de voir la maladie débuter subitement par un grand frisson ou bien des frissonnements répétés ; plus fréquemment, ce sont des troubles intestinaux qui ouvrent la scène. Les symptômes caractéristiques sont alors la fréquence des selles, le ténesme, les coliques avec borborygmes et la sensibilité plus grande de la région iléo-cæcale.

Le nombre des selles est d'ordinaire considérable. Elles sont de vingt à trente par jour le plus fréquemment, parfois elles dépassent soixante, cent, et on peut les voir beaucoup plus nombreuses encore. Dans ce dernier cas, les malades ne quittent pour ainsi dire pas la garde-robe. La quantité de matières rendues dans les vingt-quatre heures va de huit cents à mille grammes et chaque selle peut arriver à ne contenir que dix à quinze grammes.

L'aspect des garde-robes n'est pas toujours le même, cela dépend du mélange formé par les matières, les mucosités, le pus et le sang. Mais au bout d'un certain temps, le contenu de ces garde-robes est presque exclusivement liquide. Les mucosités tout d'abord agglutinées avec des matières sont bientôt rendues presque pures. On trouve en elles des petites masses vitreuses ressemblant à des graines de sagou cuites et sur la nature desquelles on a beaucoup discuté. Ces masses glutineuses ont été également comparées avec assez de raison à du frai de grenouilles. Elles ne sont pas

_______

(1) Le mémoire de Kelsch et Kiener (*Arch. phys.*, 1884) est des plus intéressants à consulter pour connaitre la nature exacte des lésions dysentériques. (*Note du Tr.*)

toujours composées exclusivement de mucus. Cependant Virchow a constaté que leur stratification à l'examen microscopique, et leur propriété de bleuir sous l'action de l'iode, les rapprochaient beaucoup des substances muqueuses.

Dans les cas plus avancés, on voit des amas puriformes apparaître dans les selles, facilement reconnaissables à leur coloration et à leur aspect opaque, puis, les selles présentent de petites masses nettement formées de globules de pus ; enfin on peut voir les selles être exclusivement composées de pus.

D'autre part et dans beaucoup de cas, les selles dysentériques sont sanglantes, il est en effet habituel de voir, au milieu de garde-robes presque entièrement puriformes, de petites stries sanguines ou de véritables gouttelettes de sang. Mais il n'est pas rare non plus que le sang apparaisse en quantité tellement considérable qu'il donne aux selles une coloration rouge et les fasse ressembler à du jus de viande ; aussi, beaucoup d'auteurs ont-ils distingué une dysenterie blanche et une dysenterie rouge, et cela d'après l'aspect des garde-robes.

Lorsque le mélange entre le sang et les mucosités est intime, la garde-robe prend l'aspect de l'expectoration rouillée de la pneumonie.

Parfois les selles peuvent être composées de sang pur : au début de la maladie par hémorrhagie capillaire, lorsque la congestion de la muqueuse est exagérée, ou bien dans les stades ultérieurs lorsque des ulcérations ont entamé la muqueuse et ouvert des vaisseaux.

Enfin, on peut voir les selles présenter une odeur cadavéreuse ; leur contenu est alors noirâtre et dénote la présence de lambeaux de muqueuse. Ces dysenteries à forme gangréneuse et putride ont d'ordinaire une issue fatale.

Dans les cas habituels, les selles dysentériques perdent de plus en plus l'odeur de matières fécales pour prendre une odeur fade ressemblant un peu à celle du sperme. Leur réaction est alcaline ou bien neutre, rarement acide, cela tient à leur forte proportion d'albumine. Lorsqu'on les filtre, le résidu représente une masse gélatineuse épaisse. Cette déperdition d'albumine explique pourquoi les dysentériques présentent si rapidement une pâleur spéciale et de l'œdème cachectique. Schmidt a en effet constaté que le sang de ces malades était exceptionnellement pauvre en albumine.

L'examen microscopique ne dénote rien de spécial. On trouve des cellules rondes, des corpuscules du sang, des cellules épithéliales plus ou moins modifiées, des globules de graisse, des cristaux de phosphate ammoniaco-magnésien, des pigments biliaires, puis, des détritus alimentaires, des œufs d'helminthes et des champignons de différentes formes. Motz a essayé récemment de cultiver sur le bouillon un microbe spécial, mais les inoculations dans l'intestin ont toujours été négatives.

Avant même que les selles diarrhéiques apparaissent, les malades se plaignent de borborygmes, de coliques tormineuses, puis, bientôt après, se déclare un ténesme ardent presque insurmontable. La douleur s'accroît au moment du passage des matières à l'anus et parfois peut être telle qu'on voit les malades pâlir, la peau devenir froide et visqueuse, le pouls s'affaiblir avec véritable menace de syncope.

L'introduction de canules, le toucher digital font alors pousser au malade des cris de souffrance, et celle-ci dure tant que l'orifice anal est ainsi irrité. Parfois alors le toucher dénote l'existence de contractions tétaniques du sphincter.

Chez l'homme, à ces moments d'extrême douleur, le crémaster se contracte vivement et le testicule gauche est ramené à l'anneau. Lorsque la dysenterie dure depuis un certain temps, l'anus et les parties voisines s'irritent sous l'action des matières et deviennent le siège d'un érythème plus ou moins intense. Plus tard encore apparaissent le prolapsus rectal, puis en fin de compte un état paralytique du sphincter qui produit l'incontinence des matières fécales.

Le ventre des dysentériques, légèrement ballonné au début de la maladie, se rétracte dans les stades ultérieurs. La fosse iliaque gauche est d'ordinaire sensible à la pression et légèrement empâtée ; si le processus dysentérique s'étend, on voit aussi la sensibilité à la pression apparaître sur les côlons descendant, transverse et ascendant, et même sur une partie de l'intestin grêle. La palpation dénote l'existence de gargouillements dans les portions malades de l'intestin, tandis que la percussion donne un son étouffé ou bien hydroaérique.

La langue est d'ordinaire grise ou jaunâtre, l'appétit est perdu, la soif est augmentée, les vomissements sont fréquents.

Le foie et la rate ne présentent rien de particulier.

Les urines sont rares, épaisses et contiennent souvent de l'albumine, parfois il existe du ténesme vésical (1).

Pour ce qui est de la température, il n'y a rien de constant. Parfois elle reste normale, parfois aussi elle augmente en prenant le type de fièvre rémittente. Dans certaines formes putrides de dysenterie, les symptômes sont analogues à ceux d'un état typhoïde avec fièvre de résorption, état subcomateux, délire, lèvres sèches, pouls misérable et accéléré. Les malades alors meurent le plus souvent dans le collapsus sous l'action des intoxications secondaires produites par la résorption au niveau des ulcérations. On a alors affaire à un véritable état septicémique caractérisant cette forme de la dysenterie que l'on a appelée forme adynamique.

La durée de la maladie est très variable ; souvent les symptômes persistent de une jusqu'à quatre semaines sans qu'on puisse constater d'amélioration. Celle-ci s'annonce par une diminution du ténesme et des coliques, par le retour des selles aux caractères habituels des matières fécales et par la disparition des liquides purulents ou sanguinolents. Il ne faut d'ailleurs pas compter sur la réapparition exclusive des matières moulées pour croire à la guérison complète. Celles-ci peuvent avoir été retenues un certain temps dans l'intestin et, dans ce cas, leur expulsion par des contractions plus vio-

---

(1) Uffelmann a entrepris des recherches sur les liquides de l'organisme qui servent à la digestion. La salive diminue, devient acide et contient peu de corpuscules salivaires. Le suc gastrique, normal encore dans les cas légers, devient dans les cas graves alcalin et ne peut plus transformer les aliments en peptones ; la sécrétion biliaire s'arrête, puis reprend au moment de la convalescence, mais la bile ne retrouve sa coloration habituelle qu'après 4 ou 5 jours. (*Note de l'Auteur.*)

lentes des muscles est suivie, à brève échéance, de selles à nouveau diarrhéiques.

A côté de ces dysenteries à forme aiguë ou subaiguë, il y a des dysenteries à forme chronique qui ne sont pas les moins redoutables. Les malades ont alors, pendant des mois, des selles purulentes, et les ulcérations de la muqueuse accompagnées d'abcès sous-muqueux et de fistules produisent également la mort au milieu d'un état adynamique.

Les complications ou les maladies consécutives à la dysenterie forment un riche chapitre de cette affection.

Du côté de la peau, on peut voir apparaître des roséoles comme Wunderlich en a signalé des cas. Valentiner a remarqué des dilatations persistantes des vaisseaux de la peau avec atrophie de cet organe.

Les complications du côté des articulations, caractérisées par de la douleur, du gonflement et pouvant s'accompagner de lésions secondaires du cœur (Kräuter) figurent en certains cas un véritable rhumatisme aigu (1). Ces complications articulaires ne se produisent guère avant la deuxième semaine de la maladie. Elles peuvent occasionner la mort et Zimmermann (1756) en a le premier signalé un cas ; ou bien, ces rhumatismes de la dysenterie peuvent être suivis d'ankylose, et Korczynski a récemment signalé un cas de contracture des jambes avec atrophie musculaire. Il est évident qu'ici, comme pour les autres maladies infectieuses, la métastase peut être invoquée. Enfin on a signalé des périostites et aussi des thromboses veineuses comme celles que l'on observe dans les maladies marastiques.

L'exagération du nombre des selles liquides peut amener des crampes dans les mollets ou dans les autres groupes de muscles ; dans ces cas aussi, on voit apparaître l'enrouement de la voix absolument comme dans le choléra. De même aussi, le visage se creuse, les yeux s'entourent d'un cercle bleuâtre et la peau se couvre d'une sueur visqueuse tandis que la température intérieure du corps s'accroît. Gauster a vu du rhumatisme musculaire.

La péritonite circonscrite ou diffuse qui se produit par l'extension des lésions dysentériques au péritoine a une signification toujours grave. La perforation qui peut se produire amène soit la péritonite généralisée, mortelle, soit la péritonite localisée, soit enfin une inflammation du tissu cellulaire qui avoisine l'intestin, et dans ce cas on voit se produire des fistules complètes ou incomplètes du gros intestin. A la suite de cela, des brides cicatricielles persistantes ont pu amener à la longue des accidents d'iléus. Griesinger a signalé à la suite de la dysenterie chronique l'apparition de l'invagination intestinale. Enfin dans certains cas, on a vu les malades présenter pendant toute leur vie des selles diarrhéiques.

Il est à l'heure actuelle admis comme certain qu'il y a une relation évidente entre la dysenterie et les abcès du foie ; les causes en sont diverses. Dans certains cas, ces abcès hépatiques apparaissent si rapidement que l'on est tenté d'admettre que l'élément nocif a agi également sur l'intestin et le foie.

---

(1) Nous savons qu'il s'agit ici bien plutôt de rhumatisme infectieux que de rhumatisme franc. (*Note du Tr.*)

Dans d'autres cas, il s'agit d'un processus embolique s'étant manifesté par l'intermédiaire des veines mésentériques et de la veine porte. Gluck a remarqué que l'abcès du foie se produisait surtout à la suite de la dysenterie, lorsque le foie avait au préalable subi des altérations cirrhotiques ou amyloïdes par le fait de la malaria. On a aussi dans ces cas observé de la pyléphlébite.

Le mal de Bright est une complication rare. Les œdèmes de la dysenterie sont plutôt des œdèmes cachectiques.

Burkart et Niemeyer ont observé souvent des infarctus du poumon et de la rate, mais seulement lorsque la maladie a duré de douze à quinze jours. On a signalé aussi de la gangrène avec état diphtéroïde du pharynx et du larynx.

Parfois dans les formes pyohémiques et septicémiques on a vu se développer de la pleurésie, de la péricardite, de la parotidite, du noma, de l'érysipèle et des lésions de décubitus. La dysenterie chronique peut produire aussi la dégénérescence amyloïde des organes de l'abdomen. Enfin parfois, des hémorrhagies sous-cutanées ou gingivales dénotent l'altération profonde du plasma sanguin. Ces dernières hémorrhagies ont fait créer à tort une forme scorbutique de la dysenterie.

Signalons encore parmi les complications de la dysenterie les paralysies d'origine spinale. Longtemps on a cru que ces paralysies étaient de nature réflexe, mais Leyden a montré qu'il s'agissait bien d'une véritable névrite allant de l'intestin à la moelle. Parfois aussi on a vu apparaître des paralysie de cause cérébrale (hémiplégie avec ou sans aphasie) dues à la thrombose marastique des artères du cerveau (1).

**IV. Diagnostic.** — Le diagnostic de la dysenterie n'est pas difficile surtout en temps d'épidémie, et lorsque l'on saura constater l'existence des symptômes caractéristiques : caractères des selles, ténesme, coliques, borborygmes, sensibilité à la pression, matité de la région iliaque.

La *syphilis intestinale* pourrait quelquefois induire en erreur, mais la syphilis aura produit des lésions reconnaissables sur les autres parties du corps.

Les *polypes du gros intestin* ne se montrent guère que chez les enfants, et l'exploration digitale les fera facilement reconnaître.

Les *hémorrhoïdes* donnent du sang absolument pur, et de plus, il est facile de reconnaître leur présence au pourtour de l'anus, ou au commencement du rectum.

Les *vers intestinaux* dénonceront leur présence par l'existence dans les matières de parcelles caractéristiques.

**V. Pronostic.** — Le pronostic varie suivant la nature des épidémies. Dans certaines la mortalité a pu atteindre soixante à soixante-dix pour cent, mais

(1) Laveran a trouvé que parmi les phlébites observées à la suite de la dysenterie, celles des membres inférieurs étaient les plus fréquentes. Les paraplégies correspondaient d'ordinaire à des lésions vraies de la moelle (*Arch. méd. et pharm.*, édit. 1885). (*Note du Tr.*)

en moyenne elle ne dépasse pas sept à dix pour cent. Les individus âgés et débilités sont une proie plus facile pour la maladie, et les dysenteries à forme putride ou scorbutique sont aussi d'un pronostic plus sombre. Il faut noter que les suites souvent terribles de la maladie augmentent la mortalité et que bien des individus. qui ont semblé guérir d'une attaque de dysenterie, sont morts longtemps après par l'effet du marasme ou sous l'action d'autres complications.

VI. **Thérapeutique**. — A propos de la prophylaxie nous n'avons pas à répéter ce que nous avons dit pour la fièvre typhoïde ; les mesures hygiéniques sont les mêmes.

Les dysentériques doivent garder le lit constamment, ne prendre comme aliments que du vin, notamment du vin rouge, ou bien aussi des vins de Grèce, des œufs peu cuits, du jus de viande, du lait et des bouillies. Ils doivent conserver sur le ventre de larges cataplasmes tièdes. Dans les cas simples, quand les matières sont encore moulées, il suffit de quelques légers purgatifs (huile de ricin, calomel, etc.) pour aider à la guérison. Dans les cas plus graves, on se trouvera bien de prescrire la poudre de Dower :

Poudre d'ipéca opiacée . . . . . . . . . . )
Calomel. . . . . . . . . . . . . . . . . . } ââ 0,30 cent.
Sucre. . . . . . . . . . . . . . . . . . . )

On prescrira aussi deux à trois fois par jour de laver l'intestin au moyen de l'entonnoir de Hegar avec un à deux litres d'eau albumineuse dans laquelle on mettra deux à quatre pour cent de salicylate de soude. L'acide phénique n'est d'aucun secours, il peut même causer des accidents d'empoisonnement. Le ténesme intense sera combattu par des suppositoires à l'opium, à la morphine ou mieux encore à la cocaïne (1).

Les malades atteints de dysenterie chronique se trouveront bien d'une saison à Carlsbad, Marienbad, Kissingen, ou à Tarasp.

### 5. — Choléra asiatique (Choléra indien).

I. **Étiologie**. — Ce n'est que depuis l'année 1830 que le choléra indien a fait son apparition en Europe. Jusque-là exclusivement endémique sur les rives du Gange et du Brahmapoutre, il a, depuis ce temps, fait de nombreuses incursions et sévi épidémiquement sur toute la surface du globe. Ce qui prouve que le poison cholérique peut être importé, mais qu'il ne prospère bien que sur le sol indien.

Depuis la fameuse découverte de Koch (1884), il semble bien établi que l'élément virulent du choléra réside dans un micro-organisme de forme recourbée et que l'on a pour cela nommé le bacille virgule (Komma bacille. Avant Koch, bien des auteurs avaient déjà trouvé dans les selles des cholé-

(1) Eichhorst ne se prononce pas sur la valeur de la médication par l'ipéca. On la trouve discutée dans les traités français de thérapeutique et dans le *Dict. encycl.*, art. Dysenterie.

riques des champignons spéciaux qu'ils avaient donnés un peu à la légère comme l'élément spécifique du choléra. On sait qu'à l'état normal, l'intestin de l'homme et ses matières fécales fourmillent de parasites ; dans la plupart des cas, ce sont les œufs de ces parasites que l'on a crus être l'agent nocif du choléra.

Au contraire, le bacille virgule se rencontre constamment dans le contenu de l'intestin des cholériques et souvent aussi dans la paroi même de l'intestin. On l'a même trouvé, égaré pour ainsi dire, dans le canal cholédoque et dans la vésicule biliaire (Nicati et Rietsch, Cattani et Pizzoni; ainsi que dans le contenu de l'estomac et des vomissements (1). Cependant sa présence constante dans l'intestin indique bien que c'est là le lieu d'élection du choléra.

D'autres faits démontrent la spécificité du bacille virgule.

Un élève du laboratoire de Koch s'étant infecté avec des cultures de ce bacille, fut atteint de choléra. Koch trouva ce même bacille dans les eaux d'un étang des environs de Calcutta où l'on avait nettoyé des linges de cholériques ; et tandis que les habitants du voisinage restaient indemnes, ceux-là seulement qui avaient bu l'eau de l'étang furent atteints de choléra. Enfin Nicati et Rietsch, de même que Van Ermengen et Koch, ont pu, avec certaines précautions déterminer les symptômes cholériformes chez des animaux inoculés avec des cultures du bacille virgule.

On a pensé que la virulence du bacille du choléra provenait d'une substance toxique, d'une ptomaïne, que celui-ci produisait en se développant. Nicati et Rietsch ont en effet démontré qu'avec le temps, les selles de cholériques et les cultures de bacilles virgules prenaient une odeur éthérée et contenaient une substance chimique capable d'empoisonner des chiens. D'autres auteurs ont de même trouvé dans les cultures de bacilles virgules et dans certaines parties des cadavres des cholériques des substances alcaloïdes agissant sur les animaux à la façon de poisons. Cantani pense à la vérité que le bacille virgule est par lui-même un véritable poison, mais il n'en reste pas moins vrai que les liquides contenant des bacilles virgules restent toxiques même lorsque la filtration en a séparé tous les bacilles.

### Bacille virgule. Notions bactériologiques.

Le bacille virgule est d'environ un demi à deux tiers aussi long que le bacille tuberculeux, mais il est plus épais et plus gros. Sa longueur varie de 1 à 1,5 $\mu$. Sa largeur de 0,3 à 0,5 $\mu$, (1 $\mu$ $=$ 0$^{\mathrm{mm}}$,001).

A son extrémité se trouve une courbure analogue à celle de la virgule, mais parfois aussi presque un demi-cercle ; parfois on voit ces bacilles unis bout à bout et figurant une S lorsque les angles d'ouverture qu'ils forment sont dans des directions opposées. Plus souvent, ces bacilles forment par

(1) Nicati et Rietsch auraient retrouvé le bacille virgule dans le foie, Cattani et Pizzoni l'auraient également signalé dans le sang soit libre, soit contenu dans les globules blancs, ainsi que dans le liquide cérébro-spinal. Ces recherches demandent confirmation. (*Note de l'Auteur.*)

leur réunion de longs fils décrivant de nombreuses spirales, ce qui fait penser à Koch qu'il ne s'agit pas de vrais bacilles, mais plutôt de formes intermédiaires entre les spirilles et les bacilles. Flügge les range même dans les spirilles et Hüppe dans les spirochètes.

Dans les cultures pures ces bacilles s'agitent vivement et ressemblent, pour ainsi dire, à un essaim d'insectes en mouvement.

On peut les colorer sur lamelles par les solutions aqueuses de fuchsine ou de bleu de méthyle, mais il faut les laisser dix minutes en présence de la matière colorante. Ils se décolorent par la méthode de Gram.

Leur développement à l'humidité se fait rapidement sur la pomme de terre, tandis qu'ils meurent très vite si l'on dessèche le milieu. Les cultures réussissent fort bien sur la gélatine-peptone, l'agar-agar, et le sérum sanguin; dans le jus de viande et le lait, les bacilles se cultivent également très bien, mais à la condition absolue que les milieux soient nettement alcalins, car ces organismes sont très sensibles aux acides qui arrêtent leur développement. Guttmann a pu retrouver des bacilles vivants sur l'agar-agar et la gélatine peptone au bout de deux cent dix-neuf jours. De même Hüppe en a retrouvé dans des cultures d'agar-agar après neuf mois, et Koch après deux ans.

Au-dessous de 16° centigrades, le bacille virgule ne se développe plus, mais il peut vivre encore jusqu'à 10°. Babès a constaté qu'il mourait à + 80°. Le bacille virgule meurt dans les milieux qui contiennent de nombreux bacilles de la putréfaction, car il se laisse dominer par ceux-ci. Klebs a remarqué que la hauteur barométrique ou, ce qui revient au même, la pression de l'air influait beaucoup sur le développement des cultures, et il a essayé d'expliquer par là l'immunité des pays élevés envers le choléra. On ne connaît rien jusqu'à présent sur les spores et les formes durables du bacille virgule. Hüppe et plus tard Zäslein ont seulement affirmé que le bacille virgule formait des arthrospores, mais celles-ci ne résistent pas non plus à la dessiccation.

Ce serait une erreur de croire que tous les bacilles à extrémité recourbée sont des bacilles cholériques, car ces sortes de bacilles peuvent aussi se rencontrer dans le contenu normal de l'intestin, dans les matières diarrhéiques, dans le choléra nostras, dans la carie dentaire et dans le fromage. Mais le bacille virgule de Koch a des propriétés morphologiques et biologiques qui permettent de le distinguer des autres bacilles virgules. Ce qu'il y a surtout de caractéristique pour lui, c'est sa façon de cultiver sur la gélatine peptone. Au début la culture est irrégulièrement limitée, sinueuse avec un aspect granuleux la faisant ressembler à de petites parcelles de verre. Plus tard, elle liquéfie la gélatine aux environs de la colonie, puis celle-ci s'enfonce elle-même et en fin de compte la culture apparaît sous forme d'un enfoncement à aspect d'entonnoir au fond duquel on retrouve la colonie semblable à un petit point blanchâtre. Les cultures de bacilles virgules liquéfient de même le sérum sanguin solidifié, mais non pas l'agar-agar.

On ne sait rien de la possibilité qu'auraient les animaux à contracter le choléra. Des relations sérieuses d'épidémies nous affirment qu'on a vu pendant ces dernières des animaux, quadrupèdes, oiseaux, etc., présenter les symptômes du choléra et mourir. On ne sait rien de plus précis à cet égard.

Mais dans ces derniers temps on a essayé d'inoculer expérimentalement le
choléra aux animaux. On a injecté soit sous la peau, soit dans le sang, soit
dans l'estomac, différentes matières, vomissements, produits diarrhéiques,
sang, urine ou sueur. Certaines de ces expériences ont donné des résultats
négatifs, d'autres des résultats positifs, mais toutes sont également sujettes
à objections, car il s'agissait dans tous les cas d'inoculations de matières
putrides dont l'action a pu donner lieu à des symptômes d'apparence cholériforme. Koch a montré que l'acidité du suc gastrique chez les animaux tuait

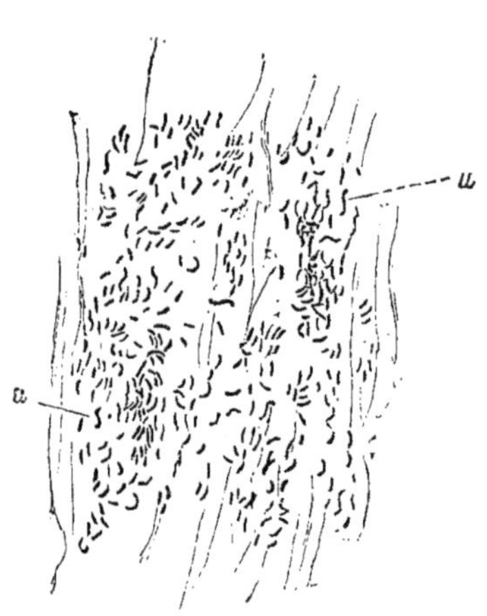
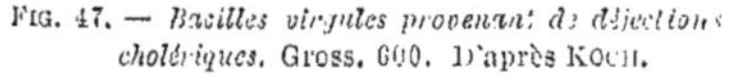



FIG. 47. — *Bacilles virgules provenant de déjections*
*cholériques. Gross. 600. D'après Koch.*

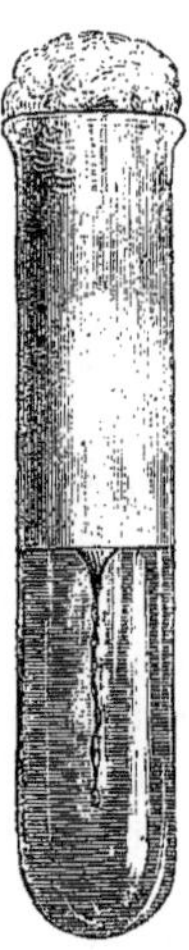

FIG. 48. — *Culture sur gélatine s'enfonçant en*
*entonnoir. D'après Koch.*

le bacille virgule. Aussi doit-on, avant de faire les inoculations dans l'estomac, lier cet organe ou neutraliser son contenu.

Certains hommes ont eu le courage un peu répugnant d'absorber des produits de vomissements ou de selles de cholériques, persuadés qu'il n'y avait
à cela aucun danger de contagion. Ces expériences n'ont pas toujours été sans
conséquences fâcheuses; elles ne prouvent d'ailleurs rien pour la théorie, la
prédisposition à la contagion étant très différente suivant les organismes.

Pour ce qui est du mode de propagation du choléra, on peut dès maintenant affirmer qu'il ne suffit pas d'être en contact simplement avec un cholérique pour contracter la maladie; ce qui le prouve, c'est que les médecins et
les garde-malades ne sont pas spécialement atteints; mais par contre, l'élément virulent est contenu dans les selles des cholériques.

Les vomissements peuvent aussi être les véhicules de la contagion; on a
d'ailleurs souvent constaté en eux la présence de bacilles. Mais il faut ajouter qu'il s'agit le plus souvent de véritables matières intestinales ayant fran-
chi l'estomac et rendues par vomissement.

Il est à remarquer que les matières fécales sont infectieuses surtout à l'état
frais, mais que d'autre part leur virulence augmente lorsqu'elles séjournent

dans un milieu humide, par exemple les linges ; dans ces conditions le bacille virgule cultive merveilleusement. Par contre le séjour des matières fécales dans les lieux d'aisance fait perdre à celles-ci leur virulence. Nous avons déjà dit en effet que le développement surabondant des microbes de la putréfaction arrêtait celui des bacilles cholériques.

En résumé donc il n'y a de danger de contagion que pour les personnes qui se trouvent en contact avec les selles infectées, ou bien, mais plus rarement, avec les vomissements. L'agent de la virulence est profondément attaché au malade, mais est aussi emporté par lui dans ses voyages. Aussi le choléra est-il avant tout une maladie dépendant du commerce des humains entre eux. De là vient qu'il suit les voies que lui tracent soit les armées, soit les relations commerciales.

Il se transmet d'autant plus gravement d'un pays à l'autre que les rapports entre ces deux pays sont plus intimes. En temps de guerre il accompagne les armées dans leur marche en avant, comme on a pu le constater pendant la guerre austro-prussienne de 1866. En Asie, le choléra est constamment réexporté par les pèlerinages qui se rendent aux saints lieux ; enfin le choléra apparaît aussi parmi tous ces rassemblements d'hommes que réunissent les marchés annuels et les fêtes populaires.

Ajoutons à cela que bien des cas de choléra évoluent sous forme de diarrhées d'apparence insignifiante et que les individus qui en sont atteints n'y prennent point garde, ne confient leur maladie à personne, mais n'en créent pas moins par leurs excréments de nouveaux foyers d'épidémie.

Il suit de là qu'il n'est pas toujours facile de découvrir la source première de la maladie et que beaucoup de cas ont pu présenter les caractères de la spontanéité.

C'est souvent par l'eau potable que le choléra se transmet, lorsque celle-ci provient d'un sous-sol souillé par le contact de tuyaux de vidange insuffisamment imperméables. Il va de soi que cette eau est encore plus dangereuse lorsqu'elle a été infectée directement par les selles ou les linges des cholériques. Ceci n'est plus discutable. Nous avons rapporté le résultat des recherches de Koch sur le contenu des étangs des environs de Calcutta. Babès a montré aussi que le bacille virgule peut être retrouvé après de longs jours dans l'eau des fleuves et donner des cultures démonstratives. Nicati et Rietsch ont pu retrouver ces mêmes bacilles vivants au bout de quatre-vingt-un jours dans les eaux des bassins de Marseille (1).

Un autre mode de contagion s'exerce par l'usage de légumes, fruits ou aliments nettoyés ou confectionnés avec des eaux infectées.

Koch a démontré que les insectes eux-mêmes peuvent devenir des agents de propagation ; Grossi a décelé la présence de bacilles spécifiques sur les ailes et dans le ventre des mouches qui posent sur les matières fécales. Cattani et Pizzoni ont fait des remarques identiques.

(1) Rappelons que la question de la propagation par l'eau potable a encore été agitée au dernier congrès d'hygiène (Vienne, 1887) et soutenue pour l'affirmative par Proust, Brouardel, Hueppe, Babès, pour la négative par Pettenkofer, M. Max Grüber, etc.

La propagation peut s'établir également par l'air lorsque celui-ci a été infecté par le dessèchement des matières cholériques. Mais ce mode de transmission est évidemment rare. Nous savons en effet que la sécheresse tue le bacille virgule, il faut alors plutôt admettre que celui-ci a végété sur le sol humide ou bien qu'il a pu continuer à se développer dans la vapeur d'eau contenue dans l'air.

Enfin de simples objets inanimés eux-mêmes peuvent devenir les agents de la propagation, par exemple, les linges, mais toujours en faisant cette remarque que lorsque les matières se dessèchent la virulence disparaît.

Les germes cholériques pénètrent donc surtout par la bouche, puis ils produisent une infection locale de l'intestin. L'intoxication par l'agent infectieux, la déperdition de liquide de l'organisme produisent le tableau symptomatique. A cela s'ajoute l'arrêt de la fonction rénale.

Il suit de tout ce que nous avons dit que si l'agent infectieux est unique, les modes de propagation sont multiples. Malgré tout, on ne peut avec cela seulement expliquer toutes les épidémies, ni leurs différentes manières d'être. Il faut dès lors joindre à ce que nous avons dit des conditions accessoires que nous allons examiner.

Il faut d'abord signaler l'*influence des saisons*; la plupart des épidémies se montrent dans les mois de chaleur, de juin à août. La maladie est par contre très rare de janvier à mars. En dehors de l'élévation de la température il faut tenir compte de l'état hygrométrique de l'atmosphère. Les conditions les plus favorables pour le développement d'une épidémie se trouvent réunies lorsque un temps prolongé de chaleurs est suivi de journées d'averses. Par contre, l'abaissement de la température avec temps sec arrête rapidement le développement de l'épidémie.

On a voulu faire jouer un rôle important à la direction des vents, à l'état électrique de l'air, à son contenu en ozone et à la hauteur du baromètre. Aucune hypothèse émise à cet égard n'a de valeur certaine.

Par contre V. Pettenkofer a voulu faire jouer un rôle prépondérant aux conditions dérivant de l'état du sol. Il est un fait, c'est que les terrains perméables et poreux retiennent facilement et font développer les germes cholériques. Mais, à notre avis, il y a un point beaucoup plus important sur lequel le même auteur a insisté, c'est la situation des eaux du sous-sol; l'élévation de la nappe souterraine coïncide avec la disparition des épidémies de choléra, son abaissement avec leur développement plus actif. Certains auteurs dignes de créance ont, il est vrai, montré que cette loi n'était pas toujours vraie. Elle est cependant souvent facile à expliquer. L'état d'abaissement des eaux fait que les bacilles du choléra se développent beaucoup plus richement en elles que dans les couches supérieures du terrain trop desséchées et que ces bacilles sont alors introduits directement dans l'eau des puits et par là dans l'eau potable.

L'élévation du terrain semble présenter des influences spéciales. On a souvent remarqué que les lieux bas sont plus spécialement atteints, étant tout naturellement plus infectés par la descente des liquides remplis de germes virulents. Il en est de même pour les localités situées dans des dépressions de terrain, lesquelles sont des réceptacles tout trouvés pour les matières liquides.

Le rôle que l'on a voulu faire jouer à la température et à l'air du sol, notamment au contenu de cet air en acide carbonique, nous paraît ne pas présenter d'importance. Relativement aux personnes, on a voulu prouver qu'il y avait pour certaines un état réel d'immunité, car on a vu dans bien des cas certaines personnes, plus manifestement exposées que d'autres, rester indemnes tandis que tout leur entourage était atteint.

Cette immunité, on l'a attribuée aux navires, ce que nous savons être manifestement faux. On a voulu aussi faire admettre que les ouvriers travaillant dans le charbon et le cuivre n'avaient pas à redouter la maladie, et Burq a même institué, d'après cette hypothèse, un traitement du choléra par le cuivre. Or cette hypothèse n'a nullement été confirmée.

La grossesse ne crée non plus aucune immunité. Le choléra des femmes enceintes, lorsqu'il est grave, amène d'habitude la mort de l'enfant et l'avortement. Lorsque l'enfant naît vivant, il contracte la maladie plus ou moins rapidement après sa naissance et meurt d'ordinaire.

Par contre il y a des états qui créent une prédisposition spéciale à la maladie. Ce sont les excès de toute nature. On a remarqué entre autres que la maladie paraissait naître plus fréquemment les lundis et les mardis; les réjouissances du dimanche avec leur lendemain expliquent suffisamment cette particularité. Il faut joindre à cela l'usage, pendant ces jours de fête, d'aliments qui prédisposent à la diarrhée. Parmi les causes prédisposantes psychiques, il faut signaler en première ligne la peur même de la maladie.

Une première atteinte ne confère d'ailleurs pas l'immunité. On a vu des cas où la maladie a récidivé deux fois, et Stouflet a vu chez un malade une quatrième attaque de choléra.

Le sexe ne semble pas créer de prédisposition spéciale, bien que les femmes soient un peu plus communément atteintes et que notamment elles fournissent un pourcentage plus grand à la mortalité. Relativement à l'âge, il est à remarquer que la maladie sévit principalement de vingt à quarante ans, mais on l'a vue aussi atteindre les nouveau-nés, les enfants et les vieillards.

La *condition sociale* est importante à considérer; la maladie atteint surtout le peuple, ce qui tient vraisemblablement aux mauvaises conditions hygiéniques (1). On a voulu prétendre, sans que nous puissions avoir d'avis à ce sujet, que certaines races offraient une prédisposition spéciale. On a vu notamment en Amérique la maladie frapper d'une façon particulière la race nègre (peut-être par ses conditions habituelles de malpropreté).

Il n'y a rien de scientifiquement établi au sujet des rapports du choléra avec les autres maladies infectieuses. Quelques auteurs, Lawson entre autres, ont remarqué que le typhus exanthématique et la fièvre typhoïde cessaient pendant les épidémies de choléra, tandis que celui-ci apparaissait surtout là où régnait le typhus.

(1) Voir la marche de la dernière épidémie cholérique à Paris (Th. Duflocq, 1886). (*Note du Tr*).

On a vu enfin le choléra sévir chez les mêmes personnes à côté d'autres affections, la rougeole, par exemple, la variole, la pneumonie, la fièvre intermittente, l'érysipèle ou le rhumatisme articulaire.

Relativement à la *marche* et à l'évolution des épidémies, il faut noter que celles-ci débutent le plus souvent par quelques cas isolés. Souvent on voit plusieurs jours et jusqu'à une semaine s'écouler entre les premiers cas importés et le développement de cas ultérieurs, puis les foyers s'étendent et la maladie atteint son acmé entre la quatrième et la sixième semaine. L'épidémie est surtout dangereuse et à évolution rapide à son début. Pendant son cours, il est fréquent de voir qu'elle est composée de petites épidémies isolées de rues et de maisons, puis la maladie, après avoir duré de quatre à six semaines en moyenne, parfois des mois, décroît peu à peu.

Nous avons dit qu'aux Indes depuis les temps les plus reculés le choléra sévissait endémiquement et épidémiquement dans le delta du Gange et sur les rives du Brahmapoutre. Koch a donné de ces terrains une description saisissante ; il les montre traversés de ruisseaux innombrables et marécageux, couverts de broussailles et de forêts, privés d'habitants qu'éloignent la fièvre, les incursions des tigres, etc. C'est en un mot un territoire constamment submergé par les crues, constamment marécageux. Dans les deux siècles précédents, le choléra avait été importé à plusieurs reprises des Indes dans les pays voisins (Java et Ceylan), puis en 1817 il se mit à à parcourir le monde.

Hirsch divise ses pérégrinations en quatre périodes qui vont de 1817 à 1823, 1826 à 1837, 1846 à 1863, et de 1865 à 1876. Dans la première période, le choléra visita toute l'Asie occidentale jusqu'aux frontières de l'Europe. De 1826 à 1837, il visita cette dernière. En 1829, il atteint les rives du Volga. Dans l hiver de 1830 à 1831, on le voit dans la Pologne Russe, et en uin 1831, il sévit dans la Prusse, le duché de Posen et la Silésie. A partir de ce moment l'épidémie était devenue universelle. Dans les deux périodes qui suivirent, elle se montra également sur la plus grande partie du globe.

En janvier 1883, l'Europe fut encore menacée de voir le choléra lui venir d'Égypte, et ce ne fut que grâce à des quarantaines sévères que l'on put écarter le péril. Mais l'année suivante, des vaisseaux de guerre l'importèrent dans le sud de la France, et, en été, il sévit en Italie et notamment à Naples et à Gênes. Dans l'été de 1885, on le voit en Espagne, puis de nouveau à Marseille et à Palerme. Dans l'été de l'année 1886 on constate des cas isolés à Paris, à Buda-Pest, à Breslau et dans la Hesse. Des vaisseaux italiens transportèrent le choléra dans le sud de l'Amérique et surtout dans la république Argentine. En 1887 on constatait encore des cas à Catane. Sommes-nous encore en présence d'une épidémie universelle, à son début, ou bien réussirons-nous à chasser enfin ce redoutable ennemi ? (1)

**II. Symptomatologie.** — La durée de l'incubation du choléra est fixée par

---

(1) Voir la communication de M. Pasteur au nom du D. Gamaléia, d'Odessa, sur l'inoculation préventive du choléra. (*Ac. sciences*, août 1888). (*Note du Tr.*)

la plupart des auteurs à deux ou trois jours. Parfois celle-ci peut ne durer que quelques heures ; dans d'autres cas, elle pourrait atteindre quatre à cinq semaines ?

D'après les caractères de gravité de la maladie, on a décrit trois formes différentes : 1° la diarrhée cholériforme ; 2° la cholérine ; 3° le choléra asphyxique. La maladie débute souvent avec une allure bénigne, puis prend peu à peu une gravité plus grande. Il y a aussi des formes intermédiaires devant lesquelles on ne sait si l'on va avoir affaire à des formes atténuées ou à des formes graves. A côté de ces formes et dans certains cas, on a vu les symptômes habituels du choléra disparaître, pour être remplacés par un état subcomateux avec élévation de la température et symptômes typhoïdiques. On a donné à cette forme secondaire le nom de *choléra typhoïde*. D'autre part, il peut se faire que le poison cholérique, se manifestant avec des symptômes très atténués, ne produise que quelques coliques dans le ventre avec battements de cœur, sensation d'oppression, crampes, dépression intellectuelle, etc. Il est difficile alors de savoir si c'est une manifestation vraie de la maladie ou si ce n'est là qu'un simple état prédisposant à une atteinte plus grave.

La *diarrhée cholériforme* ne se distingue en rien de la diarrhée de causes vulgaires, mais ce qui la caractérise, c'est qu'elle apparaît en temps d'épidémie, qu'elle est aussi virulente que toute autre forme de choléra et qu'elle peut devenir la source d'épidémies beaucoup plus graves. Souvent sa nature reste absolument douteuse, d'où le précepte de considérer comme de nature cholérique en temps d'épidémie et par précaution, toute diarrhée suspecte. La découverte de Koch facilitera évidemment le diagnostic, mais on devra toujours avoir soin de faire des cultures dans les cas où la présence du bacille virgule ne pourra être directement constatée.

Les premiers symptômes de la maladie apparaissent souvent brusquement et en pleine santé. Parfois on pourra invoquer comme causes occasionnelles le refroidissement dans les jours qui ont précédé, de vives émotions ou des fautes contre l'hygiène.

Il arrive souvent aussi que le malade, s'étant couché la veille bien portant, est brusquement réveillé dans le courant de la nuit par les premiers symptômes de la maladie. D'autres fois, c'est dans le jour que la maladie débute.

Les malades se plaignent tout d'abord de borborygmes, de coliques dans le ventre, auxquels font suite des besoins impérieux d'aller à la selle. De suite, les garde-robes contiennent une quantité considérable de matières liquides. Elles sont fortement colorées par la bile, et l'examen microscopique décèlerait en elles la présence de phosphates ammoniaco-magnésiens, de cellules épithéliales altérées, de matières alimentaires et de nombreux champignons de toute nature.

Les selles ne sont pas douloureuses ni accompagnées de coliques ; mais déjà après quelques selles diarrhéiques, les malades se sentent abattus et faibles, et la sensation d'épuisement augmente avec le nombre des garde-robes. On voit d'ordinaire les selles, au nombre de cinq à dix dans la journée, succéder les unes aux autres si rapidement que pendant cet accès de diarrhée, les malades ne peuvent pas quitter la garde-robe. Au fur et à mesure que la diarrhée augmente, la quantité d'urine diminue, et les malades ne rendent qu'à grand'peine quelques gouttes d'urine. Cette urine contient d'ailleurs habituellement de l'albumine.

Déjà à ce moment, ou bien un peu après, les malades commencent à être atteints de nausées, puis de vomissements. La cavité buccale devient sèche et chaude, la langue se couvre d'un enduit épais, et l'haleine prend une odeur fétide. La soif augmente et concurremment l'appétit disparaît. Les malades annoncent une sensation extrême d'oppression et d'anéantissement. Ils se plaignent de palpitations, de crampes dans la région du cœur et aussi de crampes douloureuses dans certaines régions de muscles et notamment aux mollets.

La peau devient bientôt pâle et sèche, le visage se creuse et le pouls est misérable.

Si l'on agit activement à ce moment, la maladie peut disparaître en quelques heures ; autrement elle se prolonge quelques jours, même une semaine, puis elle disparaît spontanément ou bien se transforme en choléra à caractère plus sérieux. Il n'y a guère que les enfants, les vieillards et les personnes affaiblies qui meurent avec cette forme de choléra dans un état de collapsus.

Par contre, on a vu dans certains cas la maladie être si légère qu'elle n'empêchait pas les malades d'aller et venir et même de voyager. Nous connaissons les dangers de contagion qui résultent de ces formes atténuées ; mais parfois aussi ces cas, même les plus bénins, peuvent prendre tout à coup un caractère d'extrême gravité.

La *cholérine* a une évolution plus rapide, des symptômes plus bruyants, des suites plus sérieuses, somme toute, une signification plus grave. Les selles liquides sont ici plus nombreuses, elles prennent le caractère d'aliments farineux, mais au fur et à mesure que le nombre des garde-robes augmente, on les voit perdre leur coloration habituelle et présenter en fin de compte l'aspect d'un liquide incolore ou grisâtre tenant en suspension de petits amas jaunes ou gris. Ces amas ressemblent à des grains de riz cuits, d'où le nom donné aux selles de *selles riziformes*.

En même temps on voit disparaître dans les garde-robes l'odeur propre aux matières fécales et à la place apparaît une odeur fade que l'on a comparée à celle du sperme. Dans ces cas de cholérine, la suppression des urines est encore plus rapide et plus manifeste. Les vomissements sont aussi parmi les symptômes habituels. Ceux-ci sont d'abord alimentaires, et bientôt ils sont absolument analogues aux selles riziformes des malades. Somme toute les symptômes sont les mêmes que dans la diarrhée cholériforme, mais avec un caractère de gravité plus grande ; la tendance au collapsus notamment est beaucoup plus fréquente.

On peut voir les symptômes morbides disparaître en l'espace de vingt-quatre heures après le début des accidents et seulement après un accès de diarrhée ayant occasionné dix à quinze selles. Dans ces cas la guérison peut être très rapide. Dans d'autres cas elle est beaucoup plus lente et présente alors des phénomènes réactionnels propres au choléra asphyxique. Tant que les selles sont encore colorées par la bile, le danger n'est pas trop menaçant, mais si les selles riziformes apparaissent, si surtout elles persistent, il faut craindre de voir se dérouler les accidents du choléra asphyxique, dans lequel la mort est l'issue la plus habituelle.

Le *choléra asphyxique* est caractérisé principalement par l'existence de selles et de vomissements riziformes. Les autres symptômes, bien que présentant aussi une gravité toute spéciale, trouvent leur cause dans la perte exagérée de liquides que subit l'organisme, dans l'épaississement consécutif du sang et les troubles circulatoires qui en sont la conséquence. Nous noterons parmi eux : l'affaiblissement du pouls, la cyanose profonde avec teinte anémique, la pâleur de la peau, l'anurie, les crampes musculaires, etc.

Le nombre des selles varie. Il est souvent de vingt à trente dans les vingt-quatre heures. Souvent on voit la diarrhée se présenter dans les premiers jours avec une intensité très grande pour devenir bientôt après moins pressante ; mais il ne faut pas croire que cette diminution de la diarrhée soit toujours de bon augure. On voit dans certains cas, chez certains malades très affaiblis, la diarrhée cesser quelques heures avant la mort par paralysie des muscles de l'intestin, et cependant l'autopsie démontre que celui-ci était encore rempli de matières ; par contre on peut voir chez certains de ces mêmes malades l'incontinence fécale préagonique.

Les selles contiennent une quantité de matières beaucoup plus considérable que celle des aliments et des liquides absorbés, ce qui prouve bien que le sang a dû fournir la différence. Golbaum et Bruberger ont pu constater que le volume des selles variait de 500 à 5000 cent. cubes.

La réaction des selles riziformes est ordinairement alcaline ou neutre ; le poids spécifique oscille entre 1006 et 1013 ; nous avons déjà signalé l'odeur spermatique des selles, leur coloration grise et l'aspect des grumeaux qu'elles contiennent; souvent les garde-robes se colorent en rouge par l'action de l'acide nitrique.

A l'examen microscopique on constate dans les selles la présence de restes d'aliments, de phosphates, des cellules rondes en quantité modérée, de même celle de quelques globules sanguins, des micro-organismes ronds ou en bâtonnets.

En plus on peut reconnaître des globules de graisse, des œufs d'helminthe, des cellules épithéliales de la muqueuse complètement dégénérées ou bien agglomérées sous forme d'un véritable tissu épithélial. C'est ce dernier tissu qui constitue les amas riziformes avec l'adjonction de mucine et d'albumine.

L'analyse microscopique dénote encore l'existence des différents micro-organismes que nous avons signalés, entre autres celle du bacille de Koch que l'on rencontre dans les grumeaux. Il suffit pour le mettre en évidence d'étaler une petite quantité de matière entre deux lamelles, de passer celles-ci vivement et à deux ou trois reprises au-dessus de la flamme, de colorer par une solution de fuchsine ou de bleu de méthylène et de monter dans le baume après lavage à l'eau et dessiccation (fig. 49).

Nous avons dit également que quelquefois ces préparations ne donnaient pas de renseignements certains, il faut alors dans ces cas recourir aux cultures.

L'analyse chimique montre tout d'abord que les selles contiennent une grande quantité d'eau et une petite quantité de matières solides. Les matières organiques y sont elles-mêmes en très faible proportion. On y trouve parfois de l'albumine, mais en petite quantité, de l'acide urique, des carbonates ammoniacaux, etc. Le chlorure de sodium est en moyenne dans la proportion de 0,37 0/0, et la quantité des phosphates et des sels de potasse est très minime.

Pouchet constata la présence presque habituelle de scatols et put aussi isoler un corps que son odeur rapprochait des sels de pyridine et qui déterminait chez les animaux par la respiration des frissons, des crampes musculaires, de l'affaiblissement du pouls avec vomissements et diarrhée. Kühne observa la présence presque constante d'un ferment sucré, ce qui a donné à Cohnheim l'occasion de penser que les selles riziformes n'étaient pas constituées simplement par une transsudation des liquides des vaisseaux, mais bien par un véritable produit de la sécrétion de la muqueuse ; dans cette hypothèse le poison cholérique agirait directement sur les vaisseaux de la muqueuse en déterminant leur hypersécrétion. L'action est-elle directe sur la muqueuse, s'exerce-t-elle au contraire sur le territoire des nerfs sécréteurs, notamment sur la partie abdominale du sympathique ? C'est là un point qui reste à élucider.

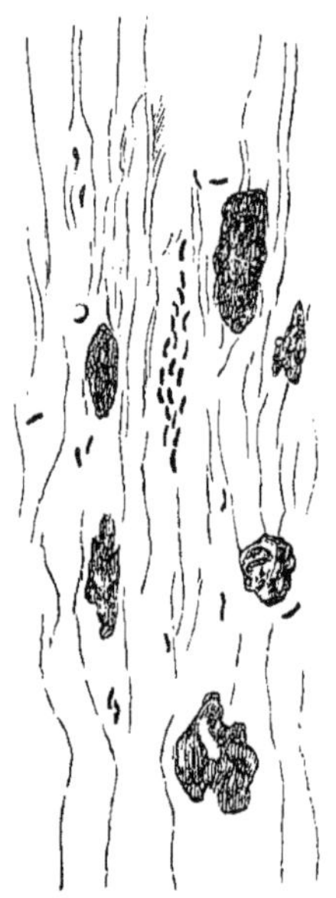

FIG. 49. — *Bacilles virgules provenant de selles riziformes.* D'après Koch.

En regard de cette forme diarrhéique habituelle du choléra, les auteurs ont voulu distinguer un *choléra sec*. Sous cette dénomination on comprend des cas où certains individus avec les symptômes les plus nets du choléra n'ont présenté que des signes très atténués ou même absolument nuls de la diarrhée, tandis qu'à l'autopsie on a pu constater dans l'intestin la présence d'une grande quantité de matières liquides. Dans la grande épidémie de choléra de Königsberg j'ai pu voir moi-même parmi 100 malades un cas de ce genre, et par suite, je ne suis pas de ceux qui pensent qu'on peut absolument nier cette forme. Ceci et Klebs ont fait des observations analogues dans le choléra de Gênes (1883).

Les vomissements ne font presque jamais défaut dans le choléra asphyxique. Parfois même on peut les voir se reproduire plus de vingt fois dans la même journée. Il est à noter que ces vomissements se produisent souvent presque sans efforts préparatoires, les matières s'écoulant alors presque spontanément de la bouche. Ils sont d'autant plus abondants que le malade cède à sa soif et absorbe une plus grande quantité de liquide. Quand les malades sont tout à fait épuisés on voit à la place des vomissements apparaître des efforts nauséeux extrèmement pénibles, accompagnés de sensations d'oppression extrême dans la région épigastrique. Ces vomissements et ces efforts nauséeux peuvent aussi bien alterner.

Les vomissements, avons-nous dit, tout d'abord alimentaires deviennent bilieux puis présentent tous les caractères de selles riziformes. Leur quantité peut atteindre 35,000 c. cubes par jour et dans ce cas surpasser de beaucoup la quantité de liquide absorbé. Goldbaum a vu chez un de ses malades les vomissements atteindre 21,250 c. cubes, tandis que le liquide absorbé ne dépassait pas 10,200 c. cubes.

A chaque vomissement les matières rendues peuvent atteindre de 30 à 500 c. cubes. Ces vomissements proviennent en grande partie comme origine première des liquides sanguins, et comme leur nature habituelle les rapproche en grande partie des selles riziformes, on est conduit à penser qu'ils se composent surtout de matières intestinales rendues par vomissements. Aussi de même que les matières fécales, les vomissements sont-ils de réaction alcaline ou neutre. Leur poids spécifique varie de 1002 à 1005. Ils contiennent peu de parties solides, des traces d'albumine, de l'acide urique, des carbonates ammoniacaux et du chlorure de sodium en quantité relativement considérable. Sur 30 analyses Brüberger a trouvé en moyenne 0,15 0/0 de ce sel.

L'examen microscopique des matières vomies a dénoté en eux l'existence de globules graisseux, de cellules épithéliales de l'œsophage et de la bouche, quelques cellules rondes, des micro-organismes de différentes formes, mais plus rarement le bacille virgule.

L'abdomen est ordinairement légèrement déprimé. Souvent la portion inférieure de l'abdomen est relativement plus distendue que la supérieure. Le plus souvent la pression n'est nulle part douloureuse. Il arrive en outre fréquemment que l'on sente dans toute la région sous-abdominale une rénitence marquée avec sensation de gargouillements, de ballottements liquides et la percussion donne un son mat. L'examen du foie et de la rate ne dénote d'ordinaire aucune modification.

L'exagération de la soif coïncide avec la perte totale de l'appétit. Les malades en cédant à cette soif augmentent leurs vomissements, ils s'établit là comme une sorte de cercle vicieux. D'ordinaire les cholériques se plaignent d'une sensation extrême de brûlure dans la bouche, d'une chaleur intérieure exagérée avec maximum au niveau de la région de l'estomac ; la langue tantôt reste nette, tantôt présente une rougeur insolite, tantôt aussi est recouverte d'un enduit grisâtre, mais le plus souvent elle est sèche et collante.

La perte exagérée des liquides de l'organisme amène dans les différents tissus un état de dessèchement extrême. Le sang souffre tout le premier, il s'épaissit tout d'abord, ce qui met bientôt un obstacle au libre fonctionnement du cœur et augmente considérablement la tension dans les vaisseaux périphériques. La circulation se ralentit, le sang se refroidit aux extrémités, en même temps tous les tissus souffrent dans leur nutrition par la modification de constitution du sang et par les troubles circulatoires.

Ce qui frappe tout d'abord chez les cholériques, c'est la pâleur extrême de la peau et en même temps leur teinte asphyxique. Cette dernière se remarque surtout aux lèvres, aux joues, à l'extrémité du nez, aux conjonctives et aux doigts. La coloration de ces différentes régions peut prendre une véritable teinte gris plombé, mélange d'anémie et de cyanose, la langue elle-même peut prendre la teinte asphyxique.

Le faciès du cholérique est profondément altéré, les arcades zygomatiques et le nez font saillie en avant tandis que les globes oculaires privés des masses adipeuses qui les soutiennent en arrière rentrent profondément dans l'orbite et présentent une coloration gris bleuâtre. Par suite de cela, par suite aussi de la diminution d'énergie du muscle orbiculaire les paupières fonctionnent difficilement.

Au début de la maladie les malades sont encore capables de diriger les mouvements des paupières, mais bientôt ces dernières retombent l'une sur l'autre ; puis bientôt les malades restent avec les yeux constamment à demi clos et comme les globes oculaires sont toujours tournés vers le haut, les cornées sont complètement recouvertes par les paupières. D'après de Graefe cette direction des yeux vers le haut n'est qu'apparente, elle provient de l'occlusion imparfaite des paupières.

Cet ensemble constitue une physionomie si spéciale au malade qu'on a coutume de le désigner sous le nom de *faciès cholérique.*

Aux modifications que nous venons de décrire dans l'appareil de la vision, il faut joindre une sécheresse extrême et un état brillant habituel de la conjonctive causé par l'inocclusion des paupières et la diminution de la sécrétion des larmes ; souvent aussi on voit vers le segment inférieur de la cornée une congestion intense des vaisseaux sous-conjonctivaux. Dans certains cas même Joseph y a observé des ecchymoses auxquelles il attribue un pronostic mauvais. La diminution de la sécrétion des larmes a fait remarquer à Joseph que les cholériques sont pour ainsi dire dans l'impossibilité de pleurer.

La sclérotique présente souvent également des taches bleuâtres ou noirâtres que Böhm et de Graefe attribuent à des coagulations partielles de cet organe et qui n'apparaissent que dans les cas à allure fatale et dans l'imminence de la mort. Ces mêmes taches peuvent même apparaître sur la cornée et être suivies, si le malade guérit de son attaque de choléra, de ramollissement et de fonte de la cornée.

La pupille est d'ordinaire rétrécie, surtout dans le cas où le sympathique est paralysé. La choroïde présente souvent des hémorrhagies isolées. La rétine paraît à l'examen opthalmoscopique spécialement amincie et vivement colorée en rouge ; une pression légère sur le globe oculaire suffit à déterminer des pulsations dans ses vaisseaux, une pression plus intense amène de l'anémie. La papille peut conserver sa teinte habituelle ou paraître plus pâle.

Malgré tout cela la vision ne semble guère souffrir chez les cholériques, à moins qu'il n'y ait de véritables altérations du côté du système nerveux.

La peau, notamment aux avant-bras et à la paume des mains, se ratatine et se flétrit. Si on détermine avec les doigts un plissement de cette peau, celle-ci conserve longtemps la forme qu'on lui a donnée ; si l'on y faisait une coupure on verrait les bords de la plaie s'entre-bâiller, devenir béants ; en un mot, la peau a perdu toute élasticité. Les vésicatoires et le feu ne peuvent arriver à produire sur la peau la formation des vésicules habituelles. Enfin la peau donne souvent au toucher une sensation visqueuse et humide avec froid marqué d'où le nom de *choléra algide*.

Le pannicule adipeux est lui-même relâché et diminué de volume, ce qui indique qu'au point de vue de la thérapeutique on peut encore compter sur l'absorption sous-cutanée bien que celle-ci soit notablement diminuée. Goldbaum, qui a entrepris récemment des expériences sur ce sujet, a montré que les injections sous-cutanées d'atropine dilataient encore la pupille, que l'on pouvait retrouver dans les selles des traces de chlorure de sodium injecté et que de même le ferro-cyanure de potassium, l'iodure de potassium introduits dans l'économie par la même voie se retrouvaient dans la salive des malades mais non dans les selles. Wyss a de même retrouvé dans l'urine de la strychnine introduite en injections sous-cutanées.

Les *crampes musculaires* sont parmi les symptômes capitaux du choléra. Elles siègent le plus souvent aux mollets ou bien dans les masses musculaires de la cuisse ou bien aussi dans les muscles des avant-bras et dans les doigts, bien plus rarement dans les masses musculaires du tronc, exceptionnellement à la face. Lorsqu'elles siègent au mollet, on voit la jambe et la cuisse involontairement agitées par des mouvements et chez les individus maigres on peut sentir et même voir, si la peau est mince, des contractions ligneuses. Parfois ces contractions sont si douloureuses qu'elles arrachent des cris au malade. Elles se reproduisent plus ou moins rapidement, parfois seulement toutes les dix minutes, leur nombre peut considérablement augmenter et se trouver notamment en rapport avec l'abondance de la diarrhée et des vomissements. Leur cause est attribuée d'ordinaire au dessèchement extrême du muscle, mais il n'est pas, à notre avis, complètement impossible que le système nerveux central et périphérique joue un rôle quelconque.

L'excitabilité mécanique et électrique du muscle est augmentée pour beaucoup d'auteurs ; Josias a examiné les réflexes des cholériques et les a trouvés augmentés dans les cas graves au plus fort de la maladie.

La conscience reste ordinairement intacte chez les malades jusqu'au dernier moment. Alors seulement apparaît le délire, mais il n'est pas rare de voir les malades presque dès le début de l'affection tomber dans une sorte d'apathie et d'indifférence ; ils ne se préoccupent nullement de leur état, de ce qui peut leur arriver ; ils ne s'occupent pas non plus de ceux qui les entourent et même en pleine connaissance semblent oublier toutes les règles de la bienséance et, sans y être forcés, urinent sous eux dans leur lit et laissent aller leurs matières. Certains se plaignent de constrictions dans la région thoracique et d'oppressions, de tintements d'oreille et de vertiges, lesquels peuvent amener la syncope. Drasche a constaté que le poids du corps pouvait diminuer rapidement et dans des proportions notables. Il a pu observer dans des cas à marche rapide une diminution de 1/2 à 1 0/0 du poids total du corps dans l'espace d'une heure.

La température du corps semble bien notablement abaissée au simple toucher. La température de l'aisselle est elle-même très basse, bien qu'il faille remarquer que le thermomètre doit être laissé très longtemps en place à cause de la lenteur avec laquelle il monte. Le refroidissement est très net aussi dans la bouche et sur la langue. Mais à côté de cela, les malades annoncent une sensation de chaleur intérieure extrêmement pénible, et en effet, la température vaginale et rectale paraît notablement accrue. Güterbock a observé des différences de 3°,7 entre la température extérieure et la température intérieure du corps ; cette dernière atteint souvent 40° et on l'a vue monter à 42°,4 peu de temps avant la mort.

Le pouls est augmenté en règle générale et souvent irrégulier. Au fur et à mesure que les vomissements et les selles diarrhéiques prennent de la fréquence la tension artérielle diminue et disparaît presque en fin de compte. C'est alors que l'on a affaire véritablement au choléra asphyxique. L'absence de pouls se remarque tout d'abord à la radiale puis aux artères plus centrales et en dernier lieu seulement à la carotide.

Le sang présente une coloration rouge noirâtre, ressemblant à une infusion de thé ou bien d'airelles ; lorsqu'on l'agite à l'air, il ne reprend plus la coloration rouge, enfin peu de temps avant la mort on l'a vu présenter la réaction acide (Straus, Roux, Nocard et Thuillier, Maragliano).

L'examen microscopique annonce l'augmentation des globules blancs du sang ; parfois même on les voit accolés les uns aux autres et réunis par tas ; les globules rouges sont également accolés les uns aux autres par suite de l'épaississement du sang et se mettent en piles avec la plus grande facilité ; enfin le sang des cholériques peut contenir des globules graisseux en liberté. L'examen chimique montre tout d'abord un épaississement marqué du sang dont le poids spécifique habituellement de 1026-1029 monte à 1036-1058. Les corps albuminoïdes, et les sels de potasse diminuent peu quant à leur quantité absolue, mais le chlorure de sodium a fortement baissé. Papillon dit avoir observé des changements moléculaires dans l'albumine du sang.

Voici d'ailleurs les principales modifications que Schmidt a pu observer dans la composition du sang d'une malade atteinte de choléra :

| | FEMME DE 30 ANS EN BONNE SANTÉ | FEMME DE 26 ANS ATTEINTE DE CHOLÉRA DEPUIS 36 HEURES |
|---|---|---|
| Eau. . . . . . . . . . . . | 824.55 | 760.85 |
| Matières solides . . . . . . | 175.45 | 239.15 |
| Hémoglobine. . . . . . . . | 116.43 | 154.30 |
| Fibrine. . . . . . . . . . | 1.91 | 3.50 |
| Autres matières organiques. | 48.49 | 74.35 |
| Matières inorganiques. . . . | 8.62 | 7.00 |
|   Entre autres : | | |
| Chlorure de sodium. . . . . | 2.815 | 1.953 |

Lorsque l'on ouvre les artères pour une raison ou pour une autre, pour faire la transfusion par exemple, on voit que les parois artérielles sont amincies et translucides, à leur ouverture il s'écoule un mince filet de sang qui bientôt se coagule et, dans des cas graves de la maladie, on a pu voir le vaisseau ne fournir aucun jet de sang et alors ce n'est que par des excitations vives, des frictions à la périphérie que l'on a pu obtenir quelques gouttes d'un sang épais. Dieffenbach a observé que l'ouverture de l'artère du bras n'avait été suivie d'aucune issue du sang bien qu'un cathéter ait été introduit profondément dans l'artère.

Les vaisseaux veineux sont par contre absolument remplis de sang, mais leur réplétion est d'ordinaire irrégulière suivant les différentes régions. La saignée sur un point quelconque ne donne lieu à aucun jet de sang et celui-ci ne s'écoule qu'en bavant après des frictions énergiques.

La sensibilité des muqueuses a paru souvent diminuée par suite des troubles et du ralentissement de la nutrition. Cela paraît bien sensible sur la conjonctive, mais on a vu aussi que les irritations des muqueuses nasale, laryngienne, trachéale et bronchique ne déterminaient plus les effets habituels d'éternuement et de toux.

La voix subit aussi des modifications notables, elle devient voilée et s'affaiblit tandis qu'elle prend un ton aigu comme si les malades parlaient à travers une fistule, c'est la *voix cholérique*. Il faut attribuer ces modifications à la sécheresse extrême du larynx et surtout à la paralysie de ses muscles. Matterstock a observé que les cordes vocales restaient toujours tendues et que la glotte restait béante pendant les efforts de phonation. Ces modifications paraissaient être unilatérales et alors siégeaient toujours à droite.

La respiration est profonde, irrégulière, l'air expiré est froid et contient peu d'acide carbonique.

Les battements du cœur sont d'ordinaire assourdis et irréguliers, et plus l'état général s'aggrave, plus l'énergie cardiaque diminue. Le premier bruit est voilé et le bruit diastolique disparaît presque entièrement, ce qui indique un affaiblissement considérable du choc de l'ondée sanguine sur les valvules aortiques et pulmonaires ; souvent aussi on a constaté des frottements péricardiques que peut expliquer la sécheresse extrême du péricarde, mais en relation aussi avec des hémorrhagies sous-péricardiques.

La sécrétion urinaire diminue et disparaît presque entièrement dans un court espace de temps ; la faible quantité d'urine rendue contient habituellement de l'albumine.

La sécrétion lactée continue sans modification aucune ce qui est évidemment très surprenant ; le lait lui-même ne paraîtrait pas infectieux et Lucas a vu une cholérique continuer à alimenter son enfant comme par le passé sans que celui-ci contractât en aucune façon le choléra. Par contre, si les individus présentaient avant le choléra des œdèmes ou des épanchements dans les séreuses, ceux-ci disparaissent avec une extrême rapidité.

Les *complications* ne sont pas fréquentes pendant la phase aiguë de la maladie, elles consistent le plus souvent en pertes de sang exagérées par les selles et les vomissements. Ces derniers sont rares et lorsqu'ils sont très abondants, ils indiquent presqu'à coup sûr l'existence d'une ulcération gastrique (1).

La mort est l'issue habituelle du choléra asphyxique; il n'est pas rare qu'elle survienne avant la fin du premier jour de la maladie, ou bien elle ne survient qu'après 48 ou 72 heures au milieu des symptômes habituels du choléra. On voit alors la paralysie cardiaque faire des progrès et les forces diminuer d'instants en instants. Dans ces conditions l'issue fatale s'annonce progressivement. D'autre part lorsque la maladie suit un cours plus heureux les dangers ne sont pas de suite écartés et les périls de la convalescence sont nombreux.

En effet et tout d'abord, le stade de réaction, comme l'on nomme la période qui s'étend depuis l'attaque proprement dite du choléra jusqu'à la guérison parfaite, est toujours dangereux. On voit bien, il est vrai, des cas nombreux dans lesquels les selles deviennent progressivement plus rares et sont de consistance plus ferme avec coloration de plus en plus foncée, les vomissements cessent, la diurèse réapparaît, toutes les fonctions reprennent leur cours régulier et les malades sont enfin hors de danger.

Mais à côté de cela il n'est pas rare de voir apparaître des mouvements fébriles avec congestions diverses. Les conjonctives s'injectent, le visage se congestionne, les malades se plaignent de battements violents dans la tête et dans ces conditions le délire peut aussi apparaître, puis après quelques jours ces menaces s'éteignent et tout rentre dans l'ordre.

Dans un troisième groupe de cas, des symptômes plus graves encore s'établissent et peuvent rappeler entièrement ceux de la fièvre typhoïde, d'où le nom de choléra typhoïde. Le pouls s'accélère, devient plein et vibrant en même temps que la température s'élève. La langue se sèche et devient fuligineuse en même temps que le ventre se distend. Souvent aussi on voit apparaître des taches roséoliques sur le tronc en même temps que la diarrhée réapparaît avec état comateux.

Ce qui fait le danger de cette période de réaction, c'est la suppression de la sécrétion rénale et les complications urémiques, à ce moment en effet il persiste encore des lésions endothéliales dans les pyramides de Malpighi et dans les canalicules du rein. Parfois en effet la quantité d'urine est presque réduite à néant ou bien celle-ci contient une quantité énorme de produits de désassimilation. Il n'est alors pas étonnant de voir l'acide urique apparaître dans le sang et les tissus et même cristalliser sur la peau avec la sueur. Quoi qu'il en soit et contrairement à ce que l'on a dit, tous les cas de choléra typhoïde ne sont pas de nature urémique.

Pour en terminer avec les troubles de la sécrétion urinaire, disons que l'anurie peut apparaître dès les premiers jours et durer plus ou moins longtemps; dans certains cas on l'a vue se prolonger six jours; dans ces conditions la mort est presque fatale dans la période de réaction. Goldbaum a en effet montré que la guérison n'était plus à attendre lorsque l'anurie avait duré plus de 72 heures.

(1) Traube et Fraentzel ont signalé à la suite des efforts exagérés de l'emphysème du tissu cellulaire du poumon et du tissu cellulaire sous-cutané. (*Note de l'Auteur.*)

Lorsque l'attaque proprement dite de choléra est terminée, la quantité d'urine varie de 30 à 500 cent. cubes, puis elle peut augmenter, et alors on voit s'établir une véritable polyurie. Dans le deuxième septénaire seulement les urines reviennent à l'état normal. Leur coloration est rouge brun, leur aspect trouble, leur réaction toujours acide et souvent à ce point que Stokvis a pensé qu'il y avait alors dans l'urine un acide libre encore inconnu. La densité varie de 1009 à 1025,5, et est en moyenne de 1015 ; dans le sédiment urinaire on trouve des cellules rondes, des globules rouges en petite quantité et de nombreuses cellules épithéliales graisseuses avec cylindres urinaires, ces derniers sont en partie hyalins et en partie granuleux, ils sont constitués par des cellules graisseuses et des cellules épithéliales. Disons pour terminer que l'on a trouvé dans l'urine un corps dont la solution alcaline réduit la liqueur cupro-potassique et que l'on a pensé être du sucre. Wyss pense cependant que ce corps est un produit de division de l'indican si abondant dans les urines des cholériques. En tout cas cette glycosurie apparaît quelques jours après la présence de l'albumine ou bien en même temps qu'elle. L'urée est ordinairement en quantité minime, en moyenne de 2,5 0/0, mais sa quantité augmente progressivement dans la convalescence jusqu'à atteindre de 70 à 80 g., à moins qu'il n'apparaisse alors des symptômes urémiques, auquel cas la quantité d'urée reste toujours au-dessous de la normale.

Nous allons maintenant en terminer avec les autres complications du stade de réaction lesquelles peuvent déjà s'annoncer dès le début de la maladie.

Du côté de la peau on observe souvent l'apparition d'exanthèmes. L'herpès labial n'est pas rare, on voit aussi fréquemment des éruptions scarlatiniformes ou rubéoliformes avec desquamation consécutive ; parfois aussi on a vu apparaître des taches rosées qui n'ont pas peu contribué à la confusion avec la fièvre typhoïde. Des éruptions pemphigoïdes ou bien impétiginiformes, des abcès multiples de la peau parfois avec érysipèle ne sont pas rares dans cette période de la maladie.

On a signalé aussi des gangrènes de la peau ou des extrémités parfois liées à des lésions cutanées antérieures ; dans deux cas de ce genre suivis de mort, Mouchet n'a pu constater aucune lésion des vaisseaux. Les altérations de la peau que nous venons de signaler peuvent être en rapport avec des thromboses de vaisseaux cutanés ou bien, pour d'autres auteurs, avec des embolies provenant de thromboses cardiaques ou de productions endocarditiques récentes.

Enfin et dans ces cas on a vu se développer des anesthésies ou des hyperesthésies plus ou moins étendues de la peau.

Des contractures musculaires d'origine périphérique ou d'origine centrale ont été également constatées, ainsi que des gonflements articulaires.

La thrombose marastique peut également apparaître.

Des auteurs ont décrit des accidents de délire avec symptômes de manie pouvant persister même après la guérison complète (Holsbeck) ; enfin signalons les convulsions avec trismus, spasmes toniques ou cloniques, monoplégie, paraplégie, hémiplégie, etc. Chez les enfants, Monti a observé la chorée.

Dans la cavité buccale on a observé des lésions catarrhales ou diphtéritiques de la muqueuse. A côté de cela on a vu des inflammations purulentes de la parotide, de la sous-maxillaire; Güterbock pense que celles-ci sont toujours la conséquence d'inflammations des conduits sécréteurs de la glande. Il a pu dans certains cas par la pression faire sourdre du canal de Sténon un liquide puriforme avec cellules rondes et cellules épithéliales. Parfois les lésions sont doubles et alors les progrès de la suppuration peuvent amener la mort par l'ulcération des vaisseaux ou œdème de la glotte. Pribram et Robitschek ont vu la paralysie de la langue et du voile du palais.

Les inflammations diphtéritiques que nous avons signalées plus haut peuvent se retrouver sur la muqueuse du pharynx, de l'œsophage ou de l'estomac, on les a même vues sur le duodénum et le gros intestin, elles occasionnent alors des selles sanglantes.

Du côté de l'appareil respiratoire, on voit l'apparition du catarrhe bronchique, parfois mais rarement, de la nécrose ou de l'œdème du larynx, enfin aussi de la pneumonie, des abcès du poumon, de la gangrène ou des infarctus pulmonaires, de la pleurésie.

Signalons enfin l'apparition de l'ictère, de la péritonite, de métrorrhagies chez la femme et aussi de différentes gangrènes des organes génitaux, notamment de la diphtérie de la vulve.

Comme maladie consécutive au choléra on peut voir se dérouler toute la symptomatologie du mal de Bright ou du diabète sucré.

III. **Anatomie pathologique.** — Les lésions anatomiques sont bien différentes suivant que le malade a succombé pendant la période aiguë de la maladie ou bien dans le stade de réaction.

Dans le premier cas le cadavre a par lui-même et à première vue un aspect spécial; il est extraordinairement anémié; seules, les lèvres, l'extrémité du nez et des doigts présentent une coloration cyanosée, le visage aussi est profondément amaigri. La rigidité cadavérique est à son plus haut degré et les muscles dessinent fortement leurs contours sous la peau amincie. Le cadavre se refroidit lentement et on a même pu constater une augmentation de température après la mort (jusqu'à 42°). La putréfaction est lente à venir, sans doute à cause de l'état de sécheresse extrême des tissus.

Une des particularités les plus intéressantes du chapitre anatomique consiste dans l'existence de secousses musculaires post mortem. Celles-ci en effet se montrent immédiatement après la mort ou bien encore pendant quinze minutes. Elles siègent aux extrémités inférieures, plus rarement aux bras. plus rarement encore au tronc et au visage. Les muscles des mollets qui pendant l'existence étaient le siège de crampes si douloureuses ne présentent pas d'ordinaire de contractions post mortem. Ces dernières sont d'autant plus marquées que le choléra a été plus rapide et plus aigu. Parfois elles sont telles qu'elles peuvent changer le corps de place et dans ces conditions faire croire à la mort apparente, enfin elles cessent complètement au plus 2 heures 1/2 après la mort. On ne connaît guère la cause de ces contractions musculaires post mortem, on les met seulement sur le compte de l'énorme déperdition d'eau subie pendant la vie.

Les muscles lisses peuvent aussi présenter des spasmes semblables à ceux que nous venons d'indiquer. Drasche a observé le phénomène de la chair de poule et la production d'une perte séminale 1 heure 1/2 après la mort.

Le tissu cellulaire sous-cutané et les muscles frappent tout d'abord par leur état de sécheresse extrême, ces derniers ainsi que la moelle des os présentent une coloration rouge intense.

Les séreuses ont un aspect visqueux et humide et l'on ne trouve plus dans leur cavité les transsudations post mortem habituelles.

Sous l'épicarde il n'est pas rare de trouver des hémorrhagies plus ou moins abondantes et plus ou moins limitées, ces mêmes hémorrhagies peuvent même se retrouver dans le muscle cardiaque, très souvent le cœur droit comme les vaisseaux veineux est rempli de sang tandis que le cœur gauche est vide; les fibres musculaires du cœur peuvent être en état de dégénérescence graisseuse ou cireuse.

Le sang présente la coloration que nous avons indiquée pendant le cours de la maladie. Il a une consistance absolument sirupeuse. Pouchet et Nicati et Rietsch y ont trouvé des acides biliaires en quantité assez considérable.

Les poumons sont ordinairement rétractés et anémiés; à la coupe, les gros vaisseaux seuls laissent sourdre quelques gouttes d'un sang épais et le tissu pulmonaire est dur et a la consistance du parenchyme hépatique.

L'intestin grêle est ordinairement rempli de liquide; parfois on peut trouver au moment de l'agonie de l'invagination intestinale. La séreuse est vivement injectée, rouge et cyanosée, la cavité de l'intestin contient des selles riziformes analogues à celles constatées pendant la vie; la muqueuse de l'organe est tuméfiée et souvent couverte de mucus. Au sommet des villosités et des plis de l'intestin on constate une forte hyperhémie, parfois même de l'infiltration sanguine; les follicules isolés et les plaques de Peyer sont tuméfiés et assez fréquemment entourés d'un cercle de vaisseaux gorgés de sang. L'épithélium de la muqueuse est tuméfié par places ou bien soulevé par un liquide séreux, ou bien enfin détaché en lambeaux à contours plus ou moins limités. Cette altération commence pendant la maladie, mais est aussi en partie cadavérique. Les lésions que nous venons de décrire sont surtout marquées vers la partie inférieure de l'intestin grêle et diminuent au fur et à mesure qu'on remonte sur cet intestin. Dans des cas à marche très rapide on a cependant pu les suivre jusqu'au pylore.

Par l'examen microscopique Kelsch et Renaut ont trouvé dans les parois de la muqueuse intestinale des cellules rondes infiltrées en grande abondance dans le tissu cellulaire sous-épithélial et sous-séreux avec une dilatation et une congestion intenses des vaisseaux sous-muqueux; les lymphatiques étaient remplis en partie de cellules rondes, en partie de cellules épithéliales dégénérées. On retrouvait ces mêmes amas de cellules embryonnaires dans les glandes de Lieberkühn. Koch a aussi montré que l'on pouvait trouver dans ces mêmes glandes le bacille virgule, tantôt dans la cavité de la glande, tantôt infiltré entre les cellules épithéliales et la membrane basale.

Dans les cas à marche rapide le contenu de l'intestin renferme presque toujours des bacilles virgules en culture pure.

Le gros intestin peut dans certains cas et à l'examen macroscopique ne pas présenter d'altération. Dans d'autres cas au contraire on note une vive hyperhémie de la séreuse et de la muqueuse, quelquefois même du gonflement de cette dernière, mais toujours moins marquée que dans l'intestin grêle. L'examen microscopique dénote, d'ailleurs, les mêmes altérations.

L'estomac présente aussi d'ordinaire des lésions analogues.

Goldbaum décrit comme un état habituel le gonflement des papilles caliciformes de la langue.

Les ganglions lymphatiques du mésentère présentent de l'hyperhémie et un léger degré de gonflement.

La rate ne présente d'ordinaire aucune altération.

Le foie présente le plus souvent une teinte anémiée. La vésicule biliaire est remplie d'une bile claire très aqueuse et chargée de liquides séreux. Nicati et Rietsch ont remarqué que le cholédoque est souvent obstrué par des amas épithéliaux et muqueux et que d'autre part le foie cesse rapidement ses fonctions et diminue alors de volume dans des proportions manifestes. Dans ces cas, la mort peut survenir par acholie. Dans un cas, Goldbaum a vu des altérations diphtéritiques de la muqueuse de la vésicule. Pouchet a fait l'examen chimique de la bile ; il l'a trouvée très riche en eau et y a constaté également la présence de mucus, de leucine, de tyrosine, de sucre, de globules graisseux, de cristaux d'acides gras et de cholestérine.

Les altérations des reins ont été étudiées par Straus, Roux, Nocard et Thuillier envoyés par la France en Égypte en même temps que l'expédition allemande de Koch. Ces auteurs ont trouvé les reins anémiés avec des taches d'hyperhémie de place en place. Le tissu conjonctif interstitiel était œdématié sans prolifération de cellules embryonnaires. Les canalicules du rein étaient gorgés de globules rouges et leur épithélium, desquamé par places, granuleux en d'autres points, présentait en tout cas d'une manière manifeste les altérations dites de nécrose de coagulation. Klebs a constaté les mêmes lésions, lesquelles doivent être mises non sur le compte du processus inflammatoire, mais sur celui d'altération dégénérative, consécutive à l'anémie du système sanguin.

La muqueuse des bassinets et de la vessie présente souvent des hémorrhagies et de la desquamation épithéliale : de plus la vessie contient d'ordinaire quelques gouttes seulement d'une urine chargée de mucus et de cellules épithéliales graisseuses. La muqueuse vésicale peut présenter elle-même des altérations diphtéroïdes.

L'utérus est souvent altéré dans sa muqueuse avec des traces de suffusion sanguine, altération que l'on retrouve dans les ovaires.

Les sinus de la dure-mère sont d'ordinaire remplis d'un sang épais et noirâtre ; la pie-mère est trouble et collante ; enfin les méninges présentent souvent de véritables hémorrhagies.

**IV. Diagnostic.** — En temps d'épidémie le choléra est facile à reconnaître.

Pour les cas du début dont le diagnostic est si important, l'examen des selles, la présence des bacilles, le résultat fourni par les cultures sont d'intérêt primordial. Le choléra nostras règne habituellement dans nos pays, il est rare qu'il occasionne la mort, mais il est à remarquer que, comme Finkler et Prior l'ont démontré, on peut trouver dans les selles des malades atteints de choléra nostras des bacilles recourbés analogues au bacille de Koch, qui pourraient même faire penser à une sorte de parenté entre les deux choléras. Cependant, des recherches nouvelles perfectionnant les procédés de Finkler ont démontré des erreurs nombreuses dans les observations de ce dernier auteur. Le bacille de Finkler n'est pas spécifique et Kuisl a démontré qu'il pouvait se rencontrer dans l'intestin à l'état normal.

La bactériologie a elle-même trouvé des signes différentiels entre le bacille de Koch et le bacille de Finkler. Ce dernier est d'ordinaire plus épais, la courbure est moins nette, l'extrémité terminale souvent arrondie et les fils qu'il peut former sont moins longs, présentent des courbures moins nombreuses (3 à 6 au plus) que le véritable bacille virgule. Ses propriétés biologiques ne sont pas non plus les mêmes. Le bacille de Finkler cultivé sur des plaques de gélatine nutritive donne des cercles plus nets, à contours plus unis ; il liquéfie la gélatine avec une tout autre activité et dans un rayon bien plus étendu que le bacille virgule de Koch. Les mêmes différences se retrouvent dans les cultures en tubes ; le bacille de Koch liquéfie lentement la gélatine, laquelle reste longtemps claire en affectant cette forme d'entonnoir, à diamètre étroit si caractéristique ; le bacille de Finkler liquéfie beaucoup plus vite la gélatine et toute la surface de celle-ci ne tarde pas à présenter une couche liquide dont l'aspect se trouble rapidement. De plus le bacille de Koch ne cultive pour ainsi dire plus sur la pomme de terre au-dessous d'une température de 30 à 39°. Le bacille de Finkler au contraire cultive très abondamment à 15°. Le premier forme une masse médiocrement épaisse, d'un brun foncé, le second donne une culture très épaisse, mais d'un gris jaunâtre clair à bords blancs.

Les diarrhées cholériformes ne peuvent souvent être diagnostiquées que par l'existence concomitante d'une épidémie de choléra et aussi maintenant par la présence dans les selles du bacille de Koch. D'autre part on peut, en temps de choléra, faire de nombreuses erreurs de diagnostic en présence d'affections autres mais auxquelles l'épidémie donne un cachet spécial, nous voulons parler par exemple des empoisonnements par l'arsenic, l'émétique, le sublimé et enfin et par-dessus tout des étranglements herniaires. Signalons encore les empoisonnements par les moules, les champignons, le colchique, etc. Au point de vue de la médecine légale il est important de rappeler que Virchow et Hoffmann ont constaté dans des cas d'empoisonnement par l'arsenic des lésions identiques en apparence à celles du choléra. Il est inutile de dire que la recherche du bacille de Koch a dans ces cas une importance capitale.

Les différentes formes de choléra seront facilement diagnostiquées et différenciées. On reconnaîtra facilement la diarrhée simple, la diarrhée cholériforme (diarrhée et vomissements), la cholérine (selles riziformes, vomissements, collapsus et faiblesse du pouls), enfin le choléra asphyxique.

**V. Pronostic.** — Le pronostic est dans tous les cas sérieux. Car, même lorsque le choléra se présente sous une forme bénigne, on ne peut pas savoir si celle-ci ne se transformera pas en forme grave de la maladie.

Dans le choléra asphyxique la guérison est l'exception et la mortalité s'élève à 60 0/0. Il y a d'ailleurs de grandes différences suivant les épidémies. Il ne faut pas oublier non plus que tout danger n'a pas disparu quand les symptômes spécifiques du choléra semblent être enrayés. La cessation brusque des vomissements et de la diarrhée, l'apparition de taches brunâtres sur la sclérotique sont d'ordinaire considérées comme des symptômes de mort prochaine. Dans la période de réaction, la réapparition rapide de la sécrétion urinaire est un symptôme du meilleur augure ; au contraire la mort est pour ainsi dire inévitable lorsque l'anurie a duré plus de trois jours.

**VI. Thérapeutique.** — La prophylaxie joue naturellement à l'heure actuelle le plus grand rôle dans la thérapeutique du choléra. C'est dans ce sens qu'il faut surveiller l'origine des eaux potables, l'imperméabilité des lieux d'aisance, la bonne hygiène des rues et l'entretien du sous-sol.

Si le choléra éclate dans un pays, on peut par des mesures rigoureuses protéger les pays voisins. Le poison cholérique ne passe que là où on lui a laissé une brèche. Les mesures sont évidemment difficiles à prendre, mais il faut avant tout soumettre à une surveillance rigoureuse les malades qui viennent de pays où sévit le choléra, les tenir en observation dans des lazarets toutes les fois qu'on a le moindre doute sur l'état sanitaire des voyageurs. La même surveillance devra être exercée sur les navires qui nous viennent des régions tropicales et une surveillance incessante est avant tout nécessaire à l'isthme de Suez.

Si malgré tout le choléra éclate dans un pays, les habitants doivent de suite se soumettre à une hygiène rigoureuse, s'abstenir de fruits et de légumes insuffisamment mûrs, de boissons douces (vins et cidres nouveaux), en un mot de toute alimentation capable de déterminer de la diarrhée. On devra fermer toute source et toute conduite d'eau suspectes, user surtout d'eau bouillie légèrement additionnée, si l'on veut, de vin et de cognac. On fera bien de tenir renfermés la viande, les légumes, etc., afin d'empêcher la contagion par le contact des insectes; les réunions nombreuses, fêtes populaires, etc., seront autant que possible supprimées, en même temps que l'on donnera aux populations les instructions hygiéniques nécessaires. Tout malade atteint de diarrhée devra user toujours des mêmes lieux d'aisance, lesquels autant que possible devront être interdits aux autres personnes. La désinfection de ces lieux d'aisance devra être facilitée par tous les moyens possibles en mettant notamment gratuitement entre les mains des classes pauvres les agents chimiques nécessaires. Enfin, dès qu'un cas de choléra sera signalé on devra en prévenir de suite le personnel médical qui prendra les mesures nécessaires pour le malade et les autres habitants.

On a fait remarquer avec raison que lorsqu'un cas de choléra apparaît dans une maison, il est beaucoup plus rationnel d'éloigner les habitants sains de l'habitation infectée que de transporter le malade à l'hôpital, sans compter que, comme Biermer l'a fait remarquer, le déplacement est très préjudiciable au malade. La désinfection des selles et des vomissements doit être opérée principalement sur les linges souillés, car nous savons que Koch a démontré que ceux-ci, à cause de leur état d'humidité, étaient un terrain tout trouvé pour une culture luxuriante des bacilles cholériques. Comme désinfectants on doit user de la solution de sublimé au millième, de la solution phéniquée à 5 0/0, cette dernière étant surtout d'un usage plus facile et moins dangereux. Les pratiques de désinfection doivent être poursuivies au moins pendant 15 jours, Cattani et Pizzoni ayant démontré que l'on retrouvait encore des bacilles au bout de ce temps.

Les cadavres de cholériques devront être ensevelis dans des linges fortement mouillés d'une solution phéniquée à 5 0/0 et dans des bières épaisses et imperméables, ils devront être de plus transportés dans des cimetières isolés et autant que faire se pourra sans pompe ni cortège.

Le traitement thérapeutique du choléra n'a pas jusqu'à présent bénéficié d'une manière spéciale de la belle découverte de Koch. Prenons comme exemple l'usage de l'acide phénique dont la solution à 1 pour 600 (Van Ermengem) empêche le développement des cultures pures du bacille. Eh bien, l'usage que nous en avons fait à Kœnigsberg en 1883 à l'incitation de Leyden ne nous a donné aucun résultat. Il paraîtrait rationnel aussi de traiter le choléra par l'acide chlorhydrique qui agit vivement sur les bacilles : or, ce médicament n'a donné aucun bon résultat aux médecins qui s'en sont servis. On a beaucoup discuté aussi au point de vue théorique pour savoir s'il convenait de donner des préparations opiacées et s'il n'était pas dangereux de retenir de la sorte les bacilles dans l'intestin. Cette question est encore à résoudre ; et nous devons nous en tenir seulement encore à la pratique et à l'empirisme.

Les malades atteints de diarrhée cholériforme devront être maintenus au lit, alimentés exclusivement de vin rouge, de soupe de viande, principalement de soupe de mouton. Comme médicament on devra prescrire une teinture opiacée.

Les médecins italiens ont recommandé récemment l'emploi répété de la solution de tannin tiède suivante en lavements :

| | |
|---|---|
| Solution de tannin (3 à 10 0/0).................. | 2000 |
| Gomme arabique............................... | 35 gr. |
| Teinture d'opium. ............................. | XXV gouttes |

pour un lavement à 30 ou 40° R.

Pour la cholérine, mêmes règles générales. En plus, il faudra calmer la soif vive par la glace ; les vomissements, par les injections sous-cutanées de morphine dans la région épigastrique. On devra faire ces mêmes injections dans les mollets pour calmer les crampes douloureuses, enfin on appliquera sur le ventre un large cataplasme.

Dans le choléra asphyxique on devra entourer le malade de bouteilles chaudes, donner des boissons stimulantes, vin, cognac ou champagne, additionnés de glace pour apaiser la soif, traiter les vomissements et les crampes par la morphine et prescrire à l'intérieur la teinture d'opium et la poudre de Dower.

On devra de plus faire des frictions sur les membres avec des linges secs ou bien avec des solutions alcoolisées ou sinapisées.

Dans le stade de réaction, on a préconisé en dehors du traitement symptomatique habituel l'emploi des bains prolongés (bains à 28° R. de 20 minutes de durée, trois fois par jour). On devra surtout ne recommencer l'alimentation qu'avec une extrême prudence.

En dehors de cela on a indiqué une foule de médications contre le choléra sans qu'aucune d'elles soit spécifique. Signalons les narcotiques (opium, curare, belladone, chloroforme, hydrate de chloral, etc.). Les drastiques, la saignée, la transfusion, différentes injections veineuses et sous-cutanées, etc.

Disons aussi que dans ces derniers temps un médecin espagnol, le Dr Ferran, a imaginé des injections préventives. Comme ce médecin détient soigneusement son soi-disant secret qu'il ne veut livrer que contre argent comptant, il est probable qu'il ne s'agit que de quelque duperie dont nous ne devons pas tenir compte.

### 6. — Choléra européen (choléra nostras).

I. **Étiologie.** — On désigne sous le nom de choléra nostras un catarrhe suraigu de l'estomac et de l'intestin, d'une intensité exceptionnelle et capable en certains cas de simuler le choléra asiatique. Cette maladie survient en été et surtout vers la fin de cette saison (août et septembre) au moment où, à des journées chaudes, succèdent des nuits déjà froides. La maladie peut se présenter parfois à l'état sporadique, parfois aussi prendre le caractère épidémique, comme Sydenham l'avait déjà remarqué dans les siècles précédents.

Les causes de la maladie sont les refroidissements, les fautes contre l'hygiène, l'usage de fruits et de légumes insuffisamment mûrs, l'usage aussi d'eaux et de viandes corrompues. Certains micro-organismes doivent aussi jouer le rôle d'agents infectieux, bien qu'il n'y ait encore rien de sûr à ce sujet.

Nous avons rappelé quelques pages plus haut les observations et les idées émises par Finkler à propos de la présence dans les selles du bacille qui porte son nom. Il faut à l'heure actuelle penser que celui-ci n'a rien de spécifique. Kuisl l'a trouvé dans le contenu d'intestins sains.

II. **Symptomatologie.** — La maladie débute quelquefois subitement, mais parfois aussi elle est précédée de prodromes consistant en abattement, perte d'appétit, nausées, etc.

Souvent les premiers symptômes apparaissent la nuit.

Le malade se réveille avec une sensation d'oppression à l'épigastre, puis bientôt après est pris de nausées et de vomissements. Ceux-ci sont tout d'abord alimentaires, puis deviennent bilieux avec une couleur jaunâtre ou grisâtre et en fin de compte sont exclusivement aqueux. Parfois ils sont si abondants qu'ils se reproduisent de vingt à quarante fois pendant la nuit.

La diarrhée apparaît en même temps ou peu après ; elle s'accompagne de coliques et de douleurs dans le ventre. Cette diarrhée est encore au début composée de matières solides, mais bientôt elle perd tous les caractères des matières fécales, devient inodore, incolore, présente de petits amas blanc grisâtre, en un mot reproduit tous les caractères des selles riziformes du choléra asiatique.

Les selles sont alors incessantes et contiennent de grandes quantités de liquide.

L'apparition du collapsus qui ne tarde pas à se manifester devient alors un symptôme presque caractéristique de la maladie. La peau se refroidit, se couvre d'une sueur froide et visqueuse, se ride et perd son élasticité au point que les plis que l'on détermine sur elle persistent plus ou moins longtemps. La physionomie se modifie si rapidement qu'il devient bientôt impossible, pour ainsi dire, de reconnaître les traits du malade. Les yeux sont profondément enfoncés dans l'orbite et s'entourent d'un cercle bleuâtre, le regard est atone et indifférent et le nez s'effile. Souvent les paupières retombent à demi sur les yeux, de telle sorte que les yeux se tournant constamment en haut, l'orifice palpébral ne laisse apercevoir que la teinte blanche de la sclérotique.

Le pouls est petit et rapide, les battements du cœur sont faibles. La voix présente aussi des modifications spéciales. Sa force diminue à cause de l'affaiblissement progressif du malade, mais en même temps son timbre s'élève et prend les caractères de la voix cholérique.

Les malades se plaignent d'une soif inextinguible, se retournent dans le lit avec des cris plaintifs occasionnés par la présence de crampes musculaires incessantes et douloureuses. Ces crampes siègent aux mollets ou bien aux cuisses, dans les bras, l'abdomen et peuvent s'accompagner de secousses musculaires.

Les urines se suppriment presque entièrement, elles contiennent de l'albumine et une quantité notable d'indican.

En règle générale la maladie ne dure que de 24 à 48 heures ; au bout de ce temps les vomissements et la diarrhée diminuent, puis cessent, la peau se réchauffe, le pouls se relève, les crampes musculaires disparaissent. Enfin la voix reprend son timbre normal en même temps que la sécrétion urinaire se rétablit. La guérison est alors assurée, mais il persiste pendant des jours et des semaines un sentiment d'extrême faiblesse.

La mort est exceptionnelle chez l'adulte, on la voit seulement se produire chez l'enfant, le vieillard ou les personnes débilitées.

Dans ces derniers cas on voit alors la diarrhée et les vomissements s'arrêter, mais le collapsus fait des progrès, le pouls devient insensible et le malade meurt dans le coma.

**III. Diagnostic.** — Le diagnostic de la maladie est d'ordinaire facile. Dans les cas douteux il faudra recourir aux méthodes de Koch pour le différencier du choléra asiatique.

Dans certains empoisonnements, par le tartre stibié, l'arsenic et le sublimé notamment, on peut voir apparaître des symptômes analogues à ceux du choléra nostras, à ce point que seule, la recherche du poison dans le contenu de l'estomac et de l'intestin peut assurer le diagnostic.

**IV. Thérapeutique.** — Les préparations opiacées jouent un grand rôle dans le traitement du choléra nostras.

Mais en dehors de cela il faut recouvrir le ventre de cataplasmes chauds, entourer le malade de boules d'eau chaude, traiter les vomissements et les douleurs par des injections sous-cutanées de morphine. Contre la soif et les vomissements, on fera bien d'employer la glace par petits morceaux plutôt que les autres liquides, eaux de Seltz et eaux acidulées, par exemple, dont l'effet est d'augmenter les vomissements. Il sera bon aussi de faire des frictions avec des linges secs ou bien avec des liquides alcooliques, alcool camphré par exemple. Contre le collapsus on donnera cognac, champagne, par cuillerées à café ou bien on fera usage d'injections sous-cutanées de camphre.

Camphre. . . . . . . . . . . . . . . . . . . . . . 1 gr.<br>
Huile d'amandes douces. . . . . . . . . . . . . . 10 gr.

3 injections par jour.

L'alimentation devra être surveillée pendant la convalescence.

### 7. — Fièvre jaune (febris flava).

**I. Étiologie.** — La patrie de la fièvre jaune est en première ligne les Indes occidentales et, parmi elles, surtout les Grandes Antilles ; mais elle règne aussi endémiquement sur les côtes du golfe du Mexique et sur les côtes d'Afrique à Sierra Leone. Peut-être la maladie a-t-elle régné de tout temps aux Antilles, elle remonte sûrement au moins déjà au milieu du 17e siècle. Haenisch dit qu'elle régnait au moment de la découverte de l'Amérique.

De ce territoire la maladie rayonne trop souvent dans les contrées voisines en prenant une marche extensive. C'est ce qui fait que, bien que nous étant imposé le devoir de ne pas traiter ici des maladies des pays chauds, nous ne pouvons pas passer sous silence une affection qui de l'Afrique peut rayonner jusqu'en Europe où elle a déjà d'ailleurs fait plusieurs apparitions. Ce sont ordinairement les navires marchands qui l'importent chez nous, et on l'a vue surtout éclater dans les ports de la Grèce, de l'Italie, de l'Angleterre, de l'Espagne et de la France. Les villes maritimes de l'Allemagne du Nord ont déjà été elles-mêmes en danger.

Ce sont les navires, avons-nous dit, qui le plus souvent importent l'épidémie. Pour cela deux cas peuvent arriver, ou bien ce sont les passagers eux-mêmes qui ont contracté la maladie dans les pays où elle règne endémiquement, et qui la transportent à l'étranger, ou bien c'est par l'intermédiaire d'objets contaminés, souvent par les marchandises, que l'épidémie éclatera. On avait même cru que le poison de la fièvre jaune naissait pour ainsi dire d'une façon spontanée dans des bâtiments à ventilation défectueuse, à dégagements insuffisants pour le nombre des passagers, à cale ordinairement mal entretenue, etc. ; mais l'on acquiert de plus en plus la conviction que la fièvre jaune, née sur son sol habituel, n'est que transportée par les navires marchands.

Les conditions hygiéniques que nous avons signalées ne font pas développer spontanément la maladie, elles aident seulement à la repullulation des germes.

La *nature* de l'élément virulent de la fièvre jaune nous est inconnue. Il s'agit probablement là encore d'un micro-organisme, mais rien n'est encore certain à cet égard. En tout cas et presque toujours le poison s'attaque primitivement au foie, puis secondairement ou parallèlement détermine dans l'organisme toute une série de lésions.

Le début de la maladie dépend le plus souvent de la température ; l'humidité de l'atmosphère et les pluies persistantes sont une condition favorable ; les épidémies américaines débutent en effet d'ordinaire en été, de juin à septembre, et l'apparition du froid en arrête rapidement les progrès.

Dans les villes, les points ordinairement les plus atteints sont les ports, les rives des fleuves, tous les lieux en un mot avoisinant les quais de débarquement des navires. Parmi ces lieux encore les plus facilement touchés sont ceux qui sont situés dans des fonds, et qui possèdent un nombre considérable d'habitants.

Il y a, suivant les races et les nationalités, des *prédispositions* diverses. En Amérique, la race nègre paraît le plus souvent indemne, tandis que les blancs sont fortement atteints, et le danger diminue au fur et à mesure que le type se rapproche du type nègre. Humboldt avait indiqué la même immunité pour les habitants des Indes occidentales, fait que Gouin a récemment mis en doute. Quoi qu'il en soit ce sont surtout les nouveaux venus sur le sol américain qui paient le plus fort tribut aux épidémies, et l'acclimatement diminue le danger ; mais le voyageur qui revient en Amérique après quelques temps de séjour hors de ce pays se retrouve dans les conditions premières de réceptivité.

C'est le sexe masculin qui paraît d'ordinaire le plus atteint. Les vieillards, les jeunes gens restent souvent indemnes et la maladie sévit surtout sur les hommes dans la force de l'âge. On a remarqué que les individus que leurs occupations retenaient auprès du feu (boulangers, forgerons, cuisiniers) étaient plus facilement malades et qu'au contraire le danger était moindre pour les personnes exposées aux exhalaisons soi-disant malsaines (bouchers, tanneurs, savonniers, etc.). Les excès de toute nature favorisent l'éclosion de la maladie. Celle-ci frappe les gens bien portants comme les gens malades et peut atteindre plusieurs fois le même individu.

Le seul contact d'un malade ne suffit pas pour déterminer l'infection et l'élément virulent semble plutôt résider dans les objets inanimés provenant de l'individu malade, lesquels peuvent propager l'épidémie dans le voisinage ou au loin dans des pays jusqu'alors indemnes.

**II. Symptomatologie.** — La durée de la maladie varie suivant les cas ; en moyenne celle-ci dure de deux à trois jours ; l'incubation, de quelques heures seulement pour certains auteurs, pourrait, pour d'autres, dépasser des semaines et même des mois.

Parfois on observe des prodromes consistant en malaises, abattements, perte d'appétit, etc., mais souvent aussi la maladie débute d'emblée, par un grand frisson ou par de petits frissons répétés. Aussitôt après la température monte, atteint bientôt et dépasse même 40° centigrades, et parallèlement le pouls s'accélère (100 à 120). Les malades se plaignent de battements violents dans la tête, de douleurs insupportables dans les régions temporales ou bien à l'occiput, ou dans d'autres points de la tête. Bientôt les conjonctives s'injectent, le regard devient fixe et la langue se couvre d'un enduit gris ou jaunâtre. En même temps, l'appétit est complètement perdu, la soif augmente, les nausées apparaissent et parfois sont suivies de vomissements répétés. Les malades se sentent extraordinairement faibles et s'abandonnent à un désespoir profond qu'ils n'essaient plus de cacher.

A ce moment, la peau donne déjà une odeur cadavéreuse que Stoone dit avoir observée dès le début de la maladie et que Dunlop a retrouvée encore au bout de huit jours dans des vêtements. On dit même que les personnes qui ont été atteintes de la maladie restent longtemps préservées des piqûres des moustiques.

A côté de ces modifications offertes par la peau, on constate l'existence de douleurs vives dans la région des reins ainsi que dans les muscles et les articulations.

Les gencives deviennent fongueuses et se recouvrent d'un enduit formé de débris épithéliaux ; ces altérations peuvent aller plus tard jusqu'à la production d'abcès et d'hémorrhagies.

Des altérations catarrhales de même nature peuvent se rencontrer dans la bouche et à la voûte palatine. La région de l'estomac est habituellement douloureuse, mais le foie et la rate ne présentent pas d'altération spéciale non plus que les poumons ni le cœur. La constipation est de règle, la diurèse est diminuée, parfois même supprimée et l'urine contient souvent de l'albumine.

Cet appareil infectieux sans localisation spéciale constitue le premier stade de la maladie, lequel dure en moyenne de un à quatre jours. Le second stade, que nous appellerons stade de *rémission*, dure de un à deux jours. Lorsqu'il se produit, les malades sont pris presque brusquement d'une sueur abondante et en quelques heures la température retombe à la normale, en même temps que le pouls se ralentit. Les malades ressentent un bien-être extrême et l'on se croirait déjà en droit de conclure à une guérison prochaine. Mais trop souvent la maladie reprend de plus belle, au désespoir du médecin qui avait escompté trop vite la guérison. C'est alors que commence le troisième stade, stade d'altération du sang, et d'ictère, lequel est rempli des plus grands dangers et qui, comme le stade de début, dure de un à trois jours. La teinte ictérique des conjonctives, qui parfois était déjà apparue dans les jours précédents, augmente rapidement et s'étend à toute la peau. Celle-ci prend alors cette coloration jaune intense qui a fait donner le nom à la maladie. La diurèse qui avait reparu pendant le stade de rémission diminue de nouveau et l'urine prend une coloration ictérique foncée en même temps que les acides biliaires disparaissent. Cette disparition n'est d'ailleurs pas constante. La réaction de l'urine est constamment acide au dire de Donnet. Celle-ci contient presque toujours de l'albumine, enfin l'anurie totale peut apparaître et la mort survenir par urémie. Ce qui est bientôt caractéristique ce sont ces hémorrhagies qui se produisent pendant cette période par la peau, le nez, la muqueuse bucco-pharyngienne, l'intestin, les reins, les voies urinaires et même les organes génitaux. Les hématémèses sont principalement redoutables, et beaucoup d'auteurs considèrent l'apparition des vomissements noirâtres comme un signe de mort prochaine. Les matières rendues sont composées de restes d'aliments, de cellules épithéliales, de globules rouges, etc., leur aspect rappelle souvent celui de la suie (Gipps).

En même temps, on peut voir se produire sur la peau des *exanthèmes*, des éruptions rubéoliformes, varioliformes, urticariennes et l'herpès labial peut aussi se produire. A ce moment la température est fébrile et le pouls est augmenté.

Dans cette dernière période, le ventre est distendu, les régions épigastrique et vésicale sont sensibles à la pression. Il peut y avoir de la rétention d'urine. Les malades reposent alors dans un état d'adynamie profonde; d'autres, plus agités, ont des convulsions violentes pendant lesquelles ils meurent; on en voit enfin qui, ne se figurant pas être aussi gravement atteints, n'ayant même aucun pressentiment de leur fin prochaine, cherchent à quitter le lit pour retourner à leurs affaires. C'est dans ces circonstances qu'on en a vu tomber comme foudroyés dès qu'ils avaient mis le pied à terre.

Dans ces cas, la guérison est exceptionnelle et lorsqu'elle se produit, l'estomac reste encore pendant longtemps extrêmement susceptible.

A côté de ces formes graves, il y a des formes larvées et des cas abortifs.

A la suite de la maladie on peut voir apparaître des parotidites suppurées, des abcès de la peau et des ganglions.

**III. Anatomie pathologique.** — Les cadavres frappent tout d'abord par leur coloration jaune intense, celle-ci pouvant même être plus marquée que sur le vivant. Cette même coloration se retrouve dans toutes les sérosités naturelles, jusque dans les organes eux-mêmes. La rigidité cadavérique est précoce et fortement prononcée. On constate sur les différents organes des hémorrhagies plus ou moins étendues ainsi que dans le tissu cellulaire, sous-cutané, dans les muscles, sur l'épicarde, sur le cœur, les plèvres, les poumons, le foie, les reins, l'estomac, l'intestin, la muqueuse des voies urinaires, les méninges, la substance cérébrale. Les sérosités naturelles ou pathologiques peuvent également contenir du sang.

Le cœur est d'ordinaire mou, pâle, décoloré et friable ; le sang contenu dans ses cavités est liquide et sans caillots. Le foie est tantôt augmenté de

volume, tantôt diminué, tantôt au contraire il semble avoir conservé son volume normal. Il est mou, décoloré, présentant souvent l'aspect de l'atrophie
jaune aiguë et de même l'examen microscopique indique une dégénérescence
graisseuse prononcée. La vésicule biliaire est vide ou bien elle contient une
bile épaisse, gris noirâtre, chargée de mucus, parfois même teintée de sang.
La muqueuse de la vésicule est quelquefois elle-même le siège d'hémorrhagie, plus rarement d'abcès. On ne constate pas d'inflammation des voies
biliaires, ce qui porte à croire que l'ictère trouve sa cause dans une altération
du sang et non dans le foie. Il semble que le poison de la fièvre jaune agisse
directement sur les globules rouges du sang dont la matière colorante se
change dès lors en matière colorante biliaire dans l'intérieur même des
vaisseaux ; c'est ce qui expliquerait aussi que les acides biliaires ne se
retrouvent pas dans l'urine.

Crevaux a observé la dégénérescence graisseuse des capillaires des gencives et des cellules épithéliales de la muqueuse buccale ; on peut voir aussi
des érosions superficielles et de véritables pertes de substance de la muqueuse de l'œsophage, de l'estomac et de l'intestin. On observe enfin aussi
un gonflement habituel des follicules lymphatiques de l'intestin et des ganglions mésentériques.

Les reins sont augmentés de volume et hyperhémiés, parfois on y constate
de véritables hémorrhagies, les cellules épithéliales des canalicules ont
subi la dégénérescence graisseuse. Au dire de Crevaux, l'hyperhémie débu-
terait au niveau des glomérules de Malpighi. C'est là que se produisent
les hémorrhagies qui s'écoulent ensuite par les canalicules.

Chez la femme on peut voir des hémorrhagies dans l'ovaire et sous la muqueuse utérine.

Cartwright a décrit des altérations inflammatoires des nerfs du plexus
solaire. Bally a également signalé l'inflammation de l'arachnoïde du segment intérieur de la moelle, laquelle expliquerait selon lui les douleurs ex-
cruciantes que l'on constate dans la maladie.

**IV. Diagnostic.** — Le diagnostic n'est pas difficile dans les pays où la
maladie règne endémiquement. On pourrait cependant confondre la fièvre
jaune avec les affections suivantes :

La fièvre intermittente bilieuse, mais dans cette maladie la rate est augmentée de volume et l'emploi du sulfate de quinine amène une prompte
amélioration.

La fièvre typhoïde à forme bilieuse, mais là aussi la rate est augmentée de
volume, le foie est hypertrophié et surtout on peut constater dans le sang
la présence de spirilles.

L'empoisonnement par le phosphore. Ici les renseignements anamnésiques,
l'odeur alliacée de l'haleine et du contenu des vomissements ainsi que la
présence de phosphore lèveront tous les doutes.

L'ictère grave qui est une affection spéciale à nos pays, très semblable à la
fièvre jaune et dont les conditions étiologiques ne nous sont pas, du moins
à mon avis, encore bien connues.

**V. Pronostic.** — Le pronostic est spécialement grave. Dans beaucoup d'é-
pidémies, la mortalité atteint 75 0/0. L'apparition des vomissements noirs,
l'odeur cadavéreuse de l'exhalation cutanée, l'anurie ou l'albuminurie très
prononcée sont des signes spécialement défavorables.


**VI. Thérapeutique.** — La prophylaxie est ici encore spécialement importante. Il faut maintenir dans une observation scrupuleuse les navires, passagers et tous objets provenant de pays où règne la maladie. En cas de
doute les mesures de désinfection s'imposent.

Les mêmes mesures de précaution sont indiquées pour empêcher l'extension du fléau dans une contrée.

Dans le premier stade de la maladie, on usera de purgatifs doux (huile de
ricin, séné, calomel) et l'on prescrira du vin et une nourriture liquide. Plus
tard les bains tièdes et les excitants sont indiqués.

Certains auteurs ont préconisé l'usage de la quinine, de l'acide phénique,
de l'acide salicylique, de l'émétique, etc. On a abandonné avec raison les
saignées et la transfusion. Dans ces derniers temps on a fait des recherches
sur la vaccination possible de la maladie.

## SIXIÈME PARTIE

## MALADIES INFECTIEUSES A DÉTERMINATIONS PRINCIPALES
## SUR L'APPAREIL GÉNITAL

### (MALADIES VÉNÉRIENNES)

### 1. — Blennorrhagie.

*Gonorrhée. Urethralpyorrhoe.*

I. **Étiologie.** — La blennorrhagie est une inflammation de l'urètre dont la cause première réside dans la présence de certains micro-organismes nommés gonococci. Neisser a le premier, en 1879, trouvé ces micro-organismes dans le pus et Bockhard, Welander, Chameron, mais surtout Bumm, ont réussi à les cultiver et à les inoculer dans l'urètre de l'homme.

La muqueuse de l'urètre n'est pas le seul point sur lequel les gonocoques prospèrent. La muqueuse du vagin et du col de l'utérus leur offre un terrain de développement très propice. Ils apparaissent aussi sur la muqueuse du gros intestin quand celle-ci a été inoculée par le contact des liquides venus du vagin ou dans des rapports contre nature (blennorrhagie rectale). La conjonctive peut également être infectée et nous savons que le transport sur les yeux du pus blennorrhagique peut occasionner des accidents très graves. On a dit aussi que l'affection pouvait apparaître sur les muqueuses du nez et de la bouche, mais au dire de la plupart des auteurs modernes, cela est plutôt une possibilité théorique qu'un fait d'observation. Mackenzie n'a trouvé que trois observations de blennorrhagies nasales lesquelles sont dues à Boerhave, Edwards et Sigmund.

La blennorrhagie provient presque exclusivement d'un coït impur, c'est pour cela qu'on la rencontre d'ordinaire seulement après la puberté. La blennorrhagie des enfants succède d'ordinaire à des viols et est souvent rectale ; mais le plus grand nombre de blennorrhagiques est fourni par des célibataires de vingt à trente ans et parmi eux, par les commis voyageurs et les officiers.

L'expérience prouve que plusieurs hommes peuvent avoir des rapports avec une fille contaminée sans être forcément tous infectés. Ceux qui sont le moins exposés sont évidemment ceux chez lesquels le coït est le plus rapide; les plus exposés sont ceux qui paressent dans l'acte sexuel. Il est évident aussi que les chances de contact augmentent avec l'étendue et la répétition des frottements ; enfin il faut signaler encore comme conditions prédisposantes l'éréthisme vénérien et l'état d'ébriété.

Il faut ajouter que la recherche des conditions étiologiques de la maladie est rendue plus difficile par le malade lui-même qui ne cherche que trop souvent à tromper son médecin. A l'entendre, jamais il n'a eu de coït impur ; seulement, il croit bien que sa chaude-pisse est due à une perte séminale, à un refroidissement, à un excès intempestif de boisson, ou bien à des causes encore plus bizarres.

Une première blennorrhagie en appelle facilement d'autres. Bien des médecins ont comme moi soigné des individus qui ne pouvaient se livrer à un coït extra-conjugal sans contracter une blennorrhagie. C'est dans ces cas que l'on se sentirait porté à admettre l'existence d'une sorte de constitution blennorrhagique.

La blennorrhagie est une affection locale et personnelle et ne peut en aucun cas rejaillir sur les descendants. On voit, il est vrai, des nouveau-nés présenter de la blennorrhagie des conjonctives, mais celle-ci a été contractée au moment de l'accouchement par le contact direct des parois vaginales infectées.

Chez l'homme le *siège* presque exclusif de la blennorrhagie est, avons-nous dit, l'urètre ; chez la femme, la maladie s'attaque aussi à la vulve, au vagin et au col de l'utérus.

La blennorrhagie semble avoir régné dans les temps les plus reculés et il en est probablement fait mention dans les livres de Moïse.

**II. Symptomatologie.**—Comme toute maladie infectieuse, la blennorrhagie présente une période *d'incubation* et c'est seulement d'ordinaire 24 à 72 heures après le coït impur qu'apparaissent les premiers symptômes [1]. Certains auteurs admettent une incubation plus courte et Kühn notamment l'abaisse jusqu'à 6 heures. D'autres par contre croient pouvoir affirmer que le stade d'incubation s'élève parfois jusqu'à 2, 3, 4 et même 8 semaines. Pour nous la durée de deux semaines nous paraît déjà bien exagérée. Il ne faut pas oublier qu'à côté des malades qui viennent à la première alerte trouver leur médecin, il y en a d'autres qui par incurie attendent bien plus longtemps, d'autres enfin qui pour toutes sortes de raisons essaient de dérouter le médecin dans ses recherches étiologiques. La blennorrhagie peut être aiguë ou chronique, la seconde succédant toujours à la première, enfin elle peut être aussi subaiguë et figurer de la sorte une forme intermédiaire aux deux précédentes.

Pour plus de clarté nous décrirons à part et successivement la blennorrhagie de l'homme et la blennorrhagie de la femme.

----

(1) Le Prof. Fournier donne 4 à 6 jours comme durée habituelle de l'incubation. L'apparition de la blennorrhagie 24 heures après le coït impur ne se voit que chez les individus dont l'urètre est déjà chroniquement excité. (*Note du Tr.*)

## Blennorrhagie aiguë chez l'homme.

Dans la plupart des cas, la maladie s'annonce par l'apparition d'une sensation toute particulière de chatouillement et de picotement dans la portion antérieure du canal de l'urètre. Cette sensation spéciale n'apparaît tout d'abord qu'au moment des mictions, puis elle devient tenace et bientôt se change en une douleur vive et cuisante. En même temps commence à apparaître du ténesme vésical et déjà, par action réflexe sans doute, la quantité d'urine rendue dans les 24 heures augmente notablement (1).

Les lèvres du méat urinaire se tuméfient et rougissent ; si on les écarte l'une de l'autre, on trouvera à l'orifice de l'urètre une goutte de sécrétion muqueuse qui bientôt prendra le caractère d'une sécrétion franchement purulente. La pression sur un point de la partie inférieure de l'urètre, et notamment sur un point correspondant à la fosse naviculaire, est extrêmement douloureuse. Bientôt après, une pression légère sur le canal provoquera l'issue d'un pus gris jaunâtre qui tachera le linge et laissera sur lui des taches à contours bien limités.

A partir de ce moment, si le malade laisse l'écoulement livré à lui-même sans cependant manquer aux plus simples précautions hygiéniques, on verra la suppuration diminuer de plus en plus dans l'espace de trois ou quatre semaines et disparaître entièrement de la quatrième à la septième semaine. A la fin même, le liquide n'est plus constitué par du pus, mais seulement par du mucus.

Il n'en est pas de même lorsque le malade n'obéit pas aux précautions hygiéniques, ou bien lorsqu'il veut se soigner d'une façon par trop imprudente. J'ai vu récemment, dans un cas de ce genre, un écoulement persister à l'état aigu pendant neuf mois malgré les soins médicaux. A côté de ces cas prolongés on en voit d'autres dans lesquels l'écoulement cesse presque entièrement au bout du temps habituel, puis reparaît avec ses mêmes caractères après une véritable période de rémission, pouvant ainsi prolonger la maladie plus d'une année. A cette période, si l'on observe au microscope le pus rendu par l'urètre on le trouvera rempli de cellules épithéliales dégénérées et surtout de micro-organismes dont l'importance est absolument capitale.

La recherche des gonocoques se fait de la façon suivante : On comprime une goutte de pus entre deux verres de telle façon qu'elle soit étendue en couche aussi fine que possible. On laisse évaporer à l'air ou au-dessus d'une flamme la préparation ainsi obtenue. Puis la lamelle est portée (en ayant soin de tourner toujours en l'air la surface souillée de la lamelle) dans une solution aqueuse concentrée de bleu de méthylène ou de violet de gentiane, en la laissant une demi-minute environ dans la solution. Enfin la lamelle étant retirée, sera lavée rapidement dans une solution d'eau distillée et non

_______

(1) Parfois l'apparition de l'écoulement est le premier symptôme observé. (*Note du Tr.*)

pas dans l'alcool ou l'eau acidulée qui décolorerait entièrement les gonocoques ; enfin la préparation sera séchée à la flamme et montée dans le baume
de Canada avant d'être portée sous le microscope (fig. 50).

Les micro-organismes ainsi préparés apparaîtront sous la forme de microbes d'aspect ovalaire très nettement circonscrits, ayant un diamètre longitudinal de 0,8,-0,6 μ et un diamètre transversal de 0,6,-0,8 μ. de longueur.

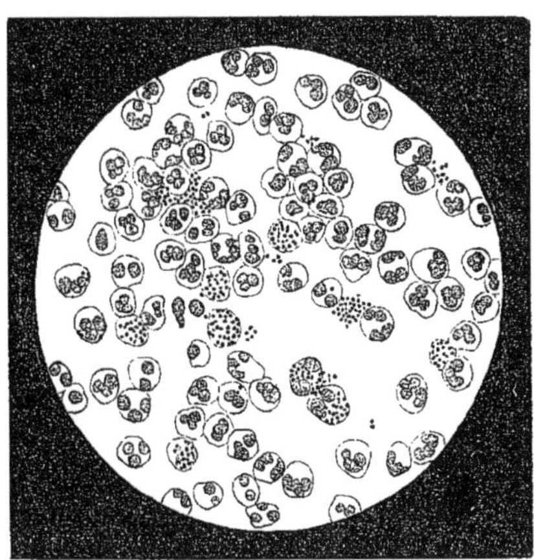

FIG. 50. — *Gonocoques de la blennorrhagie.* Coloration au bleu de méthylène. Gross. 450 fois.
(Obs. personnelle.)

Ces micro-organismes sont ordinairement attachés deux par deux sous forme
de diplocoques ; ces derniers se rencontrent parfois par groupes de dix à
vingt et même plus, entourés alors d'une sorte d'enveloppe hyaline. On les
observe parfaitement avec un demi-éclairage et jamais sous forme de chaînettes. Souvent on les rencontre également dans les globules de pus et les
cellules épithéliales (1).

Disons enfin que les gonocoques se décolorent par la méthode de Gram.

Les gonocoques se développent difficilement sur nos milieux nutritifs habituels. Bumm est seul parvenu à les cultiver sur le sérum sanguin et à les
inoculer à l'homme. Les cultures sur agar-agar sont ordinairement dues au
développement d'autres cocci analogues à ceux que nous étudions et prenant
facilement leurs lieu et place (1). Enfin les inoculations aux animaux ont
toujours échoué, ce qui semble bien prouver que le virus blennorrhagique
est purement humain.

(1) Le Prof. Bouchard avait déjà en 1878 remarqué l'existence de micro-organismes
spéciaux dans le pus blennorrhagique. L'insuffisance des procédés de coloration connus alors
l'avait empêché d'en donner une description complète.

En 1884 le Prof. Bouchard a repris les recherches de Neisser et les a confirmées.

Enfin, d'après les travaux de Leistikow, Bockhardt, Cornil et Babes, il semble admis
que le gonococcus se rencontre non à la surface, mais à l'intérieur des cellules. Son action
porte d'abord sur les cellules épithéliales et en détermine la chute. La production du pus
suit immédiatement. (*Note du Tr.*)

Les *complications*, extrêmement variées dans leur nature, sont de règle dans le cours de la maladie.

Signalons en premier lieu les *hémorrhagies* par le canal de l'urètre, celles-ci pouvant être causées par la continuation des rapports sexuels malgré l'état de maladie ou bien à la suite d'une érection forcée et de pertes séminales répétées. C'est cette forme qui a reçu le nom de blennorrhagie russe, parce qu'on la constata chez les soldats russes au temps de Napoléon. Dans cette forme le liquide de l'écoulement se compose d'un mélange de pus et de sang, lequel peut quelquefois prendre une coloration noirâtre.

Les malades qui sont atteints de blennorrhagie se plaignent d'ordinaire d'érections répétées survenant surtout la nuit. Des pollutions ne tardent pas à suivre ces érections et ces pollutions presque toujours nocturnes, très rarement diurnes, sont provoquées par les pensées, images ou livres voluptueux.

J'ai vu souvent des malades touchant à la guérison être repris presque subitement après une perte séminale nocturne.

C'est dans cette forme que l'on voit parfois apparaître ce que l'on a appelé la *chaude-pisse cordée* laquelle ne laisse pas que d'effrayer vivement les malades. Dans cette forme d'accident, la verge n'est en état d'érection que dans sa partie postérieure, tandis que la partie antérieure, flaccide, semble être séparée de la précédente par une ligne assez nette de démarcation le long de laquelle se font ressentir d'intolérables douleurs ; elles semblent correspondre à des coagulations thrombosiques des corps caverneux en cette région, interrompant pour ainsi dire la communication entre les deux parties de la verge.

La *strangurie* est également une complication fâcheuse. Lorsqu'elle apparaît, la miction devient plus lente sous forme d'un filet très mince, parfois même elle ne se produit que goutte à goutte et détermine d'intolérables douleurs.

Un second ordre de complications nombreuses provient de la propagation de la maladie aux organes avoisinant le canal de l'urètre et cela de deux façons, soit par l'action nocive exercée sur ces organes par les gonocoques spécifiques, soit par le développement d'infections secondaires et l'apparition des cocci de la suppuration (staphylocoques notamment) (1).

Parmi ces complications inflammatoires de voisinage il faut signaler la périurétrite ; celle-ci s'annonce par une inflammation du tissu sous-muqueux et conjonctif périurétral et l'apparition de foyers mal circonscrits le long de l'urètre s'accompagnant de vives douleurs, et d'une tuméfaction plus ou moins étendue. Quand le processus inflammatoire ne se limite pas, on voit en fin de compte se produire des abcès qui s'ouvrent soit dans l'uré-

---

(1) Cette phrase touche à la question vraiment délicate de la biologie des cocci de la blennorrhagie. Le microbe de Neisser semble bien être spécifique, mais il se développe toujours en compagnie d'autres cocci presque semblables (Rech. de Bumm, Lustgarten) et sa réaction caractéristique n'est pas encore bien déterminée. La décoloration des cocci de Neisser par la méthode de Gram et leur présence presqu'exclusive dans l'intérieur des cellules sont jusqu'à présent considérées comme les signes différentiels les plus certains. (*Note du Tr.*)

tre, soit à l'extérieur, soit dans ces deux directions à la fois en laissant après eux des fistules urétrales. Mais d'ordinaire les abcès ne dépassent pas le territoire des follicules de la muqueuse.

Dans le cas où l'inflammation blennorrhagique sort de ses limites habituelles et progresse en avant, on peut voir apparaître la *balanite*, la *posthite* et la *balano-posthite*. Dans ces cas, le gland et le prépuce présentent une coloration rouge foncé et la pression sur ces organes fait sourdre un liquide d'odeur nauséabonde, franchement purulent, dont la présence occasionne une sensation de prurit désagréable ou de brûlure intense après les tentatives de grattage faites par le malade pour obéir au prurit. Ajoutons que ces complications sont d'autant plus à craindre que le prépuce est plus long et plus étroit.

On peut alors voir apparaître sur le gland, de même que sur le feuillet interne du prépuce, certaines érosions, lesquelles en se cicatrisant peuvent ultérieurement offrir entre elles des adhérences assez intimes pour gêner les rapports sexuels et nécessiter une opération chirurgicale.

Ou bien encore l'œdème inflammatoire du prépuce peut être tel qu'il gêne le glissement de celui-ci et notamment empêcher sa rétraction sur le gland. C'est cet état que l'on désigne sous le nom de *phimosis*. Celui-ci peut être parfois tellement prononcé que c'est à peine si l'ouverture du prépuce laisse voir l'orifice urétral. Dans ces conditions, si peu que le gonflement et la compression qui en résulte augmentent un peu, si enfin on n'est pas intervenu d'une façon active, on peut voir se produire la gangrène du prépuce. Des points nécrobiotiques apparaissent par places, des sphacèles se produisent, suivis de perte de substance lesquels vont laisser de plus en plus le gland à découvert.

Avant que la gangrène se produise, il peut se faire que le malade ou un médecin parvienne à ramener par de fortes tractions le prépuce en arrière du sillon balano-préputial, mais qu'à la suite de cela la rétraction du prépuce en avant devienne à son tour impossible et l'on a alors affaire à ce que l'on appelle le *paraphimosis*. Dans ces conditions, si l'étranglement du gland n'est pas réduit ou levé par une opération chirurgicale, on peut voir se produire de la gangrène soit du gland, soit de l'anneau préputial.

Une autre complication possible est l'inflammation des vaisseaux lymphatiques. Dans ces cas, la lymphangite apparaît sur la face dorsale de la verge. Cette lymphangite peut être unilatérale ou bilatérale (1). Elle occasionne des douleurs vives au malade et se manifeste à la vue par la production d'un sillon rosé qui suit la direction des vaisseaux lymphatiques et au toucher par la formation d'un cordon dur, noueux par places et toujours sensible à la pression. Il est rare que cette inflammation aboutisse à la formation d'un abcès, mais celle-ci peut se propager jusqu'aux ganglions inguinaux dont elle occasionne le gonflement. Le bubon ainsi produit est parfois simplement inflammatoire, comme on en observe souvent dans le voisinage de tout foyer inflammatoire banal, ou bien il peut être franchement

_______________

(1) La lymphangite n'est pas constamment tronculaire. Elle peut être aussi réticulaire et simuler l'érysipèle . (*Note du Tr.*)

virulent, car on a retrouvé dans les ganglions les gonocoques caractéristiques. Ajoutons aussi que cette adénite peut être uni ou bilatérale et qu'elle aboutit exceptionnellement à la suppuration.

Une des complications les plus fréquentes de la blennorrhagie consiste dans l'inflammation aiguë du testicule ou *épididymite aiguë*. C'est par la portion prostatique de l'urètre que le virus blennorrhagique pénètre jusqu'aux testicules; et comme l'inflammation urétrale procède toujours assez lentement d'avant en arrière, on comprend que l'épididymite ne se produise qu'après la seconde semaine de la maladie. Le testicule droit est pris aussi souvent que le gauche. Parfois la complication apparaît des deux côtés à la fois, mais plus souvent c'est l'un après l'autre que les testicules sont atteints. On peut d'ordinaire remonter à la cause occasionnelle de l'épididymite. On la trouvera dans des marches excessives du malade, une station debout prolongée, une course à cheval, surtout lorsque les testicules ne sont pas protégés par un suspensoir, ou bien encore ce seront des frottements prolongés, un choc accidentel qu'il faudra incriminer. L'existence antérieure de varicocèle ou d'une hernie scrotale peuvent jouer le rôle de cause prédisposante. Disons aussi que les individus précédemment atteints d'épididymite dans le cours d'une blennorrhagie antérieure sont plus facilement exposés que d'autres à une nouvelle localisation de la maladie sur le testicule. Il faut dire d'autre part que dans bien des cas la cause occasionnelle ne peut être retrouvée.

Il n'est pas rare de voir l'épididymite se développer avec les symptômes d'un état général sérieux: frissons ou frissonnements, céphalalgie, abattement et élévation de température; parfois même on a constaté des vomissements. Le malade accuse une douleur extrêmement vive, bientôt même intolérable, siégeant dans le testicule malade. Cette douleur s'accroît dans les mouvements et par la station debout prolongée; en même temps apparaît bientôt un épanchement dans la tunique vaginale (hydrocèle aiguë). Le testicule est augmenté de volume; il est extrêmement sensible à la palpation; sa consistance prend des caractères spéciaux et donne la sensation d'une tuméfaction pâteuse. Il est, dans l'espèce, souvent difficile de délimiter exactement les contours du testicule au milieu de l'infiltration et de l'œdème des parties voisines, car le scrotum lui-même participe à la maladie et l'on voit sa peau perdre ses plis, se distendre et prendre une coloration lisse et rosée.

Cette tuméfaction du testicule met ordinairement quatre semaines à évoluer, jusqu'à ce que les liquides inflammatoires soient entièrement résorbés; il est rare que l'inflammation, procédant plus avant, aboutisse soit à la formation d'abcès, soit à la gangrène du testicule.

Mais d'autre part les symptômes généraux que nous avons vus apparaître avec la maladie peuvent persister avec elle, et l'on voit alors survenir du météorisme, des vomissements, parfois même à caractère fécaloïde, et comme le tout coïncide avec une constipation opiniâtre, on pourrait être porté à redouter l'existence d'une occlusion intestinale aiguë. En même temps les malades se plaignent de vives douleurs dans la région lombaire et parfois même on a pu voir celles-ci s'accompagner de véritable paralysie des membres inférieurs. Il n'est pas rare de voir ces accidents coïncider avec une diminution notable de l'écoulement et disparaître dès que celui-ci réapparaît (1).

La guérison de l'épididymite n'est pas toujours absolument complète. Dans certains cas la restitution ad integrum ne se fait pas et l'on voit persister dans l'épididyme des noyaux durs qui ne se résolvent que très lentement et que l'on retrouve quelquefois même pendant toute l'existence. De plus ces noyaux peuvent devenir ultérieurement le point de départ de tuberculoses de l'appareil génito-urinaire en offrant aux bacilles un terrain propice à leur développement.

D'autre part on a souvent signalé la possibilité de l'oblitération permanente des canalicules séminifères consécutivement aux lésions de l'épididymite aiguë. La stérilité qui en résulterait nous semble évidemment se produire moins souvent qu'on n'a bien voulu le dire. Disons pour terminer que l'on a vu souvent, après une épididymite blennorrhagique, une hydrocèle, chronique ou bien de la névralgie du testicule.

A côté de cette complication que nous venons d'étudier, il faut ranger l'inflammation du canal déférent, la *déférentite* blennorrhagique. Dans les cas où cette complication se produit le canal déférent peut arriver à présenter la grosseur du petit doigt et former un cordon noueux à bosselures irrégulières, très sensible à pression, se prolongeant jusqu'à l'orifice du canal inguinal et s'accompagnant de rougeur, parfois d'œdème de la peau. Cette déférentite peut aboutir, ce qui est rare d'ailleurs, à la formation d'un abcès dont le pus s'écoulera au dehors.

Abordons maintenant une autre série de complications moins fréquentes. Nous parlerons tout d'abord de l'inflammation de la prostate, de la *prostatite blennorrhagique*. Celle-ci, comme l'épididymite, s'accompagne souvent à son début de symptômes généraux. Mais avec cela, les malades se plaignent d'une sensation de brûlure vive avec battements douloureux dans la région périnéale. La miction devient pénible ou même presque impossible et l'examen avec la sonde démontrera l'existence d'un obstacle siégeant au niveau de la région prostatique. La douleur que ressent le malade se trouve spécialement exagérée lorsque celui-ci veut aller à la selle et surtout lorsque, par le fait de la constipation, les matières viennent presser vivement sur la prostate. C'est dans ce cas que l'intensité de la douleur a pu occasionner des pertes de connaissance. Le périnée est assez souvent rouge et gonflé, il est aussi spécialement chaud et sensible à la palpation. Le toucher rectal démontre un gonflement manifeste de la paroi intérieure du rectum, ainsi que de la prostate qui est chaude et sensible. On peut enfin voir apparaître dans le courant de la prostatite des frissons répétés, indices de la suppuration prochaine, laquelle peut se faire jour dans l'intestin, le périnée, l'urètre et occasionner par là la septicémie et la mort.

---

(1) Sturgir a vu dans un cas l'épididymite apparaître avant l'écoulement; j'ai observé un cas pareil et puis affirmer que mon observation ne contenait aucune cause d'erreur. (*Note de l'Auteur.*)

Disons enfin que la prostate peut rester tuméfiée après la disparition de la gonorrhée et donner naissance par là à de la prostatorrhée.

L'*inflammation* des glandes de Cowper et des vésicules séminales peut venir compliquer la blennorrhagie et parfois aussi aboutir à la formation d'abcès. Cette complication se caractérise par l'existence en un point de la ligne médiane du périnée et à égale distance du scrotum et de l'anus, d'une tuméfaction douloureuse et chaude au toucher recouverte d'une peau rouge et œdémateuse. La suppuration lorsqu'elle se produit se fait jour dans l'urètre ou au périnée. Quant aux vésicules séminales leur tuméfaction est très facile à reconnaître par le toucher rectal sur les côtés de la prostate.

La *cystite blennorrhagique* est une complication fréquente. Parfois elle est caractérisée seulement par un ténesme intense précédant ou accompagnant l'issue d'une urine fortement chargée de mucus, de globules blancs et d'épithélium vésicaux dégénérés. D'autres fois la cystite va jusqu'à prendre des caractères hémorrhagiques et j'ai moi-même soigné un homme guéri de la gonorrhée depuis quelques semaines déjà et qui cependant souffrait d'une cystite hémorrhagique de nature franchement blennorrhagique, puisque les gonocoques purent être retrouvés dans les sédiments urinaires.

L'inflammation peut remonter plus haut et atteindre l'uretère, les bassinets et les reins. Dans ces cas il se produira le plus souvent de l'albuminurie et les urines contiennent une grande quantité de cellules épithéliales des bassinets, et des canalicules du rein, etc. On a pu voir enfin se produire de la suppuration, de l'urémie, de la septicémie.

Toutes les complications que nous venons d'étudier peuvent très bien aller avec cette idée que la blennorrhagie est une affection à siège exactement localisé et qui ne peut amener d'accidents concomitants que dans le voisinage du territoire où elle sévit, par extension de l'inflammation et contagion de proche en proche. Mais cette théorie doit évidemment être très élargie quand on considère que, loin d'être une affection exclusivement locale, la blennorrhagie s'accompagne souvent à son début et pendant son évolution d'un léger mouvement fébrile et de quelques symptômes généraux (anémie de la peau, brisement des membres). On ne doit pas non plus s'en tenir à la conception d'une inflammation banale et localisée de l'urètre quand on veut se rendre compte de la nature et des conditions étiologiques des complications à distance. Nous rangeons sous cette dénomination toute une série d'accidents auxquels on donnait le nom de métastatiques et qui ne proviennent évidemment que de deux causes étiologiques, soit de la diffusion dans les organes éloignés et dans tout l'organisme des gonocoques spécifiques, soit d'une infection secondaire par les microbes de la suppuration.

Parmi ces complications nous rangerons en première ligne le *rhumatisme blennorrhagique*. Cette affection a été le sujet de nombreuses discussions qui n'ont plus à notre avis de raison d'être depuis que Pétrone et Kammerer ont retrouvé les gonocoques dans les liquides articulaires (1). Ajoutons même que Pétrone dit avoir retrouvé ces micro-organismes dans le

----

(1) Smirnoff a fait récemment les mêmes constatations. (*Note du Tr.*)

sang. Cette complication apparaît le plus souvent seulement après la quatrième semaine de la maladie et parfois même après la cessation de l'écoulement. C'est une complication relativement fréquente. Ou bien ce rhumatisme s'établit insidieusement et se localise à une seule articulation (genou notamment) ou à quelques articulations seulement, ou bien, affectant dans son allure la marche du rhumatisme franc, il frappe un nombre plus considérable d'articulations avec son caractère banal de mobilité.

J'ai observé souvent pour mon compte que le rhumatisme blennorrhagique alternait souvent avec l'écoulement, diminuant lorsque celui-ci réapparaissait en abondance.

Les auteurs français distinguent avec raison plusieurs formes cliniques de maladie ; dans un premier type rentrent les rhumatismes évoluant sans grand fracas ni douleur avec production abondante de liquide, absolument comme dans l'hydarthrose vulgaire. Dans une seconde catégorie rentrent tous ces gonflements franchement inflammatoires et douloureux des articulations, analogues à ceux du rhumatisme franc. On voit enfin dans d'autres cas les articulations, qui semblent peu atteintes, peu déformées, présenter une sensibilité toute spéciale. Disons pour terminer que, dans toutes ces formes, on peut voir apparaître et persister à la suite de la maladie des déformations articulaires, des ankyloses etc., ou bien la jointure peut suppurer et occasionner des accidents graves, la mort même par septicémie.

Parallèlement à ce rhumatisme blennorrhagique on peut voir évoluer des affections auxquelles on n'a que récemment attribué l'origine et le caractère infectieux. Nous voulons parler de la péricardite, de l'endocardite, surtout de l'endocardite ulcéreuse sur laquelle Schedler a de nouveau appelé l'attention et dont j'ai vu moi-même un exemple suivi de mort, de la pleurésie, de la méningite, du purpura, etc.

Le *rhumatisme musculaire* peut apparaître comme complication de la blennorrhagie, et je suis du nombre des auteurs qui l'admettent.

La *névralgie* et la *névrite* sont également des complications possibles. Les auteurs ont signalé de nombreux cas de sciatiques blennorrhagiques, moi-même j'en ai vu deux exemples récents. Ces névrites peuvent bien expliquer les accidents parétiques qui ne peuvent guère être en rapport qu'avec des altérations des nerfs ou de la moelle.

Fournier a appelé l'attention sur la *périostite* blennorrhagique caractérisée par une tuméfaction très douloureuse du périoste et dont le siège habituel est l'épine de l'omoplate, le calcaneum, les phalanges et le grand trochanter. La durée de cette complication est de une à deux semaines et dans certaines conditions on peut observer la terminaison par suppuration.

Les gaines tendineuses, les bourses séreuses sont parfois aussi le siège de gonflements.

Des auteurs (Liebermann, Besnier) ont signalé des cas d'érythème de la peau, de phlébite, etc.

Personnellement j'ai vu dans deux cas une tuméfaction de la rate apparaître et disparaître avec la blennorrhagie.

Enfin, pour en terminer, signalons ces complications inflammatoires du côté des yeux, que l'on avait déjà rattachées aux complications articulaires. Le plus souvent, il s'agit d'iritis, d'irido-choroïdite parfois accompagnée d'obscurcissements du cristallin, parfois aussi coïncidant avec les lésions de la cornée. Panas a observé un cas de descemétite.

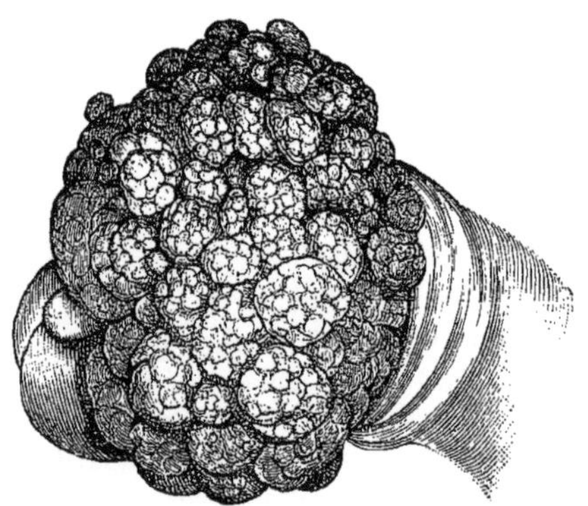

FIG. 51. — *Condylomes de la blennorrhagie.*
(Obs. personnelle.)

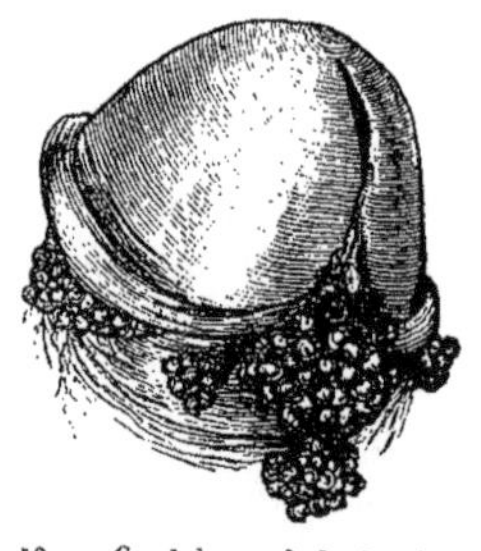

FIG. 52. — *Condylomes de la face interne du prépuce.* (Obs. personnelle.)

Un de mes élèves, le D<sup>r</sup> Held, a recueilli et publié dans sa thèse les complications de la blennorrhagie observées pendant dix ans à la clinique de Zurich. Elles portent sur 573 cas, 420 chez l'homme, 153 chez la femme. Des complications ont été observées dans 58,8 pour cent des cas chez l'homme, 13 0/0 chez la femme :

| NOMS DES COMPLICATIONS | HOMMES | FEMMES | PROPORTION DES CAS | |
|---|---|---|---|---|
| | | | Hommes | Femmes |
| Épididymite | 134 | — | 31.9 | — |
| Cystite | 52 | — | 12.3 | — |
| Arthrite | 20 | 1 | 4.7 | 0.6 |
| Bubons | 16 | 7 | 3.8 | 4.5 |
| Condylome | 6 | 8 | 1.4 | 5.2 |
| Phimosis et paraphimosis | 5 | — | 1.1 | — |
| Rétrécissement | 5 | — | 1.1 | — |
| Cowpérite | 2 | — | 0.5 | — |
| Abcès de la grande lèvre droite | — | 1 | — | 0.6 |
| Bartholinite | — | 2 | — | 1.3 |
| Balanite | 2 | — | 0.5 | — |
| Funiculite | 1 | — | 0.2 | — |
| Thrombose des corps caverneux | 1 | — | 0.2 | — |
| Œdème du scrotum | 1 | — | 0.2 | — |
| Pyélite | 1 | — | 0.2 | — |
| Pyélo-cystite | 1 | — | 0.2 | — |
| Pharyngite catarrhale | — | 1 | — | 0.6 |
| | 247 | 20 | — | — |

Il faut remarquer que le chiffre est évidemment très élevé pour les premières complications par rapport aux secondes parce que les unes exigent l'entrée à l'hôpital et que les autres peuvent être traitées à domicile. Ajoutons à cette statistique un cas de sciatique, un d'endocardite ulcéreuse, un d'érythème noueux, un de purpura et un de pleurésie.

La blennorrhagie laisse parfois après elle des suites désagréables ou bien certaines maladies peuvent se surajouter secondairement : la tuberculose du testicule et de l'appareil génito-urinaire, l'hydrocèle chronique, l'ankylose ou des déformations des articulations, des lésions oculaires, etc. A la suite aussi l'on peut voir des condylomes du gland et du prépuce, lesquels sont déterminés par les irritations provoquées par le pus blennorrhagique.

Enfin toute blennorrhagie aiguë peut être suivie d'une blennorrhagie chronique.

### Blennorrhagie chronique chez l'homme.

La blennorrhagie chronique est loin d'être rare chez l'homme. Elle succède souvent à des blennorrhagies aiguës mal soignées. Les lésions qui l'accompagnent sont diverses, tantôt c'est une inflammation granuleuse de la muqueuse, tantôt des ulcérations chroniques et bourgeonnantes, tantôt des inflammations persistantes derrière les replis naturels ou artificiels de l'urètre. C'est en tout cas dans la région membraneuse que les lésions siègent le plus souvent. Dans certains cas on a pu constater l'existence d'une urétrite fibrineuse ou croupale (1).

L'affection ne consiste pas toujours exclusivement dans l'écoulement continuel d'un liquide purulent. Parfois, ou du moins de temps à autre, on voit apparaître dans l'urine des sortes de petits grumeaux ou bien des filaments nommés filaments blennorrhagiques (2). Ceux-ci apparaissent surtout au matin lorsque pendant la nuit l'urine s'est pour ainsi dire concentrée. Au matin aussi on trouve les lèvres du méat accolées l'une à l'autre, et au moment de la première miction, ou lorsque le malade appuie sur le gland, il sort de l'urètre une goutte d'un liquide séreux ou muqueux plutôt que vraiment purulent. Lorsque l'on veut faire sortir de l'urètre un liquide plus inflammatoire et plus franchement purulent il faut appuyer plus en arrière et presser avec le doigt, pour ainsi dire, sur la portion membraneuse. On a désigné cette affection sous le nom de goutte militaire, parce que les méchantes langues font de cette maladie le triste privilège des vieux militaires

___

(1) Nous savons que d'après l'opinion trop exclusive de Désormeaux toute urétrite chronique était une urétrite granuleuse. Les auteurs français reconnaissent deux formes anatomo-pathologiques de la blennorrhagie chronique : l'urétrite antérieure et l'urétrite postérieure (*Note du Tr.*)

(2) Ces filaments contiennent, à l'examen microscopique, des cellules de pus en amas, des cellules épithéliales à l'état de dégénérescence hyaline, ainsi que des gonocoques, mais bien plus rarement.

non mariés (1). On la désigne aussi sous le nom de blennorrhagie froide (2). Lorsqu'il se produit un rétrécissement de l'urètre on voit apparaître les troubles de la miction ; le jet de l'urine devient plus faible, se divise et se contourne en tire-bouchon, parfois l'urine est seulement rendue goutte à goutte. Le malade doit mettre plus d'énergie dans l'acte de la miction et s'aider plus fortement des secours de la pression abdominale. Lorsqu'il existe des ulcérations de l'urètre avec granulations exubérantes, il n'est pas rare de constater dans l'urine la présence de stries sanguines ou de véritables petits caillots.

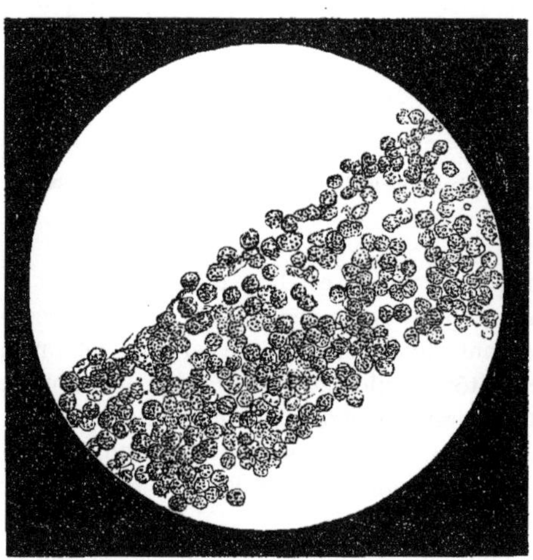

FIG. 53. — *Filaments urinaires dans la blennorrhagie.* (Obs. personnelle.)

La chaude-pisse chronique n'est pas sans sérieux dangers, souvent elle amène le patient dans un état d'hypocondrie extrême ; celui-ci s'inquiète de son état et recherche pour ainsi dire à toute heure du jour dans l'urine les filaments qui l'inquiètent et dont il constate les progrès. Ce qui l'inquiète aussi et bien à tort, c'est de croire à la contagiosité persistante de sa maladie, car celle-ci peut au bout d'un certain temps ne plus contenir d'éléments virulents et permettre par ce fait la possibilité du mariage. Quoi qu'il

(1) En Allemagne on désigne encore la blennorrhagie sous les noms familiers de chaude-pisse des hussards ; de goutte du bonjour (Husarentripper, BonjourTröpfchen).

(2) Les auteurs français décrivent, et avec raison selon nous, à la blennorrhagie chronique deux formes : 1° la blennorrhagie chronique vraie, avec écoulement modéré, presque continuel et coloré ; 2° la blennorrhagie ou goutte militaire caractérisée par l'écoulement presque incolore du matin (Fournier). La première rentrerait dans la blennorrhagie prolongée d'Eichhorst. Celle-ci est plus souvent très longtemps contagieuse. La seconde ne l'est pour ainsi dire pas. Les résultats complets des connaissances bactériologiques à ce sujet donneront probablement des conclusions définitives sur la manière dont on doit envisager les blennorrhagies chroniques, mais les deux types cliniques n'en existent pas moins, comme Fournier l'a signalé le premier. (*Note du Tr.*)

en soit, ces sortes de malades présentent une réceptivité très grande pour des blennorrhagies consécutives, celles-ci se présentant d'ailleurs d'ordinaire avec une virulence bien moins marquée.

Toutes ces formes chroniques de la blennorrhagie, virulentes ou non, exposent également aux rétrécissements qui sont consécutifs à la cicatrisation des ulcérations chroniques de la muqueuse.

### Blennorrhagie chez la femme.

Les avis sont partagés sur le siége exact de la blennorrhagie de la femme. D'après quelques observations nous inclinerions à penser qu'il réside dans l'urètre ; mais on ne peut constater la présence du pus dans cet organe, ce pus étant habituellement expulsé chez la femme avec l'urine. Mais la blennorrhagie ne se limite pas à l'urètre et peut même atteindre le col de l'utérus. On l'a vue aussi gagner jusqu'à la surface interne de l'utérus et gagner aussi les glandes de Bartholin. Elle est bien plus rare sur la vulve et le vagin et Steinschneider croit qu'elle ne se présente pas chez les adultes sous cette forme (1).

La blennorrhagie de la femme occasionne d'ordinaire bien moins de troubles que chez l'homme, ce qui fait qu'elle passe parfois inaperçue. Mais cette affection est extrêmement fréquente et, lorsqu'elle est négligée ou mal soignée, elle peut devenir le point de départ de maladies diverses de l'utérus, des trompes, des ovaires, du tissu cellulaire, du bassin et du péritoine, et amener même la stérilité.

On constate comme symptômes assez habituels un gonflement marqué avec œdème blanc ou rouge des grandes lèvres de la vulve, ainsi que l'écoulement par cette dernière d'un liquide purulent qui se dessèche souvent à l'entrée du vagin en formant des croûtelles jaunes, brunâtres qui accolent les lèvres de la vulve. Les malades se plaignent d'une sensation de brûlure et de chatouillement qui parfois les provoque à des pratiques lascives. La miction augmente les douleurs par ce fait que l'urine vient baigner les parties enflammées.

Ainsi donc le gonflement, la rougeur, la suppuration, avec érosions superficielles, sont les symptômes habituels et capitaux de la chaude-pisse du col de l'utérus et du vagin. La présence des gonocoques dans le pus rend le diagnostic certain. Quant à la blennorrhagie de l'urètre elle se caractérise par la présence dans cet organe de pus que l'on peut parfois faire sourdre par la pression, ainsi que par le ténesme et la sensation de brûlure qui accompagnent les mictions.

L'inflammation peut gagner aussi les glandes de Bartholin, et alors les malades annoncent une vive douleur siégeant derrière une des grandes lèvres; bientôt après il se forme une tuméfaction qui ne tarde pas à s'abcéder et s'ouvrir soit à l'extérieur, soit dans le vagin. Dans ce cas le pus con-

____

(1) Cette opinion semble véritablement par trop originale. (*Note du Tr.*)

tient également des gonocoques, ce qui explique la propagation de la blennorrhagie par ces bartholinites spécifiques.

La blennorrhagie aiguë peut même atteindre d'autres organes et on voit se développer de la métrite, de la salpingite, de l'ovarite, de la para et de la périmétrite, de la péritonite même, a-t-on dit, par l'intermédiaire de l'utérus et des trompes. Mais il est moins exceptionnel de voir se produire de la cystite, de la néphrite avec pyélite, etc. Enfin les complications d'infection générale peuvent se développer chez la femme comme chez l'homme.

Une complication plus frappante chez la femme est la blennorrhagie rectale, développée au contact du pus qui provient du vagin. Dans ce cas le toucher rectal démontre que le rectum est chaud, tuméfié et baigné par un liquide purulent ou sanguinolent que l'on peut voir sourdre par l'anus.

La blennorrhagie de la femme passe souvent aussi à l'état chronique. Le liquide de l'écoulement devient alors simplement puriforme ou muco-purulent et l'examen bactériologique fait reconnaître sa nature. Pendant le cours de ces blennorrhagies chroniques, on peut voir se développer tout à coup des affections aiguës de l'utérus, du tissu cellulaire, du bassin, etc., affections que l'on pourrait croire spontanées si l'on n'en était pas prévenu.

III. **Anatomie pathologique.**— La blennorrhagie n'occasionnant qu'exceptionnellement la mort, les autopsies sont naturellement rares, mais l'on peut, sur le vivant, procéder à une sorte d'examen anatomique favorisé par l'emploi du spéculum. Pour l'urètre on a également préconisé l'emploi d'endoscopes. Désormeaux l'employait (1855) pour les examens, de même Grünfeld ; l'emploi de l'otoscope peut également servir pour l'examen de la portion antérieure de l'urètre.

Dans la blennorrhagie aiguë on trouve la muqueuse fortement congestionnée et rouge. On peut constater la présence de petits vaisseaux sanguins très congestionnés. L'épithélium de la muqueuse a d'ordinaire disparu : à sa place on constate l'existence du pus, et au-dessous la surface interne de l'organe saignant facilement.

On ne sait rien encore de bien précis sur la façon dont les gonocoques se comportent vis-à-vis de la muqueuse. Bumm a constaté que ceux-ci se développent tout d'abord sur la surface interne de la muqueuse, puis que certains pénètrent les cellules épithéliales tandis que d'autres se frayent par leurs interstices un chemin jusqu'au corps capillaire. On voit alors bientôt les vaisseaux se dilater et les globules blancs transsuder abondamment. Ces derniers compriment en partie la couche épithéliale et l'expulsent ou la détruisent pour se faire jour à la surface de la muqueuse. Enfin dans les points qui sont privés d'épithélium, on peut voir se développer des exsudats fibrineux (1).

Dans la blennorrhagie chronique la muqueuse de l'urètre est gonflée,

_______

(1) Nous avons indiqué plus haut les dernières observations de Bumm, Cornil et Babes sur le mode d'action des gonocoques. (*Note du Tr.*)

rouge par places et granuleuse : c'est l'urétrite chronique granuleuse. Dans d'autres cas on peut constater la présence d'ulcérations également en partie granuleuses.

**IV. Diagnostic.** — Il est maintenant facile, avec l'aide du microscope, d'assurer le diagnostic de la blennorrhagie en constatant l'existence des gonocoques. Cette constatation est plus facile chez l'homme que chez la femme, à cause de la présence dans le mucus vaginal de nombreux micro-organismes. Il faut dans ce cas se souvenir, comme renseignement important, que les colonies microbiennes se trouvent dans l'intérieur même des cellules et que ces microbes se décolorent par la méthode de Gram. Mais il ne faut pas non plus oublier qu'on trouve dans les lochies du deuxième au sixième jour des micro-organismes à réactions semblables (Bumm et Oppenheimer). Neisser a trouvé également des gonocoques dans les cas de conjonctivites blennorrhagiques chez des nouveau-nés manifestement infectés pendant l'accouchement.

Il faut aussi se souvenir que tout écoulement urétral n'est pas blennorrhagique. On voit entre autres survenir des écoulements à la suite du cathétérisme chez certaines personnes ; de même dans les cas où des calculs retenus dans l'urètre irritent vivement la muqueuse. Quand le coït est pratiqué avec une femme affectée de leucorrhée ou bien de cancer utérin, ou dans le temps qui suit immédiatement l'accouchement, il peut amener chez l'homme des écoulements avec liquides abondants (1). Il en est de même dans les cas où le coït a lieu avec une femme à la fin des règles. Ces écoulements ne sont pas des blennorrhagies au vrai sens du mot, car ils ne contiennent pas de gonocoques ; et cependant Bockhart a montré que les micro-organismes que l'on trouve alors dans le pus (le plus souvent des staphylocoques) sont capables d'être inoculés à l'homme et même d'amener des inflammations des testicules.

Le sarcome de la verge peut occasionner aussi des écoulements qui ne sont pas blennorrhagiques.

On voit parfois aussi de semblables écoulements quand il existe des chancres indurés ou simples intra-urétraux ou des polypes, ou bien aussi de l'herpès de la muqueuse.

Les goutteux sont également sujets à certains écoulements non spécifiques (blennorrhagie goutteuse).

Enfin on voit chez beaucoup d'individus des gouttes de liquide sourdre à la suite d'érections ou d'excitations violentes ; ce liquide peut même agglutiner les lèvres du méat et occasionner au malade des sensations d'humidité ; ce liquide provient des glandes de Littre.

Nous ne signalons pas ici la spermatorrhée ni la prostatorrhée qui ne donnent pas lieu à un écoulement habituel de liquide.

---

(1) Les assertions sont à cet égard contradictoires. Bumm a trouvé des gonocoques dans les lochies des nouvelles accouchées. Mais ces gonocoques ne se rencontraient qu'à la surface des cellules. Oppenheimer (*Arch. für Gynœkol.* B. XXV, H. 1) n'en a jamais rencontré quand il n'en existait pas auparavant. (*Note du Tr.*)

Pour le diagnostic de la blennorrhagie chronique, il importe tout d'abord de savoir s'il a existé précédemment une blennorrhagie aiguë ; un point important est de décider si la sécrétion est encore contagieuse ; la recherche des gonocoques n'est pas caractéristique, car ceux-ci peuvent manquer souvent, il faut alors la répéter et au besoin redonner avec un liquide légèrement excitant une petite reprise d'inflammation qui permettra de constater la présence du micro-organisme (1).

Dans d'autres cas lorsque le malade annoncera que le jet d'urine est affaibli et aminci, il faudra explorer le canal et rechercher l'existence de rétrécissements alors facilement appréciables.

Lorsqu'en aucun point l'urètre ne paraît rétréci, il ne reste plus à penser qu'à une inflammation granuleuse ou ulcérative chronique. Cette dernière sera surtout probable lorsque le cathétérisme ou la pression sur la portion membraneuse occasionnera de la douleur en cet endroit, en déterminant malgré toutes les précautions une petite hémorrhagie, et lorsqu'en même temps le liquide sécrété contiendra quelques stries sanguines. L'emploi d'endoscope n'est pas assez généralisé ni assez pratique pour en tirer quelques bons renseignements.

## V. Pronostic.

**V. Pronostic.** — Le pronostic de la blennorrhagie aiguë n'est pas mauvais lorsque les malades veulent bien se soucier de leur affection ; mais beaucoup temporisent et provoquent ainsi par leur insouciance des complications qui, il est vrai, n'amènent pas la mort, mais provoquent des désagréments persistants.

Le pronostic de la blennorrhagie chronique est moins favorable, car elle résiste souvent et fort longtemps à toute médication.

**VI. Thérapeutique.** — Le seul vrai moyen d'éviter la blennorrhagie, est de fuir les rapports avec les filles malades ; ce moyen reste évidemment à l'état de vœu stérile ; mais d'autre part l'extension de la maladie peut être limitée par des visites médicales plus fréquentes des maisons de prostitution et par l'éducation bactériologique plus avancée des médecins de police. La soumission des filles publiques à la police doit être pour le même fait préconisée.

D'autres moyens prophylactiques seraient l'emploi de préservatifs en caoutchouc, bien que ce procédé soit souvent infidèle, mais on peut recommander aussi le lavage de la verge, après tout coït suspect, avec une solution phéniquée à 2-5 0/0 et l'injection avec une solution à 2 0/0 après une miction ayant pour but de débarrasser complètement le canal. Tous ces moyens n'empêchent d'ailleurs pas toujours l'infection. Ajoutons que les excès de

(1) Le D<sup>r</sup> R. Jamin (Th. Paris, 1883) n'a pas trouvé de micro-organismes chez les vieux blennorrhagiques qui avaient encore l'écoulement matinal transparent. Nous ne pensons pas que le procédé donné par Eichhorst, consistant à exciter légèrement l'urètre pour obtenir une suppuration plus franche, puisse être dès maintenant adopté. La technique n'est pas encore suffisamment démonstrative pour isoler le gonococcus spécifique, sans compter que ce procédé ne manque pas de développer de nouveaux cocci, ceux de la suppuration entre autres. (*Note du Tr.*)

boissons suivant immédiatement et accompagnant les rapports prédisposent à l'éclosion de la maladie.

Mais, lorsque la blennorrhagie aiguë s'est franchement déclarée, il faut recourir à des moyens curatifs, et parmi ceux-là nous nous occuperons d'abord de ceux qui ont pour but de supprimer ou de couper l'écoulement : moyens dits abortifs. Une règle absolue est qu'il ne faut plus employer ces moyens lorsque l'écoulement date de plus de deux jours. Dans les autres cas, ils peuvent être essayés. On emploiera alors le nitrate d'argent à 1/30, ou une solution de potasse caustique ou d'eau de chaux ; ajoutons que cette méthode, surtout théorique, ayant pour but d'éliminer l'agent infectieux en produisant une nécrose superficielle de la muqueuse, n'est pas toujours en pratique suivie de succès, car l'écoulement peut persister et d'autre part il peut se produire des complications graves du côté de la vessie, des testicules, etc. (1).

Dans notre pratique habituelle, voici la thérapeutique que nous suivons : Les malades restent au lit, suppriment toutes les boissons alcooliques, le café et le thé un peu fort, et les aliments épicés ; ils évitent autant que possible les conversations, les lectures qui pourraient leur donner des excitations génitales ; ils font usage de lait, de thé léger ou de café au lait. Nous recommandons aussi d'éviter les boissons chargées d'acide carbonique. Avec cela, le malade devra toutes les heures faire une injection tiède avec une solution phéniquée à 2 0/0.

Si la blennorrhagie dure plus de six jours, on pourra employer immédiatement les injections de zinc iodoformées de la façon suivante :

Sulfate de zinc.................................. 0 gr. 40
Iodoforme...................................... 3 gr.
Huile ou vaseline liq........................... 200

Agitez, pour injections toutes les deux heures.

Après chaque injection le malade doit avoir soin de fermer le méat urétral et de conserver le liquide environ dix minutes. Je puis affirmer que cette méthode a réussi rapidement dans bien des cas qui avaient résisté à toute médication. Mais si l'on cesse trop tôt les injections, il peut arriver que l'écoulement reparaisse après deux à cinq jours. Le médecin ne doit pas oublier non plus de prévenir le malade du danger qu'il y a de porter aux yeux et sur les muqueuses les doigts chargés de pus.

Il est utile de donner quelques indications pour la pratique des injections. Les seringues en usage sont d'ordinaire les seringues en verre que leur désignation de seringue à oreilles rend peu compromettantes ; il faut en tous cas avoir soin que leur extrémité soit bien arrondie et non coupante et que le piston fonctionne bien hermétiquement : lorsqu'elles sont remplies, il faudra d'abord en chasser l'air et enfin introduire dans l'urètre la seringue

(1) Le procédé Guyon, est l'un des moins infidèles et des moins dangereux. Il consiste à instiller tous les jours 5 à 6 gouttes d'une solution de nitrate d'argent au 50ᵉ dans le cul-de-sac du bulbe, après avoir pratiqué des lavages de l'urètre à canal ouvert avec un peu d'eau tiède. (*Note du Tr.*)

jusqu'à sa partie renflée, les doigts appuieront fortement les lèvres du méat contre la seringue et l'injection devra être faite assez lentement pour durer de 13 à 15 secondes.

Nous ne recommandons pas beaucoup l'emploi des seringues en gomme ou en étain qui ont le tort de ne pas être transparentes et d'être tenues difficilement propres. Nous recommandons encore moins les seringues qu'on peut introduire profondément dans le canal.

Tous les antiseptiques et tous les astringents ont pour ainsi dire été recommandés dans le traitement de la blennorrhagie. Aucun de ces agents ne vaut, à notre avis, le mélange que nous avons indiqué (1).

Quoi qu'il en soit, lorsqu'on les emploie il faut les changer à peu près tous les cinq jours, l'urètre s'habituant rapidement à leur action. Nous nommerons les solutions suivantes :

| | |
|---|---|
| Solution d'acide tannique. . . . . . . . . . . . . . . . . . . . . | 1-5 p. 200 |
| — de sulfate d'alumine . . . . . . . . . . . . . . . . | 1-5 p. 200 |
| — d'acétate de plomb. . . . . . . . . . . . . . . . . | 1-2 p. 200 |
| — de nitrate d'argent. . . . . . . . . . . . . . . . | 2-5 p. 200 |
| — d'acétate de zinc. . . . . . . . . . . . . . . . . | 2-5 p. 200 |
| — de sulfate de zinc phéniqué . . . . . . . . . . | 2-5 p. 200 |
| — de sulfate de cuivre . . . . . . . . . . . . . . . | 2-5 p. 200 |
| — de sulfate de cadmium . . . . . . . . . . . . . | 2-1 p. 200 |
| sous-nitrate de bismuth en suspension. . | 1-2 p. 200 |
| kaolin pulvérisé en suspension. . . . . . . . | 5 p. 200 |
| — de bichlorure de mercure. . . . . . . . . . . . | 0,5-1 p. 200 |
| — de permanganate de potasse. . . . . . . . . . | 0,5-1 p. 200 |
| — de chlorhydrate de quinine. . . . . . . . . . . | 1-2 p. 200 |
| — d'hydrate de chloral . . . . . . . . . . . . . . . | 1-2 p. 200 |

Comme les malades considèrent généralement la blennorrhagie comme une affection très bénigne et continuent à vaquer à leurs affaires, il ne faut pas oublier de leur faire prendre certaines précautions : faire porter un suspensoir, lequel ne doit pas trop comprimer les parties, recommander d'éviter les stations debout prolongées, les courses, la fatigue, etc. En plus on peut recommander la médication interne par les balsamiques, par exemple : le cubèbe, le baume de copahu (0, 60 c. en capsules), le baume du Pérou, la térébenthine. Vidal recommande le baume de Gurjum et Dupov le kawa (2) ; lorsque la guérison est obtenue, le malade doit encore s'abstenir assez longtemps de tout excès et surtout d'excès de bière, qui amènent facilement des récidives.

Le traitement des complications ne peut qu'être seulement indiqué.

Dans les hémorrhagies il faut faire relever la verge sur l'abdomen et

(1) On peut ajouter l'iodoforme, la résorcine encore en expériences.
(2) L'auteur ne spécifie pas les époques où l'on peut atteindre quelques bons effets des balsamiques. Nous ne rappelons pas ici le traitement préconisé par le D<sup>r</sup> Fournier, bien connu de tous. (*Note du Tr.*)

l'entourer de linges froids. Si l'hémorrhagie continue, on pourra faire des injections avec la solution suivante :

Perchlorure de fer ........................... 1. gr. p. 200

Contre les érections et pollutions nocturnes, on recommandera aux malades de prendre le repas du soir longtemps avant d'aller au lit et de se nourrir surtout de mets liquides. On se trouvera bien en outre de prescrire la poudre suivante :

Bromure de potassium ........................ 2 gr. —
Lupulin .......................................... 0 » 50
Camphre........................................ 0 » 10
Chlorhydrate de morphine .................... 0 » 01
Sucre .......................................... 0 » 50

à prendre avant de se coucher.

Pendant le jour on prescrira l'enveloppement de la verge dans des linges froids. Bérenger-Féraud recommande l'emploi de la digitale.

Contre la chaude-pisse cordée, on recommandera les mêmes prescriptions et, s'il y a des indurations, on fera faire des frictions avec un onguent à l'iodure de potassium.

Le ténesme sera combattu par des suppositoires à l'opium et à la morphine; on évitera la belladone qui augmente les douleurs :

Chlorhydrate de morphine. .................... 0 05 c.
Beurre de cacao............................... q. s.

pour trois suppositoires.

Il sera bon en même temps dé restreindre l'usage des boissons et surtout des boissons acidulées.

La péri-urétrite sera combattue par les cataplasmes et incisée s'il y a lieu.

Pour la balano-posthite, on prescrira des bains de verge toutes les trois heures dans une solution d'eau phéniquée tiède à 2 0/0 et l'interposition entre le gland et le prépuce de charpie sur laquelle on étendra l'onguent suivant :

Tannin........................................ 1 gr.
Axonge ...................................... 15 —

On prescrira en plus de toucher les parties malades avec de l'eau blanche.

Si l'affection se complique de phimosis il faudra faire faire toutes les trois heures des injections entre le gland et le prépuce avec de la solution phéniquée et prescrire en plus l'usage de l'onguent au tannin comme précédemment. En cas de menace d'inflammation, on devra user d'eau blanche froide; si cela ne suffit pas, parer au besoin par tous moyens chirurgicaux aux accidents de gangrène.

Le même traitement antiphlogistique pourra être institué contre le paraphimosis pour combattre l'inflammation.

A cela on joindra les tentatives de réduction qu'on pratiquera en entourant le bourrelet préputial d'un linge mouillé et en essayant de le rétracter en avant, tandis que d'autre part on repoussera le gland en arrière. En cas de non réussite et de menace de gangrène, il faudra faire une incision libératrice.

La lymphangite et l'adénite seront combattues par des frictions à l'onguent napolitain.

Si la blennorrhagie se complique d'épididymite, on devra prescrire le repos complet au lit, en même temps on maintiendra les bourses élevées sur un coussin et entourées de linges frais trempés dans l'eau blanche. On fera en même temps cesser toutes les injections et on aura soin d'entretenir la liberté du ventre, avec la poudre suivante par exemple :

$$\left.\begin{array}{l}\text{Calomel} \dots\dots\dots\dots\dots\dots\dots\dots\dots\dots\dots \\ \text{Jalap} \dots\dots\dots\dots\dots\dots\dots\dots\dots\dots\dots\dots \\ \text{Sucre} \dots\dots\dots\dots\dots\dots\dots\dots\dots\dots\dots\dots \end{array}\right\} \text{ââ}\dots\ 0.50\text{ c.}$$

pour deux paquets, à prendre en deux fois, un paquet chaque jour.

Si les douleurs sont trop vives on fera appliquer à l'anus de trois à six sangsues. Lorsque l'inflammation diminue on devra entourer les bourses de gaze humide dont les tours devront remonter jusqu'à l'origine du cordon. Cette méthode est selon nous meilleure que le procédé de Fricke, qui consiste à entourer les bourses d'emplâtres agglutinatifs.

S'il reste des indurations persistantes des testicules, on devra donner à l'intérieur l'iodure de potassium en solution :

$$\begin{array}{lr}\text{Iodure de potassium} \dots\dots\dots\dots\dots\dots\dots\dots & 5\text{ gr.} \\ \text{Eau} \dots\dots\dots\dots\dots\dots\dots\dots\dots\dots\dots\dots\dots & 200 \end{array}$$

trois cuillerées à prendre chaque jour.

Ou bien chez les malades anémiés on prescrira l'iodure de fer, le tout avec des onctions d'onguent napolitain ou d'onguent à l'iodure de potassium.

Dans les cas de complication du côté de la vessie et des reins, on cessera les injections, on prescrira des tisanes rafraîchissantes, l'emploi des cataplasmes, etc.

De même dans les cas de *prostatite*, de cowpérite et d'inflammation des *vésicules séminales*, on fera cesser les injections, on prescrira les cataplasmes, les suppositoires à la morphine et au besoin on fera mettre des sangsues à l'anus. Purgatifs légers de temps à autre.

Le rhumatisme blennorrhagique nécessite l'emploi d'iodure de potassium ou d'acide salicylique (50 c.) jusqu'à l'apparition des bourdonnements d'oreilles. Il faut ajouter que ces moyens sont loin d'être toujours efficaces. J'ai d'autre part employé avec succès le collodion iodoformé et les applications de vessies de glace. Parfois la ponction sera nécessaire, parfois aussi l'incision s'il y a suppuration.

Les condylomes seront abrasés aux ciseaux ou bien traités par le galvanocautère.

La blennorrhagie chronique résiste souvent à toute médication et ce n'est cependant pas que l'on n'ait point indiqué contre elle de nombreux procédés.

Dans ces derniers temps encore Blackwood dit avoir obtenu de bons résultats par l'emploi des courants galvaniques sur le périnée et sur l'urètre.

Avant de commencer le traitement il faut autant que possible rechercher la cause de la chronicité. Si l'on pense avoir affaire à un rétrécissement, on s'efforcera de le dilater par l'emploi des bougies, sans s'effrayer si au début du traitement la suppuration augmente ou devient plus franche. Si au contraire on pense avoir affaire à des ulcérations granuleuses, on emploiera des bougies trempées dans l'huile ou la glycérine et imprégnées de tannin, de bismuth ou d'alun. Nous recommandons aussi et plus encore l'emploi du nitrate d'argent en attouchement local avec le porte-caustiques (1). Si l'on a affaire seulement à une urétrite granuleuse, que le liquide contienne ou non des gonocoques, on emploiera les mêmes injections que dans la blennorrhagie aiguë, mais en solutions plus concentrées. On pourra aussi se servir d'injection de tannin, de vin rouge, etc. Signalons encore comme donnant quelques résultats l'emploi de bougies fusibles de tannin, plomb. iodoforme, et incorporées dans la glycérine ou le beurre de cacao. Il est aussi indiqué de relever le moral du malade par tous les moyens possibles.

La blennorrhagie de la femme sera avantageusement traitée par des bains de siège suivis d'injections vaginales au sublimé à 1 0/00, ou de solutions d'acétate d'alumine à 5 0/0 ; à la suite on aura soin matin et soir d'introduire dans le vagin des tampons avec l'onguent suivant :

```
Alun. . . . . . . . . . . . . . . . . . . . . . . . . . . . . . . . . )
                                                                         ââ 10 gr.
Iodoforme . . . . . . . . . . . . . . . . . . . . . . . . . . . . )

Axonge . . . . . . . . . . . . . . . . . . . . . . . . . . . .        50 gr.
```

La bartholinite sera traitée par les cataplasmes et des inc isionssi la suppuration s'établit.

Les affections de l'utérus et des annexes sont du domaine de la gynécologie.


**2. — Chancre mou. Ulcus molle** (2).

*Chancre pseudo-syphilitique, chancroïde, ulcus contagiosum simplex de Sigmund.*

**I. Étiologie.** — Le chancre simple est une ulcération contagieuse siégeant le plus souvent aux organes génitaux et provenant de rapports impurs. L'élément infectieux du chancre mou n'est encore connu ni au point de vue

---

(1) Méthode du Prof. Guyon. (*Note du Tr.*)

(2) L'auteur pourrait être rangé parmi les *dualistes français*, à la façon dont l'entend Kaposi qui oppose ceux-ci aux dualistes allemands admettant : 1° le chancre (dur ou mou) produit de l'inoculation chancreuse, et 2° la syphilis.

Toutes les idées développées ici sont, à peu de chose près, celles de l'école de Paris. On ne peut regretter qu'une chose, c'est que l'auteur n'accepte pas exclusivement la désignation de ce chancre sous le nom de chancre simple qui ne préjuge rien de la nature de la consistance de la base (molle habituellement, mais non toujours). C'est cette fausse désignation qui perpétue la querelle. (*Note du Tr.*)

morphologique,ni au point de vue chimique, mais on sait que ses qualités contagieuses ne sont pas toujours les mêmes et qu'elles diminuent, notamment lorsque le chancre tend vers la guérison (1).

Mais la virulence du chancre mou, en pleine évolution, est extrêmement grande. Elle existe encore lorsque quelques gouttes seulement de pus sont mélangées à un demi-verre d'eau et la contagiosité du pus chancreux persiste encore au bout de plus de quinze jours. Cette contagiosité persiste encore plus longtemps lorsque le pus a été conservé desséché et qu'on le mélange à de l'eau ; mais si on traite ce pus par l'eau bouillante, l'alcool, les acides concentrés ou d'autres caustiques, la virulence disparaît entièrement.

De Luca a essayé récemment d'isoler l'agent virulent du chancre mou. Au milieu de microbes de la suppuration, streptococcus pyogenes, staphylococcus pyogenes aureus et citreus, il a cru distinguer d'autres cocci cultivant en gris jaunâtre sur la gélatine peptone, puis inoculables à l'homme, mais non aux animaux. Ces assertions méritent d'autant plus confirmation que Mannio et Ferari décrivent l'agent virulent du chancre mou sous forme de bacilles.

D'après ce que nous avons dit précédemment, on comprendra parfaitement que le transport accidentel d'une goutte de pus sur toute partie du corps pourra amener l'infection. C'est ainsi que l'on a vu des médecins et des sages-femmes s'inoculer au doigt en examinant des femmes malades. On peut voir aussi le chancre siéger à la poitrine, aux lèvres, aux ailes du nez, à l'oreille, aux paupières, etc. (2). Le chancre du rectum provient chez l'homme des rapports contre nature et chez la femme peut être produit par le contact du pus provenant du vagin. Le chancre se transmet en outre par les baisers, par l'usage de tout objet souillé de pus (verres, assiettes, pipes, objets de pansement, lieux d'aisance, etc.)

On a remarqué que dans certains cas la maladie pouvait se transmettre par l'intermédiaire d'un individu qui lui-même restait indemne. Ainsi, par exemple, une goutte de pus peut séjourner après un coït impur entre le gland et le prépuce d'un homme qui dans un second coït ira de la sorte infecter une autre femme (Ricord et Puche).

Le danger d'inoculation est d'autant plus grand qu'il existe déjà des excoriations sur les organes génitaux ; mais il peut aussi se produire des déchirures pendant le coït qui deviennent alors la porte d'entrée de la maladie, et on a dit aussi que dans certains cas l'inoculation pouvait se faire à travers les couches minces d'épithélium et notamment à l'orifice des follicules pileux et des glandes.

Le chancre mou est plus fréquent chez l'homme que chez la femme ; c'est surtout, comme on peut le prévoir, une maladie de l'adulte, mais les enfants peuvent être aussi infectés soit par attentats, soit par hasard. Comme la

(1) Rappelons que c'est à Bassereau (1852) que revient l'honneur d'avoir démontré la dualité chancreuse. (*Note du Tr.*)

(2) Il serait intéressant de savoir jusqu'à quel point l'auteur admet la fréquence du chancre simple céphalique. En France il est considéré comme exceptionnel. (*Note du Tr.*)

blennorrhagie, l'affection peut être locale et ne présenter aucune complication. Mais plus fréquemment, elle se complique d'accidents du côté des ganglions.

Le chancre mou n'est pas héréditaire, il ne confère pas l'immunité.

On peut voir apparaître un chancre mou en même temps que la blennorrhagie et la syphilis, aucune des maladies vénériennes n'excluant les autres. Un homme atteint de chancres mous et ayant des rapports avec une femme syphilitique peut voir son chancre se transformer en chancre induré, et alors, au fur et à mesure que le chancre mou se guérit, l'ulcération s'indure de plus en plus et bientôt on peut constater l'existence du noyau induré typique suivi d'accidents ultérieurs sur la peau et les muqueuses. C'est ce que Clerc a appelé le chancre mixte. C'est pour cela qu'il faut être réservé pour le pronostic, tout chancre simple pouvant transformer ses caractères et être suivi d'accidents de syphilis (1).

D'après l'avis des auteurs, la maladie semble avoir été connue dans l'antiquité.

**II. Symptomatologie.** — Comme on a fait souvent des inoculations avec le pus de chancre simple à des personnes saines ou sur des personnes déjà infectées, on sait exactement la durée de l'incubation de la maladie. Or les premiers symptômes apparaissent si rapidement qu'à peine peut-on admettre un stade d'incubation. Les malades, eux, disent qu'ils n'ont aperçu les premiers signes que deux, trois ou quatre jours après le coït suspect. C'est que les premiers accidents ont apparu à leur insu. D'autre part on a affirmé que la durée de l'incubation pouvait atteindre quatorze et même trente jours ?

Lorsque l'on pratique l'inoculation du pus chancreux soit sur le bras, soit sur la cuisse, on voit un cercle rouge apparaître dès les vingt-quatre premières heures. Après quarante-huit heures, il s'est déjà formé une papule rouge qui bientôt se transforme en vésicule, l'épiderme étant soulevé par le pus. Puis cette pustule s'aplatit et son contenu se dessèche en formant une croûte. Si l'on enlève celle-ci au cinquième ou sixième jour, on voit au-dessous une ulcération présentant tous les caractères du chancre simple. Le pus peut être également inoculé aux animaux.

L'ulcère chancreux se présente avec des caractères tout particuliers. Il est ordinairement creux, ses bords sont à pic, le tout présentant un aspect cratériforme. Souvent il est absolument rond, comme taillé à l'emporte-pièce, d'autres fois, son bord est sinueux et rongé par places. Parfois aussi, ce bord est légèrement vallonné et mal défini (fig. 54 et 55). Le pourtour de l'ulcération est le siège d'une inflammation rougeâtre ; de son côté, le fond du chancre à son état de plein développement est jaunâtre ou bien gris jaunâtre et est recouvert d'un enduit lardacé, nécrobiotique (diphtéroïde). Les propriétés infectieuses du pus n'existent qu'autant que cet enduit persiste.

(1) L'auteur dit expressément : Si le malade a subi entre temps ou simultanément l'infection spécifique. Ce n'est qu'à cette condition que le chancre peut être mixte et de simple devenir syphilitique. (*Note du Tr.*)

De plus, le fond de l'ulcération est tourmenté et comme spongieux ; à ce moment, le liquide puriforme qu'on y rencontre renferme, en dehors des globules blancs, des cristaux de phosphate ammoniaco-magnésien et de carbonate de chaux. Plus tard l'ulcération se nettoie, le fond suppure plus abondamment, des granulations apparaissent et la cicatrisation commence.

Au moment du stade de régénération le pus n'est plus inoculable. La pression sur l'un des côtés du centre est légèrement douloureuse et les malades ressentent de plus de petites douleurs spontanées avec prurit et picotements ; l'ulcération saigne facilement au contact ou à la pression. Le pourtour du chancre est souvent légèrement induré à cause de la propagation de l'inflammation, mais cette induration disparaît complètement à la guérison.

Dans la plupart des cas, les chancres simples sont multiples et on peut voir, par exemple, le pourtour du prépuce et du gland ou bien la surface des grandes lèvres présenter comme une couronne de chancres qui se font suite les uns aux autres. D'autres fois, on peut voir sur la surface de la peau ou des muqueuses opposées l'une à l'autre, apparaître des chancres symétriques, présentant absolument la même configuration, preuve de l'inoculation de voisinage et de l'auto-infection.

La dimension du chancre mou varie depuis une tête d'épingle jusqu'à la grandeur de l'ongle et même plus.

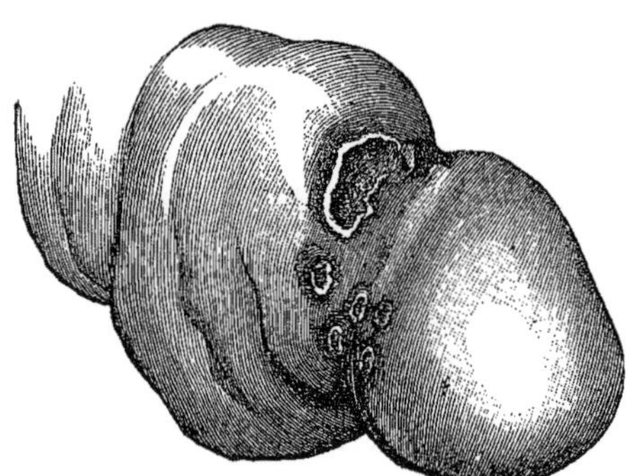

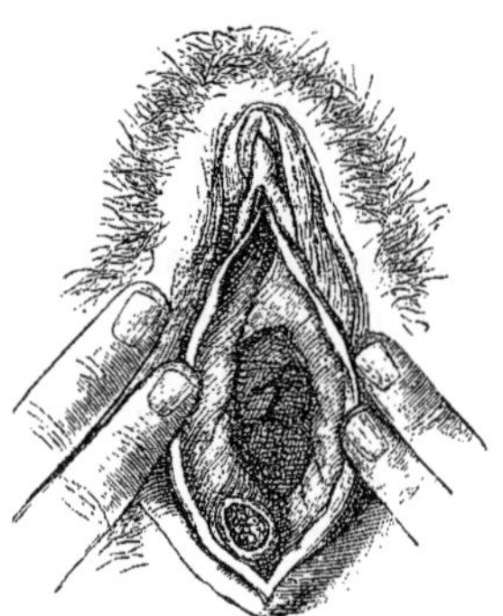

FIG. 54. — *Chancres mous multiples de la face interne du prépuce et du sillon balano-préputial.* (Obs. personnelle.)   FIG. 55. — *Chancre mou de la petite lèvre droite.* (Obs. personnelle.)

Le *siège* le plus habituel du chancre mou chez l'homme est le prépuce. On le rencontre souvent sur le bord de cet organe ou bien sur sa face interne, ou bien sur le sillon balano-préputial, ou bien enfin sur le frein. Parfois il détruit complètement cet organe ou bien le perfore ; d'autres fois il ulcère l'artère du frein du prépuce ce qui peut occasionner des hémorrhagies ennuyeuses. D'autre part on peut rencontrer le chancre mou à l'orifice du méat urinaire. Dans ce dernier cas, la présence du chancre détermine parfois un écoulement purulent que l'on pourrait croire de nature blennorrhagique. Enfin, le scrotum, le pli génito-crural, la symphyse du pubis et l'ombilic peuvent être le siège de chancres mous.

Chez la femme, le siège habituel est la face interne des grandes lèvres et la partie postérieure de la commissure. Les lèvres sont souvent légèrement tuméfiées et rouges et la surface des ulcérations est recouverte d'une croûte brunâtre ou mélitagreuse.

Le chancre mou se rencontre aussi sur le capuchon clitoridien, sur le mont de Vénus, au pli génito-crural, mais plus rarement sur la muqueuse du vagin.

Nous avons dit que parfois l'écoulement du pus pouvait amener l'éclosion de chancres rectaux.

C'est ordinairement dans la troisième ou quatrième semaine que le chancre mou commence à se déterger et la cicatrisation s'achève dans les cinquième et sixième semaines. La cicatrice est molle et pigmente d'abord la peau, mais à la longue, le centre, se décolorant, devient tout à fait blanc et le bord reste seul pigmenté.

C'est l'apparition de certaines complications qui fait les différentes *variétés* de chancres, lesquels ont reçu le nom de chancres folliculaires et de chancres plats.

Dans le *chancre folliculaire*, qui apparaît surtout chez la femme, on voit une ulcération souvent étroite, creuse, et siégeant dans un follicule pileux, tandis que le *chancre plat* creuse moins et s'étend plus facilement en surface. Ces derniers ne sont pas rares sur le gland. Jullien a décrit récemment un chancre bulleux dans lequel on voit de petites élévations vésiculeuses de l'épiderme. L'ulcus molle elevatum s. luxurians est caractérisé par une abondance extrême des ulcérations au moment du stade de régénération. Une des formes les plus sérieuses du chancre mou est le chancre diphtéritique. Il est caractérisé par l'apparition de membranes diphtéroïdes sur le fond de l'ulcération et souvent aussi par l'extension rapide et profonde des accidents à la périphérie du chancre.

Le *chancre gangréneux* est une forme voisine de la précédente. Dans le cas où il se produit, la gangrène s'étend rapidement sur tout le chancre et a sa périphérie. Elle gagne rapidement et peut, dans un temps très court, détruire des parties étendues de la verge, du scrotum, du périnée et même de la paroi abdominale. C'est surtout pendant les mois chauds de l'année et chez les individus déjà anémiés, cachectiques, tuberculeux ou alcooliques qu'on le voit apparaître. Le traitement mercuriel prédispose à la forme gangréneuse.

Le *chancre phagédénique* fait des destructions aussi rapides, mais sans lésions gangréneuses. Il n'est pas rare de voir alors la peau enlevée sur de grandes étendues, sur l'abdomen notamment et les muscles apparaître aussi nettement que sur une préparation anatomique.

Le *chancre serpigineux* est un chancre qui se guérit et se cicatrise en un point tandis que l'ulcération fait des progrès d'autre part. Les accidents qu'il produit sont lents et se caractérisent par la formation de vastes ulcérations et de cicatrices étendues.

Les *complications* du chancre mou sont souvent spéciales à la région que le chancre occupe. Ainsi le chancre du frein, comme nous l'avons dit, prédispose à la perforation et aux hémorrhagies ; le chancre du bord libre du prépuce prédispose au phimosis ; le chancre de la face interne du prépuce et du sillon interne balano-préputial, à la balanite et aux paraphimosis.

Le chancre du gland peut détruire une assez grande partie de l'organe et le chancre du méat amener le rétrécissement de celui-ci.

Mais à côté de ces complications, il en existe d'autres de nature inflammatoire et parmi ces complications, il faut signaler tout d'abord l'inflammation des ganglions inguinaux, autrement dit la production du *bubon chancreux* Cette complication se produit d'autant plus facilement que le traitement de l'accident local a été plus irritant ou que des irritations mécaniques survenues par le frottement de vêtements trop étroits, par des marches ou des fatigues exagérées, ont aidé à la propagation de l'inflammation. Les excès de boissons et les excès vénériens sont de même des causes défavorables. Il faut noter aussi que les chancres du frein et du sillon balano-préputial prédisposent singulièrement à la production des bubons, probablement parce que ces régions sont surtout riches en lymphatiques qui se rendent aux ganglions inguinaux. Parfois en effet on peut suivre la marche de l'infection le long des lymphatiques dorsaux de la verge, qui peuvent en certains cas présenter de point en point des indurations nodulaires, lesquelles peuvent même parfois aboutir à la suppuration.

Le siège des bubons dépend d'ordinaire du siège de l'accident primitif, à cause de la disposition des vaisseaux lymphatiques ; dans le cas où le chancre siège sur la ligne médiane, comme par exemple sur le frein ou bien au milieu du gland ou du prépuce, on peut voir se produire des bubons dans les deux plis inguinaux.

Il faut distinguer, parmi les bubons consécutifs au chancre, deux formes particulières, suivant que l'adénite est simplement inflammatoire ou bien qu'elle reproduit les caractères spécifiques du chancre mou.

Le *bubon inflammatoire* peut apparaître ici comme dans tous les cas où la peau présente des ulcérations quelconques. On voit alors un ou plusieurs ganglions se tuméfier, devenir douloureux à la pression, douloureux aussi dans les mouvements et cela pendant un temps plus ou moins long ; puis, au bout d'un certain temps, l'inflammation s'apaise et le gonflement disparaît. Mais trop souvent aussi, l'inflammation aboutit à la suppuration qui se fait d'elle-même jour au dehors lorsqu'on n'intervient point à temps en incisant l'abcès. Dans ces cas, la tuméfaction augmente de jour en jour, occasionnant des douleurs intenses au malade qui ne peut alors que se traîner péniblement courbé en deux ; la peau devient œdémateuse, rougit, puis fait corps avec les parties profondes au-dessus des ganglions enflammés, en même temps que le tissu conjonctif périganglionnaire se prend ; en fin de compte la peau s'abcède soit lentement, soit rapidement dans un mouvement brusque et l'ouverture peut se faire en un point unique ou par des pertuis multiples. Dans certains cas, on a vu la suppuration détruire la peau sur un espace assez étendu et à la suite arriver à corroder les vaisseaux de la cuisse, amenant par ce fait des hémorrhagies, ou bien aboutir à la production de péritonite circonscrite ou diffuse. Ces sortes de suppurations atteignent surtout certaines constitutions, les scrofuleux notamment, et l'on voit dans ces cas ces bubons dits *strumeux* persister des semaines, des mois et même des années.

Le *bubon chancreux* peut atteindre un ou plusieurs ganglions ; il se caractérise par la tendance rapide à la suppuration ; il se différencie du bubon inflammatoire par ce fait que son pus inoculé à l'homme soit sain, soit déjà atteint de chancres, reproduit l'ulcération chancreuse type. Mais il arrive souvent que le pus qui s'écoule pendant les 24 premières heures n'est nullement virulent et que ses propriétés infectieuses n'apparaissent que lorsque le bubon est ouvert depuis plus de 24 heures (1). On ne connaît pas encore

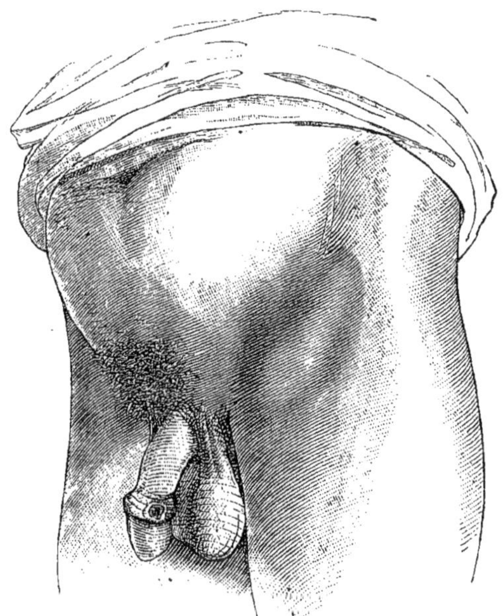

Fig. 56. — *Bubon consécutif au chancre mou chez l'homme.* (Obs. personnelle.)

exactement la raison de ce fait. Il ne faut pas s'étonner, d'après ce que nous avons dit plus haut, si, une fois que la suppuration s'est faite, le bubon chancreux peut présenter, comme le chancre lui-même, le caractère phagédé-

(1) L'auteur ne fait qu'aborder ici une question très importante, celle de savoir si le bubon n'est infectieux que secondairement et par inoculation par le pus chancreux. Le professeur Straus, à la suite d'expériences répétées, admet que le bubon n'est pas le plus souvent primitivement contagieux et virulent ; Barduzzi a confirmé ces conclusions. Cependant, en 1886, Crivelli (*Arch. de méd.*), sur 111 inoculations a obtenu 6 fois un résultat positif. Il semblerait avéré, dès lors, que le bubon peut être virulent par lui-même, cela il est vrai très rarement ; le plus souvent l'adénite n'est chancreuse que secondairement. (*Note du Tr.*)

nique, gangréneux ou serpigineux. Dans certains cas, l'apparition de l'adénite chancreuse est accompagnée de symptômes généraux inquiétants, frissons, vomissements, constipation et fièvre. On a pu alors croire parfois à des accidents d'étranglement.

Les auteurs français ont prétendu que, dans certains cas, le bubon chancreux pouvait apparaître sans qu'il ait existé auparavant de chancre mou. C'est ce qu'on a appelé le *bubon d'emblée*. Il faudrait admettre pour cela que le virus traverse directement l'épiderme sans produire de lésions locales et affecte d'abord les lymphatiques. Cette conception nous paraît probablement erronée, surtout si l'on tient compte de ce fait que le bubon peut apparaître parfois longtemps après que le chancre est guéri.

Parmi les *accidents consécutifs* au chancre simple, il faut signaler d'abord les désordres et les pertes de substance qui peuvent atteindre les organes génitaux et dont nous avons déjà parlé. Dans certains cas, ces dernières peuvent aller jusqu'à ne laisser qu'une sorte de moignon du gland et du pénis ; ou bien il peut aussi se former des cicatrices amenant des modifications profondes des organes. La perforation du frein n'est pas autrement grave, mais les rétrécissements qui siègent à l'entrée de l'urètre peuvent parfois nécessiter des opérations chirurgicales ultérieures. A la suite des chancres mous et comme conséquence de l'irritation qu'occasionne la présence de leur pus, on peut voir se développer des condylomes ou bien encore aussi, pour certains auteurs, l'herpès génital, résultat d'une névrite périphérique déterminée par les chancres. Enfin les bubons chancreux peuvent laisser à leur suite des fistules persistantes.

## III. Diagnostic.

— Le diagnostic du chancre mou n'est ordinairement pas très difficile. Il doit être fait avec l'acné, l'herpès génital, le chancre induré et le cancer.

L'acné siège dans les follicules sébacés ; elle forme des abcès, des ulcérations qui se cicatrisent rapidement.

L'herpès génital apparaît sous forme de vésicules multiples, par petits groupes souvent confluents, qui tout d'abord contiennent de la sérosité et siègent alors sur une base rouge, et qui plus tard se dessèchent en présentant une petite croûtelle mince. Au-dessous de celle-ci on ne voit pas cette ulcération profonde et cratériforme dont le pus contiendrait des fibres élastiques, comme cela se remarque dans le pus des chancres mous. De plus, ces accidents se guérissent spontanément en quelques jours ; ils récidivent facilement même sans que le malade ait eu des rapports sexuels.

Le chancre induré, première manifestation de la syphilis, se distingue du chancre mou par la dureté bien délimitée de sa base, par son indolence à la pression, par l'absence presque complète de suppuration, par une difficulté moins grande à saigner. De plus, il est rarement multiple. Les ganglions inguinaux se prennent plus facilement des deux côtés, mais ne sont nullement douloureux et ne présentent aucune tendance à suppurer.

Caspary a essayé de déterminer étiologiquement les différences entre le chancre mou et le chancre induré. Il a observé que, dans le chancre dur, les gros vaisseaux n'étaient pas nombreux, qu'il y avait un développement rapide du stroma conjonctif dans lequel les cellules embryonnaires se trouvaient en couche unique et que les espaces lymphatiques y étaient nombreux. De plus les recherches de Lustgarten sont d'un grand secours pour arriver à déterminer dans le chancre induré la présence des syphilocoques.

C'est seulement lorsque le chancre mou a causé de grandes pertes de substance que l'on pourrait le confondre avec le cancer de la verge. Mais dans ces conditions la recherche des commémoratifs sera toujours du plus grand secours.

Dans les cas douteux l'inoculation rendra de grands services. On la pratiquera de préférence à la face interne de la cuisse en ayant soin de prendre les précautions habituelles pour ne pas avoir d'accident et de prendre le pus à un moment où il est encore virulent (1).


**IV. Pronostic.** — Bien que le chancre mou puisse être accompagné de complications variées et suivi parfois d'accidents sérieux, le pronostic n'en reste pas moins ordinairement bénin. Lorsque les malades veulent bien prendre quelque soin de leur état, on voit assez rapidement la guérison s'annoncer. Il n'y a guère, comme nous l'avons dit, que les individus déjà cachectiques, alcooliques ou scrofuleux qui puissent redouter quelques accidents.

Quoi qu'il en soit, il sera toujours bon de tenir un certain temps les malades en observation, afin de voir si l'on a pas fait quelque erreur de diagnostic et s'il ne se développe pas des accidents réels de syphilis.


**V. Thérapeutique.** — La prophylaxie comporte des règles semblables à celles que nous avons indiquées pour la blennorrhagie ; on recommandera en tous cas le lavage de la verge et du scrotum après le coït avec la solution phéniquée à 5 0/0.

Mais quand l'ulcération chancreuse a apparu on peut tenter le traitement abortif ; celui-ci n'a de raison d'être que dans les quatre premiers jours de l'infection ; plus tard les dégâts que la médication nécessiterait seraient trop considérables. Les agents employés sont d'ordinaire le nitrate d'argent en nature ou en solution concentrée, la potasse caustique ou tout autre caustique, ainsi que le galvano-cautère. Nous ne sommes pas, pour notre part, très enthousiaste de cette médication, à cause surtout de l'incertitude où l'on est d'habitude de l'âge du chancre. On pourrait aussi tenter l'excision du chancre, mais l'expérience a appris que le chancre récidive le plus

_______

(1) Cette précaution serait évidemment capitale s'il y avait un moyen sûr de reconnaître à l'avance si le pus doit avoir des chances de s'inoculer. Mais nous devons faire remarquer que, d'après les auteurs français, le pus chancreux est virulent et par conséquent inoculable plus longtemps que ne le disent les auteurs allemands, et la virulence ne cesse que peu de temps avant la cicatrisation.

Nous pouvons ajouter ici que le diagnostic doit être fait aussi avec les syphilides ulcéreuses et que ce diagnostic, sur lequel insiste le professeur Fournier, est loin d'être toujours facile. (*Note du Tr.*)

souvent sur place et prend alors une extension qu'il n'aurait point acquise antérieurement.

En fin de compte le traitement du chancre et des bubons doit être, à notre avis, suivi de la façon suivante :

Le malade s'abstiendra naturellement de tout coït, vivra sobrement, supprimera l'usage de la bière et du vin, et évitera les fatigues intellectuelles et physiques. Matin et soir, il faudra saupoudrer le chancre avec de l'iodoforme et le recouvrir d'ouate sur laquelle on étendra une couche de vaseline phéniquée (1/20) ; à tous les pansements, il faudra avoir soin de laver les pièces du pansement précédent dans une solution phéniquée à 2 0/0.

Les anciens agents employés dans le traitement du chancre mou étaient les solutions de sulfate de cuivre (50 c. pour 100 gr.), le sulfate de zinc, le nitrate d'argent, l'hypermanganate de potasse, la créosote, etc.

Si le chancre prend le caractère gangréneux, phagédénique ou serpigineux, il faudra supprimer les traitements irritants, notamment l'usage par du mercure, relever les forces du malade par une nourriture substantielle, du vin, de la bière, des préparations de fer et de quinquina, etc., faire les pansements comme précédemment, ou bien mieux encore on emploiera l'acétate d'alumine (2 0/0). Thirsch recommande dans les cas d'ulcères phagédéniques l'emploi de la pierre infernale (1/1500), en injections. Celles-ci doivent être faites sous le chloroforme, séparées les unes des autres de 1 c. environ, à une distance de 1 c. du bord du chancre, et dirigées vers ce dernier. Tillot recommande le chlorate de potasse en onguent (1/30).

Le traitement des complications est ordinairement chirurgical. Nous avons d'ailleurs indiqué déjà plus haut le traitement du phimosis et du paraphimosis.

Lorsqu'on voit apparaître les bubons, il faut faire rester les malades au lit, maintenir sur les grosseurs des compresses trempées dans l'eau blanche et recouvertes de glace, le tout maintenu par un sac de grenailles ou une lame de plomb qui fera compression. Si l'inflammation procède plus avant, on devra la traiter par des applications de cataplasmes, et en dernier lieu, ouvrir l'abcès avec les précautions habituelles de la méthode Listérienne. Mes aides m'ont dit avoir obtenu souvent à l'hôpital et ailleurs d'excellents résultats des ponctions répétées avec la pointe du bistouri, ou bien encore de la ponction aspiratrice.

Lorsque le bubon est ouvert, il faut le traiter comme un véritable chancre. On emploiera de plus avec avantage les bains pour déterger la plaie, puis, si le malade est scrofuleux, on pourra employer à l'extérieur des onguents à l'iodoforme, toucher la plaie avec la teinture d'iode, et donner à l'intérieur l'huile de foie de morue, l'iodure de fer, l'arsenic.

MALADIES INFECTIEUSES A DÉTERMINATIONS PRINCIPALES SUR LE SYSTÈME NERVEUX

**1. — Méningite cérébro-spinale épidémique.**

**I. Étiologie.** — On retrouve jusque vers le commencement de notre siècle des traces certaines d'épidémies de méningite cérébro-spinale et celle-ci peut sévir encore épidémiquement aujourd'hui. Elle s'étend souvent sur de petits rayons, laissant les territoires voisins indemnes; c'est ainsi qu'on voit des épidémies de maisons, surtout des épidémies de casernes. Ces épidémies éclatent surtout dans les saisons froides et humides et cessent pendant les chaleurs de l'été. La durée des épidémies est de plusieurs semaines et peut même dépasser des années en ce sens que l'on peut voir pendant longtemps apparaître des cas isolés dans les lieux où l'épidémie a régné antérieurement.

La maladie sévit surtout chez les enfants, principalement au-dessous de cinq ans. Au-dessus de 14 ans, elle devient beaucoup plus rare. Le sexe masculin est surtout atteint, et la population pauvre entassée dans des lieux étroits et malsains paie le plus fort tribut à l'épidémie. La contagion de personne à personne n'est pas prouvée, bien que l'on ait vu certains malades faire apparaître l'épidémie dans l'endroit où ils se transportaient (Fraentzel). Beaucoup d'auteurs acceptent l'idée que la maladie est uniquement miasmatique, tandis que pour d'autres auteurs elle est en même temps contagieuse.

Mais, à côté de cela, il y a des conditions prédisposantes qui facilitent l'éclosion de la maladie et on l'a vue apparaître chez des gens antérieurement malades, par exemple chez les individus atteints de pneumonie fibrineuse, de variole, de scarlatine, de fièvre typhoïde, de fièvre récurrente, de parotidite, de coqueluche, etc.

Hermann et Kober ont signalé récemment un cas de récidive de la maladie.

En dehors des apparitions épidémiques de la maladie, on a voulu signaler des cas sporadiques que l'on a mis sur le compte de refroidissements, de coups de soleil, de surmenage, de l'alcoolisme, etc. ; tout cela, à notre avis, et jusqu'à plus ample informé, ne pouvant jouer que le rôle de causes adjuvantes.

On ne connaît rien de précis sur la nature infectieuse de la maladie. Gaucher, Leyden et Leichtenstern ont décrit dans les produits de l'inflammation des microcoques sous forme de diplocoques, mais Leyden dit avoir vu des chaînettes de trois à six individus (1).

**II. Anatomie pathologique.** — Les lésions primitives et caractéristiques de la méningite cérébro-spinale se trouvent dans la pie-mère et l'arachnoïde du cerveau et de la moelle. Ces lésions consistent dans l'inflammation de ces méninges avec production d'un exsudat fibrino-purulent ou bien, mais plus rarement, séro-purulent. Mais bien souvent la mort survient avant que ces lésions ne se soient produites et l'on ne constate alors qu'une hyperhémie intense des méninges. Avec cela on voit d'autres lésions secondaires du système nerveux, mais sous la dépendance du caractère infectieux général de la maladie.

Les os du crâne sont riches en sang. Au-dessus d'eux, on trouve une tension exagérée de la dure-mère ; les sinus sont remplis de sang et de caillots. La face interne de la dure-mère est sèche, légèrement brillante et parsemée de petites hémorrhagies. Dans le tissu de la pie-mère et dans le tissu sous-arachnoïdien on constate la présence d'amas purulents ou fibrino-purulents. Souvent on voit ces amas bordés de vaisseaux veineux gorgés de sang ; l'exsudat purulent est surtout abondant au niveau des fissures du cerveau, dans la scissure de Sylvius, au chiasma des nerfs optiques, sur la face antérieure du cerveau et sur la surface supérieure du cervelet. En ces endroits la pie-mère est gonflée et les sillons du cerveau paraissent comme bouchés.

La substance cérébrale est comme spongieuse et ramollie, et souvent on voit l'hyperhémie de la pie-mère la pénétrer fortement. Il n'est pas rare de constater la présence de petites hémorrhagies rapprochées les unes des autres et prenant par là le caractère d'hémorrhagies en foyers. Strümpell a même pu voir des abcès du cerveau dans l'épidémie de Leipzig.

Les ventricules du cerveau contiennent le plus souvent une certaine quantité de liquide grumeleux et même purulent, de même les plexus choroïdes peuvent être infiltrés.

Les lésions de la moelle sont d'ordinaire très peu apparentes à sa portion cervicale ; elles se localisent surtout au-dessous et sur la face postérieure de la moelle. Ces lésions sont d'ailleurs les mêmes qu'au cerveau : hyperhémie, exsudations fibrineuses dans le tissu de la pie-mère de l'arachnoïde, hyperhémie et hémorrhagie dans la moelle, et parfois présence du pus dans le canal médullaire.

L'examen microscopique du cerveau et de la moelle montre que les vaisseaux participent d'une manière active aux lésions. On trouve leur tunique interne et adventice remplie de cellules embryonnaires qui s'accumulent sur la face externe de l'adventice et qui font à celle-ci cette bordure de pus que nous avons signalée tout à l'heure. Ces altérations se continuent jus-

---

(1) Une question encore à l'étude est celle du rapport du pneumocoque avec la méningite épidémique. Fraenkel (*Berl. Klin. Woch*, 1886), Netter (*Arch. Méd.*, 1887) ont souvent retrouvé dans les exsudats méningitiques le véritable microbe de la pneumonie. (*Note du Tr.*).

que sur les vaisseaux qui unissent la pie-mère à la substance cérébrale ou médullaire. En plus, on trouve une prolifération active des noyaux de la névroglie, du gonflement des cellules ganglionnaires et de la dégénérescence granulo-graisseuse des fibres nerveuses. Les cellules de l'épendyme sont troubles et graisseuses.

Les cordons postérieurs de la moelle peuvent être le siège d'une inflammation interstitielle avec altération granulo-graisseuse des nerfs.

Les lésions peuvent atteindre les nerfs eux-mêmes et Giovanni a observé de l'hyperhémie du sympathique et des nerfs périphériques avec augmentation du noyau, dégénérescence graisseuse des fibres nerveuses et des cellules ganglionnaires.

Les autres altérations constatées n'ont rien de spécial, elles sont celles de toute maladie infectieuse :

La putréfaction cadavérique est rapide.

Les muscles sont secs, rouge brun, jaune pâle par places. On trouve au microscope un état granuleux des fibres (Klebs) avec dégénérescence graisseuse et cireuse (Rüdnew).

Le sang frappe d'habitude par sa coloration groseille foncé et son état sirupeux.

Le cœur est mou et présente les mêmes altérations que les autres muscles.

La rate est souvent grosse, diffluente.

Les reins et le foie sont d'ordinaire hypertrophiés et graisseux.

L'estomac ne présente pas de lésions habituelles, mais souvent les follicules de l'intestin et les ganglions du mésentère sont gonflés et hyperhémiés.

III. **Symptomatologie.**—La durée de l'*incubation* de la méningite cérébrospinale ne paraît pas être bien exactement connue, elle semble devoir en tous cas être très courte et parfois ne pas dépasser quelques heures.

Les prodromes n'ont rien de régulier. Parfois le malade est pris brusquement en pleine santé, d'autres fois on constate quelques prodromes consistant en abattement, perte d'appétit et faiblesse croissante.

Le début de la maladie est souvent marqué par l'apparition d'un grand frisson ou de plusieurs petits frissons répétés ; la température monte rapidement, atteint bientôt 39°, plus rarement 40° ; en même temps le pouls s'accélère, les malades se plaignent d'une céphalalgie intense siégeant soit sur le vertex, soit sur le derrière de la tête ou bien n'ayant pas de localisation spéciale. Cette douleur est accablante, occupe toutes les conversations du malade si celui-ci a sa raison, sinon lui font continuellement porter la main à la tête. En même temps apparaît la tendance au vertige. Si les malades essaient de se lever, ils vont de côté et d'autre comme un homme ivre, se retenant aux objets qui les entourent. On note déjà dès ce moment une hyperesthésie intense. Les malades supportent difficilement l'éclat de la lumière ou les bruits un peu forts. Enfin commencent la somnolence ou bien le délire.

C'est dans le courant de la deuxième semaine de la maladie que commencent à se montrer les symptômes fatals qui caractérisent le *torticolis*. Ce symptôme est ordinairement constant ; la nuque est alors fortement rejetée en arrière et en bas, et oppose une si grande résistance à toute tentative que l'on fait pour la ramener en avant que le corps se soulève d'un bloc plutôt que de se plier. De plus ces tentatives sont douloureuses et occasionnent une expression de souffrance même chez les malades privés de sentiment.

Parfois il est au contraire impossible de ramener la tête en arrière, bien que les tentatives ne soient pas douloureuses et que la tête se meuve librement dans les mouvements de rotation.

La rétraction de la tête en arrière peut dans certains cas être portée à des limites incroyables, et Hart a vu dans un cas la gangrène de la peau survenir par l'effet de la pression de la tête sur les omoplates. Le torticolis ne persiste pas toujours avec ces mêmes caractères pendant tout le cours de la maladie. Il diminue d'intensité chez les malades comateux et peu avant la mort. La cause du torticolis est diverse suivant les auteurs. Nous pensons qu'il résulte d'une irritation directe des nerfs de la moelle cervicale. Puis les phénomènes inflammatoires s'étendent dans l'axe médullaire, l'opisthotonos s'accentue, et à la longue les malades ne reposent plus sur le lit que par la nuque et les talons ; en même temps la colonne vertébrale est excessivement douloureuse à la pression (rachialgie).

Au début de la maladie, les patients étaient agités et inquiets ; à la longue, tout sentiment et toute réaction sensitive semblant disparaître, ils peuvent arriver à conserver pendant un temps infini les positions les plus incommodes en apparence, et au milieu de cela ils poussent des cris lents, clairs et monosyllabiques (cris hydrencéphaliques). La sensibilité de la peau est extrêmement augmentée et le moindre attouchement provoque des cris de douleur.

Les pupilles sont ordinairement rétrécies, mais inégalement des deux côtés, et la pupille la plus large présente ordinairement une forme ovalaire. D'autre part la pupille réagit encore à l'action de la lumière.

La langue est souvent sèche, fissurée, rouge et même fuligineuse. D'autres fois elle est recouverte d'un enduit grisâtre ou brun qui n'a rien de caractéristique. A cela se joignent des vomissements souvent opiniâtres, le ventre est aplati, rétracté en bateau et l'on peut alors sentir à la palpation les battements de l'aorte abdominale. Cette rétraction de l'abdomen est surtout marquée aux fosses iliaques, de telle sorte que les épines iliaques proéminent fortement en avant. Traube croit que cette rétraction est due plutôt à la rétraction des muscles intestinaux par l'effet du nerf vague, qu'à celle des muscles abdominaux. Le ventre est de plus sensible à la pression.

La rate est souvent mais non constamment hypertrophiée.

Dans certains cas ou remarque une rétention d'urine très marquée, et dans d'autres de l'incontinence. L'urine est ordinairement rare, foncée et elle contient de l'albumine. D'autres fois il y a de la polyurie, l'urine est claire et peu dense, probablement par suite des troubles des fonctions sécrétoires et vaso-motrices. Hermann et Keber ont constaté parfois la présence de sucre.

La constipation est de règle et la diarrhée au contraire très rare.

· L'affection peut conduire en quelques jours à la mort, ou bien elle dure de deux à six semaines, présentant tour à tour des rémissions et des exacerbations avant que l'issue fatale se produise.

Peu de temps avant celle-ci la température monte d'une façon exagérée (jusqu'à 43° et plus) et cette élévation de température peut encore s'accentuer après la mort. J'ai vu souvent celle-ci survenir par suite de paralysie des centres respiratoires.

Les *formes* de la méningite cérébro-spinale peuvent être diverses. On distingue la forme abortive, la forme foudroyante, la forme intermittente, et la forme apoplectiforme.

La méningite cérébro-spinale *abortive* ne comprend comme symptômes qu'une céphalalgie intense, une perte peu marquée du sentiment, du vertige et un état de malaise général. Parfois à cela se joignent des vomissements et le torticolis. Malgré tout la fièvre reste modérée et les malades sentent à peine le besoin de garder le lit. En peu de jours ces accidents disparaissent; aussi, en dehors de l'existence d'une épidémie, la maladie passera-t-elle souvent inaperçue. Quoi qu'il en soit, ces formes bénignes peuvent rapidement se transformer en des formes beaucoup plus graves.

En opposition avec celles-ci, la forme *foudroyante* ou sidérante présente des caractères incroyables de rapidité. On voit des individus être pris brusquement en plein travail et mourir quelques heures après.

La méningite cérébro-spinale *intermittente* se caractérise par des élévations de température à périodes données avec exacerbation simultanée des symptômes et rémission consécutive. On a distingué des types tertiaires suivant que la température présente des exacerbations toutes les 24 ou toutes les 48 heures. La maladie prend assez rarement cette marche intermittente. On a voulu alors trouver des rapports de parenté avec la fièvre intermittente. Cette assertion, à notre avis, n'a pas de raison d'être, bien que la rate soit souvent hypertrophiée et que le sulfate de quinine produise souvent de bons résultats.

La forme *apoplectique* débute brusquement par la production d'une hémiplégie, avec perte de connaissance, ce qui fait que le diagnostic est très souvent bien difficile et que quelquefois on peut croire à de l'hémorrhagie cérébrale ou en tout cas à une lésion en foyer.

Les *complications* de la méningite cérébro-spinale sont loin d'être rares, elles atteignent le plus souvent le système nerveux central. Ce sont quelquefois des paralysies ou bien simplement des parésies et cela sous différentes formes, monoplégies, hémiplégies, paraplégies ou paralysies localisées. On a vu aussi des paralysies de la langue, du pharynx, etc. Mais dans ce cas, on s'est demandé si la gêne de la déglutition ne provenait pas de l'exagération excessive du torticolis. Ces paralysies peuvent quelquefois disparaître assez rapidement ou bien, comme l'a montré Fraser, être remplacées par des convulsions, des contractures, etc. Parfois, mais non toujours, les réflexes tendineux sont abolis ainsi que le réflexe du crémaster.

D'autre part, les organes des centres peuvent être atteints par des complications. On voit souvent, pour ce qui est des yeux, du catarrhe de la conjonctive, parfois même des sécrétions purulentes.

Le chémosis des conjonctives apparaît fréquemment aussi et se développe très rapidement. Il peut dépendre seulement de l'augmentation exagérée de la pression intra-crânienne et de l'élévation de tension du système circulatoire, mais il succède aussi parfois à la propagation de l'inflammation par la fente orbitaire jusque dans le tissu cellulaire rétro-orbitaire.

La lagophtalmie est assez fréquente : elle provient, suivant Wilson, de l'atrophie rapide du tissu adipeux de l'orbite.

Les muscles de l'œil sont souvent atteints, on constate alors du nystagmus, des paralysies, etc.

Enfin, les différentes membranes de l'œil peuvent également être touchées. On peut constater de la kératite avec perforation ultérieure ou des synéchies, de l'iritis et de l'irido-choroïdite avec suppuration possible, obscurcissement du cristallin et occlusion de la pupille. On a vu d'autre part des décollements de la rétine et de l'apoplexie de cet organe (Ziemssen). Dans tous ces cas l'amaurose peut être définitive ; d'autres fois aussi elle n'est que transitoire et liée alors à des altérations du système nerveux central.

L'ouïe peut être aussi atteinte ; l'audition devient plus difficile et les malades se plaignent de bruits et de tintements dans la tête, puis les symptômes ne peuvent plus être suivis à cause de la perte de connaissance. Heller, Lucae et Moos ont trouvé à l'examen anatomique le tronc du nerf acoustique entouré de liquide avec gonflement, hyperhémie et même suppuration du névrilemme. Ils ont constaté aussi de l'inflammation purulente dans l'oreille moyenne et dans le labyrinthe. Les premières lésions sont évidemment dues à des altérations du nerf auditif.

Parfois des douleurs intolérables persistent jusqu'à ce que, le tympan s'étant perforé, un soulagement se produise par l'écoulement du pus au dehors. On comprend que de la sorte la surdité puisse persister et, chez les jeunes enfants, amener ainsi de la surdi-mutité.

Des *lésions de la peau* ne sont pas rares dans le cours de la méningite cérébro-spinale. Souvent dans le cours de la deuxième ou troisième semaine, plus rarement dans la convalescence, on voit apparaître de l'herpès labial, qui peut être discret ou s'étendre à presque toute la figure ; l'herpès des membres est beaucoup plus rare. D'autre part, les éruptions exanthémateuses sont également très fréquentes ; elles peuvent alors rappeler la scarlatine, la rougeole, l'urticaire, l'érysipèle, ou bien se présenter sous forme d'ecchymoses, de pétéchies, et d'éruptions bulleuses ou pustuleuses. Ces exanthèmes peuvent apparaître dans toute période de la maladie, même dans la convalescence, et être symétriques, ce qui pourrait faire croire par là à une action nerveuse et vaso-motrice manifeste.

Ajoutons à cela les éruptions de furoncles et d'abcès, le décubitus aigu, la gangrène, toutes affections peut-être tropho-névrotiques.

Les gonflements articulaires même avec suppuration peuvent se rencontrer. Kostonopolus les a vus parfois précéder la méningite dans l'épidémie de Nauplie (1862-1864).

Le pharynx peut être le siège d'altérations catarrhales et même diphtériques.

Du côté des organes de la respiration on a pu voir : le catarrhe bronchique, complication fréquente, puis la pneumonie fibrineuse et la broncho-pneumonie, beaucoup plus graves à cause de la terminaison possible par abcès ou gangrène ; la pleurésie n'est pas non plus rare.

La respiration présente assez rarement les caractères du type de Cheyne-Stokes. Plus souvent on observe la respiration dite de Biot, c'est-à-dire des respirations profondes et régulières, séparées par des pauses d'apnée.

Le pouls est souvent très irrégulier dans l'énergie et l'allure de ses battements. Lorsque le nerf pneumogastrique est touché soit dans son centre, soit dans son tronc, les pulsations sont ralenties ; si le pneumogastrique est paralysé au contraire d'une façon quelconque, le pouls s'accélère. Ceci est d'ailleurs une règle générale de la maladie que les phénomènes d'excitation soient suivis de phénomènes de paralysie.

La péricardite, l'endocardite, la parotidite, l'ictère et la glycosurie sont des complications possibles, mais rares.

Les accidents consécutifs à la méningite cérébro-spinale sont d'abord ces paralysies, ces contractures que nous avons signalées, ainsi que la surdité et la cécité. Mais aussi on peut voir des psychopathies succéder à la maladie, ainsi que des céphalalgies opiniâtres augmentant par les efforts intellectuels ; la sensation de vertiges peut également durer longtemps ; parfois ils prennent les caractères de la maladie de Menière et sont dus alors à des lésions de l'oreille interne. Leyden a vu persister de l'aphasie et de l'anesthésie ; j'ai vu de mon côté un cas d'hydrocéphalie avec distension de la boîte crânienne survenir à la suite de la méningite cérébro-spinale.

**IV. Diagnostic.** — Le diagnostic est d'ordinaire facile. On le fera par la constatation du torticolis, de la céphalalgie, de la perte de sentiment, de la différence des pupilles, des irrégularités du pouls et de la respiration, des vomissements, de la rétraction du ventre et de la constipation. Les formes abortives elles-mêmes sont faciles à reconnaître en temps d'épidémie.

Lorsque les malades sont plongés dans le coma, on pourrait croire à de la fièvre typhoïde ou à de la pneumonie fibrineuse ; mais dans la fièvre typhoïde il y a du météorisme, de la diarrhée, du gonflement du ventre et un exanthème caractéristique.

Dans la pneumonie fibrineuse, l'expectoration fera facilement le diagnostic.

Chez les enfants, les affections gastro-intestinales s'accompagnent parfois de fièvre élevée, avec raideur de la nuque, il faudra donc chez eux être réservé sur la valeur de ce dernier symptôme.

Nous ferons plus loin le diagnostic avec la méningite tuberculeuse.

**V. Pronostic.** — Il est extrêmement grave car la maladie occasionne souvent 80 0/0 de décès.

**VI. Thérapeutique.** — Les malades devront être mis dans une chambre spacieuse, tranquille et un peu sombre. L'alimentation devra se composer de nourriture liquide, lait, bouillon, œufs, vin léger. Si le malade a perdu connaissance on devra veiller à ce qu'il urine régulièrement et que la constipation ne persiste pas. Il faudra pour cela le sonder et employer des purgatifs légers, huile de ricin, calomel, jalap, séné ou bien des lavements.

Sur toute l'étendue de la tête et sur la nuque on devra étaler une vessie remplie de glace. Si les douleurs sont trop vives on fera des injections sous-cutanées de morphine.

La thérapeutique ne manque pas de beaucoup d'autres procédés : a) les *révulsifs* : frictions sur la tête avec l'onguent vésicant, vésicatoires, les moxas, les bains de pieds à la moutarde, l'application du feu, etc.

b) Les *antiphlogistiques* : saignées, frictions mercurielles, vaporisation, à l'éther, calomel, nitrate de potasse, etc.

c) Les *drastiques* de toute nature.

d) Les *diurétiques*.

e) Les *altérants*.

f) Les *narcotiques* : opium, bromure de potassium, belladone, chloral, ergotine, etc.

g) Les *fébrifuges* : bains, quinine, antipyrine.

h) L'*électricité*.

**2. — Méningite cérébro-spinale simple.**

**I. Étiologie. Lésions anatomiques.** — Les inflammations suppuratives de la pie-mère et de l'arachnoïde peuvent survenir autrement que par le fait de l'infection primitive précédemment décrite ; mais à vrai dire, ces méningites, presque toujours *secondaires*, peuvent offrir de grands points de ressemblance, pour ce qui est des lésions du cerveau, avec la méningite cérébro-spinale épidémique.

D'ordinaire, c'est sur la convexité du cerveau que l'on rencontre les lésions les plus accusées, ce qui faisait dire aux anciens auteurs que la méningite suppurée était une méningite de la convexité. Or cela est faux, car dans bien des cas on trouve à la base du cerveau des altérations notables. La dénomination de méningite de la convexité est donc aussi erronée que celle de méningite de la base appliquée à la méningite tuberculeuse dans laquelle les lésions, bien que prédominantes à la base, n'en sont pas moins importantes aussi à la convexité.

La méningite suppurée peut être, tout d'abord, une méningite *de propagation*. L'eczéma du cuir chevelu ou de la face, les érysipèles, les furoncles même, peuvent la provoquer. Parfois elle reconnaîtra pour cause une inflammation suppurative des fosses nasales. Des opérations sur les yeux, l'énucléation du globe oculaire notamment ont pu la faire naître. Plus souvent on l'a vue résulter d'inflammations de l'oreille, de la présence de corps

étranger, parotite moyenne, carie du rocher, polypes, etc. Enfin les blessures du cuir chevelu, les fractures, la thrombose des veines, les abcès
superficiels ou profonds du cerveau ont souvent servi de points de départ à
des méningites suppurées.

D'autres fois, la méningite est d'ordre *métastatique* et succède à d'autres
maladies infectieuses. C'est qu'alors les micro-organismes de la maladie
primitive ou les microbes de la suppuration ont déterminé sur les méninges
et par leur présence, une inflammation secondaire. C'est ainsi qu'on voit la
méningite survenir à la suite de pneumonie fibrineuse, de pleurésie, de
péricardite, d'endocardite ulcéreuse, de tuberculose pulmonaire, d'abcès
froids, de péritonite, d'érysipèle, de dysenterie, de diphtérie, de parotidite.
de fièvre typhoïde, de typhus exanthématique, de typhus récurrent, de
choléra, de pyohémie, de fièvre puerpérale, de septicémie, de rhumatisme
articulaire ou musculaire, de scarlatine, rougeole, variole, coqueluche
(Bierbaum), etc. On a même vu la vaccination donner lieu à la production
d'une méningite suppurée.

Pour tous les auteurs qui admettent qu'il n'y a pas de suppuration sans
l'action de certains micro-organismes, il est aussi établi que toute méningite suppurée est, à sa manière, une maladie infectieuse. Ainsi Eberth, puis
plus récemment Klebs ont décrit dans le liquide des ventricules et dans le
pus de la méningite, des microcoques qui étaient venus compliquer une
pneumonie fibrineuse. A la suite de cela Fraenkel, Foa et Berdeni-Uffreduzzi
ont essayé de démontrer que la méningite consécutive à la pneumonie était
produite par les mêmes microbes que ceux qui causaient cette dernière.
Dans un cas de méningite suppurée Banti put constater la présence, dans
l'exsudat, du staphylococcus pyogenes aureus, du staphylococcus pyogenes
albus et du streptococcus pyogenes, lesquels avaient semblé pénétrer dans
l'organisme par une ulcération de l'intestin. Lancereaux et Besançon ont
souvent réussi à trouver des pneumocoques dans les exsudats des méningites
consécutives à la pneumonie. Dans un cas où les pneumocoques ne se rencontrèrent pas, ils trouvèrent des streptocoques. Il est clair qu'alors ce sont
les lymphatiques et les vaisseaux sanguins qui ont servi de voies aux micro-
organismes pour atteindre les méninges.

On a vu parfois la méningite survenir à la suite de simples *commotions
cérébrales*. Il faut admettre alors que la commotion a suffi pour faire des
méninges un *locus minoris resistentiæ* aux agents pathogènes de l'inflammation, qui existent normalement dans le sang.

II. **Symptômes.** — Les symptômes de la méningite *simple* ressemblent à
ceux de la méningite *épidémique* ; dans les deux cas, en effet, on constate
des signes qui sont la conséquence des troubles apportés à la circulation et
de la compression cérébrale. Mais souvent la méningite simple semble évoluer avec des allures plus sournoises, l'affection primitive masquant les complications méningées.

III. **Pronostic. Thérapeutique.** — Ils sont les mêmes que dans la méningite
épidémique.

### 3. — Méningite séreuse cérébro-spinale.

La méningite séreuse est le plus habituellement destinée à devenir *puru-lente*. Il serait excessif de dire toujours. On voit en effet des méningites pure-ment séreuses, de même que l'on voit des péricardites, des péritonites sim-ples. Au point de vue clinique, les symptômes de ces méningites sont les mêmes que ceux des méningites suppurées dont elles ne sont certainement pas toujours le premier stade.

D'après mes observations personnelles, rares il est vrai, je suis porté à croire que l'anatomo-pathologiste qui ne connaît pas l'aspect clinique de la maladie, fait de cette affection de l'œdème du cerveau.

J'ai vu la maladie évoluer spontanément, de même que je l'ai vue être consécutive à d'autres maladies infectieuses : pneumonie, fièvre typhoïde, par exemple. Je crois qu'elle fait survenir aussi comme complication, du rhumatisme aigu, bien que je n'aie pu faire à cet égard de constatations cadavériques.

Le pronostic et la thérapeutique sont semblables à ceux de la méningite suppurée.


### 4. — Tétanos.

I. **Étiologie.** — On désigne sous le nom de tétanos une maladie infec-tieuse survenant le plus souvent à la suite de blessures qui ont ouvert des portes d'entrée à de certains micro-organismes qui vont de là porter leur action sur le système nerveux : c'est le tétanos *traumatique*. Le tétanos est alors, au même titre que l'érysipèle, une complication des plaies. Il est bien plus rare de voir le tétanos survenir spontanément (*tétanos rhuma-tismal, tétanos idiopathique*). Quelle est dans ce cas la voie suivie par les micro-organismes, c'est ce que l'on ignore encore absolument.

Certains auteurs admettent l'existence d'une troisième forme : le *tétanos toxique*. Bien que l'intoxication par certains agents chimiques, la brucine, par exemple, la strychnine et la picrotoxine peuvent réaliser le tableau symptomatique du tétanos infectieux, il ne faut cependant pas admettre une identité absolue. En dehors de l'étiologie, exclusivement chimique de cette forme, il faut de plus remarquer que les contractions musculaires du tétanos toxique sont purement cloniques et non pas toniques.

Les connaissances que l'on a sur l'agent nocif dans le tétanos sont de date trop récente et les recherches faites sont encore trop incomplètes pour que l'on puisse se faire une opinion définitive. Flügge et Nicolaier ont réussi à trouver dans le sol de fins bacilles en bâtonnets, qui, inoculés à des lapins et à des souris, produisaient chez eux des secousses tétaniformes. Rosen-bach a fait faire à la question un pas plus important. Cet auteur a en effet retrouvé ces mêmes bacilles, mais non pas, il faut le dire, à l'état de pureté, dans le produit de sécrétions fournies par la plaie d'un tétanique. Des cultures de ces bacilles ont pu être inoculées avec succès à des animaux (souris, cobayes, lapins). Bäumer et Merkel, Oehlmüller et Goldschmidt sont arrivés au même résultat.

Il semble rationnel d'admettre que les bacilles du tétanos *sécrètent des poisons* qui vont agir sur le système nerveux et produire sur lui des effets analogues à ceux que détermine la strychnine. Brieger a, en effet, réussi à isoler, dans de la viande triturée avec des cultures de bacilles, quatre ptomaïnes dont l'inoculation aux animaux produisait des symptômes analogues à ceux du tétanos. Parmi ces poisons, l'un a été nommé *tétaline* par Brieger, l'autre *tétano-toxine*.

Si l'on essaie de décider par la clinique la question de savoir si le tétanos est bien de nature infectieuse, la réponse est certainement affirmative. Il n'est pas rare, en effet, de voir le tétanos sévir sur plusieurs malades à la fois, ou bien successivement et alors à peu de temps d'intervalle, de telle sorte que l'on a pu se croire autorisé à parler non seulement de la nature *infectieuse*, mais aussi de la nature *contagieuse* de la maladie. Cette dernière d'ailleurs reste au moins douteuse. Le tétanos présente parfois les caractères de l'épidémicité et, en certains pays, il est endémique.

Comme pour beaucoup d'autres maladies infectieuses, le tétanos a besoin de rencontrer des circonstances favorables pour se développer.

L'action du *climat* est certainement très importante, et l'on sait que le tétanos sévit surtout sous les tropiques où il prend parfois les allures d'une épidémie. L'influence de la *température* n'est pas non plus niable. Sous les tropiques, le tétanos sévit pendant les chaleurs et surtout à ces époques de l'année où des nuits chaudes sont suivies de nuits froides. On peut parfois remarquer chez nous des influences analogues. Je me souviens avoir vu dans une clinique chirurgicale éclater trois cas de tétanos après une nuit d'automne froide qui avait elle-même suivi une journée d'une chaleur accablante.

Les conditions hygiéniques générales sont aussi à considérer. Le tétanos sévit surtout, par exemple, sur les jeunes enfants, dans les Maternités encombrées, mal tenues et mal aérées, et on l'a vu alors cesser presque subitement à la suite d'un nettoyage et d'une aération suffisante. Il en est de même pour les agglomérations populaires. Mackenzie raconte dans une relation de voyage que le tétanos décimait en si grande quantité les nouveau-nés d'une population du sud de l'Islande, que celle-ci ne pouvait se maintenir que grâce à l'immigration étrangère. Les chirurgiens savent aussi que le tétanos éclate plus volontiers chez les malades dont les blessures contiennent des corps étrangers ou des saletés venues du dehors et introduites au moment de l'accident; le mauvais entretien d'une plaie favorise aussi le développement du tétanos.

Comme cause occasionnelle, il faut encore signaler ce que l'on désigne sous le nom de *prédisposition individuelle*. Sous les tropiques on sait que les races présentent à cet égard certaines aptitudes spéciales et que la race nègre contracte plus facilement le tétanos que la race blanche. Pour expliquer cette prédisposition on a d'ailleurs fait remarquer que la mauvaise hygiène des nègres et leur saleté habituelle pouvait expliquer cette aptitude spéciale. On a dit de plus que les personnes bien portantes contractaient plus facilement la maladie que celles déjà un peu souffrantes, mais peut-être faut-il expliquer ce fait en faisant remarquer que ces personnes sont plus sujettes aux accidents, aux blessures, et par là aux complications qui peuvent s'y ajouter ; pour la même raison aussi peut-être voit-on le tétanos sévir surtout chez les personnes d'âge moyen.

Certaines influences *psychiques* peuvent jouer un rôle important, et l'on sait que dans les guerres, le tétanos frappe sur les vaincus bien plus que sur les vainqueurs.

Le tétanos traumatique peut survenir à l'occasion de blessures acciden-telles ou bien de plaies faites volontairement par le chirurgien ; parmi les pre-mières ce sont surtout les plaies *contuses*, les plaies *avec écrasement*, celles qui s'accompagnent d'*introduction de corps étrangers*, de *lésions ner-veuses* ou *tendineuses* qui sont plus prédisposées au développement du tétanos, il en est de même, pour la prédisposition à présenter cette complica-tion, des blessures des doigts. des mains et des pieds. Bien souvent on voit le tétanos suivre l'apparition du pus au niveau de la plaie.

Parfois le tétanos éclate immédiatement après la production de la bles-sure ; c'est ainsi qu'on a vu, dans une amputation de cuisse, le tétanos appa-raître aussitôt après que l'on venait de serrer dans un fil le nerf crural ; mais l'on peut dire dans ce cas que l'infection avait précédé l'amputation et que celle-ci, par l'irritation du nerf, n'avait fait que faire éclater la maladie en puissance.

Plus souvent il s'écoule plusieurs jours ou plusieurs semaines entre la blessure et l'apparition du tétanos.

La fréquence du tétanos est loin d'être en rapport avec la gravité de la blessure. Parfois même, on peut voir cette complication redoutable appa-raître à propos de blessures en apparence insignifiantes. C'est ainsi que l'extraction des dents, l'opération qui a pour but de couper le frein de la langue, celle qui consiste à percer le lobule de l'oreille, des piqûres de sang-sues ou d'abeilles, l'opération de la circoncision ont pu se compliquer de tétanos. Enfin on a vu celui-ci apparaître à la suite d'injections sous-cutanées de quinine (Oderaine, Bostolazzi, Roberts, Rubino).

Il n'est pas besoin que les blessures soient des blessures *ouvertes* pour que le tétanos apparaisse. C'est ainsi que la commotion des os du crâne et de la colonne vertébrale peut donner naissance à cette complication ; c'est ainsi de même que celle-ci a pu succéder aux opérations du tatouage.

Parfois enfin il ne s'agit que de blessures internes ; ainsi a-t-on vu le tétanos apparaître à la suite de l'accouchement ou de l'avortement, même sans qu'il y ait eu d'intervention, le tétanos apparaît alors d'ordinaire du troisième au septième jour après l'accouchement, parfois même il éclate pendant le travail. Signalons pour terminer les cas où l'on a vu le tétanos être causé par l'expulsion spontanée d'un fibrome utérin, par l'existence d'une ulcération du gros intestin, par un lavement donné avec trop de vio-lence, etc.

Disons pour terminer, que, dans certains cas, le tétanos a paru après d'autres maladies infectieuses, la pleurésie, la pneumonie, le rhumatisme musculaire, et dans ces cas, il semble s'être agi d'une infection secondaire.

Le tétanos des *nouveau-nés* est un des chapitres les plus importants du groupe du tétanos traumatique. C'est du cinquième au douzième jour de l'existence, rarement plus tôt, rarement plus tard, que l'on voit survenir cette complication. Dans la plupart des cas les auteurs prétendent, et leur avis est aussi le nôtre, que cette complication est en rapport avec une maladie du cordon ombilical. En d'autres cas, il s'agit d'une infection en relation avec l'infection puerpérale. On a vu aussi le tétanos survenir chez les nouveau-nés à la suite d'administration de bains trop chauds. On voit cela par exemple se produire dans la clientèle lorsque des nourrices se contentent de juger à la main de la température du bain; on comprend que si la sensation de la chaleur s'altère chez elles pour une raison ou pour une autre, elles puissent inconsciemment donner au nourrisson des bains trop chauds (Keber).

Smith a prétendu que la plupart des cas de tétanos des nouveau-nés étaient dus à des *compressions trop énergiques de la région occipitale* pendant l'accouchement. Cette compression agissant sur le bulbe déterminerait mécaniquement une excitation des centres qui produisent les mouvements spasmodiques; cet auteur a prétendu de plus que la rétention des matières fécales pouvait déterminer l'apparition du tétanos.

Les opinions des auteurs sur la nature du tétanos rhumatismal ont bien souvent varié. Ce dernier était considéré jadis comme une maladie extrêmement fréquente, et aujourd'hui on le regarde comme une maladie pour le moins très rare. Bien des observations anciennes sont à ce sujet contestables. On invoquait alors comme causes déterminantes le refroidissement, le séjour dans des lieux froids, le fait d'avoir reposé sur des terrains humides. D'après les croyances actuelles il faut admettre que le refroidissement n'est guère capable de déterminer par lui-même l'apparition du tétanos, lequel est bien plutôt en relation avec le développement de certains organismes inférieurs.

Dans certains cas, la cause première du tétanos est absolument impossible à déceler, et il faut alors s'en tenir à la notion d'un tétanos idiopathique.

II. **Symptomatologie.** — Les symptômes du tétanos consistent en des contractures musculaires toniques qui alternent avec des secousses cloniques; l'excitabilité réflexe est augmentée et la connaissance est absolument conservée.

On ne connaît rien de bien précis sur la durée d'incubation du tétanos; dans certains cas elle paraît avoir été très courte, dans d'autres, autant qu'on en a pu juger par les expériences sur les animaux, il semble qu'elle puisse durer une semaine.

La plupart du temps, le tétanos ne débute pas *brusquement*, mais est précédé de prodromes; s'il s'agit d'un tétanos venant compliquer une blessure, le malade annonce une sensibilité spéciale au niveau de la plaie et celle-ci change d'aspect, prend une coloration de mauvaise nature. Souvent les douleurs suivent le trajet d'un gros tronc nerveux situé dans le voisinage de la blessure et cela avant même qu'on puisse soupçonner une inflammation anatomiquement appréciable au niveau de ce nerf. Beaucoup de malades sont déjà dès ce moment agités, inquiets, et présentent de l'anxiété et de l'insomnie ; bientôt surviennent des élancements douloureux et une sensation manifeste de raideur dans les muscles de la mâchoire, du pharynx, de la nuque et enfin apparaissent les spasmes musculaires caractéristiques.

Chez les nouveau-nés on est souvent prévenu de l'apparition du tétanos par une *inflammation de l'ombilic*. Les enfants sont agités, anxieux, ils crient pendant le sommeil et il n'est pas rare qu'ils présentent des troubles de l'appareil digestif.

Les premiers symptômes manifestes siègent dans les groupes musculaires du visage, puis les muscles de la déglutition et du pharynx se prennent à leur tour, l'affection gagne la nuque, les muscles du dos, et enfin ceux des extrémités ; en général on voit l'affection évoluer de haut en bas.

Dans certains cas, le tétanos prédomine au niveau des muscles de la mâchoire de telle sorte que la participation des muscles de la nuque, si ceux-ci sont peu atteints, peut passer inaperçue.

D'après nos observations personnelles, nous pensons comme certains auteurs que cette contracture des muscles de la mâchoire, ce *trismus* est exceptionnellement le premier des symptômes observés.

Il n'est pas rare de voir, chez les adultes surtout, les muscles des extrémités rester indemnes, tandis que chez les enfants, ces muscles sont très fréquemment atteints. D'après Rose, les muscles de l'avant-bras et des mains seraient constamment respectés chez les adultes, ce qui est loin d'être admis par tout le monde et avec raison selon nous. Parfois on voit les spasmes prédominer sur un des côtés du corps.

La contracture tétanique des muscles du visage amène très rapidement une modification dans l'expression de la physionomie et l'on voit le malade présenter cet aspect spécial que l'on appelle le *faciès tétanique*. Ce caractère spécial que prend la physionomie serait pour certains auteurs un des prodromes mêmes de la maladie, ce qui à notre avis n'est pas acceptable. Le front présente une augmentation notable de son diamètre horizontal et des rides se forment transversalement. Les masséters dessinent nettement leurs contours sur la joue, les ailes du nez sont attirées en dehors et en haut ; l'orifice buccal s'augmente dans son diamètre transversal et s'immobilise dans cette situation, les commissures sont entraînées en bas et présentent des plis divergents ; les dents restent constamment visibles entre les lèvres entr'ouvertes. König qui a étudié spécialement et à fond ce faciès des tétaniques, a fait remarquer que les expressions de la physionomie semblent chez eux se contredire. Tandis que la partie supérieure du visage respire un air aimable avec une certaine impression de lassitude (due à la demi-occlusion des paupières), la partie inférieure au contraire, présente un air

de tristesse spécial comme celui des gens qui pleurent. Aussi les dénominations que l'on a données à ce faciès tétanique sont-elles très différentes suivant qu'on a considéré telle ou telle partie du visage ; ainsi a-t-on dit que
celui-ci respirait le dédain, la joie, l'horreur, et l'effroi. L'aspect que donnent à la physionomie les dents toujours visibles a fait comparer l'impression
qui en résulte à celle que donne le rire : c'est le *rire sardonique* des tétaniques.

Lorsque l'on engage les malades à ouvrir la bouche, ceux-ci ne peuvent
pas y parvenir ou y parviennent à peine à cause de la contracture des mas-

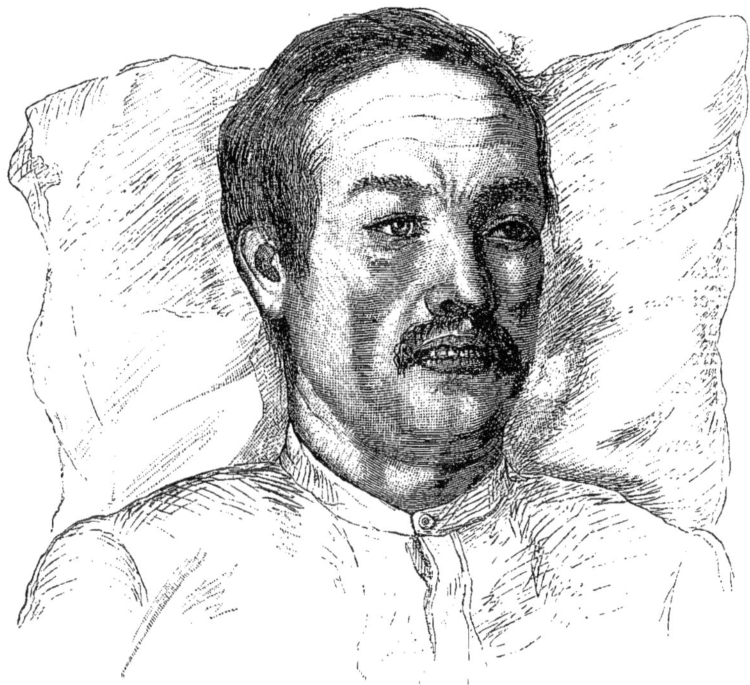

Fig. 57. — *Faciès tétanique. Cas de tétanos idiopathique chez un homme de 28 ans.* (Obs. personnelle. Clinique
de Zurich.)

séters qui appliquent les mâchoires l'une contre l'autre ; c'est le symptôme qui
caractérise nettement le trismus. Les nouveau-nés sont dans l'impossibilité
de prendre le bout du sein, et à peine y ont-ils appliqué les lèvres qu'ils
l'abandonnent en poussant un cri plaintif. Les mouvements passifs eux-
mêmes déterminent une telle contracture spasmodique des muscles de la
mâchoire qu'il semblerait plus facile de luxer ou de briser celle-ci que de
vaincre l'action du muscle. On peut comprendre que cet état ne soit pas
sans danger. Il importe peu au point de vue du pronostic prochain que le
malade parle entre les dents d'une manière inintelligible, mais ce qui est

beaucoup plus grave, si la maladie dure, c'est que la nutrition devenant impossible, le malade est menacé de mourir d'inanition.

Ce qui augmente encore cette menace d'inanition, c'est la contracture tétanique des muscles du pharynx. Celle-ci apparaît de bonne heure et présente souvent une intensité extrême. Les malades ressentent alors un véritable supplice de Tantale, ils souffrent de la faim et de la soif sans pouvoir contenter leurs désirs.

La contracture des muscles de la nuque est de règle ; aussi la tête est-elle attirée en arrière. Si l'on cherche à ramener la tête en avant, on a la sensation d'une résistance considérable. Les muscles contracturés font saillie sous la peau surtout de chaque côté de la nuque, mais d'autre part, les mouvements de rotation et d'extension exagérés sont encore possibles et même faciles.

Parmi les muscles du dos, ce sont surtout ceux à direction longitudinale qui sont atteints ; aussi le dos, et par là, le malade en entier présentent-ils la raideur d'un morceau de bois, de telle sorte que le malade est soulevé tout entier quand on essaie de relever l'occiput. Dans le décubitus dorsal, la colonne vertébrale paraît fortement arquée en avant de telle sorte que l'on peut facilement introduire la main et même le poing entre le lit et le dos du malade. On désigne cet état sous le nom d'opisthotonos.

Plus rarement, les contractions tétaniques amènent une courbure du corps en sens contraire, c'est l'*emprosthotonos*, ou bien sur le côté, c'est le *pleurosthotonos*, ou bien enfin le corps semble étendu en droite ligne, c'est l'*orthosthotonos*. Quelques auteurs nient différentes de ces formes.

Si les muscles du thorax et du diaphragme participent à la contracture, on voit les mouvements respiratoires se suspendre par moments, et le malade présente une anxiété respiratoire extrême, il se cyanose, la respiration devient irrégulière et pénible, l'accumulation de l'acide carbonique amène la mort par suffocation. Il ne faut pas oublier non plus que ces dangers sont au maximum si les muscles du larynx sont également contracturés ; ajoutons enfin que les troubles de la parole sont également en rapport avec la contracture des muscles de la langue.

Lorsque les muscles de l'abdomen sont atteints, on voit le ventre se déprimer et se creuser en bateau.

Dans les anciennes observations on voit signalés des cas de *priapisme* et de pertes séminales involontaires. Dans un cas que représente la fig. 57, j'ai pu voir la verge dans un état de demi-érection (par spasmes des muscles ischio et bulbo-caverneux) ? J'ai observé le même fait plus tard sur un autre tétanique.

La contracture des muscles des extrémités amène une raideur permanente de celles-ci dans l'extension ou la flexion, et l'on peut sentir sous la peau le relief des muscles contractés.

On voit rarement survenir des spasmes des muscles innervés par le facial, le trijumeau et le glosso-pharyngien. On a vu souvent, il est vrai, du strabisme, mais celui-ci n'a coutume d'apparaître qu'au moment de la mort et comme symptôme presque fatal.

Les spasmes musculaires toniques ne se présentent pas toujours avec le même aspect, parfois on les voit persister sans aucune interruption et avec la même intensité pendant des heures, des jours, ou même des semaines : l'action du chloroforme ou du chloral les fait disparaître, il est vrai, mais ils reparaissent rapidement dès le réveil. Chez d'autres malades, on peut constater des périodes de repos et les contractures tétaniques n'apparaissent que par accès. C'est également par crises que l'on voit survenir ces secousses cloniques qui agitent violemment le corps. Celles-ci peuvent apparaître par les plus petites excitations, ce qui montre bien l'énorme augmentation de l'excitabilité réflexe chez les tétaniques. La moindre irritation de la peau, un souffle même, un tressaillement dans la chambre du malade, une lumière un peu vive, le choc d'une porte, la pensée même d'une crise qui peut survenir sont capables de la faire naître. Le nombre et la durée des crises dépendent de l'intensité de la maladie. Parfois on peut voir de petites secousses fibrillaires rapides sur les muscles en contraction, et la puissance de celles-ci est considérable. On a vu des luxations, des fractures même, se produire pendant les spasmes musculaires, lesquels peuvent arriver également à briser les dents.

La connaissance reste toujours complète, de telle sorte que le malade est conscient de toutes ses douleurs, ce n'est qu'à la fin de la vie qu'on voit apparaître le délire.

Les malades se plaignent d'une douleur persistante dans les muscles tétanisés, analogues aux crampes des mollets; l'insomnie est opiniâtre. La plupart aussi ressentent une sensation d'angoisse indicible.

La *température du corps* peut ne pas subir de modification ; d'autres fois elle est abaissée ou bien elle peut présenter de petites élévations transitoires : parfois on constate une augmentation préagonique et alors il y a une hyperpyrexie manifeste comme dans cette observation de Wunderlich où l'on a vu la température atteindre 44°,7.

Leyden et plus tard Billroth et Fick ont montré que les spasmes tétaniques déterminés par l'action de la strychnine ou la faradisation de la moelle chez les animaux, amenaient une augmentation de la température ; mais il ne faut pas mettre exclusivement celle-ci sur le compte du travail musculaire, car on n'expliquerait pas pourquoi dans certains cas de gravité extrême chez l'homme, la température ne subit pas de modification, et pourquoi, par contre, elle en subit de très grandes dans des cas légers. Il paraît plus vraisemblable d'admettre une influence centrale et l'existence d'altérations spéciales des centres modérateurs de la chaleur.

Le *pouls* est ordinairement accéléré, parfois irrégulier.

La *peau* est souvent couverte d'une sueur abondante ; on a voulu expliquer ce fait par des troubles vaso-moteurs résultant des contractions musculaires : il faut plutôt admettre des troubles d'innervation du centre sudoral qui, d'après les recherches d'Adamkiewicz, semble siéger dans la moelle allongée. La sensibilité de la peau est conservée ; Demme dit avoir constaté un abaissement de la température et de la sensibilité au contact. L'excitabilité réflexe de la peau est ordinairement augmentée. Chez un tétanique

que je soignais récemment, j'ai vu une diminution du réflexe patellaire, mais celui-ci est cependant ordinairement augmenté.

La *miction* et la *défécation* sont d'ordinaire difficiles. L'urine est d'habitude rare, de coloration foncée, de densité élevée et laisse déposer un sédiment d'urates. Parfois elle contient de l'albumine, parfois aussi du sucre (Vogel); Griesinger a constaté la présence de cylindres et une augmentation du chiffre de l'indican.

L'examen chimique de l'urine donnerait, d'après Senator, un chiffre normal ou bien légèrement moindre pour l'urée, et une diminution de la créatinine. Chez un malade que j'ai eu récemment en traitement à la clinique de Zurich, j'ai constaté une diminution de l'urée, mais par contre une augmentation de la créatinine. Ainsi l'examen quotidien pratiqué pendant les huit jours de la durée de la maladie a donné en moyenne 0,765 de créatinine; après guérison, le chiffre était, pour le même laps de temps de 0,31. Dans cette même observation j'ai pu constater une augmentation de l'acide urique et une diminution des phosphates et des sulfates.

L'*albuminurie* ne paraît pas avoir toujours la même signification. Parfois, comme Kussmaul l'a démontré, elle paraît résulter d'une inflammation vraie des reins ou bien elle peut être produite par des troubles de l'innervation du rein par altération centrale ou périphérique. Elle disparaît parfois rapidement. Chez un de mes malades je la vis persister juste une semaine, bien que les contractures tétaniques aient persisté beaucoup plus longtemps.

La *durée* et l'*évolution* de la maladie présentent, suivant les cas, des différences extrêmement remarquables. On a rappelé souvent cette observation de Robinson d'après laquelle on vit un nègre succomber du tétanos quinze minutes après avoir reçu une blessure. Dans d'autres cas, l'affection dure des jours, des semaines, des mois même. Pendant longtemps les malades souffrent encore d'une sensation persistante de raideur, de faiblesse et d'élancements douloureux; en plus, on peut voir apparaître à la suite de la maladie des parésies ou des paralysies. Certains auteurs distinguent encore différentes formes, des formes aiguës, subaiguës et chroniques bien qu'ils n'aient pas pour chacune d'elles établi des limites exactes.

Lorsque la maladie, ce qui est si fréquent, a une issue malheureuse, la mort survient soit par suffocation, soit par épuisement, soit à la suite de l'hyperthermie.

Parmi les *complications* du tétanos, on a signalé la bronchite, la pneumonie, la néphrite aiguë; chez un de mes tétaniques, qui guérit d'ailleurs, j'ai vu survenir dans la convalescence une polyurie abondante qui dura presque quinze jours.

Nous devons encore faire mention ici d'une forme spéciale de tétanos appelée le *tétanos céphalique* ou *tétanos hydrophobique* dont vingt observations ont été jusqu'ici relatées. Il s'agit dans ces cas d'une maladie dont le point de départ est une blessure ou une commotion quelconque siégeant dans le voisinage de la région sus-orbitaire et paraissant souvent de peu d'importance. Bientôt on voit apparaître du trismus, puis une paralysie du facial atteignant tous ses rameaux et cela, du côté correspondant à la blessure. La paralysie faciale tantôt précède le trismus, tantôt apparaît quelques jours après lui. L'excitabilité électrique pour les courants continus et les courants intermittents est conservée; en plus, il n'est pas rare de voir de la contracture siégeant dans les groupes musculaires qui dépendent du nerf paralysé; enfin postérieurement apparaissent, mais pas toujours, du spasme de la déglutition, d'où le nom de tétanos hydrophobique, puis des contractures toniques généralisées. La mort est la terminaison habituelle. Macroscopiquement, on ne voit aucune lésion du nerf facial; c'est ce qui arriva dans un cas, le 19e connu jusqu'alors et que j'ai observé récemment dans le service de mon collègue Krönlein, en même temps que le Dr Brunner décrivait le vingtième cas.

Comme forme spéciale du tétanos on a encore décrit un tétanos local; les symptômes dans ces cas semblent présenter moins de gravité et de plus ils n'atteignent que les extrémités qui correspondent à la blessure, mais il n'est pas rare non plus de voir ces tétanos locaux se transformer plus ou moins rapidement en un tétanos généralisé.

**III. Anatomie pathologique.** — On ne connaît pas d'altération cadavérique caractéristique du tétanos. Les cadavres des tétaniques présentent une rigidité tout à fait spéciale par la rapidité de son apparition et son intensité. Lorsqu'il s'est produit avant la mort une élévation de température, on voit celle-ci s'accroître encore après la mort que l'on a voulu expliquer par la coagulation de la myosine et la mise en liberté de la puissance calorique. Wunderlich a observé une température post-mortem de 45°,5.

Les muscles sont ordinairement d'une pâleur toute spéciale, donnant à ceux-ci de la ressemblance avec l'aspect de la viande de poisson cuite. A de certains endroits, on trouve des taches hémorrhagiques et, en ces points, le microscope fait déceler la présence de ruptures musculaires.

On a signalé des cas de contracture du muscle cardiaque, et certains auteurs ont décrit un tétanos du cœur. Rosenthal a trouvé des hémorrhagies et des ruptures dans le muscle cardiaque. Enfin on a souvent constaté de la contracture de l'œsophage avec vive injection de la muqueuse.

On a pu voir parfois à la suite du tétanos traumatique et dans le voisinage de la blessure un gonflement et une rougeur notables des troncs nerveux. Ces altérations disparaissent d'ordinaire à mesure que l'on se rapproche des centres, mais, d'après certaines observations, on les aurait suivies jusque dans la moelle, et on les aurait même constatées sur cette dernière. Frorieps a décrit dans deux cas des gonflements de forme nodulaire sur le trajet des nerfs (névrite nodulaire) et cela, jusque vers la moelle. Chez les nouveau-nés, on a constaté souvent de la phlébite et de l'artérite du cordon.

On a souvent constaté des *hémorrhagies méningées*, comme cela arrive d'ailleurs à la suite de toutes les affections qui s'accompagnent de symptômes de spasmes musculaires, et cela comme conséquence de la stase circulatoire. Aussi ne doit-on pas penser que ces hémorrhagies aient pu jouer un rôle essentiel dans l'évolution de la maladie. Ces hémorrhagies sont assez étendues et peuvent donner une couleur sanguinolente au liquide céphalo-rachidien ; ce dernier est parfois en quantité plus abondante.

La substance du cerveau et de la moelle, présente soit de l'anémie, soit de l'hyperhémie, soit l'un et l'autre tout à la fois avec des extravasations sanguines. Le microscope a permis dans certains cas de constater l'augmentation de la névroglie dans la moelle (Rokitansky, Demme.) On a trouvé de plus, sur ce même organe, la formation d'un exsudat, des noyaux en multiplication dans le tissu conjonctif et dans les vaisseaux, du gonflement et la segmentation des fibres nerveuses et des cellules ganglionnaires, etc. Toutes ces données manquent de critique sérieuse et la lésion primordiale de la maladie est encore à connaître.

Nous considérons de même comme hypothétiques les lésions inflammatoires que l'on a constatées sur le sympathique.

**IV. Diagnostic.** — Le diagnostic du tétanos est facile, de même on décèlera facilement sa cause étiologique.

Dans la méningite spinale, le trismus fait habituellement défaut.

Dans la simple contracture des muscles masticateurs de la mâchoire on ne voit pas apparaître des troubles du côté de la nuque.

J'ai vu récemment un rhumatisme musculaire aigu prédominer sur les muscles du dos au point de produire un épisthotonos extrêmement marqué, mais dans ce cas les muscles de la mâchoire et du pharynx restèrent absolument indemnes.

**V. Pronostic.** — Le pronostic est, quelles que soient les circonstances, extrêmement sérieux ; malgré tout, les statistiques ne sont pas comparables : un observateur a vu cent pour cent des cas de tétanos se terminer par la mort, et d'autres auteurs ont évalué parfois la proportion des guérisons à plus de 50 0/0 ; mais en tout cas on doit savoir que même les cas à allures favorables peuvent se terminer brusquement par la mort et que l'on n'est pas en état d'empêcher ce résultat fatal.

Il faut noter comme signes tout à fait défavorables, l'élévation de température, l'insomnie persistante, le délire, le strabisme. Plus le tétanos se prolonge et plus la température a tendance à rester dans ses limites normales, plus l'on est en droit de porter un pronostic favorable.

Le tétanos *idiopathique* est d'un pronostic plus bénin que le tétanos *traumatique* et de même ce dernier est d'autant moins redoutable que l'apparition des symptômes a été plus éloignée de la date du traumatisme.

**VI. Traitement.** — On peut prendre contre le tétanos certaines mesures prophylactiques, par exemple : veiller en temps de guerre à la bonne hygiène des blessés, éviter les causes de refroidissement et enfin aussi à notre avis, isoler les tétaniques.

Pour ce qui est du traitement même de la maladie, il faut d'abord nettoyer soigneusement les plaies, débrider celles qui contiennent du pus ou des corps étrangers, éviter la compression des nerfs dans les fils à ligature, débarrasser les cicatrices des filets nerveux que celles-ci peuvent comprimer, etc. On a de plus essayé par la section des nerfs d'empêcher la propagation de l'inflammation du côté de la moelle. Larrey a recommandé l'amputation du membre, mais cette pratique ne paraît pas avoir été suivie de résultats bien satisfaisants.

Nous croyons que la pratique suivante est la plus simple et la plus profitable dans le traitement du tétanos : régime lacté, au besoin alimentation à la sonde ou bien par des lavements nutritifs. Si les selles sont difficiles, il faudra prescrire :

Poudre de jalap. . . . . . . . . . . . . . . )
Poudre de calomel . . . . . . . . . . . . . )    àà 0.30 c.

enfin d'ajouter à cela 2 à 5 gr. de chloral. J'ai vu, à mon grand étonnement, dans mes deux derniers cas de tétanos terminés par la guérison et qui cependant avaient été très graves, l'administration du chloral amener une amélioration notable, puis le délire survenir et durer de longues heures.

Le nombre des médicaments que l'on a recommandés pour le traitement du tétanos est considérable, nous ne signalerons que les plus importants : a) *révulsifs sur la colonne vertébrale* : sangsues, ventouses, vésicatoires, frictions alcooliques, et enfin pulvérisations d'éther ; b) *antiphlogistiques* : vessies de glace sur la colonne vertébrale, frictions mercurielles, et à l'intérieur iodure de potassium ; c) *narcotiques* : opium, morphine, chloral, paraldéhyde, strychnine, atropine, belladone, fève de Calabar (ou bien ésérine), curare, hyoscyamine, bromure de potassium, nitrite d'amyle, lavements de tabac. Le choix entre tous ces narcotiques est d'ailleurs indifférent, mais l'opium, la morphine, sont à éviter, car ils sont capables par eux-mêmes de déterminer des contractions tétaniques. Le curare si souvent vanté ne peut rien contre le tétanos en lui-même, mais c'est un bon remède contre le spasme musculaire, car il paralyse les terminaisons nerveuses. En tout cas, il ne faut pas user d'une préparation de curare avant d'avoir pratiqué avec elle des expériences sur les animaux à cause des falsifications nombreuses de ce médicament. En dehors du chloral, on peut user avec succès des sels de potasse qui sont capables de diminuer l'hyperexcitabilité réflexe. La paraldéhyde à la dose de 4 à 8 gr. mérite d'être employée depuis qu'Ottavi l'a si chaudement recommandée ; d) *antinerveux* ; e) *électricité* : courant constant sur la colonne vertébrale avec faible intensité de une à deux heures de durée, deux à trois fois par jour ; on peut encore appliquer le pôle négatif sur les groupes musculaires tétanisés, et le pôle positif en un point quelconque ; f) les médicaments qui *irritent* le système nerveux ont été eux-mêmes employés ; g) *médication antirhumatismale* et *sudorifiques* : salicylate de soude et pilocarpine.

H. Vaquez<br>Interne des Hôpitaux de Paris.

# PREMIÈRE PARTIE

## TUBERCULOSE

On désigne sous le nom de tuberculose toutes les lésions causées par le bacille tuberculeux découvert par Koch en 1882. Presque tous les tissus peuvent fournir un terrain de culture à ce schizomycète et l'on comprend par suite que le domaine de la tuberculose soit des plus étendus.

Bien que presque tous les organes soient susceptibles d'être atteints par la tuberculose, certains d'entre eux le sont avec une fréquence toute particulière, et pour nous borner à ce qui relève de la pathologie interne, nous citerons en première ligne le poumon, puis le larynx et l'intestin, enfin l'appareil génito-urinaire, comme étant ceux dont les lésions offrent le plus d'intérêt.

Les manifestations de la tuberculose sur chaque organe en particulier, sont singulièrement variées ; à ne juger que d'après leur apparence on serait souvent disposé à nier leur nature tuberculeuse, si elle n'était affirmée par l'existence du bacille caractéristique. Que de maladies la grande découverte de Koch n'a-t-elle pas fait rentrer dans le domaine de la tuberculose : le lupus, l'arthrite fongueuse, la scrofule, etc.

Parmi les différentes modalités anatomiques de la tuberculose, celle où on la rencontre sous sa forme la plus pure, est la *tuberculose miliaire*. L'élément anatomique est constitué par des nodules miliaires et submiliaires, qui à l'état frais sont gris et demi-transparents au début, puis opaques, plus tard enfin jaunes et caséeux. La tuberculose miliaire disséminée peut envahir presque tous les viscères ou prédominer dans un d'entre eux ; enfin elle peut se localiser au voisinage immédiat de quelque autre lésion tuberculeuse plus ancienne.

Une forme toute différente est constituée par le *tubercule solitaire*. Au lieu d'une multitude de nodules isolés, on trouve un grand noyau caséeux qui peut atteindre ou même dépasser le volume du poing.

La *tuberculose ulcéreuse chronique* est une forme des plus fréquentes et des plus importantes ; les masses caséeuses se ramollissent et entraînent de la sorte la destruction des tissus atteints ; c'est elle qui caractérise la phtisie.

C'est surtout au point de vue clinique que l'on a distingué la *scrofulose* qui au fond n'est pas autre chose qu'une manière d'être de la tuberculose.

Notre but sera de décrire en détail toutes les différentes formes de la tuberculose qui ressortent de la pathologie interne.

### Phtisie pulmonaire.

*Tuberculose ulcéreuse chronique des poumons.*

**I. Étiologie.** — Sous le nom de phtisie pulmonaire on désigne un processus destructif chronique du tissu pulmonaire causé par le développement du bacille tuberculeux. Il commence par la caséification des produits morbides qui ensuite se ramollissent et s'éliminent par la suppuration. On a bien prétendu récemment qu'à côté de la forme bacillaire de la phtisie pulmonaire il en existerait une autre non bacillaire, mais le fait est au moins douteux.

La maladie que nous décrivons est extraordinairement fréquente et répandue. D'après Hirsch la phtisie entre pour un septième dans la mortalité totale, et, si l'on ne considère que les maladies chroniques, la phtisie détermine les deux tiers des décès.

La cause nécessaire de la phtisie est l'infection par les bacilles, mais il faut aussi tenir compte des *causes adjuvantes* qui favorisent l'établissement et la multiplication des bacilles et sans lesquelles l'infection reste impuissante. Dans aucune autre maladie l'*influence de la constitution* n'est aussi puissante, aussi les individus affaiblis, anémiques, sont-ils moins résistants, et sont-ils plus fréquemment atteints parce que les bacilles, que nous absorbons tous en grand nombre et tous les jours avec l'air, ne trouvent pas chez les individus tout à fait sains un terrain de culture aussi propice que chez les individus prédisposés par l'affaiblissement de leur constitution ou toute autre circonstance. Ce n'est pas à dire pour cela que les bacilles tuberculeux existent normalement dans l'air, ils paraissent au contraire ne pouvoir se développer que dans l'organisme de l'homme ou des animaux et à une température qui varie entre 30° et 40° (Koch).

Une constitution maladive peut être héréditaire, congénitale ou acquise. L'hérédité de la tuberculose peut être due à une transmission réelle du bacille tuberculeux, mais en tous cas ce procédé d'infection est toujours exceptionnel, et le principal rôle appartient à la débilité constitutionnelle héréditaire. L'hérédité de la tuberculose ne doit être admise qu'avec une grande circonspection, car en raison de l'extrême diffusion de la maladie, une tuberculose en apparence héréditaire peut être due à la contagion.

La faiblesse congénitale de la constitution s'observe chez les enfants dont les parents étaient affectés de quelque maladie chronique au moment de la conception. Par exemple, les enfants nés de parents atteints de syphilis tertiaire ou de cancer, sont souffreteux dès leur naissance et plus tard deviennent fréquemment phtisiques ; il en est de même de ceux qui sont nés de parents trop âgés.

La faiblesse constitutionnelle acquise est très fréquente. Elle peut être due à une nourriture défectueuse pendant la première enfance, d'autres fois elle se développe plus tard sous l'influence du surmenage physique et intellectuel, ou de quelque maladie. Ainsi, si la phtisie survient souvent dans le cours du diabète, il faut l'attribuer au délabrement de la constitution, et c'est en effet, à une période avancée de la maladie qu'elle apparaît. De même l'onanisme, les excès vénériens ou alcooliques, l'allaitement prolongé ou répété peuvent favoriser le développement de la phtisie.

Les *maladies de l'appareil respiratoire*, bronchites, pneumonies fibrineuses ou catarrhales, facilitent l'infection tuberculeuse ; les premiers symptômes de la phtisie apparaissent souvent quelque temps après la guérison d'une pleurésie séreuse ; l'influence pernicieuse des poussières contenues dans l'air inspiré justifie la mauvaise réputation de certaines professions qui passent pour favoriser le développement de la phtisie ; les traumatismes du thorax ou du poumon peuvent être encore une cause occasionnelle ; enfin le séjour dans des espaces confinés peut amener des lésions de l'appareil respiratoire, d'où la fréquence de la phtisie dans les maisons de correction et dans les asiles d'infirmes.

La *contagion* se fait généralement par les *crachats* chargés d'innombrables bacilles, que les phtisiques répandent partout, qui se dessèchent et peuvent être absorbés sous forme de poussière par des individus sains. Le transport des bacilles de l'individu malade sur l'individu sain ne paraît pas se faire directement par l'air et Celli et Guarnieri, Charrier et Warth, n'ont pas pu trouver de bacilles dans l'atmosphère des chambres des malades ni dans l'air expiré par les phtisiques. Cependant Villemin, Lippl, Schweninger, Tappeiner, Schottelius, Bertheau, Veraguth, Weichselbaum et Lagon ont montré qu'on peut rendre les animaux tuberculeux en leur faisant respirer des crachats de phtisique pulvérisés. Il est des observations qui démontrent chez l'homme la possibilité de la contagion par les crachats tuberculeux ; ainsi Reich rapporte le cas d'une sage-femme tuberculeuse qui avait infecté dix nouveau-nés en pratiquant sur eux l'insufflation de bouche à bouche pour débarrasser les voies aériennes des mucosités. L'infection par des matières fécales contenant des bacilles et réduites en poussière est probablement possible mais n'a jamais été constatée. Quand à la sueur, Villemin a montré son innocuité par des expériences d'inoculation.

Dans quelques cas rares, les *aliments* peuvent être le véhicule du contage. Le lait provenant de vaches atteintes de la pommelière, qui n'est qu'une forme de la tuberculose, peut produire la phtisie s'il est employé cru ; une nourrice phtisique peut aussi transmettre la maladie à son nourrisson par son lait. De même que le lait, la viande crue peut aussi être une cause d'infection lorsqu'elle provient d'animaux tuberculeux.

Il paraît naturel d'admettre que le *contact intime et prolongé* avec un phtisique puisse déterminer la maladie chez un individu n'ayant par lui-même aucune prédisposition. Quoique jusqu'à présent on n'ait point réussi à démontrer l'existence des bacilles dans l'air expiré par les phtisiques, Gibone a vu des animaux devenir tuberculeux après être restés 100 jours exposés aux effluves de phtisiques, mais ils restaient sains s'il respiraient un air filtré à travers de la ouate phéniquée. Peut-être pourrait-on admettre que l'air contient non pas des bacilles, mais leurs spores et que ceux-ci échappent à l'examen microscopique. Tous ceux qui ont vu beaucoup de phtisiques et qui ont pu les suivre, eux et leur famille pendant un certain temps ont pu constater qu'un époux phtisique peut infecter son conjoint, souvent après plusieurs années seulement. Le premier est quelquefois mort depuis longtemps et le survivant, en apparence tout à fait sain, s'est quelquefois remarié lorsque les premiers symptômes de la maladie font leur apparition.

Un fait curieux à constater c'est que déjà au siècle dernier la phtisie était considérée comme contagieuse, surtout par les médecins italiens et espagnols (Brisseau). A Naples, en 1783, une ordonnance prescrivait de brûler tous les vêtements des phtisiques décédés.

Les bacilles tuberculeux peuvent aussi pénétrer par des *plaies de la peau ou des muqueuses*. C'est ainsi qu'on a vu un opérateur tuberculeux transmettre la tuberculose à des enfants par la circoncision pratiquée suivant le rite juif, par la succion de la plaie (Lindmann, Lehmann, Ehrenberg, Hofmokl). König a vu un abcès tuberculeux de la paroi abdominale et une péritonite tuberculeuse causées par l'emploi d'une seringue à injections hypodermiques qui avait précédemment servi à faire des injections à un phtisique. Tscherning rapporte le cas d'une jeune fille qui se blessa au doigt en nettoyant un crachoir plein de crachats très riches en bacilles, elle eut à la suite des lésions tuberculeuses des gaines tendineuses et des ganglions lymphatiques, ce qui nécessita une intervention opératoire. Des faits analogues ont été observés par Merklen et par Holst.

Parfois la phtisie pulmonaire apparaît *secondairement* à la suite de la tuberculisation d'un autre organe. On sait depuis longtemps que la scrofule, qui est une tuberculose chronique des ganglions lymphatiques, aboutit à la phtisie pulmonaire; on a vu encore survenir la phtisie à la suite d'autres tuberculoses locales. Certains malades ont, par exemple, une fistule rectale qui persiste pendant longtemps, qui ne guérit pas parce qu'elle est de nature tuberculeuse et qui aboutit lentement à la phtisie pulmonaire. Les fistules osseuses, les suppurations articulaires chroniques, etc., conduisent au même résultat.

A vrai dire les faits de ce genre ne se laissent pas toujours constater pendant la vie, car assez souvent la tuberculose occupe primitivement les poumons, mais les symptômes qui s'y rencontrent sont si peu marqués que les poumons paraissent sains et que les organes secondairement infectés semblent au contraire avoir été le siège primitif de la maladie.

L'infection tuberculeuse peut aussi se produire pendant la *vie intrautérine;* c'est ainsi que Demme rapporte l'observation d'une petite fille âgée de 12 jours qui mourut de lésions pulmonaires étendues ayant déjà entraîné la formation de cavernes. Berti a également trouvé dans deux cas des lésions très étendues du poumon chez des nouveau-nés. Récemment Johne a trouvé des lésions analogues chez un fœtus de veau et y a constaté l'existence du bacille de la tuberculose. Dans des circonstances analogues, Landouzy et Martin ont obtenu par l'expérimentation des résultats positifs, de même que Koupessoff. Jani a trouvé des bacilles dans le testicule et la prostate de phtisiques, quoique ces organes parussent sains, et Pernice et Sirena ont inoculé la tuberculose aux animaux par des injections intra-abdominales de sperme ou d'ovaires broyés avec de l'eau.

En ce qui concerne l'*âge*, tandis que jusqu'ici on avait admis que la phtisie pulmonaire exerçait surtout ses ravages de 15 à 30 ans, tout récemment Würzburg dans une statistique très étendue et qui concerne tout spécialement la Prusse, a montré que la mort par phtisie pulmonaire était déjà assez considérable dans la première enfance et qu'ensuite elle augmentait à chaque période décennale.

La fréquence de la phtisie pulmonaire varie selon le *sexe*, en effet, tandis qu'en Prusse les hommes sont plus souvent atteints, en Angleterre et aux États-Unis la phtisie est plus fréquente chez les femmes.

La maladie frappe plutôt la *population pauvre* que la population riche, il est vrai de dire que souvent aussi c'est l'inverse qui s'observe et que la phtisie pulmonaire atteint surtout la population riche et tient alors à l'hérédité, tandis que dans la classe pauvre elle est plutôt acquise.

Les conditions sociales modernes favorisent sans aucun doute l'évolution de la maladie. La phtisie se développe plus fréquemment dans les *fabriques* et les *grandes villes* où les ouvriers sont entassés dans des endroits humides, sombres, mal éclairés, trop exigus, et fournissent un travail exagéré avec une nourriture insuffisante. Il ne faut cependant pas croire que cette maladie fût inconnue des anciens puisque déjà dans ses écrits, Hippocrate a rapporté des observations dignes de remarque.

C'est à peine si les *influences climatériques* présentent quelque intérêt, bien que dans certains pays la phtisie n'existe que peu ou point ; tels sont : les plateaux élevés du Mexique, du Pérou, de Costa-Rica, l'intérieur de l'Afrique, l'Australie, l'Égypte, l'Islande, etc.... L'immunité de ces pays paraît tenir bien moins aux conditions de température qu'à la sécheresse de l'atmosphère et aux faibles variations de la température.

L'*altitude* exerce une influence incontestable. Dans les endroits situés à plus de 500 mètres d'altitude ce n'est qu'à titre exceptionnel qu'on observe la tuberculose, à moins de conditions hygiéniques par trop défavorables comme l'agglomération d'un grand nombre d'individus dans des locaux étroits et remplis de poussières. Les changements d'habitation ont une importance considérable et des personnes qui passent d'un endroit indemne de phtisie dans un endroit infecté, sont fréquemment et parfois très rapidement atteintes de phtisie.

Les *conditions de race* semblent n'avoir qu'une médiocre importance, en tout cas elles ne doivent être admises qu'avec réserve. Dropsy par exemple rapporte qu'en Gallicie, les paysans sont à peu près complètement indemnes tandis que la nombreuse population juive est dès l'âge de 20 ans très éprouvée par la phtisie. Les mariages précoces et les fatigues corporelles chez les juifs sont à bon droit incriminés.

On a autrefois admis un *antagonisme entre la phtisie pulmonaire et d'autres maladies*. C'est ainsi qu'on a dit que la phtisie et la malaria étaient antagonistes, ce qui est inexact puisque la phtisie s'observe aussi dans les pays à fièvre. Sangalli par exemple a trouvé sur 144 cas de tuméfaction de la rate à la suite de fièvres intermittentes, 25 fois (18 0/0) des signes manifestes de phtisie pulmonaire. Il en est de même de l'antagonisme avec le cancer. Récemment encore Garcin a rassemblé 62 cas de coïncidence des deux maladies, le plus souvent il s'agissait de cancer de l'estomac ou de l'œsophage. Il ne faut pas s'exagérer le fameux antagonisme entre les maladies du cœur et la phtisie. Frommelt a parfaitement démontré que la coïncidence n'est pas rare, car sur 277 lésions valvulaires il existait des lésions pulmonaires tuberculeuses 22 fois, par conséquent 8 0/0. Il est même une lésion valvulaire où la terminaison par la phtisie est de règle, c'est le rétrécissement de l'artère pulmonaire. Il faut regarder comme très exceptionnelles la coïncidence de l'emphysème pulmonaire et de la phtisie, en éliminant bien entendu les cas d'emphysème vicariant.

Sangalli sur 35 malades atteints d'*ulcère rond de l'estomac* n'a pas trouvé un seul cas de phtisie, cependant ce chiffre est trop faible pour qu'on puisse en tirer des conclusions sérieuses.

**II. Symptômes.** — Dans un grand nombre de cas les symptômes de la phtisie se développent insidieusement, et l'on reste souvent plusieurs mois dans l'incertitude et l'hésitation avant de voir apparaître les premiers signes caractéristiques de la maladie, c'est la *phtisie latente*. Disons encore que même dans des périodes plus avancées de la maladie les symptômes nets peuvent manquer.

La phtisie revêt parfois au début le masque de la *chlorose*, les malades sont pâles, se fatiguent facilement, se plaignent de lassitude dans les membres; éprouvent des palpitations sous l'influence de la fatigue, sont souvent enroués; s'il s'agit de femmes des troubles de la menstruation viennent s'ajouter à ce tableau. On soupçonnera la maladie quand les malades sont issus de souche tuberculeuse et qu'ils présentent l'habitus phtisique que nous décrirons plus loin. Il faudra être encore plus circonspect lorsqu'à côté de la prétendue chlorose existent des lésions scrofuleuses qui précèdent et accompagnent le plus souvent la phtisie. On devra aussi réserver son pronostic lorsque, malgré une hygiène favorable, un traitement ferrugineux bien institué reste sans résultat et que les symptômes de chlorose et l'amaigrissement s'accentuent en dépit des préparations martiales. L'emploi du fer détermine chez les malades une rougeur vive et éphémère du visage et quelquefois on trouve dans les crachats des stries ou de petits points sanguins.

La phtisie peut ne se manifester au début que par la *perte des forces*, *des troubles dans les fonctions digestives* et un *mouvement fébrile sans cause apparente*.

Dans d'autres cas la phtisie débute par des symptômes de *catarrhe gas-*

*tro-intestinal ;* les malades perdent l'appétit, ont des éructations et des vomissements fréquents ; les selles deviennent irrégulières, il y a souvent des alternatives de constipation et de diarrhée. Le malade présente alors un teint pâle et maladif, il maigrit, éprouve une faiblesse extrême et bientôt le catarrhe gastro-intestinal fait place aux signes de la phtisie pulmonaire confirmée.

D'autres fois, c'est une *bronchite rebelle,* à récidives fréquentes qui marque les débuts de la maladie. D'abord généralisée à toute l'étendue des poumons, elle ne tarde pas à se concentrer de plus en plus vers les sommets, et même il n'est pas rare de la voir s'y fixer dès le début.

Chez d'autres malades la phtisie se manifeste par une *laryngite catarrhale,* et alors on voit apparaître de l'enrouement, une sensation continuelle de chatouillement dans le larynx, de fréquents accès de toux. Ces troubles peuvent persister plusieurs mois avant que le diagnostic puisse être porté avec certitude. L'anémie du larynx a été, à juste titre, considérée comme un phénomène suspect. Semon dit avoir observé des alternatives d'anémie et d'hyperhémie.

Il faudra penser à des lésions pulmonaires, lorsque des *hémoptysies* répétées ouvrent la scène, il faut dire cependant que des années peuvent s'écouler avant que l'examen physique révèle l'existence de lésions certaines dans les poumons ; de même il n'est pas rare d'observer des *épistaxis répétées* chez des personnes qui plus tard deviendront phtisiques.

Nous avons déjà dit en parlant de l'étiologie que dans certains cas la phtisie pouvait être précédée d'une *pneumonie fibrineuse ou catarrhale.* On doit donc dans ces maladies craindre une terminaison fâcheuse, quand il s'agit de malades affaiblis et très déprimés, et dans ces circonstances les lésions siègent généralement dans le lobe supérieur des poumons.

La *pleurésie* peut souvent marquer le début de la phtisie, surtout la pleurésie sèche récidivante du sommet. Il en est de même de ces pleurésies avec épanchement qui surviennent sans cause appréciable et disparaissent lentement, qui occupent les deux côtés ou qui passent d'un côté à l'autre.

On voit donc que les modes de début de la phtisie sont très variés, qu'elle peut se développer insidieusement et l'on comprendra par suite combien il faut être prudent et expérimenté pour éviter des erreurs de diagnostic. Disons encore que souvent les malades viennent consulter le médecin pour des affections osseuses, articulaires ou cutanées, pour des fistules anales, pour une tuberculose des testicules, alors que l'examen de la poitrine révèle déjà l'existence de la tuberculose pulmonaire.

Dans des périodes plus avancées la maladie est plus facile à reconnaître, surtout lorsqu'on découvre des bacilles de la tuberculose dans les crachats et quand les symptômes locaux apparaissent en même temps que l'état général s'altère.

Très souvent la *constitution* du malade met sur la voie du diagnostic ; les malades présentent en effet une physionomie que dans le peuple on considère comme caractérisant les poitrinaires et qu'en médecine on désigne sous le nom d'habitus phtisique.

Souvent on a affaire à des personnes grandes et sveltes. Le cou est souvent allongé (cou de cygne); la peau est mince, pâle et dépourvue de graisse, les muscles sont peu volumineux ; le squelette est grêle, le visage est amaigri, étiré, les pommettes saillantes; les yeux sont enfoncés dans l'orbite et entourés d'un cercle bleuâtre, ils sont remarquables par leur éclat tout particulier, les sclérotiques présentent une teinte bleuâtre; les dents sont souvent longues, bleuâtres, transparentes et se carient facilement. Quelques auteurs ont signalé un liséré rouge sur le bord libre des gencives.

Le thorax présente des caractères particuliers; il est très allongé, mais par contre très aplati ce dont on peut s'assurer par la cyrtométrie (voir fig. 58). Lorsque l'ossification des cartilages a été précoce et qu'il s'agit de

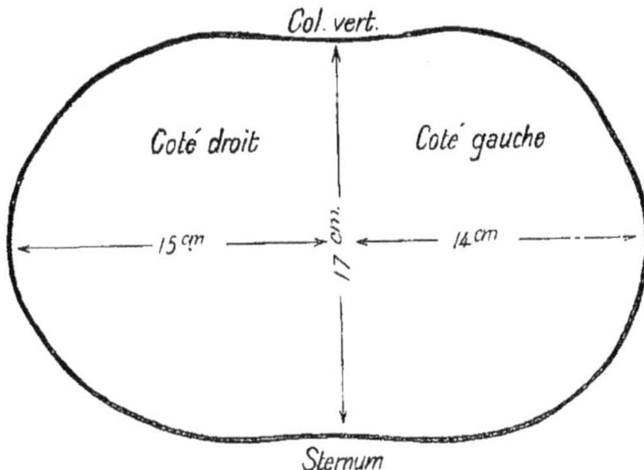


Fig. 58. — *Courbe cyrtométrique d'un thorax de phtisique au niveau du 5° cartilage costal.* 1/4 de grandeur naturelle. (Obs. personnelle.)

personnes jeunes on trouve la paroi thoracique anormalement résistante ; les espaces intercostaux sont élargis et enfoncés ; l'angle formé par l'insertion des côtes sur le sternum est plus aigu que d'ordinaire ; la symphyse manubrio-sternale (angulus Ludovici) proémine en avant, tandis que la partie supérieure de la poignée du sternum est refoulée en arrière ; les fosses sous-claviculaires sont exagérées (voir fig. 59) ; les muscles de la poitrine et du dos sont atrophiés, les épaules sont ramenées en avant et souvent la partie supérieure du tronc est tellement penchée que dans la marche rapide le corps menace de tomber en avant. Si l'on examine le thorax par sa face postérieure, on remarque que les omoplates et les muscles qui s'y insèrent sont écartés de la paroi thoracique au point que l'on peut y glisser la main à plat, c'est ce qu'on désigne sous le nom d'omoplates ailées, *scapulæ alatæ* (voir fig. 60). On a appelé cette forme de thorax, thorax paralytique, en attribuant ces déformations à la faiblesse des muscles intercostaux, grand dentelé, etc...

D'autres altérations se montrent encore sur les phalangettes, elles sont tuméfiées, d'où la comparaison avec des baguettes de tambour ; les ongles eux-mêmes sont recourbés en forme de griffe. Ces lésions seraient dues à la disparition du tissu graisseux, ajoutons encore que les cheveux sont rares et tombent facilement.

Certes, le médecin expérimenté ne basera pas son diagnostic sur les signes constitutionnels que nous venons de décrire, mais dans les cas douteux ils méritent d'attirer l'attention.

Le plus souvent la *peau* est pâle; à la pâleur se mêle une teinte cyanotique quand les lésions pulmonaires sont très étendues. Ce n'est au début qu'une nuance livide; à un degré plus avancé, c'est une teinte franchement cyanotique qu'on observe.

Le système vaso-moteur des phtisiques est très excitable, leur visage se colore sous l'influence de la fatigue ou d'émotions morales, et souvent la rougeur se localise aux pommettes. La fièvre se révèle par des plaques rouges des joues ou des pommettes qui, apparaissant le soir et coïncidant

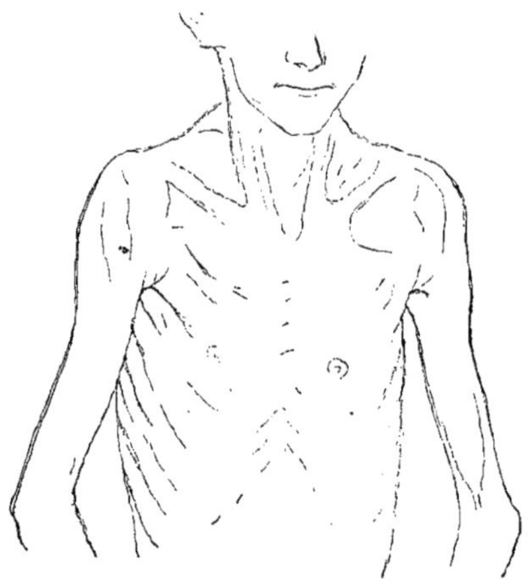

Fig. 59. — *Forme de thorax phtisique chez une jeune fille de 18 ans. Vue antérieure.* (Obs. personnelle. Clinique de Zurich.)

avec l'élévation vespérale de la température constitue la *rougeur hectique* des pommettes. Elle est quelquefois plus accentuée ou exclusivement limitée du côté des lésions pulmonaires.

Dans d'autres cas, des taches jaune clair ou jaune foncé, lisses, luisantes sans desquamation, se développent de bonne heure sur le front et la partie supérieure des joues; ces taches tantôt isolées, tantôt confluentes, constituent le *chloasma des phtisiques*. Selon Jeannin, ces malades n'auraient pas d'hémoptysies, mais chez eux l'on trouverait à l'autopsie des lésions de la rate et des ganglions lymphatiques. Chez d'autres malades la peau présente une couleur diffuse brun gris ou gris presque noirâtre, surtout prononcée au visage. Vers la fin de la vie, la pigmentation de la peau devient fréquemment et rapidement plus intense, sans être en rapport avec une lésion des capsules surrénales.

On ne doit pas confondre avec le chloasma, les taches brun clair du *pityriasis versicolor*. Ces tâches ne sont pas luisantes, paraissent légèrement saillantes et se laissent enlever une écaille épidermique par le coup d'ongle. L'examen microscopique des squames préalablement traitées par la potasse montre les spores brillantes arrondies et les filaments cloisonnés du microsporon furfur (voir tome III).

L'on observe le pityriasis versicolor surtout à la partie inférieure du cou et sur la poitrine. Il se montre d'abord sous la forme de taches s'étendant de plus en plus et envahissant finalement la plus grande partie de l'abdomen, du dos et de la poitrine. La fréquence de cette affection chez les phtisiques, est due à ce que les sueurs profuses favorisent la fixation et le développement des spores.

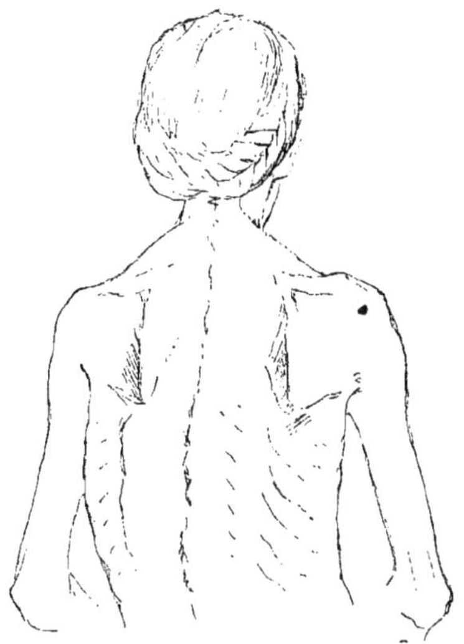

Fig. 60. — *La même. Vue par derrière.*

Il ne faut pas confondre le pityriasis versicolor et le *pityriasis tabescentium* qui est caractérisé par une desquamation épidermique à fines écailles, cette affection s'observe non seulement dans la phtisie mais encore dans une foule de maladies cachectisantes caractérisées par la fonte du tissu graisseux et des troubles dans la sécrétion sudorale et sébacée.

Il n'est pas rare de rencontrer chez les phtisiques des *sudamina* ou de la *miliaire :* la peau se couvre de vésicules claires (Miliaire cristalline), légèrement opalines (Miliaire blanche) ou entourées d'une cercle rosé (Miliaire rouge). Les sudamina sont consécutives aux sueurs profuses et s'observent particulièrement sur les endroits couverts tels que la poitrine et le ventre. La miliaire cristalline n'a qu'une très courte durée, elle disparaît quand la sueur accumulée entre le réseau de Malpighi et la couche cornée s'est évaporée; elle ne s'observe quelquefois que le matin.

*L'herpès zoster* apparaît quelquefois sur le tronc ou sur les extrémités. Je l'ai vu dans quelques cas précéder la carie tuberculeuse de la colonne vertébrale, ce qui semblerait prouver qu'il indique une inflammation latente de ganglions nerveux rachidiens et permettrait de lui attribuer une certaine valeur comme symptôme prémonitoire. Sur 1000 cas Leudet a observé 17 fois l'herpès zoster (1,7 0/0), il a aussi noté des troubles de la sensibilité et de la motilité, surtout dans les formes à marche traînante.

Parmi les phénomènes cutanés il faut encore citer les *sueurs*. Dans beaucoup de cas, la diaphorèse est telle, que sous l'influence de la fatigue ou d'émotions morales, les malades ont la peau inondée de sueur. Ces sueurs hectiques sont surtout nocturnes, elles apparaissent généralement au milieu de la nuit ou vers le matin, elles sont souvent très profuses et affaiblissent les malades. Parfois elles dégagent une forte odeur d'acides gras.

La cause des sueurs hectiques n'est qu'imparfaitement connue. Quelques auteurs les attribuent à la fièvre qui existe le plus ordinairement ; remarquons cependant que celle-ci n'est pas indispensable à leur production ; pour d'autres auteurs elles seraient dues au relâchement des tissus. Traube pense que les sueurs suppléent à l'insuffisance de l'évaporation pulmonaire diminuée par les lésions dont le poumon est le siège. Récemment Lander-Brunton a rattaché les sueurs nocturnes à la saturation du sang par l'acide carbonique qu'il a constatée chez les phtisiques : lorsque l'excitabilité du centre respiratoire est diminuée il pourrait s'accumuler dans le sang une quantité d'acide carbonique assez grande pour produire l'excitation des centres sudoraux.

Chez des malades atteints de cavernes pulmonaires, j'ai observé des *sueurs unilatérales* correspondant au poumon malade (participation du sympathique ?).

Dans le cours de la maladie, le *tissu graisseux disparaît presque complètement*, la peau est mince, ridée, transparente. Il m'est cependant arrivé, rarement il est vrai, de trouver un panicule adipeux bien conservé et qui même me paraissait offrir une épaisseur anormale, chez des malades affaiblis et porteurs de vastes lésions tuberculeuses.

Lorsque les malades ont gardé le lit pendant longtemps on voit parfois se manifester des lésions de *décubitus* qui se produisent d'autant plus facilement que les malades se retournent moins souvent et que le lit est plus inégal. Le plus souvent les escharres se forment au sacrum (où la pression est plus considérable et les os plus superficiels), au niveau des malléoles, des trochanters et des omoplates. C'est là une complication fâcheuse qui affaiblit les malades, leur cause de vives douleurs et rend beaucoup plus difficiles les soins qu'exige leur état.

Certains phtisiques continuent à travailler malgré de vastes lésions tuberculeuses. Heureux ceux qui n'ont gardé le lit que pendant très peu de temps et qui sont emportés rapidement. D'autres malades ont des périodes d'aggravation passagère qui les obligent à se reposer momentanément et qui sont provoquées par un refroidissement accidentel ou un changement brusque de température ; d'autres enfin gardent le lit pendant plusieurs mois et

même pendant plusieurs années. Lorsque les lésions pulmonaires sont très
étendues et la respiration très gênée, les malades prennent dans leur lit une
position élevée. S'ils se couchent sur le dos ou le côté cela tient uniquement
aux préférences individuelles, mais le décubitus est quelquefois modifié par
l'existence d'une pleurésie, dans ce cas il se fait sur le côté sain à cause de
la douleur qu'éveille la compression du côté malade. Il n'est pas rare d'observer chez les phtisiques un développement et une vivacité extraordinaires
des facultés intellectuelles, et le vulgaire prédit en effet une existence courte
aux enfants dont l'intelligence est précoce. Dans toutes les périodes de la
maladie les facultés intellectuelles demeurent intactes, et c'est presque là
un signe pathognomonique, car tandis que le corps s'affaiblit et que la mort
approche de jour en jour, l'esprit reste au contraire lucide, ferme, attaché à
la vie et nourrit les projets les plus hardis pour l'avenir. Le délire s'observe
rarement, quand il survient c'est ordinairement peu de temps avant la mort
et il constitue un signe pronostique grave.

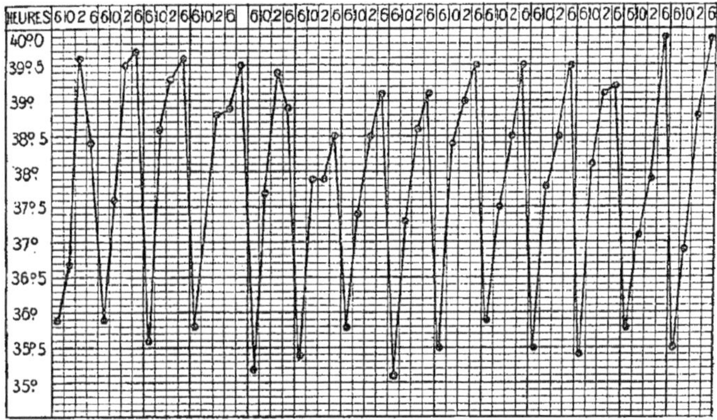

Fig. 61. — *Courbe de température de la période terminale de la phtisie.— Fièvre hectique.* (Obs. personnelle. Clinique
de Zurich.)

La phtisie s'accompagne généralement de *fièvre* qui peut cependant
manquer pendant fort longtemps. Les ascensions de la température sont
souvent très légères ; dans d'autres cas la température s'élève beaucoup dans
l'après-midi ou dans la soirée, l'accès s'annonce fréquemment par un léger
frisson et par une extrême pâleur. Dans la *fièvre hectique* la température
du matin est normale ou subnormale et celle du soir est très élevée (voir
fig. 61) ; ici comme dans beaucoup d'autres cas elle est produite par la
résorption de matières purulentes.

La fièvre continue avec température élevée se rencontre surtout dans les
formes de phtisie à marche rapide (phtisis florida). La fièvre affecte assez
fréquemment le *type inverse* où la température du matin est plus élevée que
celle du soir. Traube avait déjà signalé ce phénomène, et Brünniche

l'aurait surtout rencontré dans les cas de phtisie compliquée de tuberculose miliaire aiguë.

Pour Peter et Vidal la température de la peau serait plus élevée au niveau de l'infiltration tuberculeuse et des cavernes, on pourrait même au moyen du thermomètre circonscrire la zone malade. Ce fait n'est pas confirmé par mes observations personnelles. Mc Aldowie ayant pris la température dans les deux aisselles, trouva que dans les cas de lésions unilatérales, la température était plus élevée tantôt dans l'aisselle du côté sain, tantôt dans celle du côté malade ; enfin lorsqu'il existait de l'infiltration d'un côté et des cavernes de l'autre, la température était d'habitude plus élevée du côté infiltré.

Le *pouls* dans la phtisie ne présente rien de caractéristique ; il est fréquent, puis lorsque l'amaigrissement et la faiblesse augmentent, il devient moins plein et mou, enfin dans les cas de fièvre on observe un dicrotisme très manifeste.

La *dyspnée* peut manquer pendant tout le cours de la maladie, probablement parce que les lésions pulmonaires s'étendent si lentement que l'organisme s'accoutume à une quantité d'air moindre. Lorsqu'au contraire il se produit un catarrhe des bronches ou lorsque la maladie revêt une marche aiguë la gêne respiratoire se manifeste. La fièvre est aussi une cause de dyspnée.

Les *œdèmes* sont des phénomènes ultimes ; ils sont dus à la cachexie ou bien encore ils sont les signes d'une néphrite intercurrente. L'œdème commence ordinairement par les extrémités inférieures ; il peut être unilatéral si les malades se couchent toujours du même côté. Parfois l'œdème des extrémités doit être attribué à une thrombose marastique.

Les *symptômes locaux* de la phtisie varient naturellement suivant les lésions anatomiques. Dans la grande majorité des cas, ils se manifestent d'abord aux sommets des poumons et souvent ils restent tout le temps limités au lobe supérieur de cet organe. En dehors de leur localisation ils ne présentent rien d'absolument caractéristique, mais pendant toute l'évolution morbide les signes physiques répondent exactement aux lésions anatomiques.

On a beaucoup discuté sur les causes qui déterminent la localisation de la tuberculose au sommet du poumon. Plusieurs causes peuvent en effet y contribuer. Les sommets sont les parties du poumon qui se dilatent le moins pendant l'inspiration, par conséquent une cause d'irritation comme le bacille de la tuberculose peut facilement y séjourner et se développer ; la même cause y fait stagner l'air dont la température est par suite plus élevée, ce qui favorise la pullulation des microbes ; ajoutons encore que la circulation du sang dans le sommet du poumon est moins active que dans les autres parties de l'organe. Chez les personnes qui présentent l'habitus phtisique, la faiblesse des muscles du thorax et d'après Freund l'ossification précoce des cartilages costaux supérieurs entravent le jeu de la partie supérieure du thorax et par conséquent celui de la partie correspondante du poumon ; enfin les bras, quand ils sont au repos, peuvent aussi contribuer à limiter les mouvements d'expansion de la partie supérieure de la poitrine.

Les symptômes locaux peuvent pendant longtemps se borner à ceux d'une simple *bronchite du sommet*. Une respiration rude, saccadée, une expiration prolongée à l'un des sommets, ou bien encore l'inégalité du murmure vésiculaire entre les deux côtés, constitue souvent le premier et le seul signe de la maladie. Ces signes ont une valeur toute particulière quand ils n'existent que d'un seul côté et varient d'intensité, car lorsqu'ils existent des deux côtés ils peuvent tenir à des causes physiologiques ; parfois encore on entend des râles sibilants ou bien des râles humides disséminés. Il faut noter que dans la respiration forcée il se produit des bruits de râle clairs et éclatants qui ne se produisent pas dans les voies aériennes mais sont dus à la contraction des muscles de la poitrine.

Aux symptômes dont nous venons de parler s'ajoute encore l'*irrégularité des mouvements respiratoires* du thorax ; dans les parties où l'auscultation montre des modifications de la respiration, on voit que les mouvements thoraciques sont diminués, ce qui est encore rendu plus net par la palpation. Haenisch a imaginé un instrument pour mesurer l'amplitude des mouvements respiratoires des diverses parties du thorax.

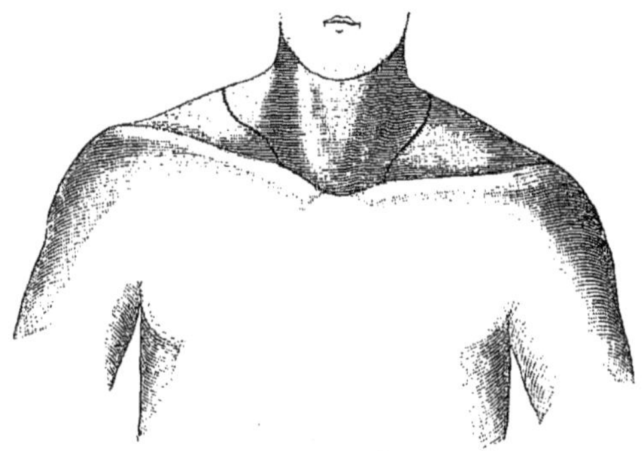

FIG. 62. — *Limites de la percussion dans la rétraction du sommet du poumon droit. — Vue antérieure.*
(Obs. personnelle.)

L'*exploration pneumatométrique* permet de constater que les pressions inspiratoire et expiratoire sont diminuées.

Souvent on observe au début des signes anormaux à la percussion. Par la percussion légère on constate de la submatité dans les fosses sus-claviculaires en même temps que de la résistance au doigt. On doit se rappeler qu'il existe une légère différence de sonorité à la percussion même chez les personnes saines et qu'à cause du développement plus considérable des muscles, le côté droit de la poitrine est moins sonore.

Les *modifications de tonalité* à la percussion au niveau des sommets du poumon sont un signe d'une grande importance sur lequel E. Seitz, le premier, a particulièrement insisté. Ce symptôme n'indique que la rétraction du poumon, cependant on le rencontre surtout lorsqu'il existe des lésions tuberculeuses (voir fig. 62 et 63).

La phtisie est-elle compliquée de sclérose pulmonaire très étendue, on observe des signes de *rétraction thoracique* qui tantôt sont exclusivement limités aux fosses sus-claviculaires, tantôt au contraire s'étendent à une moitié du thorax.

Le diagnostic devient certain s'il existe des signes d'infiltration étendue ou d'excavation, quoiqu'ils ne diffèrent pas de ceux que fourniraient des lésions analogues dues à toute autre cause.

L'*infiltration des alvéoles pulmonaires* par des masses compactes, généralement caséeuses se traduit par une augmentation des vibrations vocales, de la matité, du souffle bronchique, de la bronchophonie, la résonance exagérée de la voix et parfois des râles; on peut encore entendre le bruit trachéal de Williams.

Les *symptômes cavitaires* sont d'autant plus manifestes que la caverne est plus superficielle, qu'elle est plus grande et que ses parois sont plus lisses. On doit percuter plus fortement lorsque les cavernes sont profondément situées. Lorsqu'elles ont pour le moins le volume d'une noix, on ob-

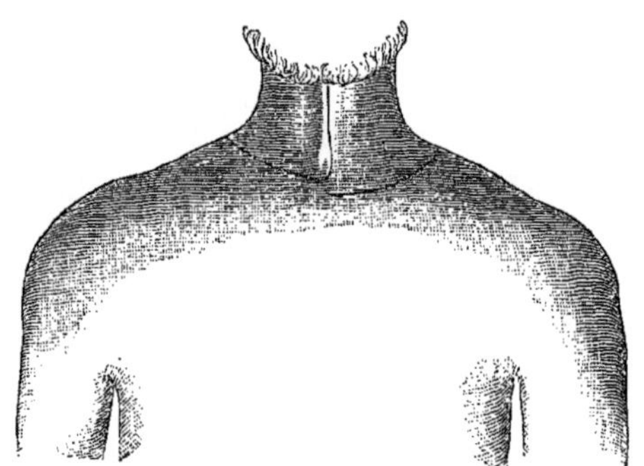

Fig. 63. — *Le même. Vue par derrière.*

servera un son tympanique à la percussion, du souffle bronchique et des râles sibilants à timbre métallique à l'auscultation. Enfin quand les cavernes ont une dimension d'environ 6 centim. et que leurs parois sont lisses, des bruits métalliques se manifestent à la percussion comme à l'auscultation. On entend le bruit de pot fêlé; les vibrations thoraciques ainsi que la bronchophonie, sont augmentées, cependant on n'observe ces phénomènes qu'autant que la caverne contient de l'air; est-elle au contraire remplie de liquide, on trouve à leur place un bruit mat, et la transformation du tympanisme en matité pourrait être considérée comme un signe précieux pour le diagnostic des cavernes. Il n'est pas toujours facile de diagnostiquer les excavations et l'on a recherché soigneusement tous les signes qui permettent de reconnaître leur existence. E. Seitz a signalé les transformations du murmure vésiculaire que Botuwschikoff a observées aussi dans la pneumonie fibrineuse. Enfin Baas considère les râles post-expiratoires comme signe certain d'excavation.

Souvent aussi de petites cavernes donnent naissance à des bruits métalliques (Kolisko, Wintrich) mais il faut pour cela qu'elles soient superficielles,
de forme régulière, à parois lisses, qu'elles se trouvent près d'une bronche
importante et qu'une bronche s'y ouvre largement.

Parmi les symptômes plus rares de cavernes il faut signaler le bruit de
tintement métallique et la succussion hippocratique. Il faut encore citer
les variations dans la hauteur du son et les variations interrompues dans la
hauteur du son décrites par Wintrich, les variations du timbre de Gerhardt,
enfin les variations dans la hauteur du bruit respiratoire dont on trouvera
la signification et le mode de production dans les manuels de diagnostic
physique. Quelquefois on observe dans les cavernes des bruits synchrones
aux battements du cœur, surtout des bruits systoliques. Parfois on entend
des bruits de murmure ou des sifflements (v. Brunn, Schrötter), qui paraissent naître dans les vaisseaux situés sur la paroi des cavernes et qui sont
renforcés par résonance dans la caverne.

Dans la phtisie pulmonaire, encore plus que dans les autres maladies
du poumon, le *nature des crachats* est d'une importance diagnostique
considérable. La présence des bacilles de la tuberculose dans les crachats,
est décisive, car les matières expectorées n'en contiennent dans aucune
autre maladie. A vrai dire, on rencontre de temps à autre des cas où, malgré
les signes d'une phtisie pulmonaire non douteuse, on ne trouve pas de bacilles dans les crachats, malgré des examens journellement répétés ; mais
ces cas sont tout à fait exceptionnels. Il m'est arrivé plusieurs fois de ne
rien trouver, puis en faisant de nouvelles préparations après avoir laissé
reposer les crachats pendant 24 heures, j'arrivais à un résultat positif.

La *constatation des bacilles de la tuberculose dans les crachats*,
peut se faire de la manière suivante : on enlève gros comme une tête
d'épingle de la partie du crachat qui, d'une façon certaine, provient des
poumons et non des voies aériennes supérieures, ni du nez, ni du pharynx,
et surtout on prend de ces petits débris jaunâtres caséeux, qu'on rencontre souvent dans les crachats des phtisiques, on les étale avec un fil de
platine soigneusement flambé, ou avec une aiguille à dissocier sur une
lamelle de verre bien nettoyée. Par-dessus, on pose une lamelle, également
propre et on fait glisser les deux lamelles l'une sur l'autre, de manière que
le crachat se trouve étendu en une couche mince et uniforme. D'habitude,
il s'en échappe une petite quantité entre les bords des deux lamelles, on
l'enlève avec du papier brouillard. On sépare les deux lamelles en les faisant glisser l'une sur l'autre, on laisse se dessécher pendant une demi-
minute environ, la mince couche de crachat qui reste à leur surface ; on
saisit chacune des lamelles entre le pouce et l'index et on la porte, la face
chargée dirigée vers le haut, lentement avec à peu près la vitesse d'une personne qui coupe du pain, de 4 à 10 fois à travers la flamme d'une lampe à
alcool ou d'un brûleur de Bunsen. Les deux lamelles sont alors prêtes à être
colorées.

Il est préférable de prendre chaque fois un liquide colorant récemment
préparé. On prépare d'avance une solution alcoolique concentrée de fu-

chsine, de l'huile d'aniline pure et incolore, de l'acide nitrique pur, et une solution de vert malachite.

Comme l'huile d'aniline qui est primitivement un liquide à peu près clair comme de l'eau, se colore à la lumière, il est bon de l'enfermer dans une boîte et de l'abriter du jour. On verse ensuite dans un tube à expérience bien propre assez d'aniline pour remplir le fond du tube et on ajoute de l'eau distillée de façon à en remplir les 4/5. On met alors le pouce sur l'orifice du tube et on secoue le tout fortement ; il se fait ainsi une émulsion trouble, où se trouve dissoute une petite partie de l'aniline. On filtre, et on verse la liqueur filtrée dans un grand verre de montre. On y ajoute alors 5 à 10 gouttes de la solution alcoolique de fuchsine ; on y place les deux lamelles que l'on a préparées, la face chargée tournée en bas, de manière à ce qu'elles flottent à la surface du liquide. On recouvre le verre de montre d'un autre verre pour le mettre à l'abri des poussières et on les abandonne ainsi pendant 24 heures. Si l'on doit faire cette recherche le plus vite possible, on chauffe, suivant le conseil de Rindfleisch, le verre de montre et son contenu au-dessus d'une flamme, jusqu'à ce que la solution de fuchsine commence à former des bulles ; on laisse alors les lamelles nager sur le liquide pendant 10 minutes et on les prépare pour l'examen au microscope. Personnellement, nous préférons le premier procédé.

La coloration effectuée de l'une ou l'autre manière, on retire les lamelles de la solution de fuchsine avec des pinces, mais on ne pratique pas immédiatement l'examen au microscope. On remplit un verre de montre d'alcool absolu, puis avec une baguette de verre, on y porte une goutte d'acide nitrique pur officinal ; et on mêle soigneusement. On plonge dans ce mélange les deux lamelles avec leur face garnie tournée vers le haut. On remarque alors que la couleur diffuse de la fuchsine disparaît rapidement des lamelles qui s'éclaircissent de plus en plus. Quand elles paraissent décolorées ou colorées en rose pâle, grâce à l'extrême abondance des bacilles, on les lave rapidement dans de l'eau distillée. En examinant alors les lamelles au microscope, on peut constater que tous les éléments du crachat ont abandonné la matière colorante, que les bacilles de la tuberculose seuls l'ont conservée et paraissent colorés en rouge. On obtient des préparations plus belles et surtout plus commodes pour les commençants en colorant les éléments décolorés au moyen d'une autre couleur d'aniline, parmi lesquelles le vert de malachite nous paraît mériter la préférence, parce qu'elle fait paraître d'une façon très nette les bacilles colorés en rouge sur un fond vert. Pour obtenir ce fond vert, on plonge les lamelles, leur face garnie de crachat tournée en bas, dans une solution de vert malachite ; on les enlève alors avec des pinces et on les lave encore une fois rapidement dans de l'eau distillée. Puis, on les presse avec précaution entre deux feuilles de papier brouillard pour enlever l'eau, et on les passe, leur face garnie tournée vers le haut, à travers la flamme d'une lampe à alcool ou d'un bec de gaz pour les sécher ; enfin on les monte dans le baume de Canada au chloroforme ou au xylol. On porte pour cela une petite goutte de baume sur une lame de verre propre et on pose la lamelle, par sa face chargée, sur cette goutte de baume qui s'étend alors d'une façon uniforme au-dessous de la lamelle. Pour l'examen microscopique, un grossissement de 300-500 diamètres suffit dans beaucoup de cas, mais à vrai dire dans les cas douteux on devra se servir du condensateur Abbe et d'un objectif à immersion homogène.

Les *bacilles de la tuberculose* se présentent comme des bâtonnets rectilignes ou un peu coudés, leur longueur est d'environ de 1,5 à 3,5 μ (μ = 0,001 millim.) et équivaut à peu près au tiers ou à la moitié du diamètre d'un globule rouge du sang. Ils ne sont pas doués de mouvements propres. Souvent il arrive qu'on en rencontre des quantités considérables et ayant une distribution sensiblement régulière (voir fig. 64), d'autres fois on les trouve par groupes et si étroitement serrés qu'il est à peine possible de

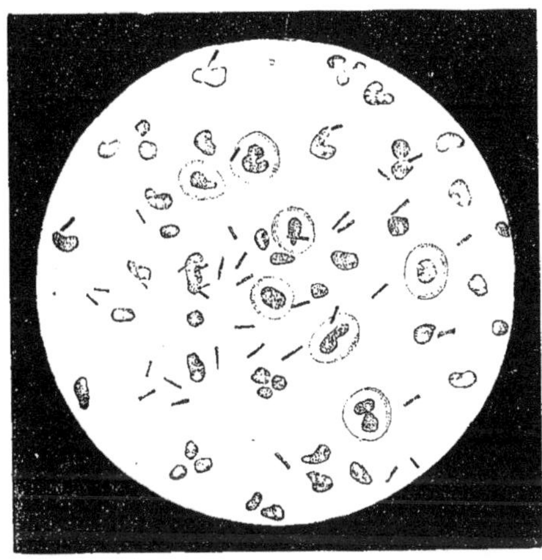

FIG. 64. — *Bacilles de la tuberculose des crachats d'une phtisique, préparation à la fuchsine.* Immersion. Gross. 750 fois. (Obs. personnelle.)

les distinguer (voir fig. 65), d'autres fois, ils sont disséminés à ce point qu'il faut pratiquer un examen très soigné avant d'en rencontrer un seul. Parfois même, certaines lamelles ne renferment pas de bacilles, tandis qu'on en trouve sur d'autres, préparées avec les mêmes crachats. On peut aussi observer à deux jours d'intervalle de grandes variations dans le nombre des bacilles; ils sont habituellement d'autant plus abondants que la marche des lésions est plus rapide. On remarque souvent à l'intérieur des bacilles de petits globules qui ne sont pas colorés, il s'agit alors, selon toute vraisemblance, de spores situés dans l'intérieur des bacilles (voir fig. 65).

Si l'on veut faire des cultures pures de bacilles, il faut se rappeler qu'elles sont très difficiles en ce qui concerne la température et le milieu de culture; la température du corps est celle où ils se développent le mieux, et Koch n'a pu les cultiver que sur le sérum sanguin gélatinisé. Les recherches de cette nature demandent à la fois beaucoup de pratique et beaucoup d'habileté.

Celui qui a l'habitude d'examiner soigneusement les crachats pourra y remarquer souvent des fibres élastiques qui démontrent la destruction du poumon à une époque si peu avancée de la maladie que les autres moyens d'exploration physique ne donnent encore que des indications fort vagues. Mais plus tard encore et à une époque où la maladie ne saurait être méconnue, l'examen microscopique des crachats, relativement à la quantité des fibres élastiques, ne saurait être négligé, car il fournit des renseignements sur l'étendue des lésions pulmonaires et les résultats possibles du traitement.

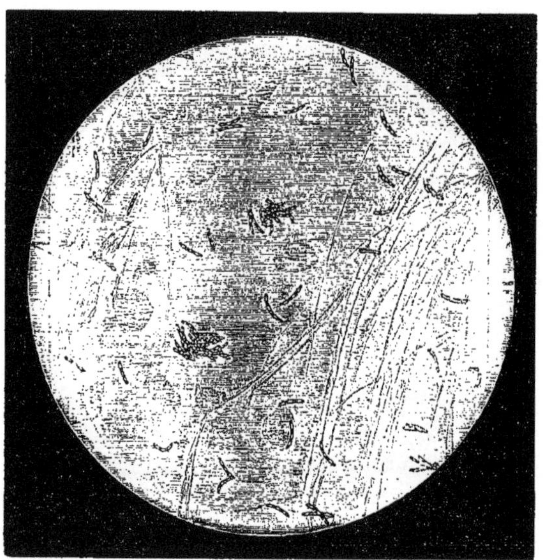

FIG. 65. — *Bacilles de la tuberculose avec leurs spores dans les crachats d'un phtisique.* Objectif à immersion. Gross. 750 fois. (Obs. personnelle. Clinique de Zurich.)

Les fibres élastiques sont faciles à reconnaître ; leurs sinuosités, leurs contours nets, leurs ramifications nombreuses ne permettent pas de méprise, on peut encore quelquefois y reconnaître la charpente des alvéoles (voir fig. 66). Si on ajoute à la préparation de la lessive de potasse, les éléments cellulaires du crachat sont détruits et les fibres élastiques apparaissent d'autant plus nettement. Elles se distinguent des cristaux d'acides gras en ce qu'elles ne se dissolvent pas dans l'éther, l'alcool bouillant et les alcalis caustiques, même par une action prolongée, que la chaleur ne les fond pas et que l'écrasement ne fait pas apparaître sur leurs bords de saillies variqueuses.

L'opinion de Remak, d'après laquelle les fibres élastiques de la muqueuse des bronches se distingueraient de celles du parenchyme pulmonaire par leur plus grande ténuité, n'a aucune importance pratique.

Comme la tuberculose ne détermine généralement qu'une exfoliation à peine sensible du tissu pulmonaire, ce ne sont le plus souvent que de petites particules microscopiques de tissu pulmonaire qu'on trouve dans les crachats expectorés. Il est très rare que l'on puisse trouver des lambeaux de tissu visibles à l'œil nu, ce qui est presque de règle dans l'abcès et dans la gangrène du poumon. Il en résulte que la découverte des fibres élastiques exige à la fois beaucoup d'exercice et souvent aussi de la patience, choses qui chez les médecins très occupés ne sont pas toujours faciles à trouver. Il faudra avoir soin dans les examens microscopiques des crachats, de n'employer que de petites parcelles qu'il faut encore diviser, si l'on veut éclaircir un point douteux. On doit tout d'abord examiner les points opaques et légèrement grisâtres, car assez fréquemment ils renferment des fibres élastiques.

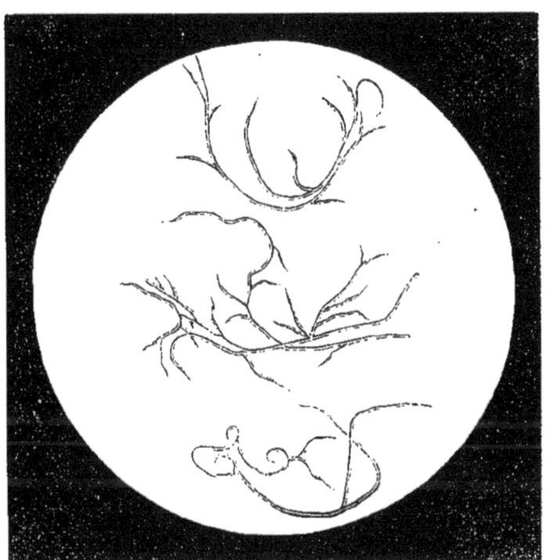

Fig. 66 .— *Fibres élastiques des crachats d'un tuberculeux.* Gross. 750 fois. (Obs. personnelle.)

Un moyen facile et sûr pour découvrir les fibres élastiques, a été indiqué par Fenwick ; nous le rapportons ici en y ajoutant une légère modification qui a son importance au point de vue pratique. On verse les crachats dans un verre à expérience, on y ajoute une quantité égale d'eau et d'une solution de potasse caustique (1 : 3). La masse épaisse et visqueuse sera chauffée jusqu'à l'ébullition et agitée continuellement avec une baguette de verre, après quoi elle devient absolument fluide. On laisse refroidir le verre, on décante le liquide clair, on verse le dépôt dans un verre à pied et après que le sédiment s'est déposé, on en prend une goutte avec une pipette de verre pour l'examen microscopique. Cette méthode est très sûre, car elle permet non seulement de constater l'existence des fibres élastiques, mais aussi d'en apprécier le nombre. Sawyer emploie la soude caustique au lieu de la potasse, à cette légère différence près le procédé reste le même.

Il faut accorder beaucoup moins d'importance à la présence de l'*épithélium alvéolaire* dans les crachats. Ce n'est en effet que dans le cas où il en
existerait une notable quantité en même temps que persisteraient les symptômes d'un catarrhe des sommets qu'on saurait leur accorder une valeur
diagnostique. D'ordinaire cet épithélium se montre sous forme de cellules
en dégénérescence graisseuse ou myéloïde, arrondies ou à angles émoussés,
ou bien elles sont détruites et l'on ne trouve plus que des granulations
graisseuses ou des gouttes de myéline en liberté (voyez fig. 67). Elles
constituent fréquemment la presque totalité du crachat et l'acide osmique
les noircit comme toutes les substances grasses. Leur présence indique une
active desquamation à la surface des alvéoles et la rapide dégénérescence
des cellules desquamées.

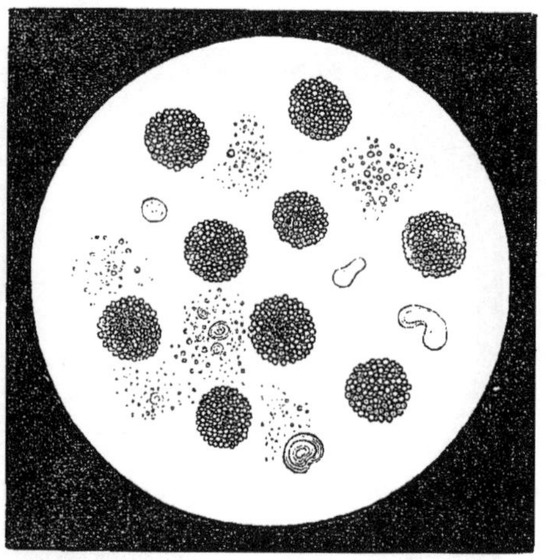

FIG. 67. — *Epithélium alvéolaire dégénéré. Certaines cellules sont remplies de pigment pulmonaire, d'autres
sont dissociées. Quelques-unes myéloïdes.* Gross. 275 fois. (Obs. personnelle.)

Il ne faut assigner qu'une importance secondaire à la présence de *cristaux
de cholestérine*, aux *sarcines* et aux *moisissures* (pour ces dernières, voir
vol. I).

Dans la pneumokoniose, les diverses variétés de poussières peuvent se
rencontrer dans les crachats à l'état libre ou contenus dans les cellules. Nous
reproduisons ici une figure de Traube qui se rapporte à une pneumokoniose
anthracosique (voyez fig. 68).

Mentionnons encore l'expectoration rare et sans importance des concrétions calcaires ou calculs pulmonaires. Il peut s'agir de portions calcifiées
des poumons, dans lesquelles on retrouve la structure des alvéoles en les
traitant par l'acide chlorhydrique (Rindfleisch). Kloman y a encore rencontré
des fibres élastiques, du pigment pulmonaire, des détritus granuleux et des
cristaux de cholestérine. Chez certains tuberculeux l'expectoration de ces

concrétions est si abondante qu'on a pu parler d'une phtisie calculeuse.

Parfois ces concrétions calcaires proviennent, non du tissu pulmonaire, mais des glandes bronchiques calcifiées et éliminées par la trachée. Elles peuvent même dans certains cas offrir un volume assez considérable pour se fixer au-dessous des cordes vocales et déterminer la mort par suffocation (Rühle).

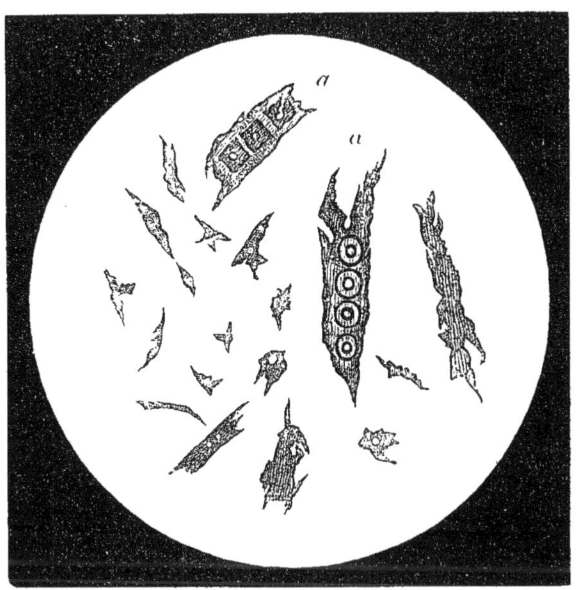



Fig 68. — *Crachats dans la pneumokoniose anthracosique.* D'après Traube. Gross. 290 fois.
a. Cellules criblées.

Quelquefois encore, on trouve dans les crachats des fragments osseux qui peuvent s'être formés dans les poumons malades, ou provenir de la colonne vertébrale d'où ils ont pénétré dans les poumons (Charon).

L'examen *chimique des crachats* dans la phtisie pulmonaire n'a fourni jusqu'à présent que des résultats de médiocre importance. Renk a trouvé récemment chez trois phtisiques que la quantité quotidienne de crachats s'élevait environ à 124 gr. La composition des crachats était en moyenne la suivante :

|  | Observation I. | Observation II. | Observation III. |
|---|---|---|---|
| Eau..................... | 94.58 | 94.97 | 93.84 |
| Parties solides......... | 5.42 | 5.03 | 6.16 |
| Eléments organiques... | 4.66 | 4.12 | 5.36 |
| »        inorganiques. | 0.76 | 0.90 | 0.80 |
| Mucine.....  ......... | 1.80 | 2.56 | 2.84 |
| Albumine........  .... | 0.49 | 0.11 | 0.29 |
| Graisse................ | 0.36 | 0.30 | 0.52 |
| Matières extractives ... | 2.01 | 1.16 | 1.51 |

On sait que parmi les éléments organiques les phosphates prédominent et qu'ils peuvent atteindre le chiffre de 2 gr. par jour (Stokvis). Escherich a trouvé dans les crachats un ferment capable de digérer l'albumine.

Les *caractères macroscopiques des crachats* sont très variables. Au début de la maladie on observe des crachats visqueux, vitreux, muqueux et transparents, qui se distinguent à peine des crachats d'une bronchite catarrhale à la période de crudité; parfois le crachat est gélatineux ou ressemble à du frai de grenouille, suivant les variétés différentes des lésions pulmonaires. Lorsque la tuberculose vient compliquer la pneumonie fibrineuse on trouve surtout des crachats verts (Traube et Nothnagel).

Plus les lésions pulmonaires s'accentuent et plus on trouve d'éléments purulents dans l'expectoration, de telle sorte que souvent les crachats sont plutôt purulents que muqueux. Quand des cavernes se sont formées dans les poumons, l'expectoration prend alors fréquemment une forme spéciale et caractéristique, les crachats en effet, sont tantôt nummulaires, tantôt globuleux. Les crachats nummulaires consistent surtout en masses opaques, verdâtres, purulentes, qui forment au fond du crachoir des placards régulièrement arrondis à contour nettement délimité. Les crachats globuleux forment de petits amas de pus arrondis, gris verdâtres, isolés, à contours déchiquetés et qui tantôt flottent à la surface de la masse liquide à la faveur des bulles d'air qu'ils contiennent ou tantôt sont entraînés par leur poids au fond du récipient. Ces crachats proviennent de cavités dont ils ont conservé la forme et la différence entre les crachats nummulaires ou globuleux tient à leur plus ou moins grande cohésion.

Si on recueille dans l'eau les crachats des phtisiques, il n'est pas rare de voir se former un sédiment granuleux et friable; quand l'expectoration contient beaucoup de liquide il n'est pas même nécessaire d'ajouter de l'eau. On trouve à l'autopsie des masses analogues, tapissant la paroi interne des cavernes pulmonaires et Virchow a déjà depuis longtemps montré qu'elles proviennent de la suppuration du tissu pulmonaire. De même que la forme des crachats, ce sédiment constitue un signe d'excavation pulmonaire et souvent il renferme une grande quantité de bacilles.

Dans certains cas assez rares, les malades toussent et crachent extrêmement peu. Les signes physiques peuvent aussi être très peu marqués malgré des lésions étendues des poumons, mais dans ce cas l'amaigrissement graduel doit éveiller la suspicion et faire éviter les erreurs de diagnostic.

Il arrive souvent que le *cœur* est intéressé consécutivement au poumon; le renforcement du deuxième bruit de l'artère pulmonaire (bruit diastolique) indique une augmentation de pression dans la petite circulation. Lorsque les lésions tuberculeuses s'accompagnent de rétraction pulmonaire, on peut observer des déplacements du cœur. S'il existe au voisinage du cœur des cavernes pulmonaires à parois lisses, les bruits du cœur peuvent dans certains cas avoir une résonance métallique. D'après quelques auteurs le *souffle sous-claviculaire* décrit par Stokes aurait une grande importance. Rühle accorde également au *souffle expiratoire sous-claviculaire* une importance diagnostique considérable, il s'entend pendant l'expiration comme un sifflement ou un murmure systolique. On a attribué à la coïncidence de lésions pulmonaires avec des adhérences pleurales qui, tiraillées par les mouvements respiratoires, détermineraient des coudures et des rétrécissements de l'artère sous-clavière. Du reste, on peut aussi trouver ce bruit chez des personnes saines.

L'*urine* ne présente aucune modification caractéristique. La quantité en est quelque peu diminuée, il existe aussi ordinairement une diminution de l'urée et des chlorures. D'après quelques auteurs il y aurait une augmentation des phosphates (Teissier), pourtant Stokvis s'est à bon droit élevé contre cette opinion et a pu, au contraire, constater leur diminution. Stokvis a aussi soutenu, contrairement à Beneke, que la présence des phosphates terreux ne présentait rien de caractéristique. Senator signale une augmentation des sels calcaires. Chez les malades très déprimés on trouve des traces d'albumine. Pacanowski a fréquemment observé de la peptonurie, mais en général, ses malades n'avaient pas de cavernes bien profondes. Vibert sur 50 cas a trouvé 3 fois du sucre.

Toutes les fonctions peuvent être troublées dans la phtisie pulmonaire ; dans tous les cas il ne faut pas se dissimuler que la phtisie est très riche en *complications* ; c'est à peine si on trouve un organe qui ne puisse être atteint dans le cours de cette maladie.

La *peau* présente parfois du lupus.

Le *tissu osseux* est atteint de carie qui n'est elle-même qu'une lésion tuberculeuse. Elle se montre tantôt aux os des membres, tantôt dans la colonne vertébrale, tantôt sur certains os du crâne. Parmi ces derniers il faut surtout noter le rocher dont la carie peut entraîner la perte de l'ouïe et la paralysie faciale, ou même la thrombose des sinus, la méningite ou les abcès du cerveau. On peut affirmer qu'il s'agit ici de lésions tuberculeuses lorsqu'on peut trouver dans le pus ou dans d'autres produits inflammatoires des bacilles de la tuberculose.

A la tuberculose osseuse se trouvent liées très intimement les *inflammations tuberculeuses ou fongueuses des articulations* qui plus encore que les lésions osseuses appartiennent au domaine de la chirurgie.

Chez les tuberculeux très déprimés on observe très fréquemment une *exagération de l'excitabilité mécanique des muscles*. Vient-on par exemple a frapper avec le plessimètre le muscle pectoral, il se forme au point frappé une saillie qui persiste pendant quelques secondes. Stokes et Graves qui ont signalé ce phénoméne ont montré qu'il n'est pas pathognomonique de la tuberculose, mais qu'il peut aussi se rencontrer dans divers états cachectiques. Tait l'a étudié récemment avec soin et l'a dénommé *myœdème*. Sans vouloir adopter toutes les idées de l'auteur que je viens de citer, j'ai par moi-même constaté plusieurs fois que cette contraction peut ne s'observer que d'un seul côté et qu'elle est plus évidente du côté des lésions pulmonaires les plus profondes.

Il faut assurément en distinguer la *contraction musculaire péristaltique* étudiée par Auerbach. Elle consiste en ce que si l'on frappe un muscle, la contraction se produit non seulement au point frappé, mais encore se continue des deux côtés sous forme d'ondulations lentes vers les points d'attache du muscle. Cette forme de contraction musculaire ne s'observe pas fréquemment, elle ne se montre quelquefois que sur certains muscles, elle n'est pas non plus caractéristique de la phtisie pulmonaire, puisqu'on la rencontre encore dans les maladies de l'estomac et de l'intestin arrivées à la période de marasme et sans doute aussi dans beaucoup d'autres états cachectiques. Ici encore, ce phénomène peut n'exister que d'un seul côté. Dans un cas que j'ai observé à la clinique de König, j'ai pu constater que les muscles qui étaient le siège de ce phénomène étaient sains.

On observe aussi parfois l'inflammation tuberculeuse des *ganglions lymphatiques périphériques*. Ces ganglions se tuméfient, deviennent durs, peuvent plus tard se ramollir, suppurer et donner lieu en s'ouvrant au dehors à des trajets fistuleux qui persistent longtemps.

Les *affections du larynx* viennent souvent compliquer la phtisie pulmonaire ; parfois elles sont purement fonctionnelles et caractérisées par un enrouement opiniâtre sans lésions anatomiques ou par la paralysie des cordes vocales, cette atonie musculaire est probablement liée à la cachexie. Plus souvent, l'enrouement est le résultat d'un catarrhe qui peut être unilatéral ou même n'atteindre qu'une seule corde vocale. Dans ce dernier cas, j'ai souvent pu constater que les lésions pulmonaires et laryngées ne siégeaient pas du même côté.

On observe encore des accidents très graves et très pénibles lorsque le processus ulcéro-tuberculeux envahit le larynx et y détermine la phtisie laryngée (voir le chapitre suivant). La douleur et la dysphagie sont souvent si prononcées que les lésions pulmonaires sont absolument reléguées au second plan.

Plus rarement on observe la paralysie du récurrent, due à la compression du nerf par des ganglions lymphatiques trachéo-bronchiques caséeux, ou par des adhérences pleurales rétractiles. Brieger a publié un cas de paralysie double des récurrents due à l'hypertrophie des ganglions bronchiques.

Du côté de la *trachée*, on constate encore fréquemment de l'inflammation et des lésions ulcéreuses que l'on peut souvent reconnaître pendant la vie par l'examen laryngoscopique.

Betz aurait observé le *goitre* chez des jeunes gens atteints de phtisie pulmonaire.

Leudet et Blomfield ont trouvé chez des hommes un *gonflement des mamelles* passager.

L'*hémoptysie* joue un rôle du premier ordre dans la phtisie pulmonaire. Il faut distinguer les hémoptysies précoces et les hémoptysies tardives. Nous avons déjà dit que le crachement du sang pouvait être un des premiers symptômes de la maladie. Sa fréquence a cependant été exagérée ; Condie ne l'a observée, chez 369 tuberculeux, que 87 fois (24 0/0) à n'importe quel moment de la maladie et 40 fois (11 0/0) elle en fut le premier symptôme. D'après Williams, elles seraient beaucoup plus fréquentes, car sur 1000 observations il a observé l'hémoptysie 569 fois (70 0/0). Il ne faut pas croire que toute hémoptysie annonce fatalement la tuberculose, mais la présence du bacille dans l'expectoration sanglante est décisive pour le diagnostic. L'expectoration est tantôt composée de sang pur, tantôt simplement teintée. L'hémoptysie, souvent provoquée par une fatigue ou une émotion morale, peut aussi se produire spontanément.

Dans les périodes avancées de la maladie il survient souvent des hémoptysies graves et répétées ; à la période d'excavation, elles peuvent provenir de la rupture d'un anévrysme artériel siégeant dans la paroi des cavernes : ces faits ont été particulièrement étudiés par Rasmussen et Fräntzel en a publié des observations importantes.

Gerhardt et Brehmer ont récemment signalé *des hémoptysies intermittentes* se produisant à certaines heures du jour et qui cédaient à la quinine. Dans le cas de Gerhardt l'hémoptysie se produisait la nuit au moment où la fièvre disparaissait, tandis que Brehmer l'a observée au maximum de la fièvre.

*L'expectoration*, notamment au début de la maladie, est en général difficile. Les malades sont tourmentés par une sensation d'irritation et par les quintes de toux qui en résultent : le sommeil est agité, interrompu et les efforts de toux deviennent très douloureux ; plus tard, l'expectoration devient plus facile, en même temps que plus abondante.

La phtisie ne s'accompagne que rarement de *gangrène pulmonaire*, ce que Traube attribue à ce que, en règle générale les crachats ne stagnent pas dans l'intérieur des canaux aériens. Si les produits de sécrétion ne sont pas expectorés, on peut voir l'haleine prendre une odeur fétide, surtout si le malade n'a plus sa connaissance ou s'il est trop faible pour pouvoir tousser. Dans les deux cas, le pronostic est grave et la fétidité de l'haleine dans la tuberculose est un mauvais signe.

La phtisie pulmonaire se complique parfois de *pleurésie* sèche ou avec épanchement séreux, purulent ou hémorrhagique. Dans la pleurésie tuberculeuse même, l'exsudat est susceptible de résorption. Mais la guérison n'est que de courte durée et on observe souvent des périodes de rémission et d'exacerbation. Nous avons déjà dit plus haut que l'épanchement liquide peut enrayer la marche des lésions pulmonaires, et que par conséquent on ne doit pas le considérer comme un accident tout à fait défavorable.

Le *pneumothorax*, dans le cours de la tuberculose, est beaucoup plus rare que la pleurésie.

Il y a quelque temps, j'ai observé un cas où, grâce à des adhérences pleurales, la rupture d'une caverne avait déterminé un *emphysème sous-cutané*. Chez un autre de mes malades, la rupture se fit dans le médiastin antérieur et détermina une *médiastinite* purulente.

Nous avons déjà dit que les *ganglions bronchiques* peuvent en s'hypertrophiant déterminer la paralysie des récurrents par compression. On peut parfois reconnaître l'augmentation de volume de ces ganglions à une matité anormale dans la région de la poignée du sternum. Ces ganglions caséeux en se ramollissant, peuvent s'ouvrir dans les bronches ou la trachée ; enfin quand ils sont envahis par la dégénérescence calcaire, il se fait des masses pierreuses qui sont rejetées au dehors avec l'expectoration, et peuvent être prises pour des calculs pulmonaires.

La *péricardite* peut aussi, quoique rarement, se montrer dans le cours de la phtisie, parfois c'est une véritable tuberculisation du péricarde qui s'observe. La péricardite peut être consécutive à une pleurésie ou plus rarement à l'ouverture d'une caverne dans le péricarde.

Les *thromboses du cœur* peuvent aussi produire des embolies dans les artères pulmonaires. On observe aussi la thrombose des artères ou des veines pulmonaires, qui peuvent à leur tour produire des embolies dans les artères cérébrales, par exemple.

Les troubles digestifs sont très fréquents. Parfois il s'agit de troubles purement fonctionnels et pour lesquels l'examen anatomique reste absolument négatif. Parmi ces troubles, il faut citer l'*anorexie* ou dégoût insurmontable pour certains aliments. Le dégoût pour les aliments d'une utilité absolue comme les œufs, le lait ou la viande, entrave naturellement le traitement médical en affaiblissant le malade.

D'autres malades ont des éructations ou des *vomissements* opiniâtres. Parfois aussi, il y a une diarrhée profuse qui persiste pendant longtemps et à l'autopsie on ne trouve aucune lésion de l'intestin.

Les malades se plaignent fréquemment d'une sensation de sécheresse et de chaleur brûlante dans la bouche, principalement à la langue ; la muqueuse est d'un rouge vif, les papilles sont gonflées et proéminentes, la sécrétion salivaire est diminuée, la salive présente souvent une réaction acide : ce sont là les signes de la stomatite catarrhale à laquelle viennent parfois s'ajouter des ulcérations aphteuses superficielles.

Le muguet, oïdium albicans, s'observe chez les malades très affaiblis dont la bouche n'a pas été tenue proprement. La langue est recouverte d'une membrane épaisse, gris jaunâtre qui se montre, à l'examen microscopique, composée d'un amas de spores et de filaments ramifiés ; en même temps la sécrétion salivaire s'exagère, la salive s'écoule presque constamment de la bouche entr'ouverte. Parfois le muguet envahit le pharynx et l'œsophage en provoquant de la dysphagie.

La *langue* peut encore être le siège d'ulcérations tuberculeuses dont Reverdin a récemment publié quelques observations et qui selon cet auteur, ont été décrites pour la première fois par Ricord. On peut, en outre, observer l'infiltration caséeuse diffuse parfois difficile à distinguer du cancer ou des gommes.

Les ulcérations tuberculeuses ou l'infiltration diffuse peuvent encore envahir la *gorge*, ces lésions se reconnaissent à la présence de taches jaunes irrégulières, multiples, disséminées et légèrement saillantes. Ces ulcérations se distinguent ordinairement par des bords très nets et par leur contour festonné et déchiqueté. Les tubercules miliaires gris et demi-transparents s'observent rarement, il ne faut pas les confondre avec des follicules saillants. Ces lésions s'accusent par la dysphagie, cependant dans certains cas, elles ne donnent lieu qu'à des douleurs subjectives faibles malgré leur vaste étendue. (Pour plus de détails, voyez le chapitre sur la phtisie pharyngée.)

Les troubles intestinaux sont nombreux. Dès le début de la maladie, il y a des alternatives de constipation et de diarrhée.

La *diarrhée* est souvent incoercible quand des lésions catarrhales, tuberculeuses ou amyloïdes ont déterminé des lésions étendues de la muqueuse. Les douleurs peuvent manquer ou bien n'être réveillées que par la pression sur l'abdomen principalement dans la fosse iliaque droite, siège de prédilection des ulcérations. D'autres fois, au contraire, les douleurs sont excessivement vives et se manifestent sous forme d'accès et de coliques. Dans un cas de ce genre dont j'ai pratiqué l'autopsie, il s'agissait d'ulcérations intestinales très étendues qui, en plusieurs endroits, avaient atteint la séreuse. On trouve parfois dans les selles des lambeaux d'intestin qu'il faut se garder de confondre avec des débris membraniformes d'aliments non digérés.

Malgré des ulcérations intestinales étendues la constipation peut être opiniâtre. La présence du bacille de la tuberculose dans les fèces est le meilleur moyen de reconnaître les lésions tuberculeuses de l'intestin ; on le recherche de la même façon que les bacilles dans les crachats. (Pour plus de détails, voir le chapitre sur la tuberculose intestinale.)

Les ulcérations intestinales peuvent encore déterminer d'autres phénomènes : c'est ainsi que l'on voit se produire des *hémorrhagies intestinales* profuses et incoercibles. Ces hémorrhagies sont peu fréquentes, comme l'a remarqué Dumas, à cause de la marche lente des ulcérations qui permet aux vaisseaux de s'oblitérer, néanmoins de très petites ulcérations ont pu entraîner la mort de cette façon. D'après Grainger-Stewart, l'hémorrhagie intestinale serait fréquente dans la dégénérescence amyloïde même sans ulcérations intestinales.

Les ulcérations peuvent encore déterminer la *péritonite* qui peut avoir les plus graves conséquences quand elle est produite par une perforation.

Citons encore parmi les complications du côté de l'intestin, les *fistules à l'anus*, généralement d'origine tuberculeuse. Les anciens médecins considéraient ces fistules comme exerçant une sorte de dérivation favorable et par conséquent se gardaient bien de les opérer.

Le *foie* est souvent hypertrophié, modifié dans sa forme et sa consistance. Il s'agit le plus souvent de congestion passive, de dégénérescence graisseuse ou amyloïde ou bien d'une association de ces lésions. Le foie atteint de dégénérescence graisseuse présente une consistance pâteuse, des bords mousses et difficiles à sentir par la palpation. Le foie amyloïde est plus volumineux, présente une consistance dure et rénitente et un bord antérieur généralement tranchant, il est beaucoup plus rare que le foie gras et coïncide habituellement avec la tuméfaction de la rate (rate amyloïde) et l'albuminurie (rein amyloïde).

L'*hypertrophie de la rate* peut être due chez les phtisiques à la congestion ou à la dégénérescence amyloïde. La rate hypertrophiée peut aussi être parfois parsemée de gros foyers caséeux.

Chez l'homme on trouve quelquefois des inflammations tuberculeuses du *testicule* et de l'*épididyme* qui présentent alors l'aspect de tumeurs dures, inégales et bosselées. Virchow a fait remarquer que les phtisiques qui se marient et se livrent aux plaisirs sexuels sont souvent atteints de tuberculose aiguë du testicule et de la prostate. Fréquemment l'appétit vénérien est excessivement développé chez les phtisiques et persiste encore malgré la diminution considérable des forces.

Chez les femmes des troubles dans la *menstruation* apparaissent de très bonne heure; les règles deviennent peu abondantes, irrégulières et finalement se suppriment complètement. La tuberculose de la muqueuse utérine, des trompes, des ovaires n'a pas d'importance clinique.

La *grossesse* constitue une complication sérieuse de la phtisie, il n'est pas rare en effet de voir vers la fin de la grossesse, mais surtout après la délivrance, les lésions du poumon s'aggraver rapidement, ou bien la maladie jusqu'alors chronique devient aiguë, souvent même elle se complique de tuberculose miliaire généralisée.

Les affections utérines ne sont pas rares chez les phtisiques; il ne faut les traiter qu'avec la plus grande circonspection, et même des médecins très versés dans les maladies des femmes s'abstiennent de tout traitement après avoir vu les interventions opératoires provoquer une recrudescence des lésions tuberculeuses.

L'*urine* renferme souvent de l'albumine. Quand il n'y en a que des traces, elle est généralement due à la cachexie, ou si elle n'apparaît que d'une façon passagère elle peut tenir à la diarrhée.

On devra songer à la néphrite parenchymateuse quand la quantité d'albumine augmente, et que l'urine peu abondante, d'une couleur foncée et d'une densité très élevée, renferme des cylindres hyalins.

L'albuminurie sera attribuée à la dégénérescence amyloïde des reins, quand en même temps que l'albuminurie il y a des symptômes de lésions amyloïdes du foie et de la rate; cependant il y a fréquemment, pour ne pas dire toujours, une association des lésions de la néphrite et de la dégénérescence amyloïde des reins.

L'albuminurie est dans certains cas la conséquence d'une congestion veineuse des reins, mais il faut pour cela que les lésions pulmonaires soient très étendues. Enfin l'urine renferme parfois du pus provenant de lésions tuberculeuses de l'appareil urinaire.

Quand il existe des complications du côté du *système nerveux*, elles sont presque toujours graves et d'un pronostic sérieux. La scène s'ouvre souvent par un mal de tête violent que les malades placent tantôt dans la région frontale, tantôt dans la région occipitale, puis apparaissent des vomissements répétés; enfin s'il y a des troubles dans l'innervation de l'iris caractérisés par l'inégalité pupillaire, on pourra presque affirmer que la méningite tuberculeuse est venue compliquer la phtisie pulmonaire. Les malades présentent d'abord de la raideur du cou, puis perdent connaissance, ont du délire et finalement la mort survient, précédée généralement d'une élévation considérable de la température.

Les symptômes que nous venons de décrire n'appartiennent pas en propre à la méningite tuberculeuse; il peut aussi y avoir une *méningite suppurée,* surtout dans les cas de carie du rocher ayant envahi la surface de l'os. D'ailleurs il ne faut jamais oublier d'examiner l'appareil auditif à l'apparition des premiers symptômes méningitiques.

Certains malades accusent de violentes douleurs. Bien que les lésions pulmonaires se développent d'une façon indolente, les complications, comme la pleurésie par exemple, peuvent être très douloureuses. Souvent il y a aussi des *douleurs musculaires* très vives qui peuvent être produites par la violence des accès de toux, dans certains cas même elles semblent dues à des lésions parenchymateuses des muscles, elles apparaissent spontanément ou par la pression. Elles revêtent parfois un caractère intermittent et apparaissent, comme j'ai souvent eu l'occasion de l'observer, à une heure fixe de l'après-midi.

Dans des cas rares ces douleurs musculaires vives masquent les autres symptômes morbides ; c'est ainsi que j'ai vu en consultation, il y a quelque temps, un homme de 35 ans qui se plaignait depuis 8 semaines de douleurs très vives dans les muscles du dos et de l'abdomen et chez lequel les médecins consultés ne savaient s'il fallait admettre l'existence du rhumatisme musculaire ou de la trichine ; mais on avait complètement oublié d'examiner les poumons qui étaient creusés de cavernes. Quelques jours après le malade fut pris d'hémoptysies profuses qui se répétèrent plusieurs fois et finalement entraînèrent la mort au bout de quatre semaines.

D'autres malades se plaignent d'*insomnie* rebelle, même quand ils n'ont pas d'accès de toux. Dans les cas que j'ai observés, ce symptôme était grave et ne précédait ordinairement la mort que de quelque temps.

La *marche de la phtisie pulmonaire* est le plus souvent chronique. Dans la majorité des cas, elle a une durée de plusieurs mois et même de plusieurs années. Dans 1000 cas que Williams a réunis dans sa pratique, la durée moyenne de la vie, après l'apparition des premiers symptômes de la maladie, a été d'environ 7 ans 1/2.

On comprend que cette affection offre de nombreuses variétés cliniques. Parfois la maladie affecte dès le début une marche aiguë et dans quelques circonstances la mort survient au bout de quelques semaines. Ces cas se rencontrent surtout chez les jeunes gens, et sont désignés sous le nom de phtisis florida, ou de phtisie galopante.

On l'observe surtout quand les lésions du poumon sont très étendues ou ont une marche rapide. Une phtisie chronique peut quelquefois être interrompue par une poussée aiguë mortelle. Celle-ci peut encore survenir à la suite de complications telles que la pneumonie aiguë, la pleurésie, la péricardite ou la péritonite. Signalons encore ici, la tuberculose miliaire généralisée qui est souvent provoquée par la phtisie pulmonaire chronique. La terminaison fatale peut encore être hâtée par une complication accidentelle comme, d'après V. Buhl, la *péribronchite suppurée*. Lorsque la marche de la maladie est chronique la mort peut être causée par la faiblesse, ou survenir inopinément à la suite d'une hémoptysie foudroyante, ou d'un œdème de la glotte si le larynx était déjà atteint.

La dysphagie peut être telle que les malades meurent d'inanition ; la mort par asphyxie peut être due à des lésions très étendues du poumon ou à sa compression par un épanchement pleurétique ou un pneumothorax ; les malades succombent quelquefois à une hydropisie généralisée ou bien à des lésions de l'appareil circulatoire telles que l'embolie ou la thrombose des artères pulmonaires, ou encore à une embolie cérébrale consécutive à la thrombose des veines pulmonaires. Enfin la mort peut survenir, sans que l'on puisse trouver à l'autopsie de causes appréciables, si bien que l'on a alors invoqué des causes nerveuses (Perroud).

Bien que la phtisie se termine, dans la grande majorité des cas, par la mort, il est cependant des cas, rares il est vrai, où elle se termine par la guérison ou tout au moins par une amélioration très manifeste. Quand la guérison est complète il reste dans le poumon une cicatrice fibreuse. Les guérisons incomplètes sont plus fréquentes, les lésions locales diminuent mais sans disparaître et l'on n'est jamais assuré qu'elles ne puissent reprendre l'offensive.

III. **Anatomie pathologique**. — Les lésions anatomiques de la phtisie pulmonaire sont quelquefois unilatérales, mais, dans la majorité des cas, elles sont bilatérales. Elles sont fréquemment limitées aux sommets des poumons ou bien elles occupent le lobe supérieur en totalité ou en partie ; d'autres fois enfin les lésions se montrent aussi dans le lobe inférieur, mais elles sont toujours plus avancées dans le lobe supérieur. Les cas dans lesquels on a trouvé les lobes inférieurs plus ou moins exclusivement atteints sont exceptionnels. Selon Michael et Weigert, les lésions pulmonaires, chez les enfants, se développent de préférence au voisinage du hile et dans le lobe inférieur du poumon, tandis que les lobes supérieurs demeurent intacts.

Parmi les lésions de phtisie pulmonaire, la plus importante est la dégénérescence caséeuse, mieux caractérisée à l'examen microscopique par la présence des bacilles de la tuberculose. Les bacilles sont d'autant plus nombreux que les foyers tuberculeux sont plus récents et ils deviennent de plus en plus rares dans les masses caséeuses. Cependant, les spores des bacilles peuvent y persister et c'est ainsi que les matières caséeuses conservent leur virulence. La dissémination des lésions dans les poumons se fait probablement par le pus et les produits de sécrétion détachés par la respiration et les efforts de toux et aspirés dans des portions de poumon encore saines. Les masses caséeuses sont produites par la transformation des produits inflammatoires, et, si l'on considère que l'inflammation envahit d'abord le parenchyme pulmonaire, on comprendra pourquoi beaucoup d'auteurs admettent l'identité de la phtisie pulmonaire et de la pneumonie caséeuse.

Les foyers caséeux sont faciles à reconnaître par leur couleur jaunâtre, leur consistance molle et friable. On trouve aussi en beaucoup d'endroits du poumon des foyers lobulaires séparés les uns des autres par du tissu induré et ardoisé, les plus petits peuvent n'avoir que le volume d'une tête d'épingle. En d'autres endroits plusieurs foyers lobulaires se sont fusionnés et ont donné naissance à de grosses masses caséeuses, dont on peut encore reconnaître l'origine lobulaire grâce à leurs contours irréguliers et déchiquetés.

L'infiltration caséeuse d'un lobe entier du poumon s'observe beaucoup plus rarement.

Les bronches qui aboutissent à un foyer caséeux sont souvent dilatées et contiennent fréquemment un liquide purulent, épais et caséeux ou transparent et gélatineux, que l'on peut faire sourdre par la pression et qui peut être facilement confondu avec des tubercules miliaires, d'autant plus qu'il forme une saillie sur la surface de coupe. Souvent aussi on trouve des ulcérations de la muqueuse des bronches, ou de la péribronchite caractérisée par des épaississements fibreux ou parfois plus ou moins caséeux de la paroi des bronches et notamment à leur surface externe.

Les foyers tuberculeux du poumon ne sont pas caséeux d'emblée, ce sont d'abord des produits inflammatoires qui subissent simultanément la dégénérescence graisseuse et perdent une forte quantité d'eau. La dégénérescence caséeuse est précédée par l'apparition de masses transparentes grises, gélatineuses, présentant l'aspect de frai de grenouille, et qui constituaient ce que l'on appelait jadis l'inflammation gélatineuse des poumons.

Les foyers caséeux peuvent se calcifier ou se liquéfier. Dans le premier cas des sels calcaires se déposent dans les masses caséeuses et ne tardent pas à convertir le centre d'abord, tout le foyer ensuite en une substance dure comme la pierre. C'est là un mode de guérison, car cette masse pierreuse reste dans le poumon pendant toute l'existence comme un corps étranger inoffensif. Le tissu peut cependant se ramollir autour de cette concrétion qui se désagrège et est rejetée avec l'expectoration. Parfois la concrétion ne prend plus tout à fait la dureté de la pierre, mais le foyer caséeux s'épaissit de plus en plus, se charge de sels calcaires, prend la consistance du mortier, s'entoure d'une capsule fibreuse grâce à un travail de pneumonie interstitielle et reste ainsi isolé pour toujours et par cela même inoffensif.

Les foyers caséeux de très petit volume peuvent, après s'être liquéfiés, se résorber complètement laissant à leur place un noyau de tissu conjonctif permanent.

Quand les foyers caséeux volumineux se ramollissent ils donnent naissance aux *cavernes pulmonaires*. Les masses puriformes devenues liquides acquièrent des propriétés irritantes et s'ouvrent bientôt dans une ou plusieurs bronches, le contenu liquide est rejeté au dehors et laisse une cavité à sa place. La paroi de cette cavité est irrégulière et déchiquetée et souvent plusieurs cavernes voisines se fusionnent pour former des excavations plus grandes, irrégulières et anfractueuses. Les cavernes s'agrandissent de plus en plus aux dépens des parties voisines, cependant il se développe assez souvent une pneumonie interstitielle qui entoure la cavité d'une capsule fibreuse. Quand tout le contenu du kyste a été détruit par la fonte purulente et expectoré, la paroi interne de la caverne, très inégale au début, se transforme en une surface lisse, recouverte souvent d'un revêtement plus ou moins épais d'une substance caséeuse friable et se laissant facilement enlever par le grattage. Parfois la paroi peut se tapisser de bourgeons charnus qui s'organisent pour former une membrane fibreuse lisse, ce qui est encore un mode de guérison. Une caverne peut dépasser le volume du poing et même occuper tout un lobe du poumon. Les vaisseaux présentent une résistance toute particulière à ce processus destructif. Tantôt on trouve des vaisseaux de la grosseur d'un fil qui traversent la caverne et qui présentent sur une coupe transversale des parois épaissies au point d'en amener l'oblitération, tantôt ce sont des vaisseaux présentant des dilatations anévrysmales, saillantes dans la caverne et dont la rupture est une cause fréquente d'hémorrhagies profuses et incoercibles. Indépendamment des cavernes qui se produisent aux dépens du parenchyme pulmonaire, il en est d'autres qui ont pour origine la dilatation des bronches et qui peuvent aussi acquérir des dimensions considérables. La continuité parfaite des parois de la bronche avec celles de la cavité, la présence à l'examen microscopique de l'épithélium à cils vibratiles, permettent de reconnaître sa nature.

Outre les formations caséeuses, on trouve encore souvent des tubercules dont il faut distinguer deux formes : les tubercules groupés et les tubercules disséminés. Les premiers sont plus faciles à reconnaître quand ils entourent un foyer caséeux d'un volume modéré. Ce sont des tubercules fins et demi-transparents qui s'étendent en suivant le trajet des lymphatiques. On remarque aussi des nodules tuberculeux gris autour des ulcérations de la muqueuse des bronches. Dans la tuberculose disséminée le tissu pulmonaire est entièrement farci de nodules. On en trouve sur la paroi interne des cavernes, mais ils ne sont généralement pas limités aux voies aériennes et envahissent la plupart des organes pour constituer la tuberculose miliaire généralisée.

Des lésions analogues à celles du poumon se développent encore sur les *plèvres*. Dans la plupart des cas il s'agit de pleurésie adhésive limitée au lobe supérieur du poumon ; d'autres fois au contraire toute la plèvre est envahie. La séreuse est quelquefois épaissie, lardacée, doublée d'une épaisse membrane fibreuse et il n'est pas rare de voir des cavernes pulmonaires qui s'étendent jusque sous la plèvre être arrêtées par les fausses membranes qui empêchent leur rupture dans la cavité pleurale.

Jusqu'à présent nous avons décrit les lésions pulmonaires d'après l'examen à l'œil nu. Les avis sont très partagés sur le *développement histologique des lésions*, et il arrive ici plus que partout ailleurs que chaque auteur a émis une opinion différente. Ce qui rend extrêmement difficile à reconnaître l'origine de la maladie, c'est que, à l'autopsie, on est le plus souvent en présence de lésions déjà fort avancées, et que la participation des différents tissus qui entrent dans la constitution du parenchyme pulmonaire rend très difficile l'étude des lésions primordiales. La question qui se pose tout d'abord est la suivante : le processus morbide est-il au début interalvéolaire ? ou bien prend-il son origine dans une affection des plus fines branchioles et progresse-t-il de là dans le tissu pulmonaire ? Tout le monde admet qu'il ne reste pas limité à son lieu d'origine, car un examen même rapide suffit pour faire voir à peu près constamment des lésions coexistant dans les alvéoles, le tissu interalvéolaire et dans les bronches. Un lieu d'origine bien déterminé étant accepté, les autres altérations sont généralement considérées comme secondaires.

Or, à notre avis, on a souvent commis la faute de ne considérer dans tous les cas, qu'un seul point originaire. Si maintenant on remarque que de deux histologistes aussi habiles qu'autorisés, l'un, Colberg, insiste sur l'origine intra-alvéolaire, tandis que l'autre, Rindfleisch, défend l'origine bronchique et interalvéolaire, on se demandera avec raison si les deux auteurs ne sont pas dans le vrai, mais seulement trop absolus l'un et l'autre. Le point de départ de l'inflammation est assez souvent accidentel et doit être cherché tantôt dans un catarrhe des bronchioles, tantôt dans une lésion intra-alvéolaire, tantôt enfin et plus rarement dans une lésion interalvéolaire, mais en tout cas, la caractéristique de la phtisie pulmonaire c'est que les produits inflammatoires sont chargés de bacilles, et qu'ils subissent plus tard la dégénérescence caséeuse.

Si l'on essaie d'analyser les lésions anatomiques, on trouve dans les bronches, tantôt des altérations péri-bronchiques, tantôt des altérations de la muqueuse. La péri-bronchite se montre parfois à l'état de péri-bronchite fibreuse que l'on reconnaît à l'épaississement fibreux de la membrane adventice. Une forme plus caractéristique est la péri-bronchite caséeuse où l'on trouve dans la tunique externe des bronchioles des épaississements noueux et caséeux, qu'il ne faut pas confondre avec des tubercules. Le siège de prédilection des lésions bronchiques est, ainsi que l'a montré Rindfleisch, le point où les plus fines bronchioles pénètrent dans les acini pulmonaires. Ajoutons que les bacilles de la tuberculose pénètrent souvent dans les parois des vaisseaux, les détruisent et donnent lieu à des hémorrhagies. Il n'est pas rare de voir dans la lumière des bronches des masses caséeuses, qui, dans les plus fines bronchioles, présentent sur une coupe transversale l'aspect d'un tubercule. C'est ce qui constitue le tubercule enkysté des anciens auteurs.

Les lésions intra-alvéolaires sont caractérisées par la présence de masses caséeuses remplissant les alvéoles pulmonaires. Elles débutent ordinairement par une active desquamation de l'épithélium alvéolaire, de sorte qu'à l'origine de ces altérations, on a affaire à ce que l'on appelle une pneumonie desquamative; mais ici on rencontre aussi de véritables formations tuberculeuses.

Chez les phtisiques, les *muscles* sont pâles et diminués de volume. Von Buhl a fait remarquer qu'il n'est pas rare de constater des lésions du tissu musculaire que E. Fraenkel a récemment étudiées d'une façon plus précise. Elles sont caractérisées par un aspect trouble et granuleux des fibres, leur pigmentation, leur atrophie et par l'hypertrophie du périmysium interne. Ces altérations, dues sans doute au marasme, ne se développent pas au même degré dans les différents muscles. Elles envahissent aussi les muscles du larynx, des yeux, le diaphragme et expliquent ainsi certains troubles fonctionnels.

On a aussi observé des lésions dans les *nerfs périphériques* qui, ainsi que Pitres et Vaillard l'ont montré dernièrement, tantôt n'avaient donné lieu à aucun symptôme du vivant du malade, tantôt avaient produit de l'atrophie musculaire, de l'anesthésie, de l'hyperesthésie ou bien des névralgies.

Le *cœur* est souvent petit et flasque ; le muscle cardiaque est pâle, parfois aussi fortement coloré en brun ; on peut y observer des plaques jaunes de dégénérescence graisseuse. Dans quelques cas le cœur droit est dilaté et hypertrophié. On observe souvent la dégénérescence graisseuse de la tunique interne de l'artère pulmonaire.

Les *ganglions bronchiques* sont souvent hypertrophiés, caséeux et contiennent fréquemment des tubercules ou des concrétions calcaires. Chez les enfants, on observe souvent de vastes amas de ganglions caséeux (Michael et Weigert).

Le *foie* et les *reins* sont parfois le siège de congestion veineuse.


**IV. Diagnostic.** — Au début, le diagnostic de la phtisie pulmonaire est extrêmement difficile ; car, si l'on doit toujours considérer comme sérieux un catarrhe localisé au sommet des poumons, et si l'on doit se montrer alors très circonspect, ce serait cependant aller trop loin que de voir toujours dans ces cas une phtisie pulmonaire et de croire que la mort doit en être la conséquence inévitable. La recherche du bacille de la tuberculose prend ici une importance toute particulière. Il en est de même de l'hémoptysie qui le plus souvent ne signale pas le début de la phtisie, mais indique une lésion tuberculeuse déjà constituée. A vrai dire, on ne doit pas oublier qu'il y a des malades qui n'expectorent pas, ou des phtisiques dont les crachats, contre la règle, ne contiennent pas de bacilles. Dans ces cas, on doit utiliser pour le diagnostic les antécédents du malade : phtisie pulmonaire dans la famille, symptômes de scrofule dans la jeunesse, et grande facilité à contracter des affections des voies respiratoires.

On aura encore recours au thermomètre et à la balance, car l'élévation de la température le soir et la diminution graduelle du poids du corps, sont des symptômes importants pour le diagnostic. Il en est de même des sueurs nocturnes.

En présence d'une laryngite, on pourra soupçonner la phtisie laryngée, ou bien encore l'anémie, des troubles du côté de l'estomac ou de l'intestin peuvent être dus à la phtisie au début.

On pourrait songer dans les cas douteux, à inoculer des crachats à des lapins ou à des cobayes, pour voir si ces animaux deviennent tuberculeux ; mais, outre les difficultés inhérentes à l'expérience, il faudra toujours attendre au moins plusieurs semaines avant d'en connaître les résultats.

La phtisie pulmonaire consécutive à une pneumonie se caractérise par la persistance des signes d'infiltration, bien que l'on puisse voir encore à une époque tardive, et contre toute attente, un exsudat pneumonique se résorber en totalité.

Quand il existe des signes d'infiltration ou d'excavation pulmonaires, il faut encore reconnaître leur nature tuberculeuse et la distinguer des lésions analogues dues à des causes différentes.

La pneumonie franche a une évolution cyclique qui n'appartient pas à la phtisie, et dans beaucoup de cas, le siège du foyer morbide qui, dans la phtisie occupe surtout les sommets, tranchera la question. L'existence de lésions dans le sommet des deux poumons plaide encore pour une phtisie pulmonaire.

Dans le courant des deux dernières années, il m'est arrivé deux fois de croire longtemps à la présence d'une *tumeur du médiastin* et de reconnaître plus tard qu'il s'agissait d'une infiltration tuberculeuse du bord antérieur des deux poumons ; pendant longtemps les malades qui ne toussaient pas, ne présentaient pas d'autre symptôme qu'une zone de matité au niveau de la poignée du sternum et le dépassant un peu de chaque côté. Ce n'est que vers la fin de leur vie, alors que les malades commencèrent à tousser et que l'on trouva des bacilles dans leurs crachats, que l'on put poser le diagnostic qui dans les deux cas fut confirmé par l'autopsie.

Les cavernes tuberculeuses se différencient des cavernes gangréneuses par l'absence de fétidité des crachats, qui de plus, ne se disposent pas en quatre couches et ne contiennent pas de bouchons bronchiques ; il en est de même pour le diagnostic de la bronchectasie putride qui siège principalement dans les parties inférieures et postérieures des poumons. La phtisie pulmonaire se distingue de l'abcès du poumon par l'absence de lambeaux volumineux du poumon dans l'expectoration, ainsi que des amas de cristaux d'hématoïdine qui sont des phénomènes ordinaires dans les cas d'abcès pulmonaires.

**V. Pronostic.** — Le pronostic de la phtisie pulmonaire est très grave dans la majorité des cas. La guérison peut avoir lieu surtout au début de la maladie, lorsque les malades ont encore des ressources physiologiques et pécuniaires. Dans la phtisie en effet, plus que dans toute autre maladie, le pronostic dépend de l'état de fortune du malade. Quand le malade quitte assez tôt un pays pour aller se fixer ailleurs, à l'abri des soucis et des fatigues, il peut souvent prolonger son existence pendant plusieurs années et parfois même guérir complètement.

On ne doit admettre la guérison que lorsque les masses tuberculeuses sont remplacées par du tissu cicatriciel.

Dans quelques cas le pronostic dépend de l'*âge* du malade ; chez les jeunes personnes, la phtisie pulmonaire a tendance à évoluer rapidement et l'on en obtient plus difficilement la guérison ou l'amélioration. On rencontre parfois des parents phtisiques très vieux, qui ont perdu l'un après l'autre leurs enfants morts jeunes de phtisie pulmonaire.

L'*hérédité tuberculeuse* est une condition fâcheuse qui assombrit le pronostic, car la thérapeutique est impuissante contre elle.

Les *conditions sociales* peuvent constituer une aggravation, car, lorsqu'on a affaire à des pauvres qui, mal nourris et soumis à un travail fatigant, doivent passer la plus grande partie de leur existence dans des habitations malsaines, et dans des endroits où ils respirent un air chargé de poussières, il faut peu compter sur l'amélioration ou la guérison.

Le *mariage* est nuisible aux phtisiques, et souvent le processus morbide augmente d'intensité et prend une marche aiguë quelque temps après le mariage.

Le pronostic est, on le comprend, d'autant plus grave que les lésions pulmonaires sont plus étendues, d'autant plus que souvent les cas de ce genre revêtent un caractère aigu.

Le pronostic devient plus grave encore quand il existe des cavernes.

Enfin le pronostic est assombri par les *complications* dont quelques-unes, comme la dégénérescence amyloïde, laissent à peine espérer une amélioration.

On a cru pendant longtemps que la *quantité des bacilles de la tuberculose* dans les crachats pouvait donner une indication pronostique sur l'extension de la maladie et sur sa marche, mais des recherches plus complètes n'ont pas confirmé ce point.

**VI. Traitement.** — La *prophylaxie* rationnelle donnera de bien meilleurs résultats que le traitement de la maladie déjà confirmée ; il est vrai que des bornes étroites limitent souvent l'art du médecin et que ses conseils resteront sans effet tant que les mœurs et l'intervention énergique de l'État n'auront pas modifié les conditions d'existence du plus grand nombre. Des habitations saines et bien éclairées, surtout pour la classe ouvrière, la surveillance rigoureuse des fabriques et des heures de travail, une nourriture abondante et substantielle sont des conditions indispensables pour combattre efficacement ce dangereux ennemi.

En ce qui concerne la prophylaxie individuelle, on doit surveiller avec soin et dès les premiers jours de leur existence les enfants des phtisiques ou ceux qui, nés de parents âgés ou épuisés par la maladie, reçoivent en naissant une prédisposition à la phtisie. On défendra à la mère d'allaiter son enfant et on donnera à celui-ci une nourrice saine. Si l'on allaite artificiellement, on n'emploiera que du lait parfaitement cuit, et fourni par une vache exempte de pommelière. Plus tard on aura soin de donner aux enfants une bonne alimentation et de ne pas les fatiguer par des heures d'étude trop prolongées ; on les endurcira par des frictions froides, employées avec précautions et par des exercices de gymnastique propres à favoriser le développement du thorax et des poumons ; on choisira un genre de vie qui nécessite l'exercice au grand air, enfin on traitera avec un soin tout particulier les maladies des voies respiratoires chez les personnes délicates. Inutile d'ajouter que nombre de fois ces conseils ne seront pas suivis, souvent parce que les parents n'ont pas les moyens de donner à leurs enfants l'éducation hygiénique conseillée par le médecin.

Chez les scrofuleux on instituera un traitement énergique et de longue durée ; ici aussi, on traitera avec soin les maladies des voies respiratoires surtout celles qui sont consécutives à la rougeole, à la scarlatine ou à la coqueluche, car souvent elles aboutissent à la phtisie.

Il faut interdire le mariage aux personnes phtisiques ou présumées telles ; il présente en effet le danger de faire apparaître la phtisie ou de la faire progresser plus rapidement, sans compter que les enfants qui en résulteront peuvent hériter du germe de la maladie.

Parmi les mesures prophylactiques importantes, on doit encore prendre en considération la fréquentation des phtisiques. Il n'y a pas à douter que la tuberculose pulmonaire ne soit contagieuse et l'on sait que le contage réside dans les crachats. D'après cela, on doit éviter le voisinage intime des phtisiques et surtout de coucher avec eux ; les crachats doivent être recueillis dans un vase muni d'un couvercle et désinfectés au moyen d'une solution d'acide phénique à 5 0/0, dont on emploiera une quantité plus ou moins grande selon l'abondance de l'expectoration journalière. Fischer et Schill ont montré que par ce moyen les bacilles de la tuberculose sont détruits dans l'espace de 24 heures. Ces auteurs ont aussi trouvé que les bacilles conservaient leur vitalité pendant 6 mois dans les crachats désséchés. La possibilité seule de la contagion nécessite donc ces précautions, quoique dans certains cas on ait pu voir la cohabitation avec les phtisiques ne pas avoir de conséquences fâcheuses. On doit aussi user avec prudence des vêtements et du linge des phtisiques et ne les porter qu'après les avoir fait désinfecter.

En ce qui concerne les phtisiques en traitement dans les hôpitaux, il faut les isoler et ne pas les admettre dans les salles communes où ils seraient en contact avec des individus atteints de maladies non tuberculeuses.

Le traitement pharmaceutique de la phtisie pulmonaire a une bien moindre importance que le séjour dans une *station climatérique* convenablement choisie. Le traitement balnéaire est assurément dans beaucoup de cas une affaire de mode, mais non pour la phtisie pulmonaire, comme en conviendra tout médecin qui traite des phtisiques riches. Car ce qui rend difficile le séjour dans les sanatoria, ce sont les frais qu'il entraîne, de sorte que malheureusement ils ne sont accessibles qu'aux personnes pourvues d'une certaine fortune.

Quand le traitement climatérique est indiqué, il faut envoyer les malades dans les stations le plus tôt possible, car on ne doit espérer aucun succès lorsqu'il s'agit de vastes cavernes ou d'infiltration étendue. Il n'est pas rare que des médecins y envoient des malades qui ont déjà un pied dans la tombe et dont l'existence est mise en danger par le seul fait du voyage : il est clair que les malades en reviennent bientôt sans être améliorés, désabusés, et avec le désir de mourir dans leur patrie. Quant aux personnes chez lesquelles la maladie ne fait que commencer et qui peuvent faire les sacrifices nécessaires, on fera bien de leur conseiller immédiatement une cure climatérique, même lorsqu'elles ne sont que soupçonnées de phtisie : mieux vaut en effet les envoyer tôt et peut-être sans nécessité, que n'agir que lorsqu'il est trop tard.

Les stations climatériques sont déjà très nombreuses, et il en surgit à chaque instant de nouvelles, souvent sans grand profit; nous n'avons pas par conséquent l'intention de faire l'énumération complète de ces stations. Il faut établir une différence entre les établissements fermés, comme par exemple Görbersdorf en Silésie, Falkenstein dans le Taunus, Inselbad près de Paderborn, Reiboldsgrün en Saxe, et les stations ouvertes. La découverte du bacille de Koch a fait renoncer dans une certaine mesure, aux établissements fermés ; en tous cas, ces derniers ne devraient être fréquentés que par des tuberculeux avérés, et non par des malades soupçonnés seulement de tuberculose, car il existe pour ceux-ci, des dangers d'infection : aussi doit-on aérer ces établissements et les désinfecter avec soin. Parmi les établissements ouverts, nous pouvons, d'après notre expérience personnelle, recommander tout particulièrement le séjour en été de Kreuth dans les montagnes de Bavière, tandis que nous placerions en seconde ligne les stations du Harz, comme Andreasberg, par exemple. Pour les stations d'été et de printemps on choisira les stations du Tyrol (Meran, Gries, Görz) ; de la haute Italie (Arco, Cadenabbia, Lugano, Palanza), ou du lac de Genève (Montreux, Clarens). Quant aux stations d'hiver, on se demande si l'on doit préférer un endroit élevé à température froide mais constante à un séjour dans le midi où le climat est doux. Pour les malades des contrées du nord de l'Europe, nous préférons les lieux élevés, et le séjour à Davos particulièrement est d'une utilité incontestable. Un nombre assez considérable de mes malades qui avaient séjourné dans le midi et y avaient plusieurs fois habité tout un hiver, se plaignaient qu'après leur retour effectué avec toutes sortes de soins, ils trouvaient dans leur patrie, des variations de température très désagréables et que leur santé ne tardait pas à s'altérer de nouveau. A ceux-là le séjour de Davos était au contraire éminemment favorable et le résultat obtenu persistait après leur retour dans leur pays. Le séjour de Davos ne convient pas aux personnes très sujettes aux hémoptysies et qui ont des affections laryngées, il est préférable de leur conseiller les stations méridionales ; les malades doivent rester dans ces stations aussi longtemps que possible, y revenir plusieurs fois et ne retourner dans leur pays que pendant la saison chaude.

Parmi les stations méridionales, nous devons mentionner : San-Remo, Menton, Monte-Carlo, Nervi, La Spezzia, Cannes, Hyères, Pau, puis, Pise, Florence, Venise, Rome, Palerme, Catane, Ajaccio, Malaga, Le Caire, Alger, Madère et Malte. Nous connaissons beaucoup de cas très graves de phtisie qui ont été améliorés à Madère, cependant les symptômes reparaissaient de nouveau très rapidement quand les malades retournaient dans leurs pays, si bien qu'il leur était absolument nécessaire de demeurer à Madère.

En été, le séjour à la campagne, dans des endroits abrités, avec une bonne nourriture et beaucoup d'exercice en plein air, peut donner de bons résultats. La Thuringe, la Bavière, et surtout la Suisse renferment beaucoup de ces stations d'été.

On a récemment préconisé de nouveau le *séjour sur les bords de la mer*, et Wiedasch entre autres affirme que la phtisie est rare à Norderney. Les *longs voyages sur mer* peuvent donner de bons résultats ; c'est ainsi que Maclaren les conseille très vivement ; cependant Jones s'est élevé contre l'opinion de cet auteur. La cure par les *raisins* et le *petit lait* est de plus en plus abandonnée.

Sur la grande quantité de phtisiques, il ne s'en trouve qu'un petit nombre qui bénéficient de l'usage des stations climatériques, pour le reste, le traitement thérapeutique ne fournit pas de résultats particulièrement favorables.

On attribue une grande importance à l'*hygiène* et au *genre de vie*. On a soutenu non sans raison que le phtisique doit manger plus que ce qui lui est nécessaire (suralimentation); c'est pourquoi l'on a conseillé l'emploi de la sonde œsophagienne quand le malade a du dégoût des aliments.

Les malades prendront le matin plusieurs tasses de lait, de chocolat ou de café et des œufs. Au second déjeuner, un œuf mollet, du jambon, des saucisses, du pain blanc avec du beurre, un verre de vin de Porto. A midi, de la soupe grasse, de bonne viande, des fruits bien cuits, et une demi-bouteille de bon vin rouge. Dans l'après-midi, du lait ou du chocolat. Le soir, de la bouillie de gruau ou de seigle, un œuf mollet, du jambon, de la viande froide, du pain blanc avec du beurre, un verre de bonne bière bavaroise. On contrôlera le poids du corps au moyen de la balance. Les malades peuvent aller se coucher entre 9 et 10 heures du soir et se lever de 7 à 8 heures. Il doivent, les jours où il n'y a pas de vent, sortir au grand air, mais éviter de sortir trop tôt et de rentrer trop tard, ils doivent de plus éviter toute fatigue corporelle ou intellectuelle.

Parmi les *médicaments*, l'*huile de foie de morue* joue un rôle important et est surtout indiquée quand il s'agit de personnes amaigries ; on l'administre à la dose de une ou trois cuillerées, mais on l'abandonne aussitôt qu'il survient de la perte de l'appétit ou de la diarrhée. On vante aussi l'extrait de malt.

On a recommandé les inhalations d'iode, l'iodure de potassium à l'intérieur, l'arsenic et le phosphate de chaux comme des spécifiques contre la phtisie pulmonaire, remarquons cependant qu'il n'existe aucun spécifique contre cette maladie et que le traitement est purement symptomatique.

L'emploi de l'*arsenic*, récemment remis en vigueur par Buchner, a fait un certain bruit, et bien que ce médicament n'ait rien de spécifique, nous en avons obtenu aux début de la phtisie de bons résultats. Les malades ont repris de l'appétit, le poids du corps a augmenté, souvent la fièvre a cessé au bout de quelque temps et les sueurs nocturnes ont diminué. Mais à vrai dire, dans les cas désespérés, avec de grandes cavernes et un affaiblissement considérable, nous n'avons pas obtenu par l'emploi de ce médicament un succès que du reste nous n'avions guère espéré. Quand les sécrétions s'accumulent dans les canaux aériens et que l'expectoration est difficile, nous avons donné avec succès une combinaison d'arsenic et de créosote :

Créosote. . . . . . . . . . . . . . . . . . . . . . . . . . . . . . . . . . . . . . .  0, 40
Acide arsénieux. . . . . . . . . . . . . . . . . . . . . . . . . . . . . . . .  0, 04
Poudre de casse. . . . . . . . . . . . . . . . . . . . . . . . . . . .⎫
Poudre de cinnamome. . . . . . . . . . . . . . . . . . . . .⎭ ââ q.s. pour 20 pilules.

1 pilule, 3 fois par jour après manger.

Steinbrück et Krull ont employé avec succès les *inhalations d'azote*.

La transfusion du sang d'agneau ou les injections de benzoate de soude n'ont plus qu'un intérêt historique. Brachet a vanté l'inoculation variolique parce qu'il aurait observé la guérison de la phtisie pulmonaire dans le cours de la variole.

On a encore essayé d'une *intervention chirurgicale*, mais jusqu'ici les résultats ne sont pas brillants. Déjà, d'anciens médecins (von Herff, Hoken) conseillaient l'ouverture des cavernes et leur traitement chirurgical. Des opérations de ce genre ont été récemment entreprises par Mosler, Pepper, Hutchinson et Williams ; on a essayé tantôt des ponctions, tantôt des incisions. Koch a conseillé des injections de liquides irritants (acide phénique, teinture d'iode) dans les poumons pour produire la cicatrisation.

Le traitement doit toujours être contrôlé par la *balance* et le *thermomètre*, et cela pendant très longtemps, même quand la guérison paraît complète. Pour juger certains résultats thérapeutiques on se sert aussi du spiromètre ou du pneumatomètre ; le premier mesure la valeur de la capacité pulmonaire, le second, la pression de l'air dans l'inspiration et dans l'expiration.

Dans le cas de toux violente, on fera usage des narcotiques à petites doses, mais d'une façon très réservée, car on a affaire à une maladie chronique qui présente souvent l'occasion d'user des narcotiques et on ne doit pas par conséquent y accoutumer trop tôt les malades.

On emploiera les *expectorants* quand la sécrétion bronchique est abondante. On a aussi recommandé dans ces cas l'usage interne des eaux thermales de Lippspringe, Weissenbourg, Selter, Ems, Obersaltzbrunn, Gleichenberg, etc.

On emploie les préparations *ferrugineuses* légères quand l'anémie est très marquée. Souvent on pourra administrer une combinaison de fer et de chaux.

| | |
|---|---|
| Lactate de fer.............................. | } ãã 10,0 |
| Phosphate de chaux. ...................... | |
| Carbonate de magnésie .... ............. | } ãã 5,0 |
| Sucre.......................... ........ | |

Une pincée de cette poudre 3 fois par jour après avoir mangé.

Les eaux ferrugineuses de Pyrmont, de Driburg, de Cudowa, de Reinerz, de Salzbrunn, de Königsdorf-Jastrzemb, Steben ou de Spa peuvent aussi donner de bons résultats.

Les *amers* sont indiqués quand il y a de l'inappétence, surtout la quinine à petites doses (0,01, 3 fois par jour).

| TEINTURE DE QUINQUINA COMPOSÉE | | TEINTURE DE FEUILLES DE TRÈFLE | |
|---|---|---|---|
| Décoction écorce de quinquina. . . . . . . . . . | 10.0 | Feuilles de trèfle. . . | 1,5 |
| En décoction dans eau. . . | 180 | Faire bouillir avec : | |
| Acide chlorhydrique. . . . | 2.0 | Eau distillée et vin de | |
| Sp simple. . . . . . . . . | 20.0 | Bordeaux, q. s. pour | |
| | | faire une colature de. | 180 gr. |
| | | Ajouter sirop simple. | 20 gr. |

Mode d'administration. — Une cuillerée à bouche toutes les deux heures.

Une cuillerée à bouche toutes les deux heures.

Dans certaines circonstances on recommandera l'usage des eaux de Carlsbad ou de Kissingen.

Contre la fièvre, on donnera l'*antipyrine* (2,0 à 4,0 dans 50 gr. d'eau, en lavements), ou mieux encore l'*antifébrine* (0,25-0,5) dont l'action est plus sûre.

Les sueurs profuses sont arrêtées d'une façon à peu près certaine par l'*atropine* (Wilson, Fraentzel et Williamson).

> Sulfate d'atropine............................... 0,005
> Poudre de guimauve q. s. pour faire 10 pilules.

Mode d'emploi. — 1-2 pilules le soir.

Chez quelques malades, on doit malheureusement renoncer à ce moyen parce qu'il occasionne de la diarrhée. Seifert a préconisé l'agaricine (0,004 à 0,02) et Fraentzel, l'hyoscyamine (0,005). Récemment Cauldwell a employé la picrotoxine avec succès à la dose de 0,015 ; Köhnhorn a conseillé de saupoudrer les malades avec de l'acide salicylique.

> Acide salicylique..................................... 3
> Poudre d'amidon..................................... 10
> Poudre de talc........................................ 87

Quand la peau est très sèche, il faut avant d'employer la poudre, frictionner la peau avec de l'huile. Lauder-Brunton a employé la strychnine avec succès. Les anciens médecins prescrivaient les infusions de sauge et le bolet du mélèze. J'ai souvent retiré de bons effets des lotions froides faites le soir avec de l'eau contenant quelques cuillerées d'alcool ou d'eau de Cologne.

(Pour le traitement de l'hémoptysie voir le 1er volume.)

(Pour le traitement de la diarrhée, voir plus loin le chapitre sur la *Tuberculose intestinale*.)

### 2. — Phtisie laryngée.

*Tuberculose ulcéreuse chronique du larynx.*

**I. Étiologie.** — Sous le nom de phtisie laryngée on désigne toutes les ulcérations du larynx produites, comme la tuberculose pulmonaire, par le séjour et la prolifération des bacilles de la tuberculose dans cet organe. C'est à bon droit que dans le monde on la craint beaucoup, car le plus souvent elle donne lieu à des douleurs cruelles qui rendent la vie intolérable pour le malade.

L'observation montre que cette maladie se rencontre plus particulièrement dans le *sexe masculin*, qu'elle est rare avant la puberté et se montre surtout de *20 à 30 ans*.

La phtisie laryngée accompagne la tuberculose pulmonaire, de sorte que dans la majorité des cas elle est *secondaire*. L'auto-infection produite par l'expectoration des crachats chargés de bacilles est, sans aucun doute, le point de départ de cette maladie. Elle est favorisée par les laryngites catarrhales, la fatigue des cordes vocales ou même par une vitalité moindre du larynx. La phtisie pulmonaire est d'habitude déjà fort avancée, lorsque apparaissent les symptômes de la laryngite tuberculeuse, et la plupart du temps elle constitue un symptôme presque terminal ; on cite cependant des cas où la phtisie laryngée était déjà très manifeste quand se montrèrent les premiers symptômes de la phtisie pulmonaire.

Heinze, dans 1236 autopsies pratiquées de 1867 à 1876 à l'Institut pathologique de Leipzig, a trouvé 376 cas de phtisie laryngée, soit environ 30,6 0/0. Mackenzie, d'après ses observations, donne un chiffre à peu près semblable, 33 0/0. L'association de la phtisie laryngée et de la phtisie pulmonaire est donc très fréquente.

Des auteurs dignes de foi rapportent que parfois on ne trouve aucun signe du côté des poumons et que le processus ulcéro-tuberculeux est uniquement localisé au larynx. (*Phtisie laryngée primitive*) ; pour ces auteurs le poumon serait donc atteint secondairement à la lésion du larynx. Sommerbrodt a prouvé expérimentalement que les lésions tuberculeuses du larynx pouvaient amener secondairement des lésions de même nature dans les poumons. L'existence de la phtisie laryngée primitive ne pourrait être jugée que par des autopsies, vu qu'il n'est pas possible d'affirmer avec certitude la parfaite intégrité des poumons d'après la seule absence des signes physiques, et les autopsies ne fournissent pas de données positives. Personnellement, nous croyons que la phtisie laryngée primitive existe et pensons que l'on a trop exagéré la prédilection de la tuberculose pour les sommets des poumons.

**II. Anatomie pathologique.** — Grâce aux recherches de Koch, on a aujourd'hui parfaitement circonscrit le domaine anatomique de la phtisie laryngée, et on a pu récemment s'assurer de la présence des bacilles de la tuberculose dans les lésions du larynx.

Pour ce qui concerne l'histogenèse de la phtisie laryngée, il résulte des recherches récentes de Heinze, que la muqueuse et le tissu sous-muqueux du larynx présentent un épaississement dû à une agglomération des cellules arrondies et principalement au développement de nodules tuberculeux. La muqueuse est pâle et ramollie, sa surface est inégale et rugueuse ; plus tard les tubercules deviennent caséeux, se détruisent et donnent lieu à des *ulcérations* de la muqueuse.

Les lésions que nous venons de décrire ne restent pas toujours localisées au larynx, on les rencontre encore sur le pharynx, dans la trachée et même dans les bronches où elles suivent la voie des crachats. Le processus ulcératif gagne ensuite la muqueuse de l'œsophage et celle de la trachée ; les ulcérations limitées à la trachée sont excessivement rares.

La grandeur et l'aspect des ulcérations sont très variables, tantôt elles ont à peine la grandeur d'une tête d'épingle, tantôt celle d'un pois, tantôt enfin elles peuvent se fusionner et envahir une grande partie de la muqueuse laryngée ou même de la gorge. Ces ulcérations peuvent être parfaitement arrondies, d'autres fois elles ont un contour irrégulier ; elles déterminent des pertes de substance très superficielles ou bien pénètrent plus profondément dans les tissus; dans ce cas elles sont cratériformes, ou creusées en entonnoir et cet aspect est encore exagéré par la saillie et l'épaississement des bords de l'ulcération. Parfois, on trouve aussi sur les bords de l'ulcération des excroissances papillaires de la muqueuse ou des végétations épithéliales. Le fond de l'ulcération est souvent recouvert d'une membrane jaunâtre ou grisâtre; plus rarement il est détergé et rouge; et l'enduit purulent est limité aux bords.

Parmi les ulcérations tuberculeuses du larynx, il faut distinguer les *ulcérations folliculaires* parce qu'elles se produisent sur les conduits excréteurs des glandes de la muqueuse. Leur mode de production a été bien étudié par Rindfleisch; il se produit d'abord une ulcération arrondie creusée en cupule qui s'étend en profondeur et en largeur, la glande est elle-même détruite et l'ulcération se propage finalement au périchondre qui est envahi à son tour. Lorsque des ulcérations voisines se fusionnent, il en résulte des ulcérations à bords sinueux que Rindfleisch compare à une grappe de raisin.

Ce n'est que rarement que l'on rencontre de véritables masses tuberculeuses dans le larynx ou dans la trachée (Chiari, Mackenzie).

La paroi postérieure du larynx au voisinage de la région interaryténoïdienne est le siège de prédilection des ulcérations tuberculeuses, on les rencontre encore fréquemment sur la muqueuse qui recouvre les apophyses vocales des cartilages aryténoïdes et sur l'extrémité postérieure des cordes vocales inférieures. On les observe aussi en grand nombre sur les cordes vocales supérieures, sur la muqueuse des cartilages aryténoïdes et sur l'épiglotte.

De graves complications surviennent quand les ulcérations s'étendent; quelquefois on trouve des lésions au niveau des insertions musculaires des cordes vocales ou bien encore ces dernières peuvent être décollées des apophyses vocales des cartilages aryténoïdes. Une grande partie du larynx peut ainsi être détruite par l'ulcération, l'épiglotte notamment est quelquefois détruite en totalité ou en partie; la mort peut être la conséquence de la périchondrite ou de l'œdème de la glotte.

Les lésions sont parfois unilatérales ou prédominent d'un côté, et l'on a même prétendu qu'elles étaient situées du même côté que les lésions pulmonaires.

Les *cartilages* du larynx sont souvent ossifiés, même quand le périchondre n'est pas atteint par l'ulcération. Fauvel a fait remarquer qu'en général, les ganglions lymphatiques du cou ne sont pas envahis secondairement à l'affection tuberculeuse du larynx.

Il est de règle que les ulcérations tuberculeuses du larynx n'ont que peu de tendance à guérir, mais plutôt à s'agrandir de plus en plus; cependant on a pu observer, très exceptionnellement il est vrai, une cicatrisation parfaite.

III. **Symptômes.** — L'examen laryngoscopique a une importance considérable pour le diagnostic de la phtisie laryngée. Les lésions débutent par du gonflement, la muqueuse du larynx est mamelonnée, inégale et pâle, et finit par s'ulcérer. Le gonflement est parfois si considérable en certains points que l'examen devient impossible.

L'*examen laryngoscopique* a permis à certains auteurs de voir des tubercules miliaires de la muqueuse laryngée, ce que notre expérience personnelle nous permet de confirmer. Les ulcérations ne se laissent pas toujours reconnaître au laryngoscope, même en l'absence de gonflement : par exemple des ulcérations siégeant sur la paroi postérieure du larynx peuvent échapper à l'examen laryngoscopique ou ne laisser voir que leur bord supérieur. Elles peuvent encore se dérober par leurs faibles dimensions ou être masquées par le pus et le mucus qui les recouvre.

Parmi les autres symptômes, signalons encore les *troubles de la phonation*, qui peuvent varier du simple enrouement à l'aphonie complète. Il ne sera pas très rare de trouver une disproportion frappante entre l'importance des ulcérations et celle des troubles fonctionnels, d'où il résulte que les ulcérations n'en sont pas toujours la cause unique, mais qu'il faut encore invoquer le gonflement de la muqueuse et la parésie des cordes vocales.

Dans la majorité des cas, les malades éprouvent une sensation de chatouillement ou des *douleurs* lancinantes dans la région du larynx ; ces douleurs peuvent devenir excessivement vives et s'irradier vers les oreilles.

Souvent il y a aussi de violents *accès de toux*, qui tourmentent le malade non seulement le jour, mais encore l'empêchent de dormir pendant la nuit. Les malades expectorent des masses muco-purulentes ou franchement purulentes contenant parfois des stries de sang et montrant à l'examen microscopique des fibres élastiques qui se distinguent de celles du poumon en ce qu'elles sont plus droites et moins enroulées et sinueuses.

La *dysphagie* est un symptôme fréquent qui s'accompagne de la pénétration des liquides dans le larynx et d'accès de toux, surtout lorsque l'occlusion du larynx pendant la déglutition est incomplète. La déglutition est quelquefois si douloureuse que les malades refusent toute nourriture, surtout quand l'épiglotte est ulcérée ou gonflée, ou qu'il existe des lésions des cordes vocales supérieures ou des aryténoïdes avec lesquelles le bol alimentaire vient en contact à chaque déglutition.

Les *poumons* sont ordinairement atteints de tuberculose, cependant nous avons déjà dit que la phtisie laryngée peut exceptionnellement être isolée.

La mort survient par épuisement, dans le courant de la cachexie ; elle peut encore se produire subitement par œdème de la glotte, ou bien par les accidents dus à la périchondrite suppurée que nous avons déjà signalés.

La guérison peut avoir lieu, mais cela est excessivement rare, j'en ai observé deux cas, malgré les progrès de la phtisie pulmonaire qui entraîna la mort d'un des malades au bout d'un an, et de l'autre au bout d'un an et demi.

IV. **Diagnostic.** — On reconnaît facilement la maladie au moyen du laryngoscope ; l'épaississement gélatineux de la muqueuse, la coïncidence d'ulcérations du larynx avec la phtisie pulmonaire est en effet pathognomonique.

Pour plus de sûreté on peut encore se procurer un peu d'exsudat de l'ulcération au moyen d'un pinceau ou d'une petite éponge et y rechercher le
bacille de la tuberculose, d'après la méthode que nous avons indiquée
plus haut. Le diagnostic devient ainsi plus certain, surtout quand il
n'y a aucun symptôme de phtisie pulmonaire et que l'on soupçonne des
lésions syphilitiques qui pourraient se rencontrer en même temps que la
phtisie laryngée et la phtisie pulmonaire. Il ne faut cependant pas baser
exclusivement son opinion sur l'examen des crachats au point de vue des
bacilles, car ceux-ci pourraient provenir de foyers tuberculeux du poumon.
De même, lorsqu'on recueille la sécrétion des ulcérations laryngées, doit-on
être sûr qu'il ne s'agit pas d'un dépôt de crachats.

**V. Pronostic.** — D'après ce qui précède, on voit que la phtisie laryngée
est surtout grave par la nature des lésions ; il ne faut pas compter sur la
guérison, car ordinairement la maladie est rapidement mortelle, et la mort
survient environ 1 an 1/2 après l'apparition des premiers symptômes laryngés.

**VI. Traitement.** — Dans le traitement de la phtisie laryngée, il faut
éviter toute action topique trop énergique.

Si les douleurs sont vives ou la dysphagie très intense, on obtiendra de
bons résultats en badigeonnant le larynx plusieurs fois par jour avec une
solution de chlorhydrate de cocaïne à 1 pour 10. Les insufflations, le badigeonnage et les injections sous-cutanées de morphine dans la région cervicale ne donnent pas d'aussi bons effets. On nourrira le malade avec des
aliments ayant la consistance de bouillie épaisse, dont la déglutition est
plus facile.

Quand la toux est violente, on la combattra par des inhalations cal-
mantes, particulièrement avec le bromure de potassium à 2 pour 200 toutes
les trois heures, ou bien avec la morphine.

Lorsque les crachats sont fétides, il faut employer les inhalations d'acide
phénique à 1 pour 200, ou de liqueur d'acétate d'alumine.

La trachéotomie s'impose quand la dyspnée est très prononcée. On l'a
même conseillée, non pas comme opération de nécessité, mais encore dans
le cas où les poumons ne présentent que de légères lésions, ou que la dysphagie est intense.

La maladie principale devra être attentivement surveillée et chaque complication sera combattue par les moyens ordinaires.

De même que beaucoup de médecins, je n'ai pas obtenu de bons résultats, mais au contraire des aggravations manifestes par le *badigeonnage*
*des ulcérations* et les *insufflations*, cependant tous les médecins ne par-
tagent pas cette opinion. Dans ces derniers temps on a préconisé l'acide
lactique de 25 à 80 0/0 (Krause), le nitrate d'argent, l'iodoforme (Lincoln),
l'iodol (Lublinski) et le bromure d'ammonium (Gerhardt).

Dans les 2 cas de guérison de phtisie laryngée rapportés plus haut, la maladie persista plusieurs mois malgré les inhalations et les badigeonnages et ne
marcha vers la guérison que longtemps après l'abandon de tout traitement.

APPENDICE

1.—Des lésions tuberculeuses peuvent aussi se développer sur la muqueuse *nasale*, ce sont pour la plupart des tumeurs tuberculeuses. On a prétendu que dans certains cas, ces lésions étaient primitives, mais dans la majorité des cas elles sont secondaires. Du reste elles sont du domaine de la pathologie externe.

2. — On a aussi observé des foyers tuberculeux dans la *glande thyroïde* et dans le *thymus*, mais dans ce dernier organe ils n'apparaissent guère que chez les scrofuleux.

3. — Souvent on a observé des tubercules primitifs ou secondaires de la *glande mammaire*.

### 3. — Tuberculose du pharynx.

**I. Étiologie.** — La tuberculose du voile du palais et du pharynx est primitive ou secondaire, dans ce dernier cas il s'agit de phtisiques chez lesquels la muqueuse du voile et du pharynx est envahie consécutivement. Quand elle est primitive, l'affection constitue une tuberculose locale chez des individus sains.

Les cas de tuberculose primitive ne sont pas toujours faciles à diagnostiquer, car la phtisie pulmonaire peut se développer insidieusement et se laisser difficilement reconnaître. Elle peut sans doute être due à l'usage d'aliments infectés ou bien à l'arrêt dans le pharynx de parcelles de crachats tuberculeux pendant la respiration.

On ne sait rien de plus sur les voies de l'infection. Quand il s'agit de phtisiques confirmés, il y a tout lieu de supposer que l'infection du pharynx a été produite par les crachats.

C'est surtout en France et en Allemagne qu'on a publié des observations de tuberculose pharyngée et presque toutes sont relatives à des adultes, car le cas décrit par Isambert chez une petite fille de 4 ans 1/2 ne paraît pas à l'abri d'objections. J'ai pu constater combien cette maladie était fréquente chez les syphilitiques et mes observations, ainsi que celles d'autres auteurs, ont surtout trait à des hommes.

Dans beaucoup de cas on peut assister au développement du processus dès le début de la maladie ; on voit d'abord apparaître des nodules gris, transparents, qui plus tard deviennent jaunes, caséeux et s'ulcèrent. Les ulcérations superficielles au début, deviennent confluentes et creusent en profondeur. Dans d'autres cas on a affaire dès le début à des ulcères, taillés à pic, à bords saillants, sinueux et qui se distinguent en ce qu'ils sont entourés de tubercules crus. Sur les bords de l'ulcération on trouve aussi des excroissances polypeuses, la luette est souvent épaissie et infiltrée. Lorsqu'il n'y a pas de tubercules, et qu'il n'existe que des ulcérations, le diagnostic différentiel avec la syphilis est excessivement difficile, cependant il est encore possible grâce à la présence des bacilles dans les sécrétions des ulcérations. Les lésions de la muqueuse peuvent être très étendues et intéresser la voûte ainsi que le voile du palais et les amygdales. Dans ce dernier organe Strassmann aurait fréquemment trouvé des tubercules.

Les *ganglions cervicaux* sont le plus souvent tuméfiés et indurés.

**II. Symptômes et Diagnostic.** — L'affection n'occasionne souvent que de légères douleurs ; la sensation de sécheresse, de chatouillement, de démangeaison à la gorge et la dysphagie sont souvent aussi très peu marquées, même lorsque les lésions de la muqueuse sont étendues. D'autres malades au contraire éprouvent des douleurs très violentes qui peuvent être spontanées ou provoquées par la déglutition et qui s'irradient souvent vers les oreilles.

La *marche de la maladie* est variable ; tantôt l'affection se prolonge pendant des semaines et des mois (jusqu'à 6 mois), tantôt elle revêt une allure aiguë.

Souvent on constate une fièvre vive et irrégulière. Dans une de mes observations la tuberculose miliaire généralisée survint très vite et le malade mourut avec tous les symptômes d'une méningite tuberculeuse. La plupart des malades périssent dans le marasme ; parfois les symptômes de la tuberculose du pharynx sont la première manifestation de la phtisie pulmonaire qui termine l'existence, exactement comme dans la phtisie laryngée. A côté de la phtisie pharyngée on trouve dans certains cas la tuberculose du larynx et de l'intestin ou bien encore la maladie peut gagner l'œsophage. La langue est souvent atteinte de lésions de même nature.

**III. Pronostic.** — Le pronostic dans le cas de tuberculose secondaire du pharynx, est le même que celui de la phtisie pulmonaire. Dans les formes primitives, il est sérieux, mais pas toujours fatal ; c'est ainsi que Küssner a obtenu la guérison par le traitement local. J'ai vu plusieurs fois chez des phtisiques, des ulcérations tuberculeuses du pharynx guérir spontanément alors que les lésions pulmonaires continuaient à progresser.

**IV. Traitement.** — Le traitement de la tuberculose secondaire est purement symptomatique ; le malade sera principalement nourri avec des aliments liquides. Quand la douleur est persistante, on badigeonnera plusieurs fois le point malade avec une solution de glycérine phéniquée (à 1 p. 25), ou avec une solution de bromure de potassium dans la glycérine (à 5 p. 25) si la douleur est très vive, avec une solution de cocaïne (à 1 p. 10). Lorsque la tuberculose est primitive, il faut agir de bonne heure et avec énergie, pour cela, on peut employer la pierre infernale, l'acide chromique, l'acide lactique ou le galvano-cautère.

APPENDICE

1. — Les *lésions tuberculeuses* chroniques de la *langue* sont plutôt du ressort de la chirurgie que de la pathologie interne, elles affectent tantôt la forme d'ulcérations, tantôt celle de tumeurs tuberculeuses volumineuses que l'on peut facilement confondre avec le cancer ou les gommes. Le diagnostic sera basé sur l'existence du bacille de la tuberculose dans les produits de sécrétion des ulcères.

2. — La *muqueuse des joues et celle des lèvres* peuvent aussi être quelquefois le siège d'*ulcérations tuberculeuses.*

3. — La *muqueuse de l'œsophage* peut devenir le siège de lésions tuberculeuses qui se sont étendues directement du pharynx à l'œsophage, ou qui se sont développées à la suite de la rupture dans l'œsophage de ganglions tuberculeux trachéo-bronchiques. Souvent elles ne donnent lieu pendant la vie à aucun symptôme, et ce n'est que rarement qu'elles produisent le rétrécissement de l'œsophage par rétraction cicatricielle (Beck et Chiari).

4. — A l'autopsie, on trouve parfois des *ulcérations tuberculeuses* sur la *muqueuse stomacale* surtout quand il y a des lésions très étendues dans l'intestin. Cependant Litten a publié l'observation d'un cas où il ne trouva dans l'estomac qu'une seule ulcération tuberculeuse qui n'avait donné lieu à aucun symptôme pendant la vie. Il ne faut cependant pas croire que les ulcérations tuberculeuses de l'estomac existent toujours sans présenter de symptômes ; c'est ainsi que Paulicki a observé la perforation de l'estomac, que Oppolzer a vu un cas de fistule stomacale et que Hattulo a vu survenir la sténose du pylore à la suite de la cicatrisation.

### 4. — Tuberculose intestinale. Phtisie intestinale.

*Tuberculose ulcéreuse chronique de l'intestin.*

**I. Étiologie.** — Les ulcérations tuberculeuses de la muqueuse intestinale sont presque toujours secondaires et consécutives à la phtisie pulmonaire. La tuberculose intestinale primitive est assurément très rare, mais cependant, c'est à tort selon nous que certains auteurs en ont nié l'existence.

Les lésions tuberculeuses de l'intestin, s'associent encore plus souvent que celles du larynx à la phtisie pulmonaire. Heinze par exemple sur 1226 phtisiques a trouvé 630 fois des lésions intestinales, soit environ 51 0/0, et seulement 376 fois des lésions du larynx, soit 30,6 90. Herxheimer dit même que sur 100 phtisiques il en est 90 affectés d'ulcérations intestinales. Dans la majorité des cas, cette maladie reconnaîtrait pour cause l'auto-infection par la déglutition des crachats chargés de bacilles, d'autant plus que les bacilles, ou, d'après certains auteurs, seulement leurs spores, résistent à l'influence du suc gastrique ; la tuberculose intestinale serait donc une sorte de tuberculose alimentaire.

Elle peut encore être due à l'usage de lait cru fourni par des vaches atteintes de pommelière ou bien de viande crue ou insuffisamment cuite provenant d'animaux atteints de la même affection. C'est ainsi que peuvent très bien s'expliquer les cas de tuberculose intestinale primitive. On comprend aussi pourquoi cette maladie est si fréquente chez les enfants, plus fréquente même que la phtisie pulmonaire et pourquoi enfin la tuberculose est, d'après les relevés de Zippelius, plus répandue dans les pays où les animaux sont souvent atteints de la pommelière.

II. **Anatomie pathologique**. — Les ulcérations tuberculeuses de l'intestin occupent à peu près les mêmes régions que les ulcérations typhoïdes et affectent de préférence la partie inférieure de l'iléon et la partie supérieure du côlon. Leur nombre est variable, quelquefois même on ne trouve qu'une seule ulcération siégeant sur la valvule iléo-cœcale ou bien dans l'appendice vermiculaire ; d'autres fois au contraire elles sont très nombreuses et répandues sur une grande partie de l'intestin.

Les ulcérations tuberculeuses se développent toujours au niveau des follicules lymphatiques isolés ou agminés. La maladie n'envahit pas d'emblée le groupe des follicules tout entier, elle débute par foyers disséminés ; il y a d'abord une prolifération des éléments cellulaires, le follicule augmente de volume et forme un petit nodule saillant dans l'intestin. La pression réciproque de ces nouveaux éléments détermine des troubles de nutrition des tissus voisins qui se dessèchent, subissent la dégénérescence caséeuse, finalement se ramollissent et sont éliminés. Il se produit de la sorte une ulcération bien limitée, profonde, cratériforme, dite ulcération intestinale primitive. La confluence des ulcérations voisines produit de larges pertes de substance qu'on peut appeler ulcérations secondaires. Les lymphatiques qui entourent les vaisseaux sanguins de la muqueuse intestinale à la façon d'une gaine lâche, sont tout particulièrement atteints et comme les vaisseaux sanguins et lymphatiques de la muqueuse se dirigent des follicules clos vers l'insertion du mésentère, on conçoit que les ulcérations tuberculeuses de l'intestin s'étendent transversalement en formant un anneau perpendiculaire à l'axe de l'intestin. Les lésions tuberculeuses peuvent aussi se développer, en suivant les lymphatiques, sous la séreuse de l'intestin. Il n'est pas rare de voir des ulcérations de la muqueuse entourées d'un cercle de nodules tuberculeux situés sous le péritoine et même on peut observer des tubercules formant des traînées assez étendues le long des lymphatiques sous-séreux.

On peut constater l'existence des ulcérations sans ouvrir l'intestin, car leur bord induré est facile à sentir à travers la paroi intestinale. On trouve aussi à ce niveau une plaque rouge et la séreuse est épaissie, opaline ou parfois même recouverte de quelques fausses membranes.

Il se fait quelquefois une ébauche de cicatrisation, mais elle n'est jamais complète, car tandis que la cicatrisation s'effectue en un point, les lésions continuent à progresser d'un autre côté. Dans quelques cas cependant on a pu voir des cicatrices d'ulcérations tuberculeuses produire des coudures ou des rétrécissements de l'intestin.

Les ganglions mésentériques sont généralement atteints, ils sont envahis par les bacilles tuberculeux, tuméfiés ou caséeux et parfois ramollis. Quelquefois leur nombre et leur volume sont tels qu'ils forment de grosses tumeurs noueuses et bosselées qu'on peut apprécier pendant la vie par la palpation de l'abdomen.

Dans ses travaux sur l'étiologie de la tuberculose, Koch a montré le rôle des bacilles dans le développement de la phtisie intestinale. Les bacilles sont d'autant plus nombreux que les nodules tuberculeux sont plus jeunes ;

on les trouve dans les ganglions mésentériques dès le début des lésions, et il est même peu d'affections tuberculeuses où l'on trouve les bacilles en aussi grand nombre.

**III. Symptômes et Diagnostic**. — La symptomatologie de la phtisie intestinale est des plus variables. Il existe même une *forme latente* où la maladie peut être complètement méconnue ou ne se déceler que par l'existence des bacilles dans les fèces, c'est qu'en effet la recherche du bacille tuberculeux dans les évacuations intestinales a la même importance pour le diagnostic de la phtisie intestinale que pour la phtisie pulmonaire l'examen bactériologique des crachats, quoiqu'on puisse toujours objecter qu'il s'agit de crachats tuberculeux déglutis. La recherche des bacilles se fait dans les selles comme dans les crachats (voir fig. 69).

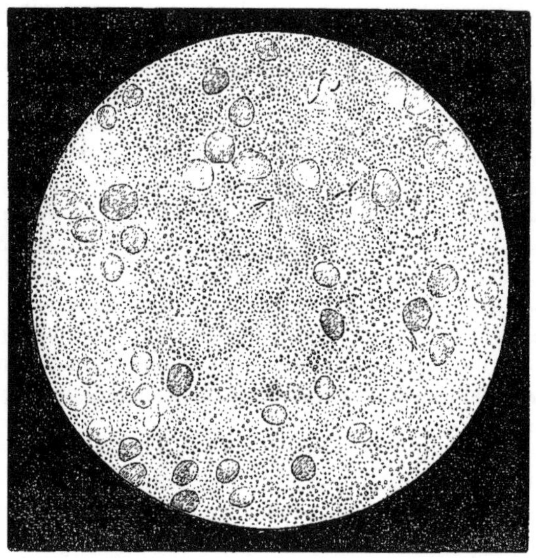

FIG. 69. — *Bacilles de la tuberculose dans les fèces d'un malade atteint de tuberculose intestinale.* Immersion. Gross. 750 fois.

Parfois la tuberculose intestinale latente peut se trahir brusquement par l'apparition d'une péritonite, d'une pérityphlite ou d'une paratyphlite, par une perforation ou une hémorrhagie intestinale avec des évacuations sanglantes ou des symptômes d'hémorrhagie interne. La perforation intestinale peut être provoquée par un effort musculaire, un effort de défécation ou autre, par une chute, un coup ou toute autre circonstance fortuite.

Aucun des symptômes des ulcérations intestinales ne peut être considéré comme pathognomonique de la tuberculose. Cependant les plus importants sont relatifs aux évacuations. En général, on observe de la *diarrhée*. Le contenu de l'intestin irrite la surface des ulcérations et augmente les mouvements péristaltiques ; de plus, les ulcérations diminuent la surface d'absorption de l'intestin et provoquent des lésions de catarrhe à leur voisinage. C'est surtout dans les premières heures du jour, de 2 à 5 heures du matin que les selles sont fréquentes, ce qui justifie la désignation de diarrhée nocturne. Les selles sont liquides et exhalent souvent une odeur putride ou gangréneuse ; elles sont souvent lientériques et contiennent des restes d'aliments non digérés, des pommes de terre, des légumes, des fragments de tendons ou de viande, parfois aussi l'on y trouve du sang, du pus ou des débris de muqueuse.

Dans bon nombre de cas, les selles ne sont nullement modifiées ; parfois l'on constate une constipation opiniâtre lorsque les ulcérations sont limitées à l'intestin grêle et particulièrement à sa partie initiale, parce qu'alors les matières peuvent s'épaissir dans le gros intestin. La diarrhée peut encore manquer quand les ulcérations ont amené la destruction des nerfs, ce qui supprime le point de départ de l'irritation réflexe. Enfin la tunique musculaire de l'intestin peut aussi être altérée et ne réagir que mollement. Parfois on voit une diarrhée incoercible alterner avec une constipation opiniâtre.

Le *melæna* ne se présente que lorsqu'il y a une quantité assez notable de sang dans les évacuations, car si l'hémorrhagie est minime, le sang altéré par les sucs digestifs devient tout à fait méconnaissable, quoique l'examen microscopique puisse faire découvrir des traces de sang qui échapperaient à l'œil nu. En tout cas, la présence du sang dans les selles n'est pas une preuve absolue de l'existence d'ulcérations intestinales, il faut d'abord éliminer toutes les autres causes possibles d'hémorrhagies dans l'intestin.

Les *selles purulentes* sont considérées à tort par Nothnagel comme un signe d'une grande valeur. Le pus peut manquer malgré la présence des ulcérations parce que les globules du pus sont facilement altérés par les sucs digestifs, l'examen à l'œil nu ne prouve rien parce que les selles peuvent contenir des masses de mucus rendues troubles et opaques non par le pus, mais par des cellules épithéliales.

Les *débris de muqueuse* se trouvent dans les selles plus rarement encore que le pus.

La *douleur* est un symptôme fréquent, mais non constant. Elle est parfois extrêmement vive, lancinante ou tormineuse ; d'autres fois elle n'est pas spontanée et il faut la pression pour la provoquer ; enfin elle peut être limitée à la fosse iliaque droite, caractère important qui indique la présence d'ulcérations cantonnées au voisinage de la valvule de Bauhin.

Les *vomissements* sont rares et généralement dus à la péritonite.

L'*appétit* est le plus habituellement supprimé, quoique dans certains cas il puisse être exagéré au point de constituer une véritable boulimie, surtout dans la phtisie mésentérique.

La palpation de l'abdomen permet de sentir quelquefois des indurations de l'intestin ou des masses de ganglions tuméfiés qu'il ne faut pas confondre avec des tumeurs stercorales.

La mort est la *terminaison* constante de la phtisie intestinale, elle est causée par les progrès de la cachexie ou par une des complications que nous

avons déjà signalées, telles que la perforation, l'hémorrhagie, la péritonite.

**IV. Pronostic.** — Le pronostic est constamment mauvais, parce que les
ulcérations n'ont que peu de tendance à la cicatrisation. Il est encore assombri dans les formes secondaires par la gravité propre de la maladie primitive.

**V. Traitement.** — Au point de vue de la prophylaxie, l'on devra recommander aux phtisiques de ne pas avaler leurs crachats et l'on pourra chercher par des doses assez fortes d'alcool à relever les forces du malade et
en même temps à désinfecter les crachats déglutis.

Quand les ulcérations tuberculeuses seront constituées, on donnera aux
malades des aliments d'une digestion facile et qui ne forment pas de grosses
masses fécales, des œufs, du lait, du bouillon, de la viande, pas de légumes
et peu de pain. Si la diarrhée est très prononcée on pourra employer les
astringents. On peut recommander particulièrement l'opium, la poudre de
Dover, la racine de colombo, l'écorce de cascarille, et le magistère de
bismuth. Les lavements au nitrate d'argent (0,10 à 0,50 centigr. par
lavement), ainsi que les lavements d'amidon additionnés d'opium pourront
trouver leur indication. Récemment on a recommandé les injections sous-
cutanées de morphine (1).

Nous avons souvent obtenu de bons résultats par l'administration du
képhir fort (de 3 jours) à la dose de 1 litre par jour.

Dans bien des cas, on a à lutter contre la constipation qui est dangereuse,
parce que les scybales irritent la surface des ulcérations. On pourra employer les laxatifs, particulièrement l'aloès, le jalap, la coloquinte.

La douleur sera combattue par des cataplasmes chauds sur le ventre, par
la morphine en injections sous-cutanées et par l'hydrate de chloral.

Il n'y a rien de particulier à dire au sujet des complications.


APPENDICE


On doit rattacher aux ulcérations tuberculeuses de l'intestin les fistules à
l'anus qui précèdent ou accompagnent la phtisie pulmonaire. Ces faits
appartiennent au domaine de la chirurgie.

(1)      Chlorhydrate de morphine........ ...... .... ......     0,3
         Glycérine .............................................⟩ ââ 5 gr.
         Eau distillée........ ...... .. .... .. ... ...⟩
Un quart ou une demi-seringue à la fois.

**5.— Tuberculose ulcéreuse chronique de l'appareil urinaire.— Phtisie rénale.**

**I. Étiologie.** — L'appareil urinaire peut être le siège d'une tuberculose chronique aboutissant à la destruction des tissus et qui, là comme ailleurs, est due à la pénétration des bacilles de la tuberculose. Les bacilles mêlés aux débris des tissus en voie de destruction peuvent se mélanger à l'urine où on les retrouve dans le dépôt. On peut constater leur présence par les procédés indiqués page 528.

La tuberculose urinaire chronique est loin d'être rare, mais elle est souvent prise pendant longtemps pour une cystite ou une pyélite catarrhale rebelle. Elle apparaît surtout de 15 à 40 ans et plus souvent chez l'homme que chez la femme, cependant on a pu l'observer au-dessous de 3 ans ou au-dessus de 70.

La tuberculose urinaire, comme celle des autres organes, peut être primitive ou secondaire. La tuberculose secondaire peut être consécutive à la phtisie pulmonaire ou à la tuberculose d'organes offrant des rapports de voisinage ou de continuité avec les organes urinaires. Il s'agit alors de ce qu'on a appelé la tuberculose génito-urinaire dont le point de départ est un foyer caséeux de l'épididyme, des vésicules séminales ou de la prostate.

Il est très difficile de distinguer la tuberculose urinaire primitive de la secondaire, d'une part parce que des lésions peu avancées du poumon peuvent échapper à toutes les recherches et cependant donner naissance à une tuberculose urinaire à marche grave et rapide, d'autre part, parce que les lésions pulmonaires peuvent être consécutives à la lésion rénale.

Dans la tuberculose urinaire consécutive à la phtisie pulmonaire, l'infection peut se faire par le sang ou par les lymphatiques. Il en est particulièrement ainsi quand la tuberculose urinaire est consécutive à la tuberculose génitale provoquée elle-même par une blennorrhagie avec épididymite. Les lésions inflammatoires aiguës de l'épididymite rétrocèdent en laissant persister une induration noueuse, où viennent plus tard s'établir les bacilles, provoquant une nouvelle inflammation et la caséification des produits inflammatoires. C'est ce foyer qui est le point de départ de la tuberculose secondaire. Du reste le coït est aussi souvent un moyen de contagion, car l'individu sain peut être infecté par des sécrétions auxquelles sont mélangées des matières tuberculeuses, provenant des organes génitaux ou quelquefois de l'urine.

On ne connaît pas la cause de la tuberculose primitive des organes urinaires. On a incriminé le refroidissement qui ne peut cependant avoir d'autre action que de favoriser la colonisation des bacilles par l'hyperhémie du tissu.

**II. Anatomie pathologique.** — Les lésions de la tuberculose chronique peuvent atteindre une grande étendue de l'appareil urinaire ou former, çà et là, des foyers isolés et séparés par des parties saines. On peut aussi distinguer une tuberculose ascendante ou descendante suivant que les lésions se sont propagées des reins vers la périphérie ou inversement. Certains auteurs contestent, mais à tort suivant nous, l'existence de la tuberculisation urinaire ascendante.

Les *lésions rénales* sont assez souvent unilatérales ou prédominent d'un côté; d'après Meckel le rein droit serait généralement le plus atteint. L'autre rein peut être tout à fait sain ou présenter des lésions de néphrite parenchymateuse chronique ; dans une observation de Badt et Rosenstein un rein était atteint de tuberculose et l'autre de cancer médullaire. Il est rare que la tuberculose chronique soit exclusivement limitée aux reins.

Les masses caséeuses infiltrent d'abord les papilles puis les pyramides de Malpighi et peuvent enfin détruire une plus ou moins grande partie de la substance corticale; à la périphérie des masses caséeuses on trouve souvent des tubercules gris partiellement caséifiés qui constituent le début de la lésion. Les masses caséeuses se ramollissent et sont entraînées par l'urine laissant dans le rein de véritables cavernes. Les papilles et la substance médullaire sont détruites d'abord, de sorte qu'il ne reste du rein que la substance corticale entourant des cavités anfractueuses, tapissées d'un enduit friable et caséeux, séparées d'abord par les calices qui constituent des sortes de cloisons; ces cavités ne tardent pas à communiquer entre elles par des perforations ou même à se confondre entièrement. Peu à peu, le processus destructif envahit la substance corticale, malgré la prolifération conjonctive dont elle est le siège ; finalement le rein se réduit à une poche dont la paroi est formée par la capsule fibreuse elle-même souvent criblée de tubercules miliaires. D'autres fois cette poche est remplie de masses caséeuses dont la consistance peut rappeler celle de la substance cérébrale.

Le rein tuberculeux est d'habitude notablement augmenté de volume. Dans un cas de Klebs, le rein droit pesait 2.180 gr. (poids normal, 150) et mesurait 28 centim. de long sur 32 de circonférence.

Le *bassinet* est généralement dilaté parce que l'uretère est obstrué par des masses caséeuses, ou parfois peut-être parce que l'uretère altéré n'agit plus activement pour expulser l'urine et la laisse stagner. On trouve presque constamment des ulcérations tuberculeuses de la muqueuse des bassinets, qui est tapissée de débris caséeux et infiltrée de tubercules.

Les *uretères* sont rigides, noueux et irrégulièrement dilatés, leurs lésions sont analogues à celles des bassinets, et siègent de préférence à l'orifice inférieur, qui naturellement fort étroit s'oblitère facilement.

Les lésions de *la vessie* débutent généralement au niveau du bas-fond, près du col. Les tubercules en se ramollissant forment des ulcérations à contour irrégulier, à bords nettement limités et surélevés, lenticulaires au début, qui plus tard confluent et constituent des pertes de substance irrégulières et étendues. Les ulcérations ne creusent généralement pas au delà de la muqueuse et leur fond est souvent incrusté de phosphates.

Les ulcérations tuberculeuses de l'*urèthre* donnent souvent naissance à des lésions péri-uréthrales.

De même, les lésions des reins, des bassinets et de la vessie peuvent amener des perforations dans le tissu cellulaire circum-rénal ou dans l'intestin, etc. Parfois aussi les organes voisins contiennent des masses caséeuses.

**III. Symptômes.** — Dans bien des cas les symptômes se distinguent à peine de ceux d'une cystite catarrhale : ténesme vésical, urine trouble, purulente, parfois ayant subi la fermentation ammoniacale ou putride, ou répandant une odeur d'hydrogène sulfuré. On peut reconnaître que ces symptômes sont dus à la tuberculose urinaire par l'examen microscopique du dépôt purulent. On place un peu du dépôt sur une lame porte-objet, on l'étend en couche mince, on la flambe et on la colore comme il est indiqué t. IV, p. 528. On peut alors y trouver en abondance des bacilles tuberculeux avec leurs spores comme dans la figure 70. Mais je dois ajouter qu'il est souvent impossible de trouver des bacilles malgré l'étude attentive d'un grand nombre de préparations soigneusement faites. Dans ce cas l'on peut encore essayer l'inoculation, en introduisant avec les précautions de l'antisepsie la plus rigoureuse un peu du dépôt purulent dans la chambre antérieure de l'œil d'un lapin. S'il contient des bacilles on verra des tubercules se développer au bout de trois semaines sur l'iris, et plus tard dans les autres membranes de l'œil.

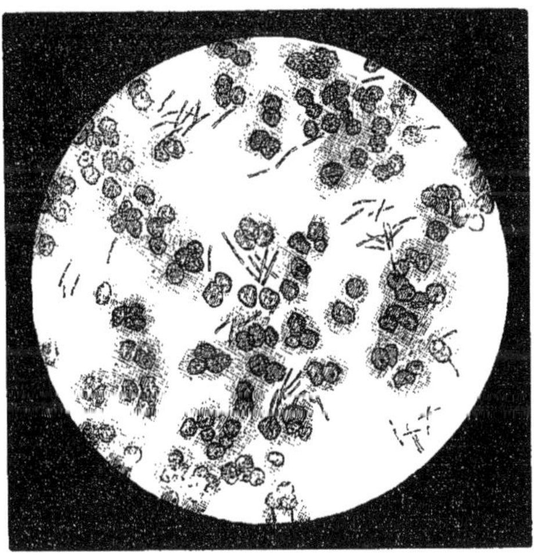

Fig. 70. — *Bacilles avec spores dans le sédiment de l'urine d'une femme de 30 ans atteinte de tuberculose urinaire chronique.* Coloration à la fuchsine et au vert malachite. Gross. 750 fois. (Obs. personnelle. Clinique de Zurich.)

L'*urine* est habituellement d'un jaune clair, plus abondante que normalement, mais sa densité n'est pas modifiée. Elle contient souvent beaucoup de pus avec des grumeaux de matière caséeuse du volume d'une tête d'épingle, qui sont très caractéristiques de la tuberculose urinaire.

On trouve à l'examen microscopique des cellules rondes, ratatinées ou granuleuses, des noyaux libres, des amas de corps gras, des fibres élastiques et des fragments de tissu conjonctif qui proviennent non des reins, mais plutôt des voies urinaires, enfin et surtout des bacilles. En somme, le sédiment contient principalement des cellules rondes, beaucoup de détritus, des cellules épithéliales des voies urinaires et des cristaux de phosphates triples (voir fig. 71), ces cristaux peuvent s'observer même lorsque l'urine est acide. L'urine est albumineuse par le mélange de pus, mais une forte teneur en albumine que la purulence ne suffit pas à expliquer, peut être due à une néphrite chronique surajoutée à la tuberculose. Parfois l'on peut observer des hématuries.

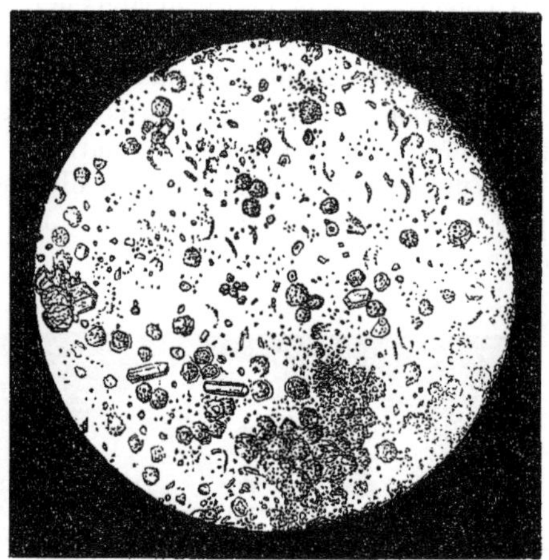

FIG. 71. — *Sédiment urinaire dans la tuberculose urinaire chronique.* Même malade que la fig. 69. Gross. 250 fois.

Lorsque la vessie est intéressée, l'urine est souvent ammoniacale, et l'on observe en même temps du ténesme vésical, des picotements et des démangeaisons au niveau du gland et du méat; parfois des grumeaux caséeux arrêtés dans l'urèthre peuvent provoquer des accidents de rétention d'urine. Cependant les symptômes vésicaux ne sont pas nécessairement liés à l'existence d'une lésion de la vessie.

En tout cas, la coïncidence des douleurs vésicales, ou des urines purulentes avec des noyaux indurés dans la prostate et dans l'épididyme, rend très probable le diagnostic de tuberculose vésicale.

Les symptômes localisés au niveau des reins, peuvent seuls permettre de reconnaître des lésions rénales. Ce sont la douleur lombaire quelquefois très vive et qui s'irradie vers le dos, l'ombilic, le testicule ou parfois même dans la cuisse qui peut être engourdie. La douleur est permanente ou intermittente, elle peut manquer complètement ou n'apparaître que par la pression.

L'augmentation de volume du rein est un symptôme important. Cet organe forme une tumeur à surface lisse, douloureuse à la pression, qui parfois présente des alternatives d'augmentation et de diminution. Aux périodes d'accroissement de la tumeur correspondent des crises de douleurs rénales très vives et des urines rares, mais claires ; avec la diminution de la tumeur et des douleurs coïncident des urines abondantes et troubles. Ces alternatives sont simplement dues à l'oblitération passagère de l'uretère par un grumeau caséeux et à la production d'une hydronéphrose intermittente. J'ai souvent vu l'oblitération de l'uretère coïncider avec des frissons et une fièvre élevée.

Chez une jeune fille de 14 ans que j'ai vue en consultation à Thurgau, j'ai pu reconnaître la tuberculose de l'uretère, par la présence d'un cordon volumineux et noueux qu'on pouvait sentir par le toucher rectal du côté droit de la paroi postérieure de la vessie. Des symptômes analogues peuvent se trouver dans la tuberculisation chronique de la vessie.

L'ouverture du foyer tuberculeux à l'extérieur se traduit par les symptômes d'un abcès périnéphrique, d'une fistule rénale, d'une fistule vésico-rectale, vésico-vaginale, ou d'un abcès péri-uréthral.

Les poumons sont souvent tuberculeux, ou bien les lésions tuberculeuses de l'intestin ou du larynx déterminent une diarrhée profuse, de la raucité de la voix ou de la dysphagie. Il s'y joint des sueurs, des frissons, de la fièvre, en un mot tous les symptômes de l'hecticité. Les malades finissent par mourir d'épuisement.

On peut attribuer à la maladie une durée moyenne d'une année, cependant on a cité des cas qui avaient duré 10 et même 17 ans.

IV. **Diagnostic.** — Le diagnostic se fonde sur la présence des bacilles dans le dépôt de l'urine, ou sur les résultats de l'inoculation, sur les grumeaux de matière caséeuse, sur les symptômes localisés du côté des reins ou des voies urinaires, sur la constatation de foyers caséeux dans l'épididyme ou la prostate, ou enfin sur les symptômes de tuberculose pulmonaire.

V **Pronostic.** — L'impuissance de la thérapeutique rend le pronostic très sombre. J'ai cependant observé récemment à la clinique de Zurich deux cas de tuberculose primitive terminée par la guérison.

VI. **Traitement.** — Il est purement symptomatique. On combattra la douleur par les narcotiques et l'on cherchera à relever l'état de la nutrition par le fer, le quinquina et l'huile de foie de morue ; si l'urine a subi la fermentation ammoniacale on pratiquera des lavages antiseptiques de la vessie, enfin le séjour à la campagne pourra être utile. Au point de vue prophylactique on devra traiter soigneusement les blennorrhagies pour éviter des complications aussi graves que la tuberculisation secondaire et les personnes atteintes de lésions caséeuses de la prostate et de l'épididyme devront s'abstenir de rapports sexuels pour ne pas infecter des personnes saines.

Nous ne décrirons pas la tuberculose chronique génitale de l'homme ou de la femme parce que ce sujet appartient plutôt à la chirurgie ou à la gynécologie.

## 6. — Tubercules solitaires des viscères.

On appelle tubercules solitaires des tumeurs caséeuses plus ou moins volumineuses formées par la confluence de foyers de moindre volume. Ces foyers peuvent être uniques, c'est le tubercule solitaire au sens étroit du mot, ou multiples, ils peuvent atteindre parfois le volume du poing ou même le dépasser.

L'affection est presque toujours secondaire à la tuberculose d'autres organes et surtout à la phtisie pulmonaire.

Souvent ces tubercules ne s'accusent que par des symptômes de compression, d'autres fois, ils se ramollissent et s'ouvrent au dehors, ou bien ils sont le point de départ d'une tuberculose miliaire. Nous nous bornerons à en citer quelques exemples.

a). *Le tubercule solitaire du cerveau* est surtout fréquent dans l'enfance. Son siège de prédilection est la substance grise et surtout le cervelet où il naît d'habitude à la limite des substances blanche et grise. Il peut atteindre le volume d'une pomme, mais souvent il ne dépasse pas le volume d'un pois ou d'une noisette. Les tubercules du cerveau sont le plus souvent uniques, mais on peut aussi en trouver plusieurs disséminés en divers points du cerveau, parfois même plus d'une vingtaine ; leur forme est arrondie, rarement elle présente des bosselures irrégulières. Sur une coupe on voit que la plus grande partie du tubercule est sèche, jaune, caséeuse, à la périphérie on trouve seulement une étroite bordure grise et demi-transparente, qui, parfois formée de plusieurs couches, constitue un véritable enkystement. Cette zone périphérique montre souvent de petits nodules caséeux, preuve que le tubercule solitaire n'est qu'un conglomérat de nodules plus petits. Quand la tumeur atteint la surface de l'encéphale elle détermine des adhérences avec les méninges.

La caséification n'est pas la seule terminaison de ces tubercules, ils peuvent aussi subir le ramollissement puriforme ou la calcification, parfois même une portion de la tumeur suppure et une autre se calcifie.

Leur structure histologique ne diffère pas de celle des autres productions tuberculeuses. Ils sont principalement constitués par des cellules rondes avec des cellules géantes qui sont le principal siège des bacilles. Le tissu fibreux est abondant dans les couches superficielles et quelquefois il prédomine dans toute la masse au point de constituer de véritables tubercules fibreux.

Il ne faut cependant pas considérer comme des tubercules toutes les tumeurs caséeuses qu'on peut rencontrer dans le cerveau, car les abcès, les sarcomes, les cancers et surtout les gommes peuvent aussi subir la dégénérescence caséeuse, ces dernières surtout peuvent être quelquefois très difficiles à distinguer des tubercules, au point que la présence des bacilles peut seule trancher la question.

Le tubercule cérébral pourrait, dit-on, être quelquefois primitif et constituer l'unique manifestation de la tuberculose.

Les symptômes peuvent être nuls ou ne pas différer de ceux de toute autre tumeur cérébrale, ou bien un tubercule latent peut donner brusquement naissance à une méningite tuberculeuse ou à une granulie.

b) *Les tubercules solitaires de la moelle* siègent généralement, d'après Hayem, dans le renflement lombaire, surtout chez les enfants; ils peuvent atteindre le volume d'une noisette et peuvent rester latents ou fournir les symptômes d'une tumeur de la moelle. Ils coïncident parfois avec des tubercules du cerveau, et l'on peut du reste leur appliquer tout ce que nous avons dit de ces derniers.

c) *Les tubercules solitaires de la rate* ne sont pas très rares chez les enfants scrofuleux ou atteints de phtisie intestinale. Ils peuvent être assez nombreux pour détruire presque complètement le tissu de la rate dont le volume considérable et la surface bosselée peuvent permettre quelquefois de poser un diagnostic de probabilité.

d) *Le tubercule solitaire du foie* est rare. Orth en a publié un cas intéressant.

e) *Le tubercule solitaire du cœur* est également rare et n'a qu'un intérêt anatomique.

### 7. — Tuberculose miliaire aiguë généralisée. Granulie. Phtisie aiguë.

I. **Étiologie.** — Le nom de tuberculose (tubercule-nodule) trouve sa justification anatomique la plus parfaite dans la tuberculose miliaire aiguë. Elle est en effet caractérisée par la production dans les organes les plus divers de petits nodules gris et demi-transparents au début, plus tard opaques, jaunâtres et caséeux. La nature infectieuse de la tuberculose miliaire aiguë était admise de par les caractères de la maladie longtemps avant que les belles recherches de Koch en aient fourni la preuve. Il a été ainsi établi que malgré les profondes différences qui les séparent, tant au point de vue anatomique qu'au point de vue clinique, la tuberculose chronique et la tuberculose miliaire aiguë sont produites par un seul et même agent infectieux.

Le phénomène de l'*embolie* joue un rôle de premier ordre dans la production de la granulie. Le virus tuberculeux, c'est-à-dire les bacilles provenant d'un foyer tuberculeux préexistant pénètrent dans les veines ou dans les lymphatiques, plus rarement dans les artères et sont transportés par la circulation dans tous les organes où ils produisent des embolies bactériennes.

Il résulte de ce que nous venons de dire que la tuberculose miliaire aiguë est dans la majorité des cas une affection secondaire ; il est même douteux que les bacilles puissent pénétrer directement dans la circulation sans produire d'abord quelque lésion locale. Dix fois seulement sur 300 observations, v. Buhl n'a pu trouver de foyer de tuberculose localisée, et dernièrement Simmonds, sur 100 observations a toujours trouvé une lésion locale comme point de départ.

La granulie est généralement une terminaison de la phtisie pulmonaire, mais n'importe quel foyer caséeux peut lui donner naissance : elle est assez fréquente à la suite de la tuberculose des ganglions lymphatiques et particulièrement des ganglions trachéo-bronchiques ou bien consécutivement à un abcès tuberculeux du psoas, à une paranéphrite ou une paratyphlite tuberculeuses. Dans quelques cas des lésions tuberculeuses des os ou des articulations peuvent déterminer une tuberculose miliaire aiguë. Doutrelepont l'a observée à la suite du lupus, qui n'est autre chose qu'une tuberculose chronique de la peau. J'ai observé à la clinique de Zurich, une femme atteinte de tuberculose chronique de la capsule surrénale gauche qui eut de la tuberculose miliaire à la suite de l'ouverture du foyer caséeux dans la veine surrénale. Quoique toutes les lésions tuberculeuses soient susceptibles de se généraliser, nous citerons comme donnant lieu plus fréquemment à cette terminaison la pleurésie, la péricardite et la péritonite tuberculeuses.

Von Buhl a remarqué ce fait curieux que les foyers tuberculeux donnent d'autant plus facilement naissance à la tuberculose miliaire aiguë que la capsule fibreuse qui les entoure est plus mince et les isole moins complètement de la circulation.

Il est souvent difficile d'expliquer ce qui provoque l'explosion de la tuberculose aiguë, mais en tout cas les intempéries paraissent n'être pas sans influence, car on voit parfois la phtisie aiguë apparaître sous forme épidémique et de plus V. Buhl, à Munich et Leber, à Zurich, disent avoir constaté qu'elle est plus fréquente en avril et en mai. D'autres fois, des affections débilitantes telles que l'accouchement, ou bien les chagrins, les soucis, les émotions, peuvent agir comme causes prédisposantes. Les traumatismes peuvent aussi provoquer la tuberculose miliaire et les chirurgiens l'ont souvent observée à la suite d'opérations graves pour des lésions tuberculeuses des os ou des articulations, surtout si l'opération n'a pas porté sur des tissus absolument sains. Les mêmes accidents ont été attribués aux opérations faites pour les fistules à l'anus dues à la tuberculose. Litten aurait aussi attribué la généralisation tuberculeuse à la résorption rapide d'exsudats pleurétiques.

Un mode d'infection très remarquable a été observé par Reich. A Neuenburg, localité d'environ 1,300 âmes, deux sages-femmes se partageaient à peu près également la clientèle, l'une d'elles, phtisique arrivée à une période assez avancée, avait l'habitude d'appliquer sa bouche sur celle des nouveau-nés pour pratiquer l'aspiration des mucosités ou la respiration artificielle par insufflation. En deux ans, dix enfants mis au monde par cette sage-femme moururent de tuberculose miliaire des méninges, tandis qu'il n'y eut aucun cas de tuberculose infantile dans la clientèle de l'autre sage-femme. Il faut ajouter qu'aucun des enfants atteints n'avait d'antécédents héréditaires tuberculeux, et que dans la même localité, pendant une durée de huit années et sur 92 enfants morts au-dessous de un an, Reich n'a observé que deux cas de tuberculose méningée. On a plusieurs fois vu la tuberculose aiguë survenir à la suite de la circoncision quand un opérateur tuberculeux pratiquait l'hémostase suivant le rite, c'est-à-dire par la succion de la plaie.

Il n'y a pas d'antagonisme entre la tuberculose miliaire et d'autres maladies, on a pu la voir coïncider avec la fièvre typhoïde (Laveran et Burkart), avec le cancer (cas de Simmonds, cancer et tuberculose miliaire du foie), avec l'emphysème pulmonaire.

**II. Anatomie pathologique.** — Le nom de tuberculose miliaire généralisée est souvent justifié par ce fait que la plupart des organes sont semés de tubercules; d'autres fois cependant certains organes sont seuls atteints, et généralement les glandes salivaires et le pancréas sont respectés, quoique Barlow ait rapporté une observation de tuberculose miliaire du pancréas.

En ce qui concerne la fréquence avec laquelle les divers organes sont atteints, Simmonds donne le relevé suivant fondé sur 100 observations.

| | | | |
|---|---|---|---|
| Poumons. | 76 0/0 | Pie-mère | 28 0/0 |
| Plèvres | 25 — | Dure-mère | 23 — |
| Péricarde | 4 — | Encéphale | 10 — |
| Foie | 82 — | Capsules surrénales... | 2 — |
| Reins | 62 — | Glande thyroïde | 3 — |
| Rate | 56 — | Organes génitaux de la | |
| Intestins | 57 — | femme | 2 — |
| Estomac | 1 — | Muscles striés | 2 — |
| Péritoine | 26 — | | |

Ce tableau ne contient cependant pas toutes les localisations possibles, car on peut encore trouver des tubercules dans le myocarde, l'endocarde, la tunique interne des vaisseaux, le canal thoracique, la langue, le pharynx, la moelle des os, la choroïde, la rétine et l'iris.

Dans la phtisie aiguë, de même que dans beaucoup de maladies infectieuses, la rigidité cadavérique est souvent très prononcée, les muscles présentent une coloration brune analogue à celle du jambon, les cellules musculaires et les cellules parenchymateuses de beaucoup d'organes sont troubles et tuméfiées.

Les lésions des poumons sont faciles à reconnaître. Ils sont criblés de petits nodules gris et demi-transparents dont le volume varie depuis un point à peine visible jusqu'à celui d'une graine de pavot ou d'une tête d'épingle qu'ils peuvent même dépasser; les plus petits nodules sont tout à fait transparents, les plus gros sont opaques au centre qui peut même présenter un début de caséification. Par la palpation on sent le parenchyme pulmonaire rempli de petites nodosités, assez nombreuses parfois pour que l'organe donne la sensation d'une poche remplie de grenaille de plomb). La coupe paraît aussi finement mamelonnée, on y distingue facilement les nodules surtout par l'éclairage oblique, et on peut les énucléer avec la pointe d'un couteau. Dans quelques cas, assez rares d'ailleurs, les tubercules miliaires sont cantonnés dans un seul poumon, voire dans un seul lobe. mais il est de règle que les deux poumons soient envahis.

Les tubercules miliaires ne sont pas d'ordinaire la seule lésion qu'on observe dans les poumons, on y trouve aussi des lésions de tuberculose chronique, des cicatrices rétractées. souvent de l'emphysème, de la pneumonie récente, de l'œdème ou de la bronchite.

La tuberculose miliaire des *plèvres* accompagne presque toujours celle des poumons, et il s'y joint de la pleurésie tuberculeuse.

Le *cœur* peut présenter des tubercules miliaires soit dans le tissu musculaire, soit dans le péricarde ou l'endocarde. Relativement au péricarde nous ne pouvons que répéter ce que nous venons de dire de la plèvre. Les tubercules du myocarde siègent le plus souvent dans le ventricule droit, sous l'endocarde.

Les *vaisseaux sanguins* peuvent être atteints, les veines plus souvent que les artères, et les tubercules siègent soit dans la tunique interne, soit dans la tunique externe. Ponfick a le premier décrit la tuberculose du *canal thoracique*.

La *rate* est généralement augmentée de volume et semée de tubercules miliaires dont le centre est souvent caséeux. S'ils sont rares et encore transparents, on pourrait les confondre avec les corpuscules de Malpighi, mais ils font plus nettement saillie sur la coupe, et on peut les énucléer, ce qui est impossible avec les corpuscules de Malpighi. Dans les cas douteux, l'examen microscopique tranchera la difficulté, car les corpuscules de Malpighi sont caractérisés par leur vaisseau central et les tubercules par la présence des bacilles. On peut aussi trouver des tubercules dans la capsule de la rate qui présente souvent des lésions inflammatoires.

Les tubercules miliaires du *rein* siègent surtout dans la substance corticale et peuvent manquer complètement dans la substance médullaire. Ils forment souvent des traînées en chapelet; ils sont plus faciles à voir quand ils sont très superficiels, et qu'ils forment une saillie très nette sur la surface lisse de la glande; ils sont souvent entourés d'une zone de vaisseaux dilatés. On a vu les tubercules cantonnés dans le territoire d'une seule des branches de l'artère rénale.

Le *péritoine* est très fréquemment atteint par la tuberculose miliaire, surtout le grand épiploon, on trouve alors de la péritonite et de l'ascite, et souvent le grand épiploon est dur, épaissi et rétracté en une masse compacte.

Les tubercules miliaires sont rares dans l'*estomac*: ils ont été trouvés dans les amygdales et dans le corps thyroïde, par Strassmann et Chiari.

Dans le *foie*, les tubercules miliaires sont fréquents et siègent soit dans le tissu conjonctif interlobulaire, soit dans les lobules eux-mêmes; ils se présentent comme des nodules demi-transparents ou jaunes et opaques.

souvent confluents ; à leur voisinage le tissu conjonctif interlobulaire est hyperplasié.

Les *méninges*, surtout les méninges molles, sont souvent atteintes de tuberculose miliaire ou de méningite tuberculeuse.

L'*examen microscopique des tubercules miliaires* montre toujours des bacilles dans les nodules jeunes, surtout abondants dans les cellules géantes qui sont généralement en grand nombre. Les bacilles disparaissent avec les progrès de la caséification et de la nécrose laissant probablement des spores dans le détritus caséeux qui conserve de la sorte des propriétés virulentes. Koch a plusieurs fois trouvé des bacilles dans les vaisseaux.

Nous ne pouvons pas décrire ici d'une façon complète l'histogenèse des tubercules miliaires, nous nous bornerons à signaler que depuis longtemps on a remarqué qu'ils siègent de préférence au voisinage des vaisseaux sanguins et lymphatiques et que d'après de bons auteurs ils naîtraient d'habitude dans les gaines lymphatiques périvasculaires. D'autre part les tubercules peuvent aussi prendre naissance dans le tissu conjonctif interstitiel ou aux dépens des cellules parenchymateuses des organes les plus divers. Baumgarten a montré récemment que lorsqu'il se forme une colonie bacillaire, ce sont d'abord les cellules du tissu qui se divisent et se multiplient, plus tard seulement arrivent les globules blancs sortis du vaisseau.

La tuberculose miliaire a été l'objet de nombreuses expériences, parce qu'on la détermine facilement chez les animaux par l'inoculation des matières caséeuses. Les premières expériences d'inoculation sont dues à Villemin (1865).

**III. Symptômes.** — Il faut distinguer dans la description clinique de la tuberculose miliaire généralisée les manifestations générales tenant à l'infection de tout l'organisme, et les manifestations locales tenant à la prédominance des lésions dans tel ou tel organe.

La *fièvre* est en général très intense, elle manque rarement quoique Lange en ait rapporté un exemple. Dernièrement encore, dans mon service de clinique de Zurich, une femme est morte de phtisie aiguë après avoir présenté une température constamment normale pendant les huit jours que j'ai pu l'observer. La fièvre affecte du reste un type variable, elle est tantôt continue, tantôt rémittente ou intermittente, Brünniche a montré qu'elle peut souvent présenter le type inverse, c'est-à-dire une exacerbation matinale et une rémission vespérale.

Le *pouls* mérite une grande attention ; sa fréquence extrême qui peut atteindre 120-130 pulsations à la minute permet souvent de distinguer la phtisie aiguë de la fièvre typhoïde avec laquelle elle a tant d'analogie symptomatique.

Du côté de la peau, on note souvent des *sueurs* persistantes et très abondantes, accompagnées d'éruptions de sudamina. On observe aussi de l'herpès des lèvres ; de même que Waller, j'ai pu constater plusieurs fois l'existence de taches rosées sur le ventre et la poitrine.

L'albuminurie est fréquente ainsi que la peptonurie.

Il n'est pas rare d'observer des accidents cérébraux au cours de la phtisie aiguë, les malades sont immobiles et prostrés ou en proie à un délire furieux. La femme atteinte de phtisie aiguë apyrétique, dont j'ai parlé tout à l'heure, fut prise assez brusquement de manie aiguë et considérée comme aliénée.

De même que dans l'endocardite infectieuse on peut distinguer deux types principaux, la forme typhoïde et la forme intermittente, la première rappelant la fièvre typhoïde, la seconde, la fièvre intermittente palustre.

J'ai récemment fait l'autopsie d'un homme, qui, pendant sa vie, avait présenté une langue sèche rouge et fendillée, un abdomen ballonné, des taches rosées lenticulaires, de la tuméfaction de la rate et de la diarrhée, et chez qui l'on trouva une tuberculose miliaire généralisée, de vieux foyers caséeux dans les poumons, une grosse rate, et quelques vieilles ulcérations tuberculeuses de l'intestin. Les faits de ce genre paraissent même être assez fréquents à Zurich. Dans un autre cas tout à fait analogue, il y eut plusieurs hémorrhagies intestinales dues à une ulcération tuberculeuse de l'intestin.

J'ai eu plusieurs fois à soigner des malades chez qui, au moins au début de leur maladie, on pouvait croire à une fièvre intermittente.

Ce diagnostic quelquefois très difficile peut être fixé par ce fait observé par Weichselbaum et confirmé par Meisel, Lustig, Ulacaris et Doutrelepont, que chez des malades atteints de granulie, le sang pris sur le vivant contient des bacilles de la tuberculose. La recherche en est délicate vu que les bacilles sont rares et très disséminés. Rytimeyer a trouvé des bacilles dans le sang de la rate obtenu par ponction sur le vivant, et en effet Weichselbaum et Lustig ont constaté que le sang de la rate est particulièrement riche en bacilles.

Les symptômes locaux varient suivant la prédominance des lésions dans tel ou tel organe.

Lorsque la tuberculose miliaire affecte principalement les poumons, on peut ne pas trouver d'autre symptôme qu'une toux violente, persistant jour et nuit, nullement améliorée par les narcotiques et accompagnée au bout de quelque temps par de vives douleurs dans les muscles de la poitrine et de l'abdomen déterminées par la violence de la toux.

On trouve aussi quelquefois des symptômes de bronchite, des râles ronflants et sifflants très étendus, une respiration affaiblie ou rude et saccadée, une expectoration muqueuse.

Les crachats contiennent quelquefois des filets de sang, ils peuvent être entièrement colorés en rouge, ou présenter l'aspect des crachats rouillés de la pneumonie. Dans un cas de Litten, la maladie débuta par une hémoptysie.

La dyspnée est assez souvent le symptôme dominant. La respiration est souvent excessivement accélérée. L'attitude du malade dénote une dyspnée intense, qui n'est nullement expliquée par l'exploration physique de la poitrine. Peut-être est-elle due à une excitation du pneumogastrique par des tubercules miliaires. La dyspnée présente parfois des paroxysmes qui peuvent simuler des attaques d'asthme.

La toux et la dyspnée s'accompagnent souvent d'une cyanose prononcée
qui devient un symptôme important lorsqu'elle ne se rattache à aucune modification appréciable du côté des bronches ou des alvéoles. L'examen de la
poitrine peut en effet rester tout à fait négatif, ou quelquefois l'on peut trouver une résonance un peu tympanique à la percussion, ce qui indique une
diminution de la tension du tissu pulmonaire, et en même temps on peut
constater un bruit de pot fêlé dans la région sous-claviculaire.

Les symptômes de la phtisie pulmonaire chronique peuvent occuper toute
la scène au point que la granulie surajoutée passe inaperçue. Dans ce cas
les crachats contiennent des bacilles, tandis qu'on n'en trouve point dans la
tuberculose miliaire pure, sans foyers caséeux ouverts dans les bronches.

Dans la tuberculose miliaire des plèvres, Jürgensen a entendu un bruit
de frottement spécial, se distinguant par sa douceur du frottement
pleurétique ordinaire. D'autres fois, on trouve les signes d'un épanchement pleural de l'un ou des deux côtés et la tuberculose miliaire ne se
distingue pas d'une banale pleurésie à épanchement. La présence de bacilles dans le liquide pleurétique peut avoir dans ce cas une grande importance
au point de vue diagnostique. L'épanchement est assez souvent hémorrhagique.

La tuberculose miliaire peut de même se dissimuler derrière les symptômes d'une péricardite, d'une péritonite, d'une méningite.

L'existence d'une légère albuminurie ne prouve nullement l'existence de
la tuberculose miliaire des reins, car elle peut être due à l'infection générale
ou à la fièvre, la présence de bacilles dans l'urine comme dans les selles
indique bien plutôt une tuberculose chronique et ulcéreuse. Rosenstein considère la tuberculose miliaire des reins comme une cause fréquente d'anémie
chez les enfants.

Les tubercules miliaires de la choroïde ont au point de vue du diagnostic
une importance comparable à celle des bacilles trouvés dans le sang. L'examen ophtalmoscopique permet de les reconnaître sous la forme de taches
jaunes mal délimitées (voy. fig. 72). Malheureusement ce symptôme est très
inconstant et ne se montre guère lorsque la tuberculose miliaire atteint un
très grand nombre d'organes.

Manz est le premier qui ait vu les tubercules de la choroïde sur le vivant.
Plus tard ils ont été décrits plus exactement par V. Graefe et Leber, par
Cohnheim, Fränkel, Steffen, Bouchut et d'autres. Il ne faut pas se contenter d'un seul examen ophtalmoscopique, il faut le répéter tous les jours, car
il n'est pas rare que des tubercules fassent leur apparition dans l'espace de
quelques heures. Ils forment des taches jaunâtres, irrégulièrement arrondies,
à limites un peu confuses, d'une étendue quelquefois supérieure à celle de la
papille ; ils peuvent être uniques ou en petit nombre, ou devenir assez nombreux ; c'est ainsi que sur le cadavre, Cohnheim en a compté jusqu'à 52. Von
Graefe et Leber ont montré que les tubercules de la choroïde ne deviennent
visibles à l'ophtalmoscope que lorsqu'ils ont atteint un certain volume,
c'est-à-dire lorsqu'ils atteignent la rétine et qu'ils ont amené l'atrophie de
l'épithélium pigmenté. Litten a observé une fois une dépression cratériforme

au niveau d'un tubercule choroïdien que l'autopsie montra être due au ramol
lissement de la partie centrale.

La *marche* de la tuberculose miliaire est généralement rapide et sa terminaison fatale. On peut fixer sa durée entre quatre et huit semaines en
moyenne, mais on a vu des cas durer plusieurs mois. La mort survient rarement avant la fin de la deuxième semaine, et les cas comme celui de Wunderlich où elle arriva au douzième jour, ou de Bressi (mort au troisième jour)
sont exceptionnels.

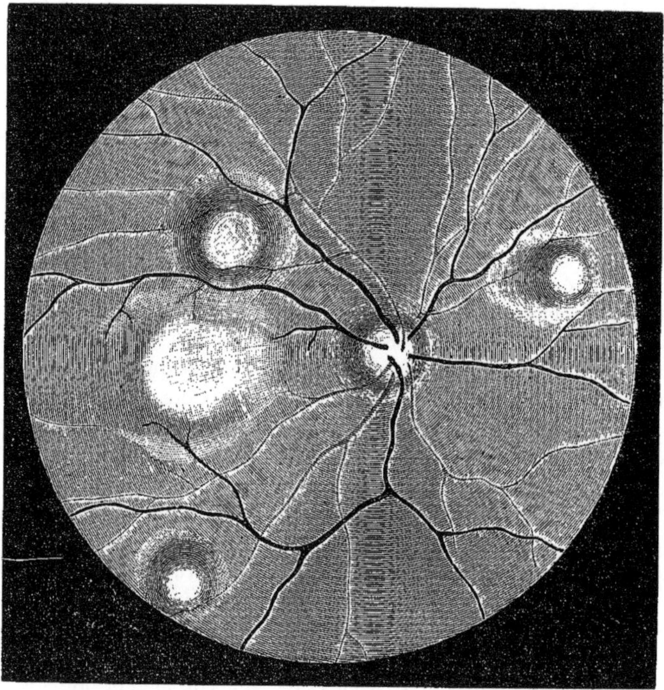

FIG. 72. — *Trois tubercules de la choroïde dans la tuberculose miliaire généralisée.* D'après un dessin de mon
collègue M. le prof. HARB. (Obs. personnelle. Clinique de Zurich.)

La mort survient dans le collapsus, par l'exagération de la dyspnée ou
l'élévation excessive de la température, elle peut être due à la méningite,
à l'altération du sang caractérisée par des hémorrhagies nasales ou gingivales, ou à des complications plus rares, telles que la rupture de la rate dans
un cas d'Aufrecht.

IV. Diagnostic. — Le diagnostic de tuberculose miliaire aiguë ne peut
guère être affirmé que par la constatation de bacilles dans le sang ou de

tubercules dans la choroïde ; en l'absence de ces signes, il ne peut être que plus ou moins probable.

On soupçonnera la phtisie aiguë lorsque dans quelque organe périphérique tel que les ganglions lymphatiques, la langue, le pharynx ou le larynx, on trouvera des lésions de tuberculose caséeuse ou ulcéreuse.

Les maladies avec lesquelles la confusion est le plus fréquente sont les suivantes :

a) *Bronchite aiguë.* — On n'y trouve pas le même état général grave ni la perte rapide des forces.

b) *Pneumonie lobaire.* — L'expectoration rouillée peut s'observer dans l'un et l'autre cas, mais dans la phtisie aiguë on ne trouve pas de signes d'hépatisation ni la courbe thermique caractéristique de la pneumonie.

c) *Fièvre intermittente.* — Le diagnostic se fera surtout par les commémoratifs, en outre, dans la phtisie aiguë la périodicité de la fièvre est moins régulière, la tuméfaction de la rate manque plus souvent, et l'administration de la quinine donne des résultats moins nets.

d) *Fièvre typhoïde.* — La température est généralement moins élevée dans la phtisie aiguë que dans la fièvre typhoïde, la courbe n'offre pas la même régularité, le météorisme, les taches rosées, la diarrhée, manquent habituellement ; en revanche, dès le début de la maladie les signes de bronchite sont beaucoup plus marqués ; dans la fièvre typhoïde on pourra trouver des bacilles typhiques dans les selles ou dans le sang des taches rosées ; dans la granulie on pourra découvrir des bacilles tuberculeux dans le sang ou des tubercules dans la choroïde.

e) *Urémie.* — La confusion est facile quand la tuberculose miliaire est surajoutée à une néphrite, comme Rigal en a rapporté un cas.

f) *Carcinose miliaire des poumons.* — Le diagnostic repose sur l'existence d'un cancer primitif quelque part et sur le fait que la tuberculose miliaire coïncide rarement avec le cancer.

g) *Empoisonnements.* — J'ai eu il y a quelque temps l'occasion de traiter une jeune et vigoureuse cuisinière d'hôtel qui n'avait jamais été malade antérieurement et qui fut un matin trouvée sans connaissance dans sa chambre.

La cyanose très intense me fit penser à la couleur que donne à la peau l'empoisonnement par le nitro-benzol ; pas de fièvre ; coma profond, évacuations involontaires ; l'urine obtenue par le cathétérisme ne contenait pas d'albumine ; pas de lésion d'organe appréciable ; mort au bout de cinq jours. A l'autopsie, on trouva une tuberculose miliaire généralisée ayant pris naissance dans des ganglions bronchiques caséeux.

h) *Aliénation mentale.* — L'erreur est possible dans les cas apyrétiques, débutant brusquement et s'accompagnant d'un délire violent.


**V. Pronostic.** — Il est à peu près constamment fatal. Quelques auteurs admettent la possibilité d'une guérison qui est contestée par d'autres, en tout cas elle est très exceptionnelle. Il ne faut pas se laisser abuser par des périodes d'amélioration apparente bientôt suivies d'aggravation et de nouvelles poussées de tubercules.

**VI. Traitement.** — Il est purement symptomatique, et se réduit à l'emploi des antipyrétiques et des narcotiques.


## 8. — Méningite tuberculeuse.


**I. Étiologie.** — La méningite tuberculeuse n'est au fond qu'une des localisations de la tuberculose miliaire, elle peut lui être combinée ou bien apparaître isolément ; ce dernier cas est le plus fréquent.

Cette maladie présente dans son développement deux stades bien distincts. Dans le premier il se forme dans les méninges des tubercules miliaires, c'est la tuberculose des méninges sans accidents inflammatoires ; le second stade qui constitue la méningite proprement dite est caractérisé par l'apparition d'accidents inflammatoires qui viennent compliquer l'éruption tuberculeuse. Le premier stade peut être tout à fait latent.

Les causes de la méningite tuberculeuse sont les mêmes que celles de la tuberculose miliaire généralisée, c'est-à-dire qu'un foyer caséeux peut donner naissance soit à une tuberculose généralisée, soit à une tuberculose limitée aux méninges. La tuberculose des ganglions lymphatiques, surtout celle des ganglions trachéo-bronchiques, est une cause particulièrement fréquente de méningite surtout chez les enfants. Doutrelepont a rapporté dernièrement un cas de méningite tuberculeuse consécutive à un lupus, observation très intéressante en ce qu'elle constitue une véritable expérience d'inoculation du lupus chez l'homme et qu'elle confirme les données de l'examen microscopique sur la nature tuberculeuse du lupus. Il est cependant des cas où l'on ne peut trouver l'origine de l'infection et d'après lesquels il semble que les méninges, comme la gorge, le larynx ou le rein, peuvent être primitivement atteintes par la tuberculose (voir à ce sujet le paragraphe relatif à l'étiologie dans le chapitre précédent).

La méningite tuberculeuse atteint surtout les enfants, entre deux et six ans, plus tard la maladie devient plus rare et elle est tout à fait exceptionnelle après quarante ans.

Le sexe masculin est plus atteint que le féminin et la maladie apparaît plus souvent en hiver et au printemps que pendant la saison chaude.

**II. Anatomie pathologique.** — De même que dans la méningite suppurée, les os *du crâne* sont remplis de sang et la *dure-mère* est anormalement tendue ; on peut quelquefois trouver à sa surface des nodules tuberculeux, surtout au voisinage de l'artère méningée moyenne. Les sinus de la dure-mère sont remplis de sang en partie coagulé ; la surface interne ou arachnoïdienne de la dure-mère est sèche et présente souvent de petites hémorrhagies.

La *pie-mère* paraît souvent sèche et terne ; ses vaisseaux sont remplis de sang et l'on peut les suivre jusque dans leurs plus fines ramifications. On trouve çà et là le long des vaisseaux des tubercules transparents qui sont surtout visibles quand la membrane est détachée et regardée par transparence. De chaque côté des plus gros vaisseaux on trouve une traînée de pus infiltré dans le tissu de la pie-mère. Les lésions sont surtout prononcées dans la pie-mère et dans le tissu cellulaire sous-arachnoïdien au niveau de la base du cerveau, dans l'espace compris entre le chiasma, la protubérance et les pédoncules cérébraux, où l'on trouve une véritable infiltration gélatino-purulente, l'éruption tuberculeuse et l'inflammation qui l'accompagne est aussi généralement très marquée le long de l'artère sylvienne, et c'est là qu'il faut chercher les tubercules dans les cas où ils sont rares. L'exsudat purulent est généralement gélatineux, plus rarement il est séro-purulent ou fibrino-purulent. Les tubercules ne sont pas toujours gris et transparents, souvent ils sont opaques au centre ou même franchement caséeux, quelquefois on trouve dans la pie-mère des épaississements diffus formés de matière tuberculeuse caséeuse.

La surface des hémisphères est généralement fortement bombée, les circonvolutions sont larges et aplaties, les sillons sont effacés.

Les *ventricules du cerveau* sont souvent, mais non pas constamment, distendus par du liquide, et cette distension est quelquefois inégale entre les différents ventricules. La sérosité qui remplit les ventricules est assez souvent mêlée de masses floconneuses en suspension, plus rarement elle est franchement purulente; l'épendyme et la substance cérébrale de la paroi des ventricules sont fréquemment ramollis; on a quelquefois trouvé des tubercules dans l'épendyme.

Les *plexus choroïdes* présentent quelquefois des tubercules et de l'infiltration purulente.

La pie-mère de la face supérieure du *cervelet* est souvent le siège d'une éruption tuberculeuse et d'une infiltration gélatino-purulente très marquées.

Schultze a montré que si l'on se donne la peine d'examiner la moelle, on trouve généralement de la *méningite tuberculeuse spinale*, ou au moins des tubercules des méninges spinales.

La substance nerveuse du cerveau et de la moelle est généralement intéressée dans la méningite tuberculeuse, on y trouve des hémorrhagies, des foyers d'inflammation ou de nécrose, ces derniers sont dus à l'oblitération des vaisseaux par les tubercules dans la substance cérébrale elle-même.

La méningite tuberculeuse est assez diffuse quoiqu'elle prédomine généralement soit à la base, soit plus rarement à la convexité. Mais il existe des faits de *tuberculose localisée des méninges*. Dans ces cas, c'est le territoire de l'artère sylvienne qui est généralement intéressé, et si la lésion siège du côté gauche et oblitère l'artère sylvienne, il en résulte, comme je l'ai plusieurs fois observé à Zurich, de l'aphasie, de l'alexie, de l'agraphie et une hémiplégie droite. Ajoutons qu'on a souvent observé la prédilection de la méningite tuberculeuse pour l'hémisphère gauche.

Fraentzel a publié une observation de tuberculose localisée aux vaisseaux des plexus choroïdes ayant respecté la pie-mère et ayant provoqué l'hydrocéphale. La mort survint au bout de trente heures dans le coma avec quelques convulsions des muscles de la face.

Nous ne nous arrêterons pas à décrire la structure histologique des tubercules. La plupart des auteurs admettent qu'ils se développent dans les gaines lymphatiques périvasculaires de la pie-mère, surtout dans celles qui entourent les veines et que les cellules endothéliales prennent part à leur formation. Les progrès de leur développement rétrécissent le calibre du vaisseau, ses tuniques interne et moyenne s'infiltrent de petites cellules rondes, le tubercule peut finir par perforer la paroi du vaisseau ou y déterminer une thrombose par compression. Ici comme ailleurs la caractéristique du tubercule n'est pas la cellule géante, mais le bacille de Koch.

On a souvent trouvé des tubercules dans la paroi propre des vaisseaux, particulièrement dans la tunique interne, et Ziegler conteste l'exactitude de la vieille doctrine de Rindfleisch qui fait naître les tubercules aux dépens des cellules endothéliales des gaines lymphatiques et prétend qu'ils se développent aux dépens des globules blancs du sang et des cellules fixes du tissu conjonctif.

Les lésions inflammatoires de la méningite tuberculeuse sont tout à fait semblables à celles de la méningite suppurée.

L'examen microscopique du cerveau et de la moelle montre que les tubercules pénètrent dans la substance nerveuse avec les gaines périvasculaires et y produisent une infiltration diffuse au voisinage de laquelle on trouve souvent des foyers de ramollissement.

La prédominance habituelle de la méningite tuberculeuse à la base du cerveau l'a fait qualifier de méningite basale ou basilaire par opposition à la méningite suppurée ou méningite de la convexité, mais les exceptions à cette règle sont trop nombreuses pour qu'on puisse accepter cette dénomination. Le nom d'hydrocéphalie aiguë qui a été donné à la méningite tuberculeuse n'est pas plus acceptable, parce que l'épanchement ventriculaire manque souvent et qu'il peut se produire dans des circonstances toutes différentes.

**III. Symptômes.** — Les manifestations symptomatiques de la méningite tuberculeuse sont au fond les mêmes que celles de la méningite suppurée, car dans l'un et l'autre cas elles tiennent à des troubles circulatoires et à l'augmentation de la pression intra-crânienne par l'épanchement, il peut s'y joindre encore des symptômes plus localisés dus à des foyers de nécrose ou de ramollissement. Mais les accidents qui, dans la méningite suppurée, se développent en quelques heures ou quelques jours, durent des semaines dans la tuberculeuse, où l'on observe des rémissions assez prononcées parfois pour simuler une guérison qui est bientôt suivie d'une nouvelle exacerbation.

On a dit avec raison que les *prodromes* sont surtout fréquents chez les enfants. Ils deviennent hargneux et capricieux ; ils pleurent facilement et sont plus peureux que d'habitude ; leur sommeil est agité, troublé par des rêves ; ils ont des soubresauts ; ils grincent des dents ; ils ont du strabisme passager ; l'appétit se perd et les selles sont irrégulières.

J'ai souvent vu cet état de malaise vague et dont il est difficile de tirer une conclusion précise, durer des semaines avant l'apparition des premiers symptômes caractéristiques. J'ai conservé un vif souvenir d'un cas où j'eus à traiter l'enfant unique de parents mariés sur le tard et occupant une grande situation sociale. Je restai des semaines dans le doute, quand un jour je vis apparaître au fond de l'œil des taches jaunâtres indiquant des tubercules de la choroïde et huit jours après l'enfant mourait après avoir présenté de la raideur du cou, une fièvre élevée et une énorme accélération du pouls.

Les symptômes positifs les plus importants sont la raideur du cou, la céphalalgie, les vertiges, l'abattement progressivement croissant, la constipation et la rétraction de l'abdomen. Henoch attribue ce dernier symptôme à la contraction de la tunique musculeuse de l'intestin, consécutive à l'excitation du splanchnique. Les vomissements peuvent ne s'observer qu'au début, d'autres fois ils se répètent souvent et tous les jours jusqu'à la fin ; le météorisme et la diarrhée sont rares ; le cri hydrencéphalique est plus fréquent que dans la méningite suppurée ; le pouls présente de grandes variations qui peuvent survenir à de courts intervalles spontanément ou à la suite de mouvements. La respiration n'est pas moins irrégulière quant à sa fréquence et sa profondeur, elle est souvent suspirieuse ou sanglotante, et plus souvent que dans la méningite suppurée elle présente le phénomène de Cheyne-Stokes. La température est variable, elle peut être normale pendant toute la durée de la maladie, elle peut ne s'élever que vers la fin, ou même seulement au moment de la mort ; d'autre part il est des cas où la fièvre est persistante depuis le début et revêt même un caractère typhoïde. Enfin on a observé des cas d'hypothermie persistante, et Gnändinger a récemment publié plusieurs faits de ce genre, dans un d'entre eux la température rectale était tombée à 28°,6 peu de temps avant la mort. Ajoutons qu'on peut voir la température s'élever après la mort.

Les *complications* les plus fréquentes sont les paralysies des muscles des yeux, de la pupille, de la face et des extrémités ; j'ai plusieurs fois vu ces paralysies apparaître et disparaître à plusieurs reprises. Les convulsions ne sont pas rares, on peut quelquefois observer la déviation conjuguée de la tête et des yeux ou bien on voit le malade rester obstinément couché en chien de fusil. Les malades plongés dans le coma ont souvent de la carphologie d'un seul côté ; dans trois cas de ma clientèle j'ai constaté l'absence du réflexe rotulien, d'autres fois je l'ai trouvé normal ou seulement affaibli. Le pouls est souvent ralenti et inégal, plus tard il devient précipité et presque incomptable, ce qui est dû à l'excitation puis à la paralysie du pneumogastrique. Les nerfs vaso-moteurs de la peau ont une excitabilité exagérée, de sorte que la moindre excitation mécanique suffit à déterminer une rougeur persistante (raie méningitique) ; on peut voir aussi des éruptions de roséole, d'herpes facialis ou de miliaire sudorale. La rate est souvent augmentée de volume, quelquefois même le foie, et l'on a cité des cas d'ictère. L'urine contient souvent de l'albumine et de la peptone. L'examen du fond de l'œil a une importance toute spéciale au point de vue du diagnostic, on y peut trouver des tubercules de la choroïde ainsi que de la névrite ou de la névro-rétinite ou des apoplexies de la rétine. La recherche des bacilles dans le sang fournit également des renseignement de premier ordre.

On a souvent cherché à distinguer des périodes dans l'évolution de la méningite tuberculeuse, et la division la plus répandue comprend trois stades : excitation, élévation de la pression intra-crânienne et paralysie. À mon avis cette division est purement artificielle, car en réalité les symptômes des différents stades apparaissent sans ordre, et l'on peut voir alterner des symptômes de paralysie et d'excitation, des périodes d'accélération et de ralentissement du pouls, par exemple.

Signalons cependant quelques cas de marche anormale. La maladie peut débuter par des phénomènes de paralysie limitée ou par une attaque d'aphasie unique ou répétée à laquelle succède de la paralysie de la face ou des membres.

**IV. Diagnostic.** — Ainsi qu'on le voit par ce qui précède, la méningite suppurée et la méningite tuberculeuse présentent les plus grandes analogies et l'on peut forcément les confondre. La méningite tuberculeuse se développe insidieusement et évolue lentement, la fièvre est généralement modérée et quelquefois nulle; on trouve souvent des antécédents héréditaires de tuberculose, ou dans les antécédents personnels la scrofule, ou des lésions tuberculeuses de la peau, des os ou des articulations. Il est cependant des cas où le diagnostic reste facilement douteux, par exemple dans le cas où des symptômes de méningite surviennent au cours d'une carie tuberculeuse du rocher, il peut s'agir de méningite tuberculeuse ou de méningite suppurée.

On peut encore penser quelquefois à la fièvre typhoïde, surtout dans quelques cas anormaux où la méningite s'accompagne de météorisme et de diarrhée ou même de roséole et de tuméfaction de la rate, d'autant plus que l'on peut observer la roideur du cou dans la fièvre typhoïde par œdème des méninges. Ici aussi comme pour le diagnostic avec la méningite suppurée, on pourra tirer des renseignements de l'examen du fond de l'œil par la présence de tubercules de la choroïde, ou de la recherche des bacilles tuberculeux dans le sang ou des bacilles typhiques dans les selles ou le sang des taches rosées.

Quand la maladie débute par des paralysies ou des symptômes d'encéphalite, on peut plutôt penser à une thrombose ou à une embolie des artères cérébrales qu'à une méningite, les signes les plus importants sont alors la roideur de la nuque et ceux qui sont fournis par l'examen de l'œil et du sang.

**V. Pronostic.** — La mort est la terminaison presque constante. On cite bien des cas de guérison, mais ils sont douteux. Dujardin-Beaumetz dit avoir vu guérir un cas où l'on avait constaté des tubercules de la choroïde.

**VI. Traitement.** — Il est le même que dans la méningite. Holm conseille le benzoate de soude, une cuillerée toutes les deux heures d'une solution à 20 pour 200.

### 9. — Tuberculose de la plèvre. Pleurésie tuberculeuse.

**I. Étiologie.** — La plèvre peut, dans des circonstances très diverses, être le siège d'une éruption de tubercules, et lorsque des accidents inflammatoires viennent s'y joindre la pleurésie tuberculeuse se trouve constituée.

D'après mon expérience personnelle, la tuberculose pleurale et la pleurésie tuberculeuse primitives sont assez fréquentes ; mais souvent ce n'est qu'un épisode d'une tuberculose miliaire généralisée; enfin une pleurésie simple au début peut devenir tuberculeuse si les produits inflammatoires sont envahis par les tubercules.

La tuberculose pleurale peut être quelquefois très localisée comme lorsqu'il se forme un groupe de tubercules au voisinage d'un foyer caséeux sous-pleural ou d'un amas de ganglions bronchiques dégénérés.

**II. Anatomie pathologique.** — Ce sont en général des tubercules miliaires que l'on trouve sur la plèvre, rarement des nodules jaunâtres et caséeux, cependant on peut rencontrer parfois des épaississements de la plèvre et de grosses masses noueuses. Dans la tuberculose miliaire généralisée on voit des deux côtés la plèvre semée de tubercules, mais quand la tuberculose est consécutive à une pleurésie, elle peut se limiter au côté qui a déjà été malade et c'est surtout dans les fausses membranes qu'on voit les tubercules s'accumuler. L'épanchement qui se produit souvent est séreux ou hémorrhagique, plus rarement purulent.

**III. Symptômes.** — Dans la plupart des cas la tuberculose miliaire des plèvres reste latente, cependant Jürgensen a constaté une sorte de frottement doux, plus léger et plus doux que le frottement pleurétique ordinaire.

Si les phénomènes inflammatoires dominent la scène, les symptômes sont ceux de la pleurésie sèche ou avec épanchement, pour lesquels nous renvoyons au tome I.

**IV. Diagnostic.** — Le diagnostic de la nature tuberculeuse ou non d'une pleurésie peut présenter de grandes difficultés. S'il s'agit d'une pleurésie sèche on pourra remarquer que le malade est tuberculeux et l'on pourra trouver des frottements pleurétiques en foyers. Lorsqu'il existe un épanchement il est fréquemment double, souvent aussi hémorrhagique, mais ce dernier caractère se retrouve dans le cancer, le sarcome, le scorbut et le mal de Bright. Il ne faut plus compter sur la recherche des bacilles dans le liquide, parce que les tubercules de la plèvre s'ulcèrent rarement et ne peuvent donc pas verser des bacilles dans le liquide épanché.

**V. Pronostic.** — Comme dans la plupart des processus tuberculeux, le

pronostic est des plus défavorables, quoique la maladie puisse durer longtemps.

**VI. Traitement**. — Il est purement symptomatique et conforme aux
règles données dans le tome I. On évitera les interventions opératoires à
moins que la vie ne soit en danger immédiat, parce que l'épanchement
évacué se reforme très rapidement.

## 10. — Péricardite tuberculeuse.

**I. Étiologie**. — De même que pour les méninges et les plèvres, il faut
distinguer la tuberculose du péricarde et la péricardite tuberculeuse. Dans
quelques cas très rares le péricarde est primitivement atteint par la tuberculose.

Le plus souvent il s'agit d'une localisation secondaire et c'est ainsi qu'on
peut l'observer dans la tuberculose miliaire généralisée, quoique le péricarde ne soit pas un organe fréquemment atteint. Dans quelques cas une
péricardite simple devient secondairement tuberculeuse par envahissement
des produits inflammatoires.

On peut voir la tuberculose se localiser en certains points du péricarde
qui répondent à des foyers de tuberculose situés en dehors du péricarde
dans les poumons, le médiastin ou sous le diaphragme.

**II. Anatomie pathologique**. — Dans la tuberculose miliaire généralisée
atteignant le péricarde, on trouve des nodules gris et demi-transparents,
surtout nombreux sur le péricarde viscéral au voisinage des gros vaisseaux.

L'épanchement de la péricardite tuberculeuse peut être séreux, hémorrhagique ou purulent, le péricarde est parfois lardacé, offrant une épaisseur
de un centimètre et plus, avec une surface mamelonnée. Les tubercules
sont gris et transparents ou jaunes et caséeux, ou bien encore ils peuvent
former des masses caséeuses ; quand il y a des adhérences entre les feuillets,
elles sont généralement criblées de granulations. Dans un cas rapporté par
Eichhorst, de larges ulcérations tuberculeuses avaient déterminé des hémorrhagies assez abondantes pour causer la mort en peu de temps. Riegel a
observé un fait analogue.

**III. Symptômes et Diagnostic**. — La péricardite tuberculeuse est difficile
à reconnaître. Lors même que l'on constate les signes physiques d'une
péricardite chez un tuberculeux, le diagnostic ne saurait être certain, parce
que dans ces circonstances il peut se produire encore une péricardite
simple. L'exsudat ne contient généralement pas de bacilles et du reste la
ponction du péricarde ne se fait qu'à la dernière extrémité. Du reste la
présence des bacilles dans un épanchement du péricarde pourrait tout aussi
bien être due à l'ouverture dans cette séreuse d'un ganglion bronchique
ramolli qu'à l'existence d'ulcérations tuberculeuses.

**IV. Pronostic et Traitement**. — Le pronostic toujours mauvais réduit le médecin au traitement symptomatique.

### 11. — Péritonite tuberculeuse.

**I. Étiologie.** — Ou peut répéter à propos de la tuberculose miliaire du péritoine et de la péritonite tuberculeuse, tout ce qui a été dit dans les chapitres précédents sur la tuberculose miliaire généralisée et particulièrement ce qui est relatif à la méningite, la pleurésie et la péricardite.

Il existe des observations de *tuberculose primitive du péritoine*, mais elles sont rares. La tuberculose péritonéale peut être secondaire à la *tuberculose miliaire généralisée*, ou bien elle peut être *locale* et consécutive par exemple à des ulcérations tuberculeuses de l'intestin, au niveau desquelles elle débute pour s'étendre plus ou moins loin en suivant les lymphatiques.

**II. Anatomie pathologique.** — On trouve généralement dans le péritoine des tubercules miliaires ou submiliaires, plus rarement caséeux ou même formant des masses calcifiées. Le grand épiploon est leur siège de prédilection. On trouve aussi en général beaucoup de lésions inflammatoires, telles que des adhérences des viscères abdominaux et surtout de l'intestin constituant la péritonite adhésive et des épanchements séreux, plus souvent hémorrhagiques, rarement purulents; du reste un épanchement séreux peut graduellement devenir purulent.

Souvent il se fait de petites hémorrhagies sous le péritoine, de sorte que les tubercules sont entourés d'une aréole hémorrhagique qui plus tard devient noirâtre par altération du pigment sanguin. Dans une observation de Bamberger l'hémorrhagie avait été assez abondante pour former de gros caillots dans la cavité abdominale. L'ascite considérée comme fréquente n'est que l'épanchement séreux de la péritonite. Dans les cas chroniques l'épiploon et le mésentère s'épaississent et se rétractent, de sorte que le grand épiploon ratatiné vient souvent former une corde tendue en travers de l'abdomen à sa partie supérieure.

**III. Symptômes et Diagnostic.** — La péritonite tuberculeuse se caractérise généralement par l'existence dans la cavité abdominale d'un épanchement liquide, libre ou enkysté que l'on est conduit par exclusion à attribuer à la tuberculose péritonéale; on conçoit donc de quelle importance est la notion étiologique pour le diagnostic. C'est à tort que Vallin a considéré les inflammations péri-ombilicales comme caractéristiques de la péritonite tuberculeuse.

La marche de la maladie est généralement chronique, quoique les poussées aiguës ne soient pas rares. Les malades se plaignent de douleurs de ventre, l'abdomen est tuméfié, il y a de la diarrhée ou de la constipation, l'appétit est nul et les vomissements fréquents; les malades perdent leurs forces, ils ont souvent de la fièvre, mais ce n'est pas constant. La palpation de l'abdomen fait sentir des tumeurs qui peuvent être dues au grand épiploon rétracté ou à des masses d'anses intestinales adhérentes. J'ai vu deux malades qui restaient constamment couchés sur le ventre, l'un et l'autre avaient de grands épanchements séreux et prétendaient que la sensation de tension abdominale était moins prononcée dans cette position. .

La péritonite tuberculeuse est facile à confondre avec la cirrhose atrophique du foie, avec la thrombose de la veine porte, ou avec une ascite de cause inconnue, et l'erreur est quelquefois inévitable si l'on ne peut trouver de bacilles tuberculeux. Les raisons qui peuvent plaider en faveur de la cirrhose sont les antécédents d'alcoolisme, la tuméfaction de la rate, les modifications de volume du foie et l'ictère, tandis qu'une ponction exploratrice qui ramènerait un liquide hémorrhagique serait un argument en faveur de la tuberculose.

Quelques auteurs admettent la possibilité de la guérison, et j'ai moi-même il y a quelque temps obtenu chez deux malades une guérison relative, c'est-à-dire avec persistance d'une tumeur épiploïque.

La marche de la maladie est généralement chronique et la mort est due aux progrès du marasme ou à l'asphyxie par l'abondance de l'épanchement.

**IV. — Le Pronostic** est presque toujours fatal.

**V. Traitement.** — Il est purement symptomatique. Des deux malades dont j'ai rapporté la guérison, l'un avait été traité par l'emploi prolongé des bains de vapeur et des préparations martiales, l'autre par le calomel à haute dose.

On a dernièrement proposé de faire la laparotomie parce qu'on a vu quelquefois la péritonite tuberculeuse guérir après une laparotomie pratiquée par suite d'une erreur de diagnostic.

### 12. — Scrofulose.

**I. Étiologie.** — On a autrefois beaucoup discuté sur les rapports entre la scrofule et la tuberculose jusqu'au moment où Koch a démontré que la scrofule n'est qu'une forme clinique de la tuberculose et que l'une et l'autre maladie sont dues à la pénétration et à la multiplication dans l'organisme d'un même bacille. Nous pensons que la scrofulose est une tuberculose chronique des ganglions lymphatiques due à ce que, dans un organisme particulièrement prédisposé aux inflammations, des adénites primitivement simples peuvent secondairement devenir tuberculeuses.

La scrofule est une maladie de l'*enfance*. Elle est surtout fréquente vers la fin de la première dentition (fin de la deuxième année) et cesse généralement vers la fin de la puberté, quoique ses suites puissent persister une grande partie de la vie.

La scrofule apparaît rarement chez les adultes. On l'observe chez les prisonniers enfermés longtemps dans des cellules étroites, sombres et silencieuses, c'est ce qu'on appelle la scrofule des prisons. Il est plus fréquent de voir la scrofule faire son apparition au début de la dentition (vers le neuvième mois) et quelquefois même plus tôt. Chaussier a été jusqu'à décrire une scrofule congénitale à propos d'un enfant qui était venu au monde avec des glandes lymphatiques suppurées.

La *constitution* joue un rôle prédominant dans la scrofulose comme dans la phtisie pulmonaire, par ses vices héréditaires, congénitaux ou acquis. Il est des familles scrofuleuses comme il des familles phtisiques et souvent l'hérédité porte sur les deux maladies à la fois.

En ce qui concerne les vices constitutionnels héréditaires et congénitaux, l'expérience démontre que la scrofule est fréquente chez les enfants nés de parents âgés ou séparés par une grande différence d'âge, ou atteints de maladies graves comme la phtisie, le cancer, le syphilis tertiaire, etc., ou affaiblis par la misère, ou enfin chez les enfants nés de l'union de proches parents. Beaucoup de médecins admettent que la scrofule des enfants peut être causée par l'alcoolisme du père. Comme on le voit, il se retrouve ici un grand nombre des causes qui ont été considérées comme prédisposant à la phtisie.

Parmi les vices constitutionnels acquis il faut citer en première ligne ceux qui résultent d'une alimentation défectueuse. Des enfants, au lieu d'être nourris au sein ou avec de bon lait de vache, ont dès le début reçu des bouillies ou d'autres aliments d'une digestion difficile ; d'autres, trop tôt après leur sevrage, ont reçu la même alimentation que les adultes, ou mangent trop de pommes de terre, de pain et de bouillies et pas assez d'aliments azotés. Le développement de la scrofule est particulièrement favorisé par la coïncidence d'une alimentation défectueuse et de conditions hygiéniques défavorables. Ainsi s'explique sa fréquence dans la classe ouvrière dont les enfants passent leurs premières années dans des mansardes ou dans des sous-sols sombres, humides et mal aérés et n'ont que rarement l'occasion de faire de l'exercice en plein air. Les enfants des classes plus fortunées sont encore souvent atteints de la scrofule lorsque leur intelligence est surmenée par le travail de l'école et qu'ils négligent trop l'exercice du corps et la vie au grand air. On a souvent vu la scrofule sévir dans des établissements de sourds-muets ou d'aveugles pour disparaître lorsque l'on obligeait les élèves à faire tous les jours une promenade en plein air.

On invoque souvent comme causes de la scrofule, certaines maladies infectieuses de l'enfance, particulièrement la rougeole et la coqueluche, plus rarement la scarlatine ou la diphtérie, la rubéole ou la variole. On l'a quelquefois vue survenir à la suite de la vaccination que ses détracteurs ont accusée de transmettre des maladies à des enfants sains. Il est évident que ce ne sont là que des causes prédisposantes et que pour que la scrofulose se produise il faut la pénétration des bacilles tuberculeux ; quant à leur mode de pénétration, nous l'ignorons absolument.

Ajoutons encore que la scrofulose est plus commune dans les *climats froids et humides* et qu'on peut la voir apparaître chez des adultes qui quittent les tropiques pour venir habiter un climat tempéré.

**II. Symptômes.** — La scrofule est à redouter chez les enfants qui y sont prédisposés héréditairement ou dans les familles où les aînés des enfants ont déjà été atteints par la maladie. On a aussi dit que la dentition est souvent précoce chez les enfants destinés à devenir scrofuleux, et que les premières dents apparaissent généralement vers le neuvième mois.

Les anciens médecins ont distingué avec raison deux formes de scrofule, la forme torpide et la forme irritable.

Dans la *scrofule torpide* les enfants ont de l'embonpoint et présentent même un aspect bouffi ; les lèvres sont épaisses et renversées en dehors, les ailes du nez sont grosses, mal formées et comme pendantes. Les malades ont généralement des allures lentes, les traits sont communs, empâtés et manquent d'expression, et du reste l'intelligence est généralement peu vive.

Il en est tout autrement dans la *scrofule irritable*. La peau est fine et pâle, et laisse apercevoir, surtout sur le front et sur la poitrine, un réseau de veines bleuâtres ; les cheveux sont fins et blonds ; les yeux sont grands, brillants, avec des sclérotiques bleuâtres ; les dents sont longues, d'un blanc bleuâtre, avec une certaine transparence ; l'intelligence est vive et la moindre émotion suffit pour amener la rougeur du visage.

Les manifestations de la scrofulose présentent une très grande variété, et suivant les organes atteints elles appartiennent à la chirurgie générale, à l'ophtalmologie, à l'otologie plutôt qu'à la médecine interne. Nous ne décrirons que les symptômes qui ressortissent à cette dernière branche et pour les autres nous nous bornerons à une simple énumération.

Les *ganglions lymphatiques* sont volumineux, mais la scrofule n'est pas toujours la cause unique et primitive de leur tuméfaction, car souvent il arrive que des lésions scrofuleuses de la peau déterminent la tuméfaction des ganglions sans que ceux-ci soient à proprement parler scrofuleux, c'est-à-dire tuberculeux.

Les ganglions qui sont le plus souvent directement atteints par la scrofulose sont les cervicaux et les sous-maxillaires. Ils peuvent acquérir le volume d'un œuf de pigeon et par leur agglomération former des paquets gros comme le poing qui font saillie sous la peau, déforment le cou et gênent par leur volume les mouvements de la tête. Tant qu'il ne survient pas de complication, la peau qui recouvre ces tumeurs reste mobile et ne présente aucune modification. Les ganglions présentent une surface lisse, comme aplatie et ne sont pas douloureux à la pression, ils forment parfois de chaque côté du cou une série de tumeurs arrondies, serrées les unes contre les autres comme les anneaux d'une chaîne et constituant ce qu'on appelle une chaîne ganglionnaire. Une recherche attentive fait souvent découvrir des ganglions inguinaux, occipitaux ou épitrochléens, ce qui démontre l'erreur de ceux qui ont voulu considérer la tuméfaction de ces deux derniers groupes de ganglions comme caractéristique de la syphilis.

La scrofulo-tuberculose peut aussi amener la tuméfaction des ganglions lymphatiques profonds, quoique cela soit moins constant et puisse même être considéré comme exceptionnel. On peut cependant quelquefois observer le gonflement des ganglions bronchiques. On peut le reconnaître à la matité au niveau de la poignée du sternum, ou à un peu de voussure à ce niveau, à des symptômes de compression bronchique ou de paralysie des récurrents par compression. La compression des veines du cou peut se traduire par la gêne de la circulation de retour, par la dilatation des veines et un peu d'œdème. Les lésions scrofuleuses des ganglions mésentériques donnent naissance aux symptômes du carreau ou phtisie mésentérique, c'est une diarrhée incoercible et fétide ; le ventre est large et tuméfié comme un ventre de batracien ; la palpation peut faire sentir les masses ganglionnaires à travers la paroi, et malgré un appétit insatiable les enfants maigrissent de jour en jour ; il deviennent pâles, leurs yeux s'excavent et leurs joues se creusent; ils perdent les cheveux, leur peau est flasque et ridée et leur visage prend un aspect sénile. La mort survient dans le marasme.

Les engorgements ganglionnaires de la scrofule se produisent en général d'une façon lente et insidieuse, mais il existe des exceptions à cette règle. J'ai soigné il y a quelques années un garçon de six ans chez lequel des tumeurs ganglionnaires développées en cinq jours amenèrent des accidents graves de compression des bronches.

Les tumeurs ganglionnaires peuvent se résoudre spontanément ou bien se ramollir et suppurer. La suppuration débute généralement au centre et s'ouvre au dehors directement ou par l'intermédiaire d'une fistule quelquefois assez longue. Elle s'annonce par la rougeur et l'œdème de la peau et par son adhérence aux masses ganglionnaires ; une fois établie elle peut durer très longtemps, donner naissance à des fistules intarissables, à des ulcérations à bords décollés ou saillants, et finalement à des cicatrices vicieuses, rayonnées et qui par leur rétraction peuvent déformer le cou et amener de la gêne des mouvements.

Les *amygdales* qui se rapprochent tant des ganglions lymphatiques sont aussi atteintes d'hypertrophie chez les scrofuleux, il en résulte une tendance aux angines catarrhales rebelles et aux inflammations folliculaires, des troubles de la parole et de la respiration et même parfois de véritables attaques de dyspnée.

Lorsque la scrofule atteint la *peau*, elle donne généralement naissance à des eczémas impétigineux surtout à la face et au cuir chevelu, et secondairement à des adénites purement inflammatoires. L'eczéma des scrofuleux n'a guère de caractère propre qui le distingue des autres eczémas, si ce n'est sa ténacité et sa tendance aux récidives. Il n'est pas rare de voir un eczéma né sur la peau envahir les muqueuses, surtout celles des fosses nasales ou du conduit auditif, régions où il est encore plus tenace et où il provoque facilement des accidents inflammatoires chroniques. L'inverse peut aussi se produire : l'écoulement provenant d'une inflammation primitive des fosses nasales ou de l'oreille irrite la peau des régions voisines et y provoque des accidents. Certaines acnés très rebelles sont souvent dues à la scrofule. Le lichen ne se présente guère que chez les scrofuleux, et le lupus présente avec la scrofule les rapports les plus intimes, puisque l'on sait que ce n'est pas autre chose qu'une tuberculose de la peau. Cette dernière affection appartient surtout aux formes tardives de la scrofule, car elle n'apparaît généralement qu'après la puberté. La prédisposition aux engelures est encore une conséquence de la grande susceptibilité de la peau des scrofuleux.

Le *tissu sous-cutané* est quelquefois le siège d'abcès récidivants qui peuvent beaucoup affaiblir les malades. Leur ouverture donne naissance à des ulcérations tenaces, profondes, dont la forme en cratère peut faire songer à la syphilis. Un certain nombre de ces dernières lésions est également de nature tuberculeuse.

Parmi les *muqueuses*, une des plus atteintes est certainement celle des fosses nasales. On voit des coryzas rebelles récidiver jusqu'à ce qu'ils deviennent permanents, et bien des cas d'enchifrènement persistant sont dus à la scrofulose; il s'y joint des ulcérations de la muqueuse qui peuvent atteindre le squelette. Les eczémas impétigineux sont souvent le point de départ d'érysipèles récidivants de la face. La scrofulose peut être la cause d'angines et de pharyngites rebelles ou quelquefois de bronchites et de gastro-entérites catarrhales. Un fait peu connu, c'est que les jeunes filles scrofuleuses sont sujettes à des leucorrhées séro-purulentes, très rebelles à tous les traitements; il en résulte des inflammations de la vulve, parfois même des abcès ou de la gangrène.

La scrofulose produit dans le *système osseux* des lésions de nécrose et de carie dues à des foyers de tuberculose. La colonne vertébrale est souvent atteinte et présente par suite des déformations cyphotiques, des abcès par congestion, parfois de la péripachyméningite, des myélites par compression, etc. Les os des doigts et des orteils sont atteints de spina-ventosa, affection où des foyers tuberculeux amènent la tuméfaction des os des doigts, ou bien des lésions analogues peuvent se montrer en d'autres points du squelette, par exemple aux côtes, au sternum et aux os des extrémités. Tout cela rentre dans le domaine de la chirurgie. Il en est de même des affections scrofulo-tuberculeuses des *articulations* connues sous le nom d'arthrites fongueuses ou de tumeurs blanches.

Les affections scrofuleuses des *yeux* sont fréquentes, sans toutefois présenter en elles-mêmes rien de caractéristique. Nous citerons l'eczéma impétigineux des paupières, la blépharite ciliaire, la conjonctivite catarrhale ou phlycténulaire, la kératite, et dans chaque cas, on trouve souvent une combinaison de ces lésions. Il en peut résulter des troubles persistants, tels que des leucomes dus à des opacités de la cornée (synéchie antérieure), accidents qui peuvent servir au diagnostic rétrospectif de la scrofule. Horner considère la cataracte zonulaire comme d'origine scrofuleuse.

L'*oreille* externe peut présenter des inflammations et des écoulements, puis des otites moyennes d'où résulte la carie du rocher qui détruit définitivement les organes de l'ouïe ou bien amène la mort par thrombose des sinus ou la méningo-encéphalite.

La *marche* de la scrofulose est lente et dure généralement plusieurs années. Il arrive assez souvent qu'elle débute en un point puis envahit tous les organes les uns après les autres. Dans les cas de longue durée on a observé la leucocytose. Horand aurait constaté la diminution du volume des globules rouges. La marche est loin d'être continue, on voit souvent des exacerbations en hiver, quand les enfants sont enfermés dans des appartements exigüs, et des améliorations en été quand les enfants peuvent sortir et prendre leurs ébats en plein air.

Diverses *complications* peuvent survenir au cours de la scrofule. La plus à redouter est sans contredit la tuberculose miliaire généralisée. Parfois les malades semblent presque guéris quand la tuberculose miliaire ou la méningite tuberculeuse vient brusquement les emporter, et à l'autopsie on trouve les ganglions bronchiques caséeux. Il y a eu généralisation de l'infection bacillaire. Dans un autre groupe de complications, nous placerons la dégénérescence graisseuse du foie et la dégénérescence amyloïde des glandes de l'abdomen, reconnaissable à l'albuminurie, à l'augmentation de volume et de consistance du foie et de la rate.

**III. Anatomie pathologique**. — La scrofulose donne naissance à des lésions banales et à des lésions spécifiques. Nous ne nous occuperons que de ces dernières.

Les lésions spécifiques des ganglions lymphatiques sont constituées par des tubercules dans lesquels on peut trouver des bacilles, quoique en petit nombre, localisés surtout dans les cellules géantes et manquant le plus souvent dans les foyers caséeux. C'est peut-être dans cette rareté des bacilles qu'il faut chercher la cause de la tendance à rester locale qui caractérise la maladie scrofuleuse. Au début, les ganglions sont grisâtres et rosés, plus tard, ils deviennent de plus en plus caséeux et leur coupe finit par ressembler à celle d'une pomme de terre. Quand ils se ramollissent, ils se remplissent d'un liquide séro-purulent et granuleux, et l'inflammation peut envahir le tissu conjonctif péri-glandulaire. Les ganglions caséeux peuvent quelquefois se calcifier.

**IV. Diagnostic**. — On reconnaît la maladie moins en se fondant sur un signe unique qu'en envisageant l'ensemble des symptômes ou en recherchant les bacilles dans les produits inflammatoires.

**V. Pronostic**. — Il n'est favorable que dans une certaine mesure, car bien que la scrofule ne se termine que rarement par la mort, elle peut laisser des cicatrices vicieuses, des lésions persistantes des os ou des articulations, des lésions graves et irréparables de la moelle ou des organes des sens. Enfin il ne faut pas oublier que la tuberculose miliaire aiguë est toujours menaçante.

**VI. Traitement**. — Les mesures prophylactiques à prendre à l'égard de la scrofule ressortent de son étiologie même. Il est impossible au médecin d'empêcher le mariage de deux individus déjà unis par une trop proche parenté ou cachectiques ou atteints de syphilis tertiaire, mais il pourra défendre l'allaitement à une mère elle-même entachée de tuberculose ou de scrofulose.

ou âgée de moins de dix-huit ans ou chlorotique. Il faudra alors faire nourrir l'enfant par une nourrice ou lui donner de bon lait de vache. Pour les enfants plus âgés on devra surveiller leur alimentation et veiller à ce qu'ils fassent assez d'exercice en plein air.

Quand la scrofule a fait son apparition, le traitement doit être à la fois général et local, en visant d'une part la maladie elle-même, d'autre part certains symptômes prédominants.

Le *traitement général* doit s'occuper d'abord de l'hygiène du malade, il faut régler son alimentation et prescrire l'exercice en plein air. En été on recommandera le séjour dans les montagnes ou mieux encore sur le bord de la mer, en hiver le séjour de Meran, Nice ou tout autre climat doux. Il faudra en tout cas éviter les travaux intellectuels excessifs.

Parmi les médicaments le plus important est à bon droit l'*huile de foie de morue*. On en donne une cuillerée à dessert après le premier déjeuner et autant après le dîner, aux enfants plus âgés, un peu plus ou même le double. On en combattra le mauvais goût avec une pastille de menthe prise après l'huile, et comme elle doit être donnée pendant des mois et des années il sera bon d'en suspendre l'usage pendant huit à quinze jours toutes les quatre ou six semaines; de même il sera bon de l'interrompre pendant les mois les plus chauds de l'été pour ne pas nuire à l'appétit. Chez les enfants chlorotiques il faudra préférer l'huile de foie de morue combinée au fer, mais quant à l'huile de foie de morue additionnée d'iode, nous ne lui avons jamais trouvé d'avantage notable.

On ne connaît pas la cause de l'efficacité de l'huile de foie de morue, on ne peut pas l'attribuer, comme l'ont fait certains auteurs, à la faible quantité d'iode qu'elle contient, elle est plutôt due à sa digestion et son absorption plus facile que celle des autres corps gras. On admet généralement qu'elle ne trouve son indication que dans les formes irritables de la scrofule.

On peut aussi employer utilement les préparations iodées ou ferrugineuses, ainsi que les bains iodés et salés.

Quand le rachitisme vient s'unir à la scrofule, ce qui est fréquent, nous employons de préférence la poudre de fer et de potasse comme nous l'avons indiqué au traitement du rachitisme.

On peut encore donner le sirop d'iodure de fer :

| | |
|---|---|
| Sirop d'iodure de fer............................ | 10 |
| Sirop simple........... ........................ | 20 |

Une cuillerée à café trois fois par jour après le repas.

Ou bien encore :

| | |
|---|---|
| Iodure de fer.................................. | 0.02 |
| Sucre en poudre............................... | 0.5 |

f. s. a. dix paquets, en prendre trois par jour.

J'ai aussi fait quelques essais avec la liqueur d'arsénite de potasse et j'en ai été très satisfait.

> Liq. d'arsénite de potasse...................... )
> Eau d'amandes amères........................ ) ââ 5 gr.

Trois fois par jour, trois à cinq gouttes après le repas.

On a autrefois employé dans la scrofulose des préparations de baryte, d'antimoine et de mercure, elles sont actuellement abandonnées. On a plus récemment recommandé des infusions de feuilles de noyer.

Pour préparer des bains salés à domicile on fait dissoudre dans un bain à 37° deux à cinq livres de sel marin, et le malade y reste 20 à 30 minutes. Après le bain le malade restera une heure couché dans son lit ou sur un canapé. Dans les familles pauvres on pourra utiliser le même bain plusieurs fois en y ajoutant chaque fois un seau d'eau chaude et un peu de sel pour en relever la température et en maintenir la concentration.

On trouve des bains salés dans un grand nombre de stations thermales dont nous ne citerons que les principales : Arnstadt (Thuringe), Bex (canton de Vaud), Cannstadt (Wurtemberg), Dürckheim (Palatinat), Frankenhausen (Schwarzenburg-Rudolstadt), Gandersheim (Brunswick), Gmunden (Autriche), Hall (Tyrol), Homburg (Prusse), Juliushall (Brunswick), Ischl (Salzkammergut), Kissingen (Bavière), Königsdorff-Jastrczemb (Silésie), Kösen (Thuringe), Köstritz (Gera), Kreuznach et Munster s. l. Stein (provinces rhénanes), Nauheim (Hesse-Darmstadt), Neuhaus (Bavière), Rehme-Oeynhausen (Westphalie), Reichenhall (Bavière), Rheinfelden (Argovie), Rothenfelde (Hanovre), Salzdetfurth (Hanovre), Salzhemmendorf (Hanovre), Salzschlirff (Hesse), Salzufeln (Lippe), Salzungen (Thuringe), Schweizerhall, près de Bâle, Soden en Taunus (Prusse), Soden sur Werre (Hesse-Cessel), Sodenthal (Bavière rhénane), Sulza (Thuringe), Sulzbad (Alsace), Sulzbrunn (Bavière), Wiesbaden (Nassau), Wittekind (Saxe prussienne).

Parmi les sources iodurées nous citerons surtout Tölz et Adelheidsquelle, toutes deux en Bavière.

Les meilleurs bains salés sont certainement les bains naturels et surtout les bains de mer. Depuis longtemps on a établi en Italie, en Angleterre et en France des hôpitaux maritimes pour les enfants pauvres et l'on a obtenu de la sorte d'excellents résultats ; on commence à s'en occuper sur les côtes d'Allemagne. D'après Bergeron le séjour au bord de la mer améliore considérablement la scrofule ganglionnaire, les abcès froids, les ulcères scrofuleux et les lésions articulaires, il reste sans influence sur les lésions osseuses et aggrave les eczémas et les blépharites. En France les premières observations sur les climats maritimes sont celles de Perrochaud et de Frère en 1857.

Nous n'avons pas à nous occuper ici du traitement local des manifestations scrofuleuses, car pour les unes il en a été question ailleurs, par exemple pour l'eczéma, pour les autres le traitement local n'est pas du domaine de la pathologie interne. Pour les scrofules ganglionnaires Novello a récemment préconisé la teinture de tapya à la dose de une à dix gouttes par jour, et j'ai moi-même obtenu de bons résultats avec le chlorure d'or et de sodium en pilules de 0,005 milligr. à 0,03 centigr. trois fois par jour. Kapesser recommande les frictions savonneuses qui sont approuvées par divers auteurs entre autres par Hausmann. On dissout dans un peu d'eau tiède une demi-cuillerée à une cuillerée et demie de savon mou et on se frictionne deux fois par semaine le dos et les extrémités pendant dix minutes. puis on lave à l'eau.

Dans le carreau on prescrira un bon régime, l'huile de foie de morue, la décoction de quinquina et les astringents comme le colombo et la cascarille.

# DEUXIÈME PARTIE

## SYPHILIS

*Lues venerea.*

C'est vers la fin de l'année 1494, que l'attention générale fut pour la première fois attirée par la syphilis qui venait de se répandre sous forme épidémique dans l'armée de Charles VIII pendant qu'elle assiégeait Naples. De là, la maladie s'étendit très rapidement en Espagne, en France, en Allemagne et dans d'autres pays encore. Jusqu'à une époque toute récente on a cru qu'il s'agissait d'une maladie nouvelle qu'on attribuait aux inondations ou, suivant les superstitions du moyen âge, à une conjonction fâcheuse des astres, à des pluies persistantes ou encore au commerce bestial des soldats débauchés et licencieux avec des chevaux morveux. Beaucoup pensaient que la maladie avait été rapportée d'Amérique par les matelots de Christophe Colomb, d'autres que c'était une modification de la lèpre. Aucune de ces hypothèses n'a reçu de confirmation, et l'on admet maintenant, et non sans vraisemblance, que la syphilis a existé de tous temps, mais qu'elle prit une extension inusitée dans les troupes de Charles VIII, qui la disséminèrent ensuite un peu partout.

De très bonne heure on remarqua que la contagion s'effectuait presque toujours par le commerce sexuel, et quand on vit des prêtres, des moines ou des religieuses cloîtrées atteints de la syphilis, plutôt que d'admettre sérieusement la doctrine de la contagion par l'air, on pensa plutôt et à bon droit que des rapprochements illicites avaient permis une contagion plus naturelle.

La maladie reçut au début des noms très divers, et chaque nation chercha à incriminer sa voisine, en lui attribuant la nouvelle affection, d'où les noms de mal français, mal napolitain, espagnol, allemand, etc. Le mot de syphilis vient de Fracastor (1521), qui dans son poème raconte que Syphilus, berger du roi Alkithoüs, fut frappé de cette maladie par Apollon pour ne pas lui avoir rendu les honneurs qui lui étaient dus.

La blennorrhagie, le chancre mou et la syphilis furent considérés au début comme une seule et même maladie, comme trois formes du mal vénérien provoquées par le même poison.

On pensait que la même maladie pouvait chez un individu ne provoquer qu'une affection légère et toute locale, tandis que chez un autre elle minait profondément l'organisme tout entier. Cette erreur a persisté presque jusqu'au milieu du siècle présent, malgré la haute importance de cette question dont l'intérêt n'est pas purement théorique, car aujourd'hui personne ne songe à donner du mercure pour une blennorrhagie ou un chancre mou, parce que ces affections ne produisent que des lésions toutes locales des organes génitaux.

Balfour (1767), est l'auteur de la première tentative faite pour séparer la blennorrhagie de la syphilis et pour la ranger parmi les maladies locales ; mais il fut bientôt oublié quand John Hunter (1786), prétendit avoir déterminé chez un individu sain les manifestations générales de la syphilis par l'inoculation du pus uréthral. Il est certain que Hunter n'a pas inoculé du pus blennorrhagique comme il le pensait, mais de la sécrétion d'un chancre de l'urèthre.

Bien que Benjamin Bell (1793) eut adopté les idées de Balfour, il était réservé à Ricord (1831) de montrer la différence entre la syphilis et la blennorrhagie, simple maladie locale des organes génitaux.

Ricord croyait encore à l'identité de nature du chancre mou et de la syphilis, mais deux de ses élèves, Bassereau et Clerc, les distinguèrent et rapprochèrent le chancre mou de la blennorrhagie, non pas au point de vue de sa nature, mais en tant que lésion purement locale. Cependant cette doctrine n'a pas été adoptée par tout le monde et on trouve encore des partisans de la doctrine unitaire, qui prétendent que les accidents généralisés de la syphilis peuvent survenir à la suite d'un chancre simple. Rollet a cherché à soulever toutes les difficultés en admettant le chancre mixte, qui est un chancre mou auquel est venu s'ajouter une inoculation syphilitique, par un nouveau coït impur par exemple. Il guérit en apparence comme un chancre simple, mais au bout de quelques semaines, l'on voit apparaître les accidents généraux de la syphilis.

Quand le virus syphilitique a pénétré dans l'organisme, ses manifestations suivent une marche assez régulière, que l'on peut distinguer en périodes primitive, secondaire et tertiaire. Cette règle est, comme dans toutes les maladies à évolution régulière, soumise à de nombreuses exceptions, cependant cette division en trois périodes, établie par Ricord, rend l'étude des accidents plus facile. La première période de la syphilis est essentiellement caractérisée par la production du chancre induré ; pendant la période secondaire apparaissent des lésions multiples de la peau et des muqueuses, lésions généralement superficielles ; la syphilis tertiaire enfin, donne naissance à des nodules gommeux qui peuvent siéger dans la peau ou dans les viscères, d'où le nom de syphilis viscérale sous lequel on la désigne quelquefois.

A côté de la syphilis acquise, nous devons encore placer la syphilis héréditaire, dans laquelle le virus syphilitique est transmis des parents aux enfants, avant leur naissance.

### 1. — Syphilis acquise primitive et secondaire.

I. **Étiologie.** — La syphilis est une maladie contagieuse au premier chef. Il n'y a pas de doute que le virus syphilitique ne se trouve dans le *sang* des individus atteints, car l'inoculation volontaire ou accidentelle du sang d'un syphilitique à un individu sain produit presque infailliblement la maladie. On conçoit donc que dans le coït, le sang provenant d'une déchirure ou d'une érosion des parties génitales, puisse être le véhicule de la contagion, en dehors de toute manifestation extérieure de la syphilis.

*Les sécrétions de toutes les lésions syphilitiques de la peau ou des muqueuses*, qu'elles appartiennent à la première ou à la seconde période, sont également infectieuses ; quant aux sécrétions des lésions syphilitiques tertiaires ou des gommes, leur inoculabilité n'est pas encore parfaitement établie. La sécrétion des plaques muqueuses des organes génitaux peut pendant le coït pénétrer dans une érosion des organes d'un individu sain ; la sécrétion de plaques muqueuses des lèvres peut être inoculée par le baiser dans une gerçure labiale d'une autre personne, ce sont là autant de modes de contagion de la syphilis.

Les sécrétions physiologiques des individus syphilitiques comme les larmes, le mucus nasal ou bronchique, la sueur, la salive, le lait et l'urine ne sont pas infectantes dans les circonstances habituelles, mais elles peuvent le devenir accidentellement, ainsi par exemple la salive mêlée aux produits de sécrétion de plaques muqueuses de la bouche, sera loin d'être inoffensive. Deux exceptions seulement sont à signaler parmi les produits physiologiques de l'organisme : le sperme et l'ovule. L'un et l'autre sont presque toujours infectieux et tant qu'un individu reste sous l'influence de la syphilis, il ne saurait procréer des enfants sains.

*La nature du virus syphilitique* est inconnue, mais depuis ces dernières années il devient de plus en plus probable qu'il s'agit d'un parasite végétal, d'un schizomycète. Klebs trouva dans le suc du chancre induré des cellules arrondies et des bâtonnets de 2 à 5 $\mu$ doués de mouvements lents ; il aurait réussi à les cultiver et à les inoculer au singe. Baumann, Martineau et Hamonic ont décrit des organismes analogues, tandis que Pizarewski et Aufrecht parlent de microcoques.

Dernièrement, Lustgarten, par l'emploi d'une méthode assez compliquée, a trouvé constamment des bacilles dans les produits syphilitiques (induration du chancre, plaques muqueuses, gommes, sécrétions syphilitiques), mais les tentatives de culture et d'inoculation sont restées infructueuses. Doutrelepont et Schütz, de Giacomi et d'autres encore ont confirmé les résultats obtenus par Lustgarten et ont indiqué des procédés de recherche plus simples. Enfin Doutrelepont, prétend avoir trouvé des bacilles de la syphilis dans le sang et dans le smegma préputial de syphilitiques ; il est vrai qu'Alvarez, Cornil et Tavel ont trouvé un bacille identique ou au moins très analogue dans le smegma préputial et vulvaire d'individus sains. D'après Lustgarten, les bacilles de la syphilis sont toujours contenus dans les cellules rondes et ne sont jamais libres. Quoi qu'il en soit, la question tout entière est encore à l'étude.

D'après Böck et Scheel le virus syphilitique conserve son activité quand il est étendu de 100 fois son volume d'eau, mais à la dilution de 1 pour 500 il n'est plus inoculable ; quand on le conserve dans un tube de verre, la virulence n'est pas diminuée par le froid, mais elle est détruite par une température de 40°.

La cause de contagion la plus fréquente est le *commerce sexuel*, mais ce n'est pas la seule, dans bien des cas la syphilis est due à une *contagion accidentelle*.

Nous avons déja signalé la contagion par le baiser ; de même un verre, une cuiller, une pipe, un cigare peuvent être le véhicule de l'infection lorsque ces objets ont été employés par un syphilitique et souillés par des sécrétions virulentes. On a observé la contagion par des instruments de chirurgie qui, après avoir servi pour des syphilitiques, n'avaient pas été suffisamment désinfectés : c'est ainsi qu'on a plusieurs fois constaté des infections dues au cathétérisme de la trompe d'Eustache, à l'emploi de lancettes ou de scarificateurs, ou même de rasoirs qui avaient servi à des syphilitiques. Chez les Juifs on a vu la circoncision être une cause d'infection, lorsque l'opérateur pratiquait la succion de la plaie avec des lèvres couvertes de lésions syphilitiques. Parfois une morsure ou une égratignure faite par un syphilitique a ouvert la voie à une infection consécutive. Dans les verreries on a souvent vu des épidémies de syphilis dues au transport du virus de bouche en bouche par la canne à souffler le verre. Nous ne saurions épuiser la longue liste des accidents que les malades invoquent pour se disculper.

La *syphilis professionnelle des médecins* constitue un mode de contagion accidentel et tout spécial que nous devons signaler ici. On conçoit facilement qu'un médecin, s'il a des écorchures aux doigts puisse s'infecter en examinant un malade atteint de syphilis à son insu, et de fait les exemples de cet accident abondent. Il peut encore arriver dans ces circonstances que la syphilis reste longtemps méconnue et que par suite elle soit communiquée à d'autres personnes ou qu'elle affecte une forme particulièrement grave, due à l'absence de traitement ou au mode particulier d'infection. Des sages-femmes ont pu prendre la syphilis en faisant un accouchement et puis répandre elles-mêmes à leur insu la maladie.

Bardinet (1874) rapporte l'histoire d'une sage-femme de Brives qui avait pris la syphilis en faisant un accouchement et l'avait communiquée à son mari et à toutes les femmes qu'elle avait accouchées depuis, au nombre d'une centaine. Jean Beyer (1725) avait déjà observé une épidémie analogue, où en deux mois, 40 femmes prirent la syphilis et la donnèrent à leurs maris et leurs enfants ; il y eut en tout environ 80 personnes infectées. Bleynie a observé, en 1850, à Rochechouart, une épidémie provoquée par une sage-femme qui avait l'habitude d'oindre de salive l'ombilic des nouveau-nés.

La *syphilis vaccinale* est encore une forme qui mérite une mention spéciale. Un des nombreux reproches qu'on a faits à la vaccination obligatoire, est celui d'inoculer à des enfants sains le virus syphilitique avec la lymphe vaccinale quand l'enfant qui fournit le vaccin est lui-même entaché de syphilis. La lymphe vaccinale pure, même provenant d'un sujet syphilitique n'est pas dangereuse par elle-même, c'est le mélange du sang qui la rend capable de transmettre la syphilis, aussi est-il de règle en vaccination de ne jamais

employer de vaccin qui présente à l'œil nu la moindre teinte rougeâtre. Cette
précaution suffit pour se mettre à l'abri du danger de la syphilis vaccinale.
Certains médecins, qui ont eu le malheur d'inoculer la syphilis avec la vaccine, ont prétendu avoir observé la règle précédente et en ont conclu que la
lymphe pure n'est pas toujours inoffensive. Il est naturel qu'ils aient cherché
à se disculper, mais quant à nous, nous croyons qu'avec cette précaution on
ne court aucun risque. La lymphe vaccinale examinée au microscope montre
toujours quelques globules rouges, mais cela n'a aucun inconvénient tant
qu'il n'y en a pas assez pour lui donner une teinte rouge appréciable à l'œil
nu. Il est évident d'ailleurs qu'un médecin ne songera jamais à prendre
comme vaccinifère un enfant sur lequel pèse le moindre soupçon de syphilis
héréditaire ou acquise. Le danger de la syphilis vaccinale diminue aussi notablement si l'on ne prend comme vaccinifères que des enfants sains, ayant
dépassé six mois, parce que la syphilis héréditaire se manifeste généralement avant le troisième mois et rarement après le sixième.

Les circonstances dans lesquelles se contracte la vérole font que, à part
les cas où elle est héréditaire, c'est surtout chez les *adultes* qu'on l'observe.
Chez les enfants elle peut être héréditaire ou acquise par suite de viol, de contagion accidentelle ou de négligence dans la vaccination.

La maladie est plus fréquente dans le *sexe masculin* que dans le féminin,
à cause des mœurs généralement beaucoup plus libres des hommes et aussi
parce qu'une seule prostituée syphilitique peut infecter un grand nombre
d'hommes. C'est dans les grandes villes et surtout dans les ports de mer que
la vérole est le plus fréquente à cause du plus grand relâchement des mœurs.

Le *climat* est sans influence de même que la *situation géographique*, le
virus syphilitique prospère partout où il peut trouver accès dans l'organisme
humain.

Il n'est pas prouvé que les *animaux* puissent contracter la syphilis, quoique divers auteurs prétendent avoir observé ou provoqué la syphilis chez le
lièvre, le singe ou d'autres animaux.

Dans certains pays il existe une véritable *syphilis endémique*, par
exemple sur la côte du Jutland, de l'Holstein, de la Poméranie, ou même
dans l'intérieur des terres. Elle est due au relâchement des mœurs et à
l'indifférence à l'égard de la maladie.

La syphilis une fois acquise met d'une façon presque absolue à l'abri
d'une nouvelle contagion, cependant on connaît quelques cas de *réinfection*
survenue au bout de quelques années.

L'*immunité* native à l'égard de la syphilis paraît exister, mais d'une
façon tout à fait exceptionnelle. L'immunité est généralement acquise par
une infection antérieure ou bien par suite de la syphilis héréditaire. On
aurait même constaté l'immunité chez des enfants sains, nés de parents
syphilitiques. De plus, la mère d'un enfant syphilitique de par son père,
peut rester saine et ne pas contracter la syphilis même inoculée.

Il n'y a pas d'*antagonisme* entre la syphilis et les autres maladies infectieuses telles que la fièvre typhoïde, la pneumonie, l'érysipèle, etc. Cependant on a parfois vu les manifestations de la syphilis rétrocéder sous l'in-

fluence d'une autre maladie infectieuse et ne plus reparaître après; ou bien respecter les régions qui avaient été le siège d'un érysipèle.

**II. Symptômes.** — La syphilis fait partie des maladies infectieuses chroniques, c'est exceptionnellement qu'on la voit évoluer rapidement et se terminer par la mort au bout de peu de temps. Elle dure d'habitude des mois et des années, et pendant toute la vie on peut voir survenir des recrudescences.

D'une façon générale la maladie évolue de la façon suivante : Aussitôt après la contagion et pendant quelques semaines on n'observe aucune manifestation, c'est la période d'incubation ; puis, au lieu d'inoculation apparaît le chancre induré constitué par un noyau dur ou une ulcération à bords cartilagineux, en même temps que se gonflent les ganglions lymphatiques du voisinage. Il s'écoule alors une nouvelle période sans manifestation d'aucune sorte, que certains auteurs qualifient de seconde incubation. Pendant ce temps le virus syphilitique se répand dans tout l'organisme pour produire des manifestations généralisées sur la peau et les muqueuses. C'est cette série d'éruptions, appelées syphilides, qui constitue ce que Ricord désignait du nom de période secondaire, par opposition à la période primaire pendant laquelle le chancre constitue la seule manifestation, division sans doute schématique, mais réalisée dans la plupart des cas.

Dans beaucoup de cas, surtout lorsque la maladie a été négligée, survient la période tertiaire. Tandis que dans la période secondaire le condylome plat de la peau et des muqueuses constitue l'accident le plus fréquent et le plus typique, d'où le nom de stade condylomateux, dans la période tertiaire, apparaissent des tumeurs, les gommes, non seulement dans la peau et les muqueuses, mais aussi dans les viscères. Leur ramollissement entraîne souvent des désordres graves et qui menacent souvent l'existence et elles ont mérité à ce stade de la maladie le nom de période gommeuse.

Parfois enfin la maladie se termine par une période de cachexie syphilitique et de complications.

Le *stade d'incubation* de la syphilis dure environ trois à quatre semaines, mais on connaît des cas d'incubation prolongée ou plus rarement écourtée. C'est naturellement dans les cas d'incubation expérimentale sur un sujet sain qu'on a pu déterminer avec le plus de précision la durée de l'incubation ; la plus courte a été de 10 jours, la plus longue de 44, cependant V. Sigmund aurait observé un cas de 56 jours.

La première manifestation de la syphilis est le chancre induré, chancre dur, accident primitif ou chancre huntérien. Il siège généralement aux organes génitaux : chez l'homme au prépuce, sur ses faces interne ou externe ou sur son bord libre, sur la peau de la verge, dans le sillon balano-préputial, plus rarement sur le frein, au méat ou même dans l'urèthre, ces derniers cas constituent les chancres larvés, cachés ou uréthraux ; chez la femme, le chancre induré se rencontre surtout aux grandes lèvres, à la fourchette, plus rarement sur le repli clitoridien, sur le mont de Vénus ou sur le col de l'utérus.

Le chancre étant la première manifestation du poison syphilitique dans le point où il a fait irruption dans l'organisme, on conçoit que son siège soit très variable suivant les hasards de la contagion. On l'a observé aux lèvres, à la langue, aux paupières, au pavillon de l'oreille, aux doigts, au mamelon, à l'ombilic ou au bras à la suite de la vaccine. Les médecins américains ont signalé la fréquence du chancre de l'amygdale qu'ils attribuent à des rapports sexuels contre nature *ab ore*, cependant leur origine peut sans doute être différente. Les chancres extra-génitaux guérissent d'habitude très lentement, ce qui peut tenir à la moindre richesse du réseau lymphatique.

Dans les cas types, le chancre est unique, de forme allongée et en moyenne de la grandeur d'un haricot, l'induration, de consistance cartilagineuse, est nettement limitée. Dans les chancres de la face interne du prépuce, on peut facilement sentir l'induration en saisissant le prépuce entre les doigts. Au-dessus de l'induration la peau s'amincit graduellement, rougit, et devient luisante et comme vernissée, sa surface fournit parfois une sécrétion peu abondante qui en se desséchant peut former une croûte mince. La palpation du chancre induré est peu ou pas douloureuse et ne détermine pas d'hémorrhagie, à la différence du chancre mou.

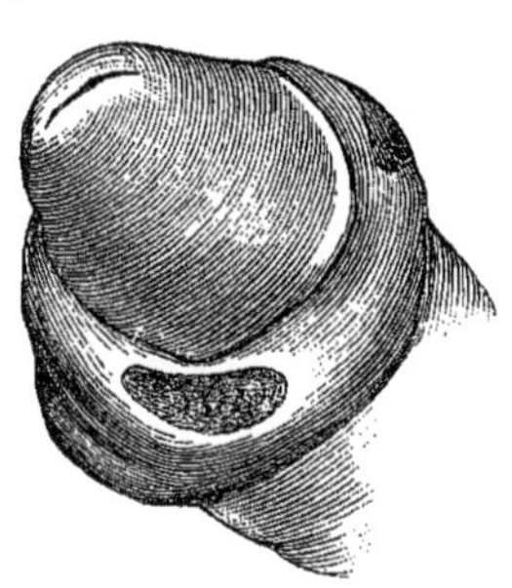

FIG. 73. — *Chancre induré érosif et annulaire du prépuce.* (Obs. personnelle.) Clinique de Zurich.

Dans des cas rares, le chancre infectant est ulcéreux, il y a une perte de substance profonde et creusée en cratère, mais les bords présentent toujours la même dureté cartilagineuse, on peut même observer la gangrène et le phagédénisme, l'ulcération envahissant les parties voisines.

Un point important pour le diagnostic différentiel avec le chancre simple est la multiplicité fréquente de ce dernier, tandis que le chancre syphilitique est presque toujours unique.

Le chancre peut présenter diverses variétés de forme : ainsi quand il siège sur une rhagade il devient allongé et superficiel ; sur le gland il n'est pas rare de le voir s'étaler largement en surface ; l'induration peut être très mince, comme une feuille de parchemin ou de papier, et passer facilement inaperçue (chancre parcheminé, papyracé) ; souvent il peut se développer dans un follicule pileux, il est alors saillant, papuleux, et pourrait être confondu avec un bouton d'acné.

Abandonné à lui-même, le chancre induré peut persister plusieurs mois, sa guérison s'accuse d'abord par la dépression de son centre en ombilic. Il disparaît souvent sans laisser de traces, mais s'il a été ulcéreux, il laisse souvent une cicatrice blanche entourée d'un liseré pigmentaire.

La résorption du chancre est souvent incomplète, il reste une légère induration couverte d'une peau un peu rouge, qui peut de nouveau augmenter de volume et de consistance ; cette modification est souvent le prélude d'autres accidents sur la peau ou les muqueuses ; l'ulcération peut aussi reparaître. c'est alors le chancre récidivant.

La *structure histologique de l'induration chancreuse* a été étudiée récemment par V. Biesiadecki, Auspitz et Unna. L'altération débute dans les vaisseaux de la peau par l'accumulation dans la tunique adventice de cellules rondes qui s'infiltrent également dans le tissu conjonctif voisin. Pendant ce temps, les faisceaux de tissu conjonctif s'épaississent, les cellules proliférées pénètrent aussi les tuniques moyenne et interne des artères ; les cellules endothéliales se gonflent et font saillie dans la lumière du vaisseau, qu'elles rétrécissent : c'est une véritable endartérite oblitérante aiguë. Les vaisseaux lymphatiques sont intéressés à leur tour, leurs parois et leur voisinage montrent une prolifération cellulaire active, mais leur calibre reste toujours béant. Toutes ces altérations débutent dans les vaisseaux les plus superficiels et se propagent ensuite vers les vaisseaux profonds.

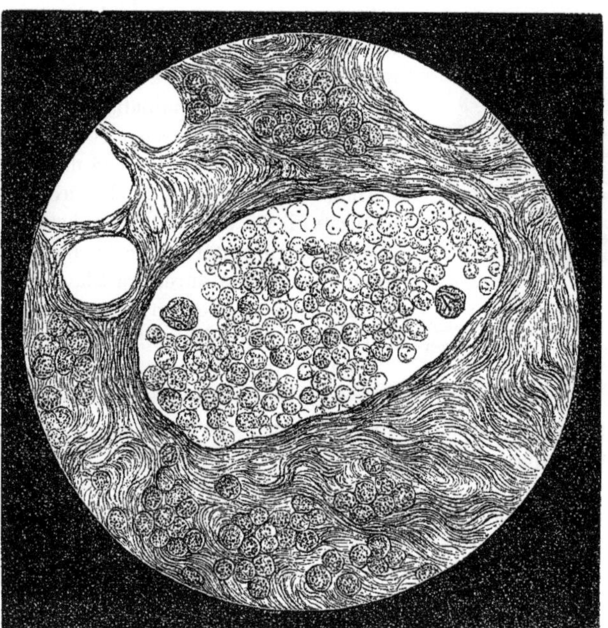

FIG. 74. — *Bacilles de la syphilis dans un chancre induré.* D'après LUSTGARTEN.

L'épiderme participe aussi aux lésions, les prolongements interpapillaires de l'épiderme pénètrent plus profondément, puis sont amincis par la pression latérale du derme tuméfié et infiltré de cellules embryonnaires. Des cellules embryonnaires pénètrent dans les couches profondes de l'épiderme et peuvent y former des nids, quelquefois on peut y voir pénétrer des bacilles de la syphilis.

Parmi les *complications du chancre dur* nous citerons particulière-

ment le phimosis, la balanite, la posthite, la balano-posthite et le paraphimosis, qui surviennent surtout dans le cas où le chancre siège à la face
interne du prépuce, dans le sillon balano-préputial ou sur le gland. Le phimosis et la balano-posthite seront combattus par des applications froides et
des injections sous le prépuce, pour permettre de découvrir l'ulcère. Le
paraphimosis est dû à ce que le prépuce a été violemment rétracté alors
qu'il est retenu par un chancre induré du sillon. Dans ces cas on voit souvent l'ulcère se renverser en arrière tout d'une pièce à peu près comme le
cartilage tarse d'une paupière qu'on retourne. Les chancres du méat provoquent du chatouillement et de la douleur en urinant, ils peuvent même
gêner la miction; ceux de l'urèthre déterminent un écoulement qui peut
être pris pour une blennorrhagie, mais par la palpation de l'urèthre on sent
facilement l'induration. Chez la femme, il n'est pas rare de voir le chancre
perdre ses caractères et se transformer en une plaque muqueuse, on trouve
alors les accidents d'une syphilis constitutionnelle sans qu'il soit possible
de découvrir l'accident primitif. La peau de la verge, du scrotum ou des
grandes lèvres présente parfois un œdème dur qui peut persister des mois.

Pendant que le chancre se développe, les *ganglions lymphatiques*, et
souvent aussi les vaisseaux sont le siège d'altérations remarquables.

Dans le chancre de la verge, il n'est pas rare de sentir les lymphatiques
de la face dorsale de l'organe comme des cordons durs, arrondis, souvent
bosselés, indolents à la pression; on peut même, dans certains cas rares,
voir cette lymphangite aboutir à la suppuration.

Les ganglions inguinaux sont tuméfiés, et généralement en grand nombre. Souvent un côté est plus atteint que l'autre, et les différents ganglions du même côté présentent des volumes très divers; quelquefois les
ganglions ne sont altérés que du côté de la lésion primitive. Les ganglions
atteignent souvent le volume d'une noix et même plus, de sorte que leur
ensemble peut être senti sous la peau sous forme de grosses masses mamelonnées; ils ne sont pas sensibles à la pression et la peau qui les recouvre glisse facilement sur eux et n'éprouve aucune modification. Ces bubons
sont multiples et indolents.

Ils persistent souvent des mois et des années, parfois il en reste des
traces toute la vie, et quand on suit les malades de près on reconnaît que
la tuméfaction des ganglions présente souvent des variations. Dans ces cas,
les ganglions peuvent subir la caséification, la calcification ou la dégénérescence amyloïde (Virchow). Si les malades marchent beaucoup et exposent la région à des traumatismes, on peut voir survenir une inflammation secondaire.

Les chancres extra-génitaux déterminent de même le gonflement des
ganglions lymphatiques voisins. Dans le chancre de la lèvre les ganglions
sous-maxillaires d'un côté sont tuméfiés et indolents, dans trois cas personnels le ganglion sous-maxillaire médian formait une tumeur saillante
du volume d'un œuf de pigeon; dans le chancre du doigt, ce sont les ganglions épitrochléens et axillaires qui sont intéressés. Ce sont là des faits
d'une grande utilité dans le diagnostic des cas douteux.

Après l'apparition du chancre et de l'adénopathie, il s'écoule un certain temps sans nouvelle manifestation, qu'on appelle la *deuxième période d'incubation*. Sa durée est très variable, en moyenne de six à sept semaines. de sorte que ce n'est que neuf à onze semaines après le coït suspect qu'on voit apparaître de nouvelles lésions. Dans quelques cas particulièrement heureux, rien n'apparaît et la maladie semble s'arrêter à sa manifestation initiale; d'autres fois la seconde incubation n'est pas absolument silencieuse, les malades sont pâles et défaits, deviennent tristes, et éprouvent un état de malaise vague.

La *période secondaire* de la syphilis débute souvent par de la fièvre, la *fièvre éruptive syphilitique*, qui peut s'accompagner souvent de frissons ou de frissonnements. Cette fièvre du type rémittent dure souvent plus d'une semaine, et peut même s'accompagner de phénomènes typhoïdes. Comme on peut y observer le *gonflement de la rate* et des taches rouges de roséole, on peut à cette période confondre la syphilis avec la fièvre typhoïde; si la roséole est très abondante et constitue un véritable érythème, on pourrait la confondre avec la rougeole ou la scarlatine. Ajoutons encore qu'on peut observer l'albuminurie et que l'urine peut contenir des cylindres, des cellules arrondies et des globules rouges. En général, tous ces accidents s'améliorent rapidement par le traitement mercuriel, mais dans quelques cas, heureusement rares, la syphilis prend une marche aiguë, c'est la syphilis aiguë maligne de Guibout. On voit alors les accidents se multiplier et s'entasser simultanément ou successivement et par leur nombre et leur gravité mettre en danger la vie du malade. Il semble que la faiblesse de la constitution, et la misère physiologique sont les circonstances qui favorisent l'apparition de cette forme maligne. Bälz a signalé une forme hémorrhagique de la syphilis, dans laquelle il se fait des hémorrhagies non seulement dans la peau, mais aussi par les fosses nasales, les voies aériennes, l'estomac, l'intestin et les reins. Dans un cas de Bälz, ces accidents entraînèrent la mort au bout de dix jours.

Dans la période secondaire, le gonflement des ganglions lymphatiques superficiels s'étend et atteint presque tous les ganglions; d'autres fois la tuméfaction ganglionnaire est limitée à certaines régions où les ganglions sont irrités par la pression des vêtements ou par quelque blessure. Chez les scrofuleux, les ganglions deviennent parfois énormes, ce sont ce qu'on appelle les *bubons strumeux*. Il est probable que le gonflement ne s'étend pas seulement aux ganglions sous-cutanés, mais qu'il envahit aussi les ganglions profonds.

On a prétendu que le gonflement de certains groupes de ganglions, serait caractéristique de la vérole, et que l'engorgement des glandes cervicales et épitrochléennes, ne s'observerait que dans la syphilis, mais cette opinion n'est pas généralement admise.

Les *lésions histologiques des bubons indolents* consistent en un épaississement du réticulum conjonctif avec une augmentation des éléments cellulaires. Les cellules endothéliales des sinus lymphatiques sont tuméfiées et leurs noyaux sont proliférés; la tunique adventice et la tunique moyenne des vaisseaux sont infiltrées de cellules rondes ; la capsule du ganglion est elle-même épaissie. Quand spontanément ou sous l'influence du traitement, la résolution se fait, les cellules deviennent graisseuses et forment un détritus qui est graduellement résorbé. Dans quelques cas, les ganglions se caséifient ou se calcifient ou bien peuvent aboutir à la suppuration.

La deuxième période de la syphilis est particulièrement caractérisée par des lésions de la peau et des muqueuses. En général c'est aux lésions de la peau qu'on réserve le nom de *syphilides*, mais à tort, car au fond les lésions des muqueuses sont tout à fait analogues.

Sur la peau l'on observe des éruptions érythémateuses, papuleuses, vésiculeuses et pustuleuses.

Les syphilides érythémateuses ouvrent généralement la scène, et parmi elles la plus fréquente est la *roséole syphilitique*. Des taches rouge brun de la grandeur d'une lentille et au-dessus sont disséminées ou parfois confluen-

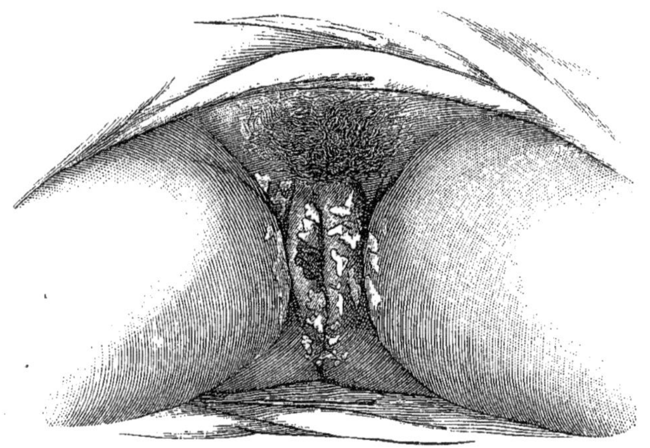

Fig. 75. — *Condylomes plats de la région génitale et génito-crurale de la femme.* (Obs. personnelle. Clinique de Zurich.)

tes sur le tronc, ou quelquefois sur les membres ou au front à la limite du cuir chevelu. Au début, elles s'effacent complètement par la pression, plus tard une tache jaunâtre ou jaune brunâtre persistante montre qu'à l'hyperhémie s'est jointe une certaine exsudation dans la peau. L'abondance de ces taches est extrêmement variable, il en est de même de leur durée ; elles disparaissent en peu de jours par le traitement spécifique, mais j'ai plusieurs fois vu la roséole apparaître très abondante et très nette, au cours d'un traitement par l'onguent napolitain, puis s'effacer très rapidement. Après la roséole on observe parfois une légère desquamation.

Pour examiner une roséole syphilitique, il faut déshabiller le malade et le laisser découvert une ou deux minutes : la peau saine pâlit sous l'influence du froid et la roséole se montre plus nette, il faut cependant éviter de confondre avec la roséole les marbrures de la peau qui peuvent apparaître sous l'action de l'air froid sur les parties découvertes.

Beaucoup plus rarement que l'érythème circonscrit, on peut observer *l'érythème syphilitique diffus*, très fugace et qui ne dure que quelques jours.

Parmi les syphilides papuleuses, la plus fréquente et la plus importante au point de vue diagnostique est le *condylome plat* ou *plaque muqueuse de la peau*. Cette lésion est tellement fréquente que Ricord a pu désigner la période qui nous occupe du nom de stade condylomateux de la syphilis.

Les condylomes siègent le plus souvent, chez l'homme, au pénis ou aux bourses, plus rarement sur le gland ou le feuillet interne du prépuce ; chez la femme aux grandes lèvres. Dans les deux sexes on les rencontre fréquemment à l'anus, à la face interne des cuisses, dans le pli inguinal, à l'ombilic, dans les plis sous-mammaires, dans les aisselles, aux commissures des lèvres, dans le sillon naso-labial, aux paupières et même au pavillon de l'oreille. On peut en voir encore sous les ongles et entre les doigts et les orteils : les ulcérations entre les orteils doivent toujours faire soupçonner la syphilis.

Les condylomes sont fréquents partout où deux surfaces cutanées sont appliquées l'une contre l'autre, et l'on voit souvent les plaques se correspondre de l'une à l'autre des deux faces en contact. Si l'on suit de près leur développement on constate que quand une plaque apparaît en un point il en apparaît bientôt une autre dans le point opposé ; ce fait s'observe très facilement sur les grandes lèvres, dans le pli cruro-génital, à l'anus et sous les seins. Il s'agit là d'une véritable inoculation, et de fait la sécrétion des condylomes plats est extrêmement virulente ; inoculée à un individu sain, elle produit un chancre dur, inoculée à un syphilitique, elle produit des pustules et des ulcérations qui offrent une certaine analogie avec le chancre mou.

Le condylome plat dans son complet développement forme une élevure plate de la peau, couverte d'une sécrétion visqueuse, grisâtre, souvent fétide, elle est quelquefois très étendue et peut suivant son siège causer de la gêne, des sensations de brûlure et de démangeaison au scrotum, et la douleur à l'anus pendant la défécation.

Les condylomes ont une très grande importance au point de vue de la contagion accidentelle de la syphilis. Quand ils siègent aux lèvres, la maladie peut se transmettre par le baiser, ou par l'usage du verre, de la pipe, de la fourchette ou de la cuiller qui ont servi à un sujet syphilitique. De même des nourrissons peuvent être infectés par des plaques muqueuses du mamelon de la mère ou de la nourrice.

Les condylomes plats débutent par une large élevure papuleuse rouge ou rouge brun et qui n'est pas humide dès le commencement, mais en raison de leur siège, l'épiderme se détache par la macération et les élevures deviennent humides et suintantes. Des conditions inverses de sécheresse amènent la guérison : la sécrétion tarit, la surface de la plaque devient lisse et prend une couleur brun rouge, la plaque s'affaisse et pâlit, mais il persiste longtemps une tache brune ou bleuâtre qui ne s'efface pas à la pression et qui est due à du sang épanché dans le tissu.

Les *lésions histologiques* qui caractérisent le condylome plat sont les suivantes : infiltration de cellules rondes dans le derme, dilatation des vaisseaux dont la membrane adventice est remplie de petites cellules, augmentation de volume des papilles, entre lesquelles pénètrent profondément les prolongements interpapillaires du corps muqueux, et desquamation de l'épiderme. Aufrecht et Lustgarten ont décrit des microbes dans les plaques muqueuses, mais tandis qu'Aufrecht a trouvé des micrococques généralement groupés deux à deux, colorables par la fuchsine, ce sont des bacilles qu'a trouvés Lustgarten.

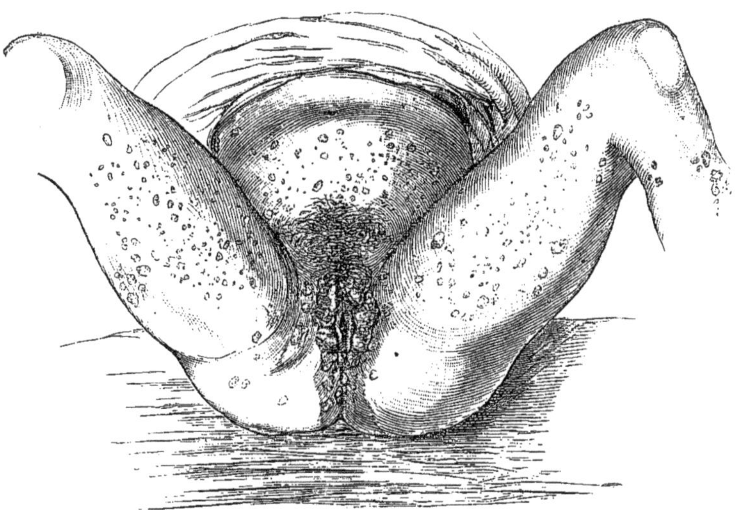

Fig. 76. — *Condylomes plats des organes génitaux et de l'anus avec une éruption étendue de syphilides papuleuses.* (Obs. personnelle. Clinique de Zurich.)

Le *lichen syphilitique* et le *psoriasis syphilitique* peuvent être placés à côté des condylomes dans les syphilides papuleuses. Dans le lichen, on trouve des groupes de petites papules lenticulaires d'un brun rouge tandis que dans le psoriasis syphilitique ce sont de grandes papules plates couvertes de minces squames épidermiques. Il est rare de trouver, comme dans le psoriasis vulgaire, d'épaisses squames nacrées, mais en revanche le psoriasis syphilitique est caractérisé par son siège : les coudes et les genoux du côté de l'extension sont indemnes, et il affecte une préférence marquée pour la plante des pieds et la face palmaire des mains et des doigts. Quelques auteurs prétendent même que le psoriasis palmaire et plantaire est toujours syphilitique. Il n'est du reste pas rare de voir le psoriasis de ces régions présenter un aspect un peu différent. Il apparaît d'abord sous l'épiderme une tache rouge qui devient bientôt saillante, l'épiderme s'amincit

et au niveau de la papule se fait une perte de substance comme taillée à
l'emporte-pièce, la papule luisante d'abord devient ensuite squameuse.
D'autres fois le psoriasis apparaît comme un épaississement assez étendu
de l'épiderme, d'où le nom de psoriasis corné.

Les syphilides vésiculeuses ne sont pas fréquentes dans la syphilis acquise,
ce sont la *varicelle syphilitique* et le *pemphigus syphilitique*. Dans le
premier cas il s'agit d'une éruption plus ou moins abondante de vésicules
du volume d'une lentille ou d'un pois, généralement entourées d'une auréole
rouge et contenant un liquide clair. On rencontre souvent ces vésicules
entre les doigts, à la paume de la main ou à la plante des pieds.

Parmi les syphilides pustuleuses, nous trouvons l'*acné syphilitique*
et l'*impétigo* ou *ecthyma syphilitique*. Dans l'acné syphilitique, les glandes

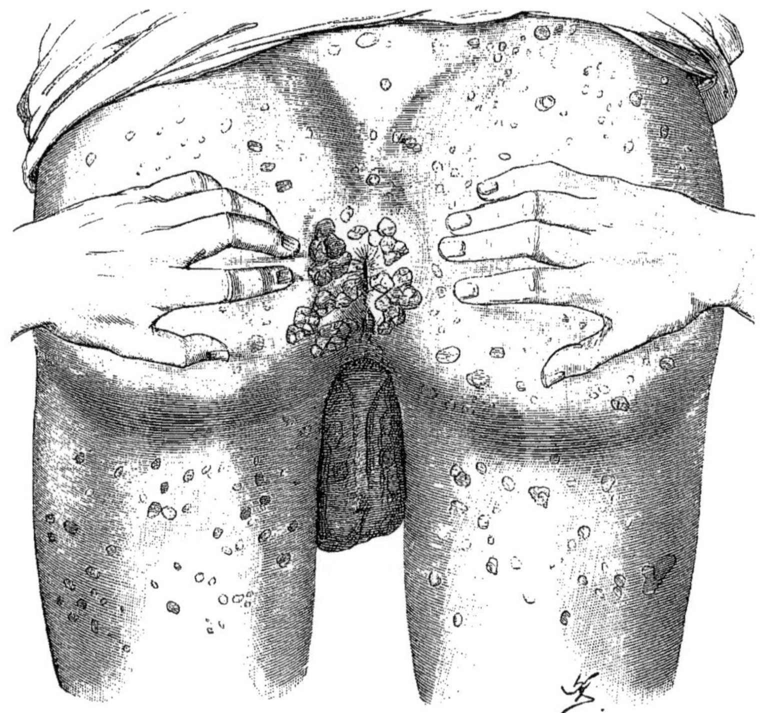

Fig. 77. — *Condylomes plats de l'anus et du scrotum, avec une éruption étendue de syphilides papulo-squameuses.* (Obs. personnelle. Clinique de Zurich.)

sébacées de la peau sont enflammées ; l'impétigo et l'ecthyma qu'on a cherché
à distinguer l'un de l'autre forment de grosses pustules et en guérissant
laissent sur le front des cicatrices blanches qui font facilement reconnaître
la syphilis.

Les lésions syphilitiques des muqueuses présentent une grande analogie avec celles de la peau. La plus précoce et la plus constante est l'*angine syphilitique*. La muqueuse de la gorge présente une rougeur sombre ou violacée, nettement limitée en avant au niveau de l'insertion du voile du palais sur la voûte et accompagnée de gonflement et d'une sécrétion abondante. J'ai souvent observé dans la gorge et la bouche une roséole parfaitement nette, caractérisée comme sur la peau par des taches hyperhémiques. Parfois il se fait des érosions folliculaires superficielles de la muqueuse. Les lésions les plus importantes sont les condylomes larges ou *plaques muqueuses* qu'on observe le plus souvent sur les amygdales, mais qu'on peut trouver aussi sur le voile du palais, la muqueuse des joues, la langue et les lèvres. Leur développement est souvent favorisé par des causes d'irritation locale : chez les fumeurs, elles surviennent souvent sur les lèvres et sur la langue ; chez les gens qui ont de mauvaises dents, on les observe sur les joues et la langue, etc. Ce sont des élevures grisâtres ou d'un blanc bleuâtre, nacrées, ce qui leur a fait donner le nom de plaques opalines. La desquamation continue de l'épithélium peut amener des érosions ou même de petites hémorrhagies, des ulcérations anfractueuses et plus tard des cicatrices des amygdales, de la luette ou même la chute complète de ce dernier organe.

De même que la muqueuse de la bouche et de la gorge, la muqueuse des *fosses nasales et du larynx* peut présenter de l'érythème, de la roséole ou des plaques muqueuses. Les lésions de la pituitaire s'accusent par une sensation de brûlure, de démangeaison, de sécheresse et par de la douleur accompagnée parfois d'une sécrétion sanguinolente et fétide. Du côté du larynx, c'est une sensation de chatouillement, un besoin de tousser et de l'enrouement. Quant aux lésions anatomiques, on les reconnaît facilement par l'examen rhinoscopique ou laryngoscopique.

L'angine syphilitique peut se propager par la trompe d'Eustache et amener une *otite*. Moos et Roosa ont de plus montré dernièrement que parfois aussi les troubles de l'audition peuvent être dus à une périostite interne du rocher ou à des lésions du labyrinthe.

La liste des accidents de la syphilis secondaire n'est pas encore épuisée avec les lésions cutanées et muqueuses que nous venons d'étudier. La peau peut perdre sa tension et son éclat et devenir sèche, fendillée et squameuse.

L'*alopécie syphilitique* amène une chute rapide non seulement des cheveux, mais parfois des sourcils, de la barbe et des poils du pubis, et l'on trouve assez répandue chez les gens du monde l'idée que la calvitie précoce peut être une conséquence de la débauche.

Les ongles présentent souvent des lésions spécifiques caractérisées tantôt par des lésions inflammatoires du repli sus-unguéal et du lit de l'ongle (*paronyxis syphilitique*), tantôt par des lésions de l'ongle lui-même (*onyxis syphilitique*). Dans le premier cas le point de départ est un condylome ou une syphilide pustuleuse du repli sus-unguéal qui a envahi le lit de l'ongle, l'a détaché et a entraîné des troubles dans sa nutrition. Il peut aussi se développer une gomme dans le périoste sous-unguéal. Elle soulève l'ongle d'abord, puis quand elle se ramollit, l'ulcération envahit le lit de l'ongle. Enfin il peut aussi se produire primitivement des troubles trophiques de l'ongle qui devient sec, cassant, s'épaissit, s'effrite par son bord antérieur et se détache de son lit.

Les *aponévroses et les tendons* sont souvent douloureux à la pression surtout au moment de la fièvre syphilitique. Les *bourses muqueuses* et les *gaines tendineuses* sont parfois aussi le siège de douleurs vives et de gonflement. Souvent enfin on observe des *douleurs musculaires et articulaires*, ces dernières peuvent s'accompagner de gonflement et simuler un rhumatisme articulaire aigu.

Beaucoup de malades présentent des *douleurs osseuses* surtout au tibia et aux os du crâne. Tantôt les douleurs sont profondes et mal localisées, tantôt certains points bien limités sont le siège d'une très vive sensibilité à la pression. Ces douleurs peuvent ne s'accompagner d'aucun phénomène objectif, mais on peut quelquefois trouver une tuméfaction du périoste qui est sensible à la palpation et forme même une saillie visible avec rougeur, gonflement et chaleur de la peau. Beaucoup de malades ont dans les premières heures de la nuit des douleurs térébrantes, dites *douleurs ostéocopes* qui ne cessent que vers le matin après une légère diaphorèse.

A la fin de la période secondaire, et comme transition de la période secondaire à la période tertiaire, apparaissent souvent des lésions oculaires. La plus fréquente est l'*iritis* qui tantôt ne présente rien de spécial et tantôt est caractérisée par des gommes de l'iris et surtout de petits nodules jaunes ou bruns au pourtour de la pupille. La choroïde peut aussi être atteinte par la vérole et ici se présentent des formes très variées : des iridochoroïdites, des choroïdites séreuses, des choroïdites pigmentaires disséminées (Hock), beaucoup d'ophtalmologistes considèrent même la choroïdite disséminée comme un signe certain de syphilis. La rétine et le [nerf optique peuvent aussi être atteints de rétinite et de névrite. Enfin la cornée est susceptible de s'enflammer, il apparaît de petits foyers grisâtres de la grosseur d'une tête d'épingle qui constituent la kératite ponctuée de Mauthner.

Bon nombre de malades présentent divers *troubles nerveux*. Fournier a montré la fréquence d'anesthésies circonscrites, surtout aux mains et aux avant-bras. On a encore observé des névralgies, la paralysie faciale ; dans un cas personnel j'ai vu survenir peu de temps après la roséole une chorée qui guérit par le traitement mercuriel ; des insomnies persistantes, la mélancolie ont encore été observées.

Le traitement spécifique régulièrement suivi peut souvent, mais non toujours, empêcher l'apparition des accidents tertiaires de la syphilis. D'anciens auteurs ont prétendu que les accidents dits tertiaires n'appartiendraient pas à la syphilis, et seraient des phénomènes [d'intoxication dus au traitement mercuriel. Bien souvent des malades présentent des lésions de syphilis tertiaire sans qu'on puisse trouver sur eux aucune trace d'accidents secondaires et sans qu'ils aient jamais pris la moindre dose de mercure ; ils ignorent même qu'ils ont la syphilis. Cela se voit chez des individus qui n'ont aucune raison pour induire le médecin en erreur, de sorte qu'il faut bien admettre que les accidents primitifs et secondaires ont passé inaperçus. Aucun syphilitique, même après le traitement le plus énergique, n'est à l'abri des accidents tertiaires. Il a pu se marier, procréer des enfants sains, rester indemne pendant 10, 20 et même 30 ans, lorsque tout à coup sa quiétude est troublée par l'explosion de nouvelles manifestations de l'infection restée jusque-là latente.

Tandis que la période secondaire de la syphilis est caractérisée par la plaque muqueuse et le condylome, c'est la gomme qui constitue la lésion typique de la période tertiaire, d'où le nom de période gommeuse que lui avait donné Ricord. Nous étudierons les diverses formes de la syphilis tertiaire d'une façon plus complète dans les chapitres suivants.

Les lésions tertiaires présentent souvent une marche traînante et peuvent durer plusieurs années. Il n'est pas rare de voir les organes se prendre l'un après l'autre et dès que l'un est guéri, un autre présenter de nouvelles manifestations. Parfois ces localisations sont déterminées par de mauvaises habitudes hygiéniques, ou par des lésions antérieures, c'est ainsi que la syphilis frappera le cerveau des individus qui se livrent à des travaux intellectuels excessifs, ou le foie chez des buveurs, etc.

La *cachexie syphilitique* termine surtout les cas restés sans traitement, et il n'est pas nécessaire pour cela que les lésions tertiaires aient fait leur apparition ou que la suppuration ait amené l'épuisement. Le malade devient pâle, perd ses forces, et meurt dans le marasme si le traitement arrive trop tard.

Parmi les *complications de la syphilis* il faut signaler : la dégénérescence amyloïde de divers organes (même en l'absence de suppuration prolongée) ; la phtisie pulmonaire, la néphrite chronique, les anévrysmes et les psychopathies. Schwimmer a décrit sous le nom de syphilis pigmentaire la production de taches brunâtres sur la peau, il ne faut pas la confondre avec la leucodermie syphilitique (syphilide pigmentaire des auteurs français). Celle-ci s'observe chez les femmes et siège autour du cou, dans des régions où il a existé précédemment des taches de roséole ou des papules, et se présente sous forme de taches blanches et décolorées que Riehl attribue au transport du pigment de couches inférieures de l'épiderme dans le derme par les cellules migratrices. J'ai vu une fois, chez un homme, la syphilis déterminer une hypertrophie générale de l'épiderme, une véritable ichtyose, ou keratosis syphilitica. C'est un phénomène qui s'observe fréquemment à la paume des mains ou à la plante des pieds, et souvent en même temps que des rhagades douloureuses.

La gravité de la syphilis tient surtout à ce fait qu'on n'est jamais assuré contre ses retours offensifs. Ceux-ci s'accompagnent assez souvent de fièvre et de tuméfaction de la rate ; parfois ils sont déterminés par une lésion accidentelle antérieure, et il est à remarquer que chez les syphilitiques les plaies guérissent souvent difficilement et que la cicatrisation n'est obtenue que si l'on fait intervenir le traitement antisyphilitique. Il est cependant fréquent qu'un traitement spécifique complet institué dès le début des accidents secondaires n'empêche pas les rechutes, qui consistent alors le plus souvent en plaques muqueuses de la bouche et de la gorge, mais les rechutes, qui au début survenaient toutes les six ou huit semaines, deviennent graduellement plus rares et cessent complètement au début ou dans le cours de la deuxième année.

**III. Diagnostic.** — Le diagnostic de la syphilis est loin d'être toujours facile et à tous les stades de la maladie il peut offrir de sérieuses difficultés.

Le *chancre mou* se distingue du chancre induré par son apparition très peu de temps après le coït suspect, par sa multiplicité fréquente, sa suppuration abondante : il est douloureux et saigne facilement à la palpation, la base de l'ulcère ne présente pas d'induration nettement limitée ; les ganglions inguinaux ne sont intéressés que d'un côté, ils sont douloureux, surtout l'un ou un petit nombre d'entre eux.

Il ne faut pas oublier qu'un ulcère peut offrir au début l'aspect d'un chancre mou et ne présenter que plus tard les caractères du chancre infectant, constituant un *chancre mixte*, de sorte que pour être sûr qu'il n'y a pas d'infection syphilitique à craindre, il faut maintenir le malade en observation pendant quelque temps et même après la cicatrisation du chancre simple.

Un *chancre extra-génital* peut être facilement méconnu en raison de son siège anormal, par exemple lorsqu'il siège à la lèvre, au doigt, à la paupière, au pavillon de l'oreille, au mamelon, à l'anus, etc. On doit soupçonner la syphilis lorsque le malade s'étant exposé à la contagion présente une ulcération particulièrement rebelle aux pansements habituels. Cette hypothèse se confirme par le fond dur, nettement limité et parfois saillant de l'ulcère, mais surtout par le gonflement indolent des ganglions lymphatiques de la région qui, dans le chancre de la lèvre, atteint les ganglions sous-maxillaires, dans le chancre du doigt atteint les ganglions épitrochléens ou axillaires, les ganglions latéraux du thorax ou les axillaires dans le chancre du mamelon, etc. Je connais plusieurs cas où la syphilis contractée par des médecins dans l'exercice de leur profession était restée méconnue jusqu'à l'apparition d'accidents secondaires incontestables.

Le *diagnostic des accidents secondaires* est particulièrement difficile quand l'accident primitif a disparu et qu'il s'agit de savoir par exemple si un exanthème est d'origine syphilitique ou non.

Les principaux caractères diagnostiques sont les suivants :

*a*) Les éruptions syphilitiques *ne sont pas prurigineuses*.

*b*) Les éruptions syphilitiques présentent une *couleur brun rouge, cuivrée*, qui tient à ce que, au niveau des lésions, des globules rouges sortis des vaisseaux par diapédèse restent infiltrés dans le tissu et le colorent par leur hémoglobine altérée.

*c*) Les éruptions syphilitiques sont souvent *polymorphes*, c'est-à-dire que les divers éléments éruptifs présentent un aspect très différent, et qu'on voit coexister des lésions maculeuses, papuleuses, pustuleuses et squameuses.

*d*) Les éruptions syphilitiques présentent une grande tendance au *groupement*, elles forment des groupes, des cercles ou des lignes sinueuses au lieu d'être disséminées sans ordre.

*e*) Les éruptions syphilitiques ont *certains sièges de prédilection*, par exemple, la paume des mains et la plante des pieds, le front à la limite du cuir chevelu. Ces dernières sont souvent désignées du nom de couronne de Vénus, sans distinction de la nature anatomique de l'éruption.

*f*) Souvent c'est par le traitement qu'on est obligé de faire la preuve de la nature de l'éruption, les lésions syphilitiques disparaissent rapidement sous l'influence des préparations iodées et mercurielles.

La nature syphilitique des inflammations chroniques de la gorge, du larynx et des fosses nasales est souvent méconnue et elles restent rebelles à tout traitement autre que le traitement spécifique qui en amène rapidement la guérison. On a souvent dans la pratique l'occasion de décider si des plaques blanches ou grises de la muqueuse buccale ou gutturale sont des accidents syphilitiques ou non. Il faut ici remarquer que les fumeurs et les personnes qui ont des dents cariées présentent souvent des épaississements localisés ou des plaques grisâtres de la muqueuse, surtout s'ils ont eu la syphilis et si la muqueuse a été irritée par un traitement mercuriel et par des gargarismes au chlorate de potasse, sans que ces lésions soient de nature syphilitique.

Les taches blanchâtres déterminées par la stomatite mercurielle siègent surtout à la base de la langue, au niveau des papilles caliciformes, sur les bords de l'épiglotte et surtout sur les replis glosso-épiglottiques.

Les difficultés diagnostiques deviennent souvent presque insurmontables lorsqu'il s'agit de *lésions syphilitiques tertiaires* localisées dans certains organes sans qu'on puisse trouver ailleurs d'autres lésions du même ordre.

Les affections les plus graves du système nerveux, des maladies chroniques du cœur, des lésions des voies aériennes simulant la phtisie, des rétrécissements de l'œsophage ou du rectum, des maladies du foie ou des reins, ou encore des affections chroniques des articulations, des os ou des muscles peuvent être causées par la syphilis tertiaire. On conçoit de quelle importance il est de reconnaître leur véritable nature, et quelles brillantes guérisons peuvent être obtenues dans ces cas lorsque pendant des années on a essayé en vain toutes sortes de médications à l'exception du mercure et de l'iodure de potassium, seuls efficaces dans la circonstance. Aussi dans les cas douteux devrait-on toujours essayer le traitement antisyphilitique.

Parfois de grosses lésions accusent une syphilis antérieure, comme par exemple une série de cicatrices blanches et pigmentées sur le front, un effondrement du nez, une perforation du palais, des cicatrices de la gorge, des cicatrices ou des déformations de l'épiglotte, ou des cicatrices aux jambes, aux organes génitaux ou à l'anus. De même la mydriase unilatérale ou des paralysies oculaires survenues sans autre lésion appréciable doivent toujours éveiller le soupçon de syphilis.

Dans les familles on doit tenir pour suspects des avortements répétés, le plus souvent ils sont dus à la vérole et surtout à la vérole du père.

**IV. Pronostic.** — Le pronostic de la syphilis est favorable en ce sens qu'il est peu de maladies où la guérison puisse être obtenue aussi facilement une fois qu'on a reconnu la nature des lésions dont il s'agit. En revanche, quand elle est négligée, elle peut déterminer des lésions irréparables.

Cependant, même dans les circonstances les plus favorables en apparence, le médecin ne peut jamais être sûr de l'avenir, car les récidives sont fréquentes ou bien des lésions tertiaires viscérales peuvent survenir à l'improviste et entraîner la mort.

Il semble qu'en général les syphilis acquises d'une façon anormale sont rebelles et malignes, la syphilis professionnelle des médecins en fournit de tristes exemples. Peut-être cela tient-il à ce que la maladie est longtemps méconnue et n'est traitée que tardivement. Parmi les véroles acquises par le coït, celles qui sont d'origine exotique passent pour plus mauvaises, et par exemple les marins considèrent comme particulièrement malignes les syphilis contractées en Chine. La syphilis présente une gravité spéciale chez les jeunes enfants, par exemple la syphilis vaccinale; ou chez les buveurs, les tuberculeux, les scrofuleux et les impaludés.

Dans tous les cas le pronostic est plus favorable lorsque dès le début on institue un traitement énergique et prolongé, c'est une des raisons pour lesquelles la maladie est plus grave chez les pauvres que chez les riches.

Le pronostic est encore variable suivant la période de la syphilis, et ce sont les lésions de la période tertiaire qui sont le plus sérieuses, parce qu'elles peuvent atteindre des organes essentiels à la vie.

**V. Traitement.** — Pour la *prophylaxie* nous renvoyons à ce que nous avons dit à propos de la blennorrhagie, mais il est des précautions spéciales à l'égard des syphilis accidentelles non vénériennes. On doit nettoyer et désinfecter avec soin les instruments de chirurgie qui pourraient servir de véhicule à la contagion; les nourrices doivent être examinées avec le plus grand soin, et les lésions syphilitiques doivent être particulièrement recherchées au niveau des organes génitaux et de l'anus; on ne doit prendre comme vaccinifères que des enfants sains âgés de plus de six mois et n'employer que la lymphe qui ne présente pas la moindre teinte de sang. Après un coït impur, les lotions avec l'acide phénique, le vinaigre, etc., ne sont d'aucune utilité, car on a souvent constaté que même la cautérisation profonde d'érosions récentes avec le nitrate d'argent ou la potasse caustique n'empêchait pas l'apparition de l'induration et des accidents consécutifs.

Une question qu'on pose souvent aux médecins est la suivante : « Quand peut-on permettre à un syphilitique de se marier? » En aucun cas on ne doit permettre le mariage moins de deux ans après l'infection, il vaut mieux attendre trois années et encore à la condition qu'il n'y ait eu aucun accident depuis plus de six mois. En tous cas les syphilitiques mariés doivent s'observer avec le plus grand soin, se soumettre à l'examen du médecin toutes les deux ou quatre semaines, et recommencer le traitement au premier symptôme suspect.

Le traitement de la syphilis varie un peu suivant les médecins et presque chaque spécialiste a sa méthode de traitement, aussi commencerons-nous par la description de notre méthode habituelle qui nous a rendu service dans un grand nombre de cas.

Dans le cas de chancre induré on appliquera de l'emplâtre mercuriel dont on étend une couche de l'épaisseur d'une lame de couteau sur un morceau de diachylon assez large pour dépasser l'étendue de l'emplâtre et servir à la fixation, qu'on peut au besoin assurer avec un bandage. Quand le chancre siège sur le gland ou la face interne du prépuce on applique de même l'emplâtre mercuriel, puis on recouvre avec le prépuce. Ce pansement doit être renouvelé matin et soir et continué tant que l'induration persiste. Toutes les fois que le chancre est accessible, il n'y a pas de contre-indication à ce traitement qui donne les meilleurs résultats, surtout en ce qui concerne l'induration de la base des chancres, il faut même obtenir la disparition complète de l'induration pour se mettre autant que possible à l'abri des accidents secondaires. Si plus tard l'induration venait à reparaître il faudrait recourir encore au même traitement.

On a beaucoup discuté la question du traitement général dès l'apparition du chancre, quelques auteurs ont prétendu que le traitement à cette époque de la maladie ne ferait que retarder l'apparition des accidents secondaires sans les supprimer et aurait donc pour résultat de prolonger la maladie. Nous ne pouvons en aucune façon accepter cette opinion. Le chancre dur est pour nous, non pas une lésion purement locale, mais l'expression de l'infection générale de l'organisme, vu qu'il n'apparaît que plusieurs semaines après la contagion, par conséquent après un temps largement suffisant pour que l'infection générale soit accomplie. Dès ce moment, le traitement général est donc pleinement justifié, d'autant plus que nous avons souvent observé que grâce à l'observation de ces règles, les accidents secondaires manquaient souvent complètement ou présentaient une bénignité exceptionnelle. Nous employons de préférence la méthode des frictions avec 5 gr. d'onguent mercuriel par jour et nous l'appliquons de la manière suivante : Le malade prend autant que possible tous les matins un bain chaud au sortir duquel il se fait une friction avec 5 gr. d'onguent mercuriel, le premier jour à la jambe, le lendemain à la cuisse du même côté, puis il passe au côté opposé, puis aux bras, à la poitrine pour finir par le ventre et recommencer la même série. Chaque jour on nettoie soigneusement dans le bain la partie du corps où l'on a fait la friction la veille, ou, si les bains sont impraticables, on la savonne soigneusement à l'eau tiède. On s'arrête au bout de trente frictions s'il ne reste plus de lésions syphilitiques.

La manière dont se fait la friction est de la plus haute importance. Le malade prend l'onguent dans le creux de la main et la frotte régulièrement et fortement sur la peau jusqu'à ce que la graisse ait disparu et que la peau soit sèche. Bien des stations balnéaires doivent leur réputation pour le traitement de la syphilis moins à leur eau qu'à la méthode avec lesquelles les frictions y sont faites. Il ne faut pas faire de frictions dans les régions velues comme la poitrine et le ventre chez certains hommes, car le tiraille-

ment des poils peut donner lieu à des folliculites ou à l'eczéma hydrargyriques. Sans doute ces accidents n'ont aucune gravité car ils disparaissent
spontanément en peu de jours, mais comme on peut les éviter, ce n'est pas
moins une faute de faire des frictions dans ces régions. Il n'est pas inutile de
donner au malade les indications les plus précises et les plus détaillées sur
la manière de faire les frictions et de s'assurer par soi-même que les instructions sont bien suivies.

Pendant le traitement par les frictions les malades doivent se gargariser
après chaque repas avec du chlorate de potasse à la dose de 10 gr. pour
200 gr. d'excipient. Les malades doivent éviter de fumer et se nettoyer les
dents avec le plus grand soin, surtout s'il en est de cariées, avec une
poudre dentifrice à la magnésie et au savon (1).

Le but de ces précautions est d'éviter l'apparition de la stomatite mercurielle. Celle-ci débute par un goût métallique désagréable, puis survient la
salivation, les gencives se gonflent, les dents s'ébranlent et se déchaussent,
l'haleine est fétide, il se fait des érosions et des ulcérations de la muqueuse d'où
peuvent résulter des adhérences entre les joues et la langue. Les lésions de la
muqueuse génienne débutent au niveau de la couronne des molaires. Certaines personnes sont tellement susceptibles à l'égard des préparations
mercurielles que des doses d'onguent bien inférieures à 5 gr. sont suffisantes
pour provoquer des accidents d'intoxication.

Avant même la stomatite mercurielle on voit survenir chez certaines personnes une forme spéciale d'angine caractérisée par des plaques laiteuses ou
blanches à la base de la langue entre les papilles caliciformes, sur les bords
de l'épiglotte, les replis qui unissent l'épiglotte aux côtés du pharynx, plus
rarement à la paroi postérieure du pharynx (Schumacher). Ces lésions ne
peuvent être reconnues que par l'emploi du laryngoscope.

Outre l'eczéma, la salivation, la stomatite et la pharyngite, les frictions
peuvent encore déterminer l'*albuminurie mercurielle*. J'ai moi-même
dans ces dernières années observé cet accident chez deux femmes, et Fürbringer prétend avoir observé l'albuminurie mercurielle chez 8 0/0 de ses
malades. L'urine ne dépose pas de sédiment, l'albumine est peu abondante
et disparaît plus ou moins vite quand on cesse l'usage du mercure. On
observe encore parfois de la *diarrhée mercurielle* qui peut affecter le
caractère dysentériforme, ou des hémorrhagies sur la peau et les muqueuses
qui obligent à interrompre l'administration du mercure.

Aux prescriptions médicamenteuses doivent s'ajouter certaines règles
hygiéniques. La nourriture doit être fortifiante sans être excitante, le traitement par la diète est inutile, il faut éviter tout excès bachique ou vénérien, ces derniers d'autant plus que le patient risquerait de transmettre sa
maladie. Les malades devront sortir tous les jours mais éviter les refroidis-

(1) Poudre dentifrice :
    Poudre d'os de seiche...................... 50
    Carbonate de magnésie.................... ) āā  0
    Savon médicinal.......................... )
    Essence de menthe....................... V gouttes.

sements qui sont assez fréquents au cours du traitement mercuriel. Les bains froids et les douches sont contre-indiqués, on devra porter des vêtements de laine.

A la période des *accidents secondaires*, le traitement médicamenteux et diététique reste le même. Bon nombre d'auteurs ajoutent aux frictions l'iodure de potassium à l'intérieur, mais, pour ma part, je suis peu partisan de ce traitement mixte que j'ai souvent vu provoquer d'abondantes éruptions furonculeuses, et je n'ai pas remarqué qu'il fît disparaître plus rapidement les accidents actuels ou prévînt leur retour plus efficacement.

On obtient promptement la guérison des plaques muqueuses de la peau en les mouillant d'eau salée à 2 0/0, puis en les saupoudrant de calomel, et lorsque deux surfaces cutanées sont en contact, on les sépare avec de la ouate pour éviter le frottement. Après la disparition des accidents syphilitiques, les malades devront pendant longtemps éviter les excès de quelque nature qu'ils soient. On devra enfin prévenir les malades que leur guérison n'est pas définitive, que pendant les deux premières années les récidives sont de règle et qu'ils doivent s'observer et aller montrer à un médecin la moindre apparition suspecte.

S'il survient des récidives à la fois sur les muqueuses et la peau, on devra reprendre le traitement à nouveau ; s'il s'agit seulement de plaques muqueuses de la bouche et de la gorge, on donnera les préparations mercurielles à l'intérieur, et je donne la préférence à l'iodure jaune de mercure associé à l'opium pour éviter la diarrhée et les coliques (1).

Lorsque les récidives sont fréquentes, beaucoup de médecins et surtout Fournier recommandent le traitement intermittent, dans lequel on reprend les frictions de temps à autre et de l'iodure de potassium dans l'intervalle; et cela plus souvent dans la première année que dans la seconde et surtout que dans la troisième. Pendant l'été on conseillera les bains salés, iodés et sulfureux.

Tandis que dans la première et la seconde périodes de la syphilis c'est le mercure qui constitue le médicament le plus sûr, dans la *période tertiaire* c'est sur les préparations iodées et particulièrement sur l'iodure de potassium, à la dose de 3 gr. par jour, qu'on devra compter. Les personnes qui sont sujettes à avoir facilement des accidents d'iodisme, tels que larmoiement, coryza, dysphagie, combattront ces accidents par de petites doses de belladone. Il ne faut cependant pas renoncer complètement au mercure qui, même à cette période, fournit encore d'excellents résultats. Par exemple, les ulcérations gommeuses guérissent souvent très vite par l'emplâtre mercuriel, les lésions osseuses chroniques s'améliorent souvent d'une façon merveilleuse sous l'influence des frictions.

Les préparations iodées, surtout combinées au fer, sont le principal

---

(1) PHAR. FR.

Iodure jaune de mercure............................ 0 gr. 50
Opium.............................................. 0 gr. 30

Pour 30 pilules. Prendre une pilule trois fois par jour après le repas.

remède contre la *cachexie syphilitique* et la *dégénérescence amyloïde* (1).

Les bains salés, iodés et sulfureux seront aussi, dans ces circonstances, d'une grande utilité.

Bien d'autres méthodes de traitement ont été employées contre la syphilis, il suffit d'en signaler les plus importantes.

*L'excision du chancre induré* a été souvent pratiquée dans l'espoir d'éviter le développement des accidents consécutifs. L'excision doit être faite en empiétant largement sur les tissus sains au-dessous et autour de l'induration. Il existe, quant aux résultats de l'opération, les plus grandes divergences entre les observations des auteurs qui l'ont tentée, en tout cas, il n'en est qu'un petit nombre qui aient réussi de la sorte à faire avorter la syphilis. Neumann a vu la maladie continuer son évolution lors même qu'à l'excision du chancre il avait joint l'extirpation des ganglions inguinaux. La plupart des auteurs ont vu la plaie opératoire s'indurer et constituer un nouveau chancre plus grand que le premier, ou tout au moins les accidents secondaires ont apparu après la cicatrisation de la plaie opératoire. Dans deux cas personnels les résultats de l'excision ont été négatifs, ce qui est conforme à mon opinion que le chancre n'est que la première manifestation d'une infection générale.

Le choix des préparations mercurielles et leur mode d'administration a été l'objet de nombreuses discussions. Pour l'usage externe on emploie des injections, des fumigations, des bains et des suppositoires.

Les *injections sous-cutanées* se font surtout avec le sublimé. Cette méthode qui a été sinon inventée, au moins vulgarisée par Lewin, jouit de la réputation d'être plus prompte à la fois et plus durable dans ses effets. Les premières expériences d'administration sous-cutanée du mercure sont de Charles Hunter (1856), Hebra (1860) et Scareno (1865). Les injections doivent être faites avec une canule d'argent et pratiquées de préférence dans le dos ou les côtés du thorax, parce que en d'autres régions elles provoquent des abcès. Malgré toutes les précautions, les injections sont toujours très douloureuses, on peut voir survenir des abcès, et même dans un cas on a vu une gangrène de la peau qui a entraîné la mort. Dans le but de supprimer l'irritation locale et la douleur, J. Müller a conseillé d'ajouter à l'injection du chlorure de sodium dans la proportion de 10 pour 1 de sublimé ; V. Bamberger a employé de l'albuminate, puis du peptonate de mercure ; V. Sigmund, le bicyanure de mercure ; Liebreich, de la formamide mercurielle ; Wolff, les combinaisons avec le glycocolle, l'alanine et l'asparagine ; Schütz, une solution de chlorure de mercure et d'urée ; Berkhart, une solution de mercure dans le sérum sanguin. On a encore injecté du calomel en suspension dans l'eau, mais ici encore on a provoqué des abcès.

---

(1) Par exemple :

    Iodure de potassium ........................ } āā 10 gr.
    Lactate de fer............................. }
    Chlorhydrate de quinine ................... 1 gr.

Pour 100 pilules. 3 pilules après chaque repas.

Les *fumigations* se font avec du calomel. Le malade est assis, enveloppé jusqu'aux épaules dans une couverture de laine et sous le siège on place le calomel sur une plaque de métal chauffée par une lampe à alcool.

Pour les *bains* on emploie surtout le sublimé (10 gr. par bain).

Les *suppositoires d'onguent mercuriel* sont un moyen assez incertain au point de vue de l'absorption, comme l'a montré Fürbringer. Outre les préparations que nous venons d'énumérer, on donne encore à l'intérieur le chlorure et le bichlorure, l'iodure et le biiodure de mercure.

Le *bichlorure de mercure ou sublimé corrosif* jouit d'une réputation peu méritée et forme la base d'un grand nombre de méthodes de traitement, parmi lesquelles celle de Dzondi est la plus connue. Il irrite l'estomac, ne peut être administré ni en solution ni en poudre et doit toujours être pris quand l'estomac est plein (1).

Le protochlorure de mercure ou *calomel* ne peut pas être administré pendant longtemps parce qu'il irrite l'estomac et l'intestin, on peut le donner en poudre ou en pilules à la dose de 0,03 centigr. deux fois par jour. L'*iodure du mercure* a aussi l'inconvénient d'irriter la muqueuse digestive (2).

On a encore administré l'*onguent mercuriel* ou le *mercure métallique* en pilules.

Nous avons déjà signalé que quelques médecins repoussent énergiquement l'emploi du mercure sous quelque forme que ce soit et qu'on a même attribué les accidents tertiaires à l'intoxication mercurielle. Ceux-là conseillent la cure par la diète, par les purgatifs, par les sudorifiques, et particulièrement les décoctions végétales de bois de gaïac, de salsepareille et de sassafras. La salsepareille forme la base de la *décoction de Zittmann* qu'on distingue en décoction forte et en décoction faible. On prend chaque matin 300 à 500 gr. de la première et le soir même quantité de la seconde; en même temps on suit un régime sévère, pauvre en albuminoïdes.

Quelques auteurs ont cherché à substituer au mercure d'autres métaux, comme l'or, l'argent, le platine, le cuivre ou l'arsenic.

A la place de l'iodure de potassium on a encore donné l'iodure de sodium ou d'ammonium, mais nous n'avons pas vu que cette substitution présentât de grands avantages.

Les lésions syphilitiques peuvent aussi exiger des traitements spéciaux en rapport avec leur siège, pour lesquels nous renvoyons aux traités de pathologie externe ou de maladies des yeux ou des oreilles.

2. — Syphilis tertiaire de la peau, des muscles, du tissu cellulaire, des articulations et des os.

I. Symptômes et Diagnostic. — Les *gommes cutanées et sous-cutanées* forment des tumeurs appréciables à la palpation et parfois aussi à la vue.

---

(1) Sublimé ; 0,10, pour 30 pilules ; en prendre 3 par jour, une après chaque repas.
(2) Iodure rouge de mercure, 0,10, pour 30 pilules ; en prendre une trois fois par jour.

Leur volume varie d'un pois à une pomme ; la peau qui les recouvre est souvent violacée, luisante et amincie ; leur siège le plus habituel est aux jambes. Elles finissent par se ramollir et par s'ouvrir à l'extérieur, et leur contenu liquide forme en se desséchant des croûtes brunes ou verdâtres. Ce dessèchement se fait successivement et pour ainsi dire par couches, les premières couches plus petites étant soulevées par les dernières qui sont plus larges, de sorte que la croûte dans son ensemble a un peu l'aspect stratifié d'une coquille d'huître ou d'une bouse de vache. Cette lésion constitue le rupia syphilitique. Quand on soulève la croûte on trouve au-dessous une ulcération assez profonde à bords taillés à pic, à fond recouvert d'un enduit sale. Il est fréquent de voir ces ulcérations s'étendre d'un côté en guérissant de l'autre, ce qui donne naissance à des lésions en fer à cheval ou à des cicatrices de même forme, pigmentées au début, plus tard blanches et entourées d'une bordure pigmentée, qui sont caractéristiques de la syphilis. Les gommes de la peau peuvent être confluentes et leur guérison est suivie de rétraction cicatricielle, elles peuvent aussi laisser des pertes de substance de l'aile du nez, des lèvres, du pavillon de l'oreille, etc.; enfin des ulcérations gommeuses peuvent devenir cancéreuses. Au lieu de s'ouvrir à l'extérieur, les gommes peuvent parfois se résorber spontanément et l'on trouve à leur niveau la peau amincie et déprimée. Enfin les gommes peuvent atteindre d'autres organes en même temps que la peau, mais elles constituent toujours une lésion tardive et qui souvent n'apparaît que plusieurs années après l'infection.

Les *muscles* peuvent être gravement atteints par la syphilis. Tantôt le tissu conjonctif interstitiel est envahi d'une façon diffuse et étouffe la fibre musculaire qui s'atrophie et subit la dégénérescence graisseuse ; tantôt il se développe des gommes bien limitées qui peuvent aboutir à la suppuration ou se résoudre en laissant des noyaux fibreux ou des adhérences avec les organes voisins ; enfin il n'est pas rare de voir les gommes former des noyaux au milieu d'une infiltration diffuse. Au point de vue clinique la syphilis des muscles se traduit par la raideur, la douleur et la contracture, en même temps on peut sentir des noyaux gommeux et des brides qui parfois même forment des saillies visibles. La maladie peut n'affecter qu'un seul muscle, dans d'autres cas elle en frappe un grand nombre simultanément ou successivement. Chez beaucoup de malades c'est le surménement de certains groupes musculaires ou une lésion antérieure qui détermine la localisation de la syphilis.

Keyes a dernièrement appelé leur attention sur certains cas de tuméfaction des *bourses muqueuses*, qu'il attribue à des gommes sans pouvoir appuyer son opinion sur aucune autopsie ; ces altérations sont souvent liées à des traumatismes.

Les *gaines tendineuses* présentent parfois aussi des tuméfactions diffuses ou circonscrites, qu'on désigne du nom de synovite syphilitique. Les *aponévroses* peuvent aussi être le siège de gommes.

Il n'est pas rare de voir la syphilis atteindre les *articulations*. Dans certains cas l'articulation n'est intéressée que secondairement à des lésions inflammatoires ou des gommes des extrémités osseuses, mais d'autres fois les gommes se développent sous la séreuse articulaire et provoquent de la douleur, le gonflement de l'articulation, la gêne des mouvements et parfois même la suppuration de l'article et l'ankylose. L'arthrite syphilitique peut offrir la marche lente de l'hydarthrose ou au contraire ressembler au rhumatisme articulaire aigu.

Les *os* sont souvent atteints par la syphilis tertiaire, mais ils peuvent l'être aussi à une période beaucoup plus précoce, voire même au début de la syphilis. Des gommes peuvent se développer soit dans le périoste, soit dans la moelle osseuse. Dans le premier cas ce sont des saillies rénitentes qui siègent de préférence au niveau des os superficiellement situés, comme aux os du crâne, à la clavicule, au sternum, aux côtes, à l'omoplate, au bord antérieur du tibia, au péroné, au coude, etc. Ces gommes pénètrent en suivant les vaisseaux dans le tissu même de l'os sous forme de prolongements polypeux ou ramifiés ; la substance osseuse s'atrophie entre les prolongements et finalement l'os peut se perforer complètement. Il en est de même pour les gommes de la moelle osseuse, qui amincissent graduellement l'os et le rendent d'une fragilité extrême, elles peuvent aussi le perforer de dedans en dehors et entraîner consécutivement divers troubles. Par exemple au crâne la peau est perforée comme à l'emporte-pièce et l'on voit à nu la surface de l'os carié et comme vermoulu, ou bien même la dure-mère si le fragment osseux est détaché. Les gommes des os peuvent se caséifier ou se calcifier ; lorsque le traitement spécifique en a amené la résolution, l'os présente souvent une dépression persistante, adhérente à la peau amincie.

L'*ostéite* et la *périostite* syphilitique peuvent n'être pas dues à des gommes. La périostite débute dans les couches profondes du périoste et forme d'abord des tuméfactions molles et dépressibles qui plus tard s'ossifient et forment des saillies dures ou tophus syphilitiques, qui peut-être peuvent se développer aussi aux dépens d'une gomme ossifiée. Cette ossification se fait souvent au niveau des tendons d'insertion des muscles et peut même envahir le muscle tout entier, constituant une myosite déformante. D'autres fois la périostite peut se résoudre ou se terminer par suppuration et la formation de fistules.

Mentionnons encore les lésions des phalanges des doigts ou dactylite syphilitique qui, au plus haut degré, constitue le spina-ventosa syphilitique.

Les *fractures spontanées* sont fréquentes chez les syphilitiques, car la syphilis comme beaucoup de maladies chroniques conduit à l'atrophie des os et à leur fragilité anormale.

La syphilis des os est une de celles qu'on redoute avec le plus de raison; elle détermine souvent des douleurs extrêmement vives, elle peut durer presque toute la vie, entraîner des déformations considérables et rendre les malades incapables de tout travail. La vie n'est en général pas menacée, cependant de longues suppurations osseuses peuvent entraîner la dégénérescence amyloïde, et d'autre part les lésions syphilitiques profondes des os du crâne peuvent intéresser les méninges et l'encéphale. Ajoutons que le diagnostic n'en est pas toujours facile et que notamment on peut les confondre avec des lésions tuberculeuses.

Ce sont surtout les lésions osseuses qu'on a attribuées non à la syphilis mais à l'emploi du mercure, opinion qui n'est pas défendable puisque l'on peut les observer chez des personnes qui n'ont jamais pris de mercure. Il faut cependant reconnaître que les préparations mercurielles ont

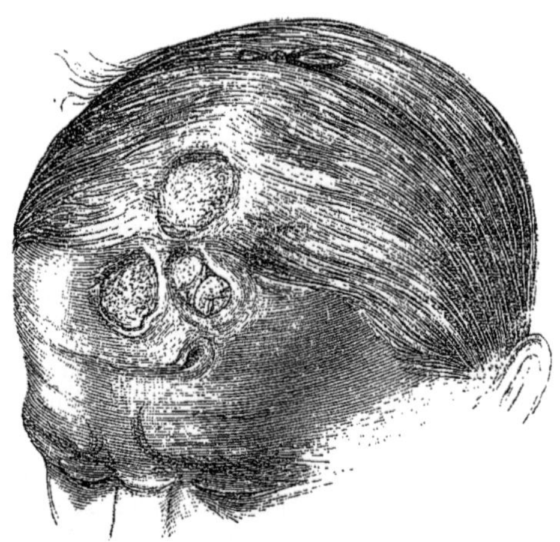

FIG. 78. — *Gommes ulcérées du crâne chez une femme de 43 ans.* (Obs. personnelle. Clinique de Zurich.)

une certaine action sur le système osseux. Des auteurs dignes de foi rapportent avoir trouvé des globules de mercure métallique dans les os de syphilitiques traités par les préparations hydrargyriques. Il est bien établi que ce médicament peut produire des lésions congestives de la moelle des os, et son emploi prolongé amène la nécrose des maxillaires et une fragilité anormale des os.

II. Traitement. — En fait de médicaments internes on emploie les préparations iodées et à l'extérieur des onguents mercuriels ou iodurés, des emplâtres mercuriels et des bains iodurés, salins ou sulfureux. Les lésions ulcéreuses disparaissent quelquefois avec une facilité surprenante sous l'influence d'un emplâtre mercuriel. Enfin l'intervention chirurgicale peut être nécessaire pour l'extraction des séquestres, et d'ailleurs la syphilis osseuse et articulaire appartient plutôt au domaine de la chirurgie.

### 3. — Syphilis nasale.

I. Symptômes et Diagnostic. — Le *chancre induré* est rare à la surface externe du nez, il siège alors sur le lobule ou les ailes.

Dans la période secondaire, la muqueuse des fosses nasales est souvent atteinte, on y trouve des érythèmes diffus ou circonscrits ou des *plaques muqueuses* qui peuvent amener des ulcérations ou même des nécroses des os ou des cartilages. Elles se traduisent par une sensation de sécheresse et de chaleur brûlante dans les fosses nasales qui semblent obstruées ; par une sécrétion abondante, parfois purulente ; une sensation subjective de mauvaise odeur et parfois aussi par l'ozène, tous phénomènes dont la cause est facile à découvrir par l'examen rhinoscopique.

Les *gommes* appartiennent à une période plus tardive de la syphilis et peuvent naître dans la peau, dans la muqueuse ou dans le squelette ostéo-cartilagineux.

Lorsque les gommes de la peau du nez aboutissent à la suppuration, on peut les confondre avec la tuberculose cutanée ou lupus, parfois avec le cancer et en tout cas leur cicatrisation laisse des déformations fâcheuses.

Les gommes de la muqueuse obstruent les fosses nasales, et après leur ramollissement laissent des ulcérations qui entretiennent un écoulement fétide et peuvent entraîner secondairement des lésions des os et des cartilages.

Les gommes des cartilages du nez sont rares, les gommes de la cloison peuvent déterminer des communications anormales entre les deux fosses nasales, ce qui n'a pas d'inconvénient bien sérieux, lorsque la perforation est petite, mais si la cloison est détruite sur une grande étendue, l'extrémité du nez s'affaisse et l'ouverture des fosses nasales se présente comme un seul orifice transversal.

Il peut encore se développer des gommes dans le squelette osseux du nez. Si les délabrements sont considérables et si la cloison osseuse est détruite, il se produit un effondrement de la partie moyenne du nez qui se déprime en forme de selle, et le malade porte sur la face le diagnostic de syphilis écrit en traits ineffaçables, quoique cependant une fracture des os du nez puisse produire une déformation analogue. Les gommes de l'ethmoïde entraînent la destruction des nerfs olfactifs et l'abolition de l'odorat, si même elles atteignent la lame criblée, elles peuvent provoquer des méningites par propagation de l'inflammation. Quand les lésions siègent sur le plancher des fosses nasales, il n'est pas rare de voir une perforation consécutive mettre en communication la cavité buccale et les fosses nasales. Ces perforations sont très caractéristiques de la syphilis, elles gênent la déglutition et altèrent la parole qui devient indistincte et nasonnée. Un fait très frappant et sur lequel il faut insister, c'est l'extrême insidiosité du développement de ces graves lésions, j'ai plusieurs fois vu le nez totalement désorganisé former une masse molle, dépressible et crépitante à la palpation, chez des malades qui n'avaient jamais éprouvé la moindre douleur. Une perforation de la charpente nasale ouverte à l'intérieur peut causer de l'emphysème sous-cutané ou provoquer un écoulement fétide constituant l'ozène syphilitique. Dans ces circonstances, on voit souvent un éternuement rejeter au dehors des fragments osseux d'un volume quelquefois surprenant ; ainsi la figure 79 représente une lamelle osseuse rejetée par un de mes malades. Quelquefois on a même vu un cornet tout entier expulsé de la même façon. Les lésions gommeuses sont généralement faciles à voir par l'examen rhinoscopique et l'exploration avec la sonde conduit sur des surfaces osseuses dénudées et nécrosées.

L'*ozène syphilitique* n'est pas toujours liée à des lésions ulcéreuses, elle peut être due à une rhinite atrophique où la muqueuse est atrophiée et ratatinée par une inflammation chronique.

**II. Traitement.** — Dans le traitement des lésions syphilitiques du nez, il faut joindre un traitement local au traitement général par le mercure et l'iodure. Quand la peau est intéressée par les ulcérations, nous conseillons l'emplâtre mercuriel ; dans les destructions des parties internes, on pourra faire des douches nasales avec une solution d'acide phénique à 2 0/0, ou de sublimé à 1 0/00, ou de thymol, en y ajoutant des attouchements avec de la glycérine iodo-iodurée (1), ou des prises de calomel (2) ou d'iodoforme. L'intervention chirurgicale peut être indiquée pour enlever les parties nécrosées, ou pour réparer les délabrements par l'anaplastie, mais cela quand le processus est complètement arrêté.

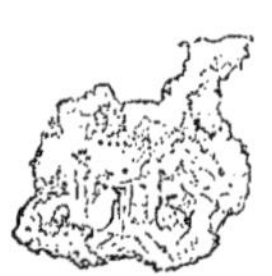

Fig. 79. — *Fragment d'un cornet expulsé spontanément dans un cas de syphilis nasale.* Grandeur naturelle. (Obs. personnelle.)

### 4. — Lésions syphilitiques du larynx. Syphilis laryngée.

**I. Étiologie.** — Les affections syphilitiques du larynx sont loin d'être rares ; et quand on a l'habitude d'examiner au laryngoscope tous les malades, même quand aucun symptôme apparent n'appelle l'attention de ce côté, on ne tarde pas à se convaincre que les lésions légères de cet organe sont beaucoup plus fréquentes qu'on ne l'a dit.

Il s'écoule un temps très variable entre l'accident initial et l'apparition des premiers symptômes laryngés. Dans quelques cas le larynx est atteint dès le début de la période secondaire, c'est-à-dire six à huit semaines après le chancre, d'autres fois il peut s'écouler des années, voire même trente ans, d'après Türck.

L'apparition des accidents laryngés est généralement favorisée par des lésions locales, par le refroidissement ou l'abus prolongé ou excessif de la parole à haute voix, ou encore par l'usage immodéré du tabac.

La syphilis laryngée est rare dans l'enfance, quoiqu'on puisse observer chez des nouveau-nés des lésions dues à la syphilis héréditaire. D'après Rauchfuss, les lésions seraient les mêmes dans la syphilis acquise ou héréditaire, il y aurait cependant chez les enfants une plus grande tendance à la suppuration que chez les adultes.

(1) Iodure de potassium, 1,00 ; iode métallique, 0,10 ; glycérine, 10.
(2) Calomel, alun, ââ, q. s.

II. **Symptômes et Lésions anatomiques.** — Les principaux symptômes sont ceux que fournit l'examen laryngoscopique, qui comme dans la plupart des maladies du larynx permet de faire l'anatomie pathologique sur le vivant.

Il faut bien distinguer les lésions syphilitiques proprement dites ou lésions primitives, des lésions consécutives. Parmi les premières il faut ranger la laryngite catarrhale syphilitique, les plaques muqueuses et les gommes, de plus, certains auteurs rattachent à la syphilis la chordite vocale hypertrophique inférieure. Les lésions primitives donnent souvent naissance à des désordres considérables, à de l'œdème de la glotte, de la périchondrite, des adhérences anormales, des cicatrices ou des rétrécissements consécutifs, et ce sont ces accidents consécutifs qui constituent le principal danger de la syphilis laryngée.

La *laryngite catarrhale syphilitique* ne présente pas de caractères spéciaux qui permettent de la distinguer par l'examen laryngoscopique de tout autre catarrhe. On trouve de la rougeur, du gonflement et une exagération des sécrétions, parfois ce gonflement est tellement prononcé qu'il en résulte des symptômes légers de sténose laryngée.

Le début en est tantôt aigu et tantôt plus ou moins chronique, et si les cordes vocales sont intéressées directement ou indirectement, il en résulte une raucité de la voix que des gens du monde « experts » trouvent déjà suspecte. Si le catarrhe ne gêne pas la vibration des cordes vocales, la voix conserve son timbre normal et la maladie n'est reconnue que si l'examen direct est pratiqué systématiquement, alors même que rien n'attire l'attention du côté du larynx. C'est qu'en effet les symptômes subjectifs peuvent manquer absolument, quoique souvent les malades se plaignent d'une sensation de chatouillement, de brûlure et d'une toux irritative. Remarquons cependant que beaucoup de syphilitiques, particulièrement ceux qui vivent dans la crainte perpétuelle d'une récidive d'accidents, viennent quelquefois accuser ces symptômes sans que l'examen direct puisse faire découvrir la moindre lésion. Il s'agit alors d'une sorte d'hyperesthésie de la muqueuse laryngée entretenue par une disposition à l'hypochondrie.

Lorsque la laryngite catarrhale apparaît au début de la période secondaire de la syphilis, elle est comparable de tout point à l'angine syphilitique, elle semble même dans bien des cas n'en être que la propagation. D'autres fois elle apparaît plus tard, ou ne survient qu'à l'occasion d'autres accidents, ou encore apparaît isolée comme seule manifestation d'une récidive. Lorsqu'elle est très intense ou très prolongée elle peut produire des ulcérations peu étendues qui siègent de préférence sur les cordes vocales inférieures ou les cartilages aryténoïdes.

Les *plaques muqueuses du larynx* se présentent comme des élevures grisâtres qui siègent de préférence sur les cordes vocales inférieures et plus rarement sur les cartilages aryténoïdes, la paroi postérieure du larynx et les replis ary-épiglottiques, elles ressemblent du reste beaucoup aux plaques muqueuses de la gorge. Si elles ne sont pas traitées convenablement, leur surface s'érode et il se fait des ulcérations superficielles plus ou moins étendues.

La première description complète des plaques muqueuses du larynx est due à Gerhardt et Roth et c'est à tort que Lewin et Waldenburg nient leur existence.

Türck rapporte deux cas de condylomes acuminés de la muqueuse laryngée chez des syphilitiques où la guérison fut obtenue par le traitement mercuriel, et pourtant les condylomes acuminés ne sont pas des lésions syphilitiques. Ajoutons qu'il ne faut pas confondre avec des condylomes acuminés les excroissances papillomateuses qui peuvent se produire sur le bord des ulcérations syphilitiques.

Les *gommes du larynx* sont des manifestations tardives de la syphilis. Tantôt elles forment des nodules distincts et limités du volume d'une tête d'épingle à un pois et même au-dessus, tantôt elles sont plus diffuses et la muqueuse du larynx paraît infiltrée et mamelonnée (voir fig. 80). Dans les deux cas elles peuvent donner naissance à des accidents de sténose laryngée.

Leur siège de prédilection est l'épiglotte qui souvent est atteinte à la suite de la gorge et par propagation de proche en proche. Elle présente fréquemment alors une forme globuleuse ou cylindrique sans causer aucune gêne au malade, chez qui on ne découvre la lésion que par hasard à l'occasion d'un examen laryngoscopique accidentel. C'est ainsi que j'ai découvert cette lésion chez deux hommes que j'avais eu à examiner pour une assurance sur la vie.

Les gommes peuvent aussi siéger sur les cordes vocales et en d'autres points encore de la muqueuse.

On peut distinguer plusieurs périodes dans l'évolution clinique des gommes laryngées. Schech en distingue quatre : les stades d'infiltration, de ramollissement, d'élimination et de résorption. Quand une gomme commence à s'ulcérer elle peut produire des délabrements considérables et pendant que la cicatrisation se fait en un point, l'ulcération peut gagner par ailleurs et devenir serpigineuse. Ces ulcérations ont d'habitude une marche chronique, cependant Frankl a observé chez un nouveau-né un cas où les lésions laryngées de la syphilis héréditaire amenèrent la mort en moins de trois semaines.

Ainsi que nous l'avons déjà fait remarquer, le principal danger de la syphilis laryngée réside dans les lésions consécutives, et le danger croît avec le retard apporté au traitement. Les premières lésions consécutives sont liées au processus ulcératif.

Les ulcérations syphilitiques du larynx provoquent rarement des *hémorrhagies graves*, quoique Türck en ait rapporté un cas mortel ; mais en revanche elles provoquent souvent de l'*œdème de la glotte* ou bien elles atteignent le périchondre et entraînent tous les dangers de la *périchondrite laryngée*. Parfois il en peut résulter la *nécrose des cartilages*, l'épiglotte tout entière peut ainsi être détruite.

Nous devons remarquer ici que la perte de l'épiglotte est loin d'amener

constamment des troubles de la déglutition. En effet les cordes supérieures
peuvent pendant l'acte de la déglutition se rapprocher assez exactement
pour produire l'occlusion complète du larynx, de plus la base de la langue
est au même moment attirée en arrière par les muscles styloglosses et vient
recouvrir l'entrée du larynx.

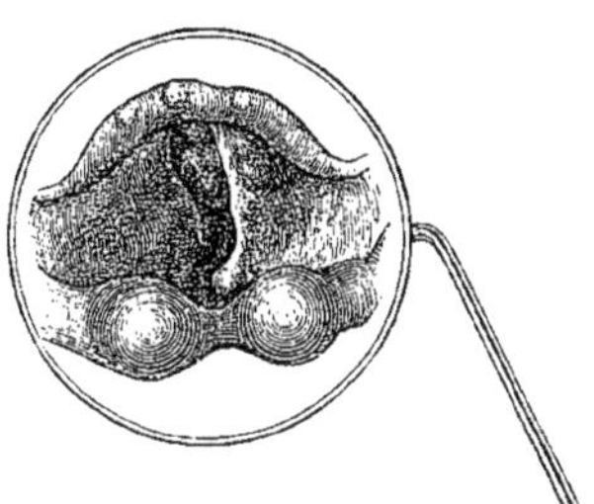

FIG. 80. — *Gommes isolées multiples du larynx.*
D'après MANDL.

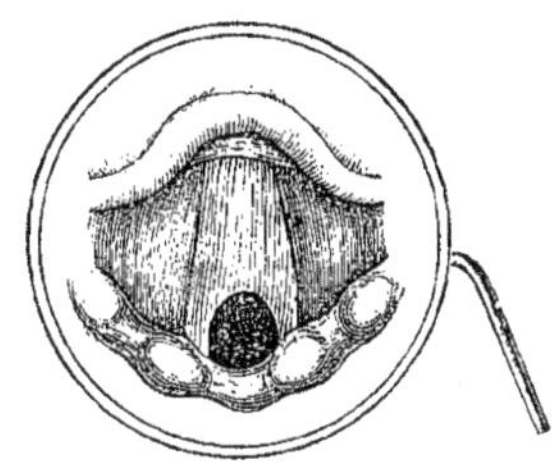

FIG. 81. — *Rétrécissement syphilitique du larynx
par formation d'un diaphragme réunissant les
cordes vocales.* (Obs. personnelle.)

Alors même que spontanément ou sous l'influence du traitement la cicatrisation s'effectue, tout danger n'est pas encore écarté, car des adhérences entre des parties opposées peuvent amener un *rétrécissement*
progressif du larynx en constituant une sorte de diaphragme qui ferme en
partie le canal laryngien ; ou bien la rétraction cicatricielle entraîne des
*déplacements* et une telle *gêne des mouvements* des diverses parties du
larynx que ses fonctions en sont profondément troublées. Parfois même on
peut à peine reconnaître au laryngoscope la topographie de la région.

III. **Diagnostic.** — Le diagnostic de la syphilis laryngée est en général
facile si le malade accuse une syphilis antérieure ou si l'on en découvre des
traces ou des lésions actuelles dans d'autres organes. Ainsi les éruptions
cutanées, la tuméfaction des ganglions lymphatiques, des cicatrices aux
organes génitaux, des lésions récentes ou anciennes de la gorge peuvent
fixer le diagnostic.

Si le malade nie toute infection syphilitique antérieure (la mendacia
syphilitica est proverbiale) et si l'on ne peut découvrir aucun vestige de
syphilis, le diagnostic d'une ulcération laryngée peut offrir de sérieuses
difficultés. C'est surtout le diagnostic des *ulcérations tuberculeuses* qui
est quelquefois impossible, à moins qu'on ne puisse découvrir des bacilles
tuberculeux dans les produits de sécrétion. Ce diagnostic entre la tuberculose et la syphilis laryngées a été surtout étudié par Josset-Moure. Un fait
important, c'est que les lésions syphilitiques du larynx évoluent généralement
sans causer de douleurs et à l'inverse de la phtisie laryngée s'accompagnent
généralement de tuméfaction des ganglions lymphatiques du cou. Le *lupus*
et la *lèpre* du larynx se distinguent en ce qu'on trouve sur la peau des
lésions de même nature. Le diagnostic différentiel du *cancer du larynx*

présente plus de difficultés, mais dans ce cas la tumeur s'ulcère très rapidement et provoque de vives douleurs.

Dans le cas, qui se présente parfois, de combinaison de tuberculose et de syphilis du larynx, il est impossible de distinguer ce qui appartient à l'une ou l'autre maladie.

**IV. Pronostic.** — Le pronostic de la syphilis laryngée est toujours sérieux, car lors même que l'on parvient à enrayer le processus morbide, il laisse des cicatrices qui ne sont pas sans danger. Les résultats du traitement seront d'autant plus favorables que la maladie sera plus tôt reconnue et traitée.

Le rétrécissement syphilitique du larynx est tout particulièrement grave parce que le traitement a peu d'influence sur lui et qu'il a de la tendance à s'aggraver ; les malades qui en sont affectés se trouvent souvent dans la nécessité de porter une canule dans la trachée pendant toute leur vie.

**V. Traitement.** — Il faut distinguer les traitements prophylactique, général et local.

Il faut recommander aux syphilitiques d'épargner le plus possible leur larynx et d'éviter les refroidissements, l'abus de la parole à haute voix et l'usage excessif du tabac à fumer.

Lorsqu'une affection syphilitique est reconnue, il faut instituer aussitôt le traitement spécifique.

Le traitement local varie suivant le caractère des lésions. Dans la laryngite catarrhale on fera des inhalations avec une solution faible de sublimé de 0,02 à 0,03 pour 200 ; s'il s'agit de plaques muqueuses on fera des insufflations de calomel (1) ; les gommes ou les ulcérations tertiaires seront traitées par des attouchements avec la glycérine iodo-iodurée (2) ou des inhalations avec des solutions étendues de teinture d'iode ou d'iodure de potassium à 0,5 ou 1 pour 200.

Les complications et les suites de la maladie exigent généralement un traitement chirurgical.

### 5. — Syphilis trachéo-bronchique.

**I. Symptômes et Diagnostic.** — Les affections syphilitiques de la trachée e des bronches sont tout à fait analogues à celles du larynx, mais beaucoup plus rares. Parfois les lésions se sont étendues du larynx à la partie supé-

---

(1)      Calomel. . . . . . . . . . . . . . . . . . . . . . . . . .   2
         Gomme arabique en poudre. . . . . . . . . . . . ...  3
     Une insufflation par jour.

(2)      Iodure de potassium. . . . . . . . . . . . . . . . . .   1
         Iode métallique. . . . .  . . . . . . . . . . . . . . . .  0,1
         Glycérine . . . . . . . . . . . . . . . . . . . . . . . . . 10
     Application une fois par jour avec un pinceau.

rieure de la trachée ; ou bien les lésions laryngées sont tout à fait indépendantes de celles qui siègent à la partie inférieure de la trachée d'où elles se sont propagées aux bronches ; ou bien encore l'arbre respiratoire est atteint dans sa totalité.

Dans les périodes précoces de la syphilis, la muqueuse des voies aériennes paraît susceptible de présenter des *lésions catarrhales ou érythémateuses*, en tout cas on voit des syphilitiques se plaindre de chatouillement trachéal, de toux et d'expectoration, tous symptômes qui disparaissent rapidement sous l'influence du traitement antisyphilitique.

Les *plaques muqueuses* de la trachée ont été vues par Seidel avec le laryngoscope, et leur existence a depuis été confirmée par Mackenzie.

À une période plus tardive il se développe des *gommes* qui forment plus souvent une infiltration diffuse que des tumeurs limitées. Leur développement est souvent tout à fait insidieux et ne s'accuse que par des symptômes de sténose trachéo-bronchique, mais leur ulcération et leur cicatrisation donne naissance à des troubles et à des dangers plus variés. On observe alors de la toux et une expectoration purulente ; la sécrétion des ulcérations en pénétrant dans les bronches pulmonaires peut déterminer des broncho-pneumonies, des abcès ou la gangrène du poumon ; Wilkis et Kelly ont vu les ulcérations perforer l'aorte et l'artère pulmonaire et causer la mort par hémorrhagie : d'autres fois la perforation se fait dans le médiastin en causant un abcès ou la gangrène. Comme on peut le penser, il n'est pas très rare d'observer la nécrose des cartilages et l'expectoration de séquestres plus ou moins volumineux s'accompagnant des accidents de suffocation les plus menaçants. La cicatrisation entraîne tous les dangers de la sténose trachéo-bronchique, causée par des lésions très variables.

Tantôt les adhérences forment comme dans le larynx une sorte de diaphragme ; tantôt il existe des coudures brusques ou des déviations, ou bien un affaissement complet de la trachée. Gerhardt a fait remarquer que dans les rétrécissements de la trachée et par opposition aux rétrécissements du larynx, les excursions respiratoires du larynx sont diminuées et ne dépassent pas un centimètre ; de plus la tête est généralement inclinée en avant et non rejetée en arrière comme dans la sténose laryngée. Pour les symptômes cliniques du rétrécissement des bronches, voir le tome I. La gêne respiratoire et le danger augmentent avec la longueur du rétrécissement même lorsqu'il n'est pas très étroit.

On a parfois observé chez des syphilitiques au voisinage de la trachée des tuméfactions qui disparaissaient par le traitement spécifique, et qu'on a désignées du nom de *péritrachéite syphilitique*. Le danger consiste en des compressions des organes voisins, surtout de la trachée, en la suppuration ou la gangrène. De même il peut se produire de la périchondrite bronchique d'où l'inflammation peut envahir le tissu propre du poumon.


**II. Traitement.** — Le traitement est le même que pour la syphilis laryngée.

### 6. — Syphilis pulmonaire. Phtisie syphilitique.

I. **Anatomie pathologique.** — Les anciens médecins avaient déjà affirmé que la phtisie pouvait être due à la syphilis, mais c'est surtout Virchow qui de nos jours a montré la nature syphilitique des lésions pulmonaires dans certains cas de phtisie. Le diagnostic clinique présente de très grandes difficultés parce que ce ne sont souvent que les circonstances accessoires qui permettent de rattacher à la syphilis une maladie chronique du poumon, et même alors le diagnostic reste toujours très douteux. Cependant l'étude de la syphilis pulmonaire a fait de grands progrès dans ces dernières années et l'on peut espérer que l'on arrivera enfin à éclaircir le diagnostic encore si enveloppé d'obscurité.

Au point de vue anatomique on peut distinguer deux formes de syphilis pulmonaire, l'infiltration diffuse et les gommes circonscrites.

Le *syphilome infiltré du poumon* siège de préférence dans les parties moyennes, d'après Grandidier ce serait même le plus généralement dans le lobe moyen du poumon droit. Sur trente cas qu'il a observés, les lésions siégeaient vingt-sept fois dans le lobe moyen droit, une fois dans le poumon gauche et trois fois dans le sommet. Cette localisation spéciale est importante parce qu'elle est en opposition avec celle de la tuberculose pulmonaire. Les tissus malades sont compacts, fermes au toucher, la coupe est sèche, d'une couleur grise, gris blanchâtre ou gris jaunâtre, assez analogue comme aspect à celle d'un poumon atteint d'hépatisation grise. Lorain et Robin étudiant des poumons de nouveau-nés syphilitiques ont appelé cette lésion épithélioma, d'autres l'ont désignée du nom d'hépatisation blanche.

Greenfield a trouvé par l'examen microscopique une hyperplasie interstitielle, l'épithélium alvéolaire est bien proliféré par places, mais ailleurs il ne présente absolument aucune modification ; d'autres fois il présente une dégénérescence graisseuse ou myéloïde. Pancritius, dans une monographie récente sur la syphilis pulmonaire, pense que le processus est principalement interstitiel et débute au niveau du hile. Cornil attribue à la syphilis une altération spéciale des vaisseaux lymphatiques dont les cellules endothéliales se multiplient tandis que les leucocytes subissent la dégénérescence caséeuse.

Si l'infiltration aboutit à la suppuration, il se forme des cavernes et l'affection offre la ressemblance symptomatique la plus parfaite avec la tuberculose. La résorption des parties malades peut laisser des cicatrices et des lésions de sclérose.

Les *gommes* se distinguent par leur disposition en foyers circonscrits. Elles sont susceptibles de se ramollir et Köbner a rapporté le fait intéressant d'un nouveau-né syphilitique qui mourut d'un pyopneumothorax causé par une gomme pulmonaire sous-pleurale suppurée. Dans les cas les plus favorables, les gommes peuvent se cicatriser.

Virchow admet une troisième forme de syphilis pulmonaire caractérisée par une induration brune analogue à celle qu'on observe dans les maladies du cœur. Plusieurs auteurs rattachent aussi à la syphilis certaines lésions de bronchopneumonie ou d'infiltration gélatineuse.

La *plèvre* est dans la plupart des cas intéressée secondairement, mais rarement la pleurésie syphilitique existe sans lésion pulmonaire. Dans la pleurésie syphilitique déformante on observe des épaississements calleux et des cicatrices rétractées.

**II. Symptômes.** — Ils peuvent manquer et des lésions très étendues des poumons peuvent évoluer d'une façon tout à fait latente. Moxon rapporte le cas d'un syphilitique qui mourut subitement à la suite d'une fracture de la colonne vertébrale et à l'autopsie duquel on trouva une infiltration étendue du lobe supérieur gauche et des foyers disséminés dans le poumon droit, sans que rien eût pu faire soupçonner pendant la vie l'existence d'une lésion pulmonaire. Meschede a aussi trouvé par hasard des gommes du poumon à l'autopsie d'un adulte, syphilitique depuis quatre ans.

Dans bien des cas les symptômes du début sont identiques à ceux de la tuberculose. Dans une observation de Langerhans, un jeune homme, quelque temps après un coït impur, présenta de la bronchite du sommet droit et des hémoptysies ; pas d'antécédents de tuberculose dans la famille : un séjour dans le midi n'amena aucune amélioration et parut même augmenter les hémoptysies ; le traitement antisyphilitique par les injections hypodermiques de sublimé amena une guérison complète. J'ai moi-même observé, il y a quelques mois, un officier qui présentait une induration de la moitié inférieure du lobe supérieur gauche et qu'on avait envoyé à Davos comme phtisique. Pas d'expectoration, fièvre légère le soir, amaigrissement, syphilis remontant à sept ans. Au bout de trois mois de séjour à Davos apparaissent des exostoses au niveau de la clavicule et du coude droit, qui disparaissent rapidement par les frictions mercurielles. En même temps la fièvre disparaît, le poids du corps augmente, l'aspect général s'améliore et une guérison complète est obtenue.

Enfin dans un troisième groupe de faits l'on trouve tous les symptômes d'une tuberculose pulmonaire avancée avec des signes d'infiltration ou d'excavation, mais l'expectoration ne contient pas de bacilles tuberculeux.

**III. Diagnostic. Pronostic. Traitement.** — Le *diagnostic de la syphilis pulmonaire* est loin d'être facile, et dans bien des cas c'est par une intuition fondée sur l'expérience qu'on devine juste. En tout cas il faut être sur ses gardes lorsqu'on trouve des symptômes pulmonaires chez des syphilitiques sans antécédents tuberculeux, car le *pronostic* perd beaucoup de sa gravité si la maladie est reconnue assez tôt. Le *traitement* consiste en l'emploi de préparations mercurielles et iodées.

APPENDICE

On observe parfois chez les syphilitiques des infiltrations diffuses ou des gommes circonscrites du *sein* qui disparaissent par les badigeonnages d'iode, les topiques iodurés ou mercuriels, ou par l'usage interne des préparations hydrargyriques ou iodurées.

### 7. — Syphilis de l'appareil digestif.

**I. Symptômes.** — Dans les premières périodes de la syphilis la *muqueuse buccale* est souvent le siège d'érythème ou de plaques muqueuses qu'il n'est pas rare de voir s'ulcérer.

Il en est de même de la langue où l'on peut voir de petites taches de roséole. Plus tard enfin l'on observe souvent des gommes de la langue, qu'il est important de ne pas confondre avec des nodules cancéreux. Elles sont généralement solitaires, peu douloureuses et ne provoquent pas comme le cancer la tuméfaction et l'induration des ganglions lymphatiques. Un traitement énergique institué à temps les fait disparaître, mais, abandonnées à elle-mêmes, elles se ramollissent et peuvent suppurer longtemps. V. Langenbeck et Hutchinson ont observé la transformation cancéreuse des gommes.

Plusieurs auteurs anciens ont admis que les dépressions et les sillons qu'on observe à la surface de la langue sont toujours la conséquence de la syphilis, mais cette assertion n'est nullement démontrée. Il en est de même des épaississements épithéliaux qu'on désigne du nom de *psoriasis lingual*. Ces deux genres de lésions s'observent souvent chez les fumeurs.

Les gommes peuvent aussi se développer dans l'*isthme du gosier*. Leur ramollissement peut entraîner la destruction de la luette ou des délabrements considérables des amygdales et des piliers, et consécutivement des adhérences entre le voile et la paroi postérieure du pharynx qui forment entre le pharynx nasal et le pharynx buccal une sorte de diaphragme ou même une cloison complète. Ces adhérences entraînent une gêne considérable de la déglutition et de la parole et sont très difficiles à détruire. Il peut survenir des rétrécissements non moins gênants du pharynx inférieur. Les ulcérations profondes qui succèdent aux gommes de la gorge peuvent ouvrir de gros vaisseaux comme la carotide interne ou l'artère vertébrale et déterminer la mort par hémorrhagie.

Les gommes sous-muqueuses ou périostiques de la *voûte palatine* se montrent sous la forme d'une tuméfaction dure qui s'accompagne parfois de rougeur de la muqueuse. En se ramollissant elles perforent la voûte et mettent en communication la cavité buccale et les fosses nasales et causent une très grande gêne pour manger, pour boire et pour parler.

On a quelquefois observé des *gommes des glandes salivaires*.

Les *gommes de l'œsophage* peuvent siéger sous la muqueuse ou dans le tissu péri-œsophagien et entraîner après leur suppuration des rétrécissements cicatriciels.

On a vu des gommes dans la *muqueuse de l'estomac*, mais elles n'ont généralement qu'une médiocre importance clinique, elles peuvent cependant donner naissance à des ulcérations et à des cicatrices. On peut encore admettre qu'une endartérite oblitérante d'origine syphilitique peut amener une nécrose limitée de la muqueuse et déterminer la production d'un ulcère rond de l'estomac.

La *muqueuse intestinale* est souvent le siège de gommes qui peuvent s'ulcérer et même produire des perforations. On observe encore chez les syphilitiques des diarrhées qui disparaissent par le traitement mercuriel (entérite syphilitique?).

Le *rectum* peut aussi être le siège de lésions analogues. Les gommes ulcérées donnent naissance à des rétrécissements et l'on voit ainsi parfois coexister la diarrhée chronique avec des symptômes de rétrécissement du rectum. Les selles sont purulentes, mêlées quelquefois de sang, et le toucher fait découvrir des cicatrices de la muqueuse. Le ténesme dont se plaignent souvent les malades peut faire croire à la dysenterie.

La partie inférieure du rectum peut aussi être le siège de plaques muqueuses.

**II. Traitement.** — Il doit être à la fois local et général, mais ne diffère pas essentiellement de celui des autres lésions syphilitiques viscérales. L'intervention chirurgicale pourra être indiquée. Enfin, le traitement sera parfois purement symptomatique, par exemple pour les rétrécissements qui une fois réalisés devront être dilatés par les moyens ordinaires.

### 8. — Syphilis hépatique.

**I. Anatomie pathologique.** — La syphilis produit souvent des lésions profondes du foie et cela presque constamment à une époque tardive, de sorte que la syphilis du foie peut être considérée comme appartenant à la période tertiaire. On peut l'observer chez les enfants, mais presque toujours, il s'agit de syphilitiques héréditaires.

Les lésions de la syphilis hépatique sont variables, et il faut distinguer la périhépatite, l'hépatite syphilitique interstitielle diffuse, l'hépatite gommeuse, la cirrhose syphilitique et la dégénérescence amyloïde.

Pour ce qui concerne la cirrhose et la dégénérescence amyloïde, voyez le tome II.

La *périhépatite syphilitique* se montre sous forme d'épaississements fibreux du péritoine et d'adhérences avec les organes voisins, diaphragme, paroi abdominale, estomac, côlon, etc. Les coupes permettent de constater que les plaques fibreuses superficielles sont en rapports avec des bandes fibreuses qui pénètrent dans le tissu du foie. La périhépatite est rarement isolée et dans ce cas c'est par les épaississements considérables qu'elle produit, et par la coexistence de lésions syphilitiques dans d'autres organes qu'on en peut reconnaître la nature. La surface du foie est creusée de sillons profonds déterminés par des bandes fibreuses rétractiles qui pénètrent dans le tissu hépatique.

L'*hépatite interstitielle diffuse* ou syphilome diffus de E. Wagner, est la lésion habituelle de la syphilis héréditaire. L'hyperplasie conjonctive interlobulaire entraîne la destruction du parenchyme hépatique et se substitue à lui dans des espaces plus ou moins étendus. La couleur des parties altérées les a fait comparer à la pierre à fusil (Gubler), à du cuir (Trousseau); on n'y retrouve plus trace de la structure lobulaire, qui, du reste, n'est jamais bien marquée dans le foie des nouveau-nés. Parfois tout un lobe du foie est transformé en tissu conjonctif dur déformé par les dépressions cicatricielles.

L'étude microscopique de l'hépatite diffuse montre du tissu conjonctif riche en cellules rondes ou fusiformes. L'altération a pour point de départ les branches de la veine porte, dont les parois sont épaissies et infiltrées de cellules rondes et dont la cavité est souvent rétrécie ou oblitérée par la prolifération de l'endothélium. Des lésions analogues peuvent s'observer sur les capillaires intralobulaires, les canaux biliaires et aussi sur les lymphatiques d'après Rindfleisch, Hayem et Gaillard-Lacombe. Les cellules hépatiques sont atteintes de dégénérescence graisseuse ou granuleuse.

On peut distinguer deux formes dans l'hépatite gommeuse: suivant qu'il s'agit de gommes miliaires ou de tumeurs d'un certain volume, mais il existe des intermédiaires, et du reste les gommes s'accompagnent presque toujours de sclérose interstitielle et de périhépatite, toutes lésions entre lesquelles le microscope fait découvrir des transitions.

Dans l'*hépatite gommeuse miliaire* on trouve disséminés en plus ou moins grand nombre dans le foie de petits nodules jaunâtres du volume d'une tête d'épingle ou même moins.

L'examen microscopique des gommes miliaires du foie montre des foyers de cellules rondes autour des vaisseaux, surtout des branches de la veine porte, autour des canaux biliaires et probablement aussi autour des lymphatiques. On voit par places ces petits foyers se grouper et l'on comprend de la sorte la production de grosses gommes par la confluence de nodules miliaires. On peut trouver dans ces nodules des cellules géantes.

Les *gommes* du foie forment des tumeurs dont le volume varie d'un pois à une pomme. Elles s'observent d'habitude au voisinage du ligament suspenseur et du bord inférieur, ce qui a fait penser à Virchow que leur localisation spéciale était due aux tiraillements dont ces parties sont le siège. Les gommes peuvent être uniques ou multiples, 30, 50 ou même plus.

Il est rare que la gomme constitue une tumeur parfaitement arrondie et limitée, la zone fibreuse qui l'entoure envoie généralement des prolongements et des ramifications dans le tissu hépatique voisin. Quand la gomme est encore jeune la coupe en est d'un rouge grisâtre; quand elle est vieille et caséeuse, la partie centrale est sèche, friable et jaunâtre. Dans les parties caséeuses, on ne trouve au microscope que des détritus granulo-graisseux, et dans les parties périphériques, non encore caséifiées, on trouve des amas de cellules rondes. Le ramollissement des gommes du foie est exceptionnel ainsi que la suppuration et l'ouverture dans les voies biliaires; elles peuvent encore se calcifier.

Si les gommes font saillie à la surface et qu'il existe en même temps de
la périhépatite, de la sclérose interstitielle et des cicatrices rétractiles, le
foie paraît formé de masses globuleuses et comme lobulé, d'où le nom de
foie syphilitique lobulé qu'on lui donne quelquefois. Ces protubérances peuvent même s'isoler au point de n'être plus rattachées au reste de l'organe
que par un étroit pédicule.

Le parenchyme hépatique peut être atteint de dégénérescence graisseuse
ou amyloïde, et cette dernière envahit même quelquefois les néoplasies
syphilitiques. Quant à la constitution des grosses gommes, elle ne diffère
pas de celle des gommes miliaires.

Schüppel a rapporté sous le nom de *péripyléphlébite syphilitique* trois
observations où les productions syphilitiques avaient amené le rétrécissement ou même l'oblitération des branches de la veine porte.

**II. Symptômes. —** Dans bien des cas la syphilis du foie ne donne lieu à
aucun symptôme, et ce n'est qu'à l'autopsie qu'on découvre par hasard la
maladie. Lors même qu'il existe des symptômes morbides, ils sont tellement variables, que le diagnostic de syphilis hépatique n'est possible que
par les commémoratifs ou par la coïncidence de lésions syphilitiques de la
peau, des muqueuses ou des os.

Dans la périhépatite syphilitique, on a pu sentir et entendre des frottements péritonéaux ; la douleur dans la région hépatique, et surtout la diminution ou la suppression des mouvements respiratoires du foie sont des
signes importants.

Dans les autres formes de syphilis hépatique on note la douleur, l'ictère,
les modifications de volume et de forme du foie. Parfois l'on observe des
signes de cirrhose (tuméfaction de la rate, ascite), surtout si des rameaux
importants de la veine porte sont rétrécis ou oblitérés.

La mort survient par cachexie, par asphyxie due à l'ascite ou plus rarement par des accidents d'ictère grave.

**III. Diagnostic. —** Nous avons déjà remarqué qu'un grand nombre d'affections syphilitiques du foie passaient inaperçues pendant la vie. D'autres
fois la présence de nodosités saillantes à la surface du foie peut faire penser
à la cirrhose atrophique, à la pyléphlébite adhésive, à des abcès, à des
kystes hydatiques ou à un cancer du foie. En tout cas le diagnostic reste
impossible sans la notion étiologique.

**IV. Pronostic. —** Le pronostic de la syphilis hépatique est généralement
mauvais, ce qui tient souvent à ce que les malades ne songent à se soigner
que lorsqu'ils sont déjà profondément cachectisés, et qu'il n'est plus possible
de faire qu'un traitement purement symptomatique. Les gommes des autres
régions disparaissent rapidement par l'emploi de l'iodure de potassium et
du mercure, on peut admettre qu'il en est de même pour les gommes du foie,
mais dans ce cas même la cicatrisation peut produire l'oblitération des
voies biliaires ou des branches de la veine porte et entraîner des désordres
irréparables.

**V. Traitement.** — Si l'on a des raisons de soupçonner des lésions syphilitiques du foie, on pourra administrer des préparations iodurées ou mercurielles, mais ces dernières toujours avec précaution. Le traitement par les eaux de Tölz ou de Oberhéilbrunn en bains et en boissons, les bains chlorurés sodiques sont aussi à recommander. Dans les cas où le marasme est très avancé, il ne reste plus que le traitement symptomatique.

APPENDICE

Les *affections syphilitiques du pancréas* sont rares et sont constituées par une sclérose diffuse ou par la production de gommes. Elles n'ont aucune importance clinique.

### 9. — Syphilis de la rate.

Les lésions syphilitiques de la rate ne sont pas très rares et l'on peut y distinguer plusieurs formes. Au début de la syphilis on peut observer la *tuméfaction aiguë de la rate*. C'est un phénomène inconstant qui peut coïncider avec le chancre ou avec les premières manifestations générales de la maladie à laquelle elle imprime le cachet d'une maladie infectieuse. Cette tuméfaction disparaît graduellement sous l'influence du traitement mercuriel, mais tant qu'elle dure on doit craindre un retour des accidents. On manque de données sur les lésions anatomiques qui lui correspondent, mais il s'agit vraisemblablement d'hyperhémie et de multiplication des cellules de la rate, et l'on doit probablement lui rapporter les faits décrits par Virchow sous le nom de tuméfaction molle de la rate d'origine syphilitique.

La *splénite syphilitique interstitielle* est une affection chronique de longue durée et qui appartient aux périodes tardives de la maladie. La rate est tuméfiée, indurée et montre sur sa coupe un grand nombre de larges travées conjonctives. La capsule est épaissie et adhérente aux organes voisins. Comme ces lésions spléniques coïncident souvent avec des lésions analogues dans le foie, on peut se demander si elles en sont la conséquence ou si toutes deux sont des effets d'une même cause.

Des altérations similaires peuvent être dues à la syphilis congénitale et divers auteurs leur attribuent une grande importance diagnostique.

La *splénite gommeuse* est aussi une lésion de la syphilis tertiaire. Les gommes de la rate peuvent atteindre le volume d'une noix ou constituer des nodules gros comme une tête d'épingle. Grisâtres au début, elles deviennent plus tard sèches, jaunâtres, opaques et friables, et sont rarement entourées d'une capsule. Elles sont susceptibles de subir une résorption partielle et de guérir en laissant une cicatrice fibreuse et des déformations de la rate.

Par l'examen microscopique des gommes de la rate, Gold a trouvé de l'endartérite et de l'endophlébite oblitérantes, une hyperplasie de la charpente fibreuse qui est infiltrée de cellules rondes. On y trouve aussi des cristaux de pigment et Zenker y a rencontré des tablettes de cholestérine.

Le *diagnostic* n'est possible que si chez un syphilitique on trouve la rate tuméfiée et noueuse en même temps que des gommes dans d'autres organes.

La *dégénérescence amyloïde* appartient moins à la syphilis qu'à la cachexie qui en est la conséquence.

**Traitement.** — Iodure de potassium à l'intérieur, iodure de fer et bains iodurés.

### 10. — Syphilis rénale.

La syphilis joue un rôle important dans l'étiologie des maladies des reins. Il en a déjà été question à propos des néphrites chroniques parenchymateuse et interstitielle et du rein amyloïde, elle peut encore déterminer une néphrite aiguë. La néphrite d'origine syphilitique n'est caractérisée par aucune particularité anatomique, on peut seulement remarquer que la sclérose interstitielle est très étendue, et que la surface présente des dépressions cicatricielles qui donnent au rein un aspect lobulé. Cette disposition doit toujours être tenue pour suspecte, quoiqu'en l'absence de lésions syphilitiques d'autres organes il ne soit guère possible d'affirmer la syphilis sur cette seule donnée. Il serait cependant très important d'en faire le diagnostic, parce qu'une néphrite de nature syphilitique pourrait guérir par le traitement mixte.

Les gommes du rein sont rares et impossibles à reconnaître pendant la vie. Ce sont tantôt des nodules miliaires ou submiliaires, qu'on pourrait facilement confondre avec les tubercules, tantôt des nodules du volume d'un pois ou d'un haricot. Les gommes du rein ne diffèrent pas de celles des autres organes, elles se caséifient fréquemment, sont entourées d'une zone de prolifération conjonctive, sont souvent multiples (Key en a compté trente dans un seul rein), elles prédominent tantôt dans l'écorce, tantôt dans la substance médullaire, et déterminent parfois une telle rétraction cicatricielle qu'il est presque impossible de reconnaître la structure normale de l'organe.

Le traitement est le même que pour la syphilis du foie ou de la rate.

#### APPENDICE

Pour les rapports de la syphilis avec l'hémoglobinurie et l'albuminurie (voir t. IV, aux chapitres correspondants).

### 11. — Syphilis des organes génitaux.

La syphilis atteint souvent le *testicule* et constitue le sarcocèle syphilitique. Il s'agit tantôt d'un épaississement fibreux de la tunique albuginée, tantôt d'une hyperplasie des cloisons conjonctives qui séparent les canaux séminifères, tantôt enfin de gommes développées dans le testicule. Les lésions de ce dernier groupe pourraient être confondues avec le cancer du testicule, cependant les gommes ne sont douloureuses ni spontanément ni à la pression et elles ne s'accompagnent pas de retentissement ganglionnaire.

On distingue le sarcocèle syphilitique de la tuberculose parce que celle-ci débute toujours dans l'épididyme. Les gommes du testicule peuvent quelquefois se ramollir et suppurer, dans ce cas il se forme des adhérences au scrotum et le pus s'évacue au dehors. Si les deux testicules sont pris et s'il survient des lésions inflammatoires du côté des canaux déférents il en peut résulter la stérilité, cependant il est remarquable de voir combien peu de substance testiculaire suffit pour que l'homme conserve sa puissance génitale.

Des gommes peuvent encore se développer dans les *corps caverneux* de la verge où leur ramollissement suivi de cicatrisation produit des coudures.

*L'épididyme* est rarement atteint isolément, il l'est parfois consécutivement au testicule.

La même remarque peut s'appliquer au *canal déférent*, aux *vésicules séminales* et à la *prostate*.

Rien de spécial à ajouter en ce qui concerne le traitement.

### 12. — Lésions syphilitiques de l'appareil circulatoire.

Le *myocarde* peut être atteint de gommes circonscrites, d'infiltration diffuse ou d'indurations limitées, qui s'accompagnent souvent de symptômes de faiblesse du cœur, mais sont susceptibles de guérison.

Des épaississements de *l'endocarde* peuvent avoir pour conséquence de lésions valvulaires.

Lancereaux et Orth ont trouvé des gommes dans des adhérences du *péricarde*, et j'ai moi-même, il y a quelque temps, observé un cas de péricardite dont le point de départ était une gomme du péricarde.

La sclérose des grosses *artères* et leurs anévrysmes ont été souvent et non sans raison rattachés à la syphilis, mais les lésions syphilitiques les plus importantes sont celles des artères moyennes et petites sur lesquelles nous aurons à revenir au chapitre suivant.

### 13. — Syphilis cérébrale.

I. **Étiologie.**— Sous le nom de syphilis cérébrale on ne désigne pas seulement les faits où le tissu cérébral proprement dit est primitivement atteint, mais encore ceux bien plus fréquents où le tissu nerveux n'est atteint que consécutivement à une lésion des méninges ou des artères cérébrales, il en serait même toujours ainsi d'après certains auteurs.

Il n'est pas rare de voir coïncider des lésions du crâne avec des troubles du côté du cerveau ou des nerfs crâniens. Par exemple une gomme ulcérée du crâne peut déterminer un abcès du cerveau ou comprimer un nerf au moment de son passage à travers un canal osseux, de façon à produire des paralysies. Les faits de ce genre ne nous occuperont pas.

Les lésions intra-crâniennes produites par la syphilis sont extrêmement fréquentes, et de tous les viscères il n'y a guère que le foie qui puisse, à ce point de vue, rivaliser avec l'encéphale. Les lésions appréciables appartiennent presque toujours aux périodes tardives de la syphilis, ce sont des lésions tertiaires. Les premiers symptômes de la syphilis cérébrale n'apparaissent quelquefois que 15, 20 ou même 30 ans après le début de la syphilis, et les malades ne peuvent comprendre que leurs troubles actuels se rattachent à un accident si éloigné et si léger, surtout s'il ne s'est manifesté que par des symptômes passagers. Ce long intervalle entre l'infection et les accidents cérébraux est de règle, mais les exceptions sont loin d'être rares et il ne manque pas d'observations où des accidents cérébraux sont apparus dans le cours de la première année de syphilis. Fournier a même vu la paralysie faciale survenir aussitôt après le chancre, mais les lésions anatomiques qui correspondent à ces troubles précoces sont inconnues.

La localisation cérébrale des accidents syphilitiques est favorisée par certaines conditions comme une disposition névropathique héréditaire ou un traumatisme du crâne. Ce n'est pas sans cause qu'on a incriminé les excès bachiques ou vénériens, le surmènement cérébral ou les émotions : Lancereaux a remarqué que la syphilis cérébrale est plus fréquente dans les carrières libérales que dans le milieu ouvrier. Il semble aussi qu'elle est favorisée par un traitement mal suivi ou trop court au début de la maladie. Broadbent considère comme d'un pronostic fâcheux, au point de vue des accidents cérébraux, l'apparition précoce des manifestations tertiaires après une période secondaire très bénigne.

Ainsi qu'il est facile de le prévoir, la syphilis cérébrale atteint surtout les adultes. Cependant les enfants peuvent présenter des accidents cérébraux dus à la syphilis héréditaire, ainsi que l'a montré von Graefe. D'après Virchow, la syphilis héréditaire peut même se montrer chez les nouveau-nés sous forme d'encéphalite congénitale, cependant les recherches embryologiques de Jastrowitz rendent ces faits douteux ou au moins doivent les faire considérer comme très rares.

II. **Anatomie pathologique.** — Les lésions syphilitiques intra-crâniennes atteignent surtout les méninges et les vaisseaux, et même, d'après quelques auteurs, les vaisseaux seraient le point de départ constant des lésions. En tout cas il est au moins douteux que les gommes puissent naître dans le tissu nerveux lui-même, il est probable qu'elles ont toujours pris naissance dans les méninges ou les vaisseaux pour de là pénétrer dans l'encéphale.

Les méninges peuvent être surtout le siège de gommes qui appartiennent soit à la dure-mère, soit au tissu sous-arachnoïdien. Les gommes de la dure-mère débutent entre les deux feuillets et se développent soit vers le crâne, soit vers l'encéphale ou dans les deux directions à la fois. Elles siègent de préférence à la convexité et souvent au niveau de la faux du cerveau, ou bien à la base, au voisinage des apophyses clinoïdes et du sinus caverneux. Cette localisation est importante au point de vue clinique, parce qu'elle permet de comprendre la production des paralysies limitées atteignant souvent le moteur oculaire commun, ou plus souvent le moteur oculaire externe.

Les gommes méningées forment des nodules bien limités ou bien elles se confondent insensiblement avec le tissu voisin et offrent beaucoup d'analogie avec une infiltration inflammatoire. Les tumeurs gommeuses peuvent atteindre ou même dépasser le volume d'un œuf, mais en général elles restent plus petites ; dans quelques cas rares, on a vu les méninges criblées de gommes miliaires. Le tissu de ces gommes est tantôt comme gélatineux, d'un gris rosé transparent, tantôt sec et caséeux. Du reste les deux aspects peuvent se rencontrer sur la même coupe, le centre étant caséeux et la périphérie encore transparente et humide. Les parties centrales présentent parfois plusieurs foyers de caséification.

Les tissus voisins de la gomme peuvent être simplement atrophiés par la pression, ou bien enflammés et ramollis. Ce dernier cas s'observe lorsque les gommes sont profondément situées dans la substance cérébrale. On voit alors la nécrobiose et le ramollissement ne pas se limiter à la tumeur, mais atteindre aussi le tissu nerveux voisin et causer des délabrements considérables. Il est souvent aussi très difficile de déterminer le point de départ de la néoplasie, d'autant plus que les méninges épaissies, adhérentes entre elles et au cerveau, rendent assez confuse la distinction des diverses couches.

Les gommes infiltrées des méninges forment des plaques tantôt humides et gélatineuses, tantôt blanches et comme cartilagineuses.

On admet souvent que la syphilis peut amener de véritables inflammations des méninges impossibles à distinguer d'une méningite simple non spécifique, si ce n'est peut-être par leur marche lente et chronique ; mais la plupart des auteurs récents mettent en doute la réalité de ces faits.

On est aussi fréquemment tenté d'attribuer à l'hyperhémie des méninges et du cerveau, certains troubles nerveux observés chez les syphilitiques, mais on ne sait rien de précis à ce sujet. Petrow a voulu expliquer ces troubles circulatoires par des lésions organiques du grand sympathique, mais son opinion ne résiste pas à la critique.

La *syphilis des artères cérébrales* se manifeste de deux façons, par des gommes qui siègent dans les tuniques moyenne ou adventice, par l'endartérite qui atteint la tunique interne. Baumgarten a bien montré dans une observation que ces deux formes sont intimement liées et souvent provoquées l'une par l'autre, il n'est cependant pas rare de voir l'endartérite isolée.

Les artères de la base du cerveau et le cercle artériel de Willis sont le siège de prédilection des deux formes de lésions syphilitiques des vaisseaux, et dans le nombre les plus fréquemment et les plus gravement atteintes sont l'artère basilaire et l'artère sylvienne, d'où la fréquence des symptômes protubérantiels et de l'aphasie. Les lésions s'étendent souvent sur plusieurs vaisseaux et peuvent gagner du côté du cœur le long de la carotide interne et même de la carotide primitive et vers la périphérie en envahissant les artères corticales du cerveau.

On peut déjà à l'œil nu reconnaître les lésions des vaisseaux. En des points limités ou sur une certaine étendue on les voit épaissis, grisâtres, gélatineux ou bien opaques et piquetés de jaune, ils sont cylindriques au lieu d'être aplatis comme des vaisseaux normaux, et quand on les divise ils restent béants ; c'est surtout sur la coupe qu'on voit nettement l'augmentation d'épaisseur de la paroi, assez prononcée parfois pour oblitérer plus ou moins complètement la lumière du vaisseau. D'autres fois c'est un caillot formé au point rétréci qui détermine l'obstruction complète de l'artère et

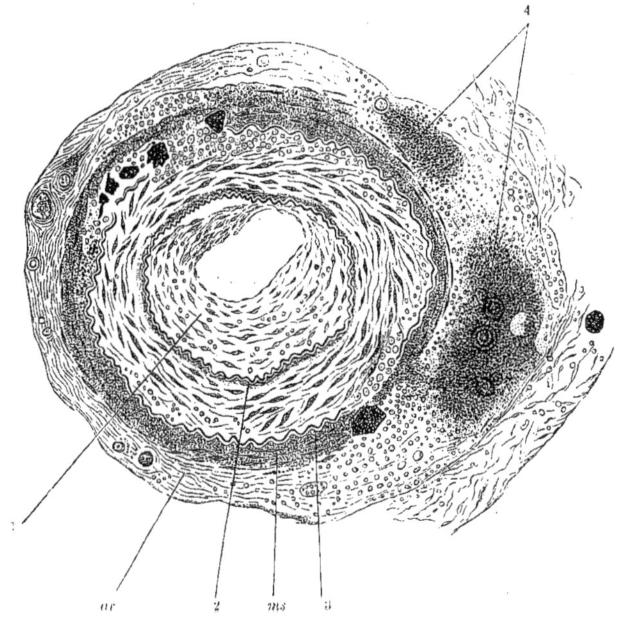


Fig. 82. — *Endartérite syphilitique de l'artère sylvienne*, d'après Baumgarten.

1. Productions endartériques. — 2. Membrane élastique interne de nouvelle formation. — 3. Memb. élast. int. ancienne. — 4. Gommes de la tunique adventice. — *av.* Tunique adventice. — *ms.* Tunique moyenne ou musculeuse.

le ramollissement ischémique de son territoire. Il n'est pas rare de voir l'épaississement de la paroi former un anneau complet, souvent il est limité d'un côté, ou il peut même exister des bourgeons saillants dans la lumière du vaisseau. Des lésions vasculaires aussi prononcées amènent nécessairement des troubles fonctionnels surtout quand l'oblitération du vaisseau est complète ; le siège des lésions n'est pas moins important, car les anastomoses des artères de l'écorce permettent dans une certaine mesure un rétablissement de la circulation qui n'est pas possible pour les artères des ganglions centraux. Ajoutons que l'oblitération des vaisseaux peut être déterminée, non seulement par la thrombose, mais encore par l'épaississement graduel des parois, et dans ce cas, le vaisseau est transformé en un cordon cylindrique plein.

L'*examen microscopique* montre que les gommes des artères sont formées par des amas de cellules rondes dans la tunique moyenne ou dans l'externe; comme dans les gommes d'autres organes on y trouve des cellules géantes, et plus tard on observe la dégénérescence caséeuse. Nous donnons dans la figure 82 un dessin très instructif emprunté à Baumgarten.

La figure montre que les gommes et l'endartérite peuvent exister simultanément, mais la coïncidence n'est nullement nécessaire et l'endartérite peut être la seule lésion comme dans la pièce représentée dans la figure 83. L'endartérite est caractérisée par une production néoplasique formée de cellules ramifiées et de cellules rondes, siégeant dans la tunique interne

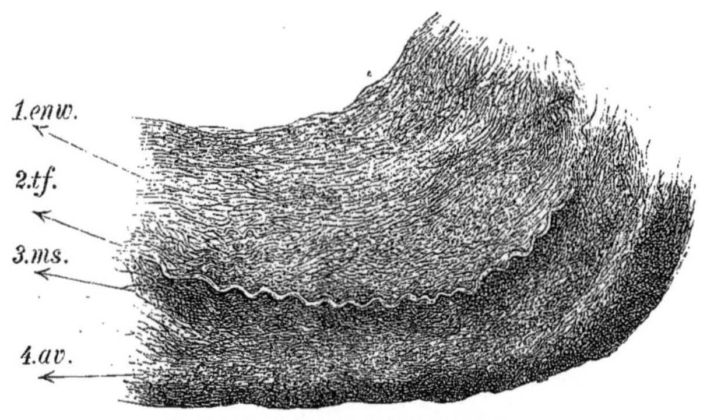


Fig. 83. — *Endartérite syphilitique de l'artère basilaire.* Gross. 90/1. (Obs. personnelle.)

1. *enw.* Productions endartéritiques. — 2. *tf.* Membrane élastique interne. — 3. *ms.* Tun. musculeuse. 4. *av.* Tun. adventice.

entre l'endothélium et la membrane élastique interne. Sa tendance à rétrécir le calibre du vaisseau lui a fait donner par Friedländer le nom d'endartérite oblitérante, cependant nous préférons le nom d'endartérite proliférative. L'origine des cellules de la néoplasie est encore discutée; pour les uns (Köster, Baumgarten, Rumpf) elles proviennent par diapédèse des vasa-vasorum, pour d'autres (Heubner) elles proviennent de la prolifération des cellules endothéliales. Quoi qu'il en soit, j'ai souvent vu les tuniques moyenne et externe parfaitement saines malgré une endartérite très prononcée. L'endartérite détermine un rétrécissement notable du vaisseau ou même son oblitération, soit par elle-même, soit en favorisant la thrombose. Il peut arriver qu'un nouvel endothélium et une nouvelle membrane élastique interne se forment à la surface centrale de la production endartéritique. (voir fig. 82).

Il ne faudrait pas croire que l'endartérite soit caractéristique de la syphi-

lis, car elle peut se présenter dans d'autres organes et dans des circonstances très diverses, par exemple au voisinage de foyers inflammatoires ou
de tumeurs. La syphilis est seulement une des causes qui peuvent la provoquer et c'est à la syphilis qu'il faut tout d'abord penser en présence d'une
endartérite des artères du cerveau. L'endartérite syphilitique se distingue
de l'artério-sclérose par l'âge du malade et par l'absence de dégénérescence
graisseuse ou de calcification.

On a aussi attribué à la syphilis les *anévrysmes des artères cérébrales.*
Nous devons aussi ajouter que la syphilis peut provoquer des lésions du
cerveau d'une façon plus indirecte, par l'intermédiaire d'un anévrysme de
l'aorte, d'une gomme du myocarde ou d'une thrombose cardiaque, car des
gommes ulcérées ou des coagulations intracardiaques peuvent être la
source d'une embolie cérébrale.

Quelques auteurs admettent que la syphilis peut être une cause directe
*d'encéphalite,* mais c'est un point encore discuté et sur lequel il est difficile
de porter un jugement.

On a aussi admis que la syphilis pouvait amener des *troubles fonctionnels* de l'encéphale, mais c'était à une époque où les lésions artérielles n'é-
taient pas encore connues.

**III. Symptômes. —** Les manifestations de la syphilis cérébrale sont remarquables par leur extrême variabilité, elles peuvent affecter l'intelligence, la
sensibilité ou la motilité et peuvent se combiner entre elles de diverses
façons.

Les *troubles psychiques* ne sont pas rares chez les syphilitiques ; les
malades deviennent irritables, hargneux, fantasques ou indifférents et incapables de tout travail, ils peuvent même aboutir à l'aliénation mentale
bien caractérisée. Il n'est pas douteux que la paralysie générale progressive des aliénés ne soit souvent liée à la syphilis, quoique certains auteurs,
comme Mendel, aient certainement été trop loin dans ce sens.

La *syphilidophobie* mérite une place parmi les troubles psychiques liés
à la syphilis. Ceux qui en sont atteints sont tourmentés de la pensée qu'ils
ont la vérole, ils vont à tout instant chez le médecin chercher l'assurance
qu'ils n'ont rien, ils négligent leur famille et leurs occupations et tombent
dans une profonde mélancolie. Ces troubles peuvent s'observer chez des
personnes qui n'ont jamais été infectées, mais qui sont démoralisées par
l'inquiétude au sujet des conséquences possibles d'un rapport suspect. Chez
quelques malades, à la dépression morale s'ajoute la perte de la mémoire.

L'*aphasie* peut survenir d'une façon subite, durer quelques heures ou
quelques jours puis disparaître avec une rapidité surprenante ; et ce n'est
pas sans raison qu'on a dit que des attaques répétées d'aphasie sans paralysie des membres est caractéristique de la syphilis. Elle est liée dans ce
cas à des lésions de l'artère sylvienne déterminant un rétrécissement de
son calibre et une ischémie transitoire, jusqu'à ce que la circulation se réta-
blisse par les anastomoses.

Quelques malades présentent une *somnolence* toute particulière, ils restent des heures et même des jours dans une sorte de torpeur et comme plongés dans la rêverie, tantôt tranquilles, tantôt avec un peu de subdélire. Ces accès se succèdent à des intervalles très variables et le réveil se fait non pas subitement, mais par un retour lent et graduel de la conscience. On peut quelquefois observer un véritable *coma* syphilitique, il existe alors souvent du strabisme divergent, les conjonctives sont insensibles, les réflexes tendineux sont abolis ou au moins diminués, la température du corps est souvent abaissée et le pouls ralenti. J'ai vu mourir un malade dans le coma syphilitique sans que l'autopsie ait montré d'autre lésion qu'une légère endartérite des artères de la base du cerveau.

D'autres malades se plaignent au contraire d'une *insomnie* rebelle, elle dure quelquefois des semaines et fait le désespoir des malades qui ne peuvent s'expliquer cette absence complète de sommeil alors qu'ils n'ont ni douleurs ni préoccupations persistantes.

La syphilis cérébrale peut se manifester par de la *céphalalgie* ou des *douleurs névralgiques*. La céphalée est diffuse ou localisée en certains points, superficielle ou profonde, tantôt elle est provoquée ou exagérée par les chocs sur la tête, tantôt elle n'est nullement influencée par ce moyen. Il y a quelque temps on apporta à la clinique de Zurich un homme qui depuis plusieurs semaines se plaignait d'une violente névralgie occipitale du côté gauche ; il fut pris presque subitement du coma et mourut au bout de trois jours sans avoir repris connaissance. On trouva à l'autopsie un épaississement syphilitique de quelques vaisseaux du cercle de Willis. Les fatigues physiques et intellectuelles, les écarts de régime et les excès sexuels exaspèrent la douleur au point de la rendre intolérable. Elle est quelquefois assez intense pour provoquer une sorte de délire furieux ; elle s'exaspère pendant la nuit et empêche le sommeil. Elle disparaît quelquefois toute seule et si brusquement que l'on est porté à l'attribuer à quelque état congestif. Les névralgies peuvent affecter les nerfs crâniens comme les nerfs des membres, elles sont souvent très intenses et très rebelles.

Chez quelques malades les troubles de la sensibilité se traduisent par de l'engourdissement et des paresthésies atteignant n'importe quel territoire nerveux et parfois très circonscrits.

Parmi les *paralysies*, la plus importante est la paralysie isolée de certains nerfs crâniens, et d'abord le moteur oculaire commun puis l'externe. Ces deux nerfs peuvent aussi être atteints simultanément par la paralysie, soit du même côté, soit l'un d'un côté, et l'autre du côté opposé. Ces paralysies peuvent guérir spontanément ou bien peuvent céder très facilement à l'iodure de potassium après qu'on a peut-être pendant longtemps essayé en vain l'électricité, mais les récidives ne sont pas rares. Ces paralysies sont généralement provoquées par des gommes de la dure-mère ou de la base du crâne. Dans les paralysies du moteur oculaire commun, on peut voir certaines branches respectées.

On peut voir des paralysies du facial. Souvent toutes les branches sont atteintes, ce qui indique nettement le siège périphérique de la lésion, mais dans la plupart des cas la paralysie n'est pas complète, c'est une simple parésie, caractérisée par la faiblesse des mouvements et la flaccidité des muscles de la face.

Les organes des sens sont quelquefois intéressés, on peut observer une perte de l'*audition* généralement unilatérale, ou une diminution de l'*odorat*.

Les troubles de la *vision* sont quelquefois purement fonctionnels, c'est-à-dire qu'on ne peut pas trouver de lésion par l'examen du fond de l'œil, ou bien l'on trouve des signes de névrite (Jacobson), de névrorétinite ou d'atrophie de la papille. Dans un cas on a pu constater anatomiquement l'endartérite proliférante de l'artère centrale de la rétine.

Liebreich et Förster ont observé une forme de rétinite syphilitique avec des hémorrhagies et des taches blanches de la rétine.

On observe souvent la paralysie ou la parésie des membres, tantôt monoplégique ou même plus circonscrite encore et n'atteignant qu'un groupe de muscles, tantôt hémiplégique ou encore paraplégique.

Elle est subite et le membre atteint est tout d'un coup frappé d'impuissance, d'autres fois, elle s'établit graduellement, débute par une sensation de fatigue, puis l'impotence devient graduellement complète, mais souvent elle ne dépasse pas un simple état de parésie ou de faiblesse. Il n'est pas rare de voir la paralysie se déplacer et atteindre tantôt un membre ou un groupe musculaire et tantôt un autre. La durée de ces paralysies n'est pas moins variable que leur siège, elles peuvent ne durer que quelques heures ou quelques jours ou bien persister pendant des mois. Althaus considère l'exagération des réflexes comme un symptôme presque pathognomonique de l'hémiplégie syphilitique.

La paralysie peut apparaître à la suite d'une *attaque apoplectiforme*: le malade tombe sans connaissance ou bien l'hémiplégie le frappe sans qu'il perde conscience. L'hémiplégie droite s'accompagne souvent d'aphasie, ou bien l'on peut observer les symptômes d'une lésion de la protubérance ce qui tient, ainsi que l'avons déjà montré, à la fréquence des lésions des artères sylvienne et basilaire. Ces malades restent souvent plongés des jours ou des semaines dans une sorte de torpeur somnolente qui présente des alternatives d'aggravation et d'amélioration; d'autres fois ce sont au contraire des phénomènes d'excitation, le malade s'agite dans son lit, il cherche à se lever et à s'habiller, ou bien il a du délire de paroles ou d'action. Dans quelques cas, on voit à la somnolence succéder le coma puis la mort, ou bien si le malade se remet d'une première attaque, il est exposé à en subir de nouvelles qui se suivent quelquefois à de courts intervalles jusqu'à la terminaison fatale. Une première attaque peut quelquefois guérir complètement tant au point de vue de la motilité qu'à celui de l'intelligence, mais si la paralysie persiste on voit avec la dégénérescence secondaire survenir des contractures et finalement l'atrophie musculaire.

L'*épilepsie syphilitique* mérite une mention spéciale parmi les troubles moteurs. Elle peut simuler exactement l'épilepsie ordinaire; d'autres fois elle se caractérise par l'absence de l'aura, par la rapide succession de nouvelles attaques, et par le retour incomplet de la connaissance dans leurs intervalles. Il peut aussi arriver que les convulsions épileptiformes n'atteignent qu'un côté ou un seul membre, comme dans l'épilepsie d'origine corticale et sans entraîner la perte de connaissance.

Certains malades ont des *tremblements* très intenses et très rebelles, d'autres se plaignent de *vertiges*. L'on peut encore observer la *chorée*. Je l'ai vue deux fois très intense chez un homme et chez une femme, dans les deux cas elle apparut aussitôt après une roséole très abondante, et disparut rapidement par le traitement mercuriel.

La *polyurie* et la *polydipsie* peuvent être dues à la syphilis cérébrale, surtout s'il s'agit d'un ramollissement du plancher du quatrième ventricule.

La *marche* de la syphilis cérébrale est généralement chronique, quoique la mort puisse survenir brusquement dans une attaque apoplectiforme. D'habitude, on voit les accidents se répéter et les attaques successives varient quant à la nature des manifestations et au groupement des symptômes.

**IV. Diagnostic.** — La syphilis cérébrale est généralement facile à reconnaître, quand le malade fournit des renseignements précis, ou qu'on trouve encore des cicatrices ou des pigmentations caractéristiques de la peau ou des muqueuses, des saillies ou des dépressions des os, ou de l'alopécie du cuir chevelu. En ce qui concerne les commémoratifs, il est bon de rappeler que les malades appellent souvent syphilis toutes les maladies vénériennes. D'autre part la « mendacia syphilitica » est bien connue et peut quelquefois rendre toute enquête impossible, dans ces conditions, et si l'on ne peut trouver aucun stigmate de la syphilis, le diagnostic devient très difficile.

S'il s'agit d'un homme marié, il faut s'enquérir si sa femme a eu des avortements, si le ménage a eu des enfants, ou s'ils sont morts en bas âge, ou s'ils ont présenté des éruptions cutanées, de l'ozène, des symptômes de scrofule ou de rachitisme : tout cela peut être dû à la syphilis des parents et particulièrement à celle du père.

Quand les renseignements manquent complètement, le praticien n'a guère que son flair pour le guider, et il est positif que ceux qui ont beaucoup vu et observé arrivent à deviner la nature syphilitique ou non des accidents en présence desquels ils se trouvent. Ce sont là des choses impossibles à décrire et qui ne s'acquièrent que par la pratique. Les paralysies oculaires à début brusque, les attaques d'aphasie passagère, les paralysies transitoires, des accès de somnolence répétés et persistants, la *variété* elle-même des symptômes, sont autant de faits qui méritent d'attirer l'attention. Les accidents sont quelquefois assez peu caractéristiques pour faire soupçonner l'hystérie surtout chez une femme. Pour distinguer l'épilepsie syphilitique de l'épilepsie vraie, on recherchera l'épilepsie ou toute autre névrose dans les antécédents héréditaires, on s'enquerra de l'âge auquel sont survenus les premiers accès, si c'est dans l'enfance ou l'âge adulte, on recherchera s'il y a eu quelque traumatisme de la tête ou s'il y a lieu de soupçonner la présence de cysticerques du cerveau. L'apparition de l'épilepsie à un âge avancé et le retour incomplet de la connaissance dans l'intervalle des attaques indique toujours l'origine syphilitique.

En tout cas, il faut se faire une règle d'admettre la syphilis dans les cas douteux et de les traiter en conséquence, on peut de la sorte être très utile au malade et l'on ne peut lui faire aucun tort sérieux. Enfin l'examen ophtalmoscopique pourra faire reconnaître une choroïdite disséminée d'origine syphilitique.

**V. Pronostic.** — Le pronostic est toujours sérieux et quoique dans beaucoup de cas un traitement bien dirigé puisse arrêter les progrès de la maladie ou la faire rétrocéder d'une façon plus ou moins complète, on n'est jamais absolument maître de la situation et dans les cas en apparence les plus bénins, on peut voir survenir à l'improviste des accidents graves et rapidement mortels. Bien entendu le pronostic varie dans chaque cas suivant la nature des manifestations, il est plus grave dans le cas de ramollissement ou de lésion destructive du cerveau; les lésions de l'artère basilaire sont aussi plus graves que celles qui affectent l'artère sylvienne.

**VI. Traitement.** — Deux médicaments composent la base du traitement, le mercure et l'iode, mais les opinions varient sur la préférence à accorder à l'un ou à l'autre, pour ma part je préfère le mercure et je n'emploie l'iode que pour compléter le traitement. J'ai souvent vu l'emploi simultané des deux médicaments provoquer une abondante éruption furonculeuse.

La manière la plus sûre et la plus rapide d'employer le mercure dans la syphilis cérébrale, c'est de faire des frictions avec l'onguent mercuriel à la dose de 5 gr. par jour ; dans le cas de coma ou de tout autre symptôme menaçant, on peut aller jusqu'à 10 gr. Un point très important à signaler. c'est que les frictions doivent être continuées pendant longtemps, même après la disparition des accidents; il faut encore y revenir de temps en temps. par mesure de précaution. Il est encore utile de placer à demeure une compresse largement enduite d'onguent gris sur le point du crâne qui correspond au siège présumé de la lésion.

Après le traitement par les frictions, il faudra donner pendant des semaines ou même des mois de l'iodure de potassium (une cuillerée à bouche trois fois par jour, une heure après le repas, d'une solution de 10 gr. d'iodure pour 200 gr. d'eau) ; Seguin a donné jusqu'à 40 gr. d'iodure en solution, une heure et demie avant le repas.

Dans quelques cas, j'ai obtenu de très bons résultats avec les bains de Tölz et d'Adelheidsquelh-Oberheilbrunn, ou encore d'Aix-la-Chapelle. On a aussi recommandé les bains salés ou bien les eaux thermales indifférentes comme Wildbad-Gastein, Wildbad-Wurtemberg, Pfäffers, Ragatz, Teplitz. Schlangenbad, etc.

Certains accidents peuvent encore exiger un traitement spécial, ainsi l'électrisation dans la paralysie.

## 14. — Syphilis de la moelle.

**I. Étiologie.** — Il n'est pas douteux que certaines affections de la moelle ne puissent être dues à la syphilis, mais il existe entre les auteurs de grandes divergences d'opinion au sujet du rôle de la syphilis, qui est pour les uns très restreint, extrêmement étendu pour les autres. La question est difficile à trancher. La vérole est une maladie extraordinairement répandue et il n'y a rien de surprenant à ce que des individus atteints d'affections médullaires de toute autre cause aient des antécédents de syphilis ; les résultats du traitement iodo-mercuriel ne prouvent pas grand' chose, parce qu'il peut être utile dans bien des cas qui n'ont rien de syphilitique ; enfin les lésions anatomiques sont bien rarement assez caractéristiques pour pouvoir être rattachées avec certitude à la syphilis.

En résumé, je pense que les affections syphilitiques de la moelle sont fréquentes, mais que cette question encore ouverte à la discussion ne saurait être tranchée par la statistique.

Les accidents médullaires appartiennent d'habitude aux périodes tardives de la syphilis, ils surviennent en même temps que des accidents nettement tertiaires ou tout au plus à la suite d'une longue série d'accidents secondaires ; c'est généralement cinq, dix, quinze ans et même plus après le début de l'infection qu'on les voit apparaître.

Il est très rare de voir des troubles médullaires au début de la période secondaire, quoique l'on ait cité des cas contemporains du chancre. Les anti-mercurialistes prétendent que le traitement mercuriel prédispose aux accidents médullaires.

L'expérience montre que les affections syphilitiques de la moelle sont plus fréquentes chez l'homme que chez la femme, peut-être parce qu'elles sont favorisées par des causes adjuvantes plus fréquentes chez le premier.

**II. Anatomie pathologique.** — Les troubles médullaires consécutifs à la vérole peuvent être indirects, directes ou fonctionnels.

Les lésions indirectes de la moelle sont secondaires à des lésions des os ou des méninges.

Une exostose ou une carie des vertèbres, une inflammation, un épaississement ou une gomme des méninges peut comprimer la moelle ou y provoquer des lésions inflammatoires par propagation du voisinage. Le point de départ de la maladie est quelquefois plus éloigné encore, comme par exemple quand une ulcération syphilitique du pharynx atteint les vertèbres et par leur intermédiaire les méninges et la moelle. La marche de ces affections est presque toujours chronique.

Les lésions directes de la moelle comprennent la myélite, le tabes, la sclérose et pour quelques auteurs la paralysie atrophique et l'atrophie musculaire progressive, il faut y ajouter les quelques rares cas de gommes de la moelle. L'anatomie pathologique seule ne permet plus d'affirmer la nature syphilitique des lésions observées, quoiqu'on puisse la soupçonner d'après les altérations des méninges, leur épaississement et leurs adhérences. Dans les myélites à petits foyers disséminés (Westphal), on trouve souvent de l'endartérite qui rétrécit ou oblitère la lumière des vaisseaux et qui est tout à fait analogue aux lésions artérielles décrites dans le chapitre précédent.

On peut avoir affaire enfin à des troubles purement fonctionnels de la moelle tels que les a étudiés Weidner sous la direction de Gerhardt. Dans ces cas, les symptômes médullaires très graves observés pendant la vie, n'étaient nullement expliqués par l'autopsie, où l'on ne trouvait aucune lésion appréciable de la moelle. On a souvent rattaché à la syphilis des cas de paralysie spinale ascendante aiguë.

### III. Symptomatologie. — Elle ne présente absolument rien de caractéristique. On a dit, mais à tort, que la syphilis médullaire serait caractérisée par la prédominance des troubles moteurs sur les troubles sensitifs, qui seraient peu marqués ou même nuls. Le tableau clinique est tantôt celui de la compression de la moelle, tantôt celui de différents types de myélite, de tabes, de la sclérose en plaques disséminées, de l'atrophie musculaire progressive, de la paralysie atrophique, des lésions unilatérales ou des tumeurs de la moelle. On doit soupçonner que la syphilis peut jouer un rôle dans un cas donné, quand on la trouve accusée par les commémoratifs ou par des cicatrices de la peau ou des muqueuses, mais même alors, il ne faut pas oublier qu'il peut ne s'agir que d'une simple coïncidence. Lorsqu'on a vu beaucoup de ces maladies, on acquiert une sorte de flair qui fait deviner la vérole. Enfin les symptômes médullaires peuvent être masqués par les troubles beaucoup plus accusés de la syphilis cérébrale.

### IV. Pronostic. — Les affections syphilitiques de la moelle comportent un diagnostic beaucoup plus bénin que les affections analogues qui n'ont pas la même origine, cependant les guérisons complètes et durables ne sont pas très fréquentes, et la maladie récidive souvent quand on cesse trop tôt le traitement.

### V. Traitement. — La syphilis médullaire relève du même traitement que la syphilis cérébrale, et l'on peut employer l'électricité et la gymnastique comme adjuvants. Les frictions mercurielles peuvent au début amener une légère aggravation des symptômes, il ne faut cependant pas se décourager et l'abandonner trop tôt.

### 15. — Syphilis des nerfs périphériques.

Les nerfs périphériques sont rarement le siège de tumeurs gommeuses, il est bien plus fréquent de les voir altérés secondairement par suite de la compression qu'ils subissent de la part des méninges, des os, des muscles ou des aponévroses malades avec lesquels ils sont en contact.

On observe des anesthésies, des paresthésies, des névralgies, des contractures ou des paralysies, mais il est surprenant de voir combien peu les troubles fonctionnels répondent à la gravité des lésions anatomiques. Les névralgies paraissent être plutôt des troubles fonctionnels sans substratum anatomique; elles peuvent apparaître en même temps que les premiers accidents secondaires ou même les précéder.

### 16. — Syphilis héréditaire.

**I. Étiologie.** — Du moment que l'on considère la syphilis non comme une simple lésion locale des organes génitaux, mais comme une maladie générale. on ne s'étonnera pas de la voir se transmettre héréditairement. L'hérédité s'épuise à la première génération, et ceux qui ont reçu la maladie de leurs parents ne la transmettent pas à leurs enfants. Il existe quelques observations qui démontrent que la vérole héritée ne met pas sûrement à l'abri d'une nouvelle infection à un âge plus avancé.

Un enfant peut hériter de la syphilis soit de son père, soit de sa mère, mais on n'admet plus l'opinion de V. Baerensprung, qui prétendait reconnaître celui des parents qui était infecté, d'après les organes atteints chez l'enfant.

Quand l'un ou l'autre des parents est atteint d'accidents primitif ou secondaires au moment de la conception, il est presque certain que l'enfant sera syphilitique; il en est de même à plus forte raison, si les parents sont malades l'un et l'autre. Si les deux parents n'ont que des accidents tertiaires. l'enfant ne sera généralement pas syphilitique, mais il sera faible, mal développé, prédisposé à la scrofule, à la phtisie ou à la méningite tuberculeuse et destiné souvent à une mort prématurée.

Quand la syphilis héréditaire provient du père, atteint d'accidents primitifs ou secondaires, il peut arriver que le siège des lésions de l'homme permette à la femme d'échapper à l'infection, et qu'elle reste saine tout en donnant naissance à un enfant syphilitique. On admet que, malgré tout, la mère est infectée mais d'une façon spéciale qui se traduit par de la pâleur, de la fatigue, un état maladif vague, et par ce fait qu'elle ne peut plus être infectée par le virus provenant de son enfant. Ce dernier point n'est pas exact, car il peut fort bien arriver que la mère contracte tardivement un chancre du sein si des plaques muqueuses de la bouche de l'enfant viennent au contact d'une excoriation du mamelon. On a aussi prétendu que le fœtus, syphilitique de par le père, pouvait infecter secondairement la mère au cours de la grossesse par le mécanisme appelé du choc en retour.

Les deux parents peuvent être tout à fait sains au moment de la conception, mais la mère contracte la syphilis quand elle est enceinte. D'après quelques auteurs, le sort de l'enfant dépend dans ce cas de l'époque de la grossesse à laquelle s'est faite l'infection : si l'infection a lieu pendant les cinq premiers mois de la grossesse, l'enfant est infecté par le sang maternel ; si l'infection de la mère n'a lieu que pendant les quatre derniers mois, l'enfant reste sain. D'autres pensent que l'enfant vient au monde tantôt sain et tantôt syphilitique sans que l'époque de la grossesse ait aucune influence. En tout cas, l'enfant peut très facilement contracter la maladie pendant et après sa naissance : pendant l'accouchement, les lésions génitales de la mère peuvent inoculer une écorchure de l'enfant ; après la naissance, l'enfant peut s'infecter en appliquant ses lèvres excoriées à un mamelon portant des plaques muqueuses.

Il y a encore bien des. points obscurs dans l'histoire de la syphilis héréditaire et les faits ne se présentent pas toujours aussi nettement que dans les cas que nous venons de citer : Grünfeld rapporte le cas d'un père syphilitique donnant naissance à un enfant parfaitement sain sans que la mère ait subi un traitement mercuriel. J'ai moi-même observé un fait analogue où c'était la mère qui était malade. Hutchinson dit avoir vu dans une grossesse double, un des jumeaux rester sain et l'autre mourir de syphilis héréditaire. Il n'est pas rare dans une même famille de voir les premiers enfants être atteints de syphilis héréditaire et même en mourir, tandis que les derniers restent sains, ce qui s'explique parce que les chances d'infection diminuent avec l'âge de la maladie des parents. On peut enfin voir des enfants syphilitiques alterner avec des enfants sains, parce que les parents transmettent plus sûrement la syphilis aux enfants lorsqu'ils sont en période d'accidents, quand la maladie reste latente dans l'intervalle de deux poussées, ils peuvent donner naissance à des enfants. sains, mais cette règle n'est pas sans exceptions. En un mot, tant dans ses manifestations que dans ses modes de transmission, la syphilis montre des variations innombrables et des caprices inexplicables.

**II. Symptomatologie.** — Parmi les manifestations les plus fréquentes de la syphilis héréditaire, il faut citer l'avortement et l'accouchement prématuré. Le fœtus est généralement macéré au moment de son expulsion ; les vaisseaux ombilicaux sont épaissis, la veine ombilicale est oblitérée par un caillot ; l'épaississement de la paroi vasculaire porte surtout sur la partie externe de la tunique interne, c'est une endartérite oblitérante tout à fait comparable à celle des vaisseaux du cerveau ; le placenta est sclérosé. atteint de placentite interstitielle (Œdmansson), on y trouve des points calcifiés et des nodules gommeux. Le rétrécissement ou l'oblitération de la veine ombilicale explique aisément la mort du fœtus par la gêne ou l'abolition de sa nutrition et de sa respiration. En somme, la syphilis héréditaire est la cause la plus fréquente des avortements, il faut toujours la soupçonner quand on voit une femme avorter à plusieurs reprises d'un fœtus macéré, et il faut alors soumettre au traitement antisyphilitique celui des conjoints que l'on soupçonne d'être malade. Le médecin peut souvent ainsi mériter la plus vive reconnaissance de la part de parents infortunés lorsqu'un diagnostic exact lui permet de combattre efficacement des accidents de cette nature.

D'autres fois les enfants naissent vivants mais ne tardent pas à mourir d'athrepsie. Dès le début ils se développent mal ; leur face est pâle, amaigrie ; leur voix est faible et chevrotante ; ils tettent mal et s'endorment au sein ; leur peau est flétrie, sèche et ridée ; la peau de la paume des mains et de la plante des pieds est mince, luisante et comme vernissée ; ils ont souvent de l'érythème des fesses. L'autopsie montre enfin des lésions syphilitiques des viscères et des os.

Dans un troisième groupe de faits, les enfants naissent bien, paraissent sains et se développent normalement au début, mais au bout de quelque temps apparaissent des symptômes suspects qui mettront le médecin avisé sur la voie du diagnostic. Un *coryza* caractérisé par de l'enchifrènement, et un écoulement purulent rend la respiration nasale difficile, les enfants sont souvent obligés de quitter le sein pour reprendre haleine et les nouveau-nés qui ne savent pas respirer par la bouche présentent même de la cyanose. Ce coryza est dû à des lésions syphilitiques de la pituitaire et l'on doit toujours en soupçonner la nature lorsqu'il ne trouve pas son explication dans un refroidissement antérieur ou qu'il présente une ténacité anormale.

Les *fissures commissurales* de la bouche qu'on voit survenir spontanément et résister à tous les traitements sont souvent dues à la syphilis héréditaire et ne sont que des condylomes plats.

Au bout d'un certain temps on voit apparaître de la *roséole* ou des *syphilides papuleuses*. De même que dans la syphilis acquise, les papules sont souvent modifiées dans les plis de la peau et revêtent l'aspect de condylomes plats, particulièrement à l'anus, dans les plis inguinaux, au scrotum, à l'ombilic, dans les aisselles, aux coins de la bouche, derrière les ailes du nez et derrière les pavillons des oreilles. On observe aussi des syphilides bulleuses ou pustuleuses. Les premières constituent le *pemphigus syphilitique* des nouveau-nés, il se distingue du pemphigus vulgaire qui peut atteindre aussi les jeunes enfants (voyez t. III) par le contenu louche des bulles, par leur paroi flasque et comme flétrie, et enfin par son siège, car le pemphigus syphilitique atteint spécialement la paume des mains et la plante des pieds, de sorte que toute éruption bulleuse limitée à ces régions doit à *priori* être considérée comme syphilitique.

La *bouche* et la *gorge* peuvent présenter de l'érythème, de la roséole ou des plaques muqueuses. Quelques enfants accusent de la douleur à la palpation des extrémités, et recherchent autant que possible l'immobilité, ce qui paraît tenir à des *lésions des os*. L'*iritis* qu'on peut observer quelquefois au début n'apparaît généralement qu'au bout de quelques mois.

Il n'y a jamais d'accident primitif, de chancre dur dans la syphilis héréditaire, on peut donc à ce point de vue la qualifier de syphilis d'emblée.

La syphilis héréditaire comme l'acquise peut se borner aux accidents secondaires ; d'autres fois les accidents tertiaires se montrent dès la première enfance, du côté du foie et des poumons, ou bien ils apparaissent vers l'âge de sept ans, à l'époque de la deuxième dentition ou enfin à la puberté. On peut observer des gommes de la peau, des éruptions de rupia ou des ulcérations cutanées, des lésions des os ou des articulations, des gommes du palais ou des fosses nasales entraînant des délabrements considérables, des lésions du larynx qui peuvent, tout comme dans la vérole acquise, aboutir au rétrécissement, il en est de même de la trachée et des bronches. Toutes ces lésions sont souvent difficiles à distinguer des lésions scrofulo-tuberculeuses.

Les accidents hérédo-syphilitiques peuvent être parfois masqués par des symptômes anormaux, par exemple une ascite dont l'étiologie reste obscure peut être due à des lésions du foie ou de la veine porte qu'on ne découvre qu'à l'autopsie.

Pendant l'évolution des accidents que nous venons d'énumérer, les enfants se cachectisent généralement de plus en plus. Leur peau perd les couleurs de la santé, la graisse sous-cutanée disparaît et les muscles s'émacient, l'appétit se perd, les enfants ont des vomissements et de la diarrhée et finissent par mourir dans le marasme.

Toutes ces lésions sont rarement congénitales, elles apparaissent d'habitude quelque temps après la naissance, le plus souvent au bout de quatre à huit semaines. Les éruptions syphilitiques n'apparaissent guère avant le troisième mois, et quand un enfant arrive à l'âge de six mois sans présenter aucun accident, on peut calmer l'inquiétude et quelquefois les remords des parents par l'assurance que le plus grand danger est passé.

Quelques auteurs ont parlé de *syphilis héréditaire tardive* à propos d'enfants qui seraient restés sains jusqu'à la puberté et qui n'auraient présenté que vers l'âge de 14 à 16 ans les premiers symptômes de la maladie héréditaire ; on a même admis que chez la femme la syphilis héréditaire pouvait rester latente jusqu'à la première grossesse. Les faits de ce genre sont au moins douteux, car les uns pensent que les accidents décrits comme syphilitiques appartenaient plutôt à la scrofulo-tuberculose, pour les autres il n'est nullement démontré que les accidents tertiaires observés n'ont pas été précédés pendant la première enfance par des accidents secondaires qui ont passé inaperçus.

La syphilis des parents ne produit pas toujours la syphilis chez les enfants, car, ainsi que nous l'avons déjà dit, la syphilis tertiaire des parents peut se traduire chez les enfants par la prédisposition à la tuberculose dans ses diverses formes, à l'hydrocéphalie, la chorée, l'idiotisme, l'épilepsie, etc.

**III. Anatomie pathologique.** — L'examen des lésions anatomiques peut être d'une grande utilité dans le diagnostic de la syphilis héréditaire, surtout dans les cas où il n'y a pas à songer à la contagion de la part des parents.

Les lésions des *épiphyses* et des *extrémités des cartilages costaux* qui sont des accidents fréquents et qui peuvent être isolés ont une grande importance. Il y a une augmentation de volume considérable de la partie du cartilage épiphysaire la plus voisine de l'os (zone d'infiltration calcaire transitoire), elle est mal limitée du côté épiphysaire du cartilage dans lequel elle envoie des prolongements ; plus tard elle peut se ramollir de sorte que l'épiphyse se sépare de la diaphyse, on peut sentir de la crépitation pendant la vie et les enfants ne peuvent mouvoir le membre atteint. Le décollement des épiphyses est susceptible de guérison.

Les *cavités séreuses*, surtout dans les fœtus macérés, peuvent contenir des épanchements hémorrhagiques et les membranes séreuses présentent des épaississements cicatriciels fibreux, des rétractions, des déformations et des adhérences.

Les auteurs français, notamment Dubois, ont attribué une grande importance aux *abcès du thymus*, qu'ils ont considérés comme pathognomoniques de la syphilis héréditaire ; cela est loin d'être démontré, et Virchow a supposé avec raison que dans un certain nombre de cas on pouvait fort bien avoir pris pour du pus le suc du thymus.

Dans les *poumons* on trouve des gommes, de la pneumonie interstitielle et intra-alvéolaire. Du reste de tous les viscères, ce sont les poumons et le foie qui sont le plus souvent atteints.

La *rate* est souvent hypertrophiée.

Le *foie* présente des lésions de périhépatite, d'hépatite gommeuse ou interstitielle, tout comme la syphilis acquise.

Le *pancréas* pourrait, d'après Birch-Hirschfeld, être atteint de sclérose interstitielle. Dans l'intestin, Förster a observé des lésions analogues sur les plaques de Peyer.

Les *capsules surrénales* peuvent contenir des gommes dans leur couche corticale. Dans les *reins* on trouve parfois des gommes ou des kystes.

Les os du *crâne* sont atteints d'ostéite ou de nécrose, les méninges sont épaissies. (Pour l'encéphalite congénitale, voir t. III.)

**IV. Diagnostic.**— Le diagnostic de la syphilis héréditaire est souvent facile. On doit la soupçonner quand on trouve dans une famille une série d'avortements, de naissances prématurées ou d'enfants morts de cachexie en bas âge.

Parmi les lésions anatomiques, les altérations osseuses peuvent souvent fournir d'utiles renseignements.

Chez les nouveau-nés, un coryza persistant avec écoulement purulent, des rhagades aux commissures des lèvres doivent faire rechercher d'autres signes de syphilis.

Hutchinson a indiqué trois signes qui permettent de diagnostiquer rétrospectivement la syphilis héréditaire à un certain âge ; ce sont une malformation spéciale des incisives médianes supérieures persistantes, des lésions de la cornée et de l'appareil auditif. Dans la *malformation des incisives*, que Hutchinson attribue à une stomatite syphilitique, les incisives médianes supérieures de deuxième dentition ne sont pas parallèles, mais convergent l'une vers l'autre, plus rarement elles divergent, leur bord inférieur est dentelé et s'effrite, ce qui produit une échancrure semi-lunaire ; de plus ces incisives restent plus petites que leurs voisines. Ce signe n'a été accepté en Allemagne qu'avec beaucoup de réserve.

Quant aux lésions de la cornée que Hutchinson donne comme spécifiques, la *kératite interstitielle diffuse, parenchymateuse* ou *profonde*, son origine hérédo-syphilitique est beaucoup plus probable.

**V. Pronostic.** — Il est toujours sérieux. Beaucoup de petits malades meurent d'athrepsie, chez d'autres les accidents tertiaires produisent sur les organes des sens des délabrements et des lésions irrémédiables. Il est presque toujours fatal quand l'enfant est nourri artificiellement et non au sein, car alors la diarrhée ne tarde pas à emporter le petit malade.

**VI. Traitement.** — Les questions de prophylaxie ont une très grande importance dans la syphilis héréditaire, car il est peu de maladies où un diagnostic précis et des précautions rationnelles permettent plus souvent au médecin de consoler et de rassurer des familles affligées. Plusieurs points sont ici à considérer.

Un individu qui a contracté la syphilis ne doit pas se marier avant trois ans révolus depuis l'infection et encore s'il s'est écoulé au moins six mois depuis la dernière manifestation. Après le mariage il devra faire attention aux moindres accidents et pendant toute la durée de ces accidents éviter les rapports sexuels.

Si malgré l'absence de toute manifestation de la syphilis on voit survenir plusieurs avortements successifs, le mari qui est généralement le coupable ou éventuellement la femme, doit être soumis à un traitement énergique, vu qu'il s'agit très vraisemblablement de syphilis.

Dans le cas où une femme contracte la vérole étant enceinte, il faut instituer le traitement antisyphilitique pendant la grossesse. Il faudra encore le faire dans le cas même où l'infection ayant eu lieu pendant la deuxième moitié de la grossesse, il est probable que l'enfant naîtra sain, parce qu'il peut arriver que l'enfant soit infecté pendant l'accouchement ou aussitôt après. La méthode des frictions nous paraît dans ces cas la meilleure.

Nous avons dit au chapitre de l'étiologie qu'une mère saine peut mettre au monde un enfant syphilitique ; faut-il alors permettre à la mère d'allaiter son enfant et de courir le risque d'être infectée par lui ? On a enseigné jusque dans ces derniers temps que dans ces conditions un enfant malade n'infecte jamais sa mère demeurée saine, ce qui est absolument faux. On pourrait bien nourrir l'enfant au biberon, mais il est à craindre qu'il ne soit bientôt emporté par la diarrhée et l'athrepsie. Dans ce cas il n'y a qu'une chose à faire, dire toute la vérité à la mère et lui donner le choix de s'exposer elle-même à la contagion ou de risquer la vie de l'enfant par l'allaitement artificiel. Naturellement on cherchera à guérir le plus promptement possible la syphilis de l'enfant, on prendra soin qu'il n'y ait aucune fissure, aucune érosion sur les mamelons de la mère, et dans ce cas on éloignera l'enfant jusqu'à complète cicatrisation. On pourra enfin donner à la mère de l'iodure de potassium (3 cuillerées par jour d'une solution à 10 pour 200), moins pour la protéger que pour agir sur l'enfant par l'intermédiaire du lait.

Certaines personnes pourraient proposer de mettre la mère à l'abri de l'infection en donnant une nourrice à l'enfant, mais une nourrice saine courait le risque de l'infection. Il n'y a pas de doute qu'on pourrait trouver à prix d'or des nourrices à qui les avantages pécuniaires feraient accepter le danger, mais le médecin ne doit en aucune façon prêter la main à un arrangement de cette nature, car pour lui tous les hommes sont égaux quelle que soit leur situation sociale. Il ne pourrait accepter l'allaitement mercenaire que dans le seul cas où l'on trouverait une bonne nourrice atteinte elle-même de syphilis.

Si les deux parents étaient sains au moment de la conception, mais que la mère ait pris la syphilis pendant la grossesse, il peut arriver que l'enfant soit sain. La mère ne doit alors en aucun cas allaiter elle-même son enfant, de peur de lui donner la syphilis non par le lait, mais par la sécrétion de condylomes plats ou par le sang provenant d'érosions du mamelon : l'enfant sera nourri artificiellement ou par une nourrice. Si l'on a déjà constaté la syphilis de la mère au cours de la grossesse, on la soumettra au traitement mercuriel par les frictions, pour éviter que l'enfant ne s'infecte à son passage à travers les voies génitales maternelles.

Dans la syphilis héréditaire on pourra donner le calomel sous forme d'une pilule de 0,01 gr. trois fois par jour, ou de l'oxydule noir de mercure ou mercure soluble d'Hahnemann à la même dose. Après chaque tetée on nettoiera la bouche de l'enfant avec un linge fin trempé dans une solution de chlorate de potasse à 5 pour 200. Il sera encore bon de donner à l'enfant tous les jours un bain où l'on aura fait dissoudre 3 gr. de sublimé. La baignoire doit être en bois, parce qu'une baignoire en métal pourrait s'altérer en décomposant le sublimé ; il faut encore faire attention à ce que l'eau du bain ne pénètre pas dans les yeux ou dans la bouche. S'il y avait sur la peau des condylomes plats, il faudrait les saupoudrer de calomel et les recouvrir d'ouate.

Pour les accidents tertiaires on emploiera l'iodure de potassium ou l'iodure de fer à l'intérieur ; s'il y a des ulcérations à la peau on les pansera avec de l'emplâtre mercuriel ; les ulcérations des muqueuses seront badigeonnées avec de l'iodure de potassium (iode, 0,10 ; iodure de potassium, 1 ; glycérine, 10).

## TROISIÈME PARTIE

LÈPRE

## Éléphantiasis des Grecs.

**I. Étiologie.** — La lèpre existe en Égypte et dans l'Inde depuis la plus haute antiquité, puisqu'on la trouve signalée dans les livres de Moïse. La maladie s'est peu à peu étendue, et au moyen âge elle était assez fréquente en Allemagne pour qu'on eût à construire des établissements spéciaux ou léproseries, pour isoler les malades. C'est par cet isolement rigoureux qu'on a pu obtenir la disparition presque complète de la lèpre dans l'Europe centrale. Actuellement elle n'existe pour ainsi dire pas dans nos pays, et les lépreux qu'on y rencontre sont presque toujours des individus qui ont vécu longtemps sous les tropiques et y ont contracté la maladie. Les seules parties de l'Europe où la lèpre soit encore endémique sont la Norwège et la Suède où elle est connue sous le nom de Spedalskhed, quelques parties des provinces baltiques, la Hongrie et la Roumanie, quelques endroits en Espagne, en Portugal et en Italie, la Grèce et la Turquie. Il semble aussi qu'il en reste çà et là quelques foyers latents, ainsi Vossius a rapporté l'histoire de deux lépreux originaires de Memel qui n'avaient jamais quitté leur pays natal. Il est à remarquer que la maladie est presque toujours limitée au littoral et ne pénètre que rarement dans l'intérieur des terres.

Les causes de la lèpre ont donné naissance à bien des discussions, mais ce qui semble bien indiquer qu'elle est contagieuse, c'est que le meilleur moyen d'arrêter l'extension de la maladie est l'isolement rigoureux de ceux qui en sont atteints. On attribuait autrefois la lèpre au climat, à l'usage de poisson altéré, ou de certaines céréales, mais on sait maintenant qu'il s'agit d'une maladie infectieuse dont l'agent a été d'abord vu par Hansen (1880) et depuis par d'autres auteurs.

Le *bacille de la lèpre* se trouve constamment dans toutes les lésions lépreuses et ressemble beaucoup et sous plusieurs rapports à celui de la tuberculose. Neisser, Damsch et Vossius ont observé à la suite de l'inoculation à des animaux de produits lépreux la multiplication des bacilles au point d'inoculation et Melcher et Orthmann prétendent avoir obtenu chez le lapin des productions lépreuses internes par l'inoculation de la lèpre dans l'œil. En tout cas les animaux n'ont qu'une très faible réceptivité pour la lèpre, car on n'a jamais observé chez eux de lèpre spontanée. Beaucoup d'auteurs admettent une transmission héréditaire dont l'explication, avec la nature parasitaire de la maladie, est encore discutée.

Dans la plupart des cas la lèpre apparaît entre 20 et 40 ans, elle est rare dans l'enfance. On ne connaît rien du mode de transmission. Ajoutons que quelques auteurs, encore aujourd'hui, prétendent que le commerce avec les lépreux n'offre aucun danger, en se fondant sur ce que les infirmiers des hôpitaux de lépreux ne prennent pas la maladie.

**II. Symptômes.** — La marche de la lèpre est en général très lente.

La durée de l'*incubation* est impossible à fixer, parce que le début est si insidieux que les symptômes prodromiques sont méconnus. Parmi ceux-ci il faut signaler la fièvre intermittente que l'on est disposé à attribuer à la malaria.

La lèpre affecte le plus souvent la peau où elle détermine des infiltrations et des saillies mamelonnées qui constituent la *lèpre tuberculeuse* de la peau. D'autres fois les tissus nerveux sont les premiers intéressés, il s'y développe des infiltrats lépreux accompagnés de troubles sensitifs, trophiques et moteurs qui caractérisent la *lèpre nerveuse* ou anesthésique. Dans beaucoup de cas on observe des formes mixtes, c'est-à-dire que la lèpre anesthésique se complique de lèpre tuberculeuse, ou inversement, ce qui est plus rare.

La lèpre peut aussi atteindre bien d'autres organes, parmi lesquels nous citerons la muqueuse de la gorge, du larynx ou de la trachée, le sang, les ganglions lymphatiques, les testicules, le foie, la rate et tout particulièrement la conjonctive et la cornée.

Les premiers symptômes de la *lèpre tuberculeuse* peuvent être quelquefois précédés pendant plus de deux ans par des prodromes à forme de fièvre intermittente. Elle débute par des plaques érythémateuses qui peuvent disparaître ou laisser persister des taches brunes. Plus tard ces macules s'infiltrent, deviennent dures et se transforment en des saillies plus ou moins volumineuses, noueuses et mamelonnées. L'infiltration et les tubérosités altèrent évidemment les conditions d'élasticité de la peau et les proportions du corps; la face perd son expression, les paupières, le nez et les oreilles sont épaissis et déformés. Chaque tubérosité prend plusieurs années à se développer ; les malades vivent longtemps et meurent souvent de maladies intercurrentes. Il n'est pas rare de voir des nodosités s'ulcérer spontanément ou à la suite d'une excoriation traumatique et donner naissance à des ulcères lépreux à marche torpide. Certains nodules peuvent se résorber spontanément pendant que d'autres apparaissent en d'autres points. Une éruption abondante de tubercules s'accompagne souvent de fièvre.

Des lésions analogues à celles de la peau se développent souvent sur les muqueuses du nez, de la gorge, du larynx ou des voies aériennes. L'infiltration et les tubérosités amènent l'obstruction des fosses nasales ou le rétrécissement du larynx et provoquent des accidents asphyxiques lorsqu'elles siègent sur l'épiglotte, sur les replis ary-épiglottiques ou sur les cordes vocales supérieures ou inférieures ; dès le début, la voix devient souvent aphone. Les nodules lépreux peuvent siéger dans la conjonctive ou la cornée et entraîner la perte de la vue.

Les ganglions lymphatiques sont souvent atteints, surtout les ganglions sous-maxillaires, cervicaux et inguinaux qui sont tuméfiés. Les foyers lépreux de la rate et du foie n'ont aucun intérêt clinique. L'infiltration lépreuse entraîne la chute des cheveux et particulièrement celle des sourcils ; lorsqu'elle atteint les testicules, elle détermine leur atrophie.

Dans la *lèpre nerveuse* les troncs nerveux périphériques peuvent être sentis par la palpation comme des cordons noueux et douloureux à la pression. La maladie s'accuse d'abord par des plaques d'hyperesthésie qui fait bientôt place à une anesthésie complète au contact et à la douleur. Plus tard viennent s'y ajouter des troubles trophiques. Il s'y forme des bulles analogues à celles du pemphigus, d'où le nom de pemphigus lépreux. Gerhardt et Müller ont trouvé des bacilles lépreux en abondance dans le contenu de ces bulles. La peau présente fréquemment des anomalies de pigmentation, des macules brunes ou blanches ; la sécrétion des glandes sudoripares ou sébacées peut être supprimée, d'où résulte la sécheresse et l'aspect terne de la peau ; enfin l'on observe des atrophies musculaires et des contractures, quoique les paralysies complètes soient une exception. Des ulcérations peuvent amener la perte des doigts, des orteils ou même de segments entiers des membres, ce qui constitue la *lèpre mutilante*.

La *durée* de la maladie peut atteindre un grand nombre d'années. La mort est le résultat du marasme, de l'asphyxie, de l'infection putride par suite des ulcérations suppurantes ou enfin d'une maladie intercurrente.

**III. Anatomie pathologique.** — Les lésions de la lèpre sont constituées par une infiltration ou par des amas de cellules rondes dans la peau, dans les muqueuses ou dans les viscères. Certaines de ces cellules, dites *cellules lépreuses*, se distinguent par leur grand volume et par les vacuoles dont elles sont creusées ; de plus, fait de la plus haute importance, on y trouve des bacilles lépreux. Ceux-ci ont l'aspect de petits bâtonnets dont la longueur est à peu près la moitié ou le tiers du diamètre d'un globule rouge, et ressemblent beaucoup à ceux de la tuberculose. Il est rare de les trouver libres, le plus souvent ils sont contenus dans des cellules où ils forment des amas très denses (voyez fig. 84). Unna a tout dernièrement soutenu que les bacilles lépreux sont toujours libres et que les soi-disant cellules lépreuses sont la coupe transversale d'un lymphatique.

Examinés à l'état frais, les bacilles présentent des mouvements propres très vifs, qui cependant ont été dernièrement révoqués en doute. Ils se colorent facilement par les couleurs d'aniline, mais non par la vésuvine. On peut aussi les colorer aisément par la méthode de double coloration qui a été indiquée dans un chapitre antérieur pour les bacilles de la tuberculose. Au point de vue biologique ils se distinguent des bacilles de la tuberculose parce qu'ils liquéfient le sérum gélatinisé, ce que ne font pas les bacilles tuberculeux, et en ce que leur inoculation dans la chambre antérieure de l'œil d'un lapin ne détermine pas la formation de tubercules. Enfin ils prennent les couleurs d'aniline plus promptement que les bacilles de la tuberculose.

On peut souvent apercevoir des spores dans ces bacilles, tantôt une à chaque extrémité, tantôt trois ou quatre dans un même bacille, enfin on peut voir un bacille se résoudre tout entier en spores. On trouve les bacilles dans la peau, dans les muqueuses, les nerfs périphériques, les ganglions lymphatiques, les cartilages, les testicules, le foie, la rate et la cornée : divers auteurs, Köbner, Gaucher, Hillairet, Majocchi, Pellizzari, Gerhardt

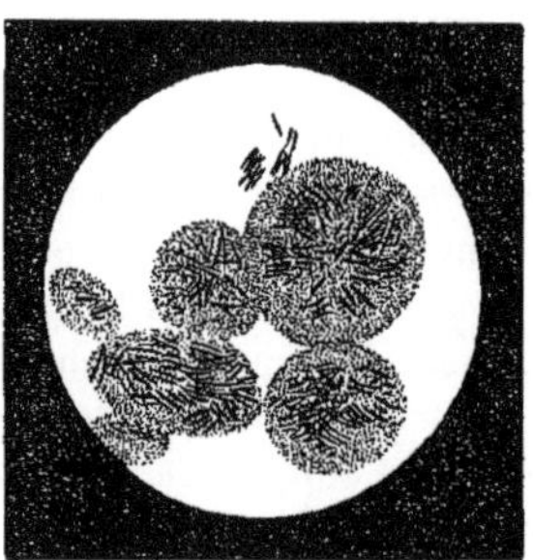

Fig. 84. — *Bacilles de la lèpre*.

et Müller, Thin et de Amicis les ont trouvés dans le sang, généralement contenus dans des globules blancs. On a trouvé des bacilles lépreux dans les follicules pileux et dans les glandes sudoripares, ce qui est important au point de vue de la transmission possible de la maladie par cette voie.

La rate, d'après Virchow, est tuméfiée, criblée de grains blancs et gris, dans lesquels on trouve beaucoup de bacilles.

**IV. Diagnostic et Pronostic.** — Le diagnostic de la lèpre est généralement facile, surtout quand il s'agit de gens habitant les tropiques, mais dans la période prodromique on peut la confondre avec la fièvre paludéenne.

On a bien rapporté quelques cas de guérison, mais le pronostic n'en est pas moins à peu près sans espoir.

**V. Traitement.** — L'isolement rigoureux des lépreux est sans aucun doute le meilleur moyen de prévenir l'extension de la maladie. Une fois qu'elle a fait explosion, on recommandera les douches et les frictions avec une pommade au mercure, à l'iode ou à l'ichthyol. La créosote et l'acide salicylique donnés à l'intérieur auraient donné quelques résultats. En tout cas les malades devront quitter les pays où la lèpre est endémique.

# QUATRIÈME PARTIE

## DIPHTÉRIE

On appelle diphtérie une maladie infectieuse qui se présente le plus souvent sous forme de lésions locales de la gorge, ce qui constitue l'angine diphtérique, mais qui peuvent aussi affecter d'autres muqueuses comme celle du larynx ou des fosses nasales. Malgré toutes les recherches entreprises pour découvrir l'agent pathogène de la diphtérie, on n'est pas encore parvenu à l'isoler d'une façon certaine, il paraît même vraisemblable que plusieurs espèces de microbes peuvent causer des manifestations diphtéritiques. En tout cas l'analogie avec les autres maladies infectieuses permet d'admettre qu'il s'agit de quelque espèce de schizomycète.

Nous employons l'expression de diphtérie avec le sens limité qu'elle possède au point de vue étiologique, car elle a donné lieu autrefois et donne lieu parfois encore aujourd'hui à bien des confusions. En effet, les lésions anatomiques sont assez diverses suivant les muqueuses que l'on considère. Dans la gorge, la diphtérie détermine un exsudat dans le tissu même de la muqueuse, et la fausse membrane ne peut s'enlever sans entraîner certaines portions de la muqueuse elle-même. Dans le larynx, au contraire, il ne s'agit que d'un exsudat fibrineux superficiel déposé à la surface de la muqueuse qui n'est nullement lésée par son ablation. Virchow a désigné du nom de *croupales* les lésions du deuxième ordre et *diphtériques* celles du premier, mais, comme nous l'avons dit, les deux lésions sont dues à la même cause.

Ce serait une erreur non moins manifeste que d'attribuer à la diphtérie au point de vue étiologique toutes les lésions dites croupales en anatomie pathologique, car il est des lésions croupales pour la production desquelles les microbes n'ont joué aucun rôle. Ainsi lorsqu'on cautérise la muqueuse laryngée d'un animal avec de l'ammoniaque caustique, de la potasse, de l'acide chromique ou toute autre substance analogue, ou même simplement avec la vapeur d'eau on détermine des lésions véritablement croupales de la muqueuse laryngée. Des faits analogues ont été observés chez l'homme. Palloni a publié une observation d'inflammation croupale de la muqueuse laryngée causée par la respiration des vapeurs de chlore; Reimer a de même vu un véritable croup laryngé dû à la déglutition d'eau à nettoyer le cuivre; on a enfin observé des lésions analogues dans le cas de brûlures étendues.

Du reste, ces lésions ne sont pas limitées au larynx, on peut observer l'inflammation croupale de l'œsophage à la suite de la déglutition d'ammoniaque caustique. Kozlakoff et Stricker ont déterminé chez le lapin une inflammation croupale de la muqueuse de l'estomac en y introduisant de l'ammoniaque diluée. Des lésions analogues peuvent être provoquées dans les voies biliaires par le passage des calculs. La muqueuse des bassinets, des uretères et de la vessie peut être également atteinte, soit par le passage des calculs, soit par l'emploi des balsamiques ou des diurétiques irritants. On peut encore citer la bronchite pseudo-membraneuse comme une lésion croupale non diphtérique. On voit donc que les lésions dites croupales peuvent être d'origine diphtérique ou d'origine non diphtérique.

Le processus diphtérique au point de vue anatomique n'est pas toujours dû à la diphtérie, et bien des maladies infectieuses peuvent produire des lésions nécrosiques dites par les auteurs pseudo-diphtériques. Inversement le virus diphtérique peut produire des lésions qui ne sont ni diphtériques ni croupales dans le sens anatomique, par exemple les lésions de la gorge, que nous étudierons plus complètement tout à l'heure.

Prenant donc le mot de diphtérie uniquement dans le sens étiologique, nous passons à la description des diverses formes et localisations de la maladie.

## i. — Angine diphtérique.

I. **Étiologie.** — L'angine diphtérique est une maladie évidemment contagieuse, car elle constitue souvent des épidémies qu'on a vues débuter après l'arrivée d'un malade dans un endroit jusque-là indemne, la maladie peut se transmettre de l'individu malade à l'individu sain par les soins donnés à un malade, par le baiser, par l'usage d'objets ou d'instruments mal nettoyés, par l'inoculation accidentelle de fausses membranes diphtériques ou tout simplement par le séjour dans une pièce infectée. Des médecins ont souvent été atteints en soignant des diphtériques, par suite de l'inoculation de produits diphtériques dans une plaie accidentelle. La transmissibilité de la maladie est encore démontrée par l'inoculation aux animaux. Trousseau a vainement tenté l'inoculation sur lui-même et sur deux de ses élèves, mais ces expériences sont inutiles et ne prouvent rien, parce que la même chose arrive pour d'autres maladies dont la contagiosité ne fait pas de doute.

On distingue avec raison les angines diphtériques primitive et secondaire. La première constitue une maladie isolée, tandis que la seconde survient consécutivement à une autre maladie infectieuse.

L'angine *diphtérique primitive* apparaît sous forme *sporadique* presque en tout temps dans les grandes villes, ce qui entretient en permanence des foyers d'infection.

Dans bien des villes certaines maisons sont connues pour constituer des foyers, les cas de diphtérie y sont d'une extrême fréquence et elles sont le point de départ de presque toutes les épidémies. L'angine diphtérique constitue aussi souvent dans les orphelinats, les écoles et les pensionnats, etc., des épidémies de maison qui s'expliquent par des conditions hygiéniques

défectueuses, une mauvaise disposition et une mauvaise tenue des lieux d'ai
sance, un drainage insuffisant, des dortoirs sombres, sales ou encombrés.
Toutes ces conditions paraissent propres non pas à créer de toutes pièces le
virus diphtérique, mais à favoriser sa propagation et peut-être à augmenter
la réceptivité de ceux qui y sont soumis.

Les *épidémies de diphtérie* ne sont nullement influencées par le climat,
les saisons ou des circonstances météorologiques. Les saisons froides, les
variations de la température ou de la direction des vents favorisent bien
l'extension de la maladie, mais simplement en déterminant des angines a frigore qui ouvrent la porte au virus diphtéritique. C'est pour la même raison
que la maladie est plus fréquente dans les climats tempérés ou modérément
chauds que dans les régions tropicales.

L'*âge* exerce une influence beaucoup plus marquée : les enfants de deux
à sept ans sont les plus atteints, au-dessus de sept ans la prédisposition
diminue avec l'âge ; les enfants à la mamelle sont rarement atteints et l'on
a pu permettre à des femmes atteintes de diphtérie de continuer à nourrir
leurs enfants sans inconvénient. Je dois cependant dire que j'ai vu une
mère contagionner son enfant nouveau-né.

L'influence du *sexe* est nulle, il semble cependant qu'à partir d'un certain
âge, les garçons sont plus fréquemment atteints.

La diphtérie sévit surtout dans les *classes pauvres*, sans cependant
épargner les classes élevées de la société, et dans ces dernières années elle
a maintes fois frappé des familles princières.

Une première atteinte ne met nullement à l'abri d'une *récidive* comme
dans beaucoup d'autres maladies infectieuses, elle semble même presque
constituer une prédisposition. Certaines personnes présentent une réelle *prédisposition individuelle* persistante ou passagère, tandis que d'autres sont
réfractaires. On peut citer l'hypertrophie des amygdales comme une cause
prédisposante.

Le *véhicule du contage* est difficile à bien déterminer. Il est certain que
les fausses membranes contiennent le poison, mais comme il suffit de séjourner dans la chambre d'un diphtérique pour contracter sa maladie, il faut
bien admettre que le malade infecte l'atmosphère qui l'entoure par les produits qu'il exhale. La contagion s'exerce surtout dans les lieux de réunion,
écoles, pensions, lieux d'amusement, etc. Les objets inanimés et probablement aussi les tierces personnes peuvent aussi servir de véhicule à la contagion ; on a plusieurs fois vu la diphtérie propagée par des aliments
provenant d'endroits infectés, par le lait par exemple, comme Klebs l'a
observé. Certains animaux, comme les poules peuvent être atteintes de diphtérie et la transmettre à l'homme, ainsi qu'en témoignent les faits observés
par Lutz, Limmer, Gerhardt et Seeber, Boing.

On a beaucoup discuté la nature primitive ou secondaire des lésions de
la gorge. Pour les uns, il s'agit au début d'une maladie locale qui se généralise secondairement ; pour les autres, la maladie est d'emblée générale et
l'angine n'est qu'une manifestation locale d'une maladie qui a déjà infecté
tout l'organisme. L'étude des faits cliniques montre que les deux cas sont

possibles; tantôt en effet, des phénomènes généraux graves peuvent précéder l'angine de plusieurs jours, tantôt, et plus rarement à mon avis, on observe l'inverse et l'angine constitue au début toute la maladie. Il n'est du reste pas impossible que ces deux modes d'évolution morbide répondent à deux modes d'infection différente. Quand la maladie est générale d'emblée on peut admettre l'infection des voies respiratoires, par le séjour dans une chambre de malade ou du tube gastro-intestinal, par l'ingestion d'aliments infectés. D'autre part les amygdales peuvent être le siège d'une infection primitivement locale, grâce à ce fait, signalé par Stöhr, que le revêtement épithélial des amygdales présente normalement des solutions de continuité qui donnent issue aux leucocytes.

On ne sait rien de bien certain sur la *nature du virus diphtérique*. On suppose que c'est un schizomycète qui existe certainement dans les fausses membranes, mais il est difficile de l'isoler parmi les innombrables microbes qu'on y trouve. Klebs a cherché à distinguer deux espèces d'angine diphtérique déterminées l'une par un microsporon, l'autre par un bacille et différentes par leurs symptômes cliniques. Löffler, qui s'est récemment occupé de l'étiologie de la diphtérie, est disposé à considérer comme pathogène un bacille à peu près aussi long que celui de la tuberculose, mais deux fois plus gros, droit ou courbe, souvent formé de plusieurs éléments placés bout à bout et un peu épaissis au point de contact. Ces bacilles se colorent souvent plus vivement aux deux pôles par le bleu de méthylène en solution alcaline; Löffler aurait réussi à cultiver ces bacilles et à déterminer la diphtérie chez des animaux par l'inoculation des cultures.

*L'angine diphtérique secondaire* peut venir à la suite d'autres maladies infectieuses, surtout à la suite de la scarlatine, plus rarement de la rougeole, de la roséole, de la coqueluche, de la fièvre typhoïde, de la variole et de l'érysipèle.

Dans la diphtérie secondaire à la scarlatine, Löffler aurait trouvé le même organisme que dans les cas primitifs, mais la question de la diphtérie secondaire est encore assez obscure et réclame de nouvelles recherches. Dans tout ce qui suit nous ne nous occuperons que de la diphtérie primitive.

L'histoire de la diphtérie remonte aux temps homériques, mais en Allemagne c'est surtout depuis quelques années qu'elle est devenue endémique.

II. **Symptômes.** — La période d'*incubation* de l'angine diphtérique varie de deux à sept jours, elle peut cependant être plus courte ou plus souvent se prolonger, on l'a même vue durer jusqu'à trois ou quatre semaines.

La maladie débute tantôt par des phénomènes généraux, tantôt par des symptômes locaux, tantôt encore par les deux à la fois. Dans l'un et l'autre cas le début peut être brusque et violent ou lent et insidieux, sans que la gravité de la maladie en soit atténuée.

Il n'est pas rare chez les enfants de voir la diphtérie débuter brusquement par une fièvre élevée avec une température atteignant 40° et au delà, des frissons, des vomissements, du délire, de l'anorexie, de la soif et une pâleur livide de la peau. Le second ou le troisième jour, la fièvre diminue ou tombe complètement, on fait le diagnostic de fièvre éphémère, l'on incrimine à tort quelque écart de régime alors que dès ce moment ou peu de temps après il existe des fausses membranes dans la gorge. Il en découle l'obligation de toujours examiner la gorge des enfants dans les cas de ce genre.

Lorsque le début se fait insidieusement il peut être difficile à reconnaître. ainsi qu'en témoigne le cas suivant que j'ai eu occasion de voir en consultation. Il s'agissait d'un robuste garçon de 4 ans, malade depuis une semaine mais ne se plaignant que de quelques frissons. Appétit nul, pâleur et faiblesse croissantes, somnolence ; depuis 24 heures les bruits du cœur étaient sourds et irréguliers et le pouls était très mou et irrégulier. En examinant la bouche du malade on trouva que toute la gorge était couverte de fausses membranes qui envahissaient également le bas de la langue et la muqueuse des joues. L'enfant mourut dix heures après de paralysie cardiaque. On voit donc que l'angine diphtérique peut ne causer aucune gêne ni aucune douleur et qu'il ne faut pas attendre pour examiner la gorge que le malade se plaigne de douleur et de dysphagie.

La *douleur à la déglutition* est un des symptômes locaux les plus ordinaires. La parole est souvent aussi douloureuse ; d'autres fois c'est moins la déglutition que les mouvements de la mâchoire qui sont pénibles. La douleur est sentie non dans la gorge, mais plus bas au niveau de l'angle de la mâchoire, de l'un ou des deux côtés, d'où elle s'irradie vers les oreilles. elle est probablement causée par le gonflement des ganglions lymphatiques qu'on sent derrière les angles de la mâchoire.

J'ai vu quelques cas où le *nasonnement de la voix* était le seul symptôme pour lequel ou s'adressait au médecin. Quelquefois le croup est la première manifestation d'une diphtérie dont les lésions gutturales ont passé inaperçues.

Les *lésions de la gorge* constituent évidemment le symptôme objectif le plus important. Dans les formes hypertoxiques il est possible que la mort survienne avant que l'angine se soit caractérisée, et l'on comprend combien les cas de ce genre sont difficiles à reconnaître.

L'aspect de la gorge présente bien des variétés. Quand les lésions locales sont réduites au minimum, on n'observe qu'une *angine catarrhale* généralisée ou circonscrite, dont la vraie nature n'est démontrée que par la contagion diphtérique dont elle est le résultat ou peut être le point de départ. Le trait dominant de cette angine catarrhale est tantôt la rougeur, tantôt le gonflement : la sécrétion est généralement peu marquée. Si le catarrhe est circonscrit, la douleur est également localisée au même point. Il est du reste à remarquer que chez beaucoup de personnes la gorge constitue un point faible par lequel débutent toujours les lésions catarrhales de toute nature. L'angine catarrhale peut être la seule manifestation de la maladie ou n'être que le prélude d'autres lésions.

Une deuxième forme d'angine est caractérisée par des *fausses membranes* superficielles et circonscrites. Ce sont des plaques jaunâtres ou grisâtres, souvent limitées aux amygdales, mais pouvant atteindre aussi les piliers, la luette ou la paroi postérieure du pharynx. Je l'ai souvent vue débuter par l'extrémité de la luette ou bien par les follicules. On peut les enlever avec un pinceau ou avec le doigt entouré d'un linge et on trouve au-dessous une érosion tout à fait superficielle, piquetée de gris et limitée par un liséré rouge vif. Les fausses membranes jaunâtres examinées au microscope montrent des cellules épithéliales, quelques leucocytes et des microbes de toute sorte. Ces fausses membranes se reforment après avoir été enlevées avec une rapidité surprenante : j'en ai fait l'expérience il y a quelques années chez un de mes proches, je lui nettoyais la gorge très complètement toutes les heures avec un pinceau chargé de glycérine phéniquée, et bien souvent, vingt minutes après avoir été enlevées, les membranes s'étaient reformées aussi épaisses que jamais.

La *diphtérie pénétrante* fait généralement suite à la forme précédente. Les taches augmentent de diamètre et deviennent confluentes, les membranes deviennent plus épaisses et plus adhérentes aux parties profondes dont il est difficile de les séparer ; elles peuvent creuser assez profondément pour produire des perforations du voile, de la luette ou des piliers, pour détacher des lambeaux de la luette ou des amygdales et en même temps amener des hémorrhagies dangereuses. Si la maladie guérit, elle laisse des cicatrices profondes. L'examen microscopique des fausses membranes montre un très grand nombre de cellules rondes outre les autres éléments déjà signalés.

Les membranes peuvent quelquefois se transformer en une masse molle et pulpeuse de couleur brunâtre et d'odeur fétide, la fétidité de l'haleine est telle que le seul odorat permet de faire le diagnostic de *diphtérie septique* quoiqu'elle puisse être due à de la gangrène au voisinage des plaques de diphtérie. Cette forme est d'une extrême gravité : les malades deviennent très promptement d'une pâleur cadavérique, le pouls devient petit et irrégulier ; les bruits du cœur sont sourds, on constate de la dilatation du cœur droit, une rapide perte des forces, et la mort survient dans l'adynamie. Il s'agit évidemment d'une septicémie par résorption des produits putrides de la gorge.

Le *gonflement des ganglions sous-maxillaires*, ou bubon diphtérique, est un phénomène constant, les ganglions situés derrière les angles de la mâchoire inférieure sont atteints de préférence par suite de la résorption par les lymphatiques des produits diphtériques de la gorge. Ces ganglions gênent les mouvements de la mâchoire et du cou, et, si l'adénite est limitée à un seul côté, elle peut simuler un torticolis. L'adénite aboutit à la résolution si la diphtérie guérit, exceptionnellement elle peut suppurer.

Les *symptômes généraux* ne sont nullement en rapport avec les lésions locales et il ne faut pas considérer comme bénins tous les cas où les lésions locales sont peu prononcées.

La *fièvre* ne manque jamais, mais est d'une intensité très variable : la température peut dépasser 40° ou rester aux environs de 38° et la courbe thermique n'a rien de caractéristique. Les températures médiocres n'indiquent pas toujours des cas légers, car les formes graves et septiques qui se terminent presque toujours par la mort évoluent généralement avec une température peu élevée. Le collapsus n'est pas rare et entraîne un pronostic sévère.

Le *pouls* répond généralement à la température et quand la maladie tend vers une terminaison fatale, le pouls peut présenter des intermittences ou un ralentissement extrême qui peut descendre jusqu'à 50 pulsations par minute et au-dessous.

Le *foie* et la *rate* sont assez souvent un peu tuméfiés et sensibles à la pression. Le *sang* présente quelquefois au bout de peu de temps une leuco-cytose notable, on y a trouvé des microcoques.

La *marche* de l'angine diphtérique est généralement aiguë, et la maladie est à peu près terminée au bout d'une ou deux semaines, mais il est aussi des cas à marche subaiguë et j'ai moi-même observé deux cas où la maladie avait duré une fois huit et l'autre fois plus de dix semaines.

Les *complications* de l'angine diphtérique ne sont pas rares. Les unes sont dues à l'extension du processus diphtérique sur les muqueuses voisines, les autres sont dues à des infections secondaires par d'autres microbes ou plus rarement à d'autres localisations des bacilles de la diphtérie.

Le *coryza diphtérique* accompagne assez fréquemment l'angine ; les malades respirent par la bouche à cause de l'obstruction des fosses nasales, parfois ils rejettent des membranes par le nez, on peut même quelquefois apercevoir les fausses membranes par l'ouverture des narines. Dans certains cas il s'écoule des fosses nasales un ichor brun rougeâtre, d'odeur fade ou fétide, très irritant, et dont le contact produit de l'érythème, de l'œdème et des excoriations de la lèvre supérieure.

La propagation de la diphtérie à la muqueuse respiratoire détermine le syndrome du croup.

La diphtérie des fosses nasales peut s'étendre au *canal lacrymal* et à la *conjonctive* en produisant de l'épiphora et des fausses membranes con-jonctivales qu'on peut voir par l'examen direct. Il s'agit là d'une complica-tion sérieuse et qui peut entraîner la perte de la vue.

La *trompe d'Eustache*, la *caisse du tympan* et le *conduit auditif ex-terne* peuvent être envahis. L'on observe alors de la surdité, des bourdon-nements, de vives douleurs d'oreille et souvent enfin de la fièvre, il en peut même résulter la perte définitive de l'ouïe, des suppurations osseuses, la thrombose des sinus, la méningite et des abcès du cerveau.

La diphtérie atteint rarement l'*œsophage*, l'*estomac* et l'*intestin* ; les *muqueuses génitales* qui sont quelquefois atteintes, le sont probablement par auto-infection.

Caltmani dit avoir observé de la diphtérie du lit des ongles, complica-tion qu'il considère comme d'un pronostic fatal.

Tous les ganglions sous-maxillaires peuvent être atteints en masse par l'inflammation qui peut atteindre même le *tissu cellulaire du cou*. On trouve alors sous la mâchoire une vaste tuméfaction blanche, diffuse et dure, qui est toujours d'un pronostic sérieux. Elle gêne mécaniquement l'ouverture de la bouche et rend très difficile le traitement local de l'angine ; elle peut comprimer les voies aériennes et déterminer l'asphyxie ; l'adénite peut enfin se terminer par la suppuration ou la gangrène, amener la perforation d'un gros vaisseau et une hémorrhagie foudroyante, le pus peut fuser dans le médiastin ou dans les cavités séreuses, etc. ; enfin l'œdème de la glotte est encore une conséquence possible de l'adénite.

Les *plaies* chez les diphtériques sont souvent envahies par les fausses membranes. Chez les enfants dont il faut ouvrir la bouche par la force, on peut faire aux lèvres, aux gencives, à la langue ou au palais des blessures qui se couvrent de membranes ; il en est de même des gerçures des lèvres. La diphtérie peut encore envahir d'autres plaies habituellement insignifiantes, telles que des piqûres de sangsues ou des vésicatoires. Il faut remarquer qu'en temps d'épidémie on peut voir la diphtérie se localiser exclusivement sur des plaies accidentelles en respectant la gorge, laquelle est souvent du reste envahie secondairement.

Parmi les autres complications de l'angine diphtérique il faut citer la néphrite aiguë, les arthrites, les exanthèmes et les lésions cardiaques.

L'*albuminurie* s'observe fréquemment dans le cours de l'angine diphtérique, souvent même dès les premiers jours, mais la signification de ce symptôme est très variable. Quand elle se montre avec peu d'intensité, d'une façon passagère et seulement au moment où la fièvre est élevée, c'est une simple albuminurie fébrile. Lorsque l'albuminurie est très prononcée, indépendante de la fièvre, qu'on trouve en même temps dans l'urine des leucocytes, des cylindres, des cellules épithéliales des canalicules urinaires et des globules rouges, c'est qu'une *néphrite aiguë* est venue compliquer la maladie principale. Le sang est quelquefois assez abondant dans l'urine pour qu'on puisse reconnaître sa présence à l'œil nu.

Dans la néphrite aiguë diphtérique connue dans d'autres formes de néphrite, on peut voir une anasarque plus ou moins prononcée, mais en tout cas beaucoup moins souvent que dans la néphrite scarlatineuse ; on peut encore observer de l'anurie, mais rarement des accidents urémiques.

L'urine contient quelquefois des nuages formés de microbes, on en trouve aussi à la surface des cylindres urinaires : l'origine et la signification de ces parasites n'est pas bien établie, en tout cas, il ne faut pas oublier avec quelle facilité une urine peut s'infecter accidentellement. L'hémoglobinurie et l'hématinurie (Salkowski) ont été parfois constatées au cours de la diphtérie.

L'*arthrite* est une complication rare qui se manifeste par du gonflement ou de la douleur des articulations. Je l'ai vue atteindre de préférence les genoux, mais elle peut aussi se localiser dans les petites jointures des doigts et des orteils ; elle peut même simuler le rhumatisme articulaire aigu. Chez un malade que j'ai soigné, le rhumatisme diphtérique s'accompagna d'endocardite aiguë et d'insuffisance mitrale, puis un an après, une nouvelle atteinte de diphtérie détermina de nouveau de la polyarthrite.

Les *éruptions cutanées* sont un épiphénomène, moins grave à coup sûr que les précédents, mais plus important peut-être au point de vue du diagnostic. On voit assez souvent l'invasion de la diphtérie s'accompagner d'un érythème étendu qui peut faire penser à la scarlatine. D'autres fois l'éruption ressemble à de l'urticaire ou plus rarement elle est papulo-pustuleuse ; on peut observer de l'érysipèle de la face ou, chose beaucoup plus grave, de la gangrène de la peau.

Le *cœur* est le siège de complications de la plus extrême gravité. Les bruits du cœur deviennent sourds, le premier bruit est voilé, le choc de la pointe s'affaiblit, la matité du cœur s'élargit surtout à droite, les battements deviennent irréguliers et souvent très lents, et la mort subite survient par paralysie du cœur.

L'endocardite et la péricardite sont des complications plus rares. On a encore observé la pleurésie.

La mort peut survenir brusquement par *syncope*, particulièrement au moment où les malades se lèvent brusquement sur leur séant, ou bien si, malgré leur extrême faiblesse, ils vont à la selle dans la position assise. Ces syncopes sont évidemment dues à la faiblesse du cœur et à l'anémie cérébrale.

Des *hémorrhagies* sérieuses peuvent se faire par les fosses nasales, ou par les pertes de substance de la gorge, ou par suite de l'ulcération des vaisseaux de la gorge ou de la bouche. D'autres fois les altérations du sang, qui est comme dissous, peuvent causer des hémorrhagies sous la peau ou à la surface de toutes les muqueuses. Quand il y a de l'endocardite, les hémorrhagies cutanées peuvent être dues à des embolies.

La *respiration* peut être gênée par la paralysie des muscles respirateurs au point de causer l'asphyxie par la stagnation des mucosités dans les bronches. La respiration est aussi quelquefois suspirieuse et irrégulière par suite de troubles de l'innervation centrale.

Il faut encore mentionner quelques complications plus rares de l'angine diphtéritique, telles que l'*érythème noueux*, la *tuméfaction douloureuse des glandes salivaires*. Dans quelques cas l'on observe des *vomissements* incoercibles, soit au début seulement de la maladie, soit pendant toute sa durée : d'autres fois, c'est une *diarrhée* que rien ne peut arrêter et qui augmente le danger de collapsus ; on a observé parfois de la *péritonite*.

Les *affections consécutives* à la diphtérie se confondent presque avec les complications proprement dites. Chez quelques malades la diphtérie laisse à sa suite une *anémie* très prononcée, liée à une anorexie complète qui, malgré tous les soins, peut amener la mort par épuisement au bout d'un certain temps.

La *néphrite aiguë* peut survenir d'une façon tardive, ou survivre à la diphtérie, ou enfin passer à la néphrite parenchymateuse chronique qui elle-même peut aboutir à la sclérose et à l'atrophie rénales. J'ai pu suivre toute cette évolution chez quelques malades pendant plusieurs années.

Les *paralysies* sont les plus importantes de ces complications tardives. Elles peuvent atteindre les muscles des membres, du tronc ou même des viscères ; elles apparaissent deux ou trois semaines après la fin de la maladie ou même plus tard encore ; les adultes sont surtout exposés à cet accident qui est rare chez les enfants de deux à six ans.

La *paralysie du voile du palais* est des plus fréquentes et se caractérise par le nasonnement de la voix et par l'immobilité du voile et des piliers quand le malade parle ou avale, de sorte que les aliments et surtout les liquides passent dans les fosses nasales et sont rejetés par le nez.

Du côté des yeux l'on observe très souvent la *paralysie de l'accommodation*. Les malades ne peuvent plus lire ou voir distinctement de près et Jakobson a observé de l'hypermétropie. Les troubles visuels sont presque toujours bilatéraux, quoique parfois plus prononcés d'un côté; ils peuvent apparaître tout d'un coup, par exemple pendant la lecture, ou bien ils sont remarqués par hasard à l'école; ils sont isolés ou coïncident avec d'autres paralysies. La paralysie de l'accommodation dure des semaines ou des mois, mais finit presque toujours par guérir. Donders a remarqué que la pupille est dilatée et réagit bien à la lumière, mais non à l'accommodation. La bilatéralité des troubles permet de les attribuer à des lésions périphériques.

Il peut y avoir des paralysies isolées de certains *muscles moteurs de l'œil*, paralysies mobiles, affectant tantôt un muscle et tantôt un autre, passant d'un côté à l'autre, mais rarement bilatérales (Uhthoff, Mendel). D'après Bouchut, il pourrait y avoir des névro-rétinites et des atrophies du nerf optique à la suite de la diphtérie. L'amblyopie et l'amaurose transitoire qui ont été signalées paraissent plutôt des conséquences de la néphrite.

La paralysie de l'œsophage rend la déglutition très difficile et peut rendre nécessaire l'alimentation à la sonde.

Les paralysies des *nerfs laryngés* sont plus fréquentes, elles peuvent même être limitées à certains groupes de muscles comme les thyro-aryténoïdiens postérieurs ou même les muscles ary-épiglottiques. Cette dernière paralysie se reconnaît à ce que l'épiglotte ne se rabat pas sur le larynx au moment de la déglutition et y laisse pénétrer les aliments. Si en même temps la paralysie du laryngé inférieur a aboli la sensibilité de la muqueuse, il n'y a pas de toux, les corps étrangers peuvent pénétrer profondément dans les voies aériennes et déterminer des foyers de pneumonie ou de gangrène, ou des abcès du poumon.

La paralysie atteint quelquefois les branches du pneumogastrique qui innervent les bronches ou le cœur; dans le premier cas, les mucosités bronchiques s'accumulent et déterminent l'asphyxie, dans le second, la mort survient par paralysie cardiaque. Remarquons que le même résultat peut être dû à des altérations du myocarde.

La paralysie du diaphragme, si elle est bilatérale, a pour conséquence la mort par asphyxie. On a signalé la paralysie des sphincters de la vessie et du rectum; du côté des organes génitaux on a encore noté l'impuissance (Guillemaut).

La paralysie des membres peut être limitée à certains muscles ou frapper un membre dans sa totalité. Le facial peut aussi être intéressé, ou bien encore la paralysie suit une marche ascendante, commençant par les jambes pour atteindre la face; elle se complique parfois d'anesthésie. L'hémiplégie est rare et peut s'accompagner d'aphasie.

Les réactions électriques montrent que la paralysie diphtérique est généralement d'origine périphérique, mais il est possible que dans certains cas elle soit due à des lésions centrales.

La *guérison* de ces paralysies est presque constante quoiqu'elle puisse se faire attendre des mois, il est rare qu'il persiste quelques lésions généralement caractérisées par de l'atrophie musculaire.

On a souvent constaté l'*abolition des réflexes rotuliens*, symptôme
dont l'apparition est quelquefois tardive et la disparition très lente, puisqu'il peut persister six mois et au delà. Il peut du reste n'exister que d'un
côté.

Il n'est pas rare d'observer une *ataxie aiguë* avec anesthésie des extrémités inférieures et perte de l'équilibre par l'occlusion des yeux (signe de
Bracht-Romberg), elle peut simuler absolument une ataxie locomotrice à
marche rapide et donner lieu à une erreur de diagnostic quand elle survient
chez un adulte et que les antécédents sont mal connus. Cependant E. Remak
fait remarquer que dans l'ataxie diphtérique il n'y a pas d'abolition du
réflexe pupillaire. On ignore s'il existe des lésions des cordons postérieurs
de la moelle.

On a cité encore d'autres complications tardives, telles que la manie
(Minot), l'épilepsie, la chorée, les lésions valvulaires du cœur et la sialorrhée.

**III. Anatomie pathologique.** — On trouve souvent à l'autopsie des *hémorrhagies* multiples tant dans les séreuses que dans divers organes.

Les *muscles* présentent par places une consistance molle et une couleur
jaunâtre qui se traduit à l'examen microscopique par un état trouble et granuleux et par de la dégénérescence graisseuse des fibres musculaires.

Les *ganglions lymphatiques* montrent souvent des altérations étendues
caractérisées par de la tuméfaction, de l'hyperhémie et des hémorrhagies ;
on a trouvé des amas de micrococus dans les espaces lymphatiques et
Bizzozero a signalé dans les ganglions de petits foyers de nécrose.

Le *sang* est quelquefois brunâtre et reste liquide au lieu de se coaguler,
on y a trouvé une augmentation du nombre des globules blancs, et des microcoques.

Le *cœur* est flasque et ses cavités sont parfois très dilatées ; on trouve sur
les parois de l'oreillette droite des coagulations qui peuvent donner naissance
à des embolies. Le myocarde présente par places une couleur jaunâtre et de
la dégénérescence graisseuse ; d'autres lésions ne sont visibles qu'au microscope, ce sont des amas de micrococus, de la fragmentation des fibres musculaires, la dégénération de Zenker (Rosenbach), la multiplication des
noyaux, de l'atrophie pigmentaire des fibres (Leyden). On observe quelquefois sur l'endocarde des traces d'inflammation récente.

Klebs a trouvé dans le poumon des lésions d'inflammation interstitielle.

La *rate* participe aux lésions des ganglions lymphatiques ; le *foie* est
graisseux ; *l'intestin* montre souvent de la tuméfaction et même des ulcérations des follicules clos.

Les *reins* sont atteints de lésions qui varient comme fréquence, comme
nature et comme gravité suivant les épidémies. Leur volume est tantôt normal, tantôt plus ou moins augmenté. On peut les trouver criblés d'hémorrhagies ou présentant une couleur pâle et jaunâtre. Dans les formes les plus
légères, les lésions se bornent à un état trouble et granuleux de l'épithé-

lium des canaux contournés ; si la maladie est plus avancée on trouve aussi des lésions interstitielles. Les canaux droits de la substance médullaire présentent une desquamation cellulaire très prononcée et par places de la dilatation. Les cellules endothéliales des glomérules et les noyaux des capillaires sont multipliés et tuméfiés. Enfin la dégénérescence graisseuse accompagne l'inflammation interstitielle.

On a souvent signalé la présence de microbes dans les vaisseaux, dans les capsules de Bowman et dans les canalicules et l'on a expliqué la néphrite diphthérique par l'irritation du rein que détermine l'élimination des microbes pathogènes. Dernièrement Fürbringer a réfuté cette théorie, et à l'autopsie de deux enfants que j'ai récemment perdus de néphrite diphtérique, je n'ai pas pu trouver de microbes dans les reins.

Du côté du *cerveau* et de la *moelle* on trouve souvent des hémorrhagies sous-méningées ou parenchymateuses. Klebs a trouvé des amas de bactéries dans les gaines lymphatiques des vaisseaux, et Déjerine y a trouvé des accumulations de globules blancs. Ce dernier auteur pense que les paralysies sont souvent dues à la tuméfaction des cellules motrices des cornes antérieures, suivie de la disparition de leurs prolongements et finalement de l'atrophie des cellules avec hyperplasie de la névroglie.

La plupart des paralysies sont cependant dues à des lésions des *nerfs périphériques*, lésions qui peuvent être très étendues, comme l'a montré P. Meyer. Les tubes nerveux sont dégénérés et atrophiés, dans le tissu interstitiel les noyaux sont proliférés, les vaisseaux dilatés et l'on trouve des amas de granulations graisseuses. P. Meyer a décrit une névrite noueuse, caractérisée par des épaississements localisés des nerfs. Leyden a trouvé dans les muscles paralysés de la multiplication des noyaux et l'atrophie des fibres.

L'examen microscopique des *fausses membranes* diphtériques montre un exsudat fibrineux renfermant dans ses mailles des débris de cellules épithéliales et des micro-organismes de formes diverses, cet exsudat envahit le chorion plus ou moins profondément et une couche de globules blancs le sépare des tissus sains. On y trouve souvent aussi des foyers hémorrhagiques. Le bacille de la diphtérie de Löffler forme dans l'épaisseur de la membrane de petits amas entourés de cellules, mais on ne le trouve jamais dans la muqueuse ni dans d'autres organes.

**IV. Diagnostic.** — Le diagnostic de l'angine diphtérique n'est pas difficile quand il y a des fausses membranes, mais en revanche, la forme catarrhale ne peut être reconnue que pendant une épidémie. Les eschares dues à une cautérisation se distinguent des fausses membranes diphtériques par les commémoratifs, et quant au diagnostic avec l'angine herpétique, il n'est généralement pas difficile. Il peut enfin arriver que l'on ait à diagnostiquer rétrospectivement la diphtérie à propos d'une néphrite ou d'une paralysie.

**V. Pronostic.** — On a pu voir par ce qui précède qu'il faut toujours être très réservé en matière de pronostic, parce que les cas en apparence les plus

bénins peuvent être inopinément aggravés par les complications les plus
sérieuses. Il n'y a souvent aucune proportionnalité entre l'intensité des symptômes locaux et celles des phénomènes généraux, quoique en thèse générale une angine très intense et des fausses membranes couvrant toute la
gorge, indiquent une diphtérie grave. Les formes septiques ou gangréneuses
sont au-dessus des ressources. Le danger est plus grand pour les enfants très
jeunes ou de faible constitution, et chaque complication vient l'augmenter
encore, particulièrement la diphtérie du larynx. Le coryza diphtérique et
l'albuminurie, si elle est abondante, sont presque aussi significatifs. Du
reste le pronostic varie suivant les épidémies, qui peuvent être plus ou
moins graves ; il en est qui ont fourni une mortalité de 50 0/0. En général
les cas sporadiques sont plus légers que les cas épidémiques.

**VI. Traitement.** — Au point de vue de la *prophylaxie*, la première précaution est l'isolement absolu des malades. Pendant une épidémie il faut
considérer comme suspect et isoler tout cas d'angine simplement catarrhale
en apparence. Les personnes qui ont été atteintes ne doivent rentrer dans la
vie commune qu'après que leurs vêtements ont été complètement désinfectés ; il est également nécessaire de désinfecter la chambre du malade.

Il faut insister dans les familles sur l'utilité d'enseigner aux jeunes enfants
à montrer leur gorge, à se gargariser et à supporter les lavages. J'ai vu des
cas où la maladie était reconnue dès le début par les enfants eux-mêmes et
d'autres où le traitement était rendu presque impossible par la résistance
des enfants qui serraient les dents, mordaient et se débattaient. Une bonne
précaution préventive est d'enlever les amygdales hypertrophiées.

Le médecin doit pour lui-même prendre quelques précautions, faire attention à n'avoir pas d'écorchures aux mains, se laver soigneusement avec
un antiseptique s'il reçoit des fausses membranes, dans les yeux par
exemple.

Quand la diphtérie éclate, on obtient souvent de très bons résultats du
transport du malade dans un logement sain et non infecté, mais c'est une
pratique souvent impossible.

Le malade doit prendre une alimentation liquide mais substantielle, lait,
bouillon, œufs, bière, et surtout du vin généreux en abondance, c'est le meilleur remède pour les phénomènes d'infection générale, qui sont d'habitude
plus menaçants pour la vie du malade que ' s accidents locaux. En même
temps on fera toutes les heures des pulvérisations dans la gorge avec une
solution de salicylate de soude à 15 pour 200, ou, dans le cas de coryza
diphtérique, toutes les heures, avec la même solution, l'on fera des irrigations nasales. Le malade devra rester au lit, éviter tout mouvement
brusque, tel que de se lever tout d'un coup sur son séant. Le reste du
traitement est purement symptomatique.

On a cependant préconisé pour l'angine diphtérique nombre de traitements sur la valeur desquels les avis sont extrêmement partagés. Nous
citerons seulement les méthodes suivantes : — a) les *antiseptiques*,
tels qu'acide phénique, acide salicylique, salicylate de soude, benzoate de

soude, permanganate de potasse, créosote, iodoforme, soufre, sublimé, acide arsénieux, acide acétique sous forme d'attouchements, de gargarismes, d'insufflations, d'injection parenchymateuse dans les amygdales ou administrés à l'intérieur ; — *b*) les *caustiques* : sulfate de cuivre, acide chlorhydrique, acide chromique, chlorure de zinc, galvano-cautère, etc. ; — *c*) les *astringents* : acétate de plomb, magistère de bismuth, nitrate d'argent, tannin, alun, etc. ; — *d*) les *balsamiques* : térébenthine, cubèbe, copahu, eucalyptus, etc. ; — *e*) les *antiphlogistiques* : déglutition de fragments de glace, cravate glacée, onguent mercuriel, calomel, sangsues ; — *f*) *préparations bromées et iodées* : vapeurs de brome ou d'iode en inhalation, iodure de potassium à l'intérieur, attouchements avec la teinture d'iode ; — *g*) *dissolvants des fausses membranes* : eau de chaux, acide lactique, pepsine, trypsine, papaïne, hydrate de tétraméthylammonium, eau oxygénée, etc. ; — *h*) chlorate de potasse à l'intérieur et en gargarismes, quinoléine, pilocarpine, eau oxygénée, inhalations d'ammoniaque ; — *i*) vomitifs.

Quand le malade est guéri de son angine il reste exposé à l'anémie que l'on combattra par une alimentation substantielle, la vie au grand air, et les préparations martiales. On emploiera l'électrisation pour les paralysies post-diphtériques, dans ces cas les injections sous-cutanées de strychnine ont donné parfois de bons résultats, quoiqu'elles aient d'autres fois provoqué chez les enfants des accidents d'intoxication assez sérieux.

### 2. — Diphtérie laryngée. Croup.

**I. Étiologie.** — On désigne du nom de *croup* toute inflammation de la muqueuse du larynx qui aboutit à la formation de fausses membranes fibrineuses superficielles et faciles à détacher sans lésion profonde de la muqueuse. Il en résulte que le croup n'est pas toujours diphtérique, mais qu'il peut également être le résultat d'une brûlure thermique ou chimique, et dans les deux cas, les symptômes qui sont ceux d'une sténose laryngée progressivement croissante, sont à peu près les mêmes. Dans ce qui suit nous aurons uniquement en vu le croup diphtérique.

Il faut cependant remarquer que la diphtérie laryngée ne se traduit pas toujours exclusivement par des fausses membranes croupales de la muqueuse, il se produit souvent des exsudats fibrineux qui siègent dans le tissu même de la muqueuse et en déterminent la nécrose, constituant ainsi une lésion diphtérique dans le sens anatomique du mot.

De même que dans la diphtérie de la gorge, il faut distinguer une forme primitive et une forme secondaire de la diphtérie du larynx, mais à l'inverse de l'angine, la laryngite diphtérique est presque toujours une localisation secondaire de la maladie, au point que beaucoup d'auteurs ont nié l'existence du croup primitif.

Le *croup secondaire* est généralement la conséquence de l'angine diphtérique, mais celle-ci peut être très peu marquée, les fausses membranes peuvent être limitées à la face postérieure de la luette ou à la partie supérieure du pharynx, de sorte qu'on ne les voit pas pendant la vie et qu'on admet à tort un croup d'emblée. L'envahissement du larynx est d'autant plus à craindre que l'enfant est plus jeune.

Trendelenburg et Oertel ont montré que le virus diphtérique s'implante facilement sur la muqueuse laryngée des animaux et Löffler a trouvé des bacilles spécifiques dans les fausses membranes du larynx. Chez l'homme, le larynx est généralement envahi par l'extension de proche en proche des fausses membranes du pharynx, mais il peut arriver aussi que l'inspiration amène dans le larynx des fragments de fausses membranes ou des liquides virulents provenant de la gorge.

La laryngite diphtérique est beaucoup moins souvent que l'angine une complication d'autres maladies infectieuses, et il s'agit alors surtout de la rougeole, tandis qu'au contraire l'angine est surtout secondaire à la scarlatine. On peut cependant voir le croup survenir à la suite de la scarlatine, de la coqueluche, de la pneumonie, de la fièvre typhoïde, de la fièvre récurrente, de la varicelle, de la variole, du choléra et de la pyohémie.

Le *croup primitif* ou *d'emblée* est rare, il peut être sporadique ou plus rarement endémique ou épidémique. L'existence d'épidémies de croup d'emblée sans épidémie concomitante d'angine diphtérique a fait admettre par quelques auteurs que les deux maladies étaient de nature différente.

La diphtérie peut s'étendre du larynx à la gorge, ce qui a fait décrire le croup ascendant et le croup descendant.

Les conditions de sol et de climat ont évidemment une certaine influence sur le développement du croup primitif. Ainsi l'on constate qu'il devient plus commun quand on se porte de l'équateur vers les pôles ; qu'il est plus fréquent en hiver qu'en été ; qu'il est favorisé par le temps humide et par les vents de l'Est et du Nord-Est ; les pays bas et marécageux sont communément des foyers de la maladie, aussi le rencontre-t-on plus souvent sur les côtes, dans les ports et sur le bord des rivières. Les côtes d'Écosse, d'Angleterre, de France et de Hollande, le littoral de la mer Baltique, les villes situées sur le bord des lacs de Suisse, par exemple Genève, certaines parties de la Suisse et de la Savoie, sont à citer pour la grande fréquence de cette forme morbide. Crawford rapporte qu'elle était très fréquente et très meurtrière autrefois dans certains districts marécageux de l'Écosse et qu'elle a disparu à la suite du dessèchement des marais.

Le croup, qu'il soit primitif ou secondaire, est avant tout une maladie des *enfants*, et surtout des enfants de deux à sept ans. Il est rare dans la première année, quoique Bouchut en ait rapporté un cas chez un enfant de huit jours, et en tout cas il est exceptionnel chez l'adulte, ce qui tient peut-être à une moindre résistance de l'épithélium laryngé de l'enfant. La statistique mortuaire accuse un nombre plus grand de garçons que de filles, dans la proportion de 3 à 2, d'après Rühle.

La *constitution* n'est pas sans influence. C'est certainement à tort qu'on a dit que les enfants robustes et bien portants étaient plus fréquemment atteints, car on observe que la maladie frappe de préférence les enfants scrofuleux et rachitiques ou, ce qui revient un peu au même, les enfants nés de parents âgés, phtisiques ou cachectiques.

On a admis une influence de l'hérédité dans quelques cas où plusieurs enfants d'une même famille étaient atteints à de longs intervalles qui excluaient toute possibilité de contagion de l'un de l'autre, il peut s'agir là d'une prédisposition héréditaire à la diphtérie.

De même on voit assez souvent des enfants être atteints du croup après la guérison d'une éruption cutanée suintante.

**II. Anatomie pathologique.** — Les lésions de la diphtérie laryngée sont presque toujours des lésions croupales dans le sens anatomique du mot, c'est-à-dire qu'il s'agit d'un exsudat fibrineux superficiel.

Rarement il arrive qu'on ne trouve pas de fausses membranes alors que pendant la vie on avait observé des symptômes de croup, on admet alors que les membranes ont été expulsées peu de temps avant la mort. La consistance de l'exsudat varie depuis celle d'un pus crémeux épais, jusqu'à celle d'une membrane dure et tenace dont l'épaisseur peut atteindre quatre milli-mètres.

Au début l'exsudat forme sur la muqueuse de petites taches disséminées comme du givre ou des grains ressemblant à de petits caillots de lait; puis les taches se confondent pour former un enduit plus ou moins étendu qui peut dans quelques cas tapisser tout le larynx et se prolonger dans la tra-chée et les bronches. Dans les dernières ramifications des bronches, ce ne sont plus des membranes qu'on trouve, mais seulement une masse qui a la consistance du pus épais.

Les fausses membranes apparaissent généralement tout d'abord sur la face postéro-inférieure de l'épiglotte, d'où elles s'étendent à la face interne des replis aryténo-épiglottiques et des cartilages aryténoïdes et de là gagnent la cavité du larynx. Quand les membranes sont très étendues, c'est surtout à la face postérieure du larynx qu'elles présentent la plus grande épaisseur. Elles sont généralement jaunâtres ou gris jaunâtre, rarement elles sont d'un gris sale verdâtre ou d'un brun noirâtre. Elles se laissent séparer facilement de la muqueuse; leur face profonde est presque toujours striée et tachée de sang, et l'on peut remarquer que les parties profondes sont beaucoup plus molles que les parties superficielles. Les membranes sont très adhé-rentes dans les parties du larynx qui sont tapissées d'épithélium pavimen-teux stratifié, comme au niveau des cordes vocales inférieures, tandis qu'elles sont particulièrement faciles à détacher dans la trachée et les bronches d'où l'on peut quelquefois en extraire de longs fragments tubulés.

L'*examen microscopique* des fausses membranes du larynx montre un stroma amorphe ou fibrillaire par places, contenant des cellules rondes dis-posées en amas ou en traînées, de sorte qu'on voit souvent alterner des couches de cellules avec des lames de stroma qui en sont dépourvues. On y trouve aussi quelques globules rouges.

La muqueuse est généralement dépourvu de son épithélium dont on retrouve des restes plus ou moins altérés à la surface de la fausse membrane. Wagner a décrit une modification particulière des cellules épithéliales caractérisée par une sorte de gonflement, qu'il a appelée altération croupale et considérée comme la lésion fondamentale de la fausse membrane. Cette théorie a été vivement combattue par beaucoup d'auteurs qui pensent que les membranes sont constituées par une masse liquide riche en fibrine qui est exsudée des vaisseaux et vient se coaguler à la surface.

Les recherches récentes de Weigert ont montré que les cellules épithéliales ne sont pas sans influence sur le processus de formation des membranes, qui ne s'effectue que lorsque l'épithélium est mort et a subi la nécrose de coagulation. L'exsudat ne peut se solidifier que si les cellules ont subi la nécrose de coagulation sous l'influence d'agents chimiques ou thermiques (croup non diphtérique) ou de certains micro-organismes (croup diphtérique).

L'*analyse chimique* des fausses membranes montre qu'elles sont formées d'une substance albuminoïde analogue à la fibrine du sang ; elles se gonflent dans l'acide acétique concentré et dans l'ammoniaque, elles se dissolvent dans les alcalis, dans les solutions de nitrate de potasse, dans l'eau de chaux et dans l'acide lactique, mais sont insolubles dans les acides minéraux, et dans l'eau froide ou bouillante.

La fausse membrane ne constitue pas la lésion de début de la diphtérie laryngée, celle-ci débute toujours par un stade de *catarrhe initial*. On trouve alors de la rougeur, du gonflement, une augmentation de la sécrétion, quelquefois de petites hémorrhagies ; ces lésions persistent sous les fausses membranes, mais disparaissent après la mort. La persistance de cette inflammation de la muqueuse est la cause de la reproduction des fausses membranes lorsqu'elles se sont détachées ou de leur épaississement par l'addition de nouvelles couches à leur face profonde si elles restent en place.

Quand la maladie guérit, les membranes peuvent être expectorées tout entières ou bien elles subissent une liquéfaction graduelle qui facilite leur élimination. L'inflammation qui persiste après leur disparition, constitue une période de *catarrhe terminal* analogue à celui du début. Les pertes de substance et les cicatrices de la muqueuse sont très rares.

La nécropsie peut faire découvrir des lésions dans beaucoup d'autres organes. On trouve tout d'abord les lésions habituelles de la mort par asphyxie : Le cœur droit et tout le système veineux sont gonflés de sang, presque tous les organes présentent de la congestion veineuse ; on trouve des hémorrhagies interstitielles dans un grand nombre d'organes et aussi des épanchements de sang dans les séreuses. La *gorge* est presque toujours le siège de lésions diphtériques, on en peut trouver aussi dans d'autres organes et l'on a cité des cas de diphtérie de l'œsophage et même de l'estomac.

Les lésions du *poumon* sont à peu près constantes, on y trouve de l'atélectasie, de la pneumonie, de l'emphysème alvéolaire surtout aux bords, de l'emphysème interstitiel, des ecchymoses sous-pleurales et de l'œdème, toutes ces lésions coexistant souvent chez le même sujet.

Les *ganglions lymphatiques* sont également presque toujours atteints, il y a du gonflement et de l'hyperhémie des ganglions sous-maxillaires, cervicaux, trachéo-bronchiques et même mésentériques ; les follicules clos de l'intestin sont tuméfiés et la rate est souvent augmentée de volume.

III. Symptômes. — Il est rare de voir survenir brusquement les symptômes caractéristiques du croup, ils sont d'habitude précédés de *prodromes* qui durent plusieurs jours. Les petits malades sont tristes et capricieux, ils ne veulent ni jouer ni manger, ils ont un peu de fièvre, quelquefois aussi des frissons répétés, ils présentent des symptômes de conjonctivite, de coryza ou de laryngite catarrhale qui se traduit comme d'habitude par une sensation de chatouillement, de la toux et de l'enrouement. Si le croup a été précédé d'angine diphtérique, ils se plaignent de douleur en avalant ou dans les mouvements de la tête, ce qui tient au gonflement douloureux des ganglions sous-maxillaires ; d'autres fois l'angine reste latente, mais à l'examen direct de la gorge, on la trouve rouge, gonflée et tapissée de fausses membranes. Plus les fausses membranes gutturales sont étendues, plus est grand le danger de voir apparaître le croup qui est imminent quand on voit les membranes couvrir la luette, les piliers et la paroi postérieure du pharynx.

Le croup se caractérise par des symptômes de *sténose laryngée progressive*, qui ne surviennent que lorsque la glotte est rétrécie par le gonflement des cordes, par l'accumulation des fausses membranes, par la parésie des muscles ou par la tuméfaction des régions sous-glottiques. Tant qu'il n'y a pas de rétrécissement glottique, la diphtérie du larynx peut passer complètement inaperçue.

Les accidents du croup primitif se manifestent généralement le soir ou au milieu de la nuit ; les enfants se réveillent en sursaut en s'écriant qu'ils étouffent, la respiration est gênée, surtout pendant l'inspiration qui s'accompagne d'un bruit sifflant ou ronflant tout particulier qui peut s'entendre à distance. Bien que ce même bruit puisse être produit par une sténose laryngée due à toute autre cause, on ne peut lui refuser une certaine signification dans le cas de croup. L'expiration est d'habitude libre, elle est courte et brusque.

La dyspnée inspiratoire se traduit aussi par l'attitude du malade et par les efforts des muscles respirateurs auxiliaires. Les enfants ne peuvent rester couchés, ils sont assis et demandent à changer de position à chaque instant. Tantôt ils veulent être tenus dans les bras, tantôt ils préfèrent rester dans leur lit ; ils se cramponnent aux objets voisins ou ils portent les mains au cou, à la langue comme pour arracher l'obstacle qui les gêne. Chaque effort d'inspiration s'accompagne de dilatation des narines, la tête est rejetée en arrière, la bouche est ouverte et la langue projetée au dehors, le larynx est fortement abaissé pendant l'inspiration et s'élève pendant l'expiration. Les muscles du cou et du dos se contractent, les grands muscles de la poitrine entrent aussi en jeu pour augmenter la dilatation du thorax.

On peut dans une certaine mesure juger de l'intensité de la dyspnée par le degré et l'étendue de la rétraction inspiratoire de la cage thoracique.

Elle est due à ce que, lorsque le thorax est fortement dilaté par les muscles inspirateurs et que l'obstacle à la pénétration de l'air empêche les poumons de suivre cette dilatation, la pression atmosphérique s'exerçant à l'extérieur de la cage thoracique en déprime les parties les moins résistantes : on voit alors à chaque inspiration les fosses sus-claviculaires et sus-sternales s'excaver profondément, les espaces intercostaux, surtout les inférieurs se dépriment également ; les dernières côtes et la partie inférieure du sternum sont attirées en dedans au point que l'appendice xiphoïde peut n'être éloigné que de quelques centimètres de la colonne vertébrale, ce qui tient à ce que l'exagération du vide intrathoracique ne permettant pas au centre phrénique de s'abaisser, la contraction du diaphragme ne fait plus qu'attirer en dedans la base du thorax et l'appendice xiphoïde. On voit souvent ainsi se former à la base de la poitrine un sillon profond, plus prononcé sur les côtés et répondant aux insertions du diaphragme.

Les mouvements respiratoires sont généralement ralentis, ce qui tient au prolongement considérable de l'inspiration.

La *voix* est rauque et prend le timbre de la voix de fausset quand la respiration est très gênée. Lorsque la maladie s'aggrave, la parole devient aphone et se réduit à un chuchotement qu'on ne peut entendre qu'en mettant l'oreille tout près de la bouche du malade. En raison de cette impossibilité où ils sont d'émettre un son, les malades sont souvent obligés de s'exprimer par signes et l'on les voit se fâcher et fondre en larmes s'ils ne parviennent pas à se faire comprendre.

La *toux* qui survient de temps à autre est rauque et aboyante, on la désigne souvent du nom de toux croupale.

On a quelquefois réussi à pratiquer l'examen laryngoscopique chez des malades atteints de croup, et les observations de tous ceux qui l'ont fait, concordent assez bien avec celles de V. Ziemssen. On trouve toute la muqueuse laryngée rouge, gonflée et tapissée d'un enduit blanc : les cordes vocales tuméfiées rétrécissent notablement l'ouverture de la glotte et restent immobiles aux deux temps de la respiration. Ce dernier fait montre que les muscles des cordes vocales sont paralysés par suite de la violente inflammation et de l'œdème du larynx ; on trouve en effet à la section que la plupart des muscles du larynx sont pâles et œdématiés. Si les dilatateurs de la glotte (muscles crico-aryténoïdiens postérieurs) sont paralysés, les cordes vocales ne peuvent plus se dilater au moment de l'inspiration pour donner passage à l'air, elles peuvent même pendant une forte inspiration être mécaniquement rapprochées par la pression de l'air, ce qui amène un accès de suffocation ; ce fait se produit plus facilement chez l'enfant à cause de l'étroitesse naturelle de la glotte. Dans ces conditions, le meilleur moyen d'éviter l'occlusion complète de la glotte, c'est de faire des inspirations lentes, mais, malgré cette précaution, le larynx reste rétréci et à peine suffisant pour le passage de l'air.

Le pouls est généralement très accéléré, presque toujours il y a une fièvre irrégulièrement rémittente.

Vers le matin, on voit d'habitude les accidents de suffocation s'atténuer, mais il ne faut pas en conclure à une amélioration réelle et définitive, car on voit bientôt survenir de nouveaux accidents qui, après des rémissions trompeuses, finissent par amener la mort par asphyxie.

La marche progressive du rétrécissement du larynx est entrecoupée par des crises de suffocation plus prononcée ou attaques de croup. Ces crises sont généralement dues à des causes mécaniques telles que l'obstruction brusque du larynx par des masses muqueuses ou des fausses membranes détachées des voies aériennes inférieures. L'inspiration et l'expiration sont toutes deux difficiles et bruyantes et, si un accès de toux parvient à chasser le corps étranger, la respiration devient aussitôt plus libre, si au contraire tous les efforts du malade ne parviennent pas à chasser ou à déplacer l'obstacle, l'attaque de croup peut se terminer par la mort. D'autres fois des fausses membranes rapidement développées sur le bord libre des cordes vocales amènent une oblitération presque subite de la glotte, ou encore des membranes de la partie supérieure du larynx peuvent venir s'appliquer sur l'ouverture glottique. Quelques auteurs attribuent les attaques de croup à un spasme des muscles des cordes vocales, mais cette théorie s'accorde mal avec les données de l'examen laryngoscopique qui montre les cordes vocales paralysées, car on comprend difficilement que le spasme puisse succéder à cet état parétique. Rudnicky a attribué les crises à l'incoordination des mouvements respiratoires.

Dans un cas de croup quelconque, l'examen de tous les organes s'impose. La *gorge* est rouge, gonflée, tapissée de fausses membranes, la déglutition est douloureuse ; les ganglions sous-maxillaires sont tuméfiés et douloureux à la pression ; l'auscultation des *poumons* montre le murmure respiratoire affaibli ou masqué par le bruit laryngé ; il n'est pas rare de constater une diminution de la matité cardiaque et un abaissement de la limite supérieure de la matité du foie, indices d'un emphysème aigu des bords du poumon ; l'atélectasie du poumon se reconnaît par la présence de zones de matité qui disparaissent par une inspiration profonde, par la toux ou par un changement d'attitude. Des zones de matité persistante, accompagnées de respiration bronchique et de râles sonores indiquent l'apparition d'une pneumonie.

L'*emphysème* sous-cutané du cou chez les enfants trachéotomisés peut provenir de la plaie, mais on l'observe aussi sans cette circonstance, lorsque la violence des efforts respiratoires a déterminé un emphysème interstitiel du poumon qui gagne le cou en passant par le médiastin.

La toux aboyante s'accompagne rarement d'expectoration, d'autant plus que les enfants avalent d'habitude leurs crachats.

L'*urine* est quelquefois presque complètement supprimée. Dans une épidémie que j'ai observée à Jena et où j'ai suivi avec attention les modifications de quantité et de composition de l'urine, j'ai constaté que la sécrétion urinaire pouvait être presque nulle pendant un jour et plus. Dans tous les cas, le taux de l'urée, des chlorures et des phosphates est très abaissé. Mais, si par la trachéotomie on supprime tout d'un coup l'obstacle à la respiration, on voit brusquement s'élever la quantité d'urine ainsi que sa teneur en urée, en chlorures et en phosphates. L'urine contient souvent de l'albuminurie ainsi que des cylindres hyalins ou granulo-graisseux.

Le *caractère* des enfants est profondément influencé par le croup, les enfants les plus patients et les plus obéissants d'habitude deviennent maussades, capricieux et intraitables, quand ils ont le croup, il en résulte que l'examen des petits malades devient très difficile, et exige de la part du médecin beaucoup de patience et de douceur persuasive. L'administration des médicaments rencontre aussi de grandes difficultés.

Les traits sont altérés et portent l'expression de l'angoisse ; le visage est d'une pâleur livide, il se cyanose et les veines du cou se dilatent quand la difficulté de la respiration gène le retour au cœur du sang veineux.

La *marche* de la diphtérie laryngée est rapide et l'issue en est généralement fixée vers le troisième ou le cinquième jour. Il est rare de voir la maladie durer plus d'une semaine ; cependant Cadet de Gassicourt a rapporté un cas de croup où des fausses membranes furent rejetées pendant 61 jours.

On a observé à la suite du croup, la raucité persistante de la voix et très rarement le rétrécissement du larynx.

La guérison est malheureusement exceptionnelle. La mort est généralement due à l'asphyxie, elle peut survenir brusquement dans un accès de suffocation ou être le résultat du rétrécissement progressif des voies aériennes. Dans ce cas la peau prend une teinte gris cendré ou bleuâtre, l'intelligence s'obscurcit, la dyspnée diminue parce que les malades sentent moins le besoin d'air et respirent plus superficiellement, il survient des vomissements spontanés, alors même que peu de temps auparavant on avait administré des vomitifs sans résultat, il y a des soubresauts des membres ou des convulsions généralisées, et la vie s'éteint dans le coma asphyxique. L'asphyxie est évidemment aggravée par les complications qui peuvent exister du côté des bronches ou des poumons.

**IV. Diagnostic.** — L'examen laryngoscopique faciliterait singulièrement le diagnostic de la diphtérie laryngée et ne laisserait place à aucun doute si l'on pouvait le pratiquer, mais cet examen, toujours difficile chez l'enfant, devient presque impossible quand les difficultés sont aggravées par la suffocation, de sorte que c'est un moyen sur lequel il ne faut pas compter dans la pratique.

Le diagnostic se fonde sur les signes de sténose laryngée à marche rapide, il faut donc faire le diagnostic différentiel avec toutes les maladies capables de produire ce même effet; telles que la laryngite catarrhale avec gonflement de la muqueuse ou faux-croup, les corps étrangers, l'œdème de la glotte et les abcès rétropharyngiens.

Le diagnostic avec le faux-croup a déjà été étudié (voy. t. I, Laryngite striduleuse). La présence d'un corps étranger dans les voies aériennes est généralement accusée par les commémoratifs. Il en est de même pour l'œdème de la glotte qui est d'ailleurs extrêmement rare chez l'enfant.

L'abcès rétropharyngien se reconnaît par la saillie molle et fluctuante qui soulève la paroi postérieure du pharynx.

Il est toujours nécessaire d'examiner la gorge, car les symptômes du croup sont d'habitude surajoutés à ceux d'une angine diphtérique. La toux ou les vomissements amènent souvent le rejet de fausses membranes aussi faut-il dans ces cas toujours conserver les matières vomies pour y chercher les fausses membranes en jetant les matières vomies dans de l'eau.

**V. Pronostic.** — Le pronostic du croup est très grave, il y a des épidémies, comme celle dont Andral a rapporté l'histoire, où tous les malades meurent sans exception.

Le pronostic se fonde, en général, sur les données suivantes :

*a*) Le pronostic est d'autant plus défavorable que l'enfant est plus jeune, à cause de l'étroitesse du larynx et de la moindre résistance de l'organisme.

*b*) Les cas sporadiques ont plus de chances de guérir que les cas qui surviennent au cours d'une épidémie.

*c*) Le croup paraît moins grave en été qu'en hiver.

*d*) Le pronostic est d'autant plus grave que les lésions pulmonaires sont plus étendues.

*e*) La terminaison peut enfin dépendre d'un traitement opportun et approprié, car chaque moment perdu peut avoir les conséquences les plus funestes.

**VI. Traitement.** — Les mesures prophylactiques constituent une partie importante du traitement du croup. On peut, par un endurcissement graduel au froid, guérir la tendance aux laryngites catarrhales. Dans les endroits où la diphtérie est endémique, on peut employer des gargarismes préventifs avec une solution de salicylate de soude. Les chambres à coucher doivent être bien aérées, et il sera bon d'y faire une ou deux fois par jour une pulvérisation phéniquée. Quand la diphtérie éclate dans une famille, il est indispensable de séparer tous les enfants sains des malades de la façon la plus rigoureuse, en les envoyant dans une autre maison si c'est possible, ou sinon en rompant toute communication entre les deux parties de la famille, les bien portants d'un côté, les malades et ceux qui les soignent de l'autre. Quand il y a déjà de l'angine diphtérique il faudra la combattre comme nous l'avons indiqué plus haut.

Le *traitement curatif* de la diphtérie laryngée vise particulièrement deux indications qui souvent se confondent, la première répond au rétrécissement du canal laryngé, la seconde aux phénomènes inflammatoires.

On peut chercher à enlever les fausses membranes par les vomitifs ou par les dissolvants.

Les *vomitifs* seront généralement impuissants si le malade est déjà en état d'asphyxie, mais Steiner a fait la remarque importante qu'ils peuvent agir quand on les donne dans du vin, alors que donnés dans de l'eau ils

restaient sans effet ; on peut aussi faire précéder le vomitif d'une cuillerée
à café de cognac.

Voici quelques formules de vomitifs utiles dans ces circonstances. Le sulfate de cuivre en solution au centième, dont on pourra donner une cuillerée
à dessert toutes les dix minutes, jusqu'à effet produit, ou bien l'ipéca combiné
au tartre stibié (1). S'il est impossible de faire prendre un médicament à
l'enfant, on pourra lui faire une injection sous-cutanée de chlorhydrate
d'apomorphine (une demie ou un quart de seringue d'une solution de 0,10
pour 10 gr. d'eau).

Les vomitifs n'ont qu'une influence mécanique pour aider à l'expulsion
des fausses membranes comme des corps étrangers ; on leur attribuait autrefois une action révulsive et modificatrice sur le processus diphtérique et
on les employait même en dehors de toute indication d'obstruction mécanique. Comme la glotte peut s'obstruer à tout moment, il sera bon d'avoir
toujours un vomitif à portée pour qu'il soit administré par la garde-malade
au premier accès de suffocation.

Il n'y a pas grand chose à espérer des *dissolvants*. L'eau de chaux est
celui qui mérite le plus de confiance, on peut en faire faire des inhalations
une ou deux fois par heure avec l'appareil de Siegle ; Biermer faisait faire
les inhalations chaudes pour augmenter leur action. L'acide lactique ou
les alcalins employés de la même façon sont moins efficaces. On a encore
essayé des inhalations d'acide chlorhydrique et de vapeurs de brome.

On combattra les complications inflammatoires en maintenant la chambre
du malade à la température constante de 17°,5 centig. ; l'atmosphère
devra être humide, ce qui s'obtiendra en mettant des vases remplis d'eau
sur le poêle ou en faisant une ou deux fois par heure des pulvérisations
avec de l'eau phéniquée à 2 pour cent ou avec de l'eau de chaux. On donnera en même temps et assez largement, du vin, du lait, des œufs mollets, du bouillon.

Les médications antiphlogistiques n'ont malheureusement pas donné de
bons résultats, de sorte que nous nous contenterons d'en faire une simple
énumération.

*a*) Parmi les applications locales, on a recommandé les compresses gla-
cées sur le cou et des sangsues au devant du larynx ou mieux au niveau de la
poignée du sternum pour éviter des hémorrhagies consécutives que la stase
dans les veines du cou rend difficiles à arrêter. On a aussi employé des
frictions irritantes, des sinapismes ou des vésicatoires ; *b*) la saignée générale ; *c*) les frictions mercurielles ou l'administration du calomel ou du
sublimé à l'intérieur ; *d*) l'enveloppement dans un linge mouillé ; *e*) les
lavements d'eau acidulée ; *f*) les attouchements de la muqueuse laryngée
avec une solution forte de nitrate d'argent à un pour dix, etc.

Si la dyspnée augmente encore malgré la thérapeutique employée, il faut
pratiquer la *trachéotomie* pour permettre l'entrée de l'air dans les poumons.

_________

(1)        Ipéca ............................................... 0,50
            Tartre stibié........................................ 0,01
Trois paquets semblables, en prendre un toutes les dix minutes, jusqu'à effet produit.

L'opération ne doit pas être trop retardée, car elle devient impuissante s'il y a des lésions étendues des bronches ou des poumons. Elle donnerait de bien meilleurs résultats et elle n'inspirerait pas la même terreur aux gens du monde, si on ne laissait pas si souvent passer le moment le plus favorable pour la pratiquer. Il n'est pas étonnant qu'on ait des insuccès quand on apporte les enfants mourants sur la table d'opération, et les gens du monde sont naturellement disposés à attribuer la mort, non à la maladie et au médecin traitant, mais à l'opération et au chirurgien qui la fait. Les grandes statistiques montrent cependant que les résultats de la trachéotomie sont assez favorables, quoiqu'on l'applique souvent à des cas tout à fait désespérés.

| Trousseau a trouvé sur | 222 opérations | 57,2 0/0 de guérisons. |
|---|---|---|
| Sanné | 4663 — | 24 |
| Ducheck | 1678 — | 25 |
| Monti | 2608 — | 25 |
| Bartels et Wilms | 330 — | 31,3 |
| Krönlein et V. Langenbeck | 504 — | 29 |

Parfois certains symptômes réclament un traitement spécial. Si par exemple la fièvre est très élevée, on pourra donner de l'antipyrine (2 gr. en un lavement) ou l'antifébrine à la dose de dix centigr. toutes les heures jusqu'à ce que la température s'abaisse. Bartels a eu de bons résultats avec les bains froids. Dans le coma asphyxique on donnera des excitants. Dans bien des cas on peut recommander des bains chauds suivis d'affusions froides qui déterminent une profonde inspiration et quelquefois l'expulsion de l'obstacle.

### 3. — Diphtérie nasale.

I. Étiologie. — La muqueuse des fosses nasales, comme toutes les autres muqueuses, peut être atteinte par la diphtérie primitivement ou secondairement. La diphtérie nasale primitive est rare, elle peut envahir consécutivement le pharynx et le larynx. Il est beaucoup plus fréquent de voir les fosses nasales atteintes secondairement par une diphtérie qui a débuté par la gorge; la scrofule et le rachitisme peuvent dans ce cas jouer le rôle de causes adjuvantes. Il n'est pas très rare de la voir survenir chez des nouveaunés à la suite de l'infection puerpérale.

II. Symptômes. Diagnostic et Anatomie pathologique. — Les fosses nasales sont obstruées par le gonflement de la muqueuse et par les fausses membranes; les malades reniflent souvent, dorment la bouche ouverte et ronflent en dormant. Chez les nouveau-nés la respiration peut être assez gênée pour s'accompagner de cyanose, ils tettent difficilement parce qu'ils ne savent pas respirer autrement que par le nez.

L'examen direct des fosses nasales montre la muqueuse rouge, gonflée, saignante, avec un exsudat jaunâtre ou jaune verdâtre à la surface ou dans le tissu même de la muqueuse qui est quelquefois nécrosée. L'exsudat est particulièrement abondant sur l'orifice postérieur des fosses nasales.

. Il y a souvent un écoulement muqueux ou muco-purulent qui entraîne des masses sanguinolentes douées d'une odeur fade et fétide ou bien les malades en éternuant ou en se mouchant expulsent des membranes. Cet écoulement irrite la peau des narines et de la lèvre supérieure qui se tuméfie, s'excorie et se couvre de fausses membranes diphtériques ; toute la peau du nez est parfois rouge et gonflée. Il se produit quelquefois des ulcérations profondes de la muqueuse, des lésions des os ou des cartilages et des épistaxis incoercibles. Les ganglions sous-maxillaires sont tuméfiés et douloureux. .

Le pronostic est généralement très grave, car la mort survient souvent dans le collapsus.

**III. Traitement.** — On fera quatre à six fois par jour des douches nasales avec l'acide phénique à 2 ou 4 0/0, du sublimé à 1 pour 1000, ou de l'eau de chaux. Chez les petits enfants on fera des injections dans les narines avec des solutions plus faibles. Quand il y a du jetage on mettra des tampons d'ouate dans les fosses nasales et l'on enduira le nez et la lèvre supérieure de vaseline boriquée ou phéniquée à 1 pour 20. Le traitement local devra s'accompagner d'un traitement général tonique.

Outre les méthodes précédentes, on pourra encore employer celles que nous avons indiquées p. 676, avec les modifications exigées par la région.

#### 4. — Diphtérie de l'œsophage.

**I. Étiologie.** — La diphtérie primitive de l'œsophage est très rare quoique Wunderlich et plus récemment Steffen en aient publié des observations : ce dernier a vu la diphtérie s'étendre de l'œsophage à la gorge et au larynx. On a aussi signalé l'envahissement de l'estomac (Andral, Steffen).

La diphtérie œsophagienne est généralement secondaire. Wagner, qui s'est récemment occupé de la question, l'a constatée dans la fièvre typhoïde, la pyohémie, le choléra, la dysenterie, la rougeole, la scarlatine, la variole et la pneumonie ; on l'a signalée dans le cancer, la tuberculose, le mal de Bright, les suppurations des articulations et des voies urinaires. Il est rare que la diphtérie de la gorge ou du larynx s'étende à l'œsophage.

**II. Symptômes et Diagnostic.** — Les symptômes de la lésion locale peuvent être nuls ou masqués par les symptômes généraux ; d'autres fois l'on observe de vives douleurs pendant la déglutition qui peut même être impossible. Neureutter et Salmon ont vu chez un enfant une hémorrhagie mortelle à la suite de l'élimination d'une membrane diphtérique.

Le *diagnostic* est fixé par le vomissement de fausses membranes. Dans le cas de Wunderlich que nous avons déjà cité, l'enfant rejeta une membrane

tubulée qui représentait exactement le moule de l'œsophage. Il ne faut
cependant pas confondre des membranes diphtériques avec des débris
d'épithélium, ni avec des masses de muguet, la distinction est du reste facile
à faire par l'examen microscopique.

**III. Anatomie pathologique.** — L'exsudat fibrineux peut être interstitiel
ou superficiel, souvent aussi il est l'un et l'autre ; les fausses membranes
sont généralement disséminées, rarement elles couvrent toute la muqueuse
œsophagienne.

**IV. Pronostic et Traitement.** — Le pronostic est toujours grave, et le traitement ne peut s'adresser qu'à la maladie générale.

5. — Diphtérie de l'estomac.

**I. Étiologie.** — La gastrite diphtérique a un intérêt plutôt anatomique
que clinique, car elle n'est jamais reconnue pendant la vie et constitue une
trouvaille d'autopsie. Elle est toujours secondaire et consécutive au croup
ou à l'angine.

Il est à remarquer que cette localisation de la diphtérie est fréquente
dans certaines épidémies, et que l'importance des lésions de l'estomac n'est
nullement en rapport avec celle de l'angine ou de la laryngite. La diphtérie
stomacale, comme celle de plusieurs autres muqueuses, est souvent secondaire à des maladies infectieuses, comme la scarlatine, la variole, la fièvre
typhoïde, le choléra, la dysenterie ou la pyohémie ; c'est ainsi qu'on peut
l'observer chez des enfants dont la mère a présenté pendant l'accouchement
des accidents pyohémiques ou qui eux-mêmes ont été atteints de lésions
pyohémiques ou septicémiques de l'ombilic.

**II. Anatomie pathologique.** — Les lésions diphtériques de la muqueuse
gastrique forment généralement des îlots disséminés, surtout au niveau du
grand cul-de-sac ; elles sont tantôt superficielles et faciles à détacher (croupales dans le sens anatomique), et tantôt elles font corps avec la muqueuse
(diphtériques dans le sens anatomique du mot). Il est rare qu'elles couvrent
des portions considérables de la muqueuse, et surtout qu'elles la tapissent
en totalité.

Elle peut quelquefois s'étendre à la muqueuse intestinale, et chez des
nouveau-nés atteints de pyohémie, on a vu tout le tube digestif du cardia à
l'anus tapissé par une seule fausse membrane continue (Widerhofer).

La consistance de ces fausses membranes est aussi variable que leur épaisseur qui peut atteindre un centimètre ; elles sont jaunâtres, grises ou brunâtres, ou encore colorées par le sang extravasé. A l'examen microscopique
on trouve des masses de fibrine fibrillaire enfermant des globules rouges,
des globules de pus, des cellules épithéliales ou glandulaires et des microcoques.

La muqueuse de l'estomac est gonflée, hyperhémiée, infiltrée de globules
de pus et parsemée d'hémorrhagies; les glandes du grand cul-de-sac sont
élargies et leurs orifices sont obstrués par des exsudats fibrineux qui poussent des prolongements dans la cavité glandulaire.

**III. Symptômes. Diagnostic. Pronostic et Traitement.** — Les symptômes les
plus caractéristiques sont les vomissements, la soif intense, le ballonnement
et la douleur au niveau de l'épigastre quoique aucun de ces symptômes ne
soit pathognomonique. Le rejet des fausses membranes par le vomissement
pourrait fixer le diagnostic, mais on peut voir expulser de la même manière
des fausses membranes venant du larynx, du pharynx ou de l'œsophage.
Le pronostic de ces cas est très mauvais et le traitement ne peut être que
purement symptomatique.

### 6. — Diphtérie de la muqueuse intestinale.

Nous pouvons répéter ici ce que nous avons dit de la diphtérie de l'estomac. Quand on appelle la dysenterie une affection diphtéritique du gros
intestin, il ne faut pas oublier que le mot est pris dans le sens anatomique
et non dans le sens étiologique.

### 7. — Diphtérie des voies biliaires.

Elle ne diffère pas essentiellement de celle de l'estomac. Les symptômes
sont nuls à moins que les voies biliaires ne soient obstruées, auquel cas on
observe de l'ictère, mais la cause en reste généralement méconnue pendant
la vie.

### 8. — Diphtérie des voies urinaires.

Il n'y a rien à signaler de plus que ce que nous avons dit dans les trois
paragraphes précédents.

MALADIES INFECTIEUSES TRANSMISES DES ANIMAUX A L'HOMME

## 1. — Trichinose.

**I. Étiologie.** — On s'expose à contracter la trichinose toutes les fois qu'on mange de la viande contenant des trichines vivantes. Les trichines enfermées dans leur kyste pénètrent dans l'estomac avec la chair musculaire qui les contient; le suc gastrique dissout les kystes et met les trichines en liberté. Celles-ci se développent dans la partie supérieure de l'intestin grêle et constituent les trichines intestinales ; c'est là qu'a lieu l'accouplement d'où résulte en très peu de temps la naissance de milliers de jeunes trichines. Les trichines intestinales adultes meurent et sont éliminées avec les matières fécales, tandis que les jeunes trichines pénètrent à travers les parois de l'intestin et parviennent dans les muscles où elles s'arrêtent, prennent la forme de trichines musculaires et s'enkystent. La maladie trichineuse comprend toute l'évolution morbide depuis l'introduction dans l'organisme des trichines mères jusqu'à l'enkystement des trichines filles dans les muscles volontaires.

Dans la plupart des cas la maladie se transmet par la viande de porc trichinée, et l'on comprend qu'elle soit plus fréquente dans les pays où, comme en Saxe et dans le Hartz, on a l'habitude de manger la viande de porc crue. La fréquence de la trichinose chez l'homme est aussi très influencée par la plus ou moins grande fréquence de la trichinose chez le porc dans les diverses localités.

Dans la plus grande partie de la Suisse, en France et en Angleterre, la trichinose est rare tant chez l'homme que chez les animaux. En Allemagne, c'est la Westphalie qui en est la moins infectée et la première épidémie de trichinose y a été observée en 1876 par Müller ; dans le Wurtemberg, Haeberlein a décrit en 1879 la première épidémie à Kreilsheim. Dans ces derniers temps on a beaucoup incriminé les jambons et les lards entremêlés de viande de provenance américaine dont l'usage tend de plus en plus à s'étendre, quoique d'après Virchow on n'ait encore jamais fourni la preuve que la trichinose pût avoir cette origine : il faudrait pour cela observer la maladie chez l'homme dans une région où elle n'existerait pas chez les porcs indigènes. La diffusion de la trichinose chez les porcs paraît être favorisée en Amérique par l'usage de leur donner à manger des débris d'abattoirs, parce que si l'on tue un porc trichiné, ses abats peuvent infecter un grand nombre de ses congénères.

D'après Eulenburg, dans l'année 1877, on a abattu en Prusse 2,057,272 porcs sur lesquels 701 étaient trichinés, soit 0,04 0/0 ; en 1883 il en trouve 2,199 trichinés sur 4,248,767, soit 0,05 0/0 ; en 1884, 2,624 sur 4,611,689, soit 0,06 0/0. Billings rapporte qu'à Boston, en 1880, il a examiné 2,701 porcs sur lesquels il en a trouvé 154, ou 5,7 0/0 qui avaient des trichines, on s'explique donc facilement la fréquence des trichines dans la viande de porc importée d'Amérique, fréquence qui peut atteindre 4 0/0 des pièces importées (Eulenburg). Dans ces conditions on ne saurait reprocher aux nations européennes de chercher à se protéger en prohibant l'entrée des viandes de porc de provenance américaine. Il faut cependant noter que, malgré les circonstances en apparence si favorables que nous venons de signaler, les épidémies de trichinose sont rares en Amérique.

L'origine de la trichinose chez le porc est une question fort discutée. D'après certains auteurs, ce serait une maladie propre à l'espèce porcine et l'infection se ferait d'un animal à l'autre par l'ingestion des matières fécales remplies de jeunes trichines ; on voit en effet souvent, mais non constamment, tous les porcs d'une même étable atteints de trichinose. Plus rarement les porcs s'infectent en mangeant de la chair d'animaux malades, car dans certains endroits on a encore la déplorable habitude d'élever des porcs dans les ateliers d'équarrissage en les nourrissant de viande.

D'autres auteurs pensent que l'hôte normal de la trichine n'est pas le porc, mais le rat. On sait qu'il y a presque toujours beaucoup de rats dans les parcs à cochons et que les porcs mangent souvent des rats tant morts que vivants. Or, les rats ont souvent des trichines. Il est vrai que Zenker prétend que les rats ont pris la trichinose des porcs dont ils mangent les déjections. Rogner a trouvé des trichines chez tous les rats d'une maison habitée par un porc trichiné, alors que les rats du voisinage en étaient indemnes.

Actuellement on admet généralement que le porc reçoit la trichine du rat, sans cependant nier la possibilité de l'infection des porcs entre eux. Du reste, le rat n'est pas le seul animal sauvage qui puisse avoir des trichines, l'on en peut trouver chez la souris, le hérisson, le renard, le hamster, le putois, la martre, le blaireau, etc., et de plus le chat qui les prend du rat et de la souris. Colin pense que la trichine peut exister chez les animaux de proie qui se nourrissent de petits rongeurs et même chez des oiseaux et des poissons qui mangent leurs excréments. Ces derniers peuvent à leur tour propager la maladie et l'on comprend ainsi combien sont multiples et variées les voies d'infection tant pour les hommes que pour les animaux.

On peut infecter expérimentalement bien d'autres animaux en leur donnant à manger la viande trichinée, par exemple le singe, le veau, le chien, le lapin ; Goujon a donné la trichinose à la salamandre. Les larves de mouche digèrent les trichines musculaires qu'elles peuvent avoir absorbées, de sorte qu'elles ne peuvent servir à la transmission que si elles sont elles-mêmes avalées par un autre animal avant d'avoir pu digérer leurs trichines.

On a plusieurs fois observé la trichinose chez l'homme à la suite de l'ingestion de la viande de sanglier, et dans quelques endroits on soumet à l'inspection avant de la mettre en vente la viande du sanglier comme celle du porc. On conçoit facilement que le sanglier s'infecte en mangeant de petits animaux sauvages atteints eux-mêmes de trichinose.

Chez l'homme la trichinose apparaît généralement sous forme d'*épidémies* qui peuvent être limitées à une famille, une maison ou une caserne (Kortum), ou bien s'étendre à tout un village. L'usage répandu dans beaucoup d'endroits, quand on tue un porc, de réunir ses amis pour fabriquer les saucisses et s'en régaler, est une cause fréquente d'épidémies. D'autres fois l'épidémie a son origine dans une charcuterie et atteint tous les clients de la maison.

Des épidémies considérables ont été observées récemment à Hedersleben et à Hettstadt; dans la première de ces localités 334 personnes furent malades (Kratz). A Brunswick il y a eu en 1882 une épidémie qui atteignit 254 personnes (Blasius). En 1883 l'épidémie de Emersleben près de Halberstadt frappa 250 personnes (Bronardel).

La transmission de la trichine et ses conséquences pour l'homme ne sont guère connues que depuis 1860 par les travaux de Leuckart, de Virchow et de Zenker. Hilton en 1831 a le premier décrit des trichines enkystées dans les muscles de l'homme, mais il les prit pour des cysticerques ; Paget en 1852 découvrit dans le kyste un ver enroulé auquel Owen avait déjà donné le nom de *trichina spiralis*; Herbst de Göttingen (1851) trouva des trichines dans les muscles d'un chien à qui il avait fait manger de la viande trichinée. La maladie avait été observée bien avant que sa cause ne fût connue et il est permis de rattacher à la trichinose certaines épidémies caractérisées par des douleurs rhumatoïdes, des symptômes typhoïdes et des sueurs profuses. Le fait est démontré pour l'épidémie de Hambourg de 1851 : un homme qui avait guéri après en avoir été atteint, mourut dix ans après et à son autopsie on trouva des trichines dans les muscles (Tüngel).

**II. Anatomie pathologique**. — La *trichina spiralis* est un ver de la tribu des nématodes, dont le développement présente deux phases, la phase intestinale et la phase musculaire.

La *trichine intestinale* peut s'apercevoir à l'œil nu comme un très mince filament blanc jaunâtre recourbé ou enroulé à un bout. L'extrémité céphalique est effilée et l'extrémité caudale est épaissie.

La femelle est plus longue que le mâle, elle mesure trois à quatre millimètres tandis que le mâle n'en a que un et demi, et le nombre des femelles dépasse toujours notablement celui des mâles. Les trichines habitent surtout les premières portions de l'intestin grêle et sont beaucoup plus rares dans le gros intestin.

Pour rechercher les trichines dans l'intestin, on délaye dans de l'eau les matières intestinales, et si l'on ne peut pas apercevoir à l'œil nu les filaments que nous avons signalés, on les examine au microscope avec un faible grossissement de 50 à 100 diamètres.

Lorsque les trichines musculaires sont introduites dans l'estomac, elles perdent leur capsule, se développent, s'accouplent et sept jours après leur arrivée dans l'estomac les femelles commencent à pondre de jeunes vers. La ponte continue quelques semaines, de sorte qu'une seule femelle produit 1000 à 1300 embryons ; enfin vers la 5ᵉ ou la 8ᵉ semaine les trichines mères meurent et sont expulsées avec les matières fécales.

Les jeunes trichines commencent de suite à émigrer. Elles perforent la paroi intestinale jusqu'à la séreuse, puis se frayent un chemin entre les feuillets du mésentère jusque dans le tissu cellulaire rétro-péritonéal et de là, toujours par le tissu conjonctif lâche, elles parviennent dans les muscles volontaires. D'autres fois elles traversent toute l'épaisseur de l'intestin, tombent dans la cavité péritonéale et de là par le tissu conjonctif arrivent dans les muscles. Il en est peut-être qui perforent des vaisseaux sanguins ou lymphatiques et sont portées dans les muscles par la circulation ; en tous cas Virchow a trouvé des trichines dans les ganglions mésentériques, et l'on peut trouver dans les muscles des trichines trop petites pour qu'il soit possible d'admettre qu'elles y sont parvenues par la voie lente de l'émigration par le tissu conjonctif. Comme ces vers augmentent de volume de jour en jour, il faut bien croire que ces individus si petits sont passés par la voie plus rapide de la circulation sanguine.

Quand les jeunes vers ont atteint les muscles, ils constituent les *trichines musculaires*. Celles-ci perforent le sarcolemme et s'installent dans l'intérieur de la fibre, qui ne tarde pas à s'enflammer. Elle perd sa striation transversale au voisinage du parasite et devient claire et homogène ou granuleuse en même temps que les noyaux du sarcolemme prolifèrent et s'accumulent autour de la trichine ; le périmysium interne participe aussi à l'inflammation. On peut reconnaître à l'œil nu le siège des trichines parce qu'à leur niveau le muscle est plus transparent et présente une teinte d'un gris rosé ou d'un gris jaunâtre. Avant d'être enkystées les trichines sont souvent allongées ou simplement roulées en spirale et sur des fibres isolées on reconnaît leur siège par la dilatation de la fibre et l'épaississement du sarcolemme (voir fig. 85 et 86).

Dans l'espace d'une quinzaine de jours les trichines musculaires acquièrent leur complet développement et une longueur de 0,7 à 1 millim. Elles s'entourent d'une zone claire et plus tard d'une capsule ou kyste. Les kystes contiennent généralement une seule trichine, rarement deux, trois ou quatre, ils sont ovales et sont constitués en partie par une substance chitineuse sécrétée par le parasite et en partie par le tissu conjonctif voisin hyperplasié ; ils contiennent la trichine enroulée en spirale et une substance granuleuse. A la longue ils s'infiltrent de sels calcaires et deviennent opaques, de sorte qu'on ne peut voir les parasites qu'en décalcifiant la capsule avec un acide (voyez fig. 87).

Parfois la trichine elle-même peut subir la calcification et se brise alors en petits fragments. Dans les cas anciens on trouve aux deux extrémités du

kyste mais en dehors de lui, une accumulation de granulations graisseuses.
Les trichines enkystées conservent très longtemps leur vitalité. Klopsch

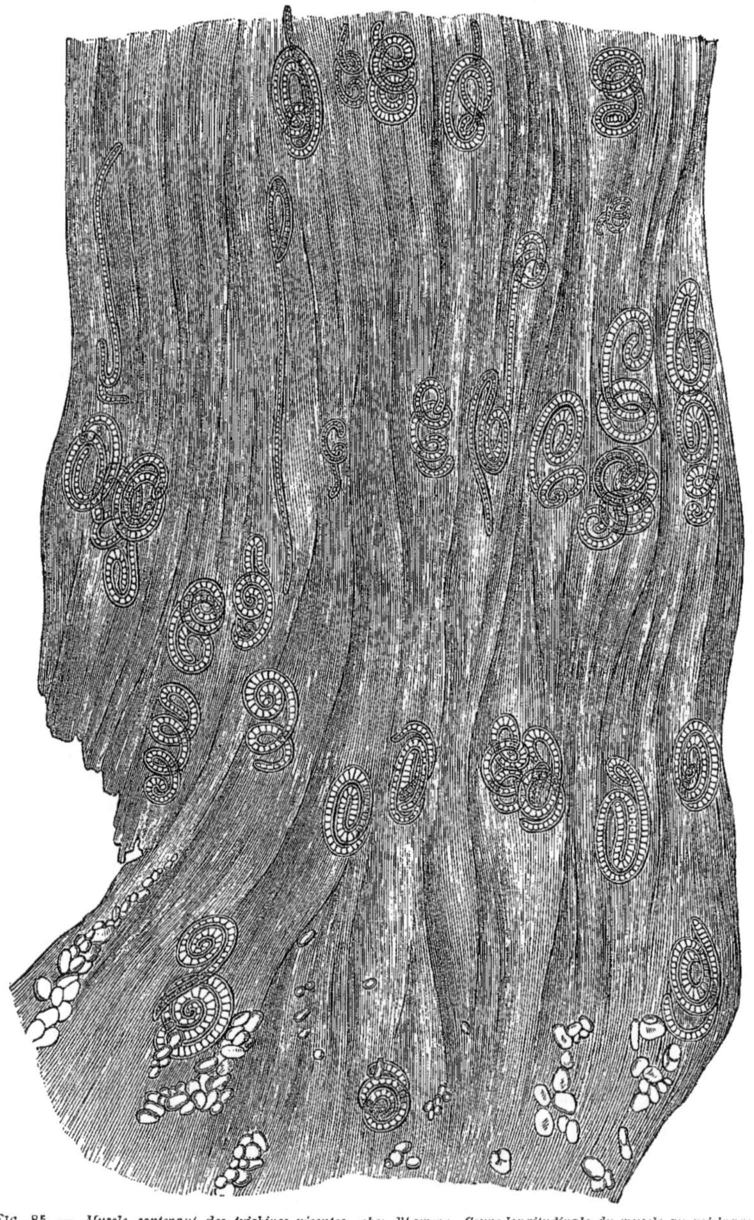

FIG. 85. — *Muscle contenant des trichines récentes, chez l'homme. Coupe longitudinale du muscle au voisinage du tendon.* Gross. moyen. D'après HELLER.

a publié l'observation d'une femme qui avait été atteinte de trichinose en 1842 et qui fut opérée d'un cancer du sein en 1866, on enleva au cours de l'opération un fragment des muscles intercostaux qu'on trouva semés de trichines enfermées dans des capsules calcifiées, mais encore vivantes au bout de 24 ans. On reconnaît que les trichines sont vivantes lorsqu'en chauffant la préparation sur la platine du microscope on peut constater des mouve-

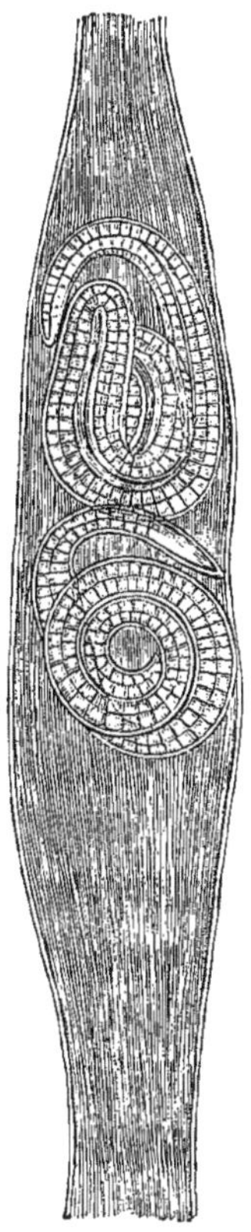

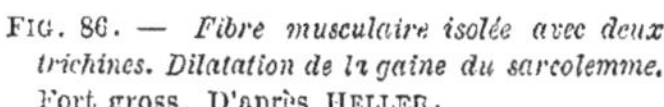

FIG. 86. — *Fibre musculaire isolée avec deux trichines. Dilatation de la gaine du sarcolemme.* Fort gross. D'après HELLER.

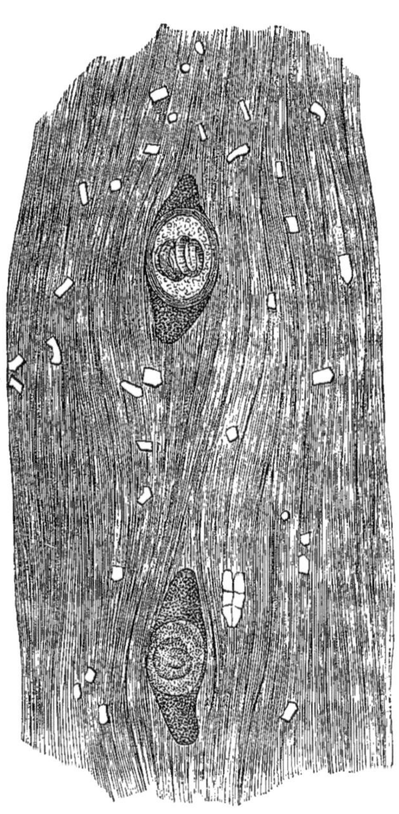

FIG. 87. — *Trichines musculaires enkystées avec calcification de la capsule.* Gross. 80 fois. D'après HELLER.

ments de l'animal. Müller a trouvé des kystes calcifiés chez des porcs de deux ans. Ils sont faciles à reconnaître à l'œil nu sous forme de petits grains jaunes qui ont à peine le volume d'une graine de pavot et qui sont semés dans le muscle en plus ou moins grande abondance (voyez fig. 88).

Quand les trichines contenues dans la viande arrivent dans l'estomac, leur kyste est rapidement dissous par l'acide du suc gastrique et elles sont mises en liberté; elles grandissent et deviennent adultes au bout de deux jours et demi, ce sont alors des trichines intestinales qui s'accouplent et commencent à se reproduire au bout de cinq jours, les mères vivent encore de 5 à 8 semaines pendant que les jeunes commencent à émigrer.

Les différents muscles de l'organisme ne sont pas également envahis par les trichines, les premiers et les plus atteints sont le diaphragme, les intercostaux, les muscles du cou, du larynx et des yeux ; dans les membres les trichines sont d'autant plus rares qu'on s'éloigne davantage du tronc, mais de tous les muscles striés, le cœur est le seul qui soit toujours épargné. Dans chaque muscle, les parasites sont surtout nombreux près de l'origine du tendon, ce qu'on attribue à ce que le tendon les arrête dans leurs pérégrinations.

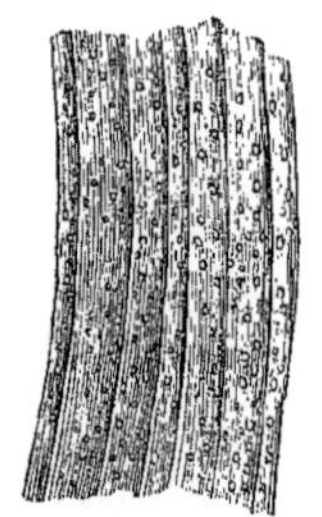

Fig. 86. — *Trichines enkystées et calcifiées dans un muscle.* Grandeur naturelle. D'après HELLER.

Les cadavres des individus morts de trichinose, sont souvent amaigris et œdématiés ; les membres et surtout les membres supérieurs sont souvent contracturés en flexion.

Les viscères, comme le cœur, le foie et les reins présentent souvent des lésions de tuméfaction trouble, il y a quelquefois des hémorrhagies dans la plèvre, le péricarde et le péritoine, et souvent aussi dans la muqueuse gastro-intestinale. Dans les ganglions mésentériques on note fréquemment du gonflement et des hémorrhagies.

**III. Symptômes.** — On peut quelquefois voir apparaître des troubles digestifs quelques heures après l'absorption de viande trichinée : les malades ont alors des nausées, des vomissements, de la diarrhée et de la sensibilité à la pression au niveau de l'épigastre.

En général, les premiers jours se passent sans incident, ce n'est que vers le milieu de la première semaine que les malades se plaignent d'abattement, de perte de l'appétit, de frissons suivis de chaleur, enfin des phénomènes plus caractéristiques apparaissent vers la fin du premier septénaire, et assez souvent sans avoir été précédés de prodromes.

Ces phénomènes sont de trois ordres : 1° des symptômes d'irritation du tube digestif ; 2° des symptômes du côté des muscles envahis par les trichines ; 3° enfin des phénomènes généraux, qui sont surtout le résultat des lésions du tube digestif et des muscles, mais qui sont peut-être aussi dans une certaine mesure dus à quelque poison contenu dans la capsule et mis en liberté par la dissolution de cette dernière dans l'estomac (Friedreich).

Les *troubles digestifs* les plus constants sont des nausées, de l'anorexie, une langue chargée avec un mauvais goût dans la bouche et une haleine fétide. La soif est vive tant à cause de la fièvre que par suite des sueurs profuses. Les vomissements et la diarrhée sont des symptômes ordinaires, mais qui, dans quelques cas, peuvent prédominer au point de simuler le choléra asiatique et de mériter le nom de *trichinose cholériforme ;* on a pu voir la mort survenir dans le collapsus en peu de jours. L'épigastre est d'habitude très sensible à la pression.

La pénétration des trichines dans les *muscles* s'accuse par des douleurs vives qui au début de la maladie peuvent être prises pour du rhumatisme musculaire. La douleur est spontanée ou apparaît à la moindre pression : les muscles sont tuméfiés et présentent une sorte de dureté rénitente, enfin on voit peu à peu les extrémités prendre des attitudes vicieuses. Dans quelques cas que j'ai suivis à la clinique de von Frerichs, les coudes étaient fléchis à angle aigu, et les malades, placés dans l'attitude la plus contrainte, incapables de s'aider eux-mêmes, ne pouvaient rien faire sans secours étranger.

Ces contractures ne disparaissent que très lentement. Quand les muscles des yeux sont très abondamment envahis par les trichines, les globes oculaires se meuvent difficilement ou l'on peut observer des parésies et du nystagmus. La surdité a été attribuée à des trichines établies dans le muscle de l'étrier. La trichinose des masséters se traduit par du trismus, et celle des muscles de la déglutition se traduit par de la dysphagie, de sorte que tout concourt à entraver l'alimentation. L'invasion des muscles du larynx peut déterminer des paralysies des cordes vocales et des altérations de la voix qui devient rauque ou affaiblie et même aphone. Les malades atteints de trichinose ont souvent des accès de dyspnée qui sont dus soit à des lésions du diaphragme et des muscles intercostaux, soit à des troubles nerveux.

Un symptôme très curieux et généralement très précoce est l'*œdème des paupières* ; souvent aussi l'on peut observer de l'œdème des extrémités et surtout des extrémités inférieures où il est plus précoce et plus marqué. On a attribué cet œdème à l'inflammation des muscles provoquant un œdème collatéral, à l'oblitération d'un grand nombre de vaisseaux lymphatiques à la thrombrose des veines musculaires (Colberg), à des thromboses marastiques dans les dernières périodes de la maladie.

Parmi les *symptômes généraux* on doit mettre en première ligne la *fièvre* qui peut atteindre ou dépasser 40° ; elle présente le type rémittent et la courbe thermique ressemble souvent beaucoup à celle de la fièvre typhoïde. Le pouls et la respiration suivent la marche de la température, rarement on a observé du ralentissement du pouls sous l'influence des troubles nerveux.

Les *sueurs* sont souvent profuses et acquièrent par là une certaine importance diagnostique.

L'*insomnie* est aussi presque de règle.

L'*urine* est au début rare et chargée et laisse déposer des urates; plus tard, vers la sixième ou la septième semaine, Knoll a observé une augmentation passagère des urines sans changement de leur composition. Simon et Wibel prétendent avoir trouvé dans l'urine de l'acide sarcolactique et l'attribuent aux troubles de nutrition du tissu musculaire. L'albuminurie s'observe rarement et elle est en rapport avec la fièvre persistante.

La *durée* de la maladie peut être très longue et la mort survient généralement par épuisement.

Les *complications* ne sont pas rares.

Du côté de la peau il faut signaler l'hyperesthésie et l'anesthésie ; Kortum a noté des douleurs en ceinture ; l'on a encore quelquefois observé des hémorrhagies, de l'urticaire, du prurit ou des furoncles ainsi que des eschares de décubitus ou des accidents pyohémiques.

On observe quelquefois des troubles de l'intelligence et même du délire. Les lèvres et la langue sont sèches et fuligineuses, de sorte que la maladie ressemble beaucoup à une fièvre typhoïde, et que l'on a pu décrire une forme typhoïde de la trichinose.

Les frissons répétés qui s'observent souvent n'ont aucune signification particulière.

La conjonctive peut s'œdématier et donner lieu à du chémosis ; il en est de même du tissu graisseux de l'orbite, ce qui peut déterminer un certain degré d'exophtalmie. Kortum a vu des ecchymoses sous-conjonctivales ; Kittel a vu dans un cas de la mydriase qui ne céda pas aux moyens généralement employés.

La pneumonie et surtout la pleurésie sont des complications rares ; il y a quelquefois des épistaxis.

Beaucoup de malades se plaignent d'angoisse précordiale et j'ai moi-même souvent observé des accès de palpitations. L'ascite a été signalée par divers auteurs, entre autres par Kortum dans une épidémie de caserne à Cologne. L'excitation du diaphragme peut quelquefois provoquer un hoquet très pénible. On a observé des parotidites suppurées ; parfois des hémorrhagies intestinales ou des métrorrhagies ; la menstruation n'est pas influencée, ou d'autres fois les règles sont avancées ou manquent pendant toute la durée de la maladie. Dans l'épidémie de Hedersleben, Kratz a vu deux cas d'avortement sans qu'il y eût de trichines dans le fœtus. On a parfois observé de l'incontinence d'urine.

Parmi les affections consécutives ou *complications tardives*, signalons la faiblesse, la raideur ou les douleurs dans les muscles qui peuvent persister très longtemps ; la desquamation cutanée ; l'albuminurie qui, dans un cas que j'ai observé chez un chimiste, persista un an et demi puis disparut définitivement ; Veh a observé la chute des cheveux consécutivement à un œdème du cuir chevelu ; le même auteur a observé l'affaiblissement de la mémoire.

**IV. Diagnostic.** —Le diagnostic de la trichinose est en général facile, surtout quand elle apparaît sous forme d'épidémie, ce qui fait penser tout d'abord à un empoisonnement. Les symptômes les plus importants pour le diagnostic sont les troubles gastro-intestinaux, l'œdème des paupières, les sueurs, l'insomnie, la raucité de la voix, les douleurs musculaires, et notamment la contracture en flexion des extrémités.

Dans les cas douteux il faut s'enquérir si la malade a mangé du porc cru, salé ou fumé, s'en procurer un échantillon et y rechercher les trichines.

On pourra enfin exciser sur le malade lui-même un petit fragment de muscle et y rechercher les trichines par l'examen microscopique ; il vaut mieux

exciser un morceau de muscle avec le bistouri qu'en arracher un fragment
par le harpon. La plaie guérit sans laisser de cicatrice, ainsi que j'ai souvent pu l'observer, pourvu que l'opération soit faite avec les plus minutieuses précautions antiseptiques. La recherche des trichines dans les matières
fécales est plus difficile et moins sûre.

**V. Pronostic.** — Le pronostic est toujours sérieux parce qu'il n'y a pas de
médicament capable de tuer les trichines dans les muscles, et que les malades
meurent souvent après une longue période de souffrances. Dans l'épidémie
de Hedersleben il y eut 337 personnes atteintes et 101 morts, soit 30 0/0.
L'intensité des symptômes généraux et l'importance du danger sont généralement en raison directe du nombre des trichines absorbées, cependant il
est remarquable de voir quelles différences la maladie peut présenter chez
des personnes qui l'ont prise à la même source. Ces différences peuvent
tenir à la quantité de viande ingérée, aux boissons alcooliques prises en
même temps, à l'existence de la diarrhée au moment de l'infection ou à son
apparition précoce. Tous les muscles d'un animal ne sont pas également
riches en trichines, ce qui crée des différences entre les diverses personnes
qui en mangent; enfin il y a encore des différences entre les diverses trichines intestinales au point de vue de la fertilité. Kraemer a vu que l'homme
peut avoir plus de trichines dans ses muscles que le porc de qui il les a
prises. Chez les enfants les accidents sont généralement moins graves.

**VI. Traitement.** — Comme dans toutes les maladies infectieuses, le *traitement prophylactique* est de beaucoup le plus important. Non seulement les
viandes destinées à l'alimentation doivent être soumises à une inspection sévère, mais encore dans l'élevage des porcs certaines précautions sont néces
saires. Les animaux doivent être tenus proprement de façon à ce qu'ils ne
mangent pas les déjections les uns des autres ; il faut autant que possible
expulser les rats des porcheries. Si la trichinose a déjà fait son apparition, il
faut évacuer le parc et détruire complètement les rats pour éviter l'infection
des nouveaux habitants. Il ne faut jamais donner aux porcs des déchets d'abattoirs qui pourraient contenir des trichines et encore moins les faire élever
dans des ateliers d'équarrissage où on les nourrit de la chair d'animaux
malades.

L'inspection des viandes n'est pas une protection efficace, car s'il n'y a que
peu de trichines, elles peuvent passer inaperçues, quel que soit le soin avec
lequel l'inspecteur examine les échantillons de viande qui lui sont présentés.
Cependant la statistique d'Eulenburg que nous avons déjà citée montre
quelle est la fréquence de la trichinose chez le porc et quels services rend
l'inspection des viandes malgré ses imperfections. La recherche de la trichine se fait en écrasant de petits fragments de muscle entre deux lames de
verre et en les examinant à un grossissement de 50 diamètres.

Pour les particuliers les mesures de précaution doivent consister à ne con-
sommer de viande de porc qu'après que la recherche des trichines y a été
faite sans résultat. Il faut de plus s'abstenir complètement de viande crue et

toujours faire cuire les morceaux de viande complètement et jusqu'au centre, quel que soit leur volume et quel que soit le mode de cuisson. Vallin a constaté que les trichines enkystées résistent mieux à la chaleur que les trichines libres ; ces dernières meurent généralement à 54°-56°, tandis que les enkystées résistent jusqu'à 60°. Il a trouvé qu'un morceau de viande de bœuf de trois kilogs, bouilli pendant une heure, présente au centre une température de 50° et que ce n'est qu'au bout de quatre heures d'ébullition que le centre atteint une température de 90° à 100°. On mange souvent de la viande qui n'a pas dépassé 48° à 51°. Au centre d'un rôti de bœuf bien cuit il a trouvé 58° ; d'un rôti saignant 51°. Un jambon fumé et séché de 12 livres présentait au centre 65° au bout de 3 h. 1/2 de cuisson, 76° au bout de cinq heures, 82° au bout de 6 heures et 86° au bout de 6 h. 3/4. Krabbe et Fjord avaient déjà fait des expériences analogues.

Les saucisses, le jambon et la viande salée peuvent aussi être des aliments dangereux. La viande fumée par le procédé dit rapide dans lequel on enduit la viande de vinaigre de bois ne tue certainement pas les trichines.

Krabbe a vu que dans un jambon plongé dans une saumure à 5 0/0, les trichines étaient encore vivantes au bout de quinze jours. Colin et Fourment ont fait des expériences analogues et ce dernier a pu garder des trichines vivantes dans une solution salée pendant un an.

Si l'ingestion de viande trichinée vient d'avoir lieu, on donnera immédiatement et en abondance un purgatif énergique, par exemple une cuillerée toutes les heures d'infusion de séné composée jusqu'à la production de 4 à 8 selles abondantes, puis, d'après le conseil de Merkel, on pourra donner toutes les heures une cuillerée à bouche de glycérine jusqu'à 15 cuillerées. Ce traitement est d'autant plus efficace qu'il est appliqué moins de temps après le repas funeste. Fiedler a vu que les trichines étaient très rapidement tuées par la glycérine même étendue de deux ou trois fois son volume d'eau, mais les recherches de Lesshaft et Mosler n'ont pas confirmé cette action de la glycérine sur les trichines.

Quand la trichinose est constituée, le traitement devient purement symptomatique, car le picro-nitrate de potasse recommandé par Friedreich (1 est aussi incapable de détruire les trichines que la benzine conseillée par Mosler (2). Il nous semble plus rationnel de tenter l'expulsion des trichines intestinales et de leur progéniture après les avoir étourdies par la santonine (3), ce qui n'est possible que lorsque la maladie est récente et ne remonte pas à plus de 4 à 8 semaines tout au plus.

(1)        Picro-nitrate de potasse . . . . . . . . . . . . . . . . . . . . . . . . . . . . . . . . . 2 gr.
             Poudre de jalap . . . . . . . . . . . . . . . . . . . . . . . . . . . . . . . . . . . . . . . . 4
             Extrait de réglisse . . . . . . . . . . . . . . . . . . . . . . . . . . . . . . . . . . . . q. s.
Pour trente pilules.
Prendre cinq pilules trois fois dans la journée.
(2) Benzine 3 à 8 gr. pour un lavement de 500 gr.
(3)        Santonine . . . . . . . . . . . . . . . . . . . . . . . . . . . . . . . . . . . . . . . . . . . . 0,05
             Calomel . . . . . . . . . . . . . . . . . . . . . . . . . . . . . . . . . . . . . . . . . . . . . .
             Jalap . . . . . . . . . . . . . . . . . . . . . . . . . . . . . . . . . . . . . . . . . . . . . . . } āā 0,5
             Sucre . . . . . . . . . . . . . . . . . . . . . . . . . . . . . . . . . . . . . . . . . . . . . . .
Pour un paquet — f. s. a. six paquets semblables, en prendre deux par jour.

On recommande en même temps une alimentation reconstituante, des bains chauds matin et soir d'une demi-heure de durée à la température de 35° ; pour les sueurs on donnera matin et soir une pilule d'atropine de un demi-milligramme ; pour les douleurs musculaires des injections sous-cutanées de morphine et pour l'insomnie de l'hydrate de chloral à la dose de 3 à 5 grammes. Kortum a employé l'acide salicylique et repousse l'usage des narcotiques ; Traube a conseillé des frictions d'onguent mercuriel.

### 2. — Pustule maligne. Charbon.

I. **Étiologie.** — La charbon a joué un rôle très important dans l'histoire des maladies infectieuses, parce que c'est la première maladie dont la nature parasitaire ait été établie avec certitude. On l'observe surtout chez le bœuf, le mouton, le cheval et le porc, quelquefois chez le cerf et le daim, plus rarement chez l'âne et la chèvre ; il peut cependant s'inoculer accidentellement ou expérimentalement à d'autres espèces et même aux oiseaux, aux poissons, aux batraciens (Oemler, Gibier). En général, les animaux herbivores sont plus facilement atteints que les omnivores, et ceux-ci plus que les carnivores. Dans certains endroits le charbon est endémique, et cause tous les ans la mort d'un grand nombre d'animaux ; dans d'autres, il n'apparaît que sous forme d'épidémies espacées.

L'homme peut être infecté accidentellement par le sang, les produits de sécrétion ou d'excrétion, la chair, la graisse, l'urine, etc., provenant d'animaux charbonneux. L'inoculation se fait généralement par une blessure superficielle, quoiqu'on ait prétendu que l'infection puisse se faire par la peau ou la muqueuse intacte, le virus pénétrant par exemple par les follicules pileux.

En tout cas, le charbon de l'homme est généralement un charbon inoculé. Il atteint naturellement de préférence les individus que leur profession met en contact avec des animaux malades, morts ou vivants, bergers, palefreniers, fermiers, vétérinaires, bouchers, équarrisseurs, etc. On peut s'infecter en faisant l'autopsie d'un animal charbonneux avec des écorchures aux doigts, ou en manipulant la graisse ou les poils d'animaux charbonneux ; c'est ainsi qu'on observe le charbon chez les pelletiers, les tanneurs, les marchands de peaux, les gantiers, les chapeliers, les bourreliers, tous ceux qui travaillent la laine ; dans les fabriques de papier, les chiffons peuvent être le véhicule de la contagion.

L'inoculation peut être due à des insectes qui se sont posés sur des animaux malades ; on incrimine surtout les mouches bleues qui se souillent la trompe et les pattes de sang qu'elles transportent ensuite sur l'homme, mais il semble que d'autres insectes peuvent également causer des accidents. Les insectes piquants sont rarement en cause quoique la plupart des malades prétendent que les accidents ont commencé par une vive démangeaison, car le même symptôme s'observe dans des cas où l'inoculation s'est faite tout autrement.

L'ingestion de viande, de lait ou de beurre provenant d'animaux malades peut quelquefois être une cause d'infection, mais ce n'est pas constant parce que les bacilles sont détruits par la cuisson, ou même par le suc gastrique, à la condition qu'ils ne contiennent pas de spores : en effet, les spores seules sont assez résistantes pour arriver à l'intestin, se développer, et pénétrer dans le sang à la faveur d'érosions de la muqueuse, ou même à travers la muqueuse saine. Ce mode d'infection, exceptionnel chez l'homme, est très fréquent chez les animaux.

La transmission du charbon de l'homme à l'homme est très rare, on l'a même niée quoique le sang et divers produits d'excrétions de l'homme atteint du charbon soient virulents pour les animaux. Le charbon humain est surtout fréquent dans les pays où la maladie est commune chez les animaux ; cependant il peut apparaître sous forme sporadique, importé de pays éloignés, ainsi par des peaux venant d'Amérique. Une première atteinte de pustule maligne ne met pas à l'abri d'une récidive.

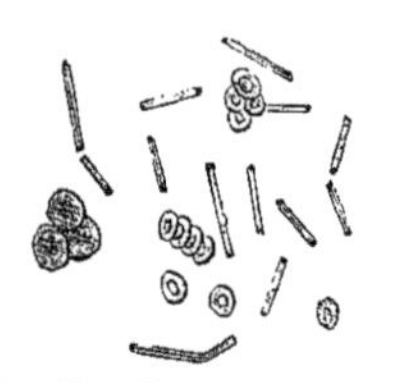

FIG. 89. — *Bacilles du charbon dans le sang d'un cobaye inoculé.* Gross. 650 fois. D'après KOCH.

La *nature* du virus charbonneux est parfaitement établie et il est admis par tout le monde sans contestation possible que la maladie est due à l'introduction dans l'organisme du *bacillus anthracis*. Il a été aperçu d'abord par Pollender (1855) et Brauell (1857) ; Davaine (1863) a montré sa signification et son importance, et Koch a plus récemment complété son étude biologique. Il est constitué par de petits bâtonnets immobiles de 5 à 20 μ de longueur et de 1 μ à 1,25 μ de largeur (voir fig. 89). On le trouve dans le sang, surtout dans les capillaires des viscères et dans les produits inflammatoires de la pustule maligne et de l'œdème malin.

**II. Symptômes.** — Les premiers symptômes du charbon peuvent apparaître quelques heures après l'infection, mais dans d'autres cas il y a une période d'incubation qui peut durer sept jours.

Ils se manifestent généralement à la peau sous la forme de pustule maligne ou d'œdème malin. Sur le cadavre on trouve souvent aussi des lésions de la muqueuse intestinale qui répondent comme intensité à celles de la pustule elle-même ; les lésions intestinales peuvent être plus prononcées que les lésions de la peau ou même exister seules comme dans un cas de Leube et Müller. Les faits de ce dernier genre ont été désignés du nom de *mycosis intestinalis*.

La pustule maligne ou anthrax apparaît le plus souvent sur les parties découvertes du corps qui sont naturellement les plus exposées à l'inoculation accidentelle. Elle débute généralement par une sensation de vive piqûre, ce qui fait croire à beaucoup de malades qu'ils ont été piqués par un insecte ; en ce point la peau est rouge, un peu infiltrée et se soulève en formant une papule, sur laquelle apparaît bientôt une vésicule modérément tendue, remplie d'une sérosité claire ou hémorrhagique ; puis cette vésicule se rompt et s'entoure d'une couronne de nouvelles vésicules, en même temps que la papule se développe en formant une tumeur saillante et infiltrée, le sommet de cette tumeur est d'un noir bleuâtre et présente une plaque de gangrène, à sa périphérie la peau est œdématiée et d'un rouge érysipélateux. L'on trouve parfois dans son voisinage des lymphangites caractérisées par des traînées rouges et indurées. Il n'est pas rare de voir les ganglions lymphatiques de la région gonflés et douloureux.

Vers la fin du second ou le troisième jour, à ces lésions purement locales viennent s'ajouter des *symptômes généraux* qui caractérisent l'infection générale de l'organisme. La fièvre est intense, le pouls est accéléré, la soif vive, la langue sèche, la somnolence s'accuse, il y a de la diarrhée souvent mêlée de sang, du gonflement de la rate et du foie ; de la cyanose et de la dyspnée. La mort survient dans le collapsus, mais on a signalé des cas où elle était précédée de symptômes tétaniques.

Si la maladie est reconnue assez tôt pour qu'on puisse détruire la pustule maligne, la guérison est obtenue sans qu'il y ait eu de symptômes généraux.

L'*œdème malin* débute par les paupières d'où il peut s'étendre à d'autres parties du corps. La peau est d'une rougeur érysipélateuse, elle présente par places des phlyctènes, des ecchymoses ou des plaques de gangrène. L'œdème malin offre la même évolution que la pustule maligne avec laquelle il peut du reste coexister.

Dans le *charbon intestinal*, on observe une diarrhée profuse mêlée de sang, des coliques, de la sensibilité du ventre, des nausées, des vomissements, des frissons, de la fièvre, de la cyanose et une dyspnée croissante : la mort survient généralement dans le collapsus. Le charbon intestinal s'accompagne presque toujours de pustule maligne ou d'œdème malin.

**III. Anatomie pathologique.** — Le cadavre d'un individu mort du charbon frappe au premier abord par une cyanose et une rigidité cadavérique très prononcées. La peau présente des plaques noires de gangrène et un œdème gélatineux très étendu du tissu conjonctif sous-cutané ; le sang est liquide et rouge foncé, il contient un grand nombre de leucocytes, les globules rouges ne se mettent pas en piles ; les ganglions lymphatiques sont tuméfiés et ecchymosés ; les poumons sont œdématiés, il y a des ecchymoses sous la plèvre et sous le péricarde viscéral ; les fibres musculaires du cœur sont troubles et granuleuses, de même que les cellules du foie et du rein ; la rate est volumineuse et ramollie ; la muqueuse de l'estomac et de l'intestin est œdématiée et présente des ecchymoses et des plaques d'infiltration dont le centre est ramolli et gangrené, constituant ce qu'on appelle les anthrax de l'intestin. Les follicules clos de l'intestin sont tuméfiés, les ganglions mésentériques et lombaires sont gonflés et contiennent des foyers d'hémorrhagie ; le tissu cellulaire sous-péritonéal est œdématié et gélatineux ; dans le cerveau et les méninges il y a des hémorrhagies dans lesquelles E. Wagner a trouvé des bactéridies.

**IV. Diagnostic.** — Il est facile de reconnaître le charbon par la présence de bactéridies charbonneuses dans le contenu de la pustule maligne, dans le liquide de l'œdème et dans le sang; on ne peut cependant tirer aucune conclusion de leur absence. Il est très important de savoir si le malade a pu être en contact avec des animaux charbonneux. On peut enfin inoculer les liquides de la lésion du malade à des animaux tels que le lapin et le cobaye qui dans le cas de charbon meurent très rapidement.

**V. Pronostic.** — Le pronostic du charbon de la peau est moins mauvais que celui du charbon intestinal, il dépend en effet en grande mesure de la précocité et de l'énergie de l'intervention par l'excision ou la cautérisation, elle doit toujours être faite avant l'apparition des phénomènes généraux. Quoi qu'il en soit, le pronostic est toujours très grave.

**VI. Traitement.** — Le traitement prophylactique doit en première ligne combattre le charbon chez les animaux, nous renvoyons pour les détails aux traités de médecine vétérinaire et de police sanitaire. Il faut prendre les plus grandes précautions quand on est en contact avec des animaux charbonneux vivants ou morts ou quand on manie des peaux, des poils, etc. Pour ce qui est de la viande et du lait provenant d'animaux charbonneux, il vaut mieux s'en abstenir complètement, bien que la virulence soit détruite par une cuisson suffisante.

Le traitement de la pustule maligne et de l'œdème charbonneux appartient au domaine de la chirurgie. Leube a conseillé l'usage interne de la quinine et de l'acide phénique, nous préférons le calomel à la dose de deux centigrammes, deux fois par jour et des lavements de chlorure de sodium à 2 0/0 également deux fois par jour.

**3. — Morve. Farcin.**

**I. Étiologie.** — La morve s'observe le plus souvent chez le cheval, plus rarement chez les autres solipèdes, âne et mulet, mais elle est inoculable à la plupart des autres animaux à l'exception des bovidés, par exemple au mouton, à la chèvre, au lapin, au cobaye, à la souris, au chat, au chien, etc. Dans les ménageries on a observé la morve chez des lions qui avaient mangé du cheval morveux, on l'a aussi observée chez l'éléphant.

Löffler et Schütz ont montré en 1882 que la morve est due à un bacille qu'ils ont découvert dans les produits morveux, qu'ils ont cultivé et qu'ils ont inoculé avec succès à des animaux sains (voir fig. 90).

Chez l'homme, Weichselbaum a trouvé des bacilles morveux dans le sang. Il faut ajouter que déjà depuis longtemps on avait souvent signalé la présence d'organismes inférieurs dans le sang et le pus morveux, mais sans fournir la preuve biologique de leur importance.

L'homme peut aussi contracter la morve quoiqu'il n'ait pas pour cette maladie une très grande susceptibilité; elle s'observe naturellement de préférence chez les individus qui sont en contact fréquent avec des chevaux comme les palefreniers, les cochers, les vétérinaires, les équarrisseurs, les fermiers, les cavaliers, etc. ; elle est rare chez la femme, plus rare encore chez l'enfant, à moins que la maladie ne se soit transmise d'un membre à l'autre d'une même famille.

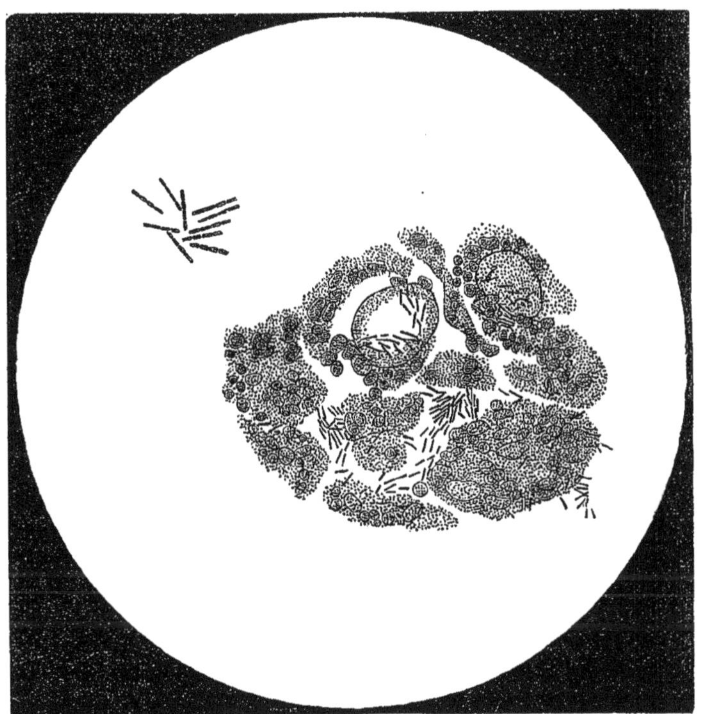

FIG. 90. — *Bacilles de la morve dans un nodule morveux.* Gross. 700 fois. D'après FLUGGE.

La morve se transmet généralement par l'inoculation dans une plaie cutanée ou muqueuse du jetage ou du sang d'un cheval morveux. On a dit que la sueur, la salive, les larmes et l'urine étaient aussi virulentes, mais il ne peut en être ainsi que si ces liquides sont infectés par des lésions morveuses locales ou par le mélange des sécrétions de cavités voisines. Le pansage, l'examen médical, les soins donnés aux animaux malades, plus tard l'autopsie et l'équarrissage fournissent une foule d'occasions de contagion. Dans quelques cas la morsure d'un cheval morveux a donné la maladie par l'inoculation de la salive. Ajoutons que la viande d'animaux morveux peut être une cause d'infection, si elle est ingérée sans avoir été parfaitement cuite. L'infection peut se faire d'homme à homme ; elle atteint alors surtout les médecins et les gardes-malades.

On a dit que la contagion pouvait se faire par l'air et qu'on pouvait contracter la morve par le simple séjour dans un lieu habité par des animaux malades, sans avoir eu de contact direct. On a encore prétendu que l'infection pourrait se faire par la peau et les muqueuses intactes.

**II. Anatomie pathologique.** — La morve est caractérisée par la production de nodules et de noyaux d'infiltration limités ou diffus, d'un volume qui varie d'une lentille à la grosseur du poing, formés de cellules rondes et siégeant dans la peau ou les muscles, dans la muqueuse des fosses nasales, des sinus frontaux, dans la gorge, le larynx, la trachée ou les bronches, ou enfin dans les viscères comme les poumons, le foie, la rate, les reins, l'estomac (Wyss) et même dans les centres nerveux. Les infiltrats morveux se caséifient et se calcifient ou se ramollissent et suppurent, mais ils n'ont qu'une faible tendance à la cicatrisation car si les lésions arrivent à se cicatriser en un point, l'infiltration et le ramollissement font des progrès du côté opposé. Dans les viscères, outre les abcès on trouve encore des foyers hémorrhagiques. Les os et les cartilages peuvent être intéressés secondairement par le ramollissement des nodules morveux. Sur la peau il se forme des ulcérations à marche phagédénique qui constituent le *farcin*.

**III. Symptômes.** — La *période d'incubation* de la morve dure généralement de trois à cinq jours, rarement plusieurs semaines.

On peut distinguer suivant la marche trois formes, la morve aiguë, subaiguë et chronique; tandis que la morve aiguë se termine en une ou trois semaines, la morve chronique peut durer des mois et des années, voire même plus de dix ans. Il arrive souvent que la morve chronique est interrompue par l'apparition d'accidents aigus qui hâtent la terminaison fatale, mais on n'observe pas la marche inverse, c'est-à-dire le passage de la morve aiguë à l'état chronique.

La *morve aiguë* débute généralement d'une façon insidieuse. Une simple écorchure de la peau donne naissance à un nodule infiltré ou à une ulcération qui montre plus de tendance à s'étendre qu'à se cicatriser et qui sécrète un pus clair, fétide et mêlé de sang. Le pourtour de l'ulcération est œdématié, ou d'une rougeur érysipélateuse, les lymphatiques du voisinage ainsi que les ganglions de la région sont enflammés. La peau se soulève en bulles ou elle présente des lésions d'impétigo et d'ecthyma qui sont le point de départ de nouvelles ulcérations. Les malades ont des frissons, de la fièvre, de l'abattement, des douleurs dans les muscles et les articulations, la langue est sèche, les lèvres fuligineuses, le délire alterne avec la prostration et les malades ont tout l'aspect de typhiques.

Si la muqueuse nasale est intéressée, les malades se plaignent de douleurs frontales, d'une sensation de brûlure et de sécheresse dans les fosses nasales; puis il se fait un écoulement ténu et purulent, mélangé de sang et parfois de masses fétides: la cloison est quelquefois détruite.

L'inflammation et les ulcérations peuvent atteindre la muqueuse buccale et déterminer le gonflement et la suppuration des ganglions sous-maxillaires. Les lésions du larynx et des poumons se caractérisent par la douleur, la gêne de la déglutition, la raucité de la voix, la toux suivie d'une expectoration fétide ou même par de l'œdème de la glotte. L'appétit est nul et la constipation qui s'observe au début peut faire place à de la diarrhée. Le foie et la rate sont sensibles à la pression et souvent tuméfiés ; l'urine contient de l'albumine, quelquefois aussi de la leucine et de la tyrosine (Ninaus). La mort survient généralement dans la prostration.

Dans la *morve chronique* les symptômes sont à peu près les mêmes, mais ils évoluent plus lentement, se succèdent à de longs intervalles et avec des alternatives de rémission et d'exacerbation.

**IV. Diagnostic.** — La morve n'est pas toujours facile à reconnaître et l'on peut souvent confondre la forme aiguë avec la pyohémie et la forme chronique avec la syphilis ou la tuberculose.

Il faut s'enquérir de l'origine de l'infection possible, rechercher dans les lésions les bacilles de la morve, les cultiver et les inoculer à des cobayes. Les cultures sur la pomme de terre sont les plus caractéristiques, elles forment du second au troisième jour un enduit jaune ambré qui vers le huitième jour devient d'un rouge cuivré, opaque et s'entoure d'une auréole verdâtre.

**V. Pronostic.** — Il est fatal dans la morve aiguë ; dans la morve chronique, on observe la guérison dans la moitié des cas.

**VI. Traitement.** — Le traitement ne peut s'adresser qu'aux lésions externes. On incisera les abcès et on les couvrira d'un pansement phéniqué ; on fera également des irrigations phéniquées pour les lésions des fosses nasales et de la gorge.

On donnera aux malades de l'alcool, une alimentation légère substantielle ; l'iodure de potassium, l'arsenic, la strychnine, le mercure ne donnent pas de grands résultats. En somme le traitement est purement symptomatique.

### 4. — Actinomycose.

L'actinomycose est une maladie du bœuf, qui, ainsi que l'ont montré des recherches récentes, peut aussi atteindre l'homme. Elle est due au développement d'un champignon rayonné, l'actinomyce (voyez fig. 91) qui produit des grains durs et friables dont la présence imprime aux lésions un caractère tout particulier. Ce champignon rayonné est peut-être une moisissure ; Boström le rattache au schizomycètes et en fait une espèce de cladothrix ; en tous cas l'actinomycose de l'homme est identique à celle du bœuf, car on a récemment réussi à l'inoculer de l'homme au bœuf.

La maladie se caractérise généralement chez l'homme par des symptômes de pyohémie et des abcès sous-cutanés multiples, mais on peut aussi voir des lésions viscérales, par exemple dans les poumons, les bronches, les plèvres, l'intestin, le péritoine et d'autres viscères encore. Israël a récemment fait une description clinique de l'actinomycose fondée sur 33 observations. Dans tous les cas, à part quelques faits anormaux, l'infection semble s'être effectuée par la cavité buccale, les voies aériennes ou le tube digestif. L'actinomycose de la muqueuse bronchique donne lieu aux symptômes de la bronchite fétide ; celle des poumons produit des foyers d'infiltration chronique qui en se ramollissant aboutissent à la formation de cavernes et déterminent secondairement des pleurésies, de la gangrène pulmonaire et

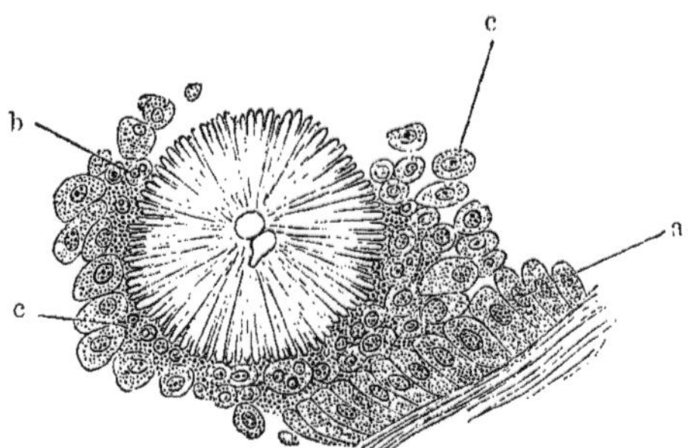

Fig. 91. — *Granulation d'actinomycose dans une coupe longitudinale d'une bronchiole de bœuf.*

a. Épithélium de la muqueuse bronchique ; b. Cellules épithélioïdes ; c. Cellules rondes ; au centre, champignon rayonné. Gross. environ 350 fois. D'après MARCHAND.

des abcès multiples en divers organes. L'actinomycose de l'intestin s'accompagne de péritonite et d'abcès métastatiques.

Le *pronostic* est à peu près toujours fatal et le *diagnostic* ne peut se fonder que sur la présence dans le pus de ces grains que nous avons déjà signalés et qui sont faciles à reconnaître à l'œil nu.

Le traitement est purement symptomatique.


### 5. — Fièvre aphteuse.


I. **Étiologie**. — La fièvre aphteuse atteint généralement le bœuf, le mouton et le porc, elle est plus rare chez la chèvre, le cheval et plus encore chez le chien et les oiseaux. C'est une maladie infectieuse caractérisée par une éruption vésiculeuse, sur la muqueuse buccale, entre les orteils et sur les trayons, et qui s'accompagne de fièvre ; elle est transmissible et le contage n'existe pas seulement dans le contenu des vésicules, mais aussi dans l'urine, les matières fécales, le sang et le lait. Klein prétend avoir trouvé un streptococcus caractéristique dans les vésicules ; Cnyrim et Libberitz auraient également trouvé un micrococque spécial dans le lait des vaches malades.

La contagion atteint assez souvent l'homme, généralement par l'ingestion de lait cru ou insuffisamment cuit ; les laitiers peuvent s'inoculer directement une écorchure des doigts par les vésicules des trayons ou par le contact de la salive. Le beurre et le fromage peuvent aussi bien que le lait transmettre la fièvre aphteuse.

**II. Symptômes.** — L'incubation dure trois ou quatre jours. La maladie débute par de la fièvre, puis apparaissent sur les lèvres et la langue, plus rarement sur la voûte du palais et la gorge, des vésicules jaunes qui crèvent au bout de quelques jours et laissent une exulcération de la muqueuse. L'éruption s'accompagne d'une sensation de chaleur et de brûlure dans la bouche, quelquefois de gonflement de la muqueuse et de douleur à la déglutition. Presque en même temps apparaissent des vésicules entre les doigts et les orteils et autour des ongles, parfois aussi au niveau des seins et dans quelques cas on a même pu voir l'éruption se généraliser. L'éruption s'accompagne de fièvre, parfois de gastro-entérite qui peut être assez intense pour amener la mort des jeunes enfants. Vers le milieu de la deuxième semaine, les vésicules se dessèchent et se couvrent d'une croûte mince qui tombe sans laisser de cicatrice. La maladie est généralement terminée en deux à quatre semaines.

**III. Diagnostic, Pronostic et Traitement.** — Le diagnostic se fonde surtout sur les commémoratifs.

Le pronostic est bénin, et la terminaison fatale est tout à fait exceptionnelle.

On évitera la contagion en rejetant le lait des animaux malades, ou en ne l'employant qu'après une ébullition prolongée, et en prenant soin de ne pas mettre des écorchures de la peau en contact avec les produits de sécrétion ou d'excrétion des animaux malades.

Comme traitement de la maladie on fera des lotions ou des badigeonnages de la cavité buccale avec du chlorate de potasse à 5 pour 150, ou avec de l'eau de chaux ; s'il y a de la diarrhée, on pourra donner les mêmes médicaments à l'intérieur à la dose d'une cuillerée à café toutes les deux heures. Les vésicules des extrémités seront bien enduites d'axonge et recouvertes d'ouate salicylée.

6. — Rage.

**I. Étiologie.** — La rage est avant tout une maladie de la race canine, mais on l'a également constatée chez le chat, le cheval, la vache, le mouton, l'âne et le mulet, plus rarement chez le loup, le renard, l'hyène, le blaireau, la martre et le chacal. Elle ne se développe pas spontanément, mais est toujours transmise, le plus souvent par la morsure d'animaux enragés ; la salive et le sang sont virulents, mais les muscles et le lait peuvent être absorbés sans danger.

L'homme contracte généralement la rage à la suite de la morsure d'un chien, plus rarement par la morsure d'un chat, d'un renard, d'un bœuf, etc., ou encore par inoculation accidentelle en faisant la nécropsie d'un animal mort de rage ou par le contact d'une écorchure avec la salive ou le sang d'un animal enragé. La rage ne survient pas fatalement chez tous les individus mordus par un animal enragé, car dans une morsure sur les parties couvertes, le virus peut être tout entier retenu par les vêtements. L'infection ne peut avoir lieu que par une plaie de la peau ou des muqueuses, mais cette plaie peut être tout à fait minime. Les morsures les plus dangereuses sont celles de la face, puis celles des mains, puis enfin celle des membres inférieurs et supérieurs.

La transmission de l'homme à l'homme n'est pas établie avec certitude, on avait admis jusque dans ces derniers temps que la rage pouvait se développer spontanément chez lui, mais les faits à l'appui de cette opinion sont très contestables.

Klebs a cru trouver l'agent infectieux dans des micro-organismes bruns qu'il a vus dans les glandes salivaires à l'autopsie du professeur Hermann, de Prague, qui mourut de la rage. Gibier, Fol et Babès ont également décrit des microcoques dans la substance cérébrale.

**II. Symptômes.** — La *période d'incubation* de la rage est extrêmement variable et dure en moyenne de 15 à 80 jours, il est rare qu'elle soit plus courte, mais souvent elle est plus longue. On a rapporté des cas d'inoculation de 1 et 2 ans, voire même de 10 et 30 ans, ces derniers sont certainement inexacts, mais il est des faits bien établis, où l'inoculation a duré six mois.

Un *stade prodromique* de un à trois jours précède généralement les premiers accidents sérieux. Si la plaie n'est pas encore guérie elle devient douloureuse, se gonfle, fournit une sécrétion plus abondante et peut même saigner un peu ; si la morsure est cicatrisée, la cicatrice devient douloureuse, livide, et pourrait même s'ouvrir (?) ; les douleurs partant de la cicatrice, peuvent s'irradier suivant toute la longueur du membre jusqu'à la colonne vertébrale. Le malade devient pâle, il est abattu ou agité, il perd l'appétit et le sommeil, et la crainte de l'horrible maladie le plonge dans une angoisse indicible ; les pupilles se dilatent, le regard devient fixe et bientôt apparaissent les phénomènes spasmodiques qui constituent le *stade hydrophobique*.

Il débute en général par des spasmes respiratoires. L'inspiration est profonde, suspirieuse et sanglotante, la dyspnée est intense, le malade suffoque et se cyanose. Il survient des spasmes du pharynx à chaque tentative que fait le malade pour avaler quelque liquide ou même des aliments solides, la vue des liquides suffit pour déterminer des spasmes, voire même le seul fait d'y penser ou d'en entendre parler. La salive est abondante, et comme le malade ne peut pas l'avaler, il est obligé de cracher à chaque instant. Les spasmes augmentent de fréquence et d'intensité, et la susceptibilité du malade devient telle qu'il suffit pour les provoquer d'un courant d'air, d'une secousse physique, d'une émotion morale, d'une lumière trop vive. La température du corps s'élève à 39°, à 40° et au-dessus, le pouls atteint 100 et 120 pulsations ; l'urine contient de l'albumine et quelquefois du sucre ; la constipation est un phénomène habituel.

En même temps apparaissent divers troubles psychiques, du délire, des hallucinations et surtout des accès de fureur. Les malades sont très agités, ils crachent et frappent tout autour d'eux, ils injurient ceux qui les entourent et peuvent même les maltraiter ; ils ont des accès de convulsions limitées à un membre ou généralisées ; ils claquent bruyamment des dents comme s'ils voulaient mordre. Ces crises durent environ trois quarts d'heure et peuvent se répéter très fréquemment, mais dans les intervalles les malades sont parfaitement lucides et on les voit souvent demander pardon à ceux qui les entourent de leurs excès involontaires.

La mort peut survenir brusquement au milieu d'un de ces accès ; ou bien les crises cessent pour faire place au collapsus qui se termine par la mort. La terminaison fatale a généralement lieu vers le deuxième ou le quatrième jour.

**III. Anatomie pathologique.** — Il n'y a pas de lésions anatomiques caractéristiques. La rigidité cadavérique est généralement très prononcée et la putréfaction rapide, le sang est liquide et foncé ; Lütkemüller y a trouvé une augmentation des globules blancs et un grand nombre de microcytes.

Les méninges cérébrales et rachidiennes sont œdématiées et présentent souvent des hémorrhagies, on trouve également des hémorrhagies dans la substance même de l'encéphale et de la moelle et dans le névrilemme des nerfs périphériques. Les follicules clos de la base de la langue et du pharynx sont tuméfiés ; il y a des ecchymoses de la muqueuse de l'estomac et de l'intestin ; la rate est quelquefois augmentée de volume, le foie et les reins présentent de la tuméfaction trouble des cellules et de la dégénérescence graisseuse. Les ganglions lymphatiques sous-cutanés sont quelquefois gonflés et présentent des hémorrhagies interstitielles.

**IV. Diagnostic.** — Le diagnostic de la rage est généralement facile, surtout quand on connaît les antécédents. Quelques auteurs ont nié l'existence de la rage en tant que maladie distincte et ont prétendu que ce n'était qu'une forme du tétanos, mais celui-ci s'en distingue par l'absence de rémissions complètes et de troubles psychiques.

**V. Pronostic.** — Il est à peu près fatal malgré le petit nombre des prétendues guérisons qui ont été rapportées.

**VI. Traitement.** — Il doit consister surtout en *moyens prophylactiques*. On doit par une taxe élevée empêcher le nombre des chiens de se multiplier outre mesure ; il faut les obliger à porter une muselière qui les mette efficacement dans l'impossibilité de mordre, et enfin, si la rage fait son apparition, il faut exiger que tous les chiens de la région restent à la chaîne pendant au moins six mois.

Lorsqu'un homme est mordu par un animal enragé, il doit aussitôt sucer la plaie et la faire cautériser le plus promptement possible avec le fer rouge ou la potasse caustique de façon à détruire le virus.

A la première apparition des symptômes de la rage on administrera les narcotiques à haute dose. Les inhalations de chloroforme constituent le moyen le plus efficace, car pendant l'anesthésie les spasmes cessent. Les injections de morphine, les lavements de chloral et le curare sont des moyens moins sûrs ; quant aux autres narcotiques, ils sont trop faibles. Il n'y a pas de remède spécifique, quoique tous les jours l'on en prône un nouveau. Le médecin par ses encouragements peut exercer une très puissante et très salutaire influence.

Pasteur a récemment annoncé qu'il avait réussi à protéger l'homme contre la rage même après la morsure en inoculant du virus rabique modifié, mais ses affirmations paraissent très suspectes à plusieurs égards et elles sont contredites par des expérimentateurs dignes de foi. Il faut donc attendre de nouvelles recherches sur ce sujet.

# TABLE ANALYTIQUE

DES MATIÈRES CONTENUES DANS LES QUATRE VOLUMES


**A**bcès de l'estomac, II, 103.
— du foie, II, 388.
— de la muqueuse vésicale, II, 684.
— des reins, II, 617.
— du thymus, IV, 657.
— (empyème) de la vésicule biliaire, II, 356.
Absence congénitale d'un rein, II, 649.
— épileptique, III, 470.
Acarus scabiei, III, 99.
Achorion de Schönlein, III, 121.
Acide chlorhydrique, du suc gastrique, II, 54.
— dans la gastrite, II, 100.
— sarcolactique, II, 426.
Acné artificielle ou toxique, III, 40.
— des cachectiques, III, 40.
— frontale ou varioliforme, III, 40.
— mentagre, III, 42.
— rosée, III, 46.
— syphilitique, IV, 611.
— vulgaire (varus), disséminée, III, 38.
Acrodynie, III, 12.
Actinomycose, IV, 708.
Adénopathie trachéo-bronchique, I, 361.
Adhérences pleurales, I, 500.
Adonis vernalis, II, 547.
Aesthésiomètre de Sieveking, III, 665.
Affections valvulaires acquises du cœur, I, 27.
— — Symptômes généraux, I, 69.
Ageusie, III, 564, 679.
Agitation antivaccinale, IV, 303.
Agraphie, III, 354, 361.
Air comprimé, I, 324.
Alalie paralytique, III, 316.
Albinisme, III, 89.
Albumine, dosage, II, 511.
Albuminomètre d'Essbach, II, 512.
Albuminurie, II, 556, 573.
— diphtérique, IV, 668.
— dosage de l'albumine, II, 511.
— étiologie, physiologique, transitoire,
de digestion, fébrile, nerveuse, toxi-
que, rénale, II, 513.

Albuminurie, formes : vraie, fausse, mixte,
II, 505.
— mercurielle, IV, 619.
— pathogénie, pronostic et traitement,
II, 515.
— procédés de recherche, de Heller, de
Galippe, de Hindelang, II, 508.
— scarlatineuse, IV, 229.
— variétés, II, 506.
Alexie, III, 354, 361.
Alimentation artificielle des nouveau-nés,
II, 223.
Allorythmie, I, 74.
Alopécie, III, 92.
— en aires ou de Celse, III, 93.
— syphilitique, IV, 612.
Altérations atrophiques des poils, III, 91.
Amaurose, II, 82.
— urémique, II, 599.
Amimie, III, 354, 361.
Ammoniémie, II, 597.
Amœba coli, II, 298.
Amygdales (hypertrophie), I, 350.
Amygdalotomie, II, 37.
Amyotrophie spinale progressive, III,
247.
Anarthrie, III, 349.
Anchilostome duodénal, II, 324.
Anémie cérébrale, III, 362.
— des mineurs, des briquetiers, II, 325.
— de la moelle, III, 129.
— palustre, IV, 342.
— pernicieuse progressive (essentielle
idiopathique), IV, 24.
Anesthésie, III, 662.
— hystérique, III, 516.
— olfactive, III, 676.
— syphilitiques, IV, 613.
— du trijumeau, III, 673.
Anévrysme de l'aorte, formes : sacciformes,
cylindriques, fusiformes, I, 227.
— axiaux, latéraux, situation, I, 227.

Anévrysme des artères cérébrales, III, 429.
— des artères cérébrales, IV, 646.
— de l'artère hépatique, II, 471.
— de l'artère splénique, IV, 102.
— miliaires, III, 379.
Angine catarrhale aiguë, II, 26.
— catarrhale chronique, II, 33.
— diphtérique, IV, 665.
— herpétique, IV, 268.
— laryngée sous-muqueuse, I, 272.
— de Ludwig, IV, 228.
— phlegmoneuse, II, 29.
— de poitrine, forme essentielle, symptomatique, I, 203.
— scarlatineuse, IV, 226.
— syphilitique, IV, 612.
Angiocholite et cholécystite catarrhale,II,349.
— suppurée, II, 355.
Angoisse précordiale, II, 97.
Anguillule intestinale, II, 332.
Anidrose, III, 67.
Anomalies des sécrétions de la peau, III, 64.
Anorexie, II, 89, 104.
Anosmie, III, 676.
Aorte, anévrysme, I, 227.
— déchirures, I, 245.
— embolies, I, 243.
— (maladies), I, 222.
— rétrécissement, I, 247.
— rétrécissement congénital, I, 251.
Aortite aiguë, I, 222.
Aphasie, III, 339, 354.
— amnestique, III, 357.
— localisation, III, 358.
— motrice, III, 356.
— sensorielle, III, 340.
— totale, III, 356.
Aphonie spasmodique, I, 297.
Aphtes, II, 9.
Apnée, I, 293.
Apoplexie cérébrale méningée, III, 457.
— méningée, III, 287.
— nerveuse, III, 365.
— pulmonaire, I, 366.
— séreuse, I, 403.
— spinale, III, 134.
Appareil circulatoire (maladies), I, 1.
— de Dieulafoy, I, 512.
— digestif (maladies), II, 1.
— digestif (syphilis), IV, 635.
— génito-urinaire (maladies), II, 505.
— de Hegar, II, 213.
— de Korup, II, 213.
— de Potain, I, 514.
— respiratoire (maladies), I, 253.
— de Southey, pour ponction de la peau, I, 92.
— de Waldenburg, I, 326.
Appendice vermiculaire, inflammation,II,234.
Apraxie, III, 354, 361.
Argyrie, III, 78.
Armoise (racine), III, 474.
Artères, anévrysme, I, 542.

Artères du bulbe, embolie et thrombose,III, 326.
— cérébrales, embolie et thrombose, III, 396.
— coronaires (maladies), I, 220.
— embolie, I, 543.
— pulmonaires (maladies), I, 542.
— rétrécissement, I, 544.
— thrombose, I, 544.
Arthrite déformante (noueuse), IV, 200.
Arthronévrose vaso-motrice intermittente, III, 551.
Ascaride lombricoïde, II, 174, 315.
Ascaris mystax, II, 320.
Ascite, II, 492.
— adipeuse, chyleuse, liquide ascitique, II, 494.
Aspergillus, I, 473.
— fumigatus, I, 259.
Aspermatisme, II, 715.
Astéatose, III, 73.
Asthme bronchique (nerveux), formes : essentielle, réflexe, asthme, dyspeptique, urémique, toxique, arthritique, herpétique, I, 348.
— bronchique, II, 36.
— cardiaque, I, 174.
— diagnostic, pronostic, traitement, I, 359.
— expectoration, spirales asthmatiques, cristaux asthmatiques, mécanisme de l'attaque, I, 351.
— humide, I, 317.
— vermineux, I, 350.
Asymbolie, III, 354.
Ataxie cérébelleuse, III, 225.
— héréditaire, III, 258.
— locomotrice progressive, III, 200.
— sénile, III, 218.
— statique, III, 218.
Atélectasie pulmonaire, I, 313, 392.
Athétose, III, 490.
Atrophie des adolescents, III, 710.
— du cerveau, III, 371.
— du cœur, I, 168.
— des cordes vocales, I, 290.
du foie, II, 400.
— formes sénile, marastique, toxique, III, 441.
— jaune aiguë, II, 420.
— musculaire lipomateuse, III, 702.
— musculaire progressive, III, 246, 701.
— myopathique, III, 712.
— de la peau, III, 89.
— rénale primitive, II, 579.
— — secondaire, II, 568.
— — sénile, II, 580.
— rouge, II, 381.
— du tissu dermique, III, 96.
Atropine, II, 24.
Aura (dans l'épilepsie), III, 465.
Avortement, IV, 654.
— répété, IV, 616.
Azoospermie, II, 717.

**B**acille de la lèpre, IV, 663.
— de la malaria, IV, 333.
— de la morve, IV, 706.
— de la tuberculose, IV, 528.
— virgule, IV, 429.
Bacillus anthracis, IV, 703.
— fasciculatus, II, 37.
Bains alimentaires, II, 50.
Balanite, IV, 466.
Balantidium, II, 299.
Bandage de Priessnitz, II, 33.
Baresthésiomètre d'Eulenburg, III, 664.
Base du cerveau (symptômes des maladies de la), III, 354.
Bassinet (maladies), II, 653.
— parasites, II, 679.
Belladone, II, 28.
Biberon, II, 13.
Bile (recherche dans l'urine), procédé de Maréchal, de Gmelin, II, 339.
Bilieuse typhoïde, IV, 329.
Blennorrhagie, IV, 461.
Blépharite ciliaire, IV, 593.
Blessures et compressions du bulbe, III, 330.
Bothriocephalus cordatus, II, 314.
— latus, II, 302, 306.
— œufs, II, 304.
Bouchons bronchiques myotiques (de Dittrich), I, 318, 460.
Boulimie, II, 197.
Bradycardie, I, 200.
— IV, 311.
Bronchectasie, I, 305, 334, 396.
Bronches (maladies), I, 300.
Bronchite capillaire, I, 300, 310.
— catarrhale, formes : aiguë, chronique, toxique, mécanique, secondaire, I, 300.
— catarrhe aigu des petites bronches, cyanose, I, 310.
— chronique, I, 315.
— chronique, complications, durée, formes : sèche, bronchorrhée simple, bronchite séreuse, broncho-blennorrhée, bronchite putride, I, 315.
— expectoration, toux, enrouement, I, 306.
— fibrineuse (croupeuse, pseudo-membraneuse, polypeuse), étiologie, formes : primitive, secondaire, I, 327.
— symptômes, formes : aiguë, chronique, sténose bronchique, expectoration de moules bronchiques, cristaux de Charcot-Neumann, complications, I, 329.
— putride, I, 318, 342.
— sèche, I, 317.
— séreuse, I, 317.
Broncho-blennorrhée, I, 318.
Bronchophonie, I, 313.
Bronchopneumonie, I, 403.
— IV, 356.
— de la rougeole, IV, 214.
Bronchorrhée simple, I, 317.

Bronchosténose, I, 344.
Bruit de clapotage, II, 155.
— de cuir neuf, I, 482.
— de galop, II, 590.
— de moulin, I, 142.
— de nonnes (de diable), IV, 43.
— de pot fêlé, I, 341.
Bubon chancreux, IV, 488.
— diphtérique, IV, 669.
— du prurigo, III, 58.
— strumeux, IV, 607.
— sympathiques, III, 18.
Bulbe, maladies, III, 315.
— blessures et compression, III, 330.

**C**abine pneumatique, I, 327.
Cachexie cardiaque, I, 71.
— lymphatique, IV, 18.
— pachydermique, III, 549.
— palustre, IV, 345.
— syphilitique, IV, 614.
Cæcum, inflammation, II, 234.
Caillots agoniques, I, 104.
Caisse sudorifique, I, 91.
Calculs biliaires, II, 363.
— rénaux, II, 667.
Calvitie, III, 92.
Cancer du bassinet et des uretères, II, 679.
— de l'estomac, II, 125.
— formes : primitive, secondaire, squirrhe, encéphaloïde, colloïde, complications, hémorrhagies, perforation, métastases, II, 127 à 132.
— symptômes, troubles digestifs, tumeur stomacale, gastrorrhagies, recherches des acides chlorhydrique, lactique, acétique, urines, complications, terminaison, II, 133 à 140.
— du foie, fréquence, II, 441.
— — leucocytose, II, 445.
— de l'intestin, siège, II, 245.
— — selles rubanées, hémorrhagies intestinales, II, 247.
— de l'œsophage, siège, II, 50.
— symptômes, douleurs, suc gastrique, II, 52.
— de la plèvre, II, 41.
— du rein, hématurie, II, 633.
— de la vessie, II, 696.
— des voies biliaires, II, 359.
Canitie, III, 91.
Capsule interne (symptômes des maladies de la), III, 343.
— de la rate, inflammation, IV, 91.
— surrénales (maladies), II, 725.
Carcinome du péritoine, II, 502.
Carcinose pulmonaire miliaire, I, 467.
Cardialgie, I, 86.
— II, 192.
Cartilages du larynx (inflammation), I, 278.
Catalepsie, III, 506.
Catarrhe aigu de l'estomac, II, 86.
— bronchique, I, 300.

Catarrhe estival, IV, 365.
— intestinal aigu, II, 202.
— selles riziformes, gargouillement, II, 206.
— intestinal aigu des nourrissons, alimentation, sevrage, II, 215.
— intestinal chronique, II, 225.
— pituiteux, I, 317.
— suffocant, I, 300.
— vésical, II, 682.
— — ténesme, altérations de l'urine, II, 687.
— des voies biliaires, II, 349.
Cavernes pulmonaires, IV, 544.
Cavité buccale (maladies), II, 1.
Cécité psychique, III, 361.
— verbale, III, 356.
Cellules typhiques de Rindfleisch, IV, 389.
Centres moteurs corticaux, III, 338.
— semi-ovale (symptômes des maladies du), III, 341.
Céphalomes, III, 439.
Cercomonas, I, 462.
— intestinalis, II, 299.
Cerveau abcès, III, 404.
— échinocoque, III, 428.
— hypertrophie, III, 438.
— (maladies du), remarques diagnostiques, III, 332.
Chancre induré, IV, 604.
— mou, IV, 482.
Charbon, IV, 702.
Chaudepisse cordée, IV, 465.
Chémosis, IV, 25.
Chloasma, III, 77.
— des phtisiques, IV, 521.
Chlorose (chloro-anémie), IV, 39.
Choix d'une nourrice pour un enfant syphilitique, IV, 658.
Cholécystotomie, II, 377.
Cholémie, II, 345.
Choléra asiatique, bacille virgule, contagion, théorie de Pettenkofer, saisons, récidives, épidémies, IV, 428 à 435.
— — contractions musculaires post-mortem, IV, 447.
— — diarrhée cholériforme, cholérine, choléra asphyxique, faciès cholérique, crampes musculaires, température, pouls, IV, 436 à 444.
— asphyxique, IV, 438.
— infantile, II, 217.
— nostras, IV, 453.
— typhoïde, IV, 445.
Cholérine, IV, 437.
Chorée, I, 22.
— III, 478.
— de Huntington, III, 489.
— pré et post-hémiplégique, III, 490.
Choroïde (tubercules de la), IV, 579.
Chylothorax, I, 538.
Chylurie-galacturie, II, 529.
Cimex lectularius, III, 114.
Cirrhose du foie, II, 400.

Cirrhose du foie hypertrophique, II, 403.
— — monolobulaire, II, 409.
— — syphilitique, II, 410.
— pulmonaire, I, 445.
— du rein, II, 580.
Cirsomphale, II, 414.
Cliquetis métallique, I, 165.
Clou hystérique, III, 516.
Coagulations fibrineuses bronchiques, I, 421.
Coccygodynie, III, 661.
Cœur de bœuf, I, 152.
— dimensions, I, 161.
— gras, I, 171.
— hypertrophie, I, 157.
— poids, I, 160.
— rupture spontanée, I, 185.
— sténose vraie, I, 66.
— thrombose, I, 104.
— villeux, I, 112.
Coliques hépathiques, II, 370.
— intestinales, II, 293.
— néphrétiques, II, 673.
Colite catarrhale, II, 210, 230.
Collapsus pulmonaire, I, 313.
Colotyphus, IV, 389.
Coma syphilitique, IV, 647.
Comédons, III, 73.
Composition comparée du lait (femme, ânesse, vache, chèvre), II, 222.
Compression de la moelle, III, 184.
Conduit de Botal (lésions congénitales), I, 98.
— excréteurs des glandes salivaires, inflammations, II, 25.
Condurango (écorce de), II, 141.
Condylomes blennorrhagiques, IV, 471.
— plats, IV, 609.
Congestion cérébrale, III, 367.
— — vertiges, céphalalgie, spasmes musculaires, vomissements, formes, III, 371.
— rénale, II, 541.
Constipation nerveuse, II, 296.
Contractions diplégiques, III, 253.
— hystériques, III, 514.
— saltatoires, III, 312.
Contracture tétanique, IV, 505.
Convallaria maïalis, II, 547.
Convulsions de l'épilepsie, III, 468.
— hystériques, III, 515.
Copiopia hysterica, III, 517.
Coprostase, II, 234.
Coqueluche, IV, 351.
Cordon abdominal (section du), II, 292.
Corps étrangers de l'estomac, II, 177.
— — de la vessie, II, 703.
— thyroïde (hypertrophie), II, 40.
Coryza, I, 253.
— diphtérique, IV, 670.
— du nouveau-né, I, 254.
— syphilitique, IV, 655.
Cou de cygne, IV, 520.
Couperose, III, 46.
Courbe cyrtométrique, I, 121.
— stéthographiques, I, 383.

Crachats tuberculeux, IV, 528.
Crampe III, 630.
— des écrivains, III, 301.
— musculaires, IV, 442.
— de l'œsophage, II, 75.
Crises gastriques, III, 212.
Cristaux de Charcot-Neumann, I, 332, 355.
— de cholestérine, II, 4.
— leucémiques, IV, 4.
Crochets d'échinocoques, I, 471.
Croup bronchial, I, 327.
— et diphtérie, IV, 664.
Croûtes de lait, III, 19.
Cure de lait, II, 99.
Cyanidrose, III, 68.
Cyrtométrie, I, 37, 340.
Cysticercus cellulosæ, II, 307, 310, 645.
— cellulosæ, III, 115.
— de la moelle, III, 178.
— racemosus, III, 426.
Cysticerque celluleux, I, 473.
— dans la plèvre, I, 541.
Cystinurie, IV, 177.
Cystite, II, 682.
— blennorrhagique, IV, 469.
— gangréneuse, II, 691.
Cystoplégie, II, 710.

Danse de St-Guy, III, 478.
Dartre humide, III, 14.
Dégénération secondaire des cordons de la
    moelle, III, 260.
— trabéculaire, I, 335.
Dégénérescence caséeuse, IV, 543.
— cireuse des muscles, IV, 391.
— colloïde de la rate, IV, 95.
— grise des cordons postérieurs, III, 200.
— scléreuse du cœur, I, 169.
Délire musculaire, III, 482.
Dentition, II, 2, 10, 20, 93.
Dents gâtées, II, 1, 20.
— de sagesse, II, 2.
Dermatites bulleuses, III, 28.
— contusiformes, III, 7.
— érythémateuses, III, 1.
— papuleuses, III, 57.
— pustuleuses, III, 35.
— squameuses, III, 49.
— vésiculeuses, III, 14.
Dermatomycoses, III, 117.
Dermatoses parasitaires, III, 99.
Dermatozoonoses, III, 99.
Dextrocardie, I, 191.
Diabète, II, 24.
— insipide, IV, 170.
— — symptômes, urine, soif, durée, IV, 171.
— sucré, maladies nerveuses, surmenage,
    alimentation, infections, IV, 136.
— — troubles gastriques, soif, amaigris-
    sement, névralgies, eczéma, prurit,
    odeur d'acétone, troubles de la vue,
    IV, 137 à 140.
— urines, analyse, réactifs, IV, 140 à 150.

Diarrhée, II, 206.
— adipeuse, II, 229.
— cholériforme, IV, 436.
— infantile d'été, II, 216.
— mercurielle, IV, 619.
— nerveuse, II, 296.
Diathèse urique, IV, 115.
Digitale, II, 546.
Dilatation anat. pathol., mensuration de l'es-
    tomac, II, 148.
— des bronches, I, 334.
— du cœur, I, 151.
— de l'estomac, obstruction, catarrhe
    chronique, hérédité, fautes de régime
    âge, sexe, II, 143.
— forme latente, modifications chimiques
    et physiques, soif, vomissements,
    bruit de clapotage, percussion, aus-
    cultation, durée, II, 150.
— traitement de Bouchard, II, 169.
— de l'œsophage, II, 55.
Diphtérie, IV, 664.
— laryngée, IV, 677.
— nasale, IV, 687.
— de l'œsophage, IV, 689.
— scarlatineuse, IV, 227.
— septique, IV, 669.
— des voies biliaires, IV, 690.
— des voies urinaires, IV, 690.
Disparition de l'espace semi-lunaire, I, 491.
Distome du foie, II, 360.
— hématobie, II, 471, 680, 703.
— de Ringer, I, 473.
Distomum crassum, II, 333.
— hétérophyes, II, 333.
Diverticules de l'œsophage par pulsion, II,
    57.
— par traction, II, 59.
Douches nasales, I, 258.
Douleurs épigastriques, II, 104, 107.
— ostéocopes, IV, 613.
— précordiales, I, 202.
Duodénite catarrhale, II, 209, 230.
Dysenterie, IV, 419.
Dysesthésie, III, 151.
Dyspepsie nerveuse, II, 199.
Dysphagia lusoria, II, 41.
Dysphagie paralytique, II, 74.
Dyspnée expiratrice, I, 351.
Dystopie des reins, II, 648.

Échéance des accidents cérébraux de la
    syphilis, IV, 642.
Échinocoques, II, 174.
— du cerveau, III, 428.
— du foie, II, 452.
— des plèvres, I, 540.
— de la rate, IV, 198.
— des reins, II, 641.
Éclampsie, III, 476.
Ecthyma syphilitique, IV, 611.
Ectopie cardiaque, I, 192.
Eczéma, III, 14.

Eczéma, formes : papuleuse, vésiculeuse, pustuleuse, croûteuse, impétigineuse, squameuse, III, 17.
— idiopathique, symptomatique, intertrigo, calorique, toxique, professionnel, III, 14.
— intertrigo, II, 218.
— scrofuleux, IV, 592.
Égophonie, I, 492.
Électrode pour le larynx, I, 291.
Éléphantiasis des Grecs, IV, 660.
Élongation du nerf sciatique, III, 229.
— des nerfs (dans la névralgie), III, 643.
Embolies, I, 75.
— de l'aorte, I, 243.
Emphysème pulmonaire, I, 305, 332.
— — alvéolaire, I, 376.
— — interlobulaire, I, 390.
— sénile, I, 378.
Empyème de nécessité, I, 496, 504.
— position à donner au malade, I, 515.
Encéphalite apostomateuse, III, 404.
— congénitale, III, 413.
Encéphalomalacie jaune, III, 407.
Endaortite chronique, I, 223.
Endocarde (maladies), I, 1.
— tumeurs, dégénérescence, atrophie, I, 108.
Endocardite chronique, I, 24.
— rétractile, valvulaire, pariétale, I, 25.
— septique aiguë, étiologie, mycrocoques, fièvre puerpérale, maladies infectieuses, rhumamatisme articulaire, I, 1.
— — expérimentation, valvules, embolies mycosiques, néphrite, I, 2.
— — symptômes, formes : typhoïde, intermittente, régionale, température, pouls, examen des yeux, urine, complications, I, 7 à 13.
— végétante subaiguë (villeuse ou papillaire), I, 15.
Entéralgie (coliques), II, 295.
Entérite catarrhale aiguë, II, 202.
— catarrhale chronique, II, 225.
— membraneuse, II, 229.
— polypeuse, II, 228.
— purulente, II, 233.
Entérolithes, II, 235.
Entérorrhagie, II, 283.
Entérosténose, II, 280.
Enurésie nocturne, II, 704.
Éphélides, III, 77.
Épidermolysis héréditaire, III, 34.
Épididymite, IV, 467.
Épilepsie, III, 461.
— aura, convulsions, III, 464.
— corticale ou Jacksonnienne, III, 339.
— syphilitique, IV, 648.
Épiphora, III, 561.
Éponge à larynx, I, 270.
Ergotisme, III, 698.

Érosions hémorrhagiques (de la muqueuse stomacale), II, 124.
Éructation nerveuse, II, 187.
Érysipèle, IV, 250.
— apyrétique, vésiculeux, gangréneux, IV, 256.
Érythème épidémique, III, 12.
— fessier, IV, 655.
— noueux, III, 7.
— polymorphe, III, 10.
— scarlatiniforme récidivant, III, 12.
— syphilitique diffus, IV, 609.
Érythrasma, III, 127.
Estomac, abcès, II, 103.
— changements de forme, II, 178.
— changements de situation, II, 129, 179.
— lésions atrophiques, II, 181.
— lésions dégénératives, II, 181.
— (maladies) avec lésions anatomiques démontrées, II, 77.
— maladies fonctionnelles, névroses, II, 181.
— parasites, II, 174.
— polypes, II, 95, 143.
— ramollissement, II, 171.
— en sablier, II, 112.
Exagération des mouvements péristaltiques de l'estomac, II, 187.
Examen de la moelle (technique du durcissement et des coupes), III, 144.
Exanthèmes infectieux aigus, IV, 205.
Expectoration à pleine bouche (dans la bronchectasie), I, 338.
— rouillée, I, 418.
Extrait de fougères, II, 312.

Faciès cholérique, IV, 441.
— péritonitique, II, 484.
— tétanique, IV, 505.
Farcin, IV, 707.
Faux croup, I, 264.
Favus III, 118.
— universalis, II, 176.
Fermentations intestinales, II, 293.
Fétidité de l'haleine, II, 3, 7.
Fibrinurie, II, 535.
Fibroblastes, II, 106.
Fièvre aphteuse, IV, 709.
— bilieuse hématurique, IV, 345.
— des foins, IV, 365.
— hectique, IV, 524.
— herpétique, IV, 376.
— intermittente, simple, quotidienne, tierce, quarte, antéponente, IV, 336.
— jaune, IV, 455.
— odeur de la peau, ictère, hémorrhagies, formes, IV, 457.
— miliaire, IV, 269.
— ortiée, III, 3.
— paludéenne, IV, 332.
— pernicieuse, algide, diaphorétique, comateuse, apoplectique, tétanique, bronchitique, IV, 344.

Fièvre récurrente, IV, 319.
— typhoïde; bacille, théorie de l'ettenkofer, IV, 377.
— — pneumonie fibrineuse, ulcérations laryngées, angine, perforations intestinales, fièvre adynamique, fièvre ataxique, IV, 402.
— — ulcérations, cicatrisation des escarres, hypertrophie de la rate, IV, 386.
— varioleuse, IV, 285.
Filaire, II, 323.
— de Médine, III, 115.
— du sang, II, 530.
Fistules stomacales, II, 111.
Foie abcès, II, 388.
— amyloïde, II, 435.
— atrophie jaune aiguë, II, 420.
— des buveurs, II, 401.
— cardiaque, I, 80.
— cirrhose, II, 400.
— cyanotique, II, 380.
— étranglé à sillon, II, 464.
— granuleux, II, 406.
— gras, II, 429.
— (Maladies du), II, 335.
— mobile, II, 462.
— muscade, II, 381.
— parasites, II, 360.
— (syphilis du), IV, 636.
Folliculite de la barbe, III, 43.
Fosses nasales (maladies), I, 253.
Fractures spontanées chez les syphilitiques, IV, 624.
Frémissement bronchique, I, 307.
— cataire, I, 55.
— hydatique, II, 458.
— vocal (disparition), I, 346.
Frictions à l'onguent mercuriel, IV, 618.
Frottements pleuraux, I, 492.
— pleuro-péricardiques, I, 127.

Gale, III, 99.
Gangrène pulmonaire, I, 455.
— symétrique des extrémités, III, 548.
Gastralgie, I, 79.
— (gastrodynie), II, 192.
Gastrectasie, II, 121.
Gastrite catarrhale aiguë, II, 86.
— — chronique, II, 98.
— phlegmoneuse (purulente, sous-muqueuse), II, 102.
— proliférante, II, 95.
— toxique, II, 105.
— verruqueuse, II, 95.
Gastro-adénite, II, 106.
— entérite aiguë des enfants, II, 215.
Gastromalacie, II, 171.
Gastrorhexis, II, 173.
Gastrorrhagie, II, 77.
— vicariante, II, 77.
Gastrospasme, II, 188.
Gastrotomie, II, 48, 54.
Gastroxynsis, II, 201.

Genu valgum, III, 240.
Géophagie, II, 329.
Glandes, diminution de sécrétion, III, 72.
— salivaires (maladies), II, 20.
— sébacées (anomalies de sécrétion), III, 69.
— sudoripares (anomalies de sécrétion), III, 64.
— thyroïde, tuberculose, IV, 559.
Glaucosurie, II, 529.
Glossite variolique, IV, 285.
Glossophyton, II, 19.
Glossoplégie, III, 579.
Glycosurie, IV, 136.
Goitre exophtalmique, I, 209.
Gommes méningées, IV, 643.
Gonocoques de la blennorrhagie, IV, 464.
Goutte, IV, 115.
— militaire, IV, 472.
Grand sympathique (maladies), III, 531.
Granulie, IV, 572.
Gravelle, II, 667.
Gregarinose pulmonaire, I, 473.
Grippe, II, 88.
— IV, 363.
Gros rein blanc, II, 568.
Gymnastique du larynx, I, 291.

Hématémèse, II, 80, 117.
Hématidrose, III, 69.
Hématoïdine, I, 450.
Hématome du péritoine, II, 481.
Hémato-myélite, III, 134.
Hématurie, II, 517.
— contusions rénales, intoxications, échinocoques, maladies du sang, de la vessie, de l'urèthre, II, 517.
— étude du sédiment urinaire, mouvements amiboïdes des globules, examen spectroscopique, méthode de Heller, procédé de Teichmann, II, 519.
— d'hiver, IV, 68.
— à répétition, II, 672.
Hémialbuminose, II, 507.
Hémianopsie, III, 341.
Hémiatrophie faciale progressive, III, 542.
— de la langue, III, 215.
Hémicrânie, III, 535.
Hémihypertrophie faciale, III, 546.
Hémiplégie alterne, III, 348.
Hémi-section de la moelle, III, 195.
Hémoglobinurie, II, 526.
— récidivante, IV, 68.
Hémopéricarde, I, 147.
Hémophilie, IV, 62.
Hémoptysie, I, 364.
— IV, 519, 538.
— diagnostic, hémorrhagies laryngées, hématémèse, I, 373.
— infarctus cunéiforme, I, 368.
— vicariante, parasitaire, nerveuse, I, 366.
Hémorrhagies bulbaires, III, 324.
— cérébrales, III, 376.

Hémorrhagies cérébrales capillaires, III, 395.
— cutanées hystériques, III, 517.
— de la moelle, III, 134.
— œsophagienne, II, 65.
Hémorrhoïdes, II, 275.
Hémothorax, I, 538.
Hepar variegatum, II, 381.
Hépatisation pulmonaire, I, 417.
Hépatite chronique interstitielle, II, 400.
— suppurative (vraie), II, 388.
Hernies internes, II, 262.
Herpès facial, IV, 261.
— génital, IV, 266.
— de la gorge, IV, 268.
— iris, III, 10.
— du larynx, IV, 269.
-- tonsurant, III, 124.
— végétant, III, 37.
— zoster, IV, 263, 523.
Hirsutie, III, 82.
Hoquet, II, 43, 90.
— III, 629.
Humérus tabétique, III, 216.
Hydrocéphalie, III, 431.
— acquise, III, 432.
— congénitale, III, 434.
Hydrocéphaloïde, III, 365.
Hydromyélie, III, 178.
Hydronéphrose, II, 653.
Hydropéricarde, I, 144.
Hydropisie articulaire intermittente, III, 551.
— du péricarde, I, 144.
— du péritoine, II, 492.
— de la vésicule biliaire, II, 357.
Hydropneumopéricarde, I, 139.
— bruit de moulin, I, 142.
Hydropneumothorax, I, 520.
Hydrothionurie, II, 535.
Hydrothorax, I, 534.
Hyperacusie, III, 563.
Hyperesthésie paradoxale, III, 213.
— vésicale, II, 707.
Hypergeusie, III, 679.
Hyperhémie du foie, II, 373.
— de la moelle, III, 131.
— veineuse du rein, II, 541.
Hyperhidrose, I, 212.
— III, 64.
— générale, unilatérale, circonscrite, III, 64.
Hyperinose, I, 106.
Hyperosmie, III, 675.
Hypersécrétion de la muqueuse gastrique, II, 193.
Hypertrichose, III, 82.
Hypertrophie du cerveau, III, 438.
— de l'épiderme, III, 78.
— des fibres, hyperplasie, formes : vraie fausse, excentrique, concentrique, simple, totale, partielle, I, 157.
— musculaire vraie, III, 714.
— du myocarde, I, 157.
— des ongles, III, 83.

Hypertrophie de la peau, III, 76.
— des poils, III, 82.
— de la vessie, II, 685.
Hypoplasie de Virchow, I, 1.
Hypostase des poumons, I, 398.
Hystérie, III, 512.

Ichthyose, III, 79.
— syphilitique, IV, 614.
Ictère, II, 383.
— catarrhal, II, 349.
— de la fièvre jaune, IV, 457.
— hémaphéique, II, 347.
— hématogène, II, 396.
— par stase, II, 335.
— verdâtre, I, 71.
Ictus apoplectiformes, III, 172.
Iléite, II, 230.
Iléus, II, 121, 260.
Impétigo et ecthyma, III, 35.
— syphilitique, IV, 611.
Impuissance virile, II, 713.
Incisives, malformations d'origine syphilitique, IV, 657.
Incontinence du pylore, II, 139, 188.
— d'urine nocturne, II, 704.
Infarctus cunéiformes, I, 369.
— cunéiformes, II, 616.
— hémoptoïques, I, 78.
— hémorrhagique de la rate, IV, 92.
— des reins, II, 650.
— rénal embolique, II, 616.
Infiltration gélatineuse, IV, 387.
Influenza, IV, 363.
Inhalateur de Siegle, I, 268.
Injections sous-cutanées au sublimé, IV, 621.
Inoculation variolique, IV, 294.
Inopexie, I, 106.
Insuffisance aortique, I, 36.
— mitrale, I, 48.
— pulmonaire, I, 57.
— tricuspidienne, I, 60.
Insufflation de gaz dans l'intestin, II, 258.
Intermittence du cœur, I, 201.
Intestin (Maladies), II, 202.
Intussusception, II, 252.
Invagination de l'intestin, II, 252.
Iritis syphilitique, IV, 613.
Irrégularité des repas, II, 87.
Irritation spinale, III, 294.
— du sympathique cervical, III, 531.
Ischémie du rein, II, 537.
Ixodes ricinus, III, 116.

Jaborandi, II, 21.
Jeûne prolongé, II, 2.

Kératite ponctuée, IV, 613.
Kératoses, III, 78.
Kyste apoplectique, III, 378.
— hydatique du foie, II, 452.
— rénal acquis, II, 639.
— — congénital II, 638.

Lagophtalmie paralytique, III, 561.
Lait des animaux, II, 222.
— de femme, II, 222.
Laryngite catarrhale, I, 260.
— phlycténulaire, IV, 269.
— striduleuse, I, 292.
Laryngoscope, I, 263, 266, 276, 281, 286, 287, 288, 289.
Larynx (maladies), I, 260.
— syphilis, IV, 627.
— tuberculose, IV, 554.
Lavage de l'estomac, II, 143, 164.
— dans le traitement de l'iléus, II, 271.
Lavements alimentaires, II, 49.
Lepto-méningite spinale, III, 279.
Leptothrix, II, 37.
— buccalis, II, 17.
— pulmonaire, I, 319.
Lèpre nerveuse, IV, 661.
— tuberculeuse, IV, 661.
Leptus autumnalis, III, 116.
Lésions oculaires de la syphilis, IV, 613.
— valvulaires congénitales, I, 93.
Leucémie, IV, 1, 343.
— examen du sang, poikilocytose, cristaux leucémiques, altérations de la rate, tuméfaction des ganglions lymphatiques, moelle, urine, rétinite, ouïe, tumeurs de la peau, IV, 3 à 12.
— variétés splénique, lymphatique, myélogène, entérique, IV, 1.
Leucine, II, 425.
Leucocythémie, IV, 1.
Leucocytose, II, 82, 445.
— IV, 3, 52.
Leucodermie, III, 89.
— syphilitique, IV, 614.
Leucoplasie buccale, II, 11.
Lichen ruber, III, 61.
— des scrofuleux, III, 60.
— syphilitique, IV, 610.
— urticatus, III, 3.
Lientérie, II, 121.
Lipémie, II, 344.
Lipurie, II, 533.
Liquide ascitique, II, 495.
— hydrocéphalique, III, 434, 436.
Lithiase biliaire, II, 361.
Lymphadénome malin, IV, 18.
Lymphome malin, IV, 18.
Lymphosarcome, IV, 18.

Main en griffe, III, 240, 277, 592.
— de singe, III, 249.
Mal de Bright, II, 24, 34, 548.
— iliaque, III, 656.
Maladies d'Addison, II, 725.
— anglaise, IV, 180.
— de Basedow, I, 209.
— de Bouchard, II, 168.
— de Friedreich, III, 258.
— de Landry, III, 294.
— nerveuses, III, 129.

Maladies de la nutrition, IV, 163.
— de Parkinson, III, 492.
— du sabot, II, 2.
— tachetée (maladie de Werlhof), IV, 57.
— de Thomsen, III, 310.
— du cerveau, III, 332.
— — Lésions des ganglions cérébraux de la base, III, 346.
— — de la base, III, 354.
— — de la capsule interne, III, 343.
— — du centre semi-ovale, III, 341.
— — corticales, III, 334.
— — des pédoncules cérébraux, III, 346.
— — du pont de Varole, III, 348.
— — Remarques diagnostiques, III, 332 à 362.
— — Syndrome aphasique, III, 354.
— infectieuses, IV, 205.
— — à détermination sur le sang, IV, 319.
— — — typiques, IV, 205.
— — — sur l'appareil génital, IV, 461.
— — — — de locomotion, IV, 305.
— — — sur les organes respiratoires, IV, 351.
— — — sur le système nerveux, IV, 492.
— — — sur le tube digestif, IV, 370.
— — à localisation variable, IV, 513.
Malaria, IV, 332.
— fièvre simple, larvée, pernicieuse et comitée, rémittente et continue, cachexie palustre, IV, 335.
Mariage des syphilitiques, IV, 617.
Mastodynie, III, 658.
Masque de Curschmann (inhalations antiseptiques), I, 466.
Médiastino-péricardite fibreuse, I, 137.
Melæna neonatorum, II, 79, 290.
Mélanémie, IV, 50, 343.
Mélanine, II, 225.
Mélanodermie, III, 77.
Mélanurie, II, 529.
Melliturie, IV, 168.
Méninges cérébrales (maladies), III, 445.
— rachidiennes (maladies des), III, 272.
Méningite cérébro-spinale, III, 279.
— cérébro-spinale simple, IV, 499.
— — épidémique, IV, 492.
— — séreuse, IV, 501.
— spinale aiguë, III, 279.
— — chronique, III, 284.
— tuberculeuse, IV, 581.
Méningo-myélite, III, 143.
Mérycisme, II, 190.
Métalbumine, II, 507.
Météorisme, II, 230.
Méthodes de Heller, de Teichmann pour la recherche du sang dans l'urine, II, 524.
Microbes de la bouche, II, 18.
Microsporon furfur, III, 117.
Migraine, III, 535.
Miliaire, III, 26.
Milium, III, 74.

Moelle, commotions, III, 184.
— compression, III, 184.
— cysticerque, III, 178.
— épinière (maladies), III, 129.
— maladies de la substance même, III, 129.
— — non systématiques, III, 129.
— — systématiques, III, 200.
— plaies, III, 192.
— traumatismes, III, 181.
Monas lens, I, 461.
— — II, 7.
Monophasie, III, 356.
Morbus niger, II, 81.
Morve, IV, 705.
Moules bronchiques, I, 331.
Mouvements du cœur, accélération, I, 194.
— intermittence, I, 201.
— ralentissement, I, 200.
Muguet, II, 13.
— œsophagien, II, 73.
Muqueuse buccale (catarrhe), II, 1.
Muscles (maladies), III, 701.
Mycose pharyngée, II, 37.
— tonsillaire bénigne, II, 37.
Mycosis intestinal, IV, 703.
Myélite aiguë, III, 141.
— — formes : parenchymateuse, interstitielle, centrale, transverse, circonscrite, multiple, en îlots, hémorrhagique, examen de la moelle, III, 143.
— — paralysies musculaires flaccides, troubles trophiques, réflexes, III, 149.
— bulbaire aiguë, III, 328.
— chronique, III, 159.
— récurrente, III, 153.
Myélomalacie inflammatoire, III, 143.
Myéloméningite, III, 284.
Myocarde (maladies), I, 151.
— parasites, I, 190.
— transposition, I, 191.
— tumeurs, I, 189.
Myocardite aiguë, I, 178.
— chronique, I, 181.
— typhique, IV, 391.
Myosis spinal, III, 151.
— urémique, II, 600.
Myosite ossifiante, III, 715.
Myosites multiples aiguës, III, 718.
Myxœdème, III, 549.

Nævus, III, 76.
Naphtaline, III, 156.
Nématodes (lombrics), II, 315.
Néphrite aiguë diffuse, II, 549.
— chronique hémorrhagique, II, 577.
— — parenchymateuse diffuse, II, 563.
— croupale, II, 560.
— desquamative, II, 561.
— interstitielle aiguë diffuse, II, 579.
— papillaire mycosique, I, 6.
— scarlatineuse, IV, 229.

Néphrite suppurée, II, 617.
Néphrolithiase, gravelle, calculs d'acide urique, d'urates, d'oxalate de chaux, de phosphate, de cystine, de xanthine, d'indigo, II, 667.
— symptômes, hématuries à répétition, coliques néphrétiques, vomissements, II, 672.
Nerfs du goût (maladies), III, 678.
— (inflammation), III, 680.
— moteurs (maladies), III, 554.
— — paralysies, III, 554.
— olfactifs (maladies), III, 675.
— périphériques (maladies), III, 554.
— — (maladies avec lésions anatomiques), III, 680.
— sensitifs (maladies), III, 632.
— sensoriels (maladies), III, 675.
Neurasthénie gastrique, II, 199.
Neurotomie, III, 643.
Névralgie des articulations, III, 662.
— cervico-brachiale, III, 647.
— crurale, III, 655.
— intercostale, III, 650.
— intermittente, IV, 343.
— lombo-abdominale, III, 654.
— mammaire, III, 653.
— du menton, de la langue, III, 640.
— obturatrice, III, 655.
— occipitale, III, 643.
— ophtalmique, sus-orbitaire, ciliaire, du maxillaire supérieur, III, 639.
— phrénique, III, 646.
— sciatique, III, 656.
— spermatique, III, 660.
— du trijumeau, III, 632.
Névrasthénie, III, 527.
Névrite, III, 680.
— multiple, III, 687.
— optique, III, 323.
Névroses cérébrales, III, 461.
— du cœur, I, 194.
— coordinatrice des muscles, III, 305.
— cutanées, III, 97.
— médullaires, III, 294.
— mixtes, II, 199.
— de la sécrétion, II, 198.
— de la sensibilité, II, 192.
— stomacales motrices, II, 181.
— vaso-motrices, II, 199.
— de la vessie, II, 704.
Nez (syphilis du), IV, 625.
Nodosités de Bouchard, II, 169.
Nodules morveux, IV, 706.
Nourrices (choix des), II, 221.
Nystagmus, III, 172.

Obésité, IV, 103, régime d'Ebstein, d'Œrtel, de Banting, cures thermales, IV, 112.
Occlusion intestinale, II, 267.
Œdème angionévrotique intermittent, III, 552.
— du cerveau, III, 375.

Œdème de la glotte, I, 272.
— des paupières dans la trichinose, IV, 698.
— pulmonaire, I, 400.
— — brun, I, 78.
— — interstitiel, alvéolaire, par engorgement, agonie, I, 401.
Œsophage (maladies), II, 39.
— perforation, II, 67.
— phlegmon, II, 62.
— rétrécissement, II, 39.
— rupture, II, 70.
Œsophagisme, II, 75, 185.
Œsophagite catarrhale, II, 60.
— purulente, II, 62.
— toxique, II, 63.
Œsophagomalacie, II, 72.
Œsophagoscopie, II, 46.
Œuf hystérique, III, 516.
Oïdium albicans, II, 13, 15, 73, 174.
Omoplates ailées, IV, 520.
Onychogryphose, III, 83.
Onychomycose favique, III, 119.
— trycophitique, III, 127.
Onyxis syphilitiques, IV, 612.
Orchite, IV, 373.
Oreillons, IV, 370.
Orthopnée, I, 485.
Ossification musculaire progressive mul-
tiple, III, 715.
Ostéite syphilitique, IV, 624.
Ostéomalacie, IV, 196.
Otite syphilitique, IV, 612.
Ovaralgie, III, 523.
Oxalurie, IV, 176.
Oxyure vermiculaire, II, 321.

Pachyméningite cervicale hypertrophique,
III, 275.
— interne hémorrhagique, III, 451.
— spinale externe, III, 272.
— — hémorrhagique, III, 278.
Palpitations, I, 73.
— nerveuses du cœur, I, 194.
Pancréas (maladies), II, 473.
Papaïne, I, 334.
Papillite, III, 421.
Parageusie, III, 680.
Paralbumine, II, 507.
Paralysie des accidents de chemins de fer,
III, 181.
— par l'acide carbonique ou l'hydrogène sulfuré, III, 698.
— agitante, III, 492.
— aiguë des adultes, III, 243.
— — ascendante, III, 294.
— alcoolique, III, 699.
— arsenicale, III, 696.
— de Brown-Séquard, III, 195.
— bulbaire progressive (labio-glosso-la-
ryngée), III, 315.
— cérébrale aiguë, III, 443.
— du circonflexe, III, 595.
— du diaphragme, III, 605.

Paralysie par l'ergot de seigle, III, 693.
— faciale, III, 554.
— — double, III, 569.
— du grand dentelé, III, 598.
— infantile, III, 231.
— médullaire psychique, III, 301.
— motrice du trijumeau, III, 574.
— des muscles de l'abdomen, III, 605.
— — extenseurs de la colonne lombaire, III, 604.
— — — du tronc, III, 604.
— du muscle grand dorsal, III, 603.
— des muscles du larynx, I, 283.
— — pectoraux, III, 602.
— — rhomboïde et angulaire de l'omoplate, III, 603.
— — sous-épineux et petit rond, III,
604.
— — sous-scapulaires et grand rond,
III, 604.
— musculaire ischémique, III, 719.
— myopathique, III, 233.
— du nerf crural, III, 607.
— — cubital, III, 591.
— — fémoro-cutané externe, III, 609.
— — grand hypoglosse, III, 579.
— — médian, III, 589.
— — musculo-cutané, III, 594.
— — obturateur, III, 609.
— — sciatique, III, 610.
— obstétricale, III, 597.
— de l'œsophage, II, 74.
— périodique, III, 615.
— périphériques du membre inférieur,
III, 607.
— phosphorée, III, 698.
— du plexus de Erb, III, 597.
— radiale, III, 581.
— réflexe, III, 299.
— saturnine, III, 691.
— du sommeil, des mineurs, des béquilles,
des prisonniers, des cochers, III,
582.
— du spinal, III, 577.
— spinale spasmodique, III, 227.
— du sympathique cervical, III, 533.
— toxique, III, 691.
— de la vessie, II, 710.
— du voile du palais, II, 16.
— — — IV, 672.
Paramœcium coli, II, 299.
Paramyoclonus multiplex, III, 313.
Paranéphrite, II, 623.
Paraphasie, III, 357.
Paraphimosis, IV, 466.
Paraplégie urinaire, II, 623.
Parasites du bassinet, II, 679.
— du cerveau, III, 425.
— de l'estomac, II, 174.
— du foie, II, 360.
— de l'intestin, II, 297.
— du myocarde, I, 190.
— de la peau, III, 99.

Parasites du péritoine, II, 503.
— de la vessie, II, 702.
Parastéatose, III, 73.
Paratyphlite, II, 239.
Parenchyme du foie (maladies), II, 378.
— rénal (maladies), II, 537.
Paridrose, III, 67.
Paronychie, III, 83.
Parosmie, III, 678.
Parotidide épidémique, IV, 370.
Peau (maladies), III, 1.
— parcheminée, III, 96.
Pédoncules cérébraux (symptômes des maladies des), III, 346.
Péliose rhumatismale, IV, 55.
Pellagre, III, 13.
Pemphigus aigu, III, 29.
— chronique, III, 30.
— foliacé, III, 31.
— du nouveau-né, IV, 655.
— syphilitique, IV, 611,
Penicillium glaucum, II, 175.
Pentaphylum, II, 583.
Pentastome denticulé, II, 645.
Pentastomum denticulatum, I, 473.
Peptonurie, II, 506.
Perforation intestinale, IV, 409.
— de l'œsophage, II, 67.
Péricarde (maladies), I, 110.
— parasites, I, 149.
— synéchies, I, 132.
— taches laiteuses, I, 148.
— tumeurs, I, 149.
— vices de conformation, I, 150.
Péricardite anatomie pathologique, formes : circonscrite, diffuse, fibrineuse, sèche, purulente, hémorrhagique, putride, adhésive, I, 112.
— hydrophobique, I, 123.
— primitive, secondaire, à frigore, infections, syphilis, inflammation de voisinage, I, 111.
— symptômes, frottement, matité, choc de la pointe, palpitations, lypothymies, troubles de la déglutition, pouls, urines, I, 116 à 126.
— tuberculeuse, IV, 587.
Périchondrite laryngée, I, 278.
Périhépatite, II, 386.
Périmyélite, III, 143.
Périnéphrite, II, 629.
Péripneumonie, I, 410.
Périsplénite, IV, 91.
Péritoine carcinome, II, 502.
— hydropisie, II, 492.
— (maladies du), II, 476.
— parasites, II, 503.
— (tuberculose du), IV, 588.
Péritonite aiguë, puerpérale, par perforation, II, 482.
— circonscrite, diffuse, aiguë, chronique, rhumatismale, traumatisme par perforation, infections, II, 476.

Péritonite fibrineuse, exsudative, purulente, putride, hémorrhagique, II, 479.
Pérityphlite, II, 239.
Persistance du canal artériel, I, 103.
Perversion du sens musculaire, III, 214.
Peste, IV, 348.
Pharyngite catarrhale aiguë, II, 26.
— — chronique, II, 35.
— granuleuse, II, 35.
Pharynx (maladies), II, 26.
— tuberculose, IV, 559.
Phimosis, IV, 466.
Phlegmon de l'œsophage, II, 62.
Phosphate de magnésie (dans l'urine des dilatés), II, 161.
Phosphore (empoisonnement par le), II, 106.
Phtisie aiguë, IV, 572.
— hépatique, II, 395.
— laryngée, IV, 554.
— latente, IV, 518.
— pituiteuse, I, 316.
— pulmonaire, IV, 514.
— rénale, IV, 566.
Pica, II, 198.
Pied tabétique, III, 217.
— varus équin, III, 240.
Pierres bronchiques, I, 333, 363.
Pigment, atrophie, III, 89.
— de la peau (hypertrophie), III, 76.
Pilocarpine, II, 21, 607.
Pinceau à larynx, I, 270.
Pituite, II, 23.
Pityriasis rubra, III, 56.
— tabescentium, IV, 522.
— versicolor, III, 116.
— versicolor, IV, 522.
Plaques muqueuses, IV, 609.
Plasmodium malariæ, IV, 333.
Platodes de l'intestin, II, 300.
Pleurésie déformante, I, 500.
— diaphragmatique, I, 495.
— exsudative, I, 485.
— purulente, I, 496.
— (rhumatismale, infectieuse), I, 474.
— sèche, I, 481.
— tuberculeuse, IV, 586.
Plèvre cancer, I, 549.
— (maladies de la), I, 474.
— parasites, I, 540.
— (tuberculose), IV, 586.
Plique polonaise, III, 18.
Pneumatomètre, I, 390.
— de Waldenburg, I, 381.
Pneumatothérapie, I, 323.
Pneumocoques, I, 416, 424.
Pneumokoniose, I, 363.
— anthracosique, IV, 534.
Pneumonie catarrhale (lobulaire), I, 403.
— fibrineuse (lobaire croupale), I, 410.
— hypostatique, I, 398.
— interstitielle aiguë, I, 444.
— — chronique, I, 445.
— séreuse, I, 517.

Pneumonomycose, I, 473.
Pneumopéricarde, I, 139.
Pneumothorax, I, 521.
Pneumo-typhus, IV, 401.
Poids du cœur, I, 160.
— des nouveau-nés, augmentation quoti-
dienne, II, 221.
Poikilocytose, II, 82, 449.
— IV, 4, 30.
Point de côté, I, 484.
— douloureux (dans les névralgies), III,
637.
Poliomyélite antérieure aiguë, III, 231.
Poliose, III, 91.
Polydipsie, IV, 170.
Polyesthésie, III, 213.
Polymorphisme des éruptions syphilitiques
IV, 615.
Polynévrite, III, 687.
Polypes du cœur, I, 104.
— gastriques, II, 95, 143.
— intestinaux, II, 251.
Polysarcie, IV, 103.
Polysynovite, IV, 315.
Polyurie simple, IV, 170.
Pompe gastrique, II, 166.
Ponction exploratrice (pleurésie), I, 504.
Pont de Varole (symptômes des maladies du)
III, 348.
Posthite, IV, 466.
Potion de Chopart, I, 376.
Pouls anadicrote, I, 62.
— bigéminé, I, 74.
— capillaire, I, 38.
— paradoxal, I, 138, 236, 494.
— trigéminé, I, 75.
— veineux vrai, I, 61.
Poumons, abcès, I, 450.
— cancer, I, 467.
— échinocoques, I, 470.
— (maladies des), I, 364.
— (syphilis du), IV, 633.
Poux, III, 109.
— du pubis, III, 118.
Proctite, II, 230.
— catarrhale, II, 210.
Propeptone, II, 507.
Prosospasme, III, 615.
Prostatorrhée, II, 722.
Protozoaires de l'intestin, II, 297.
Prurigo, III, 57.
Prurit cutané, III, 97.
Pseudo-hypertrophie des muscles, III, 702.
Pseudo-leucémie (maladie de Hodgkin), IV,
19.
Pseudo-tabes toxique, alcoolique, III, 224.
Psoriasis, III, 49.
— formes : ponctuée, en gouttes, nummu-
laire, orbiculaire, figurée, diffuse,
noire, rupioïde, III, 49.
— lingual, II, 11.
— lingual, IV, 635.
— syphilitique, IV, 610.

Ptyalisme, II, 2, 20.
Puce, III, 114.
— chique, III, 114.
Pulex, III, 114.
Pulvérisateur de Rauchfuss, I, 271.
Purpura hémorrhagique, IV, 57.
— rhumatismal, IV, 55.
— simplex, IV, 54.
Pustule maligne, IV, 702.
Pyélite, II, 658.
— calculeuse, II, 676.
Pyélonéphrite, II, 660.
Pyléphlébite suppurative, II, 467.
Pylorectomie, II, 167.
Pylorisme, II, 185.
Pyopneumothorax, I, 342.
Pyrocatéchinurie, IV, 180.
Pyrosis, II, 90.

Quebracho, I, 325.

Rachitisme, IV, 180.
Rage, II, 75.
— IV, 710.
Ramollissement cérébral, III, 400, 406.
— de l'estomac, II, 171.
— de la moelle, III, 163.
Rate amyloïde, II, 440.
— — IV, 95.
— cancer, IV, 97.
— dégénérescence colloïde, IV, 95.
— échinocoques, IV, 98.
— inflammation, infarctus hémorrhagique, IV, 92.
— maladies, IV, 83.
— mobile, IV, 100.
— rupture, IV, 99.
— syphilis, IV, 639.
— tuméfaction, IV, 21, 88, 246.
— — aiguë, IV, 88.
— — chronique, IV, 88.
Régime lacté, II, 515, 578.
Rein, abcès, II, 617.
— absence congénitale, II, 649.
— amyloïde (gros), II, 608.
— blanc, II, 552.
— chirurgical, II, 618.
— du choléra, de la grossesse, II, 537.
— chronique hémorrhagique, II, 571.
— en fer à cheval, II, 648.
— flottant, II, 144, 645.
— gras, II, 614.
— hyperhémique, II, 552.
— (maladies), II, 537.
— (syphilis du), IV, 640.
Résection de l'œsophage, II, 54.
Respiration de Cheyne-Stokes, I, 176.
Rétention salivaire, II, 11, 25.
Rétinite albuminurique, II, 593.
— leucémique, IV, 9.
Rétraction thoracique, I, 446, 500, 520.
Rétrécissement bronchique, I, 344.
— congénital, I, 95, 98.

Rétrécissement congénital de l'aorte, I, 251.
— mitral, I, 54.
— et obstruction de l'intestin, II, 260.
— — — Coprostase, calculs biliaires, corps étrangers, néoplasmes, hernies internes, péritonite, II, 262.
— — — Laparotomie, entérostomie, lavage de l'estomac, faradisation, II, 272.
— — des voies biliaires, II, 335.
— — — — peau, urines, selles, stéarrhée, hypertrophie de la vésicule, prurit, xanthopsie, II, 337.
— et occlusion de l'isthme de l'aorte, I, 247.
— de l'œsophage, II, 39.
— de l'orifice aortique, I, 46.
— — pulmonaire, I, 59.
— tricuspidien, I, 65, 98.
Rhumatisme articulaire aigu, IV, 305.
— — chronique, IV, 315.
— blennorrhagique, IV, 469.
— musculaire, IV, 317.
Rire sardonique, IV, 506.
Ronchus humides, I, 341.
— à petites bulles, I, 313.
— sonores, sibilants, I, 306.
Roséole typhique, IV, 398.
Rougeole, IV, 206.
— vésiculeuse, hémorrhagique, confluente, typhoïde, IV, 212.
Rubéole, IV, 236.
Rumination, II, 190.
Rupture de l'estomac, II, 173.
— de la moelle, III, 192.
— de l'œsophage, II, 70.
— de la rate, IV, 99.
— spontanées du cœur, I, 185.
— des voies biliaires, II, 372.

Sac à glace de Chapman, III, 139.
Saccharomyces albicans, II, 13.
Salivation, II, 20.
Salol, III, 156.
Sang, maladies, IV, 1.
Santonine, II, 319, 323.
Sarcines, I, 473.
— urinaire, II, 702.
— ventriculaires, II, 135, 153, 176.
Sarcocèle syphilitique, IV, 640.
Sarcome de l'estomac, II, 143.
— du rein, II, 637.
Sarcoptes hominis, III, 99.
Scarlatine, IV, 220.
— complications, diphtérie, néphrite, endocardite, arthrite, IV, 227.
— sans exanthème, II, 28.
— miliaire, vésiculeuse, hémorrhagique, angine scarlatineuse, IV, 226.
Sclérème des adultes, III, 83.
— du nouveau-né, III, 87.
Sclérodermie, III, 83.
Sclérose encéphalique diffuse, III, 443.
— latérale amyotrophique, III, 267.

Sclérose en plaques, III, 165.
— du rein, II, 580.
Scorbut, IV, 71.
Scrofulose, IV, 589.
— formes : torpide, irritable, tuméfaction des ganglions lymphatiques, eczéma, coryza, coxalgie, arthrites fongueuses, IV 591.
Séborrhée, III, 69.
Sécrétion salivaire normale, II, 22.
— diminuée, II, 24.
Selles riziformes, II, 207.
— — IV, 437.
— rubanées, II, 247.
Séméiologie des altérations de l'urine, II, 505.
Sensations redoublées, III, 213.
Séquestres rénaux, II, 622.
Sevrage, II, 224.
Sialorrhée (ptyalisme), II, 20.
Signe de Durosiez, I, 45.
— de Traube, I, 45.
— de Trousseau (dans la tétanie), III, 308.
Siphon gastrique, II, 164.
Son de carton, I, 352.
— skodique, I, 490.
— trachéal de William, I, 490.
Souffle de Corrigan, I, 44.
Spasme facial, III, 615.
— de la glotte, I, 295.
— des muscles de l'abdomen, III, 631.
— — du cou, de l'omoplate, du membre supérieur, III, 627.
— — du grand hypoglosse, III, 624.
— — du larynx, I, 296.
— — masticateurs, III, 622.
— — du membre inférieur, III, 631.
— — de la respiration, III, 629.
— des nerfs moteurs, III, 615.
— du nerf spinal, III, 625.
— vésical, II, 708.
Spedalskhed, IV, 660.
Spermatorrhée, II, 717.
Spirales asthmatiques, I, 354.
Spirochætes obermeieri, IV, 321, 325.
Splanchnoptoses, II, 146.
Splénisation des poumons, I, 398.
Splénite, IV, 92.
Sputum crudum, I, 309.
Stéarrhée, II, 340, 473.
Sténocardie, I, 202.
Sténose bronchique, I, 329, 344.
— laryngée, I, 275.
— du pylore, II, 121.
— vraie du cœur, I, 66, 183.
Stérilité de l'homme, II, 715.
Stomatite aphtheuse, II, 9.
— mercurielle, IV, 619.
— toxique, mercurielle, II, 6.
— ulcéreuse, II, 5.
Stomatomycose (par oïdium), II, 13.
Stomatomycosis sarcinica, II, 18.
Strongle géant, II, 679.
Strongylus longevaginatus, I, 473.

Succussion hippocratique, I, 529.
Sudamina, III, 64.
Suette miliaire, IV, 269.
Sueurs fétides des pieds, III, 66.
— hectiques, IV, 523.
Surdité verbale, III, 340.
Sycosis, III. 42.
— frambœsiforme, III, 46.
Symphyse cardiaque, I, 116, 132.
Symptôme de Brach-Romberg, III, 214.
— de Robertson, III, 221.
Syncinésie, III, 219.
Syndrome aphasique, III, 354.
Synéchies du péricarde. I, 132.
Syphilides pustuleuses, IV, 611.
— vésiculeuses, IV, 611.
Syphilidophobie, IV, 646.
Syphilis acquise des nerfs périphériques, IV,
652.
— de l'appareil circulatoire, IV, 641.
— cérébrale, IV, 641.
— héréditaire, IV, 653.
— de la moelle, IV, 651.
— nasale, IV, 625.
— pigmentaire, IV, 614.
— tertiaire, IV, 622.
— trachéo-bronchique, IV, 631.
Syringomyélie, III, 178.

Tabac, II, 2, 9.
Tabes dorsal spasmodique, III, 227.
— dorsalis, III, 200.
— — ataxie, périodes, douleurs névralgi-
formes, anesthésie, réflexes, troubles
vaso-moteurs, secrétoires et trophiques, III, 210.
— douloureux, III, 212.
Tachycardie, I, 194.
Tænia, II, 300.
— cucumerina, II, 314.
— echinococcus, II, 452.
— flavo-punctata, II, 314.
— nana, II, 313.
— saginata, II, 303, 306, 308.
— solium, II, 303, 305, 307.
Ténesme vésical, II, 686.
Tétanie, III, 306.
Tétanos, IV, 501.
Tétano-toxine, IV, 502.
Tête de Méduse, II, 414, 498.
Thé de bœuf, II, 224.
Théorie de Garrod (goutte), IV, 132; (scorbut), IV, 86.
— de Traube, I, 162.
Thoracentèse, I, 518.
Thorax en tonneau, I, 384.
Thrombose de l'aorte, I, 245.
— du cœur, I, 104.
— marastique, III, 397.
— et phlébite des sinus de la dure-mère,
III, 445.
— de la veine porte. II, 464.
Tic convulsif, III, 616.

Tophus goutteux, IV, 124.
Torticolis rhumatismal, IV, 317.
— tétanique, IV, 495.
Toux hépatique, II, 396.
— d'hiver, I, 315.
— hystérique, III, 521.
— laryngée, I, 298.
— du trijumeau, I, 349.
Trachée (maladies), I, 299.
Trachéotomie, I, 277.
— IV, 686.
Transfusion du sang, II, 85.
— — III, 367.
Transposition du cœur, I, 191.
— des orifices du cœur, I, 99.
Tremblement, III, 501.
— intentionnel, III, 170.
Trichina spiralis, IV, 693.
Trichine spirale, II, 174.
Trichinose, IV, 691.
Trichorhexis, III, 95.
Tricocéphale dispar, II, 324.
Tricomonas intestinalis, II, 299.
Tricophyton tonsurans, III, 43, 124.
Trocart, I, 511.
— de Fraentzel, I, 513.
Trophonévrose faciale, III, 542.
Troubles nerveux de la faim et de la soif,
II, 197.
— de la sensibilité de la muqueuse laryn-
gée, I, 297.
Trypsine, I, 462.
Tubercules solitaires du cerveau, IV, 571.
— — de la moelle, de la rate, du foie,
du cœur, IV, 572.
Tuberculose, IV, 513.
— de l'intestin, IV, 561.
— de la langue, IV, 560.
— miliaire aiguë généralisée, IV, 572.
— de la muqueuse de l'œsophage, IV, 561.
— du pharynx, IV, 559.
— ulcéreuse chronique de l'appareil urinaire, IV, 566.
Tuméfactions troubles (de Virchow, I, 178).
Tussis quinta, IV, 353.
Tympanite hystérique, III, 520.
Typhlite, II, 234.
— catarrhale, II, 210.
Typhus abdominal, IV, 377.
— abortif, IV, 247, 402.
— cérébral, IV, 401.
— exanthématique, IV, 238.
— récurrent, IV, 319.
— rénal, II, 566.
— — IV, 401.
Tyrosine, II, 425.

Ulcérations du filet de la langue, IV, 357.
— folliculaires de la muqueuse stomacale, II, 125.
Ulcères du duodénum, II, 242.
— de l'estomac, II, 111.
— intestinaux, II, 226.

Ulcère phagédénique, IV, 486.
— rond de l'œsophage (ulcère peptique), II, 64.
Urémie, II, 596.
— céphalalgie, amaurose, myosis, haleine, prurit, pouls, II, 598.
— théorie mécanique, théories chimiques, II, 604.
Uretère (maladies), II, 653.
Urhidrose, II, 589, 602.
— III, 69.
— IV, 229.
Urticaire, III, 2.
— porcelaine, confluente, tubéreuse, papuleuse, miliaire, vésiculeuse, bulleuse, récidivante, chronique, III, 2.
— tubéreuse, III, 7.

Vaccination, IV, 296.
Vaccine, IV, 295.
Vaisseaux de l'estomac (lésions), II, 181.
— sanguins du foie (maladies), II, 464.
Valvules affections acquises, I, 27.
— du cœur, végétations, I, 18.
Varicelle, IV, 271.
— syphilitique, IV, 611.
Variole, IV, 277.
— douleurs lombaires, éruption, papules, vésicules, suppuration, desquamation, IV, 281.
— fièvre varioleuse, var. apyrétique, sili-

queuse, confluente, hémorrhagique, IV, 285.
Variolisation, IV, 294.
Veines hépatiques (inflammation suppurative, II, 471.
— thrombose, II, 471.
Ventilateur de Geigel et Mayr, I, 324.
Vertige, III, 504.
— épileptique, III, 471.
Vessie à colonnes, II, 685.
— (maladies), II, 682.
Vitiligo, III, 89.
Voies biliaires, maladies, II, 335.
Voile du palais, maladies, II, 26.
Voix cholérique, II, 485.
— — IV, 444.
— chuchotée, I, 492.
Vomissements incoercibles, IV, 357.
— nerveux, II, 181.
— périodiques, II, 201.
Vomitus matutinus, II, 23.
Voussure précordiale, I, 37.

Xanthine, II, 671.
Xanthoprotéine, II, 106.
Xanthopsie, II, 320, 343.
Xérodermie, III, 96.

Zona, IV, 263.
Zoonozes, IV, 691.
Zymototis translucens, IV, 805.

À LA MÊME LIBRAIRIE

---